中国中医科学院"十三五"第一批重点领域科研项目
我国与"一带一路"九国医药交流史研究（ZZ10-011-1）

日本针灸医籍十六种

肖永芝　主　编

中国中医药出版社

·北 京·

图书在版编目（CIP）数据

日本针灸医籍十六种 / 肖永芝主编 . —北京：中国中医药出版社，2019.5
（2019.12重印）

ISBN 978 – 7 – 5132 – 4846 – 4

Ⅰ.①日…　Ⅱ.①肖…　Ⅲ.①针灸学—著作—汇编—日本　Ⅳ.① R245

中国版本图书馆 CIP 数据核字（2018）第 060525 号

中国中医药出版社出版

北京经济技术开发区科创十三街 31 号院二区 8 号楼
邮政编码　100176
传真　010-64405750
山东临沂新华印刷物流集团有限责任公司印刷
各地新华书店经销

开本 710×1000　1/16　印张 61.75　字数 1035 千字
2019 年 5 月第 1 版　2019 年 12 月第 2 次印刷
书号　ISBN 978 – 7 – 5132 – 4846 – 4

定价　298.00 元
网址　www.cptcm.com

社 长 热 线　010-64405720
购 书 热 线　010-89535836
维 权 打 假　010-64405753

微信服务号　zgzyycbs
微商城网址　https://kdt.im/LIdUGr
官 方 微 博　http://e.weibo.com/cptcm
天猫旗舰店网址　https://zgzyycbs.tmall.com

如有印装质量问题请与本社出版部联系（010-64405510）

前　言

　　针灸医学起源于中国，其影响早已超出中国国界，远涉欧、亚、美洲各大陆。自古以来，日本直接或间接地接受了中国的针灸医学，经过长期的不断实践、总结与提高，逐步形成了独具特色的日本针灸医学，其中江户时代的针灸更是一颗璀璨的明珠。16世纪中叶以后，受中国元、明、清医学的影响，在与中国、朝鲜和西方的相互交流过程中，日本针灸医学取得了突出的成就，表现为针灸名家辈出，流派异彩纷呈，理论的突破与方法的创新层出不穷，针灸著述在品种、数量和质量方面，均与同期的中国针灸著述相映生辉，为全人类宝贵的科学文化遗产——古老针灸医学的发展做出了重要贡献。因此，对具有完整理论体系和丰富临床实践经验并积累了大量针灸文献、独具特色的日本针灸医学成就进行深入研究实属必要。

　　本书精选日本针灸医学著作16种，按成书年代排序，涉及影响较大的名家名著、不同流派的针灸著作、独具特色的针灸专著、短小实用的针灸小书及日本传来针灸著作5类。所选书种形式多样，内容丰富，在一定程度上反映出日本针灸医学的成就特色及发展创新，具有较高的实用价值和研究价值。

1. 影响较大的名家名著

　　江户时代是日本针灸名医辈出的时代，以御园常心为首的御园氏十代针家，推广了日本三大针法之一的打针；"针圣"杉山和一及其门人发明了管针，开发出多种管针术式；饗庭东庵、味冈三伯、宫本春仙、目黑道琢、堀元厚等医家，致力于对《黄帝内经》等医学经典的考证，在经络经穴学上独竖一帜，其成果在江户后期由多纪元简、原南阳、小坂元祐、蓝川慎等医家继承和发展；名古屋玄医是古方派医家的先驱，他的影响波及后藤艮山等针灸名家；浅井氏家族、多纪氏一门对医经的考证达到很高水平，在经络经穴学的研究方面也有佳作问世；后藤艮山、香川修庵一门号称"灸家"，在针灸领域提倡医学复古，其主要贡献是灸治疗法的开发运用；菅沼周圭化繁为简，加速了日本针灸刺针实用化的进程；三宅意安、浅井惟亨、平井庸信等以研究"和方"为主，发掘保存了大量日本民间的灸法；石坂宗哲是江户后期的杰出针家，其特点是以《黄帝内经》为主，旁采荷兰医方之说，既发展了刺针技术，同时在解剖学上有独到见解，与西洋医家的交流广为人知；山胁东门、荻野元凯、三轮东朔、垣本针源、伊藤大助均为著名刺络家，是将西洋针术引进并推广到日本的重要人物。

本次从众多日本针灸名家的著作中选择岛浦和田一《杉山真传流》、堀元厚《灸焫要览》、和气惟亨与平井庸信《名家灸选三编》等针灸著作予以整理，希望从某些侧面反映日本著名针灸医家的学术思想、成就特色及其临证经验。

岛浦和田一所述《杉山真传流》一书，阐明了日本著名针灸流派杉山流、杉山真传流的针术奥义。书中所载各种刺针术式和丰富多彩的手法技术，既有较为完整的理论体系，又切合于临床实际；既传承了中国针灸的理论，又独具日本刺针技术特色，在针具使用、针法操作等方面有所创新，对日本针灸医学的发展影响深远。其针法操作术式自成一家，未见载于杉山真传流医家著书以外的其他医籍，值得深入发掘和研究。

堀元厚所撰《灸焫要览》，是日本江户时期质量上乘的灸疗专著之一。其书内容精当，所记述的艾灸理论与灸疗操作方法较为全面系统且独具特色，可以直接用以指导临床施灸，具有较高的实用价值。同时，由于该书绝大多数内容摘引自中国古典医籍，且均标明了文献出处，因而又具有较高的文献研究价值。

和气惟亨、平井庸信先后撰成的《名家灸选三编》，是江户后期灸疗专著的代表之作。该书十分重视特效灸法，广泛辑录中国医籍中记载的特效灸法，以及日本古传、俗传或名家所传的各种灸法治验，总计收载行之有效的灸法400余条，其中近一半是流传于日本本土的灸法治验，并形成了自身独特的灸治理论，具有较高的临床参考价值，值得今人学习借鉴。

2. 不同流派的针灸著作

16世纪后半叶，随着中国元、明医学传入日本，著名医家田代三喜、曲直濑道三等倡导李、朱学说，名古屋玄医等主张医学复古，日本的医学流派即在此期孕育产生，针灸医学也不例外。日本的针灸流派萌芽于室町时代（1336～1568），形成于安土桃山时代（1568～1603），在江户时代（1603～1868）繁衍成熟，绵延数百年。其间，各种针灸流派异彩纷呈，名贤辈出，理论发展，方法创新，专著涌现，在日本针灸史上迎来了一个百花齐放的兴盛时期。

据笔者现有资料粗略统计，日本的针灸流派主要有：云海士流、入江流、吉田流、匹地流、德本多贺流（德本流）、梦分流、无分流、意斋流（御园流）、杉山流（杉山真传流）、扁鹊新流（扁鹊真流）、扁心一流、饗庭·味冈流、堀流、宫本流、考证派、后藤流、香川流、石坂流、宫门流、益田流、冈田流、伊达流、祐进流、端座流（端座当流）、田中知新流、骏河流、朝山流、矢野白青流、狮子流、妙针流、泽田流、玉森天心派等数十个派别。随着时代的变迁，上述针灸流派多数未能传承下来，由于文献资料散逸不传，其中有很多流派已无法系统考证。因此，要全面考证日本当时的针灸流派会面临诸多实际困难。

本书从众多日本针灸流派中精选几种具有代表性的针灸著作，如匹地流《大明琢周针法一轴》、杉山流《杉山真传流针治手术详义》、后藤流《艾灸通说》、石坂流《针灸说约》等，将它们整理后公诸读者，希望能有助于了解日本重要针灸流派的代表人物、形成演变、渊源传承、主要著作及学术特色等。

《大明琢周针法一轴》作为日本针灸学派匹地流的代表著作，内容短小精当，便捷实用，承载着匹地流针术的精华，是日本针医通过实践对中国刺针技术的提炼和升华，反映了中国针术对日本的影响及其在日本的传承运用，是研究16、17世纪中日针灸医学交流的珍贵史料。

《杉山真传流针治手术详义》传承了日本"针圣"杉山和一的管针术，历经几代针灸医家口耳相传，不断丰富完善，载录了杉山和一的主要管针操作术式及主治病证，是研究日本杉山流、杉山真传流管针术的宝贵资料，具有较高的临床参考价值和文献研究价值。

《艾灸通说》一书为后藤敏整理其父后藤省灸法学术观点的笔录。该书是一部专述灸疗的小册子，篇幅短小却字字珠玑。作者汲取中国历代医家的灸治精华，折衷古今，取舍中日，处处渗透着后藤流灸疗的理论与方法，具有鲜明的流派特色和较高的临床实用价值，为后藤流艾灸经验的总结之作。

侍医石坂宗哲所撰《针灸说约》，反映了针灸流派石坂流针术的主要技艺和特色。该书以《黄帝内经》为主，旁采西洋荷兰之说，拔粹中西精要之法，附以个人独得之见，对针灸进行日本式、实用性的阐释。书中记载的刺针手法术式，力求简便易行，推行半刺、豹文刺、关刺、合谷刺及输刺等针法，对透导刺、夹脊穴的应用等也有独到之处，是一部非常适于临床运用的针灸医籍。

3. 独具特色的针灸专著

在日本的江户时代，涌现出大批针灸著作。由于这些著作的产生，使江户时期针灸领域取得的丰硕成果，通过著作形式得以保存流传下来，为研究针灸医学提供了丰富而可靠的文献资料。日本的针灸著作种类繁多，其中不乏高质量的著述，对针灸基础理论、针灸法、临床运用各方面均有不同程度的总结和阐发。这些针灸著作的编撰反过来指导着针灸医家的临床实践，使日本的针灸医学飞速发展，在江户这个特定的历史阶段形成了前所未有的繁荣兴盛局面。时隔百年以上，多数著作仍保存完好，散在日本各地图书馆及私人手中，中国藏有极少部分，其特征是钞本较多，刻本甚少，分别用中文、日文撰成，且多为草书，字迹潦草，造成不同程度的阅读困难，妨碍了今人对它们进行深入的研究和利用，因此急需发掘整理。

本次选择校注松悦斋《针灸溯洄集》、香川舆司马《灸点图解》、垣本茂登所辑垣本针源治验《熙载录》，希望引起学者、医者对日本针灸著作的关注和重视。

《针灸溯洄集》是一部简便实用的针灸学著作。江户时代前期医家高津松悦斋批评当时的日本针灸"流于俗说"，故溯洄针灸之源，从历代中国医著中重点辑录与针刺基本操作、针刺补泻方法、针灸治疗病证相关的内容编撰成书，以此倡导回归经典、研究古法、运用腹诊等。

香川舆司马所撰《灸点图解》系香川流的重要灸法著作之一，也是对香川流灸疗经验的总结之作。书中所载点穴施灸之法独具特色，是学习和运用香川流灸疗法不可或缺的重要医籍。全书内容精当而独具特色，其点穴施灸方法与施治经验，值得学习参考，对临床灸疗也具有一定的借鉴意义。

《熙载录》是极为珍稀的刺络医案文献，系日本女针医垣本茂登辑录其父——日本著名刺络医家垣本针源的刺络验案集，为江户中期刺络疗法的代表著作之一。书虽简短，但其中蕴含着针源独特的刺络理论与丰富的刺络方法。学者可通过此书了解日本江户时期的刺络疗法，能为学习和研究刺络之术提供可靠的参考借鉴。

4. 实用的小型针灸专著

16 世纪后半叶，以曲直濑道三为代表的后世方派医家，宗法李、朱医学而又不偏执于一家之说，通过实践粹取诸家精华，且精于诊断，详察病因，努力将中国医学简约化、本土化，结束了日本单纯模仿中国医学的历史。他们的著作以浅显简洁为特征，以便于临床实际运用为目的，符合日本民族吸收外来科学文化时追求实用的心态，满足了民众学习中国医学知识的需求，因而广受欢迎，具有一定的生命力。

日本的江户时代，幕府将军德川纲吉诏令振兴针灸，针灸医学得到了国家最高统治阶层的扶植，针灸学的发展进入高潮。针灸理论承前启后，一方面全面继承中国完整而系统的经络经穴学说理论，同时又逐步摆脱单纯模仿中国医学的模式，从众多中国针灸原著中精选确切实用的内容，编为小部头的针灸医书，同样体现了日本医著简约化、小型化的特色。

本次遴选并校注荻野元凯《刺络编》、石塚汶上《困学穴法》、葛西清《针论》等小型针灸医书，借以反映日本针灸医著内容简练、目标明确、切合临床、便于运用的特色。

《刺络编》一书为日本刺络法的代表著作之一。作者荻野元凯折衷中医经典《黄帝内经》所载刺络法与荷兰泻血法，凝聚中西刺络之精华，从中得出新的学术见解。全书篇幅短小但内容丰富，记载全身的各种刺络方法，总结临床选用针具的原则及刺络之术，载录内、外、妇、儿及五官等各科疾病采用刺络治疗的医案，非常切合临床实用和实际操作，在理论与技术两方面都已相对成熟，为刺络法的发展与普及做出了重要贡献。

《困学穴法》是日本江户时代末期石塚汶上所撰经穴学著作。全书内容简明扼要，图文并茂，大量汲取中国针灸医学的精华，其内容多本自中国元代滑伯仁《十四经发挥》与明代张介宾《类经图翼》，因而对研究中日针灸医学交流及日本经穴学说都有一定的参考价值；同时，书中也渗透着日本本国特色，其所载录的日本灸疗治验也可供中医临床借鉴，有助于开拓中国医者的临证诊疗思路。

《针论》为日本江户末期针医葛西清所撰。作者以《伤寒论》为本，用张仲景的理论指导针灸实践，临证取穴以疾病病位为主，重视临床实践，独树一帜，特色鲜明，也是一部具有较高临床实用价值的针灸佳作。若能深入研究该书，将有助于发掘《伤寒论》的辨证论治思想，将其应用于针灸学术研究与临床实践，为针灸学的理论与临床研究提供新的思路与方法。

5. 日本传来针灸著作

中国与日本是一衣带水的邻邦，两国人民的交往有着悠久的历史。在一个相当长的历史阶段，中国医学包括针灸医学快速输入日本，源源不断地为之注入新鲜血液，而日本医学却并未在中国产生影响。1822年，清代针灸学在太医院中被废止，针灸医学在中国的发展一度停滞不前，而日本针灸在同期却取得了不小的进步。随着中国留学生东渡日本，一些日本针灸著作开始西传中国。如：1915年，顾鸣盛编译冈本爱雄《最新实习西法针灸学》；1932年，缪召予译述杉山和一《百法针术》；1948年，杨医亚翻译出版玉森贞助《针灸秘开》；1955年，承澹盦编译丸山昌朗《经络之研究》；1957年，胡武光翻译出版代田文志《针灸临床治疗学》等。此外，柳谷素灵《针灸治疗原典》、本间祥白《经络治疗讲话》、泽田健《针灸真髓》等著作也陆续在中国出版。这些日本针灸学著作吸取部分西医知识来阐述针灸理论，它们传入中国后，在一定程度上影响了中国近现代的针灸医学，尤其是民国时期针灸教材的编写。

1936 年，香港陈存仁编撰刊行《皇汉医学丛书》，引进、推介了 72 种日本汉方医学著述，其中收录了杉山和一《选针三要集》、小坂元祐《经穴纂要》、佐藤利信《针学通论》、菅沼周圭《针灸学纲要》等针灸医籍 4 种。同年出版的《中国医学大成》也收录了冈本一抱《针灸素难要旨》一书。

本书选取菅沼周圭《针灸则》、杉山和一《百法针术》、玉森贞助《针灸秘开》等书，希望引起学者关注日本针灸医学还流中国的现象，相信会对研究中日针灸医学的交流互动有所帮助。

日本医家菅沼周圭倡导针灸复古，注重临床实践，以临床疗效为依据，突破前人的思想拘绊，大胆创新，提出了个人独特的针灸见解。其《针灸则》一书，主要论述了常用腧穴的定位、主治及相应的针刺、艾灸、刺血疗法。全书内容简明扼要，体现了作者将针灸化繁为简，追求选穴施术简便实用的学术特色，对现代临床具有一定的参考借鉴意义。明和四年丁亥（1767），《针灸则》在日本初刊；1936 年，该书由中国宁波东方针灸书局引进并以铅印本形式再版。

《百法针术》原本用日文写就，主要记述了由杉山流鼻祖杉山和一口授，经其传人记录、保存、整理的百余种管针操作手技。江户时代杉山和一发明的管针法，是日本三大针术之一，至今在日本针灸临床的应用还十分普遍。日本管针术进针快、痛苦少、刺激较轻的特点值得我们学习借鉴。民国时期，中国东方针灸学社辗转获得此书的日文本，经缪召予编译、张俊义校订后，于 1932 年以铅印本形式出版发行。

《针灸秘开》是日本近代针灸权威玉森贞助撰著的针灸学专著。该书集前代针灸医学之大成，折衷东西方之医学，汇集了作者四十余年的针灸临证经验，具有鲜明的特色，成为玉森天心派的代表之作，具有很高的实用价值，值得针灸医者学习借鉴。1948 年，此书由杨医亚引进中国并编译出版，此后屡经再版，多次被著录，在中国流传较广，影响较大。

经中国中医科学院相关团队的分析研究，目前初步统计到成书于 1912 年以前的日本针灸专著近 500 种。本次选择在日本针灸医学史上具有一定代表性、特色鲜明兼具临床实用性的针灸医著予以整理，编成《日本针灸医籍十六种》一书，总体上以切于临床运用为原则，故短小精要者居多而鸿篇之著较少。尽管尚不足以反映日本针灸医学的全貌，但也可以从不同侧面折射出日本针灸的特色成就及其与中国医学的交流互动。所选医籍内容丰富，涵括了日本对中国针灸理论精华的吸取、经络经穴学说的发展、选穴配穴原则、新针具的发明、刺法灸法的改进、针灸在临床各科的运用、针灸禁忌的异同、针灸流派的学术思想及其成就等，从多个角度反映了中国针灸学在日本的传承、运用、创新和取得的成就。

日本的针灸学著作蕴含着丰富的理论及临床经验，不仅学术研究价值较高，在临床运用方面亦不乏可资借鉴之处。由于日本针灸医籍分藏于东瀛各地藏书机构，中国所藏极少，且钞本多于刻本，部分参杂着日文，国内学者难以获得原始资料，或难以直接阅读，以至无法提供研究和利用，故本次通过整理部分日本针灸著作，为国内学者提供珍稀的异国针灸资料。希望通过研究和借鉴日本针灸医学的经验与成就，拓展中医针灸的发展思路，推动传统医学的国际合作与交流，促进新世纪针灸医学的全面发展。

肖永芝　何慧玲
2017 年 2 月

凡　例

一、本书精选日本医家主要用汉文撰写的针灸著作 16 种，以校注的形式出版。

二、全书采用简体横排，现代标点。原书中繁简字体错出，以繁体字为主，现均采用通行简化汉字。个别容易产生歧义的简体字，仍沿用繁体。

三、凡原书底本不误而校本有误者，遵从底本，不改不注。底本引文虽有化裁，但文理通顺、意义无实质性改变者，不改不注。若底本有错、脱、衍、倒文，致文理不通、医理有误者，则据其所引中国医书，或据医理、文理改正，并在当页加脚注说明；若仍存其旧，亦酌情出校记说明。

四、所选原著中部分有目录或子目，但有些与正文出入较大，不便检索。今删除底本目录或卷前子目，依据正文实际内容新编目录，置于各书之前，以备检索之用。

五、原底本中的双行小字，统一改为单行，字号较正文小一号。原书眉批和旁注中的文字，据其文义插入正文相应的文字之后，在眉批、旁注前后用"【　】"相括，以为标记，并将字体改为楷体。

六、个别原著底本正文、眉批中夹杂着少量日文内容，多数情况是标注穴名或病名的日语名称（和名）或日语发音。本次校注，在不影响阅读、理解原义的情况下，删除正文、眉批及旁注中的多数和名及日文注音，不出校记。

七、个别书中有些篇章系用日文撰成，为保持原书的完整性，今据原文翻译成中文。

八、原作者在稿本上所做的校改，以改后的文字为准。凡新增删的内容，均遵从其最终修改意见，不再加以标识。

九、若因版式变更造成文字含义的变化，依现代排版予以改正。如书中的"右""左"两字，斟酌其文义，凡表示前文的"右"字通改为"上"，表示下文的"左"字则改为"下"，不另出注。

十、底本中的中医名词术语用字与今通行者不同时，改用通行之名（如"藏府"改作"脏腑"，"鬲"改作"膈"等）。但书中某些带有特殊含义的字词，用字虽与现今通行者不同，亦酌情改或不改。如表示穴位"侠白"的"侠"字，仍沿用该字；但若为表示"夹"义的"侠"字，则径改为现今通行

1

的"挟"字，不予出注，书中也不作统一。书中"俞""腧""输"互见，不做统一。

十一、凡底本中出现的异体字、俗写字等，据文义径改为正字，均不出注。遇通假字、避讳字等，改作正字，并酌情出注说明。若显系笔误或误用之字（如"曰"误作"日"，"己"误作"已"，"灸"误作"炙"，"戌"误作"戍"之类），则据文义径改，不另出注。

十二、若遇书中疑难冷僻之字，或某些特殊典故、术语、医家等，酌情予以简要注释。

十三、底本中漫漶不清或脱落遗漏的文字，用"□"表示，一个"□"代表一个文字；如无法确定缺脱字数，则用"▨"表示。均不另出注。

总目录

大明琢周针法一轴

日·匹地喜庵　撰

校注说明

《大明琢周针法一轴》，又名《针法一轴》《针方一轴》，日本针医匹地喜庵撰，其孙福田道折于延宝七年（1679）序刊。本书为匹地喜庵所创日本针灸流派匹地流的代表著作，承载着该流派的针灸经验与特色。全书篇幅短小，内容简洁，载穴 104 个，便捷实用，是日本针医对中国捻针术的提炼与升华，反映了中国刺针术对日本的影响，对现今的针灸临床仍然具有一定借鉴价值。

1. 作者与成书

《大明琢周针法一轴》书首有 2 序：其一为杉立道久"针法一轴序"，序中载："庆长年中，皇明针医琢周，系缆于长崎津，专以此术起不治之病，盖八九十十也。津之有司，甚以为奇，依是四邻州之士农舆疾到其门者，不为少矣。云阳住医匹地喜庵，杳慕其术，越山航海，会周于长崎，竟探蕴奥，茹英华，详审精密，集为一家之书，秘而不出户庭，故汲其余流者亦殆少矣。喜庵没后，传于其孙福田道折，折传播是于云阳，奇效应验……冀刊布是洛阳，俾海内同此术。"其二为"大明琢周针法钞序"，即延宝七年己未（1679）云阳城住医福田道折自序。该序中云："有大明琢周得针法妙术而至本朝，缆水马于西南之岸间也。于时，云阳城之住医匹地氏喜庵，素善针术，故从国命而欲受彼针法，而见琢周，为学习亲炙有日，然后周袖一轴，来授喜庵……予幸出匹地氏之末叶，传于此针法奥义。"

由上可知，日本庆长年间（1598～1614），中国明朝针医琢周东渡日本，留居长崎，在当地以针术治病，常能起沉疴痼疾，四方前来求治者甚多。云阳（今属日本岛根县）针医匹地喜庵，杳慕琢周针术，跋山涉水，前去求学，得琢周针法一轴，但秘其针术而不外宣，仅传少数后人、弟子。匹地喜庵去世之后，其孙福田道折将其针术整理成《大明琢周针法一轴》，于洛阳（今属东京）刊刻行世，以广泛传播此术。即本书系由日本福田道折将其祖匹地喜庵从中国明朝针医琢周处习得的针术整理后刊行于世的。

在《大明琢周针法钞》书末，明朝针医琢周于"针法一轴跋"中自称学针术于医家"法鹊主翁"，同时记载其在中国医病的验案："壬辰秋之顷，予早里有老父常患心疾……"又据杉立道久"针法一轴序"，琢周东渡在日本庆长年间，即 1596～1614 年，故推测琢周跋中所云"壬辰秋"当为 1592 年秋，即明神宗万历二十年，故琢周到达日本行医当在 1592 年之后。但琢周东渡日本后不久即因患痢病殁。

匹地喜庵，日本出云（今属日本岛根县）人，生平不详。曾到长崎师事明朝赴日针师琢周，学习中国传入之捻针术，开创了日本匹地针灸流派。

福田道折，匹地喜庵之孙，作为匹地流针术的传人，将匹地喜庵的针法抄撮成书，于日本延宝七年（1679）刊行。此外，匹地流的另一传人和田养安，活跃于贞享至元禄年间（1684～1703），著有《针法秘粹》3卷，刊于元禄五年（1692）。

综上，日本庆长年间，中国明朝针医琢周东渡日本，居长崎津，以针行医，针术高超，患者众多；日本针医匹地喜庵慕名前去学习，得琢周亲传针术，后自成一派；匹地喜庵去世后，其孙福田道折将喜庵承自琢周的针术整理为《大明琢周针法一轴》，并于日本延保七年（1679）年刊刻发行。

2. 主要内容

福田道折在《大明琢周针法一轴》自序中称"倩以此一轴，总针穴一百有五穴终也"，但书中实际记载104穴，分为15个部分，依次为督脉部6穴，任脉部15穴，手太阴肺经1穴，手阳明大肠经9穴，足阳明胃经9穴，足太阴脾经2穴，手少阴心经2穴，手太阳小肠经1穴，手厥阴心包经3穴，手少阳三焦经4穴，足少阳胆经12穴，足厥阴肝经2穴，足少阴肾经1穴，足太阳膀胱经25穴，腹内12穴。

每一部分首先列出小标题，标明该部所载穴位总数，然后逐一列述该部每一个腧穴的定位与主治，如"足太阴脾经穴凡二穴。三阴交穴，内踝上三寸，主膝股内痛，气逆，小便不利，腹胀溏泄，食不化，女子漏下。地机穴，膝下五寸，主女子血瘕澹泄，腹胁气胀，水肿腹坚，不嗜食，小便不利"。

足太阳膀胱经25穴较为特殊，在列述精明、至阴等10穴后，设"同经背腧二行"的标题，下列大椎穴、二风门穴、三肺俞穴、五心俞穴、七膈俞穴、九肝俞穴、十胆俞穴、十一脾俞穴、十二胃俞穴、十三三焦俞穴、十四肾俞穴、十五气海俞穴、十六大肠腧穴、十八小肠俞穴、十九膀胱俞穴等15穴。最后为"腹内穴凡十二穴"，指肝上脘穴、肝中脘穴、肝下脘穴、肺上脘穴、肺中脘穴、肺下脘穴、肾上脘穴、肾中脘穴、肾下脘穴、命门上脘、命门中脘穴、命门下脘穴。

纵观本书，篇幅短小，语言简练，内容精当，便捷适用，在针灸临床的实用性较强。

3. 特色与价值

《大明琢周针法一轴》记述腧穴时，并未遵循十二经脉流注顺序展开。书中共记载十二经脉71穴，其中手足三阴经11穴，手足三阳经60穴，阳经记载腧穴数量几乎是阴经的6倍。出现上述情况的原因，一方面是由于阴经腧穴数量本身少于阳经，另一方面也与匹地流的针灸特色有关。据《大明琢周针法钞》跋载："琢周所传，唯计轻按手刺入也，此针法之妙。《内经》曰：脏病难治，腑病易治。悟此要，故脏之经穴不过五穴，专用腑之经穴，但引阴证出阳分则易治，此针法之妙也。"这段论述交代了匹地流针刺多用腑穴而少用脏穴的缘由。书中腧穴仅记载定位与主治，不载具体针刺手法。据《大明琢周针法钞》跋载："上古制针，用九种之针，上古之人形体刚强故也。今代之人不然，故专用微针也，琢周用其九针中之员利针。员利针尖如毫，且员且利，中身微大，长一寸六分。调阴阳，去暴痹飞经走气。"

在本书所收104穴中，有28个腧穴与现今通行腧穴名称不一致，如本书"神当穴"即今通行的神庭穴等。这部分腧穴多为匹地流的特异穴名，具有该流派独自的特色，除本书及《扁心一流之秘传书》外，鲜见于其他针灸著作。《大明琢周针法钞》中记载了上述异名腧穴对应的通行穴名，今罗列如下：神当穴（相当于神庭穴）、石霜穴（舌本穴，即今风府穴）、蔽骨穴（未标注）、震苏穴（华盖穴）、中毛穴（承浆穴）、毛下穴（廉泉穴）、九珍穴（云门穴）、痛乱穴（肘髎穴）、广骨穴（缺盆穴）、乳门穴（乳根穴）、太极无极穴（天枢穴）、荣滞穴（梁丘穴）、齿经穴（阴市穴）、脾络穴（解溪穴）、毛上穴（极泉穴）、中指穴（中冲穴）、见耳穴（资脉穴，即今瘈脉穴）、耳前穴（耳门穴）、三星穴（未标注）、中三里穴（阳交穴）、外三里穴（外丘穴）、大明穴（未标注）、见上穴（曲鬓穴）、足二间穴（侠溪穴）、高骨穴（颔厌穴）、前障门穴（未标注）、申经穴（京骨穴）、白黑穴（安邪穴，即今仆参穴）。

在上述28个腧穴中，有蔽骨、三星、大明、前障门4穴，在本书中未载其对应的通行穴名，谨录其原文如下："蔽骨穴，岐骨际，主胸痛。"此处岐骨指胸剑结合处，应为中庭穴。"三星穴，尻尖三穴，主脚气有寒热则迎随补泻。""大明穴，眉中，主头目痛，目眵眦膜，寒栗重，衣不得温。"疑为经外奇穴鱼腰。"前障门穴，障门去二寸，天枢近上一寸。主功能障门同。"此外，笔者对本书所载高骨穴之通行穴名为颔厌穴存疑，本书载"高骨穴，耳下曲骨角，主头痛目眩，无所见，偏头痛，引目外眦急，头项痛，颔颊肿，耳鸣多嚏"，而颔厌穴定位为头部鬓发上当头维穴与曲鬓穴弧形连线的上四分之一与下四分之三交点处；本经（胆经）完骨穴定位为头部当耳后乳突的后下方凹陷中，与高骨穴定位更为相近。

最后载腹内 12 穴，这些腹部经穴的名称多为他书所未见，具有特异性。但 12 穴之间定位有重复，如"肝上脘穴，任脉去一寸五分，胸骨端下去二寸"与"肺上脘穴，任脉去一寸五分，胸骨端下去二寸"，"肾上脘穴，天枢下一寸五分"与"命门上脘穴，天枢下一寸五分"。可以看出，肝上脘穴与肺上脘穴定位一致，肾上脘穴与命门上脘穴定位一致。其余中脘穴、下脘穴又以上脘穴定位为基准，如"肝中脘穴，肝上脘去一寸五分"与"肺中脘穴，肺上脘下一寸五分"，"肝下脘穴，肝中脘去一寸五分"与"肺下脘穴，肺中脘下一寸五分"。可知，肝中脘穴与肺中脘穴定位一致，肝下脘穴与肺下脘穴定位一致。由上推测，此处腹内穴的部分条目记载可能有误。日本京都大学医学图书馆富士川文库所藏《刺针家鉴·家秘针法》"腹内"部分所载诸穴与本书所载腹内 12 穴名称有共同点，但部位标记有异，可参考阅读。

综上，本书为日本针灸流派匹地流鼻祖匹地喜庵的代表作，总计载录 104 穴，腑穴多于脏穴，有 28 穴采用匹地流特异穴名，并记述具有匹地流特色的腹内 12 穴，内容短小精湛，为匹地流临床经验的总结，反映出匹地流针术的一些特点，即：多用腑穴而少用脏穴，主张阴证引阳分，常用员利针，不拘于古人的禁针二十二穴等。正如福田道折自序中所言："愚思此针法虽穴数少，不待试而百发百中，是即方贵经验谓也。"

4. 版本情况

此书现有两种传本流传至今。

其一，名《大明琢周针法一轴》，或《针法一轴》，刻本，用汉文撰成，不分卷 1 册，延宝七年（1679）序，现存日本京都大学图书馆富士川文库。

其二，名《大明琢周针法钞》，用日文撰成，2 卷 1 册，其中一个钞本藏于京都大学图书馆富士川文库，另有两个刻本分别藏于东京大学图书馆鹗轩文库和武田科学振兴财团杏雨书屋。

本次校注所用底本，为以汉文撰成的《大明琢周针法一轴》，即日本京都大学图书馆富士川文库所藏延宝七年己未（1679）序刊本。此本藏书号为"富士川本シ 621"，不分卷 1 册，四眼装帧。封面题"针方一轴"，书脊题"针方一轴 一册"，无扉叶。卷首叶题"大明琢周针法一轴"。书首 2 序，分别为"于时延宝第七在岁己未阳复之月丙午之日／洛下之住医官法桥杉立氏道久序""延宝七年己未桂月中旬／云阳城住福田氏道折谨自序"。书末无跋。四周单边，无界格栏线。正文每半叶 15 行，行 14 字。版心之上为单黑鱼尾，鱼尾上方刻"针法一轴"书名，下刻叶码。

总之，匹地流针术以捻针见长，主要来源于中国明朝的针术。中国捻针术在日本传承运用，通过匹地流医家的实践，在日本形成了独特的流派，反映了中国刺针术对日本的影响，也体现出日本针医临床的某些经验、特色。《大明琢周针法一轴》作为日本针灸学派匹地流的代表之作，承载着匹地流针术的精华，是日本针医通过实践对中国针术的提炼与升华，切于临床运用，故此书对现今针灸临床仍具有一定参考借鉴价值。今校注出版本书，希望为国内读者研究 16、17 世纪中日针灸医学的交流提供有益的史料。

肖永芝　韩素杰　王文娟

目录

针法一轴序

　　夫为医之道，往昔榱之为十三科。近世针之一科，往往以其术多鸣世者，或因贺山成定之传有祖《灵枢》者，或汲御园意斋之流有不繇经络者，是皆虽有裨医疗之功，未闻直面命中华之医发明其秘者。

　　庆长年中，皇明针医琢周，系缆于长崎津，专以此术起不治之病，盖八九于十也。津之有司，甚以为奇，依是四邻州之士农舆疾到其门者，不为少矣。云阳住医匹地喜庵，杳慕其术，越山航海，会周于长崎，竟探蕴奥，茹英华，详审精密，集为一家之书，秘而不出户庭，故汲其余流者亦殆少矣。喜庵没后，传于其孙福田道折，折传播是于云阳，奇效应验随手，遂其生者，所州民之识也，诚知周之术不虚也。

　　予与折未得荆识，元是以有同国之故。项日，寄一帙曰：冀刊布是洛阳，俾海内同此术，吾意夷。予顾为其书文字甚简，而专钓其要，且俞穴病名之口传，皆以和语注①之附其后，于救疗调摄之道，知不能无小补也。倘夫读之手之，有得其要领者，岂羡琢周鼓舞耶？于是喜折之慈仁，不得辞沮，表一言塞其求云尔。

于时延宝第七在岁己未阳复之月丙午之日

洛下之住医官法桥杉立氏道久序

---

① 注：原作"住"，据文义改。

大明琢周针法钞序

夫人生于地，悬命于天，天地合气，命之曰人。天地是人阴阳也，阴阳又气血也，气血偏胜，则乃生于诸疾。外六淫伤外经络，内七情伤内脏腑，其治在医之用心。医家之法术，不越针灸药汤液之范也。就中针刺之理，经脉为始，营其所行，知度量，内刺五脏，外刺六腑，审察卫气，是为治百病母，其功大矣哉！

世既暮而以下，虽针道衰于今，有大明琢周，得针法妙术而至本朝，缆水马于西南之岸间也。于时，云阳城之住医匹地氏喜庵，素善针术，故从国命而欲受彼针法而见琢周，为学习亲炙有日，然后周袖一轴，来授喜庵曰：吾于针术之业，刻志懈无暂枕，久鹊寥寥而眠，如玉弓入窗。而异人忽然来，授此一轴而曰：用汝此针法，则越人如起死乎？必勿疑而去矣。然后从彼试用之，无不应，故人皆为是奇。今汝授之，亦勿疑直用。此针法者，即为日域无双名针乎。

倩以此一轴，总针穴一百有五穴终也。至其病论，则无错诸书也，其间穴名异耳。按：夫秘，唯有用与不用，谁知其是非乎？尚欲旁取孔穴者，懵然而如云中飞鸟，费矢也，何其中乎？今世殆用针法者，不达正学，或又受师不卒，妄作离术，人民为之所穷矣。

愚思此针法虽穴数少，不待试而百发百中，是即方贵经验谓也。予幸出匹地氏之末叶，传于此针法奥义，故不愧草莽，学采注其梗概也，盖欲令门人或易悟而已，恐在误乎学者，再详焉于时。

延宝七年己未桂月中旬云阳城住

福田氏道折谨自序

大明琢周针法一轴

督脉部凡六穴

百会穴顶中央旋毛中，主头。

主小儿脱肛久不瘥，风痫中风，卒中风，角弓反张，心烦惊悸健忘，痎疟，耳聋。虢太子尸厥，扁鹊取三阳五会，有间，太子苏。

囟会穴上星后一寸

主目眩，面肿，鼻塞，惊痫，戴目上视。

上星穴前发际入一寸

主头风，面虚肿，鼻塞，疟疾振寒。

神当穴前发际入五分

主癫疾，风痫，戴目上视，头风目眩，清涕目泪，惊悸，不得安卧。

石霜穴后发际入一寸

主头项强，舌缓，诸阳热气盛，衄血，头痛，风汗不出。

人中穴在鼻柱下

主消渴饮水无度，水肿，癫痫，牙关面肿，唇动形如虫行，卒中恶。

任脉部凡十五穴

曲骨穴在横骨上毛际陷中

主小腹胀满，小便溲，癫疝，小腹痛，赤白滞下，恶露。

中极穴在关元下一寸

主五淋，失精，阳气虚惫，疝瘕，水肿。

关元穴在脐下三寸

主脐下疠痛，小便赤涩，溺血。

气海穴在脐下一寸五分

主脐下冷气上冲，心下气结成块，小便赤涩，滞下，经血暴脱。

下脘穴中脘下二寸

主腹痛，六腑气冷，谷不转，不食，小便赤，腹坚硬。

中脘穴上脘下一寸

主心下胀满，伤饱，食不化，霍乱出，自知心痛，温疟，伤寒。

上脘穴鸠尾下二寸

主心中烦热，奔豚上气，气胀，不能食，霍乱吐利，多喘心痛。

鸠尾穴_{蔽骨下五分}

主心风惊痫发癫，心腹胸中满，咳逆喘息，喉痹咽壅，水浆不下。

蔽骨穴_{岐骨际}

主胸痛。

天突穴_{结喉下一寸}

主咳嗽上气，胸中气噎，喉中状如水鸡声，肺壅咯唾脓血，咽干，舌下急，喉中生疮。

璇玑穴_{天突下一寸}

主胸皮满痛，喉痹咽肿，水浆不下。

震苏穴_{璇玑下一寸}

主胁胸支满引痛，胸中咳逆上气，喘不能言。

膻中穴_{两乳间}

主肺气咳嗽上喘，唾脓不得下，食膈气，呕吐涎沫，妇人乳汁少。

中毛穴_{唇下宛宛中}

疗偏风口㖞，面肿，消渴，口齿疳蚀生疮。

毛下穴_{颔下结喉上}

主舌下肿难言，舌纵，喘出，咳嗽上气，喘息呕沫，口噤，舌根急缩，食不下。

手太阴肺经穴凡一穴

九珍穴_{巨骨下挟气户傍各二寸}

主喉痹，胸中烦满，上气冲心，咳喘不息。

手阳明大肠经穴凡九穴

手二间穴_{手大指次指本节前内侧陷中}

主喉痹颔肿，肩背痛，振寒，衄血，多惊，口㖞齿痛。

合谷穴_{手大指次指岐骨间陷中}

主寒热疟，热痛，汗不出，目视不明，齿龋痛，喑口不开。

手三里穴_{曲池下二寸}

主霍乱遗矢，失音，齿痛，肘挛不伸，中风口噤。

曲池穴_{肘外辅骨，屈肘横纹尽所}

主偏风，喉痹，难屈伸，肘细无力，妇人经水不通。

痛乱穴_{肘大骨外廉陷中}

主风劳嗜卧，臂不举，肩重腋急，麻木。

五里穴曲池上五分

主风劳吐血，肘臂痛，目不明，心下胀满，疟疾。

禾窌穴鼻孔下挟水沟旁五分

主尸厥及口不可开，衄血不止，鼻疮息肉，不闻香臭。

迎香穴禾窌上一寸，鼻旁五分。

主鼻塞不闻香臭，偏风口㖞，喘息不利，鼻渊洞涕①，生疮。

肩髃穴膊骨头肩端上两骨陷中

主偏风不随。

足阳明胃经穴凡九穴

广骨穴肩下横骨陷中

主寒热，瘰疬，缺盆中肿，腹大水气，缺盆中痛，喉痹，咳嗽。

乳门穴膻中中央

主胸下满痛，臂肿，乳痈寒痛，胃寒食不下。

太极无极穴挟脐旁四寸

主奔豚，泄泻，胀疝，赤白痢，脐旁切痛，呕吐霍乱，月事不时，结血成块。

荣滞穴膝上二寸

主大惊，头痛寒痹，膝不能屈伸。

齿经穴膝上三寸

主寒疝，小腹痛，胀满，冷痹不仁。

犊鼻穴膝膑下似犊鼻

主膝中痛不仁，难跪②起，膝膑痈肿③未溃者，犊鼻坚硬，勿便攻④，先以洗熨。

足三里穴膝下三寸，骱外廉两筋间。

主胃中寒，心腹胀满，食不化，水肿蛊毒，四肢满酸痛，五劳七伤，乳痛，明目下气。

---

① 洞涕：原文如此，疑当作"多涕"。

② 难跪：原作"蹉"，据明朱橚等《普济方》卷四百一十五改。

③ 痈肿：原脱，据《普济方》卷四百一十五补。

④ 攻：原脱，据《普济方》卷四百一十五补。

丰隆穴外踝上八寸

主厥逆，胸痛如刺，腹中切痛，大小便难涩。

脾络穴足腕上系草鞋处陷中

主四肢厥逆，腹胀满，咽中引痛，口㖞齿痛。

足太阴脾经穴凡二穴

三阴交穴内踝上三寸

主膝股内痛，气逆，小便不利，腹胀溏泄，食不化，女子漏下。

地机穴膝下五寸

主女子血瘕溏泄^①，腹胁气胀，水肿腹坚，不嗜食，小便不利。

手少阴心经穴凡二穴

少海穴肘内廉节后陷中

主寒热，齿龋痛，目眩发狂，呕吐涎沫，四肢不举。

毛上穴腋下筋间

主心痛干呕，四肢不收，烦躁，咽干烦渴，目黄，胁下满痛。

手太阳小肠经穴凡一穴

后溪穴小指外侧本节后陷中

主目赤生翳，寒热疟，衄血，耳聋，癫疾，肘臂挛急。

手厥阴心包络穴凡三穴

中指穴手中指端，去爪甲如韭叶陷中。

主热病烦闷，汗不出，掌中热如火，心痛烦满，舌强。

郄门穴去腕五寸

主心痛呕哕，衄血，惊恐畏人，神气不足。

劳宫穴掌中央动脉中

主中气，喜怒悲笑不止，手痹热病，三日汗不出，小便血并衄血不止。

手少阳三焦经穴凡四穴

阳池穴手表腕上陷中

主寒热疟，或因折伤，手腕不得提物。

丝竹穴眉后陷中

主目眩头痛目赤，视物𥆧𥆧，风痫戴上不知人，发狂，呕涎沫。

---

① 溏泄：原作"澹泄"，据宋徽宗赵佶敕撰《圣济总录》卷第一百九十一改。

见耳穴耳本后鸡足青络脉

主头痛风耳鸣，小儿惊痫瘈疭，痢泄呕吐，目暗不明。

耳前穴耳前起肉当耳缺者

主耳有脓汁出，生疮，鸣，齿龋。

足少阳胆经穴凡十二穴

听会穴耳前陷中，上关下一寸，动脉宛宛中。

主耳聋如蝉声，口噤齿痛，牙车急痛或脱，呕吐，癫狂瘈疭，骨酸。

肩井穴肩上陷，缺盆上，大骨前一寸半，当三指中指处。

主女子堕胎后手足厥逆，脚气上攻，或因扑损腰髋疼。

京门穴在监骨

主腰痛不得俯仰，寒热膜胀，引背不得息，水道不利，肠鸣，髀痛引痛，洞泄。

风市穴膝上七寸外廉两筋间

主中风半身不遂，腰腿酸疼。

绝骨穴外踝上三寸动脉中

主心腹胀满，膝胻痛，筋挛，足不收履，坐不能起。

三星穴尻尖三穴

主脚气有寒热则迎随补泻。口传

中三里穴外踝上七寸

主上气目眩，眼肿或暗。

外三里穴外踝上七寸，去三里二寸。

主肤痛痹痿，头项痛，胸胁胀满，恶风寒，癫疾。

大明穴眉中

主头目痛，目眵，背䐜①寒栗，重衣不得温。

见上穴耳上口开有空

主颊颔肿，引牙车不得开，急痛，口噤不能言。

足二间穴足小趾次趾端。

主胸胁肢满，寒热，汗不出，目外眦赤，目眩，颊颔肿，耳聋，胸中痛，不可转侧。

---

① 背䐜：原作"眦膜"，据明·杨继洲《针灸大成》卷七改。

高骨穴_{耳下曲骨角}

主头痛目眩，无所见，偏头痛，引目外眦急，头项痛，颌颊肿，耳鸣多嚏。

足厥阴肝经穴凡二穴

障门穴_{季肋端，屈上足，伸下足。}

主阴阳疟。

前障门穴_{障门去二寸，天枢近上一寸。}

主功能障门同。

足少阴肾经穴凡一穴

涌泉穴_{足心屈趾}

主腰痛风痫，心痛不足，妇人无子，喘咳，身热，喉痹，五指共痛。

足太阳膀胱经穴凡二十五穴

睛明穴_{目内眦}

主恶风泪出，目眦痒痛，小儿雀目疳眼，大人气眼冷泪。

至阴穴_{足小趾爪本外角}

主目翳鼻塞，头重，转筋，寒疟，汗不出，烦心，足下热，小便不利，失精。

申脉穴_{外踝下空骨中}

主腰痛不能举体，足胫冷，久不能立，若在舟车中，癫疾。

申经穴_{足外侧大骨下赤白肉}

主膝痛不得屈伸，目眦赤烂，疟寒热，喜惊不食，筋挛，目眩。

昆仑穴_{外踝后跟骨上}

主腰尻痛，足端肿不得履地，如裂头痛，肩背拘急，咳喘暴满。

承山穴_{腨肠下分肉}

主腰背痛，脚端重，脚气下肿，霍乱，大便难，久痔肿痛。

委中穴_{腘中横纹}

主腰挟脊沉沉然，遗尿，风痹枢痛，膝不得屈伸。

殷门穴_{肉郄下六寸}

主腰背俯仰，恶血注，股外肿。

天柱穴_{项后发际大筋外廉陷中}

主足不任身体，肩背痛欲折，目瞑。

白黑穴足跟骨下

主足跟痛不履地，脚痿转筋，尸厥，霍乱吐逆，癫痫。

同经背腧二行

大椎穴背大骨两旁各一寸五分

主气积痰塞，鼻中疮肿，小儿喜惊。

二、**风门穴**椎去各一寸五分

主眼疾，血证，或肩背挛急。

三、**肺俞穴**椎去前同

主血证，痰塞。

五、**心俞穴**穴法口传

七、**膈俞穴**[①] 椎去各一寸五分

主痰，咳嗽。

九、**肝俞穴**穴法同前

主内障，劳瘵，筋挛。

十、**胆俞穴**穴法同前

主腰痛，两手难屈伸。

十一、**脾俞穴**穴法同前

主久疟。

十二、**胃俞穴**穴法同前

主腰痛难屈伸。

十三、**三焦俞**穴法同前

主咳嗽，肌肉焦瘦，淋病。

十四、**肾俞穴**穴法同前

主肾积腰痛，胸腹颈筋挛。

十五、**气海俞穴**穴法同前

主赤白带下，血块。

十六、**大肠腧穴**穴法同前

主秘结腹痛。

十八、**小肠俞穴**穴法同前

主小水涩。

---

① 膈俞穴："膈"字原脱，据文义补。

十九、膀胱俞穴穴法同前

主淋病。

腹内穴凡十二穴

肝上脘穴任脉去一寸五分，胸骨端下去二寸。

主小儿虫疟肝积。

肝中脘穴肝上脘去一寸五分

主疟胸痛。

肝下脘穴肝中脘去一寸五分

主黄疸，疝气，聚块，寸白虫。

肺上脘穴任脉去一寸五分，胸骨端下去二寸。

主肺积呕吐，伤食气郁，胁痛虫痛，脾胃虚损，腹卒痛。

肺中脘穴肺上脘下一寸五分

主虫痛，吐逆食。

肺下脘穴肺中脘下一寸五分

主黄疸，寸白虫，积聚。

肾上脘穴天枢下一寸五分

主大便结，腹胀久痢。

肾中脘穴肾上脘下一寸五分

主肾积，寸白虫，脱肛。

肾下脘穴肾中脘下一寸五分

主疝气，寸白虫，痔疾。

命门上脘穴天枢下一寸五分

主疝气，痢疾，血块，泄泻。

命门中脘穴命门上脘下一寸五分

主赤白滞下，腰痛，产后血留滞，或难产逆产。

命门下脘穴命门中脘下一寸五分

主便毒肿痛，疝气睾丸，恶寒发热，或腰痛，小便涩。

大明琢周针法一轴终

杉山真传流

日·岛浦和田一 述

校注说明

《杉山真传流》一书，为日本针医岛浦和田一在"针圣"杉山和一发明的管针秘术基础上，结合自身的临床经验整理编述而成。全书由表之卷、中之卷、奥龙虎之卷 3 部分组成，主要记载管针术、针灸治疗病证、针论、诊法 4 方面的内容，系统论述了杉山流针医所创管针的学术理论、操作术式和主治病证，是研究日本管针术的重要资料。此外，"杉山真传流"一词，也指传承和实践杉山和一学说与医术的针灸流派。

1. 作者与成书

《杉山真传流》分为表之卷、中之卷、奥龙虎之卷，共有 3 册，每一册的扉叶均印有"和田一总检校述（或撰）"。

表之卷，书首有"序言"一篇，为"昭和三年一月吉日森田蒿英记"。其中载："总检校杉山和一殁后，其高弟岛浦和田一，编故人经验与己之实验为一流，名之曰《杉山真传流》。其书为表、中、奥之数十卷，披历灸疗、针术之主治及其手技，乃无二之良书……兹吾与吉田弘道、大贯伊两氏共谋，组成杉山真传流保存会，并公开此书，务针理之研究，期斯界之发展。因乞于杉山真传流第六十二代高弟马场美静氏，誊写秘书《杉山真传流》三十卷，附以颁于会员。"正文首叶题署"东都行针御医官岛浦和田一总检校著"。

中之卷，首有"中之卷序"，为"元禄六年癸酉冬十有一月二日 / 东都医官总检校岛浦和田一述"。序中载："今予所传者，上出于岐黄、越人、窦太师以下诸贤之意；下者录龙安寺殿真德、常口、入江、山濑、片冈、佐川、杉山、三岛著遗言，备参考。虽然，于文乎有所不尽之意，亦复为口授别传云云。"中之卷又分为四卷：第一卷首题"东都行针杉山总检校和田一撰"，第二卷首题"东都行针御医官先总检校三岛元典院法印撰"，第三卷之上、中、下 3 部分别题"东都行针御医官岛浦合田一总检校撰""东都行针御医官和田一总检校""和田一总检校"，第四卷上部之首题"东都行针御医官岛浦和田一总检校撰"，中、下两部开篇均题"和田一总检校撰"。

奥之卷，包括三卷内容，第一卷首题"东都行针御医官岛浦和田一总检校撰"，第二、三卷卷首均题"和田一总检校撰"。

综上所述，本书为东都行针御医官岛浦和田一以日本著名针灸流派杉山流创始人杉山和一发明的管针术为基础，引述入江赖明、山濑琢一、三岛安一等诸位前辈针灸医家的论说，参考中医经典《素问》《灵枢》等著述，结合个人临床经验编述整理而成。因中之卷有元禄六年癸酉（1693）岛浦和田一序，而岛浦和田一是宝永六年（1709）成为总检校的，故本书的著作年代当为 1709 年前后。

日本江户前期是针灸流派纷立的时代，以打针为特色的御园流、梦分流及继承中国明代针灸术的吉田流、入江流、匹地流等均十分兴盛。杉山流的创始人为日本盲人针师杉山和一。杉山和一（1610～1694），出生于伊势津藩（今属三重县），初名养庆。其父杉山重政为武士，通称杉山权左卫门，仕于伊势安浓津（津市）城主石藤堂和泉守高虎。杉山和一创制管针，发明通过细管将针体打入皮下的管针法，实现了刺针技术的简易化。同时，在《黄帝内经》的基础上，创制管针十四管术、十八法、杉山流押手等新针法。杉山流的管针术与吉田流的捻针术、御园流的打针术并称，成为日本针灸史上著名的三大针术。

杉山和一被日本人尊为"针圣"，自山濑琢一始，经杉山和一至岛田安一，逐渐形成盲人从事针灸工作的传统，这也是日本针灸的一大特色。在杉山流的传人中，三岛安一、岛浦和田一、岛崎登荣一、杉枝佐奈一等，先后继掌盲人统领关东总检校之职。杉山流直至昭和初（1926～）的马场美静，已传至 62 代，是日本针灸史上传承时间最长、影响最大的著名流派。杉山流之后，传承杉山和一针术的流派又称为"杉山真传流"。

本书作者岛浦和田一是杉山流的重要传人之一，生年不详，为三岛安一门人，出生于米泽（今日本山形县东南部）。后改姓和田，名"和田一"，或称"益一"。和田一幼时失明，师事三岛安一学习针术，禀性聪颖，得针术之奥义。宝永五年（1708），拜谒将军德川纲吉，深受赏识，被延请至幕府，成为侍医奥医师，授勾当之职，居盲人职官检校、别当之下，座头之上；宝永六年（1709），升任第三代检校；享保元年（1716），成为表寄合医师；享保十四年（1729），仕于西丸大奥（当时的江户城将军御所）；享保二十一年（1736）二月，辞去总检校之职；宽保三年（1743）五月二十八日殁。

2. 主要内容

《杉山真传流》全书由表之卷、中之卷和奥龙虎之卷三部分组成。

表之卷：内容又分为以下六部分，第一为脉诊；第二为腹诊；第三为杉山真传流针灸主治病证，包括 80 余种病证名、主治穴及其刺灸法，主要为治疗选穴及针刺手技的说明，附有 30 幅取穴定位尺寸图；第四为刺针法概论，包括下针法、出针、吸针、四时刺法、刺禁、刺法补泻等，多引自中国明代徐凤《针灸大全》、张介宾《类经》、高武《针灸聚英》等著作；第五为杉山流十八术手法、主治、口传及波风术，且附图详细论述了十四种押手方法、其他刺法及常用穴；第六为杉山真传流撰针论30篇，是从中国医经《素问》《灵枢》二书中拔粹出的针法相关篇章。

中之卷：卷首有本书作者岛浦和田一自序，据此序所载，中之卷集"针医当尽知之事"，共分为四卷，其中第三、第四卷又各自细分为上、中、下三部。第一卷，依次记述管针二十五术、八八重术、十四管术、二十一术、起龙手术之法、起虎手术之法、荣卫环通手术之法、针刺必要、所用八度补泻之大事、所用八通补泻之大事、所用八等补泻之大事、酢见之事、十五个之离乱之事等内容，其中前七项为杉山真传流管针术式，后半部分主要论述针刺要领和补泻方法。第二卷，重点记录了岛浦和田一之师三岛安一口述约80种病证的主治穴及其刺灸法。第三卷，上、中两部记述了约140种疾病的针灸治疗方法，包括病因病机、取穴、刺灸法、刺针医案等；下部记载特定穴、人体部位、针灸主治证等内容。第四部分，上部篇名为"疾医约言"，记载四诊要点、妊娠针灸禁忌以及17种妇产科疾病的刺灸治法，其特点是用灸多于用针；中、下两部主要记载脏腑井荣俞经合主治、十二经病井荣俞经合补泻，以及三回针之事、腹部三体穴传、五刺之法、三回之反、腹部三体反穴、五刺之反穴、胸胁七星穴等7种特殊刺针、取穴方法及针灸医案。

奥龙虎之卷：本卷为岛浦和田一辑录群书关于刺灸经外奇俞的治疗病证，按照主治病证分类记述腧穴，主要包括腧穴定位、针灸方法（内含部分小儿推拿手法）与主治病证。内容分为三卷：第一卷，针对30种疾病列举196个奇穴；第二卷，针对39种疾病列举194个奇穴；第三卷，针对42种疾病列举114个奇穴。因部分奇穴同时对几种疾病有效，或部分条目重复出现，故实际腧穴数量少于上述计数。

综上，《杉山真传流》一书内容丰富，图文并茂，重点记载并系统论述了杉山流管针术式和针灸主治病证两方面的内容。

3. 特色与价值

《杉山真传流》记载的管针术法主要包括：表之卷第五"手术之部"载杉山流十八术、山濑检校活之法，以及十四种押手方法；中之卷载二十五术、八八重术、十四管术、二十一术、起龙手术之法、起虎手术之法、荣卫环通手术之法等术式。

十八术，包括雀啄、随针、乱针、屋漏、细指、四傍天、四傍地、四傍人、三调、气行、三法针、圆针、温针、晓针、内调、气柏、龙头、热行。

十四种押手，可见摘之押手（打针押手）、气柏押手（满月押手）、平押手（平圆押手）、昙立押手、本福打针押手、打捻押手、束之押手（束针）、三本舍针押手、指外押手、三每之押手（三枚之押手）、离礼立押手（离之押手）、筒立押手、反打押手、离礼押手等，根据施术部位的不同而灵活应用。

山濑检校活之法，其波风术是指日反、月反、星反、风反、三光反、风留反6种刺法。

二十五术，是根据刺入法方向、动法以及刺入速度等分出的二十五种手技，分别为：啄术、两行、天运、天隆、地升、谷提、气桁、阳瞭、得气、开气、勇贺、两光、亨龙、远通、了针、连漏、早泻、远龙、风发、骨明、后乐、散秘、夜寒、天地交、玉立。

八八重术，为相同手技重复八次的八种刺法，分别是：八重霞、八重王、八重棣、八重垣、八重雌雄、八重搢、八重风、八重云。

十四管术，有龙头管、拨指管、推指管、巧指管、扣管、晓管、细指管、气柏管、内调管、远觉管、通谷管、交涎管、随肉管、㸦针管。

二十一术，包括八重柴手术、八云之术、块攉手术、勇针手术、筋血之手术、云井手术、儓儸手术、浅深手术、糠针手术、欧催手术、行啄手术、黑云手术、八津波手术、八重雾手术、去邪手术、经束手术、盛灸手术、雌雄孳手术、气偉手术、气儵手术、环俇手术。

由上可知，杉山流管针术式多达百余种，杉山流医家善于灵活应用上述管针手技，在临床上广泛用以治疗疾病。本书表之卷第三、中之卷第二等，记述了管针术的主治病证。如表之卷第三记述了感冒风邪头痛身热、恶风、恶寒、无汗、伤寒阴证、腹上痛、脐下痛、食后腹痛等80多种病证，列述了以上病证的刺灸手法，且尤其注重对管针手法的说明。中之卷第二记载的部分病证与表之卷第三所载病证相近，但二者撰人不同，后者为岛浦和田一所撰，前者则为其师三岛安一所述，故同一病证用穴有别，同一腧穴针刺方法也有差异，读者可将上述两部分相互对照参阅。

此外，中之卷第三、第四及奥龙虎之卷也主要记述针灸主治病证，所载病证范围较广，且大多明确标明了施术方法。如中之卷第三部分按照疾病分类记述了麻木不仁、筋急、手足三隅、腹痛、腹寒、手病、妇人之部、乳房病、小儿病、痘疮、发热、恶寒、胸胁满、四逆等约200种病证的针灸治疗方法，内容包括针对腧穴内容和疾病的理论阐释，以及针对不同疾病的具体选穴及详细的刺灸之法。第四部分则记述难产、绝嗣不生、逆生、逆产、胞落、堕落、崩、漏下、月水不利、月经不断、遗尿、痫病、阴户诸疾、不受精、绝子、妊娠数数堕胎、里急下引腰身重等近20种妇产科疾病的针灸治法。

奥龙虎之卷按病证分类记述奇穴主治，方便实用，共记述眼、眩、伤寒、黄疸、寒暑温疫、狂、痫、中风等针灸主治病证110余种。

除上述管针术式、针灸主治病证外，本书还记载了针论、诊法两项内容。

针论，主要包括表之卷第四针法概论与杉山真传流撰针论两部分。针法概论，包括男女针法、呼吸手指提插、下针出针催针行气补虚、提按、下针法、出针、吸针、气穴三才三部、针刺三才、针晕、血络刺、补泻类、迎随补泻类、至气类、下针寒热、提插寒热男女反用、针下须知死生、捻针、捻针补泻、刺法、远刺、四肢引针、远刺法、十三鬼穴、顺气之法、人身左右补泻不同等。杉山真传流撰针论，包括九针之要、九针、九针之义、九针之宜各有所为、九变十二节、三刺浅深及五刺五脏、用针虚实补泻、阴阳虚实与补泻先后、宝命全形必先治神（五虚勿近、五实勿远）、九针推论、官能、内外揣等30篇。

诊法内容，主要包括表之卷脉诊、腹诊与中之卷四诊的内容。脉诊主要讨论人身有天地三阴三阳六气、学诊例、脉式、三部九候、脉有呼吸、脉有动止、脉有轻重、男女脉不同、三部之分位、气口人迎、七表阳脉之名、八里阴脉之名、九道脉之名、七死之脉之名、诊候例、六不合之脉、象位阴阳定名、脉证主客等内容。腹诊部分载录了杉山流医家秘传的数十种诊腹断病之法。中之卷第四上部篇名为"疾医约言"，包括望问余录、余闻余统引、余闻余统、发问期言等诊法内容。

在日本针灸发展史上，以日本"针圣"杉山和一为代表的杉山流、杉山真传流医家，既立足于中国医学经典，又致力于新技术的发明创造。其学术特点体现在两个方面：其一，继承了入江流的学说，主张考究经典，认为针道本于《黄帝内经》《难经》，其基本原则不出二书所论，针法虽有诸家秘传，不外乎按五行及病证取其要穴而补虚泻实，这种观点主要反映在杉山和一的代表著作《杉山流三部书》（《医学节用集》《选针三要集》《疗治大概集》）中。其二，创制发明了管针，同时开发了与之相应的多种管针技术，从《杉山真传流》《杉山真传流针治手术详义》《百法针术》等书中，可以窥其针术之真髓。

岛浦和田一作为杉山和一的传人之一,编著《杉山真传流》一书,阐明杉山流的针术奥义,系统记述了杉山流、杉山真传流的百余种管针术式以及数百种病证的管针治疗方法,传承并总结了管针术的精髓,独具日本特色,具有较高的临床实用价值。

4. 版本情况

《杉山真传流》撰成之后,作为传承杉山流针灸术奥义的秘传著作,长期以抄本形式流传,未能公开镂版,直至昭和三年(1928),杉山真传流保存会从杉山真传流第 62 代高弟马场美静处誊写秘书《杉山真传流》,以钢版刻写油印本的形式发行,世人始能窥其全貌。本书现存的传本除既知的油印本外,还有几种抄本存世,分别收藏于财团法人杉山检校遗德显彰会、小椋道益家、武田科学振兴财团杏雨书屋、东洋医学研究会和庆应义塾大学医学情报中心富士川文库等处。

本次校注采用的底本为武田科学振兴财团杏雨书屋所藏油印本。此本藏书号“乾 3644”,文字讹误甚多,但表之卷、中之卷、奥龙虎之卷三部分俱全。据森田蒿英序载,此本所依据的底本是杉山真传流传人马场美静珍藏的秘本。全书 12 卷 3 册。其中:

《杉山真传流表之卷》由 5 卷组成,封皮题“杉山真传流表之卷”。扉叶印“杉山真传流表之卷/和田一总检校述”,且钤有“藤浪氏藏”长印一枚。扉叶之后有昭和三年(1928)森田蒿英序。序后为“杉山真传流表之卷目次”。无框廓及界格栏线,亦无版心、鱼尾。正文处每半叶 12 行,行 20 字。

《杉山真传流中之卷》共有 4 卷,封皮署“杉山真传流中之卷”。扉叶题“杉山真传流中之卷/和田一总检校述”,并钤有“藤浪氏藏”长印一枚。扉叶之后为“杉山真传流中之卷目次”。其后有“元禄六年癸酉冬十有一月二日东都医官总检校岛浦和田一”序。无框廓及界格栏线,无版心、鱼尾。正文处每半叶 12 行,行 24 字。

《杉山真传流奥之卷》计 3 卷,封皮作“杉山真传流奥之卷”。扉叶题“杉山真传流奥龙虎之卷/和田一总检校撰”,亦钤有“藤浪氏藏”长印一枚。扉叶之后有“杉山真传流奥龙虎之卷目次”。卷首无序言,有凡例 5 条。无框廓及界格栏线,亦无版心、鱼尾。正文处每半叶 12 行,行 24 字。

综上所述,岛浦和田一所撰《杉山真传流》一书,阐明了日本著名针灸流派杉山流、杉山真传流的针术奥义。书中所载各种刺针术式和丰富多彩的手法技术，既有较为完整的理论体系，又切于临床实际；既传承了中国针灸的理论，又独具日本刺针技术特色，在针具使用、针法操作、适应病证等方面有所创新，对日本针灸医学的发展影响深远。其针法操作术式自成一家，未见载于杉山真传流著书以外的其他医籍，值得深入发掘和研究。今校注出版此书，希望帮助国内读者了解日本杉山真传流独特的管针针法，为针灸临床提供有益的借鉴。

肖永芝　韩素杰　王文娟

目录

杉山真传流表之卷

序言①

　　总检校杉山和一殁后，其高弟岛浦和田一，编故人经验与己之实验为一流，名之曰《杉山真传流》。其书为表、中、奥之数十卷，披历灸疗、针术之主治及其手技，乃无二之良书。然以称秘密，未予公开，故致名玉埋于地下。是故，针治与社会之进步成反比，亦可谓堕落于民间之治疗也。

　　今于欧美，科学疗法停滞不前，遂有指梁于物理疗法尤其是东洋医术之倾向。若吾人不能明悟，如同将按摩混同于马杀鸡②，噬脐之悔不远矣。兹吾与吉田弘道、大贯伊两氏共谋，组成杉山真传流保存会，并公开此书，务针理之研究，期斯界之发展。因乞于杉山真传流第六十二代高弟马场美静氏，誊写秘书《杉山真传流》三十卷，附以颁于会员。

昭和三年一月吉日

森田蒿英记

---

① 序言：此序言原为日文，今据之译为中文。

② 马杀鸡：日语之词，为按摩术中的一种。

杉山真传流表之卷第一

东都行针御医官岛浦和田一总检校　著

论人身有天地三阴三阳六气

天地每岁有三百六十日、三阴三阳之气。人有天地之中，每岁亦有三百六十日、三阴三阳之气。天地之气，冬至之后，得一甲子，六十日为少阳王；人身有三焦为手少阳，胆为足少阳也。复得甲子六十日为阳明王；人身有大肠为手阳明，胃为足阳明也。复得甲子六十日为太阳王；人身有小肠为手之太阳，膀胱为足太阳也。复得甲子六十日为太阴王；人身有肺为手太阴，脾为足太阴也。复得甲子六十日为少阴王；人身有心为手少阴，肾为足少阴也。复得甲子六十日为厥阴王；人身有心主为手厥阴，肝为足厥阴也。天地三阴三阳，六六三百六十，以为一岁；人身手足三阴三阳，同天地三百六十日，亦成一岁也。故曰：人身小天地。若上不知天文，下不知地理，中不知人事，岂可以言医哉?

学诊例

凡欲诊脉，先调自气，压取病人脉①息，以候其迟数②，过与不及，所谓以我医彼，智与神会③，则莫之敢违。

凡诊脉，须先识"脉息"两字。脉者，血也；息，气也。脉不④自动，为气使然，所谓长则气治，短则气⑤病也。

凡诊，须识人迎、气口，以辨内外因，其不与人迎、气口相应，为⑥不内外因，所谓关前一分，人命主也。

凡诊，须先识五脏六腑本脉，然后方识病脉，岁主脏害，气候逆传⑦，阴阳有时，与脉为期，此之谓也。

凡诊，须认取二十四字名状，与关前一分相符；推说证状，与病者相应，

---

① 脉：原脱，据宋·陈无择《三因极一病证方论》卷之一补。

② 迟数：原作"地数"，据《三因极一病证方论》卷之一改。

③ 会：原脱，据《三因极一病证方论》卷之一补。

④ 不：原脱，据《三因极一病证方论》卷之一补。

⑤ 气：原脱，据《三因极一病证方论》卷之一补。

⑥ 为：原脱，据《三因极一病证方论》卷之一补。

⑦ 逆传：原作"逆后"，据《三因极一病证方论》卷之一改。

使无差忒^①，庶可依源治疗。

脉式

曰：诊法常以平旦，阴气未动，阳气未散，饮食未进，经脉未盛，络脉调匀，气血未乱，乃可诊有过之脉。或有作为，当停宁^②食顷，俟^③定乃诊。释曰：停宁俟定，即不拘于平旦。况仓卒病生，岂待平旦哉？

三部九候

三寸浮、中、沉，关浮、中、沉，尺浮、中、沉。

三部者，寸、关、尺也。九候，浮、中、沉也。寸为上部，上部法天，主胃已上至头有疾也；关为中部，中部法人，主膈已下至脐之有病也；尺为下部，下部法地，主脐已下至足之有疾也。九候，每部各有浮、中、沉，三三为九，是九候也。

脉有呼吸

呼肺，呼心、脾，呼吸之间，吸肝吸肾。

呼出心与肺，吸入肾与肝，呼吸之间，脾受谷味也。其脉在中，故曰呼吸。

脉有动止

一动肺，二动心，三动脾，四动肝，五动肾，每脏十动，则为五十动而无病也。不满五十动而一止者，乃是吸不至肾，至肝而还。一脏无气，肾气先尽，为有病也，故动止。

脉有轻重

初持脉，如三菽之重，与皮毛相得者，肺脉也；如六菽之重，与血脉相得者，心脉也；如九菽之重，与肌肉相得者，脾脉也；如十二菽重，与筋平者，肝脉也；按之至骨，举之^④来疾者，肾脉也，故曰轻重。

---

① 差忒：原作"差机"，据《三因极一病证方论》卷之一改。

② 宁：原脱，据《三因极一病证方论》卷之一补。

③ 俟：原作"矣"，据《三因极一病证方论》卷之一及下文"停宁俟定"改。

④ 举之：原作"与指"，据晋·王叔和《脉经》卷第一改。

五行相生之图

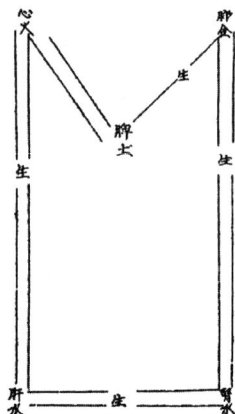

曰：手太阴、阳明金也，生足少阴、太阳水也，金生水，水流下行而不能上，故在下部也；足厥阴、少阳木也，生手太阳、少阴火，火炎上行而不能下，故在上部也；手心主少阳火，生足太阴、阳明土，土主中营，故在中部也。此五行之相生养者也。

男女脉不同

或人曰：《经》曰男脉在关上，女脉在关下，男子尺脉常弱，女子尺脉常盛，何耶？男子生于寅，寅为木，阳也，阳者浮也，故男子之脉盛于关上之寸，而弱于关下之尺，所以男子之尺脉常弱也；女子生于甲，甲为金，阴也，阴者沉也，故女子之脉盛于关下之尺，而弱于关上之寸，所以女子之尺脉常盛也。是男脉、女脉之常也。以寸脉常盛之男，而得女子常弱之寸，是男女脉为不足也。主病在内，是血气之虚也。以寸脉常弱之女，而得男子常盛之寸，是女反其常，女得男脉，为太过也。病在四肢，是邪气之实也。是男脉、女脉之谓反常也。

三部之分位

三部从鱼际至高骨得一寸，名曰寸口；从寸口至尺，名曰尺泽，故曰尺中；寸后尺前，名曰关，阳出阴入，以关为界。又曰：阴尺内得一寸，阳寸内得九分，从寸口入六分，为关分，从关分又入六分，为尺分①，故三部共得一寸九分。

---

① 尺分：原作"尺部"，据《三因极一病证方论》卷之一改。

气口人迎

右手关前一分为气口者，以候脏气郁发，与胃气兼并，过与不及，乘克传变也。以内气郁发，食气入胃，淫精于脉，自胃口出，故候以气口。以五脏禀气于胃，胃者五脏之本，脏气不能自致于手太阴，必因胃气而至。邪气胜，胃气[①]衰，故病甚；胃气绝，真脏见，则死。

左[②]手关前一分为人迎者，以候寒、暑、燥[③]、湿、风，热中伤人[④]，其邪咸自络脉而入，以迎纳之，故曰人迎。

凡察脉必以气口、人迎分内外所因[⑤]者，学诊之要道也。所以曰：关前一分，人命主也。

左手之图

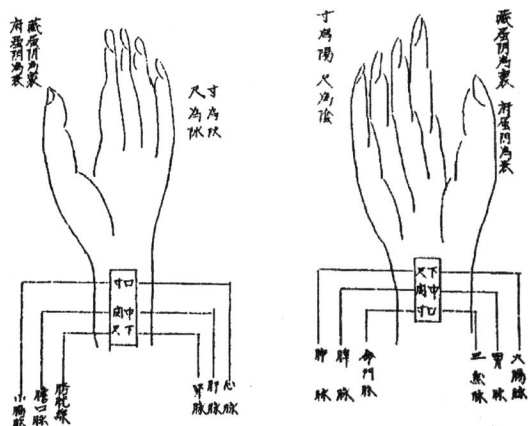

诊脉之为言，指下妙而决死生吉凶之法也，故摄意不修，理不能明，形象岂易察，又易言者哉！持脉之要，心切而不苟虚，静保必清而必净，无心昏浊之累，坐起严重，疑睫明明乎不纾弦，岂啻谓用指丁宁反复乎！若采隐赜而面壁钩玄[⑥]要而折肱者，须心头自然破于疑殆，否则童而习之，白头难得也。

---

① 气：原脱，据《三因极一病证方论》卷之一补。

② 左：原作"在"，据《三因极一病证方论》卷之一改。

③ 湿：原作"温"，据《三因极一病证方论》卷之一改。

④ 伤人：原作"复人"，据《三因极一病证方论》卷之一改。

⑤ 所因：原作"因所"，据《三因极一病证方论》卷之一乙转。

⑥ 钩玄：原作"钓玄"，据文义改。

曰：甚哉！脉难言也。非持脉之难言也，能以意会于脏腑之外，难矣。故恤生民之疾苦，开以于望闻问切之法，使易后世晓阴阳表里、寒热虚实、死生吉凶也。矣之曰[1]：夫《脉经[2]》一书[3]，拳拳示人以诊法，而开卷便言观形察色，彼此参伍，以决死生，可见望闻问切者，医之不可缺一也。以此见色曰神，切脉曰明，问病曰工。况权豪高贵王公之妇，居帷幔之中，以帛幪臂膊，非见色问诊[4] 而后切脉，详不可得矣。故今以望闻问为此先务，以切脉录于兹，举纲要备参考云。

七表阳脉[5] 之名[6]

浮，芤，滑，实，弦，紧，洪。

浮者，浮也；芤者，如葱中空；滑者，平滑也；实者，弹也；弦者，劲直；紧者，急也；洪者，涌也。

浮者，举之有余，按之不足，见于中风之人。

芤者，指周有之，中间全无，见于下血之人也。

滑者，按之似珠玉之流利，痰病可见此脉也。

实者，举按皆有余。

弦者，按之似弓弦，虚烦之人见此脉，当知肝脏有疾。

紧者，绷急锐利，冷也，见于热时战时。又身痛亦见此脉。

洪者，皆大也，见于热时，知有心腹之热气。

八里阴脉之名

微，沉，缓，涩，迟，伏，濡，弱。

微者，少也；沉者，落也；缓者，和缓也；涩者，滞也；迟者，慢也；伏者，藏也；濡者，温吞；弱者，无力也。

微者，微弱而动也。

沉者，按之似有，举之不足，见于湿气之人。

缓者，迟缓而动弱也。

---

① 矣之曰：原文如此，疑有讹误。

② 经：原脱，据明·张介宾《景岳全书》卷之六补。

③ 书：原作"卷"，据《景岳全书》卷之六改。

④ 诊：原缺，据文义补。

⑤ 脉：原脱，据文例补。

⑥ 名：此下四节原为日文，今译为中文。

涩者，涣散细弱，血虚之人见此脉则危重也。

迟者，一息三至，冷也。

伏者，三部难寻，隐于筋下，指下难觉，积食壅塞如此。

濡者，如细纱落雨。

弱者，如按软弓之弦，弱且细。

九道脉[①]**之名**阴阳相兼也，长、短之二脉阳也，余阴脉也。

长，短，虚，促，结，代，牢[②]，动，细。

长者，不短；短者，不及；虚者，为空；促者，急也；结者，连结；代者，变也；牢者，固也；动者，移也；细者，微弱涩小。

长者，过于本位，见此脉则有身痛，阴脉也。

短者，指下寻之，两边难觉，不及本位。

虚者，无力，种种皆浮也。

促者，急而止也。又见于有积之人，难治，阳脉也。

结者，脉来迟缓，时一止也。见于气结之人，又积聚之人，见之不死。

代[③]者，脉来疾疾而动。有余之脉见之，难治。

牢者，似按鼓皮，脉无间断，难治之脉。

动者，如抚豆荚，难愈。

细者，如探乱丝，见于冷之人。

以上二十四脉，用心可见之，分别其形状，传同志者。

七死之脉之名

弹石、解索、雀啄、屋漏、虾游、鱼翔、釜沸。

弹石者，如以指弹石也。脉象为指触坚实，虽强按探寻，亦不散失于指下。

解索者，假令以绳索结于草木枝杈，于结索之中解结，其中紊乱成团，脉时在二筋、三筋而动。

雀啄者，脉动如雀啄食，或三动，或五动，忽而止息暂间，又动如前。

屋漏者，脉一动后间歇如脉四五动，思气将绝而又动。间歇良久，如漏雨之象。

---

① 九道脉：原作"九动脉"，据文义改。

② 牢：原作"写"，据下文改。下凡遇此误径改，不再出注。

③ 代：原作"伏"，据上文改。

虾游者，脉三部皆浮，忽而跃然浮出，如虾游之状。

鱼翔者，脉形不同，寸关皆无，尺中似有似无，为无根之脉。

釜沸者，如釜中水沸，自尺脉而上，盛极而动。

以上载其目。

缓、急、大、小、滑、涩，各以微甚立病名。

小、大、滑、涩、浮、沉。

浮、沉、长、短、滑、涩。

弦、紧、浮、沉、滑、涩。

浮、沉、迟、数、滑、涩。

予门所用十二脉：迟、数、长、短、浮、沉、大、小、缓、急、滑、涩。

以上十二脉也。

诊候例

曰：变化相移，以观其妙，以知其要，色脉是也。闭户塞牖，系之病者。曰：诊法常以平旦，阴气未动，阳气未散，饮食未进，经脉未盛，络脉调匀，气血未乱，故可诊有过之脉，切脉动静。曰：常以不病调病人，医不病，故为病人医不病，调之为法，病^①为本，工为标，标^②本不得，邪气不服。

除彻六诊之传

一、诊迟数，呼吸定息，四动五动则除此。

二、诊长短，足三部，无过、不^③及则除此。

三、诊浮沉，轻按重按俱足则除此。

四、诊大小，不广狭则除此。

五、诊缓急，迟属和利则除急，涩而散则除缓。

六、诊滑，涩弦急则除此。

以上六次诊法，凡十二脉名，以其所见之脉，认之其心，而除去其余无见象脉。照之六诊之脉，以定吉凶。且十二脉中，缓、急、滑、涩四脉，每病人必兼见其一像，此又不可不知也。夫六诊十二脉名，有力无力，存刚柔二象，故今增补二脉，以再明辨盛衰虚实之蕴矣。曰脉之盛衰者，所以候血气之虚实、有余不足也。曰呼吸者，脉之头也，是以有呼吸则有脉，无呼吸

---

① 病：原脱，据《素问》卷第四补。

② 标：原脱，据《素问》卷第四补。

③ 不：原作"分"，据文义改。

则脉息。或人曰：脉不维乎血气。又曰：非血非气，乃营行之道路，先天后天造化。曰：脉者，血气之波澜也。皆各人有所发明，至其发动机也，非易名状，潜会点契，庶思得真体也。

六不合之脉

凡脉之来至，其象有可兼见者，其象各人异而有不可兼见者。可兼见者，犹浮而大、缓而长之类；不可兼见者，如下文矣。今晕[①]十二脉，其象异而不可兼见者，命曰：六不合之脉。

迟数者，脉徐疾也。迟，往来缓徐；数，往来速疾也。

长短者，脉之伸缩也。长，有余，按之有于余；短，不及，按不足三部。

浮沉者，脉之表里也。浮，手轻按之而得，是表也；沉，重手按之而得，是里也。

大小者，脉之广狭也。大，脉来广；小，细而狭也。

缓急者，脉之挠拘也。缓，则挠而不紧；急，脉来拘直也。

滑涩者，脉之流滞也。滑，脉来累累，如盘走珠，大小齐，往来流利；涩，涩滞不调。

以上六脉，其象配偶各异状，令此识予之门，其象亦复不可合见矣。

象位阴阳定名

凡脉有形象无部位、有部位无形象者有[②]焉矣，无形象无部位者有焉矣。录于此，便披阅矣。

缓急大小滑涩

以上六大脉，有形象无部位，故皆属阴。凡脉有形者，皆为阴。然而缓、大、滑三者，阳也，故此三者，为阴中阳矣；急、小、涩三者，阴脉也。又有形者属阴，以此为阴，以此为阴中之阴。

浮沉长短

以上四脉，有部位无形象，故皆属阳。凡脉无形者，皆为阳也。然而浮、长二者，阳脉也，故此二者，为阳中之阳矣；沉、短二者，阴脉也。又无形者属阳，以此为阳中之阴矣。

迟数

以上二脉，无形象无部位，故皆属阳。凡脉无形者，皆为阳也。然而迟

---

① 晕：原文如此，疑当作"举"。

② 有：原脱，据下文补。

者，阴脉也，故此为阳中之阴矣。数者，阳脉也。又无形者属阳，以此为阳中之阳矣。

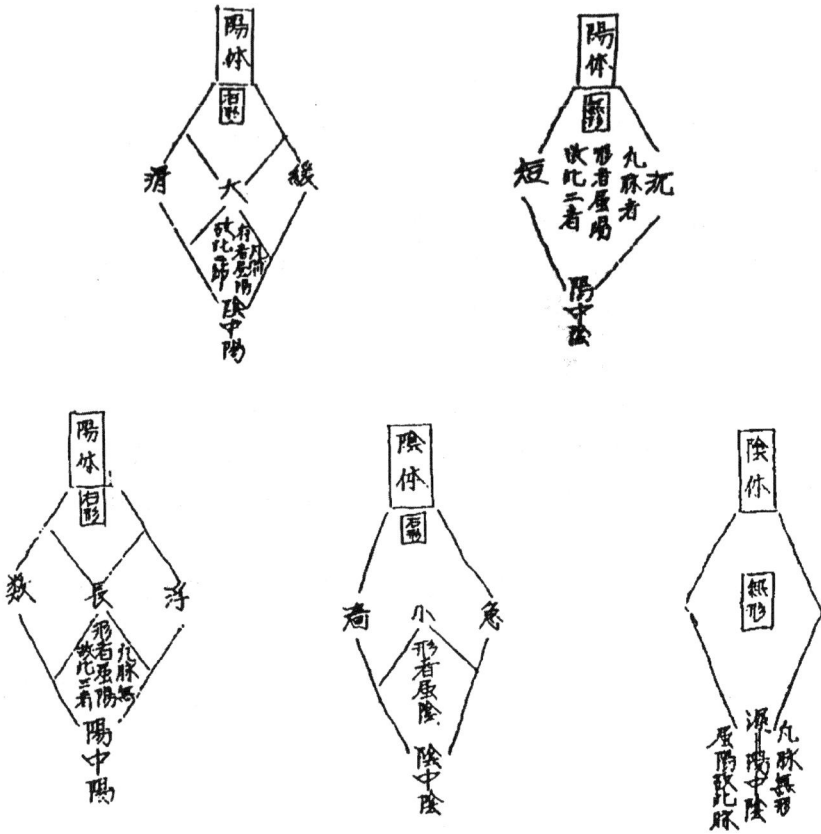

陽体
滑　大　緩
陽中陽

陽体
短　沈
陽中盛

陽体
数　長　浮
陽中陽

陰体
奇　急
陰中陰

陰体
無形
陽中陰

脉证主客

凡浮脉，浮为表，治宜汗之，此其常也，而亦有宜下者焉。曰：若脉浮大，心下硬，有热属脏者，人冷，不令发汗是也。

脉沉为里，治宜下之，是其常也，而亦有宜汗者焉。少阴病，始得之，及发热而脉沉者，但用发汗之术微汗之、用内温之术温之是也。

脉促，厥冷焉，虚脱，非灸非温，不此又非。促为阳盛之脉，脉迟为阴寒，常用大热补法温之矣。

若阳明脉迟，不恶寒，身体濈濈汗出，则用下法术，此又非。诸迟为寒之脉矣，是皆从证不从脉也。世有切脉而不问证者，其失可胜言哉。

证脉主客

表证汗之，其常也。曰：病发热头痛，脉反沉。若不瘥，身体疼痛，当救其里，宜八重霞术，此从脉之沉也。

里证下之，此其常也。日晡所发热者，属阳明。脉浮虚者，宜发汗。发汗宜三法之术，此从脉之浮也。

结胸证，其常以散秘之术，取结胸而后下之矣。其脉浮大者不可下，下之即死，是宜从脉而治其表也。

身疼痛者，用发汗之针，可发汗解之矣。假令尺中迟者，不可汗。然以荣气不足血少故也，是宜从脉而调其荣。调其荣，宜荣之还通之术矣。此皆从脉不从证也。世有问证而忽脉者，得非之者。

跌阳太溪太冲

跌阳者，胃脉也，在足跗上五寸骨间动脉，冲阳穴是也，切之以决死生。盖以土者万物之母，跌阳之气不衰，则母气犹壮，病虽危，犹可生也。然于旺之中，又忌弦急。盖弦急者，肝肿之脉也，若见此脉，为木桑克土，谓之贼邪，不治。若见和缓之脉者生，余脉与寸口同诊。

太溪脉者，肾脉也，在足内踝后跟骨上动脉陷中，取之以决死生。盖天一生水，真亢之气取于斯，若死脉不衰，则元气犹存，病危尚可治也。

太冲，肝脉也，在足大趾本节后二寸陷中，以此决死生。盖肝者，东方木也，生物之始，此脉不衰则生，生之机尚可以望其将来也，妇人尤以此为主。

曰：观今之医，不念思求经旨，以演其所知，各承家技，终始顺旧。按寸不及尺，握手不及足，人迎、跌阳，三部不参，动数发息，不满五十。

曰：经脉十二，而手太阴、足少阴、阳明独动不休，是阳明胃脉也。手太阴太渊穴，足少阴太溪穴，足阳明冲阳穴。胃为五脏六腑之海，其清气[1]上注于肺。其行也，以息往来。足少阴何因而动？冲脉者，十二经之海也，与少阴之大络起于肾，并少阴之经，下入内踝之后太溪也，入足窬窆下穴；其别者，邪入踝，出属跗足面也上，入大趾之间。按此亦太冲之穴，然则太冲亦肾与冲脉之候。诸注家未言及太冲穴，何乎？

---

① 清气：原作"精气"，据《灵枢》卷第九改。

脉負^①五十七

弦、浮、石、坚、大、虚、急、沉、伏、鼓、钧、滑、营、短、涩、长、
数、细、紧、迟、动、疾、博、微、惊、粟、小、喘、代、软、徐、躁、弱、
结、促、实、缓、尘、满、疏、散、毛、盛、甚、辅、静、洪、博、牢、濡、
中、敦、强、弹、倍、击、损。

散、虚即浮也。伏即次也。动即短也，又散也。细即小也。洪、博即大也。疏、徐、
结即迟也。躁、促、喘、尘、疾即散也。强、敦、实即有力也。损、弱即无力也。牢、
紧、坚、鞭、软、濡、惊、暴、强、钧、毛、石、营、瘦即合也。弹、鼓、击、
博、满、位、盛、甚、大以上十脉者，非脉象也。所谓浮沉、迟数、长短、大小、缓急、滑涩，
十二脉之中兼见脉也。有力、无力变非脉象十一脉中，其无不兼之者，故予之门补如此二脉者为备矣。

卷之一终

---

① 負：日文汉字，其义相当于"数"。

杉山真传流表之卷第二

诊腹之法①

诊腹之法，难有出其义，昼去今还，简古㵎迷，近世之士，难晓古义之真，故少有瞄者。然而此诊，医术之先务所秘，所以辨死生，不可不知焉，我门先勉之矣。于子其法也，先正心，整容颜，默而静思，使心会意，废气确然；次察厚重，缓臂膊，舒手指，安脚膝，聊禁有尘厉矣。时气寒凉，则布帷垂幕，蔽廉风，勿露风，近火炉候焉。若其手掌冷，则以手炉暖之，先诚自己而后可对患者。正诊时，令②患者偃卧③，安手伸脚，缓带候呼吸，暂而解衣襟，用右手摩循④胃以下至脐腹，诊皮肤之润烫⑤，及骨之高下平直、肉之坚脆，弁知虚实。

曰：实者外坚充满，不可按之，按之则痛；虚者聂辟气不足，按之则气足以温之，故块然⑥而不痛。亦曰：有者为实，无者为虚。曰《四十八难》：人有三虚，有三实，何谓也？然有脉之虚实，有病虚实，有诊之虚实。诊之虚实者，濡者为虚，牢者为实；痒者为虚，痛者为实；外痛内快，为外实内虚⑦；内痛外快，为内实外虚，故曰虚实。

次用右手候⑧膻中，知心肺及宗气虚实。曰：膻中者，为气之海，其次正当两乳中间。曰：宗气积于胸中者是也。曰：谷始入于胃，其精微者，先出于胃之两焦，以溉五脏，别出两行营卫之道。其大气之博而不行者，积于胸中，命曰气海。夫膻中为气之海，肺藏气，曰营气之道，内谷为宝，谷入于胃，乃传之肺，流溢于中，布散于外，故以此候肺。又曰：气海有余者，气满胸中，悗息面赤；气海不足，则气少不足以言。曰：膈肓之上，内有父母者，盖此次而心之与肺之谓而已。

---

① 诊腹之法：此标题原无，据文义补。

② 令：原作"冷"，据文义改。

③ 偃卧：仰面躺下。原作"压卧"，据文义改。

④ 摩循：原作"摩楯"，据文义改。

⑤ 润烫：原作"润汤"，据文义改。

⑥ 块然：原作"快然"，据《素问》卷第十七改。

⑦ 虚：原作"实"，据《难经·四十八难》改。

⑧ 候：原脱，据文义补。

两乳中间，肤润泽有力者，肺气充实之候。轻摩胸上，腠理枯竭^①而不密者，肺虚之候。柔虚随手，若似陷者，胃气下陷，肺气大虚之候。胃中口阳之气衰，不传水谷，积微之气于肺脏之候。

次用右手，候虚里和胃气之虚实，决死生。夫虚里动者，固本经之外一大络，而元气之表旌，死生之分关也。若其绝而不至者，其动而甚者，皆曰死矣。然间又有反于此者焉，能错诸九候及形色声音之中，可以与之短期，否则不免疏略之悔矣。

动甚而肩息短气者，病难治。动已绝，九候但败者，死不治。动盛而却，寿者质瘦，气实而有胃火之人。动虽盛而不死者，惊惕忿怒、过酒欲火之人。动虽绝而不死者，滞食痰饮霍乱未得吐者，食积疝瘕之人。人卒病，九候既虽绝而虚里与脐间未绝，必无死矣。

曰：胃之大络，名曰虚里，贯膈络肺，出于左乳下，其动应衣手为是，脉宗气也。"衣"字盖传写^②所误，宜从^③于"手"字矣。此诊胃气别有虚里之脉也。胃气积于膻中，在肺下膈上，谓之宗气，又谓之大气。此气贯膈络肺，出于乳下，便为胃之大络，犹脾之大络，注于大包，然惟非出于左而已。以理考之，右属阴，其动微，故不足诊；左属阳，尤甚大，故能足诊矣。

次用喘数绝者，则病在中。盛喘者，弦紧洪貌。脉甚而如喘吼数绝者，动脉数绝也。或数急而兼断绝也，结而横有积矣。结者，爵伏不解也；横者，横逆不常也；积者，癥瘕^④积聚、痰饮、宿食、瘀血、疝积之属也。

绝不至曰死。举多诚之有食滞或挥霍乱等证。大率脉绝者既至，得吐泻终以免死者有矣。按其因，盖有二矣：一者因于胃气之绝也，非治术所当救也；一者因于病甚笃而壅闭，胃气尽。术而有护生者，必审详，勿失治，以疏略论定矣。

乳下其动应衣，宗气泄也。此亦其因盖有二矣：其一因宗气不固而大泄外，此中虚之候也，属凶微，予此短期也；又阴虚阳盛^⑤失所^⑥，飞扬鼓舞而动乎上，宗气泄于外者，此阴虚之人，亦复可谓危矣云。失血者、痰火者、饮

---

① 枯竭：原作"枯渴"，据文义改。

② 写：原作"泻"，据文义改。

③ 从：此下原衍一"故"字，据文义删。

④ 癥瘕：原作"瘕瘕"，据文义改。

⑤ 盛：原作"盆"，据文义改。

⑥ 所：此下原衍一"父"字，据文义删。

酒过多者，或失志动心火者，或强力而动肢体者，或卒惊惕者，或奔怒者，或黄胖者，如此人虽其动甚，此是非宗气泄而所致也，宜仔细致思矣。

次用左手诊右乳下，犹左之虚里。右属阴，虽其动微，阴虚火动，肌肉羸瘦之者，或产后血晕逆外之者，或患黄胖者，往往诊此，有动在应手者。

次用右手诊髑骬之有无、强弱、大小、厚薄、端正、偏倾，穷心之如恶偏正、大小。曰：膏之原，出于鸠尾。膏者，谓心包上焦。髑骬、蔽骨、鸠尾、髑骨、心蔽骨，虽其名异，而一处五名耳。候此者，以蔽骨之下，弁之死生吉凶矣。

曰：无髑骬者，心高；髑骬小短举者，心下；髑骬长者，心下坚；髑骬弱小以薄者，心脆；髑骬直下不举者，心端正；髑骬倚一方者，心偏倾也。心小则安，邪弗能伤，易伤以忧；心大则忧不能伤，易伤于邪；心高则满于肺中，恍惚而善凶，难开以言；心坚则脏安守固；心脆则善病消瘅热中；心端正则和利难伤；心偏倾则操持不一，无守司也。轻按有力无气者，心坚之候；轻按有动气者，心坚之候；坚按有动气，重按其动有根者，心虚之候；手下跳动，重手却无根者，触物惊心之候。心下动气挛脐间者，心肾兼处之候。心下有动气，身自如摇者，神衰失①之候。心下有积聚不动，属痰。连其右胁无形者，属食。或动或止，聚散往来者，虫积、蛟蝎、瘕聚之类。一切久疾固腹柔虚痞块卒冲心下者，不治之候。九候结、代、涩，心下鞕坚，动不离其部分，如沙归，言语謇涩②者，虽病少愈，心卒死。一切痛在下部者，右见心下，或心痛如刺。吃逆、呕逆或哕者，难治，如脚气攻心，或产后恶露冲心之类。

次用两手诊左右乳下肋际，此为肝之部分。从乳下肋骨之际至胁，候肝脏之部，曰：其经布胁肋。曰：肝病，两胁下痛引小腹，故至章门、期门，分疾审之③。曰：广胸反骹者，肝高骹者，胁骨也，今谓反骹者，胁骨反后而高也。下文云鬼骹者，胁骨低合之谓也；合胁兔骹者，肝下；胸胁好者，肝坚；胁骨弱者，肝端正也。从乳下肋骨之际至季胁章门分，轻手按皮，满实有力者，肝之平也；其次空虚无力者，肝虚之候，其人多病及中风等之证。男子积在左胁者，多属疝；女子块在左胁者，多属瘀血。动气在左胁者，肝火充也。

---

① 衰失：原作"衰夫"，据文义改。

② 謇涩：原作"蹇涉"，据文义改。

③ 分疾审之：原作"分审疾之"，据文义乙转。

次用左手诊上脘，用右手诊中脘，用左手诊下脘，此为脾胃之候。曰：太仓①下口为幽门，大肠、小肠之会为阑门，此皆传逆幽阴之物，分阑化物，故以幽门、阑门名之。脐上四寸为上脘，即胃之上口也；脐上三寸为中脘，鸠尾之与脐之中间也；脐上二寸为下脘，以此诊脾胃之盛虚。

曰：脐以上皮热则肠中热，肠中热则出黄如糜；胃中寒、肠中寒则胀而且泄；胃中热、肠中热则疾饥。小肠痛胀，脐上充实，按之有力者，脾胃健实之候；脐上虚满，如按囊水者，胃气下陷也。中脘积，连右胁下，或连脐上，按之有痛者，为食积。中脘闭结，上下空虚者，吐而愈。三脘强则按之无痛者，脾胃虚之候。

次用左手诊神阙，此为脾之部分，以左右上下诊四脏。神阙以为人身之中央，故为脾之部分，属土。

当脐有动气，按之牢若痛者，其病腹胀满，食不消，体重，怠惰②嗜卧，四肢不收等诸证有此。

次用脐之左，此为肝之部，人南面则左。左，东方属木，故块在此，则为肝积。

脐左有动气，按之牢若痛者，其病四肢满闭，淋溲便难，转筋等之诸证当有此。

次诊脐右，此为肺之部分，人南面则右。右，南方③属金，故块在此，则为肺积。

脐之右有动气，按之牢若痛者，其病喘咳，洒淅寒热等之诸证当有此。

次诊脐之上，此为心之部分。心者，属南方火，火者主炎外，故块在此，则为心积。

脐之上有动气，按之牢若痛者，其病烦心，心痛，掌中热而啘等之诸证当有此。

次诊脐下，为肾之部分。肾者属水，水性者下际，故块在此，则为肾积。

脐下有动气，按之牢若痛者，其病逆气，小腹急痛，泄如下重，足胫寒而逆等之诸证当有此。

---

① 太仓：原作"大仓"，据《难经·四十四难》改。

② 怠惰：原作"急随"，据《难经·十六难》改。

③ 右南方：原作"在面方"，据前文"左，东方"改。

次用右手诊脐以下至横骨上端，此^①脐间丹田之处，元气之所系，十二经之根本，一点元灵之气所聚也。凡脐下者，贵充实丰满，按而有力，不贵聂辟^②枯渴无力矣。道家云：天机者，脐下一寸三分也，命曰丹田^③，此性命本也。人受生之初，在胞胎之内，随母呼吸，受气而成。及乎生下，一点元灵之气聚脐下，其于并此曰五脏六腑之本、十二经之根本、原气之使别。然而其谓肾间之动气者，是非谓跳动之动也，别有家说矣。曰：下焦者，其治在脐下一寸者，亦又指丹田。曰：七节之傍，有小心者，正以指此^④。

和缓泽润有力，绕脐充实，肾足也。手下热燥，如枯鱼鳞，上支中脘者，阴火动。脐以下至小腹，轻手陷下，重手如按龟板者，肾气之虚脱也。脐以下至横骨上端，按陷下若痛者，真水不足。脐下按分散者，肾积。脐下有块不移处，跳动离根者，奔豚。女子脐下坚实者，有妊^⑤也；痞者，无病之候。临产脐间冷者，多死胎也。带下之病，小腹囊如盛蛇者，不治也。男女脐下至曲骨穴，有一条筋如绳，以按之不解者，淋癃之候。一切卒病难断绝，脐下温，其动不绝者，有苏。脐以下皮寒，胃中寒。

以上九十三次^⑥，其诊既毕，心审参伍相定，而后当施针无怠矣。近代口便之士，谓意心传授法，而深藏此义焉。然而不得其人心，勿传焉，以此其传矣^⑦。昧者不知有古传，智过焉。今哉录此等^⑧之遗言，备参考。虽然，于文字乎，有所不尽之意^⑨，亦复则为口授则传焉。

卷之二终

---

① 此：此下原衍一"此"字，据文义删。

② 聂辟：肌肤皱褶。原作"聂壁"，据《素问》卷第十七"虚者聂辟气不足"改。

③ 田：原作"曰"，据文义改。下凡遇此误径改，不再出注。

④ 此：此下原衍一"次"字，据文义删。

⑤ 有妊：原作"妊有"，据文义乙转。

⑥ 以上九十三次：原文如此，其义不详。

⑦ 以此其传矣：原作"此以矣其传矣"，据文义改。

⑧ 此等：原作"反等"，据文义改。

⑨ 不尽之意：原作"不意之尽"，据文义乙转。

杉山真传流表之卷第三

主治病证 ①

感冒风邪头痛身热

风池乱针 ② 风府屋漏 横竹细指 期门随针 合谷同 大陵雀啄 间使固 鱼际固 足三里龙头 中脘圆针 委中内调

百会随针 大杼气行 风池乱针 风府前光

中脘仝 肝俞 ③ 仝 天枢仝 梁门仝

恶寒

大杼四傍天 风门仝 风池仝 肺俞仝,雀啄 中脘仝

无汗

合谷内调 脘骨三法 期门温针

伤寒阴证

期门温针 气海热行 关元晓针 间使仝

腹上痛

中脘乱针,又雀啄 上脘仝 梁门仝 天枢仝 章门仝 足三里温针

同脐下痛

三阴交随针 阴陵泉仝 水分乱针

食后腹痛

关元热行 石门圆针 商曲浅刺气行 通谷龙头

腹强痰痛

上脘乱针 中脘仝 下脘仝 肓俞随针 关门雀啄 幽门四傍地 不容气行 章门轻乱针

诸气附

印堂强细指 涌泉乱针 百会天 人中乱针 隐白雀啄 至阴取血 关元天 上星人 承浆地 悬垂灸 素髎天 神阙灸

头不能动

大椎雀啄 承山细指 委中取血 曲池气行 合谷人

---

① 主治病证：此标题原无，据文例补。

② 乱针：杉山流针法名称。本卷穴名之后的小字多为针法名，表示在该穴施行的某种针法。至于针法的具体操作，将在后几卷详述。

③ 肝俞：原作"肝愈"，据文义改。下凡遇此误径改，不再出注。

头项筋挛时

风府_{乱针} 风池_仝 天柱_仝 大椎_仝

项领咽喉痛

肩三隅_{四傍天} 列缺_仝

目疣

少商_{取血} 合谷_{雀啄} 曲池_仝

口舌生疮口干

合谷_{随针} 劳宫_{三法} 中冲_{无术，浅刺疾拨} 人中_{细指}

齿痛

翳风_{乱针} 合谷_{随针} 曲池_{温针} 内庭_{天甚刺，灸百五壮} 足三里与上廉_{随针} 颊车_{雀啄} 肩隅_仝 内关_仝 犊鼻_{乱针} 列缺_{随针}

上齿痛

上脘_{气行} 中脘_{三法}

下齿痛同。

虫牙痛_{痛甚不忍时名}

上脘_{气行} 中脘_{三法} 角孙_{气柏} 耳门_仝 率谷_同 耳之根_{雀啄}

下龈痛

合谷_{随针，甚则取血，灸百壮}

牙血出不止或咽喉肿痛又龈肿痛

三里_{雀啄} 解溪_仝 脾命_{随针}

又法：以稗从大椎骨至肩髃骨断之，又其稗二折，当大椎下止处点_{是非灸穴}，左右相开去脊骨各五分，灸少十六壮，甚至二三百壮。

从大椎至肩髃以稻稗量之图 前以稻稗当大椎下止处假点图 从前假点左右相开各五分本点图

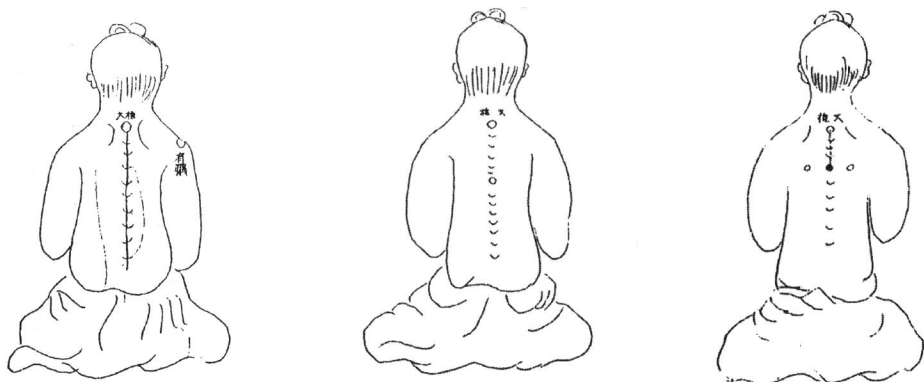

咽喉肿痛

少商取血　合谷泻，甚则可取血　曲池全泻

咽喉塞三日浆水不通

列缺[①]取血　少商全　天突地刺

痰火喉风并喉痛或颌肿有热时

喑门取血　少商全　列缺天　尺泽除脉　温溜人

五指取寸一分，当大椎下，上处点是灸穴，而复合口成取寸，左右开此寸各三穴灸，轻从年壮，重灸至百壮，灸寸及七壮则愈。

取五指寸图

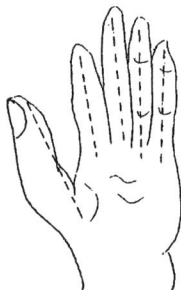

当大椎之下本点定一穴图　　　　当大椎之下本点定一穴图　　　　三点相属图

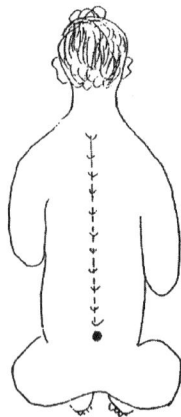

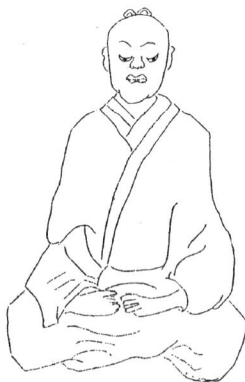

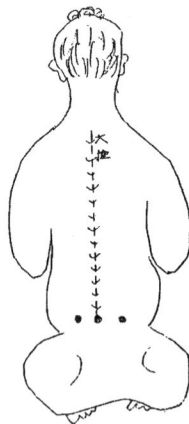

喉痹暴发浆水不下不通欲绝时

少商取血　温溜龙头　涌泉雀啄　合谷骨傍　丰隆气行　曲池圆针　天突地刺

---

① 列缺：原作"刑鈌"，据文义改。下凡遇此误径改，不再出注。

哕

中脘内调　上脘晓针　下脘三法　天突① 随针　梁门天　滑肉温针

吐血

中脘屋漏　鸠尾同　足三里内调　膈俞全　肝俞气行　脾俞同　肾俞热行　腹哀② 乱针　梁门气柏　天枢三调针　气海全　章门温针

止吐逆

三里随针　大横雀啄。先取脾经大包穴，左右以指裨取此间寸，二折中折，当中脘穴，左右二穴。又两乳间取寸二折中折，当中脘左右双相对四穴，是曰大横穴。又有恶物中焦者，先吐而后可止。

从大包穴引起稻秤大包止图　　　两乳间量寸图　　从中脘穴候点以稻秤四穴相量之图

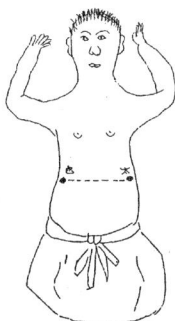 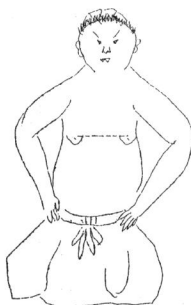 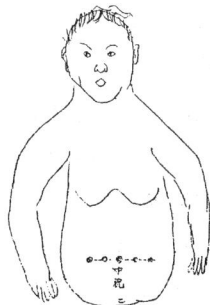

冻俗霜烧也

从疮可取血　少商全　泉生足雀啄　八海泻　十指爪甲根取血

十根爪甲根　　　　　　足泉生足图十根甲根

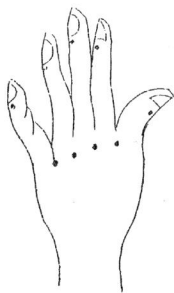 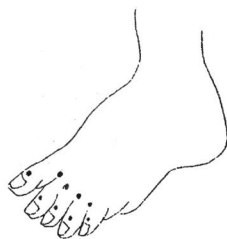

---

① 天突：原作"不突"，据文义改。

② 腹哀：原作"腹衰"，据文义改。

手八关之图　　　　　足八关图

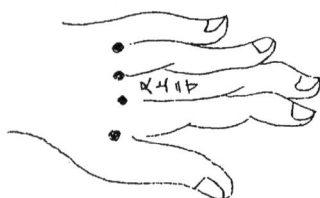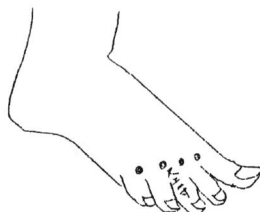

手足爪肿痛

八关取血　阳池泻刺　解溪全

痰

幽门雀啄　上脘　中脘　下脘　水分随针　天突地刺

喘息

幽门雀啄　合谷温针　天井　肺俞各细指　天突地刺　上脘三调　天府浅针　肩井全　膏肓全　章门三法

咳秘灸

令患人立，并两足，回四边，还中当结喉下脊点是非灸穴，然后取口寸二折中，当脊上点，左右尽处点是灸穴也，然从下右方一点，同身寸三寸灸，可随年壮。

回两足四方图

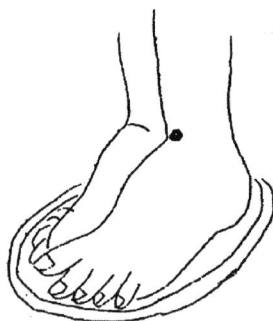

两足回四方以稻稗当结喉垂脊图　　口量一文字图

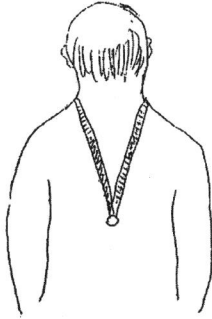

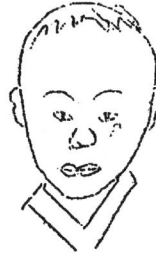

口寸二折中折当脊骨假点左右尽处点图　　量同身寸图

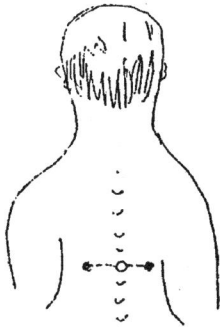

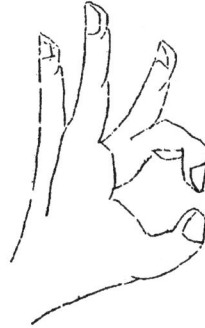

男女共右方同身寸下三寸图

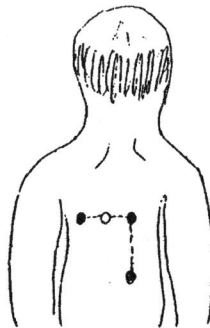

膈噎

中脘雀啄　幽门全　足三里随针　膈俞与脾俞热行, 此二穴又灸咳嗽而尤效

吞酸①

泉生足_{天，图见前}　手足三里_{乱针}

心痛

手泉生足_{天，图见前，手小指表中爪甲际，三壮}　少泽_{取血}

胸膈背后有死血积滞痰痛时

京骨_{少取血}　昆仑　复溜　然谷　承山_{各气行，取血}

积聚

中脘_{热行}　天枢_{三调}　章门_{三法}　阳陵泉_{气行}

痰成块

肺俞_{雀啄}　中脘_全　下脘_全　水分_全　大横　天枢_{温针}

腰痛不能动又妇人带下为腰冷

从大陵穴至中指末，以稻稗取之。骑竹马，从竹马脊，从脊骨引上尽处点，灸从七壮、六七壮，甚妙也。又疝气、寸白用效。

从大陵穴至中指不量图　　　　骑竹马自竹至马上当脊骨尽处点图

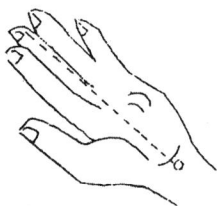

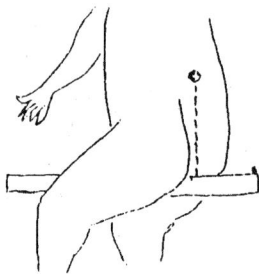

霍乱

中脘_{雀啄}　天枢_{随针}　梁门_{乱针}　不容_{屋漏}　大横_{细指}

霍乱转筋

金门_{灸三壮}　至阴_全。注云：足内踝尖灸三壮或七壮即愈。旧法云：转筋愈后可刺之　阳谷_{雀啄}　承山_全　解溪_地　丘墟②_{细指}　三里_{温针}

---

① 吞酸：原作"天酸"，据文义改。

② 丘墟：原作"兵虚"，据文义改。

湿[1]**霍乱愈心腹痛或吐泻四肢逆冷六脉沉而欲绝时**

中脘温针　天枢气行　大横[2]雀啄　合谷骨旁　三里阳

霍乱小便不通

中脘气行，灸则百壮　三阴交雀啄　水分圆针

霍乱吐泻不止

中脘气行　天枢全　气海温针　神阙灸百壮

胸中烦闷

手十间细指

腹内痰痛

中脘圆针

霍乱不省人事

神关灸三百壮　至阴取血

霍乱无六脉

腹溜两行，此穴六脉　合谷雀啄　中极气行　先满随针，此穴和脉绝　巨阙温针，灸七壮　气冲同，此穴伤寒无六脉，共用效

干霍乱以盐汤探吐

志室气行　胃俞先刺后去针，刺脾俞、意舍，再刺胃俞　上脘乱针　中脘全　巨阙全建里　足三里　照海　大都　太白　公孙　承山　涌泉　阴陵泉上穴各刺之后灸七壮，数效

霍乱四肢逆冷

府舍人　涌泉天　三阴交针刺后灸三七壮

霍乱转筋入腹秘法

秘灸法

涌泉七壮灸，补。又足内踝之下聚筋白赤处，灸七壮。

又法：足内外左右踝之尖头，灸七壮。

---

① 湿：原作"温"，据文义改。下凡遇此误径改，不再出注。

② 大横：原作"大衡"，据文义改。

足内外踝尖头点图

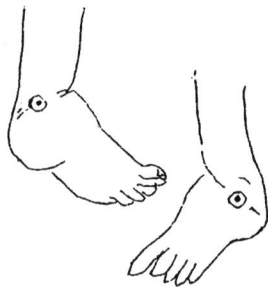

霍乱已欲死，腹中有暖气者，用盐灸脐中五七壮，壮则灸气海二七壮。又灸大椎，又承山七壮，又灸足三里百壮，甚妙。

泻痢

中脘雀啄　天枢温针　肾俞气行　腹溜龙头　足三里天　大肠俞热行, 此穴能主白痢　小肠俞此穴能主赤痢　神阙　天枢大肠、小肠泻痢时, 每日灸三七壮, 最初并中气虚寒肠痛, 睡时灸, 且妙也

量两乳

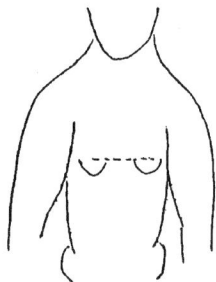

虚寒下痢

关元男子天, 大热；女子地, 海热　石门雀啄, 妇人者除脉刺　中脘温针　天枢晓

脱肛

百会取血　气海随针　大肠俞　小肠俞热行　长强痛刺佳。两乳间之取四折, 取一当鸠尾下止处点, 灸十五壮　命门灸三十壮

四折一当鸠尾下图

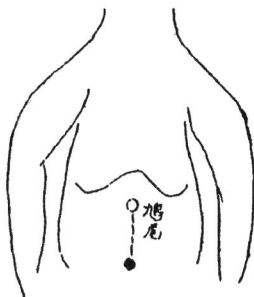

石淋

委中_{取血}　大谷_{如桐子大，取血}

膏淋

关元_{雀啄}　行间_全　中封_{甚时行间、中封之二穴可灸之，即效}

劳淋

气海_{雀啄}　三阴交_{全，甚时可如膏淋、血淋}

血淋

气海_{雀啄}　石门_{全，妇人除服}　复溜_{雀啄}　子宫穴_{全。子宫穴，甚时灸妙。血淋可见鼻头鼻}
时黄，小便可难

气淋

横骨_{雀啄}　交信_人　阴陵泉_{针后点七壮}

五淋灸法

令患人从鼻柱下至两口吻量寸，令患人骑竹马，从竹马上至脊骨点，其寸二折中折，当脊点，左右相开尽处点。此三穴灸三七壮宛，重七日，轻三日愈。

从鼻中柱根量两口吻图

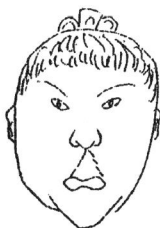

65

骑竹马图　　　　从竹马上引起至脊点其寸二折当横三穴相并点图

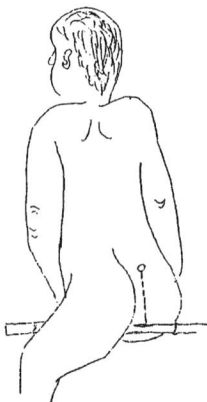

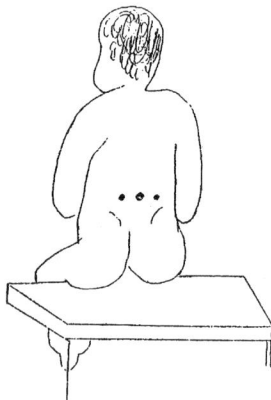

又法：足大趾一横纹中一点，灸七壮，极效。

大便秘结

气海气行。令病人应便道，更腹中觉鸣① 　足三里内调 　大肠俞雀啄则通

阴股②肿痛

仆信龙头 　三阴交雀啄 　阴陵泉全 　血海随针

男女阴头痛

大蚊③灸三壮 　阴交开 　肾俞全 　曲骨细指

疝气

天枢雀啄 　大横全 　章门晓针 　关元随针 　三阴交气行 　大敦甚时灸三壮 　丰隆雀啄 　气海全 　五枢全

治疝灸法

阴交旁各一寸，灸随年壮 　泉生足又妙④也

瘰疝阴缩迤肿疝也

大敦血妙也 　三阴交气行 　气冲全 　阴陵泉全

---

① 鸣：此下原衍一"则"字，据文义删。

② 股：原作"腹"，据本书中之卷第二改。

③ 大蚊：原文如此，存疑待考。

④ 妙：原作"吵"，据文义改。

足痛

公孙_{细指} 丰隆^①_{雀啄} 涌泉_{气柏} 漏谷_全

足里痛

公孙_{雀啄} 冲阳_{随针} 三里_晓 涌泉_{细指}

同气附_{鬼邪气附也}

劳宫_{雀啄} 鸠尾_{浅针} 日反_{妙也} 月反_全

中鱼毒肌肤斑赤

合谷_{骨方向雀啄} 中脘_{随针} 三阴交_{乱针} 阳谷_{细指}

落高肿痛

阳辅_啄 阳陵泉_全 大椎_{雀啄} 上脘_天 中脘_人

每岁发肿物

膀胱俞_{不绝可灸，甚妙也}

妇人病

经闭无子

曲泉_{温针} 曲骨_{随针} 子宫穴_{气行} 三阴交_{大热} 合谷_{大泻}

赤白带下

带脉_{灸百壮}

同证灸法

同身寸取五寸，以令患人骑竹马，自竹马上引起，当脊骨上处点，自夫上三寸处一点，上下相开各五分，都合六点。

骑竹马从竹马上引起当脊骨止处点自夫上三寸之处点图　左右相开一寸穴都合六点相定图

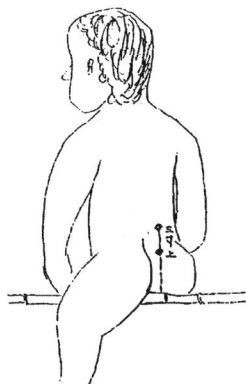

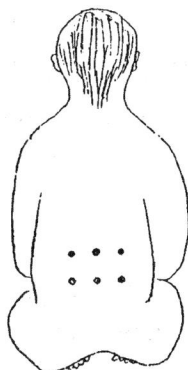

---

① 丰隆：原作"量隆"，据文义改。

又法：**命门**其可门左右相开各一寸，都合三穴。为男左先①，为女右先。赤白带下，一切妇人下部诸疾，灸之甚妙也

难产不② 离子

三阴交少取血　合谷大热　至阴七壮灸　水分雀啄即生

儿枕痛

肾俞大补　关元小热　气海海火。急慢风并可刺，有效　神关灸七壮，如相子之火③　鬼叠之穴灸三壮，此穴十三鬼穴，曰在足大趾爪甲下　筋缩雀啄　脊中灸

小儿生一二月中大泣出

三脘五分刺而缓，雀啄

脐风撮口

三脘雀啄　章门　大横各乱针　足三里热行

舌疮俗号，一本云。

手小指尖爪甲际表中取血立效　列缺取血

舌疮妙灸

从大椎至鸠尾穴，以稻稗量之，自鼻柱引起，上头垂项，下文尽点，以口一文字寸二折，中折当脊骨点右尽处④，凡三点，各灸三七壮，日日可灸，百日验。

赤白痢疾

神关灸三七壮　三阴交全

痢疾脱肛或五痔⑤ 下血

十二椎下　十三椎上灸自七壮至百壮，甚妙也

痘疮

有热初发时，委中、尺泽场所生紫黑色，或赤色，筋筋生，可知重筋出，以三棱针切其筋，出血则变至轻，甚妙也。

尺泽除脉　委中雀啄　承山细指

---

① 先：原作"右"，据文义改。

② 不：原脱，据本书中之卷第二补。

③ 相子之火：原文如此，疑当作"相火之子"。

④ 处：此下原衍"右尽处"3字，据文义删。

⑤ 五痔：原作"五时"，据本书中之卷第二改。

山不止 ①

承山少可取血　　委中如赤小豆取血，及三度有效

乳针 ②

十宣穴用三针取，甚妙也

表之卷第三终

---

① 山不止：原作"不上山"，据本书中之卷第二改。

② 乳针：原作"乱针"，据本书中之卷第二改。

杉山真传流表之卷第四

男女针法

予按：男子之气，早在上而晚在下，取之必明其理；女子之气，早在下而晚在上，用之必识其时。午前为早，属阳；午后为晚，属阴。男女上下，凭腰分之。

呼吸手指提插男女反用

予按：原夫补泻之法，妙在呼吸。手指，男子者，大指进前左转呼之为补，退后右转吸之为泻，提针为热，插针为寒；女子者，大指退后右转吸之为补，进前左转呼之为泻，插针为热，提针为寒。

下针出针催针行气补虚

予按：爪而切之，下针之法；摇而退之，出针之法；动而进之，催针之法；循而摄之，行气之法。搓则去病，弹则补虚。腹肚盘旋，扪^①为穴闭。

提按

予按：重沉曰按，轻浮曰提。

以上爪切，至此十四法耳，故曰：一十四法，针要所备。

下针法

予按：且夫下针之法，先须爪按，重而切之，次令咳嗽一声，随咳下针。

出针 即提针是也

予按：夫出针之法，病势即退，针气微松。退者针气如根，推之不动，转之不移，此为邪气吸拔其针，乃真气未至，不可出之，出之者，其病即复。再须补泻，停以待之，直待微松，方可出针，摇而停之。补者，吸之去^②疾，其穴急扪；泻者，呼之去徐，其穴不闭。欲令腠密^③，然有"后"字吸气。故曰：下针贵迟，太急伤血；出针贵缓，太急伤气。

吸针 即施针着肉

予按：病势即退，针气微松；病未退者，针气如根，推之不动，转之不移，此为邪气吸拔其针，乃真气未至，不可出之，出之者，其病即复。再须补泻，停以待之，直^④待微松，方可出针而停之。

---

① 扪：原作"根"，据明·徐凤《针灸大全》卷二改。

② 去：原脱，据《针灸大全》卷二补。

③ 密：原脱，据《针灸大全》卷二补。

④ 直：原作"真"，据文义改。

气穴三才三部

予按：天地人三才，涌泉同璇玑、百会。又云：上中下三部，大包与天枢、地机。

针刺三才

予按：初针至皮肉，乃曰天才；少停进针至肉内，是曰人才；又停进针至于<small>非进针刺，"至"无别义</small>筋骨之间，名曰地才，此为极处。

虚损

予按：扶救者针，观虚实与肥瘦，弁四时浅深。

痛痒论虚实

予按：疼实痒虚，泻子随母。既论脏腑虚实，须向经寻。大抵疼痛实泻，痒麻虚补。所谓诸痛为实，但麻曰虚。实则自外而入也，虚则自内而出欤。好用金针此穴寻，但遇痒麻虚即补，如逢疼痛泻而迎。

针刺可法

予按：观夫针道，健法最奇，须要明于补泻，方可起于倾危，先分病之上下，次定穴之高低。

虚实

予按：有余者，为肿为痛，曰实；不足者，为痒为麻，曰虚。

四时刺法

予按：疾居营卫，扶救者针。观虚实与肥瘦，弁四时之浅深，察岁时于天道，定形气于予心。春夏瘦而刺浅，秋冬肥而刺深。春夏井荣宜刺浅，秋冬经合更宜深。天地四时同此数。春夏刺浅者以瘦，秋冬刺深者以肥。更观原气厚薄，浅深之尤宜。

阳经刺

《流注》刺阳经者，可卧针而取^①。

血络刺

予按：夺血络者，尤裨指而柔。

刺禁

予按：不穷经络，多逢刺禁。<small>再按：此针晕之类耳。</small>

针晕<small>附治法</small>

予按：空心恐怯，直立侧而多晕。或晕针者，神气虚也。以针补之，以

---

① 取：原作"夺"，据金·何若愚《子午流注针经》卷上改。

袖掩之，口鼻气回，热汤与之，略停少顷，依前再施。

血络刺

予按：络络闭塞，顷用砭针疏道。

补泻类

补泻针法

云：补即慢慢出针，泻即徐徐[1]闭穴。

呼吸补泻

予按：呼为迎而吸作补，针有补泻明呼吸，穴应五行顺四时[2]，悟得人身中造化。

呼吸补泻

予按：逼针泻气令须吸，若补随呼气自调。

呼吸手指捻法并用补泻，男女相反

予按：原夫补泻之法，妙在呼吸。手指男子者，大指进前左转呼之为补，退后右转吸之为泻；女子者，大指退后右转吸之为补，左转呼之为泻。

退飞补泻

予按：补者[3]一退三飞，真气自归；泻者一飞三退，邪气自避。补则补其不足[4]，泻则泻其有余。有余者，为肿为痛，曰实；不足者，为[5]痒为麻，曰虚。

呼吸针刺补泻

予按：凡补先呼气，初针至皮肉，乃曰天才；少停进针至肉内，是曰人才；又停进针，至于针刺筋骨之间，名曰地才。此为极处，就当补之。再停良[6]久，却须退针至人之分，待气沉紧，倒针朝病。进退往来，飞经走气[7]，尽在其中矣。

凡泻者吸气，初针至天；少停进针，直至于地，得气泻之；再停良久，

---

① 徐徐：原作"除除"，据《针灸大成》卷三改。

② 时：原脱，据《针灸大全》卷之一"灵光赋"补。

③ 者：原脱，据《针灸大全》卷之五补。

④ 足：原作"则"，据《针灸大全》卷之五改。

⑤ 为：原脱，据《针灸大全》卷之五补。

⑥ 良：原作"退"，据《针灸大全》卷之五改。

⑦ 气：原脱，据《针灸大全》卷之五补。

却须退针，复至于人，待^①气沉紧，倒针朝病，法同前矣。

调气捻法呼吸补泻

予按：及夫调气之法^②，从下针至地之后，复人之分。欲气上行，将针右捻^③；欲气下行，将针左捻。欲补先呼后吸，欲泻先吸后呼^④。

出针呼吸补泻外门开闭

予按：真气未至，不可出^⑤。出之^⑥者，其病即复，再须补泻，停以待之，直候^⑦微松，方可出针豆许，摇而停之。补者^⑧吸之去疾，其穴急扪；泻者呼之去徐，其^⑨穴不闭，欲令腠密，然后^⑩吸气。

补泻分寒热

行针补泻分寒热，泻寒^⑪补热须分别。

呼吸补泻外门开闭

云：更有补泻定呼吸，吸^⑫泻呼补真奇绝。补则呼出却入针，要知^⑬针用三飞法，气至出针吸气入，疾而一退急扪穴。泻则吸气^⑭方入针，要知^⑮阻气通身达，气至出针呼气出，徐而三退穴开禁^⑯，莫向人前容易说。

---

① 待：原作"得"，据《针灸大全》卷之五改。

② 法：原脱，据《针灸大全》卷之五补。

③ 右捻：原作"有捻"，据《针灸大全》卷之五改。

④ 先吸后呼：原作"先呼后吸"，据《针灸大全》卷之五改。

⑤ 出：此下原衍一"入"字，据《针灸大全》卷之五删。

⑥ 之：原作"入"，据《针灸大全》卷之五改。

⑦ 候：原作"持"，据《针灸大全》卷之五改。

⑧ 者：原作"泻"，据《针灸大全》卷之五改。

⑨ 其：原作"不"据《针灸大全》卷之五改。

⑩ 后：原脱，据《针灸大全》卷之五补。

⑪ 泻寒：原脱，据明·高武《针灸聚英》卷之四补。

⑫ 吸：原脱，据《针灸聚英》卷之四补。

⑬ 知：原作"和"，据《针灸聚英》卷之四改。

⑭ 气：原作"和"，据《针灸聚英》卷之四改。

⑮ 知：原作"和"，据《针灸聚英》卷之四改。

⑯ 禁：原作"捺"，据《针灸聚英》卷之四改。

迎随补泻类

予按：溪谷，迎随逆顺，须晓血气而升沉。手足[①]三阳，手走[②]头而头走足；手足[③]三阴，足走腹而胸走手。阴升阳降，出入之机，逆之者为泻[④]为迎，顺之者为补为随。

流注迎随

予按：补泻又[⑤]要识迎随，随则为补迎为泻。古人[⑥]补泻左右分，今人乃为男女别。男女经脉一般生，昼夜循环无暂歇。两手阳经上走头，阴经胸走手指辍[⑦]。两足阳经头走足，阴经足走腹中结。随则针头随经行，迎则针头迎经夺。

至气类

予按：察应至之气，轻滑慢而未来，沉涩紧而已至。既至也，量寒热而留疾；未至也，据虚实而痏气。气之至也，如鱼吞钩饵之浮沉；气未至也，如闲处幽堂之深遂。气速至而效速，气至迟而不治。再按：凡刺者，使本神朝而后入；既刺也，使本神定而气随。神不朝而勿刺，神已定而可施。

愚按云：本神主寄，本经元神也。前云气至，此云神朝，百哉言矣。所谓知为针者，信其左，乃神朝穴也。自非神良，恶能道此云。气速效速，气迟[⑧]效迟。

待气运纳气

予按：气不至者，以手循摄，以爪切掐，以针摇动，进捻搓弹，直待气至。以龙虎升腾[⑨]之法，按之在前，使气在后；按之在后，使气在前。运气走至疼痛之所，以纳气之法，扶针直插，复向下纳，使气不回。若关节阻涩，气不过者，以龙虎龟凤通经接气。大段之法，驱而运之，仍以循摄爪切，无不应矣。

---

① 足：原作"豆"，据《针灸聚英》卷之四改。

② 走：原作"足"，据《针灸聚英》卷之四改。

③ 足：原作"走"，据《针灸聚英》卷之四改。

④ 为泻：原脱，据《针灸聚英》卷之四补。

⑤ 补泻又：原脱，据《针灸聚英》卷之四补。

⑥ 古人：原脱，据《针灸聚英》卷之四补。

⑦ 辍：原作"轻"，据《针灸聚英》卷之四改。

⑧ 迟：此下原衍一"气"字，据《针灸大全》卷之五删。

⑨ 升腾：原作"外腾"，据《针灸大全》卷之五改。

下针寒热

予按：下手^①处，认水木^②是根基。

提插寒热男女反用

予按：提针为热，插针为寒。女子者，插针为热，提针为寒。

针下须知死生

予按：死生贵贱，针下皆知，贱者硬而贵者脆，生者涩而死者虚。候之不至^③，必^④死无疑。

捻针

予按：左右捻针寻子午，抽针泻^⑤气自迢迢，用针补泻分明说。夫用针之士，于此理苟明者焉，收祛邪之功而在捻指。

左右捻法令气上下谓调气法是也

予按：及调气之法，下针至地之后，复人之分，欲气上行，将针右捻；欲气下行，将针左捻。欲补，先呼后吸；欲泻，先吸后呼。

捻针补泻

予按：捻针向外泻之方，捻针向^⑥内补之诀。泻左须将大指前，泻右大指当后拽。补左大指向前搓，补右大指往下搣^⑦。

刺法

予按：夫先令针耀而虑针损，次藏口内而欲针温。目无外视，手如握虎；心无内慕，如待贵人。左手重而勿按，欲令气散；右手轻而徐入，不痛之因。

再按：针云下^⑧针贵迟，太急伤血；出针贵缓，太急伤^⑨气。左手按穴分明，右手持针亲刺。刺荣无伤卫气，刺卫毋伤荣血。循扪引道之^⑩因，呼吸调和寒热。行针之士，要弁浮沉；脉明虚实，针别浅深。经脉络脉之

---

① 手：原脱，据《针灸大全》卷之二补。

② 木：原作"火"，据《针灸大全》卷之二改。

③ 至：原作"急"，据《针灸大全》卷之五改。

④ 必：原作"心"，据《针灸大全》卷之五改。

⑤ 泻：原作"行"，据《针灸大全》卷之一改。

⑥ 向：原脱。据《针灸聚英》卷之四补。

⑦ 补左大指向前搓，补右大指往下搣：此句原作"补右大指向前"，据《针灸聚英》卷之四改。

⑧ 下：原脱，据《针灸聚英》卷之四补。

⑨ 伤：原脱，据《针灸聚英》卷之四补。

⑩ 道之：原作"之道"，据《针灸聚英》卷之四乙转。

别，巨刺缪刺之分。经络闭塞，须用砭针；疏导脏腑，寒温必明；浅深补泻，经气之正。自有常数，漏水百刻，五十度回。经络流注，各应其时，先脉诀病，次穴蠲疴。又曰：左手揩穴，右手置针，刺荣无伤卫[1]，刺卫无伤荣。

远刺

予按：泻络远针，头有病而脚上针。

四肢引针

予按：悟得明师流注[2]法，头目有病针四肢。

远刺法

予按：头面之疾针至阴，腿脚有疾风府寻，心胸有疾少府[3]泻，脐腹有病曲泉针。肩背诸疾中渚下，腰膝强痛交信凭，胁肋腿叉后溪妙，股膝肿起泻太冲。阴核发来如升大[4]，百会妙穴真可骇。顶心头痛眼不开，涌泉下针定[5]安泰。鹤膝肿劳难移步，尺泽能舒筋骨疼，更有一穴曲池妙。云：先分病之上下，次定穴之高低。头有病而足取之，左有病而右取之。又曰：针太深则邪气反沉者，言浅浮之病，不欲深刺也。深则邪气从之入，故曰反沉也。

十三鬼穴

人中、手大指甲下、足大趾甲下、大陵、申脉、大椎上入发一寸、耳[6]垂下五分、承浆、间使[7]、上星、阴下缝、曲池、当舌头舌中。是十三鬼穴也，行方别右口传。

顺气之法

凡欲用针，先可寒热，察虚实，分别病，而久病者，或故疾[8]者，或者痛难决证时，先当此顺气之穴，用此针术，可心知[9]其痛处，少动可病治，不动勿刺之，不可治。

---

① 卫：原作"荣"，据《针灸聚英》卷之四改。

② 流注：原作"说注"，据《针灸聚英》卷之四改。

③ 少府：原作"中府"，据《针灸聚英》卷之四改。

④ 升大：原作"外又"，据《针灸聚英》卷之四改。

⑤ 定：原作"足"，据《针灸聚英》卷之四改。

⑥ 耳：原作"可"，据《针灸聚英》卷之四改。

⑦ 间使：原脱，据《针灸聚英》卷之四补。

⑧ 故疾：原作"古疾"，据文义改。

⑨ 知：原作"之"，据文义改。

身体各部刺穴刺法 ①

头之部

百会 发散，糠针也，拨毛如形

风池 天刺，左右皆同，又横天刺

风府 人刺而又天，久捻疾，刺拔之也

面之部

颊车 痛在上，天；痛在下，地刺；痛在横，横天地人刺，方向刺也　四目 禁针浅刺

胸之部

乳根 五针，久留之，可使应　期门 同，左右皆然

腹之部

中脘 圆针，宜可和之　梁门 同　天枢 同　通谷 同

胁之部

章门 横天人地，宜可和之　京门 同

肩之部

肺俞 雀啄，又细指　膏肓 同　肩井 圆针，勿深刺

脊之部

膈俞 雀啄，细指，又屋漏，勿深刺　脾俞 同

腰之部

肾俞　膀胱俞 上同　志室 八重霞，极秘出难也

手之部

三里 自肘在上，天刺；自肘在下，地刺　曲池 同　肩隅 地刺

足之部

风市 与手 ② 同法　三里 同　悬钟 同

上顺气云，谨可行之。

人身左右补泻不同

曰：人身左边，右手以大指进前捻针为补 ③。曰进前者，以大指、小指方捻云也。人身右边，右手以大指进外捻针为泻。曰进外者，以大指向捻云。曰：左右可分于补泻，欲泻左者，当将以大指内之；欲泻右者，将以大指当

---

① 身体各部刺穴刺法：此标题原无，据文例补。

② 与手：原作"手与"，据文义乙转。

③ 补：原脱，据《针灸聚英》卷之三补。

外，反此者为补也。又曰：欲得气之下行，将针左捻。按：病者之寄左边用此法，反之再按气上右方捻，气下捻左方，自依人者欤。

云左右捻针，云补泻妙法，在呼吸[1]手指，大指前进曰左转，外进曰右转。又曰：补泻之妙法，捻中有云，先捻为补，内捻为泻。不分左右，不同补泻。通左右不同之补泻，予考此条备。

下针、转针、候气、出针、子母补泻、迎随

予按：曰下针之法，先以左手扪摸其处，随用大指爪重按切掐其穴，右手置针穴上。凡用补者，令病人咳嗽一声，随嗽下针，气出针入。初刺入皮，天之分也；少停进针，次至肉中，人之分也；又停进针，至于筋骨之间[2]，地之分也。然浅深随宜，各有所用。针入之后，将针摇动搓弹，谓之催气。觉针下沉紧，倒针朝病，向内搓转，用法补之。或针下气热，是气至足矣。令病者吸气一口，退针至人之分，候吸出针，急以指按其穴，此补法也。凡用泻者，令[3]其吸气，随吸入针，针与气俱内。初[4]至天之分，少停进针，直至[5]于地，亦浅深随宜而用。却细细摇动，进退搓捻其针，如手颤之状，以催其气。约行五六次，觉针下气紧，即倒针迎气，向外搓转，以用泻法。停之良久，退至人分，随嗽出针，不闭其穴，此为泻法[6]，故曰欲补先呼后吸，欲泻先吸后呼，即此法也。

转针者，搓转其针，如搓[7]线之状，慢慢转之，勿令太紧，泻左则左转，泻右则右转，故曰捻针向外泻之方，捻针向内补之诀也。

候气者，必[8]使患者精神已朝，而后可入针；针既入矣，又必使患人精神宁定，而后可行气。若气不朝针，则轻滑不知疼痛，如插豆腐，未可刺。必候神气既至，针下紧涩，便可依法施用。入针后轻浮虚滑迟慢，如闲居静室、寂然无闻者，乃气之未到；入针后沉重涩滞紧实，如鱼吞钩，或沉或浮而动，

---

① 在呼吸：原作"呼吸在"，据《针灸聚英》卷之四乙转。

② 间：原作"门"，据明·张介宾《类经》卷十九改。

③ 者令：原作"人分"，据《类经》卷十九改。

④ 初：原脱，据《类经》卷十九补。

⑤ 至：原脱，据《类经》卷十九补。

⑥ 法：原作"里"，据《类经》卷十九改。

⑦ 搓：原脱，据《类经》卷十九补。

⑧ 必：原作"心"，据《类经》卷十九改。

乃气之已来。虚则推内进搓以补其气，实则循扪弹怒以引其气。气未至则以手循撮，以爪切掐，以针摇动进捻，捻搓弹，其气必至。气既至，必寒热而施针。刺热须其寒，必留针候其阴，气阴至也；刺寒须其热，必留针候其阳气胜至也，然后可以出针。然气至速者，效亦速而病易痊；气至迟者，效亦迟而难愈。生者涩而死者虚，候气不至，必死无疑，此因气以可知吉凶也。

出针者，病势既退，针气必松；病未退者，针气固涩，推之不动，转之不移，此为邪气吸拔其针。真气未至，不可出而出之，其病即复，必须再施补泻，以待其气，直候微松，方可出针豆许，摇而少停。补者候吸，徐出针而急按其穴；泻者候呼，疾出针而不闭其穴。故曰：下针贵迟，太急伤血；出针贵缓，太急伤气。

子母补泻者，济母益其①不足，夺子平其有余②。如心病虚者，补其肝木；心病实者，泻其脾土。故曰：虚则补其母，实则泻其子。然本经③亦有补泻，心虚者，取少海之④水，所谓伐⑤其胜也；心实者，取少府之火，所以泻⑥其实也。

迎随者，如手三阴从脏走手，手⑦三阳从手走头；足三阳从头走足，足三阴从足走腹。逆其气为迎为泻，顺其气为随为补。曰：迎随者，知荣卫之流行，经脉往来，随其逆顺而取之，故曰迎随。愚按：荣卫流行，经脉往来，其义一也，知之而后可以视夫病之逆顺，而随其所当为补泻也。曰：迎者，迎其气之方来而未盛也，以泻之；随者，随其气方往而未虚也，以补之。又云：迎而夺之者，泻其子也；随而济之者，补其母也。假令心病，泻手心主俞，是谓迎而夺之者也；补心主井，是谓随而济之者也。愚按：迎而夺之者泻也，随而济之者补也。假令心病，心火也，土为火之子，手心主之⑧俞大陵也。实则泻

---

① 其：原脱，据《类经》卷十九补。

② 有余：原作"方余"，据《类经》卷十九补改。

③ 本经：原脱，据《类经》卷十九补。

④ 之：原脱，据《类经》卷十九补。

⑤ 伐：原作"代"，据《类经》卷十九补改。

⑥ 泻：原作"池"，据《类经》卷十九补改。

⑦ 手：原脱，据《类经》卷十九补。

⑧ 之：原脱，据明·高武《针灸节要》卷之一补。

之，是迎而夺之也。木者^①火之母，手心主之井中冲也。虚则补之，是随而济之也。迎者迎其前，随者^②随其后，此假心为例而补泻也焉。

　　曰：迎随之法有三：以针头迎随经脉之往来，一也；又泻子为迎而夺之，补母为随而济之，二也；又随呼吸出纳针而为迎随，三也。

卷之四终

----

① 者：原脱，据《针灸节要》卷之一补。
② 者：原脱，据《针灸节要》卷之一补。

杉山真传流表之卷第五上 [①]

手术 [②] 之部

雀啄手术之法

直下针，浅深可随宜，进入部分如雀啄，连属又连属，似雀啄，故名之。口传。

随针手术之法

欲下针时，当随其气。气者，谓呼吸之气。呼进针，吸退针，可随浅深，宜其应如浮水中大石矣。然随呼吸之气，故名随针仕法。口传。

乱针手术之法

直刺入部分，退其针皮分，而后入。或进或退，或早 [③] 或不早，或捻或不捻而刺入，或揃或前捻或后捻 [④]，一不定皆乱也，故名谓乱针。

屋漏手术之法 [⑤]

针入五分者，皮毛腠理之分；又针刺入五分者，肌肉之分；亦刺入五分者，筋脉之分。然则三五一寸五分。针六分者，其一部，皮毛腠理分刺入，謢伺天气，留一二息，而后如雀啄之状。考雀啄细屋漏荒也。亦刺入五分，伺人部气，亦留一二息，而后亦如雀啄之象。又刺入五分，伺地部气，又留一二息，而后又雀啄如象。如此欲去针时，又自地部至人部、天部引退针。其部每引针，皆如雀啄象，是名谓屋漏之术。

细指手术之法

无管难与针，入管当庸所。自管上管切，一二百弹之，以数多为住。细以指细弹之，名曰细指。口传。

四傍天手术之法

夫人有天、地、人三气，乳上为天，胸脐为人，脐下足爪为地。然则天有三才，地有三才，人有三才。又曰：人南面则为左阳，为右阴。故人左上为天之天部，应阳中之太阳；人之右上为天之地部，应阳中之太阴。人上中间为天之人部，应阳中之少阳；人左下为地之天部，应阴中之太阳。人之右

---

① 上：原无，据文例补。

② 手术：在本书中义为针法，指刺针的各种手法术式。

③ 早：此处为日文之词，义为速。

④ 捻：原作"然"，据文义改。

⑤ 法：原作"也"，据文义改。

下为地之地部，应阴中之太阴；人下中间为地之人部，应阴中少阴。人左横上为横天部，应阳中阳；人左横下为横地部，应阳中阴。人右横上为横天部，应阴中阳；人右横下为横地部，应阴中阴。人左横中间为横人部，应阳中少阳①；人右横中间为横人部，应阴中少阴。如此配之。故假令如中脘穴，针左不容，向针先②刺天部，引退其针皮部；又左向承满刺，为横天部；又引退其针皮部；又右向不容刺，为天部；又右向承满刺，为横天部。右以一针，天部四本立，故曰四傍天术。

四傍人之手术　四傍地之手术

以上之二法，四傍天之手术，效。

三调手术之法

曰：针入一分，知天地之气；针入二分，知呼吸出入、上下水火之气；针入三分，知四时五行、五脏六腑逆顺之气。此法入针一分，针与押手押之，留一二息而调肺虚。突又进入肉分时，呼入针吸待针，至部分留针，调之水火之气、阴阳之气也。又针一分，进入直针，五脏六腑逆顺之调气，故命曰三调之术，浅深可随宜。

气行手术之法

以左手当痛所之俞穴，以右手下针，而后立中指、大指之方，以食指打付龙头，则气行速，故命曰气行。

三法手术之法

直入其针，引退皮部，一刺前，一刺后，一针行三针，曰齐刺。直入一，傍入二，或曰三刺。浅深可随宜。

圆针手术之法

圆，圆左手当输穴，以右手下针时，针与押手、病者皮肤共圆刺入也。引退时又如此。

温针手术之法

直刺入，针至部分，以押手或前或后，左右押而引退也。曰：按而引针，是谓内温，血不得散，气不得出，则此意也。

晓手术之法

针入管，于穴上弹之，取其管，针入二三分；又其入管，如细指之状，

---

① 人左横中间为横人部应阳中少阳：此14字原在"应阳中阴"下，据文义移至此。

② 针先：为日语之词，义为针尖。

又取其管，刺入二三分；又其入管，如细指之状，可随宜部分。引退针时又如此。晓，旭也，天入仪，故曰晓术。

内调手术之法

直针刺三四分，以管针涩处弹之；又三四分，以管涩处是弹之。弹度度可行之部可宜，引退时又如此。按：调，和也，以和腠理血脉，血脉筋骨，命内调术。

气柏手术之法

直针刺，可随宜部分，以管营针傍弹之，留三四息转之。又当针傍弹之，以得气为故。

龙头手术之法

直刺针部分，可随宜留针取之。手又取左手，而后以右手大指、食指爪轻弹龙头，以抵为住。按：此法龙头多而难施，此故用角龙头。

热行手术之法

先欲针刺时，以左手于穴上，或爪或按，或摩或弹，而后刺入针至部分，或留或动或捻，如此则气至速，气至则热，故曰热行，各勿荒荒，则成乱状。

以上十八术终。

十八术主治[1]

雀啄主治

五积六聚、癥瘕疝癖、血块诸痛不忍证，癥瘕不论新久，心腹疼痛，上气，腰胁痛，大小便难者，诸病因证行之。

随针主治

五脏不调，三焦不和，胃脾虚弱，或阴虚火动，咳嗽发热，盗汗痰喘，肾虚或虚[2]，大便泄泻，或骨蒸肌肉消瘦，四肢烦热，一切虚证气喘等，皆临证可施之。

乱针主治

干霍乱，心腹饱胀[3]绞痛，不吐不泻，脉沉欲绝，或一切腹痛，或乍痛乍止，或脚气冲心，烦闷不识人，或奔豚小腹气，脐腹大痛，或七疝卒痛，一切痛不可忍等证，可与此术。

---

① 十八术主治：此标题原无，据文义补。

② 或虚：原文如此，疑当作"脾虚"。

③ 腹饱：原作"服胞"，据文义改。下凡遇此误径改，不再出注。

屋漏针主治

风寒湿三气合客腠理，则皮肤麻木不仁，是肝气不行故也。入经脉，筋痹、脉痹为候。口开、手散、眼合、遗尿，入脏腑为候。别此三段，候得气不得。举风病各一端为例，余病以类推可取之。

细指管主治

风寒暑湿之客腠理，客皮肤之间，郁滞为诸痛者，细指主之。

四傍天主治

痰郁胸膈不利，或一切痞胸膈者，胸中有痛者，并呕吐恶心。又肺管病，于中脘穴治之类，一身皆从之。

四傍地主治

肠鸣挟脐痛，不能久立，小便难，小腹痛，大便秘结[①]，或腰痛，于中脘穴治之类，于一身中可参考之。

四傍人主治

向左能和气，向右能和食，膈中雷鸣，察察隐隐，常有水声，胸胁烦满，胸热息奔，胸下气上冲，腹部病，尽皆治宜，可参考。

三调主治

针入一分，补泻肺气[②]；针入二分，补泻脾气；针入三分，补泻[③]肾气。曰：实者有气，虚者无气[④]，是则肺气、脾气、肾气，以一针调三部气，故命曰三调之主治。

气行之主治

风寒湿三气相合，留经则气逆脏腑，故与气行术，令经络配脏腑。气逆腹满，小便不利，腹鸣溏泄，食饮不下[⑤]，食后吐水，男子阴茎痛，妊娠胎动，横生，恶露[⑥]不行，血晕不省人事，皆可与此术。曰：气逆脏腑，所以针能治，故补之云。

---

① 秘结：原作"秘阙"，据文义改。

② 气：此下原衍"补泻"2字，据文义删。

③ 补泻：原脱，据文义删。

④ 气：原作"者"，据文义改。

⑤ 不下：原作"不二"，据文义改。

⑥ 恶露：原作"恶路"，据文义改。

三法主治

一曰齐刺，齐齐三刺，以一针三刺齐，故曰三刺。予门每一针手法，故命曰三法。曰：寒气小深者，作寒热，寒气气痹也，寒气入经，谓干痹之意也。痛在皮肤间，三刺而已。又曰：痛在傍者，皆取之。

圆针主治

圆，圆循意也，外泻内补针也，可与外实内虚证，余临病可详之。

温针主治

精气留谷气，邪气独出，意异与症痛①，余临证可行之。

晓针主治

诸皮节痛也，疝心痛，如锥刺甚者，久疟不已者，五淋，妇人月事不调，呕吐胸满，不嗜食者，皆与之。

内调主治

吐逆，食不下，胃中冷气，心下苦满急痛，痰饮喘息吐血，水浆不下，痢疾里急，衄血，余随病可详之。

气柏②主治

大腹痛，四肢厥冷，或转筋等证，可有余，依病者可参考。

龙头主治

心下痞鞕，满引胁下，一切虚肿逆噎水肿，并一身浮肿，胃脘痛，寒热腹大，不嗜食，伤寒发狂振寒，汗不出，或胃痛，先寒后热，善见日光，得火乃快然，腹胀满，皮肤痛，或四肢厥逆等，与此术。

热行主治

一切冷病，皆与此术，无问病轻重。

以上十八术主治终。

曰：凡犯尸鬼暴厥，不省③人事，若冷，虽无气，但目中神采④觉不变，胸腹尚温，口中无涎，不卷舌，囊不缩，及未出一时者，尚可刺之复醒。

活之法

日反、月反、星反、风反、三光反、风留反。

---

① 意异与症痛：原文如此，疑有讹误。

② 气柏：原作"气伯"，据文义改。

③ 省：原作"肖"，据文义改。

④ 神采：原作"神菜"，据文义改。

一切气付皆用之，曰：命之曰波风术。

日反取穴之法

天突穴至鸠尾，取寸二折，天突穴垂下终处假圈。又别长以稻秤心，假处胸围，取四尺五寸，二折又二折亦二折，合八折也。其内一取，先附置假圈处，当直中左右终处。此穴谓日反穴，欲针刺[①]前，二三握手，先弹而后刺。

日反穴刺手术之法

左刺四傍天，术用雀啄，右刺四傍地，左用雀啄。微呼吸出，右用随针；若呼吸不出，右用雀啄。

月反取穴之法

天突穴至鸠尾穴，取寸二折，当大椎垂下终处假围，右寸二折直中候圈，当左右延终处又假圈，其寸又二折，一取二折直中右方假圈，立当上下终处，此本穴。右肩胛向头，下脊骨寄，上下终处。以上四穴，月反穴云。女子头骨寄，下肩胛可寄。

月反穴刺手术法

上方上下二穴，横人刺术，可行乱针。左方横天横地刺术，屋漏针可行。又欲针刺前，二三以举之，弹而后刺，醒则与后法。不及若不醒，星反、风反，与刺法可醒。

星反取穴法

其人取口横寸，二折中折，自当肩井，左右延上、中、下，齐是三穴，则星反穴也。按：上、中、下中肩井穴。

星反穴刺手术之法

此三穴，欲刺针前，尽以手指按之而刺，何直刺多口右向，反伤元气不醒也，必可谨以三调手术，调肺虚实则醒，醒中晓圆针，足三里久捻。是三穴，可共术，置是谓三光反。

诸活之法田风反

中脘、中脘上下左右，大横、大横上下左右，以乱针刺。

四傍人此法命曰风反

又法曰：后十四椎假圈，筋远上左右二穴，下左右二穴，以乱针刺。四傍人取穴寸，鼻柱下头尖，寸取二折，折当中脘穴，极上下左右，大横上下

---

① 针刺：原作"针剑"，据文义改。

左右，同彼用此寸。

以上活术，合谓波风术。

前光之法

针先上，向立阳捻，前光云。午前可此必用。

后光之法

针先下，向立阴捻，后光云。午后可此必用。

管针之术

常欲用针时，当皮肤痛不忍时，不入针管，管耳当针处荣输所，其管常如针弹之，而其管入针，又当元处弹之，病人微不忍痛，是管针之术云。

又曰：常为用管针，则真管针也，谨可考用。

细指　晓　内调　气柏

此天法，皆管针之术也，可参伍相交用。

十四押手 ①

三本舍针

动气候时，近气不失，远气乃来。

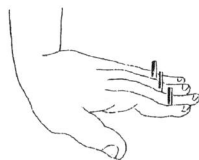

束之押手

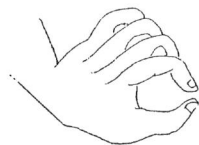

平之押手

手背如镜，如拜四指及掌共平等。

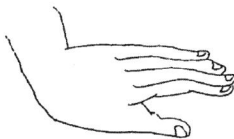

---

① 十四押手：此标题原无，据文例补。

三每之押手

肋下手如拱，食指、中指、无名指三指，自本节至端皆平。

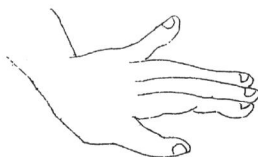

昙立

处处热病，刺法口传。

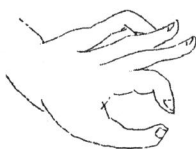

离礼立

项肩胛，用此押手。

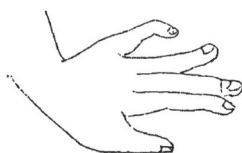

本福打针

癫痫狂走痿症，或四肢、拇指口或走者，补刺。

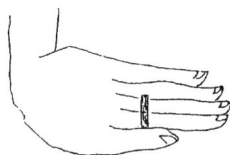

筒立

胁腹章门处，或项背，或虚实，知以是押手。

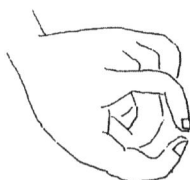

打捻

积聚痞块等，中指以下推上刺。

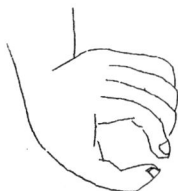

反打

左右侧及腋下在背，中府及云门等用。

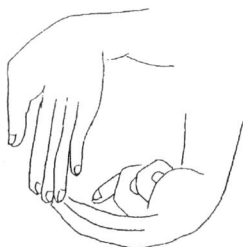

摘之押手

此押手者，所谓常押手，别无传。

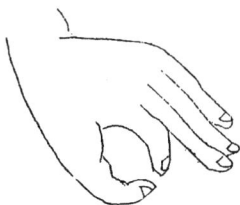

离礼

刺络行，紫疮等刺用。

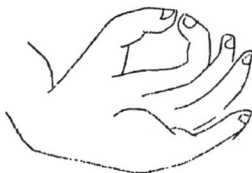

束之针

中风不省人事，极毫针食中第一节，补助极而指头用，腹中大动气。

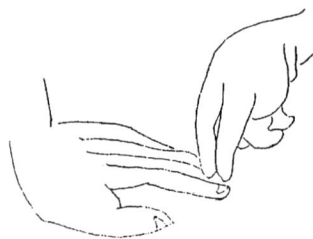

气柏之针

此押手者，常用满月押手，别无传。虽然，当依病者而用心针刺。

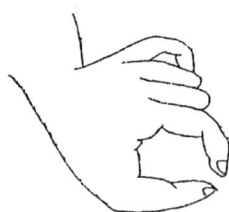

表之卷五上终

杉山真传流表之卷第五下^①

杉山流十八术^②

雀啄之传

口传曰：向病者刺针时，假令针中脘之穴，先以直针刺入十分，暂且捻针。若针尖遇障碍则稍退针，暂复渐捻；若无障碍，此知气离。按：瘦人针稍入腹，便遇筋肉，若强刺入，则贯穿筋肉，故针尖被缠。以为气聚，实则大别。筋肉之缠绊，乃欲出针之时，针尖如有物相缠，附于针尖，随针而出，此为筋肉缠绊之兆。若不虑此而退针，自皮下针六七分，有口口之声，此为筋肉未及针尖，且已得气。可试于口皮病者。如成程曰：当刺针时，先以左手按压将行针之荣俞，弹而努之，执针下刺。其气之来，如动脉之象。如此，凡先刺针，暂捻其针。若尝试之，针入肉半分，便求其针，此为气来之兆也。为抑此奇象，更强押手，必知爪下有如动脉之象也。此暂静捻针之时，其气必至无疑。当此之时，又刺入十分，且复久捻，自夫定押手。按：所谓定押手，乃指如常先不动其脉。将右手腕附于病人之皮，以大指、食指撮龙头，行如雀之啄。按：雀啄者，即呼吸四五息，如雀啄食般嚓咕嚓咕拔刺针。☑呼吸四五息，先拔刺也。然非全刺拔，须知拔刺但至指尖。☑连属时断又连属。思此意，每呼吸五六息，刺拔复休，时时行针，且速捻针，引退其穴。以押手食指，速闭其穴，至五六息，勿泄其气，而后去押手。此为雀啄之传，谨可行也。

随针之传

口传曰：凡诊病者，多施于虚弱之人。先定腧穴，将针刺入皮下，再定呼吸。呼气时留针，随呼气缓缓刺入；吸气时留针，直至分部。此按：如本文所述，考之"大石浮沉于水中"，对病人行针之时，可用心默念"何仁和津仁左久乎，古之波奈，抚油古毛里，波留者左久倍病户，左久乎古天波奈。^③"用此心可捻针。其捻针法为：先将拇指朝外，心中默念"何－"，同时以大指静捻。念"仁－"，向内捻动大指。余尽以此为例。"和－津仁佐－久－乎－古－之波－奈冬－古毛里－波－留－和左－久病－户－佐－久屋古－之－波－奈－"，如此用心刺针可也。然"何－"即"何"字下有"－"者，此引长而休一息之意。☑而后暂留针，候病者呼吸，渐随呼吸捻针，吸气时退针，呼气时留针。如此引针，直至将针退至皮下一寸以内。若欲将针

---

① 下：原无，据文例补。

② 杉山流十八术：此标题原无，据文例补。此下所述杉山流十八术中的六种针法原为日文，今据之译为中文。

③ 何仁和津仁左久乎……左久乎古天波奈：此段文字是用日语万叶假名吟诵的和歌，大意为：难波津花开，蛰伏一冬天，花报春将来。

一次拔出，行则相反，须待呼气时出针，速闭针疮。按：前条所云，捻针时，因呼气必使脉中空虚，故刺针之时，亦须待其空虚，徐徐刺入。吸气之时，脉中必充满，故此时先入针，后置针于其部，候呼气而刺入。自然如斯。针至其部，而暂呼吸，候呼吸定息，如前所述，边以心吟诵，边捻其针。其数凡捻七八十呼即可，终去其针。当吸气时引针，自夫渐拔上，至尚有一吸时去针。至欲去针之时，反待呼气时去针。其时因吸气，脉中充满，此时出针，气必泄也，因待去针，呼气时脉中空虚，不致气泄，故在呼气时去针。☑以押手闭合针穴。此术随呼吸刺针，故名为"随针"。

乱针之传

此手术如本编，无别口传。

屋漏之传

口传曰：先刺入五寸，五六息间捻针，复五六息间，用如雀啄之状。按：用如屋漏之状乱啄。雀啄取前意。又直针刺入五分，行如前述之法。又与如前法，直针刺入五分。引退时直刺拔五分，如刺入之法。又如前针五分去五分。刺入时与法，去针时速闭其疮也。按：此手术，三度刺入，两度引退。他术若行此法，皆知出于屋漏。

细指之传

口传曰：先于病人痛处，当管二三百度弹之，针与押手急去病人痛处。又如前法当痛处，可如前法行多次后去针。按：以此手术，名为诱导刺之针法，即此也。吾门此术，名曰细指。

四傍天人地之传

口传曰：此术为颇难行之法也。然予门此术，受师之术意，故尚易行。此法易行，故治病速也。因治病者速，则施于人又易，故述此术刺法之大概。

夫假令针中脘之穴，先刺入中脘，直针也。针刺入，稍久捻针，终引退至皮部。先将针尖向巨阙刺入，终久捻其针，又引退至皮部。再以针尖向右不容刺入，终久捻，又将针引退至皮部。再向左承满刺入，又将针引退至皮部。再向右承满刺入，此为天部。按：行针承满，与巨阙、不容之例同。又将针引退至皮部。

再向左梁门刺入，又将针引退至皮部。再向右梁门刺入，又将针引退至皮部。再向左关门刺入，又将针引退至皮部。再向右关门刺入，又将针引退至皮部。再向左太乙刺针，又将针引退至皮部。再向左滑肉门刺入，又将针引退至皮部。再向右滑肉门刺入，此为人部。刺法与巨阙、不容之例同。又将针引退至皮部。

再将针尖向左天枢刺入，又将针引退至皮部。再向右天枢刺入，又将针引退至皮部。再向水分刺入，又将针引退至皮部。

如此刺法，云四傍天地人。按：仍与巨阙、不容之例同。

中脘一针，左右共十六针。其图如下。

中脘一针左右十六刺法之图

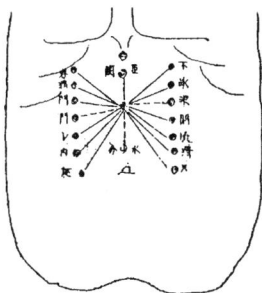

常用穴 [1]

中脘穴

脉发：曰取太阳经络者，胃之募也。注云：手太阳经络之所生，中脘穴也。云：胃俞在第十二椎，募在太仓穴，在心正下四寸。云：腑会太仓，腑病治此，在心下四寸。云：胃募也，手太阳、少阳、足阳明所在，任脉之会矣。有"上纪者中脘也"六字，同矣。消所在二字同焉，与等同矣。王云：手太阳、少阳、足阳明三脉所生，任脉气所发也。

发明：此穴腑会，能生血液，利水道壅塞，消积聚，驱散外邪，通九窍，故医治霍乱。云：霍乱转筋，吐泻不止，其病在中焦，阴阳交而不和，发为疼痛。此病最急，不可与分毫粥，谷气入胃，则必死矣。引云：凡霍乱，慎勿与粟米粥汤，入胃即死。云：粟米，味咸，微寒，无毒。主养肾气，去脾胃中热，益气。霍乱，脾胃极损，不能传化，加粟米，尝有能生也。今以中脘治之者，此补胃气，助冲和之气也。然而必不宜骏补，微微补土气为可耳。毅[2]得病，往省之[3]。毅谓曰：昨使医曹吏刘祖针胃脘讫，便苦咳嗽，欲卧不安。曰：刺不得胃脘，误中肝也。食当日减，五日不救。如言。岂夫不谨乎？

---

① 常用穴：此标题原无，据文例补。

② 毅：原作"引"，据西晋·陈寿《三国志·华佗传》改。"毅得病……如言"一段，出自《三国志·华佗传》。

③ 省之：原作"雀之"，据《三国志·华佗传》改。

巨阙穴

脉发：曰任脉气所发者，鸠尾下三寸，胃脘五寸，胃脘以下至横骨六寸半一曰详，"一"字疑误，腹脉法也。注曰：鸠尾下有鸠尾、巨阙、上脘、中脘、建里、下脘、水分、脐中、阴交、脖胦、丹田、关元、中极、曲骨十四穴也，云任脉气所发，云心募也。

发明云：高皇抱疾未瘳，刺巨阙而得苏。注曰：高皇，金之高口不考能。巨阙，心之募也。主五脏气相干，卒心痛，尸厥。云：专治心下膈上诸痞，兼天突能清凉胸膈，故主呕吐气逆痰喘等。既云：霍乱，发狂不识人，惊悸少气，皆治之。针六分，云针八分，先补后泻，神验。如风痫热病，宜先泻后补，立愈。

水分穴

脉发：曰任脉之气所发者，鸠尾下三寸，胃脘五寸，胃脘以下至横骨六寸半一曰详，"一"字疑误，腹脉法也。注云：鸠尾下有鸠尾、巨阙、上脘、中脘、建里、下脘、水分、脐中、阴交、脖胦、丹田、关元、中极、曲骨十四穴也，云任脉气所发①。

发明云：凡水肿服药未全消者，以甘遂末涂腹绕脐，令满月服甘草水，其肿便去。云：此又以有水分穴，能令利②小腹也。云：治水气肿满腹胀者，用黑白牵牛头末，每服三钱；大麦面三钱。水和为饼，以火煨熟，取出食之，茶汤送下。大小便利后，灸脐上一寸、脐下一寸半，各一七壮，效。再云：今人惟知水分去水，不言益脾，益能分水故也。脾恶湿，湿则濡困，困则不能治水。

不容穴

脉发：并曰足阳明脉气所发。曰足阳明气所发，曰足阳明脉气所发，挟鸠尾之外，当乳下三寸，夹胃各一。注曰：谓不容、承满、梁门、关门、太乙五穴也。

发明：不容二穴，极心痛，破积聚，去九虫。此穴能和胃经，腹部泻，则反能化气滞。凡中毒霍乱，泻此穴，则吐恶物速矣，下针即可知效验。疾但在，毒物在下焦③。此穴禁针，以行血中之气。故气胀、水胀，无所不疗矣。

---

① 脉发曰……云任脉气所发：此段与前巨阙穴下文字重出。

② 令利：原作"利令"，据文义乙转。

③ 在下焦：原作"下焦在"，据文义乙转。

以化气滞，利肺管，治嗽咳，其效专破坚癥积痕，安蛔虫，以兹能治心痛及腹肚诸疾，最日用多助之穴而已，且不容虽非禁灸穴，灼灸不太用也。

承满穴

脉发：曰足阳明脉气所发，夹鸠尾之外，当乳下三寸，挟胃脘各一。注云：谓不容、承满、梁门、关门、太乙五穴也。亦云：足阳明脉气所发，皆相同矣。

发明：承满治阳明内行之脉，良穴也。胃足阳明之脉，其行于内者，循喉咙，入缺盆，下膈，属胃络脾。其支脉者，起于胃口，下循腹里，下至气街中而合其效，治内行经脉，故专温胃中，保定中焦，疗腹中虚胀、谷食不化、膈气肠鸣。其脉以行喉咙，入缺盆，下膈，治喘逆唾血等，然须以他穴相补，佐为其效，亦能和腹中，除坚积癥痕，屡用得验矣。行针诸家，最日用不可缺要穴也。其效亦各所耳食[①]，且暮用而善所识矣。且此穴和胃经，安中气，故兼中脘，主胁下坚痛。云：能利五脏，达表，和中气，故云治肠鸣腹胀、上气喘逆、食饮不下、肩息。曰：有余于胃，则消谷善饥；气不足，则身已前皆寒栗；胃中寒，则胀满。宜从其寒热虚实施补泻焉。若其阴毒腹痛及心痛，挟蛔虫者，小儿盘腹内钓虫积腹痛诸证，余与人屡用数验者也。如奔豚、冲疝、积聚、里急、心下痞膈，以指头紧按，亦为备危极足救急矣。

梁门穴

脉发：曰足阳明脉气所发，挟鸠尾之外，当乳下三寸，挟胃脘各一。注云：谓不容、承满、梁门、关门、太乙五穴也。云：足阳明脉气所发，皆相同矣。

发明[②]：此穴能破坚积[③]，开郁气，通滞，故治腹中积气，谓主胸下积气。云：主胁下积气，食饮不思，兼又调胃气，故治大腹滑泄，谷不化，此其所以健中焦也。益却云效功，承满大相同，然日用不可缺之穴也。

关门穴

脉发：曰足阳明脉气所发，挟鸠尾之外，当乳下三寸，夹胃脘各一。注云：不容、承满、梁门、关门、大乙五穴也。云：足阳明脉气所发，诸皆相同矣。

---

① 其效亦各所耳食：原文如此，疑有讹误。

② 发明：原脱，据文例补。

③ 破坚积：原作"碎坚积"，据文义改。

发明：今人用此穴，为多癥瘕坚积，肚腹疠痛，不可缺也，然须以他穴助其力。郁在三焦，须用此穴，能温胃中，和阳明宗筋，治挟脐急痛，达三焦，致分利，燥湿要穴也。

太乙穴

脉发：此穴脉发所见，与关门同，脉之发所同，故除也。

发明：以狂癫疾为心血不足。按：心血不足，火郁妄行，则致此证矣。夫胃者为戊土矣，心火盛炽，乃能生土。今有胃土实邪，故不受心火之生，口更火郁于内既烁，虽欲及于肺金，而胃土实，故土生金而肺尚盛，故肺金亦不蒙心火之烁，由火郁倍无可发，故吐舌也。夫舌者心之窍矣，火郁逼迫前后，发其留致吐舌之证耳。太乙、滑肉门共能泻阳明戊土之实邪，良穴也。故泻此二穴，复本位，其疾愈也。假令温颜以诱之，美辞以导之，寡实怪言，岂谓医哉也。

滑肉门

脉发：曰阳明脉气所发，挟鸠尾之外，当乳下三寸，挟胃脘各一，挟脐广三寸，各广三寸，作广二寸为是云。乃言去中行各二寸也。按：以三寸为上下相去之寸，犹太乙、关门之下一寸之类，恐非。是云各三者，谓滑肉门、天枢、外陵也。云足阳明脉气所发，皆同矣。

发明：太乙、滑肉门二穴，大概相同，泄胃中伏火，除温热，镇神，去心脏郁火也。此二穴治狂癫、呕逆、吐血，其治各虽标本不同，犹治心气不足，吐血衄血，用泻心汤之意矣。夫狂癫之证，以为心血不足，而况有吐血、有呕逆乎？曾心气不用补心，更泻心汤，其疑亦宜哉。

天枢穴

脉发：云大肠俞在背第十六椎，募在天枢，云大肠募也，足阳明脉气所发。曰足阳明脉气所发，夹脐广三寸，作二寸，为是各三寸。云各三者，谓滑肉门、天枢、外陵也。

发明：曰中焦者，在胃中脘，不上不下。主腐熟水谷，其治在脐傍。按天枢正当之，此穴大肠之募，故专治秘结泄利，泻赤白痢水痢不止，冬月感寒泄利，久积冷气，绕脐切痛，时上冲心。又补脾胃，益土气，防水气逆，故疗水肿胀满，开郁通滞气，故治瘟疾狂言，引狂言恍惚，灸天枢百壮。又能清血中气，故治吐血，妇人癥瘕，血结成块，漏下赤白及月水不调诸疾。以天枢、大包、地机三穴，为上、中、下三部。云：大包、地机、天枢三穴，皆脾胃所发。主中宫气，脾胃诸疾。云：此穴补虚损，补定冲和[1]之气。故《标[2]》云：虚损天枢而可取。云：天枢，足阳明脉气所发。阳明居中，土也，万物之母，五脏百骸，莫不受其母气。虚损者取此穴，刺而灼之可也。

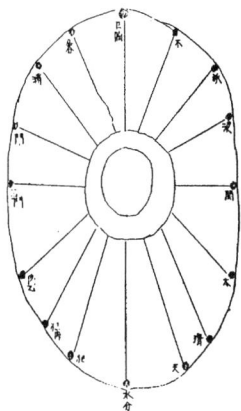

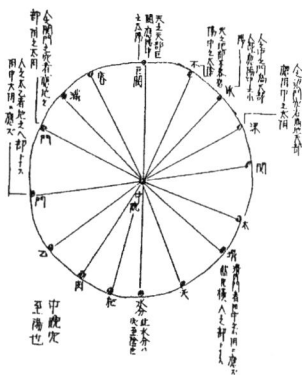

其他术式[3]

三调之传

口传云：此术直针刺入五分，呼吸六七息内，以押手强押之。又如前法刺入五分，呼吸六七息内，如前法以押手强押之。又如前法与术，后又呼吸十六息，久捻针，速退针。可速闭其疳。

气行之传

口传云：针下十分，以右中指当右中指腹[4]，以大指、食指轻扣针龙头也，力勿过猛。按：所谓轻扣针之龙头者，即能至针尖部分气离，时时如前意弹针之龙头也。

三法针之传

口传曰：假令刺入中脘穴，暂离其气，引退其针至皮部，以针尖先向左之梁门刺入，暂捻其针，退至皮部。又向右之梁门行如前法而去针也。刺法参见下图。

---

① 冲和：原作"衡和"，据文义改。

② 标：在此指金元医家窦汉卿的《标幽赋》。字原误作"檀"，据文义改。

③ 其他术式：此标题原无，据文例补。

④ 以右中指当右中指腹：原文如此，疑有讹误。

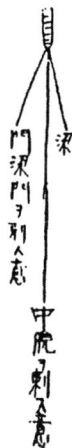

圆针之传

口传曰：要之切押手及刺手共行，向右回，乍刺入，终暂捻。又向左回，乍拔退也。

温针之传

口传曰：下肉分，呼吸百呼，久捻针。自夫以押手大指押，离食指自夫又浮。以食指按，又转动押手，如前按去针也，且按乍拔，为吉。

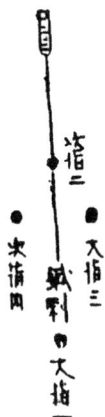

晓针之传

此术不传。

内调之传

此术无传。

气柏之传

口传曰：以针刺入分部，合押手如满月，少闭口当管，终如细指，取其管，当次指中指之间，如细指之状。终取其管，当中指无名指间。终如前法，取其管，当无名指小指之间。终如前法，或取或不取其管而去针也。

龙头热行

术共别传。

以上十八术口传书终。

表之卷五终

杉山真传流撰针论
九针之要

黄帝问于岐伯曰：余子万民，养百姓，而收其租税。余哀其不给而属有疾病，余欲勿使被毒药，无用砭石，欲以微针通其经脉，调其血气，营其逆顺出入之会，令可传于后世。必明为之法，令终而不灭，久而不绝，易用难忘，为之经纪；异其篇①章，别其表里，为之终始；令各有形，先立《针经》。愿闻其情。

岐伯答曰：臣请推而次之，令有纲纪，始于一，终于九焉。请言其道。小针之要，易陈难入，粗守形，上守神，神乎神，客在门。未观其疾，恶知其原？刺②之微，在速迟。粗守关，上守机，机之动，不离其空，空中之机，清静而微。其来不可逢，其往不可追。知机之道者，不可挂以发，不知机道③，叩之不发。知其往来，要与之期。粗之暗乎，妙乎！工独有之。往者为逆，来者为顺，明知逆顺，正行而无问。逆而夺之，恶得无虚？追而济之，恶得无④实？迎之随之，以意和之，针道毕矣。

《小针解》曰：所谓易陈者，易言也。难入者，难着于⑤人也。粗守形者，守刺法也。上守神者，守人之血气有余、不足，而可补泻也。神客，正邪其会也。神者，正气也；客者，邪气也。在门者，邪循正气之所出入也。未观其疾者，先知⑥邪正何经之疾也。恶知其原者，先知何经之⑦病，所取之处也。

刺之微在速迟者，徐疾之意也。粗守关者，守四肢而不知血气正邪之往来也。上守机者，知守气也。机之动不离其空⑧者，知气之虚实，用针之徐疾也。空中之机清净以微者，针以得气，密意守气勿失也。其来不可逢，气盛不可补。其往不可追者，气虚不可泻也。不可挂以发者，言气易失也。扣之不发者，言⑨不知补泻之意也，血气已尽而气不下也。知其往来者，知气之逆

---

① 篇：原脱，据《灵枢》卷第一补。

② 刺：原作"则"，据《灵枢》卷第一改。

③ 道：原脱，据《灵枢》卷第一补。

④ 无：原脱，据《灵枢》卷第一补。

⑤ 着于：原作"于着"，据《灵枢》卷第一乙转。

⑥ 知：原作"邪"，据《灵枢》卷第一改。

⑦ 经之：原作"之经"，据《灵枢》卷第一乙转。

⑧ 空：此下原衍一"中"字，据《灵枢》卷第一删。

⑨ 者，言：原作"言者"，据《灵枢》卷第一乙转。

顺盛虚也。要与之期者，知气之可取之时也。粗之暗者，冥冥不知气之微密也。妙哉！工独有之者，尽知针意也。往者为逆者，言气之虚而小，小者逆也。来者为顺者，言形气之平，平者顺也。明知逆顺正行无问者，言知所取之处也。迎而^①夺之者，泻也；追而济之者，补也。

九针

岐伯曰：九针之名，各不同形：

一曰镵针，长一寸六分。镵针者，头大末锐，去泻阳气。

二曰员针，长一寸六分。员针者，针如卵形，揩摩分间，不得伤肌肉，以泻分气。

三曰锓针，长三寸半。锓针者，锋如黍粟之锐。主按脉勿陷，以致其气。

四曰锋针，长一寸六分。锋针者，刃三隅，以发痼疾。

五曰铍针，长四寸，广二分半。铍针者，末如剑锋，以取大脓。

六曰员利针，长一寸六分。员利针者，大如氂，且员且锐，中身微大，以取暴气。

七曰毫针，长三寸六分。毫针者，尖如蚊虻喙，静以徐往，微以久留之而养，以取痛痹。

八曰长针，长七寸。长针，锋利身薄，可以取远痹。

九曰大针，长四寸。大针者，尖如梃，其锋微员，以泻机关之水也。

九针毕矣。

黄帝曰：余闻九针于夫子，众多博大矣，余犹不能寤。敢问九针焉生？何因而有名？《灵枢·九针论》。岐伯曰：九针者，天地之大数也，始于一而终于九。故曰：一以法天，二以法地，三以法人，四以法时，五以法音，六以法律，七以法星，八以法风，九以法野。

黄帝曰：以针应九之数，奈何？岐伯曰：夫圣人之起天地之数也，一而九之，故以立九野；九而九之，九九八十一，以起黄钟数焉，以针应数也。

一者天也，天者阳也，五脏之应天者肺，肺者五脏六腑之盖也。皮者肺之合也，人之阳也。故为之治针，必以大其头而锐其末，令无得深入而阳气出。

二者地也^②，人之所以应土者肉也。故为之治针，必筩其身而员其末，无

---

① 而：原作"者"，据《灵枢》卷第一改。

② 也：原作"者"，据《灵枢》卷第十二改。

得伤肉分，伤则气得竭。

三者人也，人之所以成生者血脉也。故为之治针，必大其身而员其末，令可以按脉勿陷，以致其气，令邪气独出。

四者时也，时者四时八风之客于经络之中，为瘤病者也。故为之治针，必补箭身而锋其末，令可以泻热出血，而瘤病竭。

五者音也，音者冬夏之分，分于子午，阴与^①阳别，寒与热争，两气相搏，合为痈脓者也。故为之治针，必令其末如剑锋，可以取大脓。

六者律也，律者^②调阴阳四时而合十二经脉，虚邪客于经络而为暴痹者也。故为之治针，必令尖^③如氂，且员且锐，中身微大，以取暴气。

七者星也，星者人之七窍，邪之所客于经脉而为痛痹，舍于经络者也。故为之治针，令尖如蚊虻喙，静以徐往，微以久留，正气因之，真邪俱往，出针养者也。

八者风也，风者人之股肱八节也，八正之虚风，八风伤人，内舍于骨解腰脊节腠理之间，为深痹也。故为之治针，必薄^④其身，锋其末，可以取深邪远痹。

九者野也，野者人之节解皮肤之间也，淫邪流溢于身，如风水之状，而溜不能过于机关大节者也。故为之治针，令尖如梃，其锋微员，以取大气之不能过于关节也。

黄帝曰：针之长短有数乎？岐伯曰：一曰镵针者，取法于布^⑤针，去末半寸^⑥卒锐之，长一寸六分，主热在头身也。二曰员针，取法于絮针，箭^⑦其身而卵其末，长一寸六分，主治分间气。三曰锟针，取法于黍粟之锐，长三寸半，主按脉取气，令邪出。四曰锋针，取法于絮针，箭其身，锋其末，长一寸六分，主痈热出血。五曰铍针，取法于剑锋，广二分半，长四寸，主大痈脓，内两热争者也。六曰员利针，取法于氂针，微大其末，反小其身，令可深内也，长一寸六分，主取痈痹者也。七曰毫针，取法于毫毛，长一寸六分，

---

① 与：原脱，据《灵枢》卷第十二补。

② 律者：原脱，据《灵枢》卷第十二补。

③ 尖：原脱，据《灵枢》卷第十二补。

④ 薄：原作"长"，据《灵枢》卷第十二改。

⑤ 布：原作"巾"，据《灵枢》卷第十二改。

⑥ 半寸：原作"寸半"，据《灵枢》卷第十二乙转。

⑦ 箭：原脱，据《灵枢》卷第十二补。

主寒热痛痹者在络者也。八曰长针，取法于綦针，长七寸，主取深邪远痹者也。九曰大针，取法于锋针，其锋微员，长四寸，主取大气不出关节者也。

针形毕矣，此九针大小长短法也。

九针之义应天人《素问·针解篇》三

帝曰：余闻九针，上应天地四时阴阳，愿闻其方，令可传于后世，以为常也。岐伯曰：夫一天、二地、三人、四时、五音、六律、七星、八风、九野，身形亦应之，针各有所宜，故曰九针。人皮应天，人肉应地，人脉应人，人筋应时[1]，人声应音，人阴阳合气应律，人齿[2]面目应星，人出入气应风，人九窍三百六十五络应野。故一针皮，二针肉，三针脉，四针筋，五针骨，六针调阴阳，七针益精，八针除风，九针通九窍，除三百六十五节气，此之谓各有所主也。人心意应八风，人气应天，人发齿耳目[3]五声应五音六律，人阴阳脉血气应地，人肝目应之九。

九窍三百六十五，人一以观动静，天二以候五色，七星应之，以候发毋泽。五音一以候宫商角徵羽，六律有余不足应之。二地一以候高下有余，九野一节俞应之，以候闭节。三人变一分人，候齿泄多血少。十分角之变五分，以候缓急。六分不足三分寒，关节第九分四时。人寒温燥湿，四时一应之，以候相反，一四方作解。

九针之宜各有所为《灵枢·官针篇》四

凡刺之要，官针最妙。九针之宜，各有所为，长短大小，各有所施也。不得其用，病弗能移。疾浅针深，内伤良肉，皮肤为痈；病深针浅，病气不泻，支为大脓。病小针大，气泻太甚，病必为害；病大针小，气不泄泻，亦复为败。失针之宜，大者泻，小者不移，已言其过，请言其所施。

病在皮肤无常者，取以镵针于病所，肤白勿取；病在分肉间，取以员针于病所；病在经络痼痹者，取以锋针；病在脉，气少当补之者，取之鍉针，于井荥分输；病为大脓者，取以铍针；病痹气[4]暴发者，取以员利针；病痹气痛而不去者，取以毫针；病在中者，取以长针；病水气肿不能通关节者，取以大针；病在五脏固居者，取以锋针，泻于井荥分输，取以四时。

---

① 人筋应时：原脱，据《素问》卷第十四补。

② 齿：原作"皮"，据《素问》卷第十四改。

③ 目：原作"曰"，据《素问》卷第十四改。

④ 气：原脱，据《灵枢》卷第二补。

九变十二节 《灵枢·官针篇》五

凡刺有九，以应九变。一曰输刺，输刺者，刺诸经荣输、脏输也。二曰远道刺，远道刺者，病在上，取之下，刺腑输也。三曰经刺，经刺者，刺大经之结络经分也。四曰络刺，络刺者，刺小络之血脉也。五曰分刺，分刺者，刺分①肉之间也。六曰大泻刺，大泻刺者，刺大脓以铍针也。七曰毛刺，毛刺者，刺浮痹皮肤也。八曰巨刺，巨刺者，左取右，右取左。九曰焠刺，焠刺者，刺燔针则取痹也。

凡刺者十二节，以应十二节经。一曰偶刺，偶刺者，以手②直心若背，直痛所③，一刺前，一刺后，以治心痹，刺此者傍针之也。二曰报刺，报刺者，刺痛无常处也，上下行者，直内无拔针，以左手随病所按之，乃出针复刺之也。三曰恢刺④，恢刺者，直刺傍之，举之前后，恢筋急，以治筋痹也。四曰齐刺，齐刺者，直入一，傍入二，以治寒气小深者。或曰三刺，三刺者，治痹气小深者也。五曰扬刺，扬刺者，正内一，傍内四而浮之，以治寒气之博大⑤者也。六曰直针刺，直针刺者，引皮乃刺之，以治寒气之浅者也。七曰输刺，输刺者，直入直出⑥，稀发针而深之，以治气盛而热者也。八曰⑦短刺，短刺者，刺骨痹，稍摇而深之，致针骨所，以上下摩骨也。九曰浮刺⑧，浮刺者，傍入而浮之，以治肌急而寒者也。十曰阴刺，阴刺者，左右率刺之，以治寒厥。中寒厥，足踝后少阴也。十一曰傍针刺，傍针刺者，直刺、傍刺各一，以治留痹久居者也。十二曰赞刺，赞刺者，直入直出，数发针而浅之出血，是谓治痈肿也。

三刺浅深，五刺五脏 《灵枢·官针篇》六

脉之所居，深不见者，刺之微内针而久留之，以致其空脉气也。脉浅者勿刺，按绝其脉乃刺之，无令精出，独出其邪气耳。所谓三刺则谷气出者，

---

① 分：原脱，据《灵枢》卷第二补。

② 以手：原脱，据《灵枢》卷第二补。

③ 所：原作"刺一刺"，据《灵枢》卷第二改。

④ 刺：原脱，据《灵枢》卷第二补。

⑤ 博大：原作"传大"，据《灵枢》卷第二改。

⑥ 直出：原作"真出"，据《灵枢》卷第二改。

⑦ 八曰：原脱，据《灵枢》卷第二补。

⑧ 浮刺：原作"乳刺"，据《灵枢》卷第二改。

先^①浅刺绝皮，以出阳邪；再刺则阴邪出者，少益深，绝皮致肌肉，未入分肉间也；已入分肉之间，则谷气出。故刺法曰：始刺浅之，以逐邪气而来血气；后刺深之，以致阴气之邪；最后刺极深之，以下谷气。此之谓也。故用针者，不知年之所加、气之^②盛衰、虚实之所起，不可以为工也^③。

凡刺有五，以应五脏。一曰半刺，半刺者，浅内而疾发针，无针伤肉，如拔毛状，以取皮气，此肺之应也。二曰豹文刺，豹文刺者，左右前后针之，中脉为故，以取经络之血者也，此心之应也。三曰关刺，关刺者，直刺左右，尽筋上，以取筋痹，慎无出血，此肝之应也，或曰渊刺，一曰岂刺。四曰合谷刺，合谷刺者，左右鸡足，针于分肉之间，以取肌痹，此脾之应也。五曰输刺，输刺者，直入直出，深内之至骨，而以取骨痹，此肾之应也。

用针虚实补泻七

凡用针者，虚则实之，满则泄之。《灵枢·九针十二原篇》，宛陈则除之，邪胜则虚之。《大要》曰：徐而疾则实，疾而徐则虚。言实与虚，若有若无，察后与^④先，若存若亡，为虚为实，若得若失。虚实之要，九针最妙。补泻之时，以针为之。泻曰必持内之^⑤，放而出之，排阳得针^⑥，邪得气泄。按而引针，是谓内温，血不得散，气不得出也。补曰随之，随之意若妄之。若行若按，若蚊虻而止，如留如还，去如弦绝，令左属右，其气故止，外门已闭^⑦，中气乃实，必无留血，急取诛之。持针之道，坚者为宝，正指直刺，无针左右，神在秋毫，属意病者，审视血脉者，刺之无殆^⑧。方刺之时，必在悬阳，及与两卫，神属勿去^⑨，知病存亡。血脉者，在腧横居，视之独澄，切之独坚。

帝曰：何如而虚？何如而实？《素问·宝命全形篇》。岐伯曰：刺虚^⑩者须其实，刺实者须其虚。经气已至，慎守勿失。浅深在志，远近若一。如临深渊，手

---

① 先，原脱，据《灵枢》卷第二补。

② 之：原脱，据《灵枢》卷第二补。

③ 工也：原脱，据《灵枢》卷第二补。

④ 与：此下原衍一"气"字，据《灵枢》卷第一删。

⑤ 之：原作"入"，据《灵枢》卷第一改。

⑥ 针：原脱，据《灵枢》卷第一补。

⑦ 闭：原作"开"，据《灵枢》卷第一改。

⑧ 殆：原作"始"，据《灵枢》卷第一改。

⑨ 去：原作"左"，据《灵枢》卷第一改。

⑩ 刺虚：原作"虚刺"，据《素问》卷第八乙转。

如握虎，神无营于众物。

《小针解》曰：所谓虚则实之者，气口虚而当补之也。满则泄之者，气口盛而当泻之也。宛陈则除之者，去血脉也。邪盛则虚之者，言诸经有盛者，皆泻其邪也。徐而疾则实者，言徐内而疾出也。疾而徐则虚者，言疾内而徐出也。言实与虚，若有若无者，言实者有气，虚者无气也。察后与先，若亡若存者，言气之虚实，补泻之先后也，察其气之已下与常存。为实与虚，若得若失者，言补者佖然若有得，泻则怳然若有失也。

《针解篇》黄帝曰：愿闻九针之解，虚实之道。岐伯对曰：刺虚则实之者，针下热也，气实则热也。满^①而泄之者，针下寒也，气虚乃寒也。宛陈则除之者，出恶血也。邪盛则虚之者，出针勿按。徐而^②疾则实者，徐出针而疾按之。疾而徐则虚者，疾出针而徐按之。言实与虚者，寒温气多少也。若无若有者，疾不可知也。察后与先者，知病先后也。为虚与实者，工勿失其法。若得若失，离其法也。虚实之要，九针最妙者，为其各有所宜。补泻之时者，与气开阖相合也。九针之名^③，各不同形者，针穷其所当补泻也。

刺实^④须其虚者，留针阴气隆至也，乃去针也。刺虚须其实者，阳气^⑤隆至，针下热乃去针也。自此至下文"神无营于众之物"者，皆释前《宝命全形论》义。经气已至，慎守勿失者，勿变更也。深浅在志者，知病之内外也。近远如一者，深浅其候等也。如临深渊者，不敢堕也。手如握虎^⑥者，欲其壮也，神^⑦无营于众物，静志观病人，无左右视也。义无邪下者，欲端以正也。必正其神者，欲瞻病人目，制其神，令气易行也。所谓三里者，膝下三寸也。所谓跗之者，举膝分易见也。巨虚者，跷足䯊独陷者。下廉者，陷下者也。

阴阳虚实补泻先后《灵枢·终始篇》八

阴盛而阳虚，先补其阳，后泻其阴而和之。阴虚阳盛，先补其阴，后泻其阳而和之。三脉动于足大趾之间，必审其实虚。虚而泻之，是谓重虚，重虚病益甚。凡刺之者，以指按之，脉动实且疾者疾泻之，虚而徐者则补之，

---

① 满：此下原衍一"则"字，据《素问》卷第十四删。

② 而：此下原衍"除之"2字，据《素问》卷第十四删。

③ 名：原脱，据《素问》卷第十四补。

④ 实：原作"虚"，据《素问》卷第十四改。

⑤ 气：原脱，据《素问》卷第十四补。

⑥ 虎：原作"处"，据《素问》卷第十四改。

⑦ 神：原脱，据《素问》卷第十四补。

反之者病益甚。其动也，阳明在上①，厥阴在中，少阴在下。

补须一方实，深取之，稀按其痏，以极出其邪气。同前《终始篇》；一方虚，浅刺之，以养其脉，疾按其痏，无使邪气得入。邪气来也紧而疾，谷气来也徐而和。脉实者，深刺之，以泄②其气；脉虚者，浅刺之，使精气无得出，以养其脉，独出其邪气。

宝命全形必先治神五虚勿近五实勿远《素问·宝命全形论③篇》九

黄帝问曰：天覆地载，万物悉备，莫贵于人。人④以天地之气生，四时之法成，君王众庶，尽欲全形，形之疾病，莫知其情，留淫日深，着于⑤骨髓，心私虑之。余欲针除其疾病，为之奈何？岐伯对曰：夫盐之味咸者，其气令器津泄；弦绝者，其音嘶败；木敷者，其叶发；病深者，其声哕。人有此三者，是谓坏腑，毒药无治，短针无取，此皆绝皮伤肉，血气争黑⑥。

帝曰：余念其痛，心为之乱惑，反甚其病，不可更代，百姓闻之，以为残贼，为之奈何？岐伯曰：夫人生地，悬命于天，天地合气，命之曰人。人能应四时者，天地为之父母，知万物者，谓之天子。天有阴阳，人有十二节⑦；天有寒暑，人有虚实。能经天地阴阳之化者，不失四时；知十二节之理者，圣智不能欺也；能存八动之变，五胜更立；能达虚实之数者，独出独入，呿吟至微，秋毫在目。

帝曰：人生有形，不离阴阳，天地合气，别为九野，分为四时，月有小大，日有长短，万物并立，不可胜量，虚实呿吟，敢问其方？岐伯曰：木得金而伐，火得水而灭，土得木而达，金得火而⑧缺，水得土而绝，万物尽然，不可胜竭。故针者有悬布天下者五，黔首共余食，莫知之也。一曰治⑨神，二曰知养身，三曰知毒药为真，四曰制砭石小大，五曰知腑脏血气之诊⑩，五法

---

① 上：原作"下"，据《灵枢》卷第二改。

② 泄：此下原衍一"之"字，据《灵枢》卷第二改。

③ 论：原脱，据《素问》卷第八补。

④ 人：原脱，据《素问》卷第八补。

⑤ 于：原脱，据《素问》卷第八补。

⑥ 黑：原作"点"，据《素问》卷第八改。

⑦ 天有阴阳人有十二节：此9字原脱，据《素问》卷第八补。

⑧ 而：原脱，据《素问》卷第八补。

⑨ 治：原作"知"，据《素问》卷第八改。

⑩ 诊：原作"胗"，据《素问》卷第八改。

俱立，各有所先。今末世之刺也，虚者实之，满者泄之，此皆众工所共知也。若夫法天则地，随应而动，和之者若响，随之者若影，道无鬼神，独来独往。

帝曰：愿问其道。岐伯曰：凡刺之真，必先治神，五脏已定，九候已备，后乃存针。众脉不见，众齿弗闻，外内相得，无以形先，可玩往来，乃施于^①人。人有虚实，五虚勿近，五实勿远，至其当发，间不容瞚。手动若务，针耀而匀，静意视义，观^②适之变，是谓冥冥，莫知其形，见其乌乌，见其稷稷，从见^③其飞，不知其谁，伏如横弩，起如发机。

九针推论《灵枢·官能篇》十

黄帝问于岐伯曰：余闻九针于夫子众多矣，不可胜数，余推而论之，以为一纪。余司诵之，子听其理，非则语余，请正其道，令可久传，后世无患，得其人乃传，非其人勿言。岐伯稽首再拜曰：请听圣王之道。

黄帝曰：用针之理，必知形气之所在，左右上下，阴阳表里，血气^④多少，行之逆顺，出^⑤入之合，谋伐有过，知解结，知补虚^⑥泻实，上下气门^⑦，明通于四海，审其所在，寒热淋露，以输异处，审于调气，明于经隧，左右肢络，尽知其会。寒与热争，能合而调之，虚与实邻^⑧，知决而通之，左右不调，把而行之，明逆顺，乃知可治，阴阳不奇，故知起时，审于本末，察其寒热，得邪所在，方刺不殆，知官九针，刺道毕矣。

明于五输，徐疾所在，屈伸出入，皆有条理。言阴与阳，合于五行，五脏六腑，亦有所藏，四时八风，尽有阴阳，各得其位，合于明^⑨堂，各处色部，五脏六腑，察其所痛，左右上下，知其寒温，何络所在，审皮肤之寒温滑涩，知其所苦，膈有上下，知其气所在。先得其道，稀而疏之，稍深以留，故能徐入之。大热在上，推而下之；从下上者，引而去之；视前痛者，常先取之。大寒在外，留而补之；入于中者，从合泻之。针所不为，灸之所宜。

---

① 施于：原作"于施"，据《素问》卷第八乙转。

② 观：原脱，据《素问》卷第八补。

③ 见：原脱，据《素问》卷第八补。

④ 血气：原脱，据《灵枢》卷第十一补。

⑤ 出：原脱，据《灵枢》卷第十一补。

⑥ 虚：原脱，据《灵枢》卷第十一补。

⑦ 门：此下原衍"入之合"3字，据《灵枢》卷第十一删。

⑧ 能合而调之虚与实邻：此9字原脱，据《灵枢》卷第十一补。

⑨ 明：此下原衍一"道"字，据《灵枢》卷第十一删。

上气不足，推而扬之；下气不足，积而从之^①；阴阳皆虚，火自当之^②。厥而寒甚，骨廉陷下，寒过于膝，下陵三里，阴络所过，得之留止。寒入于中，推而行之；经陷下者，火则当之；结络坚紧，火所治之。不知所苦，两跷之下，男阴女阳，良工所禁，针论毕矣。

用针之^③服，必有法则，上^④视天光，下司八正，以辟奇邪，而视百姓，审于虚实，无犯其邪。是得天之露，遇岁之虚，救而不胜，反受其殃。故曰：必知天忌，乃言针意。法于往古，验于来今，观于窈冥，通于无穷，粗之所不见，良工之所贵，莫如其形，若神髣髴。

邪气之中人也，洒淅动形。正邪之中人也微，先见于色，不知于其身，若有若无，若亡若存，有形无形，莫知其情。是故上工之取气，乃救其萌芽；下工守其已成，因败其形。是故工之用针也，知气之所在，而守其门户，明于调气，补泻所在，徐疾之意，所取之处。泻必用员，切而转之，其气乃行；疾而徐出，邪气则出；伸而迎之，遥大^⑤其穴，气出乃疾。补必用法，外引^⑥其皮，令当其门，左引其枢，右推其肤，微旋而徐推之，必端以正，安以静，坚心无解，欲微以留，气下而疾出之，推其皮，盖其外门，真^⑦气乃存。用针之要，无忘其神。

官能《灵枢^⑧·官能篇》连前章十一

雷公问于黄帝曰：《针论》曰得其人乃传，非其人勿言。何以知其可传？黄帝曰：各得其人，任之其能，故能明其事。雷公曰：愿闻官能奈何？黄帝曰：明目者，可使视色；聪耳者，可使听音；捷疾辞语者，可使传论；语徐而安静，手巧而心审谛者，可使行针艾^⑨，理血气而调逆顺，察阴阳而兼诸方；缓节柔筋而心和调者，可使导引行气；疾毒言语轻人者，可使唾痈咒病；爪苦手毒，为事善伤者，可使按积抑痹。各得其能，方乃可行，其名乃彰。不

---

① 之：原脱，据《灵枢》卷第十一补。

② 之：原脱，据《灵枢》卷第十一补。

③ 之：原脱，据《灵枢》卷第十一补。

④ 上：原脱，据《灵枢》卷第十一补。

⑤ 大：原脱，据《灵枢》卷第十一补。

⑥ 引：此下原衍一"皮"字，据《灵枢》卷第十一删。

⑦ 真：原作"奥"，据《灵枢》卷第十一改。

⑧ 灵枢：原作"多枢"，据《灵枢》卷第十一改。

⑨ 艾：原作"女"：据《灵枢》卷第十一改。

得其人，其功不成，其师无名。故曰：得其人乃言，非其人勿传，此之谓也。手毒者，可使试按龟，置龟于器下而按其上，五十日而死；手甘，复生如故。

内外揣 《灵枢·外揣篇》同十二

黄帝曰：余闻《九针》九篇，余亲授其调，颇得其意。夫九针者，始于一而终于九，然不失要道也。夫九针者，小之则无内，大之则无外，深必不可为下，高不可为盖①，恍惚无穷，流溢无极。余知其合于天道、人事、四时之变也。然余愿杂之毫毛，浑②束为一，可乎？岐伯曰：明乎哉问也！非独针道焉，夫治国亦然。

黄帝曰：余愿闻针道，非国事也。岐伯曰：夫治③国者，夫惟道焉。非道，何可小大浅深，杂合而为一乎？黄帝曰：愿卒闻之。岐伯曰：日与月焉，水与镜焉，鼓与响焉。夫日月之明，不失其影；水镜之察，不失其形；鼓响之应，不后其声，动摇则应和，尽得其情。

黄帝曰：窘乎哉！昭昭之明不可蔽。其不可蔽，不失阴阳也。合而察之，切而验之，见而得之，若清水明镜之不失其形也。五音不彰，五色不明，五脏波荡，若是则内外相袭，若鼓之应桴、响之应声、影之似形。故远者司外揣内，近者司内揣外，是谓阴阳之极，天地之盖，请藏之灵兰之室，弗敢④使泄也。

八正神明泻方补圆 《素问·八正神明论⑤篇》全，十三

黄帝问曰：用针之服，必有⑥法则焉。今何法何则？岐伯对曰：法天则地，合以天光。帝曰：愿卒闻之。岐伯曰：凡刺之⑦法，必⑧候日月星辰、四时八风之气，气⑨定乃刺之。是故天温日明，则人血淖液而卫气浮，故血易泻，气易行；天⑩寒日阴，则人血凝泣而卫气沉。月始生，则血气始精，卫气

---

① 盖：原作"益"，据《灵枢》卷第七改。

② 浑：原作"泻"，据《灵枢》卷第七改。

③ 治：原脱，据《灵枢》卷第七补。

④ 敢：原作"致"，据《灵枢》卷第七改。

⑤ 论：原脱，据《素问》卷第八补。

⑥ 有：原脱，据《素问》卷第八补。

⑦ 地合以天光……凡刺之：此17字原脱，据《素问》卷第八补。

⑧ 必：原脱，据《素问》卷第八补。

⑨ 气：原脱，据《素问》卷第八补。

⑩ 天：原作"大"，据《素问》卷第八改。

始行①；月廓满，则②血气寒，肌肉坚；月廓空，则肌肉减，经络虚，卫气去，形独居。是以因天时调血气也，是以天寒无刺，天温无凝。月生无泻，月满无补，月廓空无治，是谓得时而调之。因天③之序，盛虚之时，移光定位，正立而持之。故曰月生而泻，是谓脏虚；月满而补，血气扬溢，络有留血，命曰重实④；月廓虚而治，是谓乱经。阴阳相错，真邪不别，沉以留止，外虚内乱，淫邪乃起。

帝曰：星辰八⑤正何候？岐伯曰：星辰者，所以制日月之行也。八正者，所以候八风之虚邪以时至者也。四时者，所以分春夏秋冬之气所在，以时调之也。八正之虚邪，而避之勿犯也。以身之虚，而逢天之虚⑥，两虚相感，其气至骨，入则伤五脏，工候救之，弗能伤也。故曰：天忌不可不知。

帝曰：善。其法星辰者，余闻之矣，愿闻法往古者。岐伯曰：法往古者，先知《针经》也。验于来今者，先知日之寒温、月之虚盛，以候气之浮沉，而调之于身，观其立有验也。观其冥冥者，言形气荣卫之不形于外，而工独知之。以日之寒温、月之虚盛、四时气之浮沉，参伍相合而调之。工常先见之，然而不形于外，故曰观于冥冥焉。通于无穷者，可以传于后世也，是故工之所以异也。然而不形见于外，故俱不能见也。视之无形，尝之无味，故谓冥冥者若神髣髴。

虚邪者，八正之虚邪气也。正邪者，身形若用力汗出，腠理开，逢虚风，其中人也微，故莫知其情，莫见其形。上工救其萌芽，必先见三部九候之气，尽调不败而救之，故曰上工。下工救其已成，救其已败。救其已成者，言不知三部九候之相失，因病而败之也。知其所在者，知诊三部九候之病脉而治之，故曰守其门户焉，莫知其情而见其形也。

帝曰：余闻补泻，未得其意。岐伯曰：泻必用方。方者，以气方盛也，以月方满也，以日方温也，以身方定也，以息方吸而内针，乃复候其方吸而转之针，乃复候其方呼而徐引针，故曰泻必用方，其气易行焉。补必用员，

---

① 卫气始行：原脱，据《素问》卷第八补。

② 则：原作"明"，据《素问》卷第八改。

③ 天：原脱，据《素问》卷第八补。

④ 实：原作"宝"，据《素问》卷第八改。

⑤ 八：此下原衍一"星"字，据《素问》卷第八删。

⑥ 邪而避之勿犯也以身之虚而逢天之虚：此16字原脱，据《素问》卷第八补。

员者行也，行者移也。刺必中其荣，复以吸排针也，故员与方，非^①针也。故养神者，必知形之肥瘦、荣卫气血之盛衰。血气者，人之神，不可不谨养。

帝曰：妙乎哉论也！合人形于^②阴阳四时虚实之应，冥冥之期，其非夫子，孰能通之？然夫子数言形与神，何谓形^③？何谓神？愿卒闻之。岐伯曰：请言形，形乎形，目^④冥冥，问其所病，索之于经，慧然在前，按之不得，不知其情，故曰形。

帝曰：何谓神？岐伯曰^⑤：请言神。神乎神，耳不闻，目明心开而志先，慧然独悟，口弗能言，俱视独见^⑥，适若昏，昭然独明^⑦，若风吹云，故曰神。三部九候为之原，《九针》之论，不必存也。

经脉应天地呼吸分补泻《素问·离合真邪论》十四

黄帝问曰：余闻《九针》九篇，夫子乃因而九之，九九八十一篇，余尽通其意矣。《经》言气之盛衰，左右倾移，以上调下，以左调右，有余不足，补泻于荣输^⑧，余知之矣。此皆荣卫之倾移，虚实之所生，非邪气从外入于经也。余愿闻邪气之在经，其病人何如？取之奈何？

岐伯曰：夫圣人之起度数，必应于天地，故天有宿度，地有经水，人有经脉。天地温和，则经水安静；天寒地冻，则经水凝泣；天暑地热，则经水沸溢；卒风暴起，则经水波涌而陇起。夫邪之入于脉也，寒则血凝泣，暑则气淖泽，虚邪因而入客，亦如经水之得风也。经之动脉，其至也亦时陇起，其行于脉中循循然，至寸口中手也。时大时小，大则邪至，小则平，其行无常处，在阴与阳，不可为度，从而察之，三部九候，卒然逢之，早遏其路。吸则内针，无令气忤此下言呼吸补泻之法也；静以久留，无令邪布；吸则转针，以得气为故；候呼引针，呼尽乃去；大气此出，故命曰泻。

帝曰：不足者补之奈何？岐伯曰：必先扪而循之^⑨，切而散之，推而按之，

---

① 非：原作"排"，据《素问》卷第八改。
② 于：此下原衍一"血"字，据《素问》卷第八删。
③ 何谓形：原脱，据《素问》卷第八补。
④ 目：原脱，据《素问》卷第八补。
⑤ 曰：原脱，据《素问》卷第八补。
⑥ 俱视独见：原作"俱见独视"，据《素问》卷第八乙转。
⑦ 适若昏昭然独明：此7字原脱，据《素问》卷第八补。
⑧ 荣输：原作"荣卫"，据《素问》卷第八改。
⑨ 之：原脱，据《素问》卷第八补。

弹而怒之，抓而下之，通而取之①，外引其门，以闭其神；呼尽内针，静以久留，以气至为故，如待所贵，不知日暮，其气以至，适而自护②；候吸则引针，气不得出，各在其处，推阖其门，令神气存，大气留止，故命曰补。

候气察三部九候 《素问·离合真邪论》十五

帝曰：候气奈何？岐伯曰：夫邪出于络，入于经也，合于血脉之中。其寒温未相得，如涌波之起也，时来时去，故不常在。故曰方其来也，必按而止③之，止而取之，无逢其冲④而泻之。真气者，经气也，经气者太虚，故曰其来不可逢，此之谓也。故曰候邪不审，大气已过，泻之则真气脱，脱则不复，邪气复至，而病益蓄，故曰其往不可追，此之谓也。不可挂以发者，待邪之至时发针泻矣。若先若后者，血气已尽，其病不可下。故曰知其可取如发机，不知其取如扣椎，故曰知机道者不可挂以发，不知机者扣之不发，此之谓也。

帝曰：补泻奈何？岐伯曰：此攻邪也，疾出以去盛血，而复其真气，此邪新客，溶溶未有定处也，推之则前，引之则止，逆而刺之，温血也。刺出其血，其病立已。

帝曰：善。然真邪以合，波陇不起，候之奈何？岐伯曰：审扪循三部九候盛虚而调之，察左右上下相失及相减者，审其病脏以期之。不知三部者，阴阳不别，天地不分。地以候地，天以候天，人以候人，调之中府，以定三部。故曰刺不知三部九候病脉之处，虽有大过且至，工不能禁也。诛罚无过，命曰大惑，反乱大经，真不可复，用实为⑤虚，以邪为真，用针无义，反气为⑥贼，夺人正气，以从为逆，荣卫散乱，真气已失，邪独内着，绝人长命，予人夭⑦殃。不知三部九候，故不能久。因⑧不知合之四时五行，因加相胜，释邪攻正，绝人长命。邪之新客来也，未有定处，推之则前，引之则止，逢而泻之，其病立也。

---

① 之：原脱，据《素问》卷第八补。

② 护：原作"得"，据《素问》卷第八改。

③ 而止：原作"留"，据《素问》卷第八改。

④ 冲：原作"卫"，据《素问》卷第八改。

⑤ 为：原作"写"，据《素问》卷第八改。

⑥ 为：原脱，据《素问》卷第八补。

⑦ 夭：原作"大"，据《素问》卷第八改。

⑧ 因：原作"内"，据《素问》卷第八改。

候气十六

刺之而气不至，无问其数。《灵枢·九针十二原篇》。刺之气至，乃去之，勿复针。针各有所宜，各不同形，各任其所为。刺之要，气至而有效，效之信，若风之吹云，明乎若见苍天，刺之道毕矣。

观其色，察其目，知其散复，一其形，听其动静，知其邪正。右主推之，左持而御之，气至而去之。《小针解》曰：观其色，察其目，知其散复，一其形，听其动静者，言上工知相五色于目，有知调尺寸、小大、缓急、滑涩，以言所病也。知其邪正者，知论虚邪与正邪之风也。右主推之，左以御之者，言持针出入也。气至而去之者，言补泻气调而去之也。调气在于终始一者，持心也。节之交三百六十五会者，络脉之渗灌诸节也。所以察其目者，五脏使①五色循明，循明则声章。声章者，声与平生异也。《四时气篇》曰：观其色，察其目，以知其散复者，视其目色，以知病之存亡也。一其形，听其动静者，持气口、人迎以视其脉，坚且盛且滑者病日进，脉软者病将下，诸经实者病三日已。气口候阴，人迎候阳也。

凡②刺之道，气调而止。《灵枢·终始篇》。补阴泻阳，音气益彰，耳目聪明，反此者血气不行。所谓气至而有效者，泻则益虚。虚者脉大，如其故而不坚也。坚如其故者③，适虽言故，病未去也。补则益实，实者脉大，如其故而益坚也。夫如其而不坚者，适虽言快，病未去也。故补则实，泻则虚。痛虽不随针，病必衰去，必先通④十二脉经之所生病，而后可得传于终始矣。故阴阳不相移，虚实不相倾，取之其经。

凡刺之属，三刺至谷气，邪辟妄合，阴阳易居⑤，逆顺相反，沉浮异处，四时不得⑥，稽留淫泆，须针而去。故一刺则阳邪出，再则阴邪出，三刺则谷气至，谷气至者而止。所谓谷气至者，已补而实，已泻而虚，故以知谷气至也。邪气独去者，阴与阳未能调，而病知愈也。故曰补则实，泻则虚，痛虽不随针，病必衰去矣。

---

① 使：原脱，据《灵枢》卷第一补。
② 凡：原作"人"，据《灵枢》卷第二改。
③ 者：原作"言"，据《灵枢》卷第二改。
④ 通：原脱，据《灵枢》卷第二补。
⑤ 居：此下原衍一"之"字，据《灵枢》卷第二删。
⑥ 不得：原脱，据《灵枢》卷第二补。

五变五输刺应五时《灵枢·顺气一日分为四时篇》十七

黄帝曰：余闻刺者五变，以主五输，愿闻其数。岐伯曰：人有五脏有五变，五变有五输，故五五二十五输，以应五时。

黄帝曰：愿闻五变。岐伯曰：肝为牡脏，其色青，其时春，其音角，其味酸，其日甲乙；心为牡脏，其色赤，其时夏，其日丙丁，其音徵，其味苦；脾为牡脏，其色黄，其时长夏，其日戊己，其音宫，其味甘；肺为牡脏，其色白，其音商，其时秋，其日庚辛，其味辛；肾为牡脏，其色黑，其音羽，其时冬，其日壬癸，其味①咸。是为五变。

黄帝曰：以主五输奈何？岐伯曰：脏主冬，冬刺井；色主春，春刺荣；时主夏，夏刺输；音主长夏，长夏刺经；味主秋，秋刺合。是谓五变，以主五输。

黄帝曰：诸原安合，以致六输。岐伯曰：原独不应五时，以经合之，应其数，故六六三十六输。

黄帝曰：何谓脏主冬，时主夏，音主长夏，味主秋，色主春？愿闻其故。岐伯曰：病在脏者，取之井；病变于色者，取之荣；病时间时甚者，取之输；病变于音者，取之经；经满而血者，病在胃，及以饮食不节得病者，取之于合，故命曰味主合。是谓五病也。

四时之刺十八

春取络脉诸荣大经分肉之间，甚者深取之，间者浅取之。《灵枢·本输篇》。夏取诸腧②孙络肌肉皮肤之上。秋取诸合，余如春法。冬取诸井诸腧之分，欲深而留之。此四时之序，气之所处，病之所舍，脏之所宜。

黄帝问于岐伯曰：夫四时之气，各不同形，百病之起，皆有所生。灸刺之道，何者为定？《灵枢·四时气篇》。"定"，一本作"宝"。岐伯曰：四时之气③，各有所在。灸刺之道，得气穴为定④。故春取经血脉分肉之间，甚者深刺之，间者浅刺之；夏取盛经孙⑤络，取分间绝皮肤；秋取经腧，邪在腑，取之合；冬取井荣，必深以留之。

---

① 其味：原作"未脉"，据《灵枢》卷第七改。

② 腧：原作"愈"，据《灵枢》卷第一改。

③ 气：原脱，据《灵枢》卷第四补。

④ 定：此下原衍一"定"字，据《灵枢》卷第四删。

⑤ 孙：原作"脉"，据《灵枢》卷第四改。

帝曰：春取络脉分肉何也？《素问·水热穴论》。岐伯曰：春者木始治，肝气始生，肝气急，其风疾，经脉常深，其气少，不深入，故取络脉分肉间。

帝曰：夏取盛经分腠何也？岐伯曰：夏者火始治，心气始长，脉瘦气弱，阳气留溢，热熏①分腠，内至于经，故取盛经分腠，绝肤而病去者，邪居浅也。所谓盛经者，阳脉也。

帝曰：秋取经俞何也？岐伯曰：秋者金始治，肺将收杀，金将胜火②，阳气在合，阴气始胜，湿气及体，阴气未盛，未能深入，故取俞以泻阴邪，取合以虚阳邪，阳气始衰③，故取于合。

帝曰：冬取井荥何也？岐伯曰：冬者水始治，肾方闭，阳气衰少，阴气坚盛，巨阳伏沉，阳脉乃去，故取井以下阴逆，取荥以实阳气。故曰冬取井荥，春不鼽衄，此之谓也。

春取络脉，夏取分腠，秋取气口，冬取经输。《灵枢·寒热病篇》。凡此四时，各以时为齐。络脉治皮肤，分腠治肌肉，气口治筋脉，经输治骨髓。

春气在毛，夏气在皮肤，秋气在分肉，冬气在筋骨。《灵枢·终始篇》。刺此病者，各以其时为齐，故刺肥人者，以秋冬之齐；刺瘦人者，以春夏之齐。

刺分四时逆则为害十九

黄帝问曰：诊要何如？《素问·诊要经终篇》。岐伯对曰④：正月、二月，天气始方，地气始发，人气在肝；三月、四月，天气正方，地气定发，人气在脾；五月、六月，天气盛，地气高，人气在头；七月、八月，阴气始杀，人气在肺；九月、十月，阴气始冰，地气始闭，人气在心；十一月、十二月，冰复，地气合，人气在肾。

故春刺散俞，及与分理，血出而止，甚者传气，间者环也；夏刺络俞，见血而止，尽气闭环，痛病必下；秋刺皮肤循理，上下同法，神变而止；冬刺俞窍于分理，甚者直下⑤，间者散下。春夏秋冬，各有所刺，法其所在。

春刺夏分，脉乱气微，入淫骨髓，病不能愈，令人不⑥嗜食，又且少气。

---

① 熏：原作"重"，据《灵枢》卷第四改。

② 火：原脱，据《素问》卷第十六补。

③ 衰：原作"末"，据《素问》卷第十六改。

④ 对曰：原作"曰对"，据《素问》卷第四乙转。

⑤ 直下：原作"真下"，据《素问》卷第四改。

⑥ 不：原脱，据《素问》卷第四补。

春刺秋分，筋挛逆气，环为咳嗽，病不愈，令人时惊，又且哭。春刺冬分，邪气着脏，令人胀，病不愈，又且欲言语。

夏刺春分，病不愈，令人解堕。夏刺秋分，病不愈，令人心中欲无言，惕惕如人将捕之。夏刺冬分，病不愈，令人少气，时欲怒。

秋刺春分，病不已，令人惕然欲有所为，起而忘之。秋刺夏分，病不已，令人益嗜卧，又且善寐。秋刺冬分，病不已，令人洒洒时寒。

冬刺春分，病不已，令人欲卧不能眠，眠①而有见。冬刺夏分，病不愈，气上，发为诸痹。冬刺秋分，病不②已，令人善渴。

凡刺胸腹者，必避五脏。中心者环死，中脾者五日死，中肾者七日死，中肺者五日死，中膈者皆为伤③中，其病虽愈，不过一岁必死。刺避五脏者，知逆从也。所谓④从者，膈与脾胃之处，不知者反之。凡刺胸腹者，必以布憿着之，乃从单布上刺，刺之不愈，复刺。刺针必肃，刺肿摇针，经刺勿摇，此刺之道也。

是故春气在经脉，夏气在孙络，长夏气⑤在肌肉，秋气在皮肤，冬气在骨髓中。《素问·四时刺逆从论》。帝曰：余愿闻其故。岐伯曰：春者天气始开，地气始泄，冻解冰释，水行经通，故人气在脉；夏者经满气溢，入孙络受血，皮肤充实；长夏者经络皆盛，内溢肌中；秋者天气始收，腠理闭塞，皮肤引急；冬气者盖藏，血气在中，内着骨髓，通于五脏。是故邪气者，常随四时之气血而入客也。至其变化，不可为度，然必从其经气，避除其邪，除其邪则乱气不生。

帝曰：逆四时而生乱气，奈何？岐伯曰：春刺络脉，血气外溢，令人少气；春刺肥肉，血气环逆，令人上气；春刺筋骨，血气内着，令人腹胀；夏刺经脉，血气乃竭，令人解㑊；夏刺肌肉，血气内却，令人善恐；夏刺筋骨，血气上逆，令人善恐；秋刺经脉，血气上逆⑥，令人善忘；秋刺络脉，气不外行⑦，令人卧不欲动；秋刺筋骨，血气内散，令人寒栗；冬刺经脉，血气皆脱，

---

① 眠：原脱，据《素问》卷第四补。

② 不：原作"于"，据《素问》卷第四改。

③ 伤：原脱，据《素问》卷第四补。

④ 所谓：原作"所诸"，据《素问》卷第四改。

⑤ 气：原作"季"，据《素问》卷第十八改。

⑥ 上逆：原作"之逆"，据《素问》卷第十八改。

⑦ 外行：原作"备外"，据《素问》卷第十八补。

令人目不明；冬刺络脉，内气外泄，留为大痹；冬刺肌肉，阳气竭绝，令人善忘。凡是四时刺者，大逆之病，不可从也，反之则生乱气相淫病焉。凡刺不知四时之经，病之所生，以从为逆，正气内乱，其精相薄。必审九候，正气不乱，精气不转。

帝曰：善。刺五脏，中心一日半死，其动为噫；中肝五日死，其动为言；中肺三日死，其动为咳；中肾六日死，其动为嚏欠；中脾十日死，其动为吞。刺伤人五脏必死，其动则依其脏之所变，候知其死也。

肥瘦婴壮逆顺之刺《灵枢·逆顺肥瘦篇》全，二十

黄帝问于岐伯曰：余闻针道于天子，众多毕悉矣。夫子之道，应若失而据，未有坚然者也。夫子之问学熟乎？将审察于物而必生之乎？岐伯曰：圣人之为道者，上合于天，下合于地，中合于人事，必有明法，以起度数，法式检押，乃后可传焉。故匠人不能释尺寸而意长短，废绳墨而起平木也。工人不能置规而为圆，去矩而为方。知用此者，固自然之物，易用之教，逆顺之常也。

黄帝曰：愿闻自然奈何？岐伯曰：临深决水，不用功力，而水可竭也。循掘决冲，而经可通①也。此言气之滑涩、血之清浊、行之逆顺也。

黄帝曰：愿闻人之白黑、肥瘦、小长，有数乎？岐伯曰：年质壮大而血气充盈，肤革坚固，因加以邪。刺此者，深而留之，此肥人也。广肩脑②项，肉薄厚皮而黑色，唇临临然，其血黑以浊，其气涩以迟。其为人也，贪于取与。刺③此者，深而留之，多益其数也。

黄帝曰：刺瘦人奈何？岐伯曰：瘦人者，皮薄色少，肉廉廉然，薄唇轻言，其血清气滑，易脱于气，易损于血。刺此者，浅而疾之。

黄帝曰：刺常人奈何？岐伯曰：视其白④黑，各为调之，其端正敦厚者，其血气和调。刺此者，无失常数也。

黄帝曰：刺壮士真骨者奈何？岐伯曰：刺壮士，真骨坚固，肉缓，节监监⑤然，此人重则气涩血浊。刺此者，深而留之，多益其数；劲则气滑血清，

---

① 通，原作"起"，据《灵枢》卷第六改。

② 脑：原作"腹"，据《灵枢》卷第六改。

③ 刺：原脱，据《灵枢》卷第六补。

④ 白：原脱，据《灵枢》卷第六补。

⑤ 监：原脱，据《灵枢》卷第六补。

刺之者，浅而疾之。

黄帝曰：刺婴儿奈何？岐伯曰：婴儿者，其肉脆，血少气弱。刺此者，以毫针浅刺而疾发针，日再可也。

黄帝曰：临深决水奈何？岐伯曰：血清气浊，疾泻之则气竭焉。黄帝曰：循掘决冲奈何？岐伯曰：血浊气涩，疾泻之则经可通也。

黄帝曰：脉行之逆顺奈何？岐伯曰：手之三阴，从脏走手；手之三阳，从手走头。足之三阳，从头走足；足之三阴，从足走腹。

黄帝曰：少阴之脉独下行何也？岐伯曰：不然。夫冲脉者，五脏六腑之海也，五脏六腑皆禀焉。其上者，出于颃颡，渗诸阳，灌诸精；其下者，注少阴之大络，出于气街，循阴股内廉，入腘中，伏行骭骨内，下至内踝之后属而别；其下者，并于少阴之经①，渗三阴；其前者，伏行出跗属，下循跗入大趾之间，渗诸络而温肌肉。故别络结则跗上不动，不动②则厥，厥则寒矣。

黄帝曰：何以明之？岐伯曰：以言导之，切而验之，其非必动，然后乃可明逆顺之行也。黄帝曰：窘乎哉！圣人之为道也，明于日月，微于毫厘，其非夫子，孰能道之也。

血络之刺其应有异 《灵枢·血络论》全，二十一

黄帝曰：愿闻其奇邪而不在经③者。岐伯曰：血络是也。黄帝曰：刺血络而扑者，何也？血出而射者，何也？血少黑而浊者，何也？血出清而半为汁者，何也？发针而肿者，何也？血出若④多若少而面色苍苍者，何也？发针而面色不变而烦悗者，何也？多出血而不动摇者，何也？愿闻其故。

岐伯曰：脉气盛而血虚⑤者，刺之则脱气，脱气则扑。血气俱盛而阴气多者，其血滑，刺之则射；阳气蓄积，久留而不泻者，其血黑以浊，故不能射。新饮而涎液渗于络，而未合和于血也，故血出而汁别焉。其不新饮者，身中有水，久则为肿。阴气积于阳，其气因于络，故刺之血未出而气先行，故肿。阴阳之气，其新相得而未和合，因而泻之，则阴阳俱脱，表里相离，故脱色而苍苍然。刺之血出多，色不变而烦悗者，刺络而虚经，虚经之属于阴者，

---

① 经：原作"一"，据《灵枢》卷第六改。

② 不动：原脱，据《灵枢》卷第六补。

③ 经：原作"络"，据《灵枢》卷第六改。

④ 若：原脱，据《灵枢》卷第六补。

⑤ 虚：原脱，据《灵枢》卷第六补。

阴脱，故烦悗。阴阳相得而合为痹者，此为内溢于经，外注于络。如是者，阴阳俱有余，虽多出血而弗能虚也。

黄帝曰：相之奈何？岐伯曰：血脉者，盛坚横以赤，上下无常处，小者如针，大者如筋，则而泻之万全也，故无失数矣。失数而反，各如其度。

黄帝曰：针入而肉着者，何也？岐伯曰：热气因针则针热，热则肉着于针，故坚焉。

行针血气六不同 《灵枢·行针篇》全，二十二

黄帝问于岐伯曰：余闻九针于夫子，而行之于百姓。百姓之血气各不同形：或神动而气先针行，或气与针相逢，或针[①]已出，气独行，或数刺乃知，或[②]发针而气逆，或数刺病益剧。凡是六者，各不同形，愿闻其方。岐伯曰：重阳之人，其神易动，其气易往也。黄帝曰：何谓重阳之人？岐伯曰：重阳之人，熇熇高高，言语善疾，举足善高，心肺之脏气有余，阳气滑盛而扬，故神动而气先行。

黄帝曰：重阳之人而神不先行者，何也？岐伯曰：此人颇有阴者也。黄帝曰：何以知其颇有阴也？岐伯曰：多阳者多喜，多阴者多怒，数怒者易解，故曰颇有阴。其阴阳之离合难，故神不能先行。

黄帝曰：其气与针相逢奈何？岐伯曰：阴阳和调而血气淖泽滑利，故针入而气出疾而相逢也。

黄帝曰[③]：针已出，气独行者，何气[④]使然？岐伯曰：其阴气多而阳气少，阴气[⑤]沉而阳气浮者内藏，故针已出[⑥]而气乃随其后，故独行也。

黄帝曰：数刺乃知，何气使然？岐伯曰：此人之多阴而少阳，其气沉而气往难，故数刺则知也。

黄帝曰：针入而[⑦]气逆者，何气使然？岐伯曰：其气逆与其数刺病益甚者，非阴阳之气，浮沉之势也。此皆粗之所败，工之所失，其形气[⑧]无过焉。

---

① 针：原作"神"，据《灵枢》卷第十改。

② 或：原脱，据《灵枢》卷第十补。

③ 黄帝曰：原脱，据《灵枢》卷第十补。

④ 气：原脱，据《灵枢》卷第十补。

⑤ 气：原脱，据《灵枢》卷第十补。

⑥ 出：原脱，据《灵枢》卷第十补。

⑦ 针入而：原脱，据《灵枢》卷第十补。

⑧ 气：原脱，据《灵枢》卷第十补。

持针纵舍屈折少阴无腧 《灵枢·邪客篇》二十三

黄帝问于岐伯曰：余愿闻持针之数，内针之理，纵舍之意，扞皮开[①]腠理，奈[②]何？脉之屈折，出入之处，焉至而出，焉至而止，焉至而徐，焉至而疾，焉至而入？六腑之输于身者，余愿尽闻。少叙别离之处，离而入阴，别而入阳，此何道而从行？愿尽闻其方。岐伯曰：帝之所问，针道毕矣。

黄帝曰：愿闻。岐伯曰：手太阴之脉，出于大指之端，内屈循白肉际，至本节之后太渊，留以澹，外屈上于本节之下，内屈与阴诸络会于鱼际，数脉并注，其气滑利，伏行壅骨之下，外屈出[③]于寸口而行，上至于肘内廉，入于大筋之下，内屈上行臑阴，下腋下，内屈走肺，此顺行逆数之屈折也。心主之脉，出于中指之端，内屈循中指内廉以上，留于掌中，伏行两骨之间，外屈两筋之间，骨肉之际，其气滑利，上二寸，外屈出行两筋之间，上至肘内廉，入于小筋之下，留两骨之会，上入于胸中，内络于心脉。

黄帝曰：手少阴之脉独无腧，何也？岐伯曰：少阴，心脉也。心者，五脏六腑之大主也，精神之所舍也。其脏坚固，邪弗能客也。客之则必伤心，伤则神去，神去则死矣。故诸邪之在于心者，皆在于心之包络。包络者，心主之脉也，故独无腧焉。

黄帝曰：少阴独无腧者，不病乎？岐伯曰：其外经病而脏不病，故独取其经于掌后锐骨之端，余[④]经脉出入屈折，其行之徐疾，皆如手少阴心主之脉行也。故本腧者，皆因其气之虚实徐疾以取之，是谓因冲而泻，因衰而补。如是者，邪气得去，真气坚固，是谓因天之序。

黄帝曰：持针纵舍奈何？岐伯曰：必先明知十二经脉之本末，皮肤之寒热，脉之盛衰滑涩。其脉滑而盛者，病日进；虚而细者，久以持；大以涩者，为痛痹。阴阳如一者，病难治。其本末尚热者，病尚在；其热以衰者，其病亦去矣。持其尺，察其肉之坚脆、小大、滑涩、寒温、燥湿。因视目之五色，以知五脏而决死生。视其血脉，察其色，以知其寒热痛痹。

黄帝曰：持针纵舍，未得其意也。岐伯曰：持针之道，欲端以正，安以静，先知虚实而行之疾徐，左手执骨，右手循之，无与肉果，泻欲端以正，

---

① 开：此下原衍一"发"字，据《灵枢》卷第十删。

② 奈：原脱，据《灵枢》卷第十补。

③ 出：原脱，据《灵枢》卷第十补。

④ 余：原作"其"，据《灵枢》卷第十改。

补必闭肤，转针导气，邪得淫泆，真气居。

黄帝曰：扪皮开腠理奈何？岐伯曰：因其分肉，左别其肤，微内而徐端之，适神不散，邪气得去。

六腑之病取之于合 《灵枢·邪气脏腑病形篇》二十四

黄帝曰：余闻五脏六腑之气，荣输所入为合，令何道从入，入安连过？愿闻其故。岐伯答曰：此阳脉之所入于内，属腑者也。

黄帝曰：荣输与合，各有名乎？岐伯答曰：荣输治外经，合治内腑。

黄帝曰：治内腑奈何[①]？岐伯答曰：取之于合。黄帝[②]曰：合各有名乎？岐伯答曰：胃合入[③]于三里，大肠合入于巨虚上廉，小肠合入于巨虚下廉，三焦合入于委阳，膀胱合入于委中，胆合入于阳陵泉。

黄帝曰：取之奈何？岐伯曰：取之三里者，低跗取之；巨虚，举足取之；委阳，屈伸[④]而索之；委中，屈而取之；阳陵泉[⑤]者，正竖膝予之齐下，至委阳之阳取之；取诸外经者，揄申而从之。

黄帝曰：愿闻六腑之病。岐伯答曰：面热者，足阳明病；鱼络血者，手阳明病；两跗之上脉竖陷者，足阳明病。此胃脉也。

大肠病者，肠中切痛而鸣濯濯，冬日重感于寒即泄，当脐而痛，不能久立，与胃同候，取巨虚上廉。

胃病者，腹䐜胀，胃脘当心而痛，上肢两胁，膈咽不通，饮食不通，取之三里也。

小肠[⑥]病者，小腹痛，腰脊控睾而痛，时窘之后，当耳前热，若寒甚，若独肩上热甚，及手小指次指之间热，若脉陷者，此其候也，手太阳病也，取之巨虚下廉。

三焦病者，腹满，小腹尤坚，不得小便，窘急，溢则为[⑦]水，留则为胀，候在足太阳之外大络，大络在太阳、少阳之间，亦见于脉，取委阳。

膀胱病者，小便偏肿痛，以手按之，即欲小便而不得，肩上热，若脉陷

---

① 岐伯答曰……治内腑奈何：此处原脱 21 字，据《灵枢》卷第一补。

② 黄帝：原作"岐伯"，据《灵枢》卷第一改。

③ 入：原脱，据《灵枢》卷第一补。

④ 屈伸：原作"虚伸"，据《灵枢》卷第一改。

⑤ 泉：原脱，据《灵枢》卷第一补。

⑥ 肠：原作"腹"，据《灵枢》卷第一改。

⑦ 为：原脱，据《灵枢》卷第一补。

之，足小趾外廉及胫踝后皆热，若脉陷，取委中央。

胆病者，善太息，口苦，呕宿汁，心下澹澹，恐人将捕之，嗌中吩吩然，数唾，在足少阳之本末，亦视其脉之陷下者灸之，其寒热者，取阳陵泉。

黄帝曰：刺之有道乎？岐伯答曰：刺此者，必中气穴，无中肉节，中气穴则针染于巷，中肉节即皮肤痛。补泻反则病①益甚焉。中筋筋缓，邪气不出，与其真相搏，乱而不去，反还内着，用针不审②，以顺为逆③也。

邪在五脏之刺 《灵枢·五邪篇》全，二十五

邪在肺，则病皮肤痛，寒热，上气喘，汗出，咳动肩背。取之膺中外腧，背三节、五节之傍，以手疾按之，快然乃刺之，取之缺盆之中以越之。

邪在肝，则两胁中痛，寒中，恶血在内，行善掣节，时脚肿。取之行间以引胁④下，补三里以温胃中，取血脉以散恶血，取耳间青脉，以去其掣。

邪在脾胃，则病肌肉痛。阳气有余，阴气不足，则热中善饥；阳气不足，阴气有余⑤，则寒中肠鸣腹痛；阴阳俱有余⑥，若俱不足，则有寒有热。

邪在肾，则病骨痛阴痹。阴痹者，按之而不得，腹胀腰痛，大便难，肩背颈项痛，时眩。取之涌泉、昆仑，视有血者尽取之⑦。

邪在心，则病心痛善悲，时眩扑，视有余不足而调之其输也。

卫气失常皮肉气血筋骨之刺 《灵枢·卫气失常篇》二十六

黄帝曰：卫气之留于腹中，搐积不行，苑蕴不得常所，使人肢胁胃中满，喘呼逆息者，何以去之？伯高曰：其气积于胸⑧中者，上取之；积于腹中者，下取之；上下皆满者，傍取之。

黄帝曰：取之奈何？伯高对曰：积上者，泻人迎、天突、喉中；积于下者，泻三里与气街；上下皆满者，上下取之，与季胁之下一寸；重者，鸡足取之。诊视其脉大而弦急，及绝不至者，及腹皮急甚者，不可刺也。黄帝曰：善。

---

① 病：此下原衍一"甚"字，据《灵枢》卷第一删。

② 审：此下原衍一"为"字，据《灵枢》卷第一删。

③ 逆：原脱，据《灵枢》卷第一补。

④ 胁：原作"脊"，据《灵枢》卷第五改。

⑤ 阴气不足……阴气有余：此处原脱17字，据《灵枢》卷第五补。

⑥ 有余：原脱，据《灵枢》卷第五补。

⑦ 涌泉昆仑视有血者尽取之：此11字原脱，据《灵枢》卷第五补。

⑧ 胸：原作"胃"，据《灵枢》卷第九补。

黄帝问于伯高曰：何以知皮肉、血气、筋骨之病也？伯高曰：色起两眉薄泽者，病在皮；唇色青黄赤白黑者，病在肌肉；营气濡然者，病在气血；目色青黄赤白黑者，病在筋；耳焦枯受尘垢，病在骨。

黄帝曰：病形如何？取之奈何？伯高曰：夫百病变化，不可胜数，然皮有部，肉有柱，血气有输，骨有属。黄帝曰：愿闻其故。伯高曰：皮之部，输于四末；肉之柱，在臂胫诸阳分肉之间，与足少阴分间。血气之输，输于诸络，气血留居[1]，则盛而起。筋部无阴无阳，无左无右，候病所在。骨之属者，骨空之所以受益而益脑髓者也。

黄帝曰：取之奈何？伯高曰：夫病变化，浮沉浅深，不可胜穷，各在其所。病间者浅之，甚者深之；间者小之，甚者众之。随变而调气，故曰上工。

五乱之刺 《灵枢·五乱篇》全，二十七

黄帝曰：经脉十二者，别为五行，分为四时，何失而乱？何得而治？岐伯曰：五行有[2]序，四时有分，相顺则治，相逆则乱。

黄帝曰：何谓相顺？岐伯曰：经脉十二者，以应十二月。十二月者，分为四时。四时者，春夏秋冬，其气各异，营卫相随，阴阳已和，清浊不相干，如是则顺之而治。

黄帝曰：何谓逆而乱？岐伯曰：清气在阴，浊气在阳[3]，营气顺脉，卫气逆行，清浊相干，乱于胸中，是谓大悗。故气乱于心，则烦心密嘿，俯首静伏；乱于肺，则俯仰喘喝，接手以呼；乱于肠胃，则为霍乱；乱于臂胫，则为四厥；乱于头，则为厥逆，头重眩扑。

黄帝曰：五乱者，刺之有[4]道乎？岐伯曰：有道以来，有道以去，审知其道，是谓身宝。黄帝曰：善。愿闻其道。岐伯曰：气在于心者，取之手少阴心主之输。气在于肺者，取之手太阴荣、足少阴输。气在于肠胃者，取之足[5]太阴、阳明；不下者，取之三里。气在头者，取之天柱、大杼；不知，取足太阳荣俞[6]。气在于臂者，取之先去血脉，后取其阳明、少阳之荣输。

---

① 留居：原作"皆居"，据《灵枢》卷第九改。

② 有：原作"者"，据《灵枢》卷第六改。

③ 清气在阴浊气在阳：原作"清气在浊阴气在阳"，据《灵枢》卷第六乙转。

④ 有：原脱，据《灵枢》卷第六补。

⑤ 足：原作"手"，据《灵枢》卷第六改。

⑥ 荣俞：原作"荣卫"，据《灵枢》卷第六改。

黄帝曰：补泻奈何？岐伯曰：徐入徐出，谓之导气；补泻无形，谓之同精。是非有余不足也，乱气之相逆也。黄帝曰：允乎哉道，明乎哉论，请著之玉版，命曰治乱也。

四盛格关之刺《灵枢·终始篇》二十八

凡刺之道，毕于终始。明知终始，五脏为纪，阴阳定矣。阴者主脏，阳者主腑。阳者受气于四末，阴受气于五脏。故泻者迎之，补者随之，知迎知随[①]，气可令和。和气之方，必通阴阳，五脏为阴，六腑为阳。传之后世，以血为盟，敬之者昌，慢之者亡，无道行私，必得夭殃。

谨奉天道，请言终始。终始者，经脉为纪，持其脉口人迎，以知阴阳有余不足、平与不平，天道毕矣。所谓平人者不病。不病者，脉口人迎应四时也，上下相应而俱往来也，六经之脉不结动也，本末之寒温之相守司也，形肉血气必相称也，是谓平人。少气者，脉口人迎应俱少而不称尺寸也。如是则阴阳[②]俱不足，补阳则阴竭，泻阴则阳脱。如是者，可将以甘药，不可饮以至剂。如此者弗灸，不已者因而泻之，则五脏气坏矣。

人迎一盛，病在足少阳；一盛而躁，病在手少阳。人迎二盛，病在足太阳；二盛而躁，病在手太阳。人迎三盛，病在足阳明；三盛而躁，病在手阳明。人迎四盛，且大且数，名曰溢阳，溢阳为外格。脉口一盛，病在足厥阴；一盛而躁，在手心主。脉口二盛，病在足少阴；二盛而躁，在手少阴。脉口三盛，病在足太阴；三盛而躁，在手太阴。脉口四盛，且大且数者，名曰溢阴，溢阴为内关，内关不通，死不治。人迎与脉口俱盛四倍以上，命曰关格，关格者，与之短期。

人迎一盛，泻足少阳而补足厥阴，二泻一补，日一取之，必切而验之，疏取之上，气和乃止；人迎二盛，泻足太阳，补足少阴，二泻一补[③]，二日一取之，必切而验之，疏取之[④]上，气和乃止；人迎三盛，泻足阳明而补足太阴，二泻一补，日二取之，必切而验之，疏取之上，气和乃止。脉口一盛，泻足厥阴而补足少阳，二补一泻，日一取之，必切而验之，疏而取之上，气和乃止；脉口二盛，泻足少阴而补足太阳，二补一泻，二日一取之，必切而

---

① 知随：原作"随知"，据《灵枢》卷第二乙转。

② 阳：此下原衍一"相"字，据《灵枢》卷第二删。

③ 一补：原作"补一"，据《灵枢》卷第二乙转。

④ 之：原脱，据《灵枢》卷第二补。

验之，疏取之上，气和乃止；脉口三盛，泻足太阴而补足阳明，二补一泻，日二取之，必切而验之，疏而取之上，气和乃止。所以日二取之者，太阳主胃，大富于谷气，故可日二取之也。人迎①与脉口俱盛四倍以上，命曰阴阳俱溢，如是者不开，则血脉闭塞，气无所行，流淫于中，五脏内伤。如此者，因而灸之，则变易而为他病矣。

约方关格之刺 《灵枢·禁服篇》全，二十九

雷公问于黄帝曰：细子得受业，通于《九针》六十篇，旦暮勤服之。近者编绝，久者②简垢，然尚讽诵弗置，未尽解于意矣。外揣其言，浑束为一，未知所谓也。夫大则无外，小则无内，大小无极，高下无度，束之奈何？士之才力，或有厚薄，智虑褊浅，不能博大深奥，自强于学若细子。细子恐其散于后世，绝于子孙，敢问约之奈何？黄帝曰：善乎哉问也。此先师之所禁，坐私传之也，割臂歃血之盟也，子若欲得之，何不斋乎？

雷公再拜而起曰：请闻命于是也。乃斋宿三日而请曰：敢问今日正阳，细③子愿以受盟。黄帝乃与俱入斋室，割臂歃血。黄帝亲祝曰：今日正阳，歃血传方，有敢背此言者，反受其殃。雷公再拜曰：细子受之。黄帝乃左握其手，右授之书，曰：慎之慎之，吾为子言之。

凡刺之理，经脉为始，营其所行，知其度量，内刺五脏，外刺六腑，审察卫气④，为百病母，调其虚实，虚实内止，泻其血络，血尽不殆矣。

雷公曰：此皆细子之所以通，未知其所约也。黄帝曰：夫约方者，犹约囊也，囊满而弗约则输泄，方成弗约，则神与弗俱。雷公曰：愿为下材者，弗满而约之。黄帝曰：未满而知，约之以为工，不可以为天下师。

雷公曰：愿闻为工。黄帝曰；寸口主中，人迎主外，两者相感应，俱往俱来，若引绳大小齐等。夏春人迎微大，秋冬寸口微大。如是者，名曰平人。

人迎大一倍于寸口，病在足少阳；一倍而躁⑤，在手少阳。人迎二倍，病在足太阳；二倍而躁，病在手太阳。人迎三倍，病在足阳明；三倍而躁，病

---

① 人迎：原脱，据《灵枢》卷第二补。

② 久者：原作"者久"，据《灵枢》卷第八乙转。

③ 细：原脱，据《灵枢》卷第八补。

④ 卫气：原作"得气"，据《灵枢》卷第八改。

⑤ 躁：原作"疏"，据《灵枢》卷第八改。

在手阳明。盛则为热，虚则为寒，紧则为痛痹，代则乍甚乍^①间。盛则泻之，虚则补之，紧痛则取之分肉，代则取血络且^②饮药，陷下则灸之，不盛不虚，以经取之，名曰经刺。人迎四倍，且大且数，名曰溢阳，溢阳为外格，死不治。必审按其本末，察其寒热，以验其脏腑之病。

　　寸口大于人迎一倍，病在足厥阴；一倍而躁，在手心主。寸口二倍，病在足少阴；二倍而躁，在手少阴。寸口三倍，病在足^③太阴；三倍而躁，在手太阴。盛则胀满，寒中，食不化；虚则热中，出糜，少气，溺色变；紧则痛痹；代则乍痛乍止。盛则泻之，虚则补之，紧则先刺而后灸之，代则取血络而后调之，陷下则徒灸之。陷下者，脉血结于中，中有着血，血寒，故宜灸之。不盛不虚，以经取之。寸口四倍者，名曰内关。内关者，且大且数，死不治。必审察其本末之寒温，以验其脏腑之病，通其营输，乃可传于大数。大数曰：盛则徒泻之，虚则徒补之，紧则灸刺且饮药，陷下则徒灸之。不盛不虚，以经取之。所谓经治者饮药，亦曰灸刺。脉急则引，脉大以弱，则欲安静，用力无劳也。

缪刺巨刺 《素问·缪刺篇》全，三十

　　黄帝问曰：余闻缪刺，未得其意。何谓缪刺？岐伯对曰：夫邪之客于形也，必先舍于皮毛，留而不去，入舍于孙脉；留而不去，入舍于络脉；留而不去，入舍于经脉。内连五脏，散于肠胃，阴阳俱感，五脏乃伤。此邪之从皮毛而入，盈于五脏之次也，如此则治其经焉。今邪客于皮毛，入舍于孙络，留而不去，闭塞不通，不得入于经，流溢于大络，而生奇病也。夫邪客大络者，左注右，右注左，上下左右，与经相干^④，而布于四末。其气无常处，不入于经俞，命曰缪刺。

　　帝曰：愿闻缪刺，以左取右，以右取左，奈何？其与^⑤巨刺，何以别之？岐伯曰：邪客于经，左盛则右病，右盛则左病。亦有移易者，左痛未已而右脉先病。如此者，必^⑥巨刺之，必中其经，非络脉也。故络病者，其痛与经脉

---

① 乍：原脱，据《灵枢》卷第八补。
② 且：原作"员"，据《灵枢》卷第八改。
③ 足：原作"手"，据《灵枢》卷第八改。
④ 干：原作"手"，据《素问》卷第十八改。
⑤ 其与：原作"其实"，据《素问》卷第十八改。
⑥ 必：原作"心"，据《素问》卷第十八改。

缪处，命曰缪刺。

帝曰：愿闻缪刺奈何？取之如何？岐伯曰：邪客于足少阴之络，令人卒心痛，暴胀，胸胁支满[1]。无积者，左刺然谷之前出血，如食顷已。不已，左取右，右取左。病新发者，取五日已。

邪客于手少阳之络，令人喉痹舌卷，口干心烦，臂外廉痛，手不及头。刺手中指次指爪甲上，去端如韭叶各一痏，壮者立已，老者[2]有顷[3]而已。左取右，右[4]取左。此新病数日已。

邪客于足厥阴之络，令人卒疝暴痛。刺足大趾爪甲上与肉交者各一痏，男子立已，女子有顷已。左取右，右取左。

邪客于足[5]太阳之络，令人头项肩痛。刺足小趾爪甲上与肉交者各一痏，立已；不已，刺外踝下三痏。左取右，右取左，如食顷已。

邪客于手阳明之络，令人气满胸中，喘息而支胠，胸中热。刺手大指次指爪甲上，去端如韭叶各一痏。左取右，右取左，如食顷已。

邪客于臂掌之间，不可得屈。刺其踝后，先以指按之，痛[6]乃刺之，以月死生为[7]数，月生一日一痏，二日[8]二痏，十五日十五痏，十六日十四痏。

邪客于足阳跷之脉，令人目痛，从内眦始。刺外踝之下[9]半寸所各二痏。左刺右，右刺左，如行十里顷而已。

人有所堕坠[10]，恶血留内，腹中满胀，不得前后。先饮利药，此上伤厥阴之脉，下伤少阴之络。刺足内踝下，然骨之前；血脉出血，刺足跗上动脉。不已，刺三毛上各一痏，见血立已。左刺右，右刺左。善悲惊不乐，刺如上方。

邪客于手阳明之络，令人耳聋，时不闻音。刺手大指次指爪甲上，去端

---

① 胸胁支满：原作"胸表之满"，据《素问》卷第十八改。

② 老者：原作"左者"，据《素问》卷第十八改。

③ 有顷：原作"有项"，据《素问》卷第十八改。

④ 右：原作"者"，据《素问》卷第十八改。

⑤ 足：原脱，据《素问》卷第十八补。

⑥ 痛：原作"者"，据《素问》卷第十八改。

⑦ 为：原脱，据《素问》卷第十八补。

⑧ 二日：原脱，据《素问》卷第十八补。

⑨ 下：原脱，据《素问》卷第十八补。

⑩ 堕坠：原作"随坠"，据《素问》卷第十八改。

如韭叶各一痏，立闻。不已，刺中指爪甲上与肉交者，立闻。其不时闻者，不可刺也。耳中生风者，亦刺之如此数。左刺右，右刺左。

凡痹往来行无常处者，在分肉间痛而刺之，以月死生为数。用针者随气盛衰，以为痏数。针过其日数则脱气，不及日数则气不泻。左刺右，右刺左，病已止。不已，复刺之如法。月生一日一痏，二日二痏，渐多之；十五日十五痏，十六日十四痏，渐少之。

邪客于足阳明[①]之经，令人鼻衄，上齿寒。刺足中趾次趾爪甲上与肉交者各一痏。左刺右，右刺左。

邪客于足[②]少阳之络，令人胁痛不得息，咳[③]而汗出。刺足小趾次趾爪甲上与肉交者各一痏，不得息[④]立已，汗出立止。咳者温衣饮食，一日已。左刺右，右刺左，病立已。不已，后刺如法。

邪客于足少阴之络，令人嗌痛，不可内食，无故善怒，气上走贲上。刺足下中央之脉各三痏，凡六刺立已。左刺右，右刺左。嗌中肿，不能内唾，不能出唾者，刺然骨之前，出血立已。左刺右，右刺左。

邪客于足太阴之络，令人腰痛，引小腹控䏚，不可以仰息。刺腰尻之解，两胂之上，是腰俞，以月死生为痏数，发针立已。左刺右，右刺左。

邪客于足太阳之络，令人拘挛[⑤]背急，引胁而痛。刺之从项始，数脊椎挟脊，疾按之应手如痛，刺之傍三痏，立已。

邪客于足少阳之络，令人留于枢[⑥]中痛，髀[⑦]不可举。刺枢中以毫针，寒则久留针，以月死生为数，立已。

治诸经刺之，所过者不病，则缪刺之。耳聋，刺手阳明；不已，刺其通脉出耳前者。齿龋，刺手阳明；不已，刺其脉入齿中者，立已。

邪客于五脏之间，其病也，脉引而痛，时来时止。视其病缪刺之，于手足爪甲上，视其脉出其血。间日一刺，一刺不已，五刺已。缪传引上齿，齿唇寒痛，视其手背脉血者去之。足阳明中指爪甲上一痏，手大指次指爪甲上

---

① 明：此下原衍一"阳"字，据《素问》卷第十八删。

② 足：原脱，据《素问》卷第十八补。

③ 咳：原作"於"，据《素问》卷第十八改。

④ 息：原脱，据《素问》卷第十八补。

⑤ 挛：原作"等变"，据《素问》卷第十八改。

⑥ 枢：原脱，据《素问》卷第十八补。

⑦ 髀：原作"体"，据《素问》卷第十八改。

各一痏，立已。左取右，右取左。

邪客于手足少阴太阴、足阳明之络[1]。此五络皆会耳中，上络左角。五络俱竭，令人身脉皆动而形无知也。其状若尸，或曰尸厥。刺其足大趾内侧爪甲上，去端如[2]韭叶，后刺足心，后刺足中趾爪甲上各一痏，后刺手大指内侧去端如韭叶，后刺手心主少阴锐骨之端各一痏，立已。不已，以竹管吹其两耳，鬄其左角之发方一寸，燔治，饮以美酒一杯。不能饮者，灌之立已。

凡刺之数，先视其经脉[3]，切而从之[4]，审其虚实而调之。不调者，经刺之。有痛而经不病者，缪刺之。因视其皮部有血络者尽取之，此缪刺之数也。

撰针论终

---

① 之络：原脱，据《素问》卷第十八补。

② 如：原作"知"，据《素问》卷第十八改。

③ 经脉：原作"脉经"，据《素问》卷第十八乙转。

④ 之：原脱，据《素问》卷第十八补。

杉山真传流中之卷

和田一总检校　述

中之卷序

夫针之为言箴也。医师以针刺百病者，犹人有失则以言诫焉。故汉许慎有言矣，讽刺而救其失者谓之箴云云。《文新雕龙·铭针篇》曰：箴者，所以攻疾防患，喻针石云云。予亦据于此语。今聚流仪手术，救门弟之失耳。

上古圣人以针比五兵，或以比天地人物、四时五行、六律七星、八风九野焉。骏哉！一施则治百病矣，一施则害生人矣，其反复在秋毫。其行术者在医，授其术者在师，不可不诚。志此道者，岂可忽哉。

先杉氏[①]作书，名曰《三要集[②]》，盖三者取《素》《灵》《难》之三而已。要者，取三经中之要语集焉，题命《三要集》，如《大概书[③]》为初心著者也，然其据即出于古人矣。予今年作中之卷，聚针专可知者，盖道之存也，有人而传焉，非自传也。

岐伯传黄帝，盟而传焉，后人何妄传其术也？《经》曰：善哉问也。先师之所禁，坐私传之也，割臂歃血之盟也。亦曰：传之后世，以血为盟。亦《素问》曰着之骨髓，藏之肝肺，歃血而[④]受，不敢妄泄云云。以上三篇，详论盟之事，后世私有传之义哉。今予所传者，上出于岐黄、越人、窦太师以下诸贤之意；下者录龙安寺殿真德、常口、入江、山濑、片冈、佐川、杉山、三岛等遗言，备参考。虽然，于文乎有所不尽之意[⑤]，亦复为口授别传云云。

时元禄[⑥]六年癸酉冬十有一月二日
东都医官总检校岛浦和田一述

---

① 杉氏：指日本著名针医杉山和一。

② 三要集：指杉山和一编撰的三部代表著作《医学节用集》《选针三要集》和《疗治大概集》。

③ 大概书：指杉山和一《疗治大概集》一书。

④ 而：原脱，据《素问》卷第六补。

⑤ 不尽之意：原作"不意之尽"，据文义乙转。

⑥ 元禄：原作"元录"，据文义改。

杉山真传流中之卷第一

东都行针杉山总检校和田一　撰

手术之部

二十五术名①

啄术　两行　天运　天隆　地升　谷提　气桁　阳暧　得气　开气　勇贺　两光　亨龙　远通　了针　连漏　早泻　远龙　风发　骨明　后乐　散秘　夜寒　天地交　玉立

上二十五术也。

八八重之术名

八重霞　八重王　八重棣　八重垣　八重雌雄　八重攧　八重风　八重云

十四管术名

龙头管　拨指管　推指管　巧指管　扣管　晓管　细指管　气柏管　内调管　远觉管　通谷管　交筵管　随肉管　戆针管

以上十四管。

起龙　起虎　荣卫还通

二十五术②

雀啄③**手术之法**

此手术切皮，自初以雀啄刺入之也。

两行手术之法

先刺入部分，留之，而后大指捻内，退针捻外，进针佳④度数，可为是。

天运手术之法

此法先刺入部分，而后留之。如满月合口，立右手中指，以大指食指撮龙头，左右相属可振之。有口传。

---

① 二十五术名：此标题原无，据文例补。

② 二十五术：此标题原无，据文例补。

③ 雀啄："雀"字原脱，据文义补。

④ 佳：原作"挂"据文义改。下凡遇此误径改，不再出注。

天隆手术之法

此法先刺入直针，至部分留之。而后取捻手，以押手满月合口，圆循皮肤也。

地升手术之法

此之法先刺入直针，至部分留之，而后取捻手，以押手满月合口，横少振皮肤也。

谷提手术之法

此法刺入直针，立中指大指方，以食指打付龙头，而后为雀啄，以佳度数，可为是。气行与雀啄相合，为谷提术。

气桁手术之法

此法刺入直针，至部分留针，为乱针，留之一二息，引退皮部。向左刺之，至部分留针，为雀啄，留之一二息。又引退皮部，亦向右刺之，至部分留针，为气行，而后留之，引退其针也。

阳瞵手术之法

此法刺入针一分，留一二息，久捻之。又留一二息，进入肉分时，呼入针，吸待针。至部分，留针一二息，久捻之。又一二息留针，又进入筋骨分，时刺入直针，留一二息，久捻之，引退时直拔之。

得气手术之法

此法刺入圆针，而后至部分，久以押手圆之，一二息留之，取右左手，而后右手交大指食指，以爪轻龙头横扣之，以振可为是，退针直拔之也。

开气手术之法

此法呼进针，吸待针，刺五分，留一二息，而后[1]其针入管，如细指，而后取其管。又呼进[2]针，吸待针，刺入五分，又留一二息，其针入管，如细指，而后取其管。又呼进针，吸待针，刺入五分，又留一二息，其针入管，如细指，引退又如此也。

勇贺手术之法

此法直针刺入五分，以押手满月合口，押上下左右，留一二息，其针入管，为细指。又取其管，以啄术刺入五分，以押手满月合口，押上下左右，留一二息。又其针入管，为细指。又取其管，以圆针刺入五分，以押手满月

---

[1] 后：原无，据文义补。

[2] 呼进：原作"进呼"，据上下文乙转。

合口，押左右上下，留一二息，欲去针时，直可去之。

两光手术之法

先欲刺针时，以左手于俞穴或爪或按，或摩或弹，而刺入针半，立中指大指方，以食指打付龙头，留三息，而后或动或捻。又刺入针，押手大指食指，自四傍缠针轻摩之，或针回，押手以大指食指相交，爪轻弹之，或动或捻，而后去针也。

亨龙手术之法

刺入针一寸五分，而后为雀啄，留一二息，入管，当皮肤啄之，十八九度。又取其管，为雀啄。又如元入管啄之。欲去其针时，至人部。如此施之，引其针也。

远通手术之法

譬刺上脘穴，而其倜置，又刺下脘穴。上脘穴，针持右手；下脘穴，针持左手，上下相交捻之，引退时，不构上下，拔之也。

了针手术之法

此法呼入针，吸待针，至部分，三四息留之，久捻之也。

连漏手术之法

直刺针，可随宜部分，以管当针傍弹之，去其管，为雀啄，引退时，疾拔针也。

早泻手术之法

此手术疾入疾出，中不捻，迹不闭也。

远龙手术之法

譬上脘一本舍针，中脘又一本舍针，下脘一本又舍针，而后反上脘雀啄而去之，中脘久捻而去之，下脘拔刺而去之也。

风发手术之法

此手术吸刺入针，呼捻针，至部分，吸进针，呼退，如此拨刺而疾可引退。

骨明手术之法

此手术直刺入针至部分，左右手相属微沉，暂可振之。振样有口传。

后乐手术之法

此手术针入五分间，捻入之，而后留之六七息。又进入五分间，以啄术入之，而后留之六七息。亦进入五分间，以随针入之，而后又留之六七息。引退其针时，至人部，吸退针，呼待针，至其部，留针六七息。自人部至天部，以啄术退之，又留六七息，于此处久捻之而拔去之也。其迹可闭。

散秘手术之法

此手术天久捻，地拔刺，横天久捻，横地拔刺，而速拔去其针，而不按其痏也。

夜寒手术之法

此手术直针刺之，至部分，不留。大指进前，一大指进后，二三暂如此，而拔去其针，不按其痏，以口吹寒，其衣可当针口，是曰夜寒也。

天地交手术之法

直刺入部分，其针引退皮部而后入，或进_{进者，徐捻针刺入也}而留之，三四为屋漏，或退_{退者，徐捻针引皮部而留之}。又三四为屋漏，或早_{早者，不捻，二三分引其尽，不捻刺入也}，六七度留之。又二三为屋漏，或不早_{不早者，不捻，徐引三二分，其尽刺入右}，六七度留之。亦二三为屋漏，或捻_{捻者，其部不引不刺而暂捻针也}而留。亦二三为屋漏，或不捻而刺入_{不捻刺入者，引皮部一寸中，又不捻刺下}，六七度留之。又二三为屋漏，或揣_{揣者，呼进针，吸待引，部分下针也}，六七度留之。又二三为屋漏，或前捻_{前捻者，大指向内，二三捻之，外一庚之}，六七度留之。又二三为屋漏，或后捻_{后捻者，大指外二三捻之，内一庚之}，六七度留之。又二三为屋漏，而徐拔去其针也。

玉立手术之法

此手术直刺入部分，取右手食指、中指、无名指三本，与大指相交，押手满月回，相弹而引退其针也。

以上二十五术也。

八八重术

八重霞手术之法

此手术先针刺入部分[1]，立中指，以食指大指方打付龙头，而后为雀啄。自天管载押手之满月合口，管末当中指本节内，横内管附针，大指与腹食指持针，中指持管，如啄，可推之。又取其管如前，立中指、大指方，以食指打付龙头，而为雀啄。管入针，满月合口少广当管先[2]皮肤，右手以当半啄之。用此法八度行，谓八重霞术。

八重王手术之法

此手术直刺针，可宜随部分。以管当针傍，可弹之，而后去其管，为雀

---

① 入部分：原作"部分入"，据文义乙转。

② 管先：为日语之词，即管尖。

啄，终为细指，而后与拨指管。其拨指管者，左右手持管，于针傍扣之也。八度可行之，各各有口传。

八重棣手术之法

此手术呼入针，吸待针，至部分，三四息留之，久捻之，而后引退皮部，押手满月，食指爪甲或大指爪甲，以管弹之。又进入三四分，以管如前弹之。又进入三四分，如前与之，而后久又捻。引退其针时，吸退针，呼待针，可拔去之。此法一度施之可也。

八重垣手术之法

此手术刺针，先向天至部分，捻针八九息，其针引退皮部。又向地刺至部分，又捻针八九息，又其针引退皮部。又向左刺至部分，为雀啄，八九息。右又同。

八重雌雄手术之法

此手术刺入先五分，而为久捻，终用龙头管_{龙头管，以管龙头横弹之}。又刺入五分，以啄术至其部，而为久捻。终又用龙头管，又以随针刺入五分至部分，留十息或十四息，而用龙头管。引退以随针，可拔去之。

八重撝手术之法

此手术直针刺入至部分，捻内引一分耳，捻外至部分，一度如此，与扣管_{扣管，象十四管，见图中}。数多以佳，可为是。引退时，直拔去也。

八重风手术之法

此手术譬刺入上脘穴，而取右【左】手，其尽置之。又刺入下脘穴，而取左右手从天下上之，针入管。管之中央，大指、食指持之，无名指当管先，上下细以管先啄之。终取管，以右手上针捻之，以左手下针捻之。又下针，取手上针为押手，直拔去之。下同如此。_{此法多口传有之}

八重云手术之法

此手术天向针，随针刺之至部分，久捻之，终与内调管，而引退其针。又向地随针刺之至部分，拔刺，终与内调管，而引退皮部。又其针横向天部，随针刺之至部分，久捻之，终又与内调管，而又引退皮部。其针又横向地部，随针刺之至部分，拔刺而终。又与内调管，终直退去其针也。

以上八八重之术终。

十四管术 [①]

龙头管

龙头管者，刺入针既终，右手大指、食指持管，龙头横扣之。

龙头管

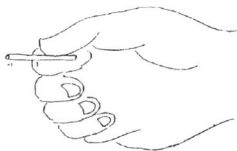

拨指管

拨指管者，刺入针，既终，舍其针。右、左手持管，管先针回，四方共右、左之手，能能相属轻扣之。是针回，连属可扣之，以数多可为佳。

拨指管

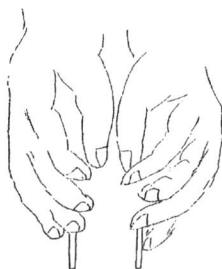

推指管

推指管者，直刺入针，既终，其针其尽置，押手合口之，添针立管，大指、食指持龙头，中指下横纹挟管，左右相属，细可推之。有口传。

推指管

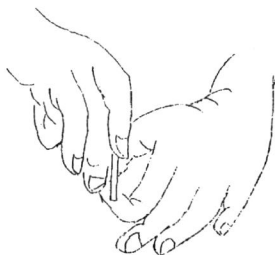

---

① 十四管术：此标题原无，据文例补。

巧指管

巧指管者，先刺入针，既终，左右手大指、食指持管，管先针左右，细扣之。<small>有口传。</small>

巧指管

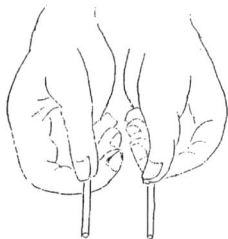

扣管

扣管者，先刺入针，既终，管头当食指、中指、无名指，大指持管，无名指添小指，针四傍，苍天夜，如星散扣之。<small>是[①]方有口传。</small>

扣管

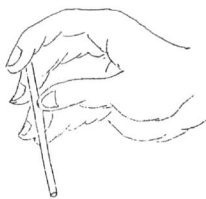

晓管

晓管者，先针入管，于穴上切皮取其管，而后针入二分，入其管如细指象。又取其管，刺入二三分，而后又入其管，如细指象，部分可随宜。欲退针时，先退二三分。又如入时，入管，如细指象，而后亦取其管，引一分。而后又入管，如细指象，放去其针。虚证者，疾按闭其疶；实证者，呼吸四五息间，不闭其疶，而后按闭其疶也。

---

① 是：原作"仕"，据文义改。

晓管

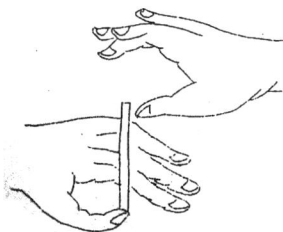

细指管

细指管者，先针入管，当俞穴自管上管切，二三百弹之，以数多可为佳。

细指管

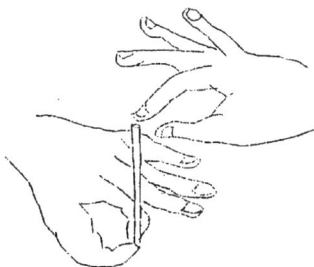

气柏管

气柏管者，先刺入针，以管当针傍弹之，留三四息，转之。又少退针，亦当针傍管弹之。此法从四傍可与管。有口传。

气柏管

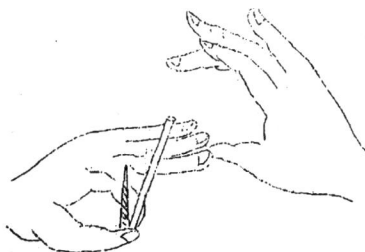

内调管

内调管，先刺入针三四分，以管押手，食指爪甲与大指爪甲扣之。又三四分进入针，以管押手，食指爪甲与大指爪甲扣之，部分可随宜。引退其针时，又如此也。

内调管

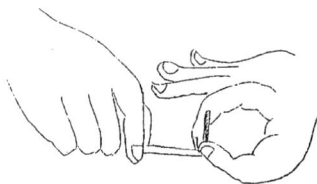

远觉管

远觉管者，先刺入针，既拔终，而左右之手之大指、食指持管之元，中指、无名指附食指，三指相并当管所[1]，小指管末当皮肤，左右手相属，苍天夜如散星扣之。又何穴刺针拔终，欲用远觉管时，如前可行之。管持样，又扣样，又口传多有之。

远觉管

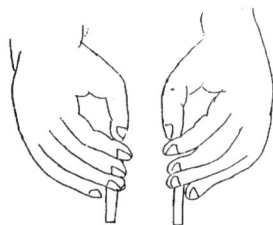

通谷管

通谷管者，先刺入针，押手持龙头，押手与龙头间，以管当龙头扣之也。

交延管

交延管者，先刺入针，龙头入管，当皮肤啄之。又取其管，行手术。亦如元龙头入管，当皮肤啄之，以数多可为佳。

随肉管

随肉管者，先刺入针，以押手持龙头，右手持管，缠针可摩之。有口传。

---

[1] 所：原作"锁"，据文义改。

随肉管

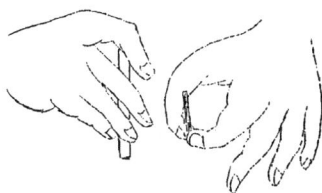

牖针管

牖针管者，先刺入针半过，取押手。针龙头半迠入管，右手持管，先可振之，是[1]法有口传。

牖针管

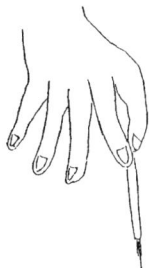

以上十四管术终。

二十一术[2]

八重柴手术

此手术者，皮肉间卧针，立一寸五分，捻针，疾去之。卧针通以管头扣之，是谓八重柴之术也。薄黑者，拔针迹；朱者，皮表以管顽扣之漏。

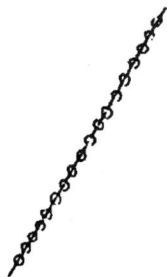

---

① 是：原作"仕"，据文义改。

② 二十一术：此标题原无，据文例补。

八云之术

此手术者，先刺入针，中捻针几百耳，一分退。亦捻针百耳，一分完，每退可捻针。捻者，前后早捻也。黑者，然意；朱者，退针捻处。

块摧手术

此手术者，量块浅深，至部分，刺入针而久捻，乍捻针前后，二三分退之。又乍捻针前后，二三分进之。数多，如此施之，则自缓如神。

勇针手术

此手术者，先始皮与肉之间，刺之一寸五分，微拔刺而退皮部，微起龙头，下针先刺入肉分一寸五分，微拔刺，又退皮部，又微起龙头，下针先刺入筋骨分一寸五分，微拔刺，直退去其针也。朱者，人皮之意；墨者，针意。上者，皮与肉之间意；中者，肉之意；下者，筋骨之意。

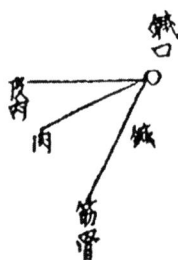

筋血之手术

此手术针刺入部分，补泻得宜，去针。其迹，以右手指。如弹之时，扣针痏。

云井手术

此手术者，皮之内二三分，圆针自天一寸之间直针，又自天二分之间二厘完，可针，可与远觉管，而后徐去针，按闭其痏也。朱者，入肉部位也。

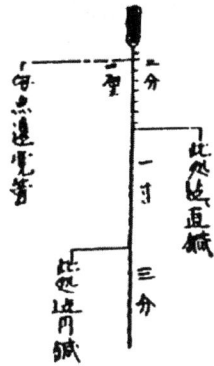

远觉管之手术之手

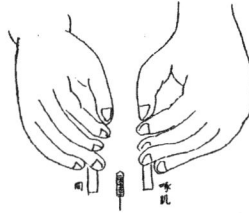

僸儡手术

此手术，皮与肉间[1]刺之，针为卧，自皮上以管先啄之。_{针在皮与肉间意。朱}者，管先自皮上啄之意。

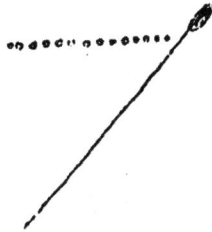

浅深手术

此手术直针刺入部分，其处捻凡七八息，退出皮部，其处又捻七八息、五六息，如此退去其针也。点处者，捻针处。

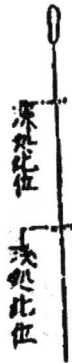

---

① 间：原作"门"，据文义改。

糠针手术

此手术针入管，从管上二三切皮，取管拔其针，苍天夜如星散如此。

扣管手术之手　　　　　管入针以指切皮图　　　　切皮去针针迹图

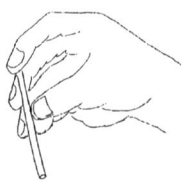

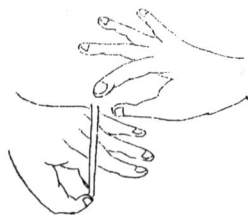

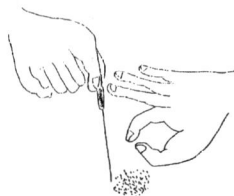

敂催之手术

此手术刺入直针一寸五分，退皮部五分。又其尽刺入五分，数十度如此，退去其针也。点处点拨，其尽押入。

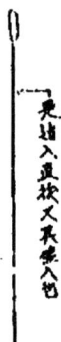

行啄之手术

此手术始直针一寸五分刺入，得气离，引皮部五分。又刺入，时以啄术拔刺数十度，退去其针也。上下朱点之间意。朱点者，啄术之意。

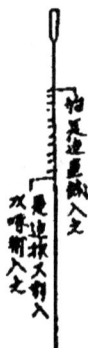

黑云之手术

此手术所针处重按之，然切皮以转针，远入之一寸五分，得气离，而后又转针，令至元场数十度，拔去其针也。

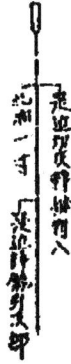

八津波之手术

此手术自始横至刺针时，以食指上下振针刺入也。振样甚有口传。图如下。如图，针管与横针进部分，针头穿皮肤入，适当待而中指及小指避其部位，此际同时押手，食指横振。口传。

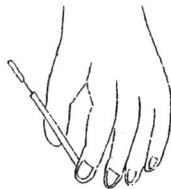

八重雾之手术

此手术针先向地刺，大概五本位，重针刺部分，可随宜。朱者，拔针迹；黑者，有针入意。

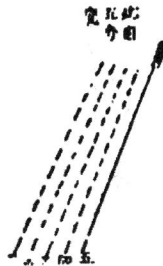

去邪之手术

此手术刺入针部分，暂而转针，得气离，先右手持管，押手之合口少开，以管先暂押四方。又一寸程^①引其针皮部，亦从四方以管先押之，数十度而可拔去其针。朱者，以管先押迹意。

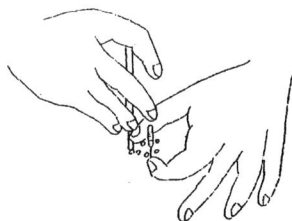

针一寸半引皮部意。朱者，以管先押迹意。

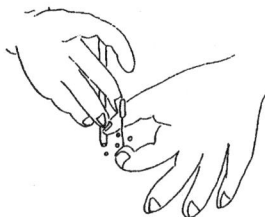

经束之手术

此手术以直针先刺入一寸五分，其针引退皮部，时转之，引一寸。又转其针，令至元处，数十度而暂可退去其针。朱者，转针意。

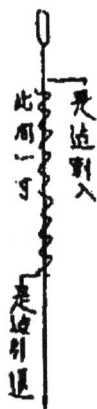

---

① 程：为日文汉字，意为"左右"。

盛炎之手术

此手术先刺入直针一寸五分，得气离，暂退出皮部一寸，而后少向左刺入一寸，得气离，少拔刺而又引皮部，上下左右，如此而可拔去其针。

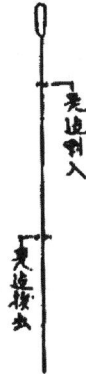

向左图	向右图

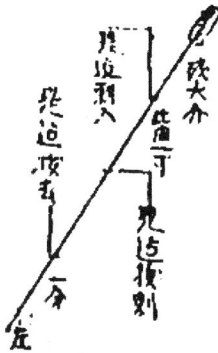 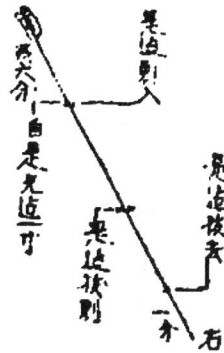

向上图	向下图

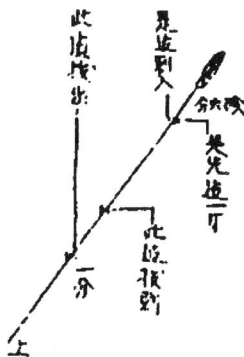 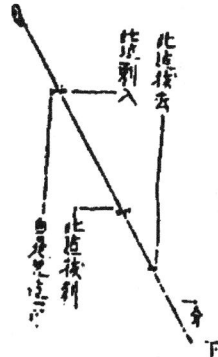

黑轮者，针口意；朱者，是行针意。

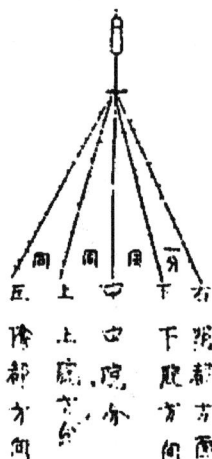

雌雄挚之手术

此手术自始横针先，肉分三本并立，其针引皮部，自天又皮部二本并立，都合五本，可雀啄。此四术之内谓一术。

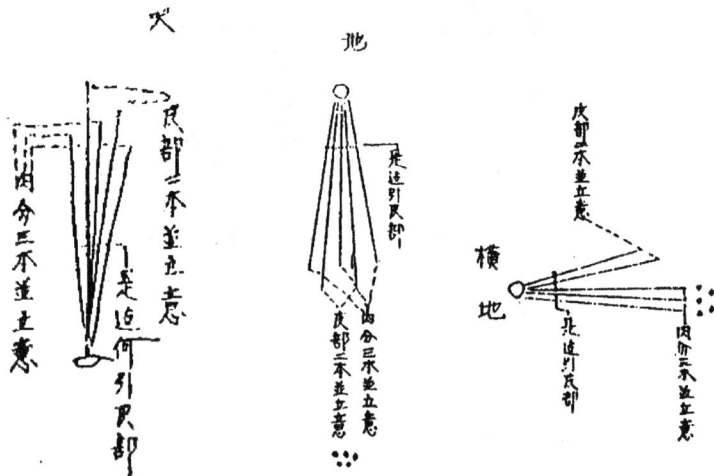

气俚之手术

此手术，男子者，针入七分而外方捻，待气之至而补泻之，是谓用春夏济者也；女子者，针入一寸四分而内方捻，待气之至而补泻之，是谓用秋冬之济者也。十四法之内进云者是也。

气偻之手术

此手术，下针之时若气有涩滞事，以大指次指之爪，上下之内弹而切气血而刺入，则速针下也。十四法之内切之法也。

环促之手术

此手术，先以直针刺入一寸五分，得气之离，而后引皮部一寸，只留五分，针于肉分盘气，气盘而可引去其针。十四法之内一盘之法也。

上二十一术也。

二十一术主治[1]

八重柴之主治

耳痛鸣聋，口㖞僻，不能言，口禁不开，风气头痛，目赤肿痛，衄衊，腰脊脚酸重，战栗，不能久立，腨如裂，脚跟急痛，足挛，引小腹痛，咽喉

---

[1] 二十一术主治：此标题原无，据文例补。

痛，大便难，腹胀寒热，篡反出，头热①，小腹痛，癫疾，癍，脚气，膝下肿，霍乱转筋，久痔肿痛，指肿，疝气，伤寒水结，凡有邪热者，悉皆主之。

八云之主治

主治身懈寒，少气不足息，恶人，心惕惕然，淫泺胻酸，热病汗不出，倅互反折，痔篡痛，下部寒，体重逆气，头眩体重，起座不能，步履不收，腰痛不能举，体足胻寒，不能久立，坐若在舟车中，聚积痞块，脾积痞气。

块摧主治

热病先头重，额痛烦闷，身热，热争则腰痛，不可以俯仰，胸满，两颔痛，甚善泄，饥不欲食，善噫，热中足清，腹胀不化，食善呕，泄有脓血，若呕无所出，阳厥，凄凄而寒，小腹坚痞，腹鸣腹痛，食不化，心下胀，腹中寒，瘀血，少腹胀满，悉皆主之，并一切之块物，能见浅深，用此术立解散。

勇针之主治

主治皮肿，阴气不足，阳气有余，热病汗不出，小便不利，大便难，霍乱不省人事，身烦狂言，妄歌妄笑，恐怒大骂，痃癖气块。

筋血之主治

湿痹流肿，髀筋急癍，胫痛，腹满，胃中热，不嗜食，小儿腹满，不能食饮，膝胻痛，筋挛，足不收履，坐不能起，五淋，湿痹痛，筋骨挛痛，或大小便涩，或躄足，或足缓难行者，悉皆主之。

云井主治

主治皮肤麻木不仁，或肉痹，或骨痹，或筋痹，或筋缓筋难，筋缩筋疼，阴阳表里，内外痹者。

尵儸主治

主治风痹肌痹，肩背痛，结积留饮，胃满，食不化，头痛不偏正论②，五脏之气乱在头者，腰痛以不可屈伸者，烦心，足下热，不欲近衣者，寒气在分肉间，痛攻上下，筋痹不仁，偏风，半身不遂，脚冷，血色无者。

浅深主治

主治心下大坚，大肠寒疝，大便干，腹中切痛，小腹有热，小便难，女子月事不调，脐下积疝瘕，胞中有血，状如血瘕，大腹石水，恶血疠痛，产

---

① 热：此下原衍"䴗䴗"2字，与前文重出，今删。

② 不偏正论：原文如此，疑有讹误。

后儿枕痛，呕吐泄泻，蛔虫心痛。

糠针主治

目泪出多，眦内皆赤痛痒，生白肤翳，青盲无所见，远视䀮䀮，中肤翳白膜，牙车急，不得嚼物，齿痛，伤寒耳聋，凡病聚宗筋者，悉皆主之。

敀摧主治

主治男子阴疝，两丸上下，小腹痛，妇人赤白带下，里急，瘕疝寒疝，阴卵上入小腹大肠、膀胱肾余，小腹痛，咳逆不止，三焦有水气，不能食，呕吐不止，三焦不调，水肿，不嗜食者。

行啄主治

虚劳吐血并呕逆不下食，多饱多睡，胀满寒冷，气聚奔豚，伏梁，冷气霍乱，腹痛中恶，脾虚黄疸，九种心疼，癫痫吐舌，恍惚尸厥[1]，悉皆主之。

黑云主治

主治尸厥暴死，或霍乱转筋，或暴疝，小儿发涧，张口摇头，身反折，或心痛，与肩背相引痛，或发疟寒热，善惊，不欲食，或腰痛不可屈伸，身后痛，身侧痛，并妇人月水之诸疾者。

八津波主治

向上能治[2]一切之头痛，或鼻衄衄，鼻中衄血不止，目中白翳，目赤肿痛，或呕吐恶心[3]，黄汗，胸满无力，臂以不可举，或胸中满，不得卧，多睡，言语不正，宿汁吞酸，或胃脘痛，或蛔虫心痛，胸膈雷鸣，食欲不下，或积塞胸膈者，悉皆可用此术。

向下能治[4]一切下部诸疾，膀胱胀，小便难，小腹胀满，溺涩，阴茎痛，小便淋涩不通，诸疝，小腹痛，阴痒及痛，或小便频数，小腹与腰相引痛，妇人产后恶露不行并不止，月事不调，血结成块，胎衣不下，血崩白浊，脐下块如石，或脐下积聚疼痛，女子转胞，有此诸证者，皆可用此术。

向左能和气，一切气疾，肠鸣，状如雷声，时上冲心，或妊娠腹气抢心，气疝，绕脐痛，气短，善太息，诸喘息，五脏游气，腹胀逆气，霍乱呕吐，或气聚往来，上下行痛，气聚，饮食不入者，悉皆主之。

---

① 厥：原作"蹷"，据文义改。

② 治：原脱，据文义补。

③ 心：此下原衍一"吐"字，据文义删。

④ 治：原脱，据文义补。

向右能和气，一切食疾，食积腹痛，或宿食未吐，饮食进不化，或食后气郁，或霍乱未吐，呕吐恶心，右胁下痛，或胃中冷，心下拘急，或喉痹咽肿，水浆不下，胁满，有此诸证者，悉皆主之。

八重雾主治

水肿胀满，小便不利并闭，筋缩筋疼筋急，脚气筋挛，一切冲心，七疝卒痛，暴厥不知人事，心痛腹痛，食郁，胸胁支满，五积六聚，大便难，在手治手诸疾，在足治足诸疾，在背治背诸疾，在头治头诸疾，中风半身不遂，手足瘫痪，或霍乱暴痛，诸疬，妇人经闭，或血结成块，产后恶露不行，小儿急慢惊风，此诸证皆能治。

去邪主治

贲豚气上冲，心腹膜坚，痛引阴中，不得小便，两丸蹇，水肿行皮中，阴疝引睾，惊不得眠，女子手脚拘挛，月水不利，脐上脐下腹痛，月事不绝，产后恶露不止，绕脐冷痛，气痛如刀搅，脐下热水，气痛如刀搅作块，状如覆杯者，悉皆主之。

经束主治

水肿大，脐平，肠中常鸣，时上冲心，脐疝，绕脐痛，冲胸不息，水道不①利，臌胀，肠鸣状如雷声，时上冲心口，中风不苏，风痫角弓②反张，阴证伤寒，妇人血冷不受胎，霍乱，欲吐不能吐，男子七疝，女子瘕聚，产后脐腹痛，古有诸证者，悉皆用此术。

盛炎主治

主治三焦不调，食饮不化，六腑谷气不转，或小便赤，腹坚大，宿食，腹痛癖块，肠胃不调，不能食，或大便闭，赤白浊，五脏积，六腑聚，心下坚大，饱食饮不化，或卒死不知人，恶心怔忡，伤寒热不已者。

雌雄孽主治

伤寒太阳证，不发汗者，用天部则立处发汗。

阴证余热在胃，欲下者，用地部则立处得下也。

诸痛日发者，用横天部速治。

二日、三日一发者，用横地部，艮刻切，甚奇也。

---

① 不：原脱，据文义补。

② 弓：原作"方"，据文义改。

气俚主治

阳虚自汗，短气，胃气不足，腹满，不欲食，胃中热，气满，食即吐，胃中有寒，心下厥逆，心下有冷气，苦痛吞酸，或眩头痛，腹满痛，呕吐头热，鼻衄𬌗，皆用春夏秋冬济治之。

气傛主治

主治胁下坚痛，或心痛难以俯仰，吐血便血，水肿隔证，呕吐气逆，泻痢消渴。

环偍主治

心疼积块，呕吐，九种之心疼，伤寒吐蛔，发狂奔走，蛔虫心痛，胸中噎塞不通，饮食不下者，悉皆主之。

起龙手术之法

人之部

先以啄术刺入针，至部分，为龙头管，终其针，引退皮部向上。

天之部

向天刺入时，呼入针，吸待针，至部分，久捻，留三四息。又与龙头管，终其针，引退皮部向下。

地之部

向地刺入时，刺直针，至部分，为雀啄，留一二息，入管，当皮肤啄之，十八九度，终又与龙头管，而可拔去其针。

天地人相合，谓起龙术。

起虎手术之法

横人之[①]部

先以啄术刺入针，至部分，为龙头管，终其针，引退皮部，向横天。

横天之部

横天刺入时，刺直针，至部分，立中指，以食指、大指之方打付龙头，而后为雀啄。自天管载押手，满月合口，管末当中指本节内横纹，管附针，大指腹与食指持针，中指持管，如啄可推之，而后为龙头管，终又引退皮部，又向横地。

横地之部

横地刺入针时，押手与捻手相属推皮肤，入之至相振，终又为龙头，直

---

① 人之：原作"天"，疑误，据文例改。

拔去之也。

横天地人相合，谓起虎术。

荣卫环通手术之法

以押手病者，爪皮肤刺入针，至部分，久捻之。又为雀啄，拔去针。否[①]放押手，不疾按其痏[②]，而徐按其痏。

针刺必要

曰：金木中央并水火五般，守定一丹田。盖此五者，散则周身为气，聚则丹田为宝。今以之凝然端守于丹田，而不妄盈缩。眼既不视，魂目归肝而不从眼漏；耳既不闻，精自归肾而不从耳漏；舌既无声，神自归心而不从口漏；鼻既不香，魂自归肺而不从鼻漏；四肢既不动，意自归脾而不从四肢孔窍漏。五者无漏，则精神魂魄意相与混融，化为一气，而聚丹田，凝成至宝，解其凝，令遗其气左右之手指，此谓真传。以此如临深渊，如手握虎，无神营于众物，此工巧而以妄不可用故也。

眼：佛眼不开不闭，自以所有，此为中央眼，属土。因其人气之虚实：虚者，天眼；实者，地眼[③]。其人气实者，好阳气，故欲地眼引太阳气丹田；素其人虚者，好阴气，故欲天眼引阳气，泥九管_{泥九管者}，百会一名；又其不虚不实常休者，欲中央之佛眼，不欲天地眼而后闭口，以鼻为吸天地之气。今道丹田，合足指左右大指爪侧会合处立龟尾骨，令腰伸，勿令屈伸，屈膝坐，右左膝合处，以鼻柱头当之，缓头垂中央，聊勿解体，下二窍，勿两便置，而后以针刺病人，此谓针刺必要之传。

所用[④]八度补泻之[⑤]大事

病人不过气魂刺针，一之为补。

病人过气魂立针，荣卫衰弱成泻也。

针不痛样刺，荣卫循环为补。

针痛样刺，荣卫凝而成泻也。

针为拔迹，按一甫也。

---

① 否：原文如此，疑当作"不"。

② 按其痏：原作"其痏按"，据文例乙转。

③ 眼：原作"素"，据下文"不欲天地眼而后闭口"改。

④ 用：此下原衍一"之"字，据文例删。

⑤ 补泻之：原作"之补泻"，据文例乙转。

针为拔迹，其尽置，发散也，寒也，泻也。

针拔迹，摩和气为补。

针拔迹，其尽置而过程，徐徐摩，邪气散成泻也。

针欲刺，先抓刺之，经络不通之补也。

针口开事，邪实而经经不通。今泻实邪，通络经，故经络不通成泻也。

针拔迹，扣，缓肝循血，调筋为补。

针拔迹，不扣，肝急血凝，筋挛成泻也。

不痛样拔，一之为补。

痛样拔，一之为泻也。

针舍口刺，补。

其尽刺，泻也。

上者八度之补泻也。

所用八通①补泻②之大事

患人其病不痛，补之意可立。

患人其病痛，泻意可立。

自腰以下之病，针深补意可立。

自腰以上之病，针浅泻意可立。

病人昼烦，病阳经之气病也，加要穴内阳经之合穴，泻意可立。

病人夜烦，病阴经血病也，加要穴之内阴经之经穴，补意可立。

总病之有间者，补意可立。

总病卒证者，泻意可立。

老人者，补意可立。

小儿者，泻意可立。

贵人者，补意可立。

贱者，泻意可立。

轻押手，补意可立。

重押手，泻意可立。

午前者，补意可立。

午后者，泻意可立。

---

① 八通：原作"八度"，据后文"上者所用八通补泻之意也"改。

② 泻：此下原衍"之意"2字，据文例删。

上者所用八通补泻之意也。

所用八等[①]补泻之大事

呼吸之补泻

呼吸之补泻者，呼刺入针，吸拔针。

提按之补泻

针为拔迹，按为补，其尽置为泻。

针先之补泻

刺入针，捻为补，其尽拔为泻。

左右之补泻

转先为补，转后为泻。

虚实之补泻

虚者可补，实者可泻。

押手之补泻

压按所针荣输处，轻押为补，重押为泻。

阴阳之补泻

阳者补，阴者泻。

迎随之补泻

迎者泻，随者补。

上者所用，八等补泻[②]之大事。

夫人有阴神阳神事，本一而分脐下，是太极之一，易之所生也。脐两傍者，阴阳承合之处也，从此万物生形。故君火、相火之有分别，君火为命门，相火上焦、中焦、下焦之三焦者，属相火。以此针刺，考春夏秋冬可刺针，春夏上部针浅可刺，下部针深可刺。秋冬下部浅可刺，上部深可刺，而后针下待气至时，针先成重为气至时，夕转针可拔之，此为常事。

酏见之事

酏者，腹摩循手润泽者，为吉。

摩循腹手无润泽者，为凶。此谓酏离也。

---

① 八等：原作"八通"，据本节文末总结之句改。

② 补泻：原作"之补"，据文义改。

十五个之离①

皮肉之离②之事

皮肉之离者，按摩腹，抓见腹皮，皮与肉，谓离上部、中部、下部。有口传。

上部之离

抓见膻中，从抓自四傍，皮奇者，谓上部离。

中部之离

按摩腹，见空空然者，危。肉者如龟板，与皮离者，谓中部离。

下部之离

下部之离者，肉者筋聚，如盛蛇，与皮离者，谓下部之离。

勾陈之离之事

勾陈之离者，押见腹，有腹满，无里力者，死证也，不可针。

四之离之事

四之离者，足端内、手尺部、期门、大横，此四处之肉陷者，谓四之离，必不远死。

玉渊之离

玉渊之离者，左右肋际，鸠尾之边，如錫钓见者，死证也，不可针也。

鸠尾之离

鸠尾之离者，针见髑骭少不立，如刺油纸，不柔和者，死证也，不可针。

任脉之离

任脉之离者，自鸠尾之处，至曲骨一筋沟立者，谓任脉离，死不可治。

痛之离之事

痛之离者，腹押见少无。若③空而无痛者，谓痛之离，死不可治。

脐中之离之事

脐中之离者，脐浮出，脐根空。动者，所谓脐回渊离者是也，难治也。

井本之离之事

井本者，脐下一寸半之处也，所谓丹田是也。此处极陷，押之空。若无动气者，元气之虚也，不可治。

---

① 十五个之离：此标题原无，据文例补。

② 离：原作"乱"，据下文"皮肉之离者"改。

③ 若：原作"答"，据文义改。下凡遇此误径改，不再出注。

邪气之碎离之事

邪气之碎离者，皮与肉相离，以皮肉押见，垣形入袋，如押，奇乱如垣，碎筋立者，谓邪气之碎，不可治。

顿死之离之事

顿死之离者，无病之人，鸠尾之下，巨阙之处卒陷者，翌日必顿死，可谨。

经肉之离之事

经肉之离者，臀肉又两傍之股，附带脉维道之处，极陷如缺盆者，必死证也。

以上十五个之离云。

乱之事①

相火之乱之事

相火之乱者，腹部并手足脊背，及肋骨胁下，供押见无根，何处如标②。已动者，谓相火之乱，不远死。

君火之乱之事

君火之乱者，手足无润泽，手足节节痛，小腹切痛者，必死不针。

宗气之乱之事

宗气之乱者，虚里之动甚高，而眩晕极立卧地者，死不可治。

阴神阳神之乱之事

阴阳之乱者，上者天突之两傍，如弓弦筋起，其筋动甚乱；下者毛际玉睚两傍，如弓弦筋起，动甚乱者，谓阴神阳神之乱，死不可治。

荣气之乱之事

荣气之乱者，鼻先挂，项筋急。又从前阴挂，鸠尾筋挛，亦左从章门，右挂章门，疼痛者，死证也，不可针。

卫气之乱之事

卫气之乱者，头冷，手足冷，身暖，口中冷，舌不运转者，为死证，不可针。

---

① 乱之事：此标题原无，据文例补。

② 何处如标：原文如此，存疑待考。

杉山真传流中卷第二

东都行针御医官先总检校三岛元典院法印　撰

诸证取穴及针灸法 [①]

感冒风邪头痛身热

风池乱针　风府屋漏　攒竹细指　期门随针　合谷久捻　大陵雀啄　间使同　鱼际发散　三里龙头　足□同　中脘圆针，中久捻　委中内调

恶风

百会发散　大杼扣管　风池乱针　风府前光　中脘推指管　肝俞海火，补　天枢同　梁门同

恶寒

大杼天　风门太阳，补　风池直刺　肺俞久捻　天枢雀啄　中脘同

无汗

合谷内调　腕骨雀啄　期门随针

伤寒阴证

期门大热　气海少热　关元二大热　间使小肠

腹上痛

中脘乱针，又雀啄　上脘谷提　梁门气桁　天枢阳瞵　章门得气　三里两行

同脐下痛

三阴交推指管　阴陵泉同　水谷乱针

食后腹痛

关元勇贺　石门开气　商曲谷提　通谷同

腹强疼痛

上脘亨龙　中脘同　下脘同　肓俞谷提　关门气桁　通谷阳瞵　幽门得气　不容开气　章门两行

诸气付

印堂细指　涌泉乱针　百会发散　人中同　隐白雀啄　至阴取血　关元天　上星承浆地　悬钟灸　素髎天　神阙灸

头不能动

大椎雀啄　承山细指　委中久捻　曲池气桁　合谷人　三里穴谷提，俗连根仓曰久俞兼　盈丘取血，如桐天及三五度　绝骨泻，灸非效　阳辅泻，灸则效

---

① 诸证取穴及针灸法：此标题原无，据文例补。

头项筋挛时

风府_乱　风池_同　天柱_{亨龙}　大椎_同

头颊咽喉痛

肩三隅_天　列缺_同

目疚

少商_{取血}　合谷_{骨方}　曲池_{勇贺}

口舌生疮口干

合谷_{了针}　劳宫_{涟漏}　中冲_{亨龙}　人中_{细指}

齿痛

翳风_{谷提}　合谷_{气桁}　曲池_{阳瞮}　内庭_{天，甚则灸百五十壮}　足三里_{与上廉远通}　颊车_{横天}
肩髃_天　内关_{两行}　间使_同　犊鼻_乱　列缺_天　三间_同

上齿痛

上脘_{开气}　中脘_{了针}

下齿痛同。

虫牙痛疼甚不忍时

上脘_{开气}　中脘_{了针}　角孙_{扣管}　耳门_{拨指管}　率谷_同

下龈痛

合谷_{涟漏，甚取血，灸百壮}

牙血出不止或咽喉肿痛又龈肿痛

三里_{开气}　解溪_{雀啄}　脾俞_{了针，后灸十六壮}

又法，以稻稗从大椎骨至肩髃骨断之。又稗二折，当大椎下止处点_{是非灸穴}，左右相开去脊骨各五分，灸少十六壮，甚至二三百壮。

从大椎至肩髃以稻稗量之图　　前以稻稗当大椎下止处假点图　　从前假点左右相开各三分本点图

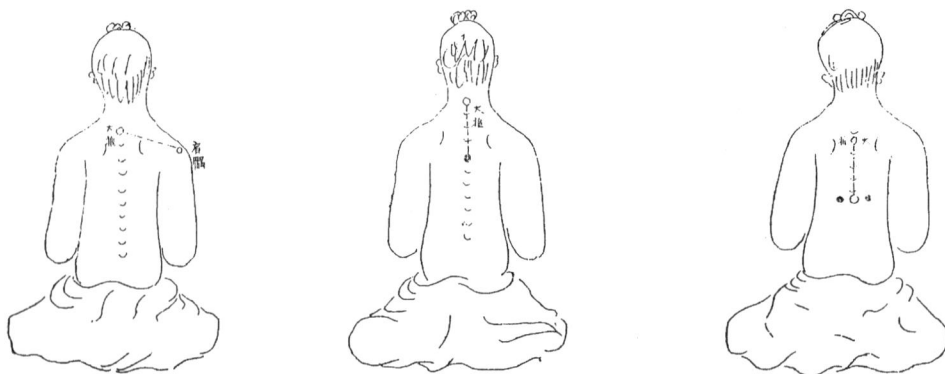

咽喉肿痛

少商_{取血}　合谷_{泻，甚时可取血}　曲池_{早泻}

咽喉塞三日浆水不通

列缺_{取血}　少商_同　天穴_{地刺}

痰火喉风并喉痛或颔肿有热时

哑门_{取血}　少商_同　列缺_天　尺泽_{除脉}　温溜_人

五指取寸一，合当大椎下止处点_{是灸穴也}，而后合口成，取寸左右关。此寸各三穴，灸轻从年壮，重灸至百壮，灸可及七度则愈。

取五指寸图　　　　　当大椎下本点定一穴图

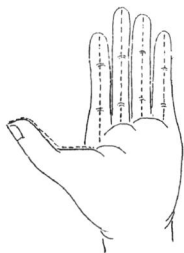

寸量一文字图　　　　　三点相属图

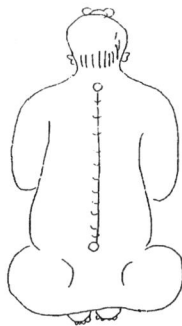

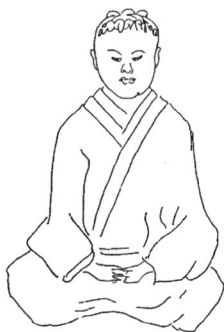

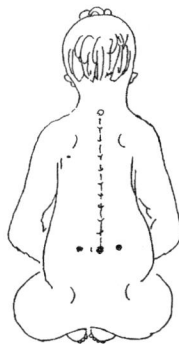

喉痹暴发浆水不下不通欲绝时

少商_{取血}　温溜_{龙头}　涌泉_{雀啄}　合谷_{骨傍}　丰隆①_{久捻}　曲池_同　天突_{地刺}

哕

中脘_{八重霞}　上脘_{亨龙}　下脘_{气桁}　不容_{两行}　梁门_{开气}　骨肉_{了针}

---

① 丰隆：原作"丰际"，据文义改。

吐血

中脘八重王　鸠尾池刺,早泻　三里亨龙　膈俞谷提　肝俞气桁　脾俞阳瞵　肾俞得气　腹哀开气　梁门早泻　天枢勇贺　气海两行　章门亨龙

止吐逆

三里起龙　大祖雀啄

先取脾经大包穴，左右以稻稗取此间寸，二折中折，当中脘穴，左右二穴。又两乳间取寸，二折中折，当中脘左右双相对四穴，是曰大祖穴。又有恶物中焦者，先吐而后可吐止。

从大包穴引起稻稗大包止图　　　**两乳间量寸图**　　　**从中脘穴假点以稻稗四穴相量图**

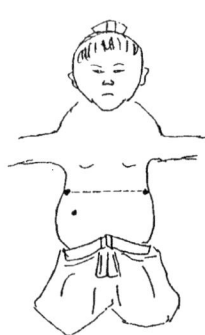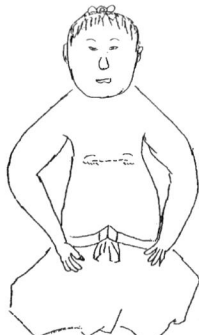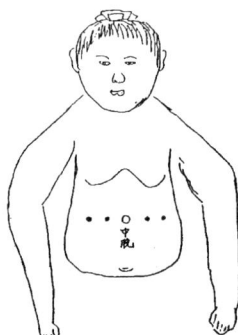

冻疮霜晓也

从疮可取血　少商同　泉生足雀啄　八关早泻　十指爪

泉生足图　　　　　　　　　**足泉生足图**

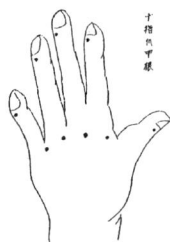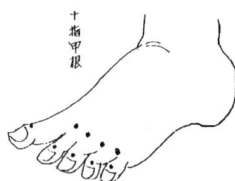

手八关图　　　　　　　　　**足八关图**

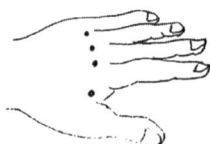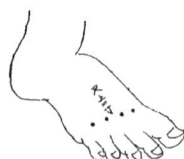

手足爪肿痛

八关 取血　阳池 早泻　解溪 同

痰

幽门 啄术　梁门 两行　关门 谷提　上脘 阳矂　中脘 八重雌雄　下脘 八重攧　水分 八重垣　天突 雀啄

喘急

幽门 气桁　合谷 温针　天井 两行　肺俞 亨龙　天突 地刺　上脘 了针　天府 雀啄　肩井 涟漏　膏肓 久捻　章门 三法

咳秘灸

令患人立并两足，回四边，还中，当结喉下脊点 是非灸穴，然后取口寸二折中，当脊上点，左右尽处点 是灸穴也，然后下右方一点同身寸三寸灸，可随年壮。

回两足四方图　　　　　两足回四方以稻稗当结喉垂脊图

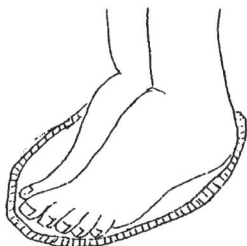

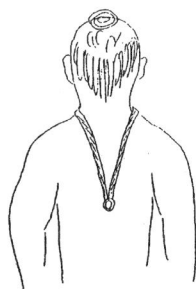

口寸量一文图字　　　　口寸二折中折当脊骨假点左右尽处点图

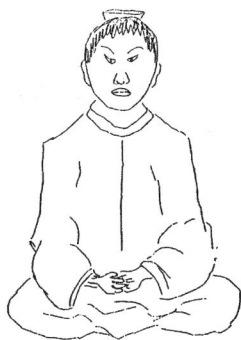

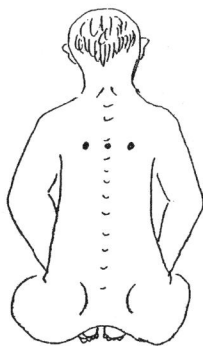

男女共右方同身寸下三寸图　　　　量同身寸图

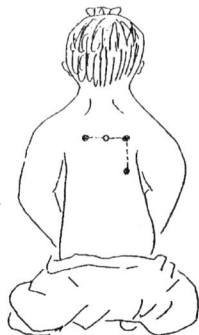
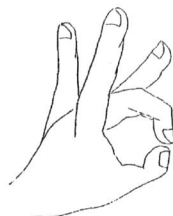

膈噎

中脘起虎　幽门行啄　公孙啄　太白管切　三里涟漏　膈俞脾俞远通。又法灸咳秘灸，妙也

吞酸

泉生足天　手足三里乱

心痛

手泉生足天　少泽取血　手小指表中爪甲际三壮

胸膈背后有死血积滞疼痛时

京骨少取血　昆仑管切　复溜同　然谷同　委中取血　承山两行

积聚

中脘谷提　天枢气桁　章门阳瞩　阳陵泉啄　聚上际行啄　脾俞八重棣

痰成块

肺俞起虎　中脘起龙　下脘起虎　水分八重㩁　大横了针　天枢涟漏

腰痛不能动又妇人滞下为腰冷

从大陵穴至中指末，以稻稗取之。骑竹马，从竹马脊①，从脊骨引上尽处点，灸从七壮天七壮②，其妙也。又疝气寸白用效。

---

① 竹马脊：原文如此，疑当作"竹马上"。

② 从七壮天七壮：原文如此，疑有讹误。

从大陵穴至中指末量寸图　　　　　骑竹马自竹马上当脊骨尽处点图

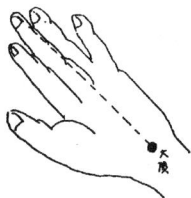

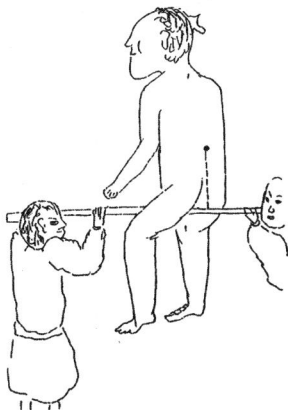

霍乱

中脘_{八重霞}　天枢_{八重王}　梁门_{八重楝}　不容_{八重垣}

霍乱转筋

金门_{灸三壮}　至阴_同　足内踝尖_{三壮或七壮即愈}①。旧法曰：转筋愈后可刺之　阳谷_{雀啄}　承山_同　解溪_地　丘墟_{管切}②　三里_{亨龙}

湿霍乱忽心腹痛或吐泻四肢逆冷六脉沉而欲绝时

中脘_{亨龙}　天枢_{气桁}　太冲_{啄术}　合谷_{骨旁}　三里_{阳曦}　环跳_{行啄}。表卷用诸活术最妙也

霍乱小便不通

中脘_{气桁，灸则二百壮}　三阴交_{早泻}　水分_{两行}

霍乱吐泻不止

中脘_{气桁}　天枢_{阳曦}　气海_{得气}　神阙_{灸百壮}

胸中烦闷

手十间_{久捻}

腹内疼痛

中脘_{八方见龙术}

霍乱不省人事

神阙_{灸三百壮}　至阴_{取血}

---

① 愈：原作"俞"，据文义改。

② 管切：原作"营切"，据文义改。

霍乱六脉俱无

复溜_{两行，此穴回六脉} 合谷_{谷提} 中极_{气桁} 支沟_{阳瞵，此穴和脉绝} 巨阙_{得气，灸七壮} 气横_{得气，灸七壮。此穴伤寒六脉俱无用效}

干霍乱_{以盐汤探吐}

志室_{谷气} 胃俞_{先刺，后去针，刺脾俞、意舍，再刺胃俞} 脾俞_{气桁} 意舍_{八重棟} 上脘_{八重垣} 中脘_同 巨阙_啄 建里 足三里 照海 大都 太白 公孙 承山 涌泉 阴陵泉_{上穴各刺之后，灸七壮数效}

霍乱四肢逆冷

府舍_人 涌泉_天 三阴交_{针刺后，灸三七壮}

霍乱转筋入秘法

用四人持病人四肢，灸水分穴四五壮，自不动无生。

用四人持病人四肢灸水分图

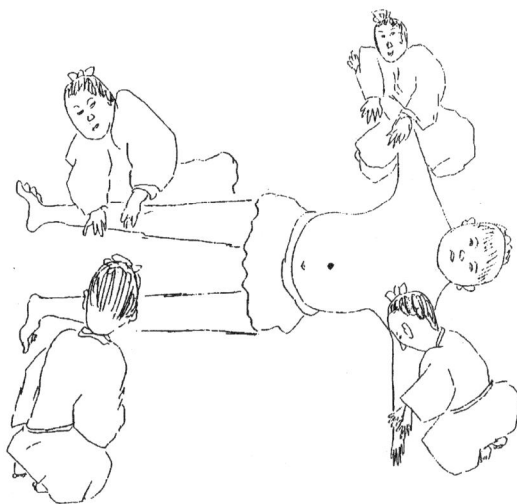

秘灸法

涌泉七壮灸补。又足内踝下聚筋赤白处，灸七壮。

又法：足内外左右踝尖头，灸七壮。

霍乱已欲死，腹中有暖气者，用盐灸脐中五七百壮，则灸气海二七壮。又灸大椎，又灸承山七壮。

又灸足三里百壮，甚妙。

足内外踝尖头点图

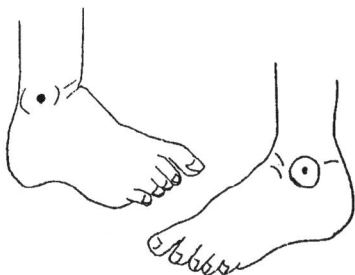

泻痢

关元_{涟漏} 中脘_{了针} 天枢_{左右远通} 肾俞_{亨龙} 复溜_{两行} 足三里_{勇贺} 大肠俞_{谷提，此穴主白痢} 小肠俞_{气桁，此穴主赤痢}

神阙、天枢、大肠、小肠，泻痢时，每日灸三七壮最效，并中气虚寒、腹痛强时灸且妙也。

虚寒下痢

关元_{男子天，大热；女子地，海火} 石门_{天际，妇人除脉} 中脘_{八重棣} 天枢_同

脱肛

百会_{取血} 气海_{地隆} 大肠俞_{天运} 小肠俞_{八重撻} 长强_{痛刺佳}

两乳间取四折，取一当鸠尾下止处点，灸十五壮。

膏淋

关元_{八重王} 行间_{管切} 中封_{同，其时行间、中封二穴可灸之[1] 即效}

劳淋

气海_{八重垣} 三阴交_{天运，其时可如膏淋}

血淋

气海_{八重垣} 石门_{天隆，妇人除脉} 复溜_{雀啄} 子宫穴_{八重霞} 子宫穴_{甚时灸妙}

血淋可见鼻头鼻将黄，小便可难。

气淋

横骨_{八重垣} 交信_{四分，人} 阴陵泉_{针后灸七壮}

五淋灸法

令患人从鼻柱下至两口吻量寸，令患人骑[2]竹马，从竹马上至脊骨点，其

———

① 灸之：原作"冬之"，据文义改。

② 骑：原作"奇"，据文义改。

寸二折中折，当脊骨点，左右相开尽处点。此三穴灸三七壮宛，重七日，轻三日愈。

从鼻柱根量两口吻图

骑竹马图　　　　　　　　**从竹马上引起自脊点其寸二折当横三穴相并点图**

又法：足大指一横纹中一点，灸七壮，极效。

大便秘结

气海_{了针,令病人应便道,更腹中觉鸣}　足三里_{亨龙}　大肠俞_{两行则通}

阴股肿痛

仆参_{雀啄}　三阴交_{两行}　阴陵泉_同　血海_{气行}

男女阴头痛

大敦_{灸三壮}　阴交_{开气}　肾俞_{两行}　曲骨_{天地交}

疝气

天枢_{天地交}　大横_同　章门_{八重雌雄}　关元_{八重攂}　三阴交_{两行}　大敦_{甚时灸三壮}　丰隆_{雀啄}　气海_{谷提}　五枢_{八重垣}

治疝灸法

阴交_{傍各一寸,灸随年壮}　泉生足_{又妙也}

　癫疝_{阴腿也,肿疝也。}

大敦_{取血妙也} 三阴交_{起龙} 气冲_{起虎} 阴陵泉_{谷提} 隐白^①_{灸七壮}

足痛

公孙_{早泻} 丰隆_{雀啄} 涌泉_{管切} 漏谷_{谷提}

足里痛

公孙_{雀啄} 冲阳_{随针} 三里_晓 涌泉_{管切}

同气付_{鬼邪，气付也}

劳宫_{八重霞} 鸠尾_{八重王} 日反_{妙也} 月反_同

中鱼毒肌肤斑赤

合谷_{骨方，同雀啄} 中脘_{八重王} 三阴交_{起龙} 阳谷_{细指}

落高肿痛

阳辅_啄 阳陵泉_{行啄} 大椎_{两光} 上脘_{天运} 中脘_{天隆} 下脘_{地隆}

每岁发肿物

膀胱俞_{不绝可灸，甚妙}

妇人部

经闭无子

曲泉_{云发起龙} 曲骨_{风发起虎} 子宫穴_{八重棣} 三阴交_{大热} 合谷_{早泻}

赤白带下

带脉_{灸百壮}

赤白带下灸法

同身寸取五寸，以令患人骑竹马，自竹马上引起，当脊骨止处点，自天上三寸处一点，上下相开各一寸五分，都合大点。

骑竹马从竹马上引起当脊骨止处点　　　　左右相开各一寸宛部分六点相定图

自天上三寸之处点图

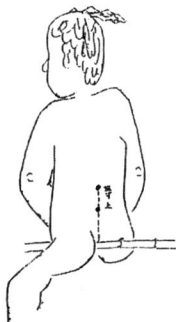

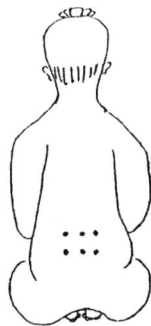

---

① 隐白：原作"阴白"，据文义改。

又法：命门，与命门左右相开各一寸，都合三穴，为男左先，为女右先。赤白带下，一切妇人下部诸疾，灸之甚妙。

难产不离子

三阴交_{少取血}　合谷_{八重棣}　至阴_{灸七壮}　水分_{雀啄即生}

小儿部 ①

儿枕痛

肾俞_{八重霞}　关元_{八重柴}　气海_{八重雾}

急慢惊风共刺不有效

神阙_{灸七壮，如桐子大}　鬼叠穴_{灸三壮。此穴十三鬼穴，曰在足大趾爪甲下}　筋缩_{八重柴}
脊中_灸

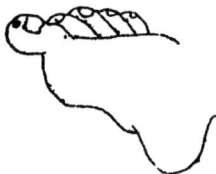

小儿生一二月中甚泣出

中脘_{雀啄}　合谷_{细指}　神阙_啄

脐风撮口

中脘_{得气}　章门_{谷提}　上脘_{气桁}　大横_{阳矅}　足三里_{开气}　然谷_{两行}

舌疮_{俗云，一本云。}

手小指尖爪甲际表中_{取血立效}　列缺_{取血}

舌疮妙灸

从大椎至鸠尾穴，以稻稈量之，自鼻柱引起上头，垂顶下尽处点，以口一文字二折中折，当脊骨点左尽处、右尽处，凡三点。各灸三七壮，日日可灸，百日验。

赤白痢疾

神阙_{灸三七壮}　三阴交_{两行}

痢疾脱肛或五痔血下

十二椎下、十三椎上，灸自七壮至百壮，其妙也。

---

① 小儿部：此标题原无，据文例补。

痘疮

有热初发时，委中、尺泽场所生紫黑色，或赤色筋筋生，可知重筋出，以三棱针切其筋，出血则变至轻，甚妙也。

尺泽除脉　委中雀啄　承山细指

山不止

承山取血，气体虚弱，针委中如赤小豆取血，及三度有效

乱针

十宣穴用三棱针取血，甚妙

中卷第二终

杉山真传流中之卷第三之上

东都行针御医官岛浦合田一总检校 撰

诸证取穴及刺灸法 [1]

麻木不仁

不仁者，或周身，或四肢，淫淫然麻木，不知痛痒者，古法名麻痹病也。

阳陵雌雄孳 三阴交助营 手十指间盛炎 足十趾趾间同 曲池舟势 手三里风势 足三里八重柴 上巨虚同 下巨虚同 肾俞黑云 命门同

手臂麻木不仁

天井两行 曲池块摧 肘髎起龙 外关随肉管 支沟细指管 阳溪八重风 脘骨八重霞 合谷风发 手三里亨龙 经梁糠针

手足麻木

曲池气桁 合谷啄术 大陵龙头 中封卧针 足三里温针 手三里三调 徐口细指

足麻痹

环跳雀啄 太溪同 阳陵泉随针 梁丘四傍天 伏兔气行 阴陵泉晓

三岛安一总检校传曰：

肩三隅热行 曲池两行 手三里与合谷远通 阳池阳睐 上廉与下廉远通 三阴交骨明 阳陵泉八重王 绝骨细指 风市骨明 承山拨指管 商丘同 太白与浅 大都远通 膝眼糠针管 腰眼起龙 阴门云井 隐白管切 章门八傍针眼 京门八重雾 天枢火势 大横鱼势

筋急

肝热则筋膜干，筋膜干则令筋急也。

又曰：大筋软短者，热伤血也，不能养筋，故为筋急；小筋弛张者，湿伤筋，不能束骨，为痿弱。肝主筋故也。

又曰：脉不荣则令筋急。

又曰：血虚则筋急，此皆血脉不荣筋而令筋急。

治法：邪客足太阳，令人筋痹，背急引胁而痛，刺从项始，数夹脊 [2] 疾按，应手如痛刺。此傍三痏是络脉，取筋挛。

---

① 诸证取穴及刺灸法：此标题原无，据文例补。

② 脊：原作"春"，据文义改。

两肘俱挛

曲池去邪　尺泽啄术　外关纤纤　三隅经束　肩井乱针　间使四傍人　阳池①三法　手十指间久捻　足十趾间同　大杼内调　风门天运　肺俞得气　合谷了针　列缺细指　养老散秘　下廉八重棣　上廉推指管　三里荣卫环通　中府筋血　云门八傍见龙　巨骨柳势　膝曲筋急　曲泉卧针　三阴交龙势　足三里对包　环跳针论　五里将军　委阳屋漏　绝骨扣管　巨虚上廉四傍地　同下廉同　风市气柏　至阴灸三壮　膝眼同七壮　阴色圆针

筋挛骨痛

魂门天隆　肩三隅得气　阳池涟漏　阳溪同　腕骨同　神门夜寒　大陵同　太渊同　天井八重垣　小照心经,照海一名,同　少海同　曲泽巧指管　尺泽同　曲池同　商丘远觉管　中封同　小海同

筋急不能行或内外踝筋急

足内外筋急处，按之应手痛处，灸日三七壮。又内外踝尖头同，灸三七壮立效。

筋骨挛

阳辅人　中封同

筋挛诸证

脊际穴从大椎至十四椎　阳辅八津波　中封气停　不容风发起龙　天枢鸟势　否根风马势　京门口益　章门气傤　大杼谷提　风门两行　肺俞八傍白眼　谚谚久捻　中府风发起虎　云门犬势　魂门马势　肩三隅齐助　腕三髎扣管　足外三髎通谷管　膝内三隅敀摧　膝外三隅浅深　八髎儴儴　十八椎敀摧　曲泉久捻　委阳雀啄　阴陵泉同　绝骨扣管　至阴灸三壮　足三里荣卫环通　上巨虚四傍地　下巨虚同　环跳缄纶　风市气柏　阴包圆针　五里将军　养老②散秘　支沟细指　下廉八重棣　上廉八重棣　巨骨柳势　合谷了针　手十指间久捻　足十趾间同　肩井乱针

肩三隅

肩髃大肠经　肩窌三焦经　臑俞小肠经

腕三隅

阳池三焦经　腕骨小肠经　阳溪大肠经

腕内三隅

太渊肺经　大陵心包经　神门心经

---

① 阳池：原作"阳地"，据文义改。

② 养老：原作"阳老"，据文义改。

肘内三隅

尺泽肺经　曲泽心包经　少海心经

足内三隅

商丘①脾经　中封肝经　照海肾经

足外三隅

解溪胃经　地五会胆经　申脉膀胱经

膝内三隅

委中膀胱经　阳陵泉胆经　阴陵泉脾经

膝外三隅

犊鼻胃经　膝眼何是左右二穴

上之穴谓手足三隅。

刺针医案②

邪客经络药不能及

阴谷八津波　陷骨开气　太溪久捻　阳陵泉意势　下廉人势　昆仑经向　丰隆环偎
行间雀啄　复溜啄术

予疗年五十余之男子，患经虚风邪，半年之间，手足甚痿弱，午刻后甚发热，到夕头痛身热，自汗出，烦渴饮水，或腰痛如刺，目佳佳然不欲见人，诸药不及效，故予呼令诊之，于此时：

气海二寸，雀啄　关元同　中脘同

上之穴刺之大得效。

中脘停食痛不止

天枢八重王　丰隆八重棣　解溪八重垣　上脘八重雌雄　中脘八重槌③　下脘八重云

曰：邪在肠胃，阳气不足，阴气有余则寒，肠鸣腹痛，背调三里。予疗可诊上脘、中脘闭结而上下空虚者，若上脘、中脘闭结者：

上脘天，乱针　中脘八傍白眼　不容啄术，此时与棣有口传　巨阙八重垣　天枢久捻
太祖雀啄

与此术而可吐之则愈。若不闭结者，不可与此术。

---

① 商丘：原作"商血"，据文义改。

② 刺针医案：此标题原无，据文例补。

③ 八重槌：原作"八重追"，据文义改。

实痛

太渊久捻　大陵同　太白雀啄　三阴交浅深

曰：实则腹中切痛，取之公孙。

脐下切痛

凡脐下切痛者，可见人中。若人中黑者，死不可治。

四满八傍斜眼　气海同　水道同　中极三法　三阴交同

传曰：气来随针，阳陵泉久捻，阴陵泉雀啄，此穴又数效。又云：身交穴灸百壮。又云：大敦、行间灸四七壮，督近穴灸二七壮，骨近穴同。

予疗：三阴交乱　阴陵泉天　水分莫轻刺

小腹痛

肾俞气桁　小海细指　气来内调　承山雀啄　大敦灸三壮　关元气行　复溜久捻
下廉同　中脘管切　阴市啄术

又曰：不拘经穴，于患处针之，是谓阿是，又妙。

小腹胀满

中府雀啄　气海随针　章门乱针　阴交三法　丘墟管切　中封同　三焦俞块攤
内庭扣管　公孙同　行间久捻　太白同　然谷糠针　足三里气行　阴陵泉同

妇人于前法中兼水道穴，最效。

小腹坚痛引阴中

商丘管切　石门敁攤　气海气桁　关元同

产后血块腹痛

期门屋漏　关元三调　气海同　三阴交晓　合谷针先骨傍　阳陵泉啄术　至阴灸
三壮

诸腹痛

膈俞亨龙　胃俞八重王　脾俞阳曦　肾俞得气　中脘天运　天枢了针　大肠俞黑云
内关气停　丰隆啄术　公孙早泻　足三里两光　商丘啄术　委中久捻

曰：腹痛，刺脐左右动脉，已刺按之立已。若不已，刺气冲，已刺按之
立已。脐左右动脉天枢穴。

腹寒

天枢大热　外陵大阳　三阴交二大热　阴陵泉本生大热

腹寒

中脘早泻　气海同　足三里夜寒

腹乍寒乍热

天枢　气海　足三里

上之针之，灸之，数有效。

手病

曰：手痛举不可用。

曲池_{气俚}　肩井_{得气}

手热

少商_{少取血}　劳宫_{早泻}　太渊_同　中都_{久捻}　经渠_{糠针}　列缺_同　内间_{龙头管}　曲泽_{啄术}　曲池_同

掌中热

太渊_{糠针}　经渠_同　列缺_同　中泉穴_{雀啄}　十指间_同　大陵_{久捻}　阳池_{两行}

掌中寒

传曰：掌中寒，腹中寒，鱼上白肉有青脉者是也。阳池灸三七壮，立愈。

手腕无力痛

脘骨_{雀啄}　阳溪_同　曲池_同　阳池_{云井}　中泉_同　大陵_{八重王}　太渊_{细指}　曲泽_同　足三里_天　手三里_{久捻}　手十指间_同　大陵_同

以上痛多泻，无力多补。

从膝以上病

凡从膝以上病，环跳、三里、风市，此三穴不可忘之。

从膝以下病

凡从膝以下病，犊鼻、三里、阴阳之陵泉，不可忘之。

腨之肿痛

承山_{啄术}　飞扬_{气桁}　昆仑_{细指}　犊鼻_{久捻}　十指间_{早泻}　膝关_{两行}

膝胕股肿

三里_{浅深}　阳辅_{筋血}　承山_{散秘}　至阴_{灸三壮}　行间_{久捻}　解溪_人　环跳_{啄术}　三阴交_{阳曦}　阴市_{早泻}　委中_{雀啄}　髀关_{风发}　气冲_{八重王}　血海_{开气}　腹哀_{涟漏}　风市_{巧指管}　章门_{黑云}　京门_同　否根_{啄术}

两手筋缓不能提物

曲池_{犬势}　阳池_{马势}　间使_{齐助}　十指间_{两行}　腕骨_{细指}　外关_{雀啄}　合谷_同　中都_{屋漏}　手三里_{乱针}　肩三隅_{气行}　巨骨_{两行}　肩井_{了针}　大杼_{浅深}　肩中俞_{云井}　肩外俞_同　风门_{八重王}　阳光_{八重霞}　天泉_{八重垣}　中泉_{八重棣}

吞酸又谓宿饮

吞酸[1]与吐酸不同：吞酸者刺心也，吐酸者出酸水，俱是水谷入胃，脾虚不能运化水谷，郁积已久，温中生热，湿相蒸故作酸也。譬如谷肉在器中，湿热而易为酸也。吞酸吐酸，心疼痛，久而不已，亦成膈噎翻胃之病者也。

脾俞浅深　胃俞同　膈俞同　上脘随针　中脘同　下脘同　辄筋同　日月同　阴陵泉緘纶　足三里经束　否根久捻　铁腹雀啄

宿饮痛

中脘久捻　天枢了针　章门一气　大横同　下脘久捻　不容雀啄　上脘久捻　幽门同　脊际穴细指　否根八重霞　京门同

曰谓：痛处阿是之穴，其因阿是处，深令至部分，针先久捻之，腹中雷鸣，雷鸣则痛止如神。

天枢了针　期门随针　日月同　不容啄术　京门同　否根气

血下

百会，此穴无问近血、远血，以三棱针少多出血，下血立止。又灸五壮，又佳。或五痔脱肛，用此秘数效。曰下血。

中脘圆针　气海内温

外邪久不散

上脘大热　中脘同　下脘同　不容敲攞　天枢同　间使浮云

予疗年六十有余之妇人，三四月患风邪[2]，饮食无味，又无渴，至五月患宿食。其呼予，予行诊之。病痛甚故不言，中脘闭结，上下空虚。故先取大祖穴，以与乱针之术；不容、幽门、巨阙、上脘，与雀啄之术则吐之，恶物悉吐出，痛处立已[3]。其时，病人谓此样体。予言外邪热未尽故也，因之刺此穴，其夜出热如火炎。明日行诊之，热悉去，其后至三四日，全愈。

脊骨节间悉可立　心俞雀啄　百会糠针　巨阙气偓　上脘气偖　不容环提　幽门雌雄孽　期门随针　日月同

喘急[4]

予疗一男子年四十有余，久患喘息上气甚，且手足微浮肿，不能食，卧

---

① 酸：原作"醙"，据前文改。下凡遇此误径改，不再出注。

② 邪：此下原衍"兔角"2字，据文义删。

③ 痛处立已：原作"痛立处已"，据文义乙转。

④ 喘急："喘"字前原有"予疗"2字，据文义移至下行之首。

起不安，只沸沸然，呼吸急迫甚已。众医诊之，无谓治者。既闻予事，呼予。予行诊之，病人甚难治也。予断曰不疗，病人自言曰请予疗^①。当此时，先以大针，自风池、风府始，肩脊之处，悉与糠针，甚息迫立已，而后：

手十指间久捻　足同　五指井穴微取血　足同

明日行向病人，病人自起床，向予言一礼。手足浮肿如平常，喘急益愈，不上气，其曰者：

百会微取血　足三里大热补　复溜小热　交信海火

如此刺之，而后又明日行诊之。上逆益愈，食事益佳，气分如平生也。八九日后：

四花二七壮　肺俞同　譩譆同　白户同

上之穴，一七日灸，大效。

传曰：天突一、巨阙两傍，坚物有之，其坚者，不痛，啄刺之大效。

又曰：

肺俞糠针　巨阙雀啄　上脘块摧^②　中脘同

一男子患血麻，二三年间，一日血大出，胫中疼痛，甚不可忍，已至六七行，痛甚闷倒不知人。至此时，与诸活之术以反之，而后：

上脘敧摧　中脘同　天枢块摧　气街两行

按之：此证胫中疼痛甚，故气上逆，或下血数行惊，故又令上逆。又夕行诊之。病人自禾^③谓胫中疼痛，此时：

横骨雌雄挈　石门气俾　大横经束　大赫环提　复溜气偸　气海将军　大敦灸二七壮

此穴灸之，胫中痛立已。

传曰：膏肓灸三七壮　脐下横纹直中穴灸三七壮

其后一七日之间灸之，血麻渐至愈。

传曰：督近穴灸五七壮数效，或六七壮^④。

又一日，一妇人患消渴，数日之间，阴中冷痛如刺椎，小便不通，一身肿胀，烦渴饮水，小腹不仁，予又诊此证：

---

① 病人自言曰请予疗：原作"病人自曰言予疗请"，据文义改。

② 块摧：原作"块推"，据文义改。

③ 禾：原文如此，疑当作"称"。

④ 壮：此下原衍"又一日曰"4字，据文义删。

水分_{二寸，大热补}

朔日刺之。夕行又诊之，小便通一合有余，又刺之。明日行诊之，亦通，二合，或三合，或四合，或至五合。每通，肿胀消，从消，诸证渐渐愈。其后灸五十壮宛^①，其后再不发。

又一女子，从儿而患喘息，至十四才^②，其身体如小儿，发时喘息吐疼，或咳而不得息，坐不得卧，以下满，手足肉脱，或渴，或渴不止。腹^③以手按之，脐中有动气，按之痛不可忍，或时腹满，或时下腹满，或疼痛，或不疼痛。众医药^④之，更无效。予诊之，脉至微细也，此有诸证者：

间使_天　日月_{随针}　足三里_{云井}　水分_{雀啄}　气海_{两行}　天枢_{块摧}　章门_{啄术}
大横_{败摧}　命门

此穴每日灸七壮宛，一七日之间，脐中动，大和面色，又大佳。后之一七日者，灸脐中七壮宛，大效。其后命门灸七日，七日灸终，又灸脐中七日，渐渐诸证愈，与常人不异也。

一男子年五十余，脚肿疼痛不可忍，日夜叫号，五日之间，诸活无效。

泉生足_{微取血}　足十趾间_同　至阴_同　隐白_同　膝眼_{灸七壮}　犊鼻_同　足三里
_同　上廉_同　绝骨_同　三阴交_同　风市_同

如此灸之三四日，痛愈而脚肿未已。又水分穴刺入二寸，大热补，而小便数通，脚肿渐渐愈，再不发。

又一日，一妇人患血晕三年所，日夜眩晕不休，其中有盛衰。

四华穴_{三七壮}　患门_同　气海_同　章门_同　百余_{糠针}　肩井_同

上如此用之，一七日全已。

又一日，一妇人胁下癖癖有块物，从日中至夕，痛甚而手不可近，且大小便不通而腹满，如此患证，一年之间，众医用针灸药，更无效。予行诊之，当此时：

章门_{八重霞}　京门_同　癖回_{雀啄}　大敦_{管切}　行间_同　三阴交_{气行}　足三里_同
水分_{啄术}　天枢_同　气海_{灸百壮}　七俞_{随针}　九俞_同　十一俞_{久捻}

如此施之，渐渐大小便如平生，腹满已愈，癖自消散全愈。

---

① 壮宛：原作"丈穴"，据文义改。

② 才：日文汉字，相当于汉语的"岁"字。

③ 腹：此下原衍一"腹"字，据文义删。

④ 药：原作"莱"，据文义改。

一男子年四十余，患疝气，前屈不伸事，半年之间，或痛或筋挛，疼痛不能行，有此证，故脐中盛块，从虚上以交灸之，三日间用此法，忽有效。

一男子年二十余，从高落，蹇骨。予[①]此男子不疗，骨蹇愈后，手掌、足掌热甚，苦此病三年之间。予诊之曰：此则死血也。

太渊糠针　经渠_同　列缺_同　中泉_{灸七壮}　手十指间_{雀啄}　阳池_同　大陵_同

手掌中紫黑色，筋有凸起者，其处以三棱针切出其血，立已。足同如此。

浊血头痛

百会_{少取血}　列缺_{糠针}　合谷_{雀啄}　手足三里_同　风池_{灸三壮}　风府_同　脑户_{少取血}

按：风池、风府之二穴，虽禁穴，三壮不苦。又脑户穴禁针，然浅取血不苦。

又一日，男子年三十有余，身微肿，手足重，腰脚缓弱无力，有如似中风者，予疗之：

水分_{大热}　气海_同

此二穴用之大验。

又一妇人腰冷，如坐水中，一夜甚腰痛不可忍。予行诊之，督近穴刺入二寸，八重霞，痛立已，再不发。

又一日，男子年六十才而患伤寒，愈后热未散，七十日余为腹痛，或为寒热往来，或为下利，或为腰痛足冷，饮食无味，此证余热不尽故也。

三回穴_{八重雌雄，此穴见后}

予用此法速效。

又曰：一妇人患赤白带，予疗之。

小肠俞_{二本大热}　膏肓俞_{右二二本}　肾俞_{右二一本}

如此刺之大有验，其后数用全效。难产，子掬母心不生，一日一夜，母精气甚衰，闪坐，佛佛然不知人事，手足逆冷，当此时：

百会_{先多取血}　幽门_{深将军}　四椎_{傍三寸之处，右傍深一寸八分，随针}　肩井_{深一寸，雀啄，瘦人减[②]之}　至阴_{灸三壮}　昆仑_同　三阴交_{早泻}　合谷_{本生大热，而后中筋，针用之立产}

中筋之大事秘传：中筋针者，中脘之穴刺入三寸或二寸中，浅深、天、块摧、地、雌雄搴、横天、欧摧、横地、黑云，是则中筋之针也，不可传。

---

① 予：此下疑有脱文。

② 减：原作"感"，据文义改。

又一日，男子久患风邪，头痛日甚，且眩晕逆上，甚或日寒热往来，当此时：

幽门二本，早泻　章门右一本，久捻　肩井浮云　手足三里大热　三阴交两行　绝骨扣管

风针大事，大事秘传：风针者，手腕回、左右肘回、肩头回、项回、头百合回、足腕回、踝外内回、膝回、腰回、内股回，以糠针悉皆刺之。

疝癖

疝癖者，因元气虚而邪气积聚，盖疝癖在腹中近脐左右，有筋脉急痛，如臂如指如弦之状。癖者，僻而在两胁之间，有时而痛，是皆阴阳不和，经络痞膈，饮食停滞，因冷气结而成癖也。

传曰：疝癖之针，左右之疝痛，十一之骨，合针浅可立。曰：肩井左右二本宛可立。其余痛处，心付可立。

口传又曰：癖上痛处，可用雀啄。

口传：气海，大热，甚妙。

一妇人年三十有余，患疝癖病，昼夜痛不可忍，又不能以起，食即吐，甚痛癖癖，手不可近，从心引脊，甚闷乱，昼夜不能眠。此人患左右，故左右之癖，上以雀啄术。又章门、京门、气海二七壮宛，一七日灸之有奇效。

中脘，雀啄又妙。

石瘕

石瘕之病生胸中，寒气客子门，子门闭塞不通，恶血可泻不泻，虾以溜止，日以益大，其状如怀子，月事以时不下。此病生女子，结硬如石，是名石瘕。

予按：此证男女皆有之，在男谓精室病，在女子谓石瘕病。

予疗年三十有余之女子，患石瘕病，世医不谓石瘕，谓怀妊，疗之更无效。日以小腹益大，既至六七月无体动，未知石瘕。予行诊之，小腹瘕瘕然如石，按之不动，极按应腰及腹中甚痛。

阴陵泉久捻　复溜同　瘕回浅深　身交穴灸日五十壮，此穴见后

如此刺三四日之间而按，见其瘕微动，又六七日之间刺之，则小便益进，大便所秘骨①也。亦六七日疗之，少少见赤色水，日以益赤色，一日腹内痛甚如生子，而后块物生三四块而立已。从此六七日间月事下，下止全愈。

---

① 秘骨：原文如此，疑有讹误。

又一日，一男子年十七才，三年之间患雀目，至夕少不见，父母谓不已，舍疗。一日，父患气积，予行疗其积，其积立已。其父曰：我有子患雀目，三年之间，种种疗之，更无效，故舍其疗。予闻之曰：非可舍目。予疗之：

神庭，以三棱针刺出血，针痏，齿涂盐，令目立见。

父见此术大惊。其后，足三里每夕灸三十壮宛，三年间用之，再不发。

又一日，一女子恶血积，世医多行种种[1]尽疗，更无效。予行又疗之，更无效。既六七日之间疗之，不及效。予思行足下，问此治疗，八傍见龙术可治。予问之，又行与八傍见龙术，从其应痛，往往愈。此时始受八傍见龙术。其后与诸人，往往有验，实天下妙针也矣。

又一日，一男子年四十有余，阴证伤寒，苦烦闷。当此时，大祖、期门、足手三里，刺列缺，诸证愈。

一女子年十八，患久咳嗽，或吐痰，气上冲，头目昏眩，四肢倦怠，心志不乐，寒热往来，饮食无味，日以赢瘦不愈，一年所，众医诊谓劳瘵。予诊之曰：三焦咳也。

三焦俞燧针管　大肠俞乱针　小肠俞得气　肺俞两行　膏肓了针　谵语僖儡　章门两行　气户虫势　屋翳散秘

如此与治术，凡三月所，往往得效。至四五月，赢瘦益愈，大效。

又一日，男子年二十六，有一病常郁郁然，心志乐少，独闭户塞牖处，闻鸡犬声惕然上冲，目昏，寐卧不安，睡梦遗沥漏精，饮食无味，百治不应，绵延三年之间也。予疗之：

上脘云井　中脘云发起龙　下脘黑云　不容两行　梁门虫势　滑肉门[2]八重王　膏肓骨下啄术　四华穴日灸廿壮　患门穴同　气海同　章门同

如此与治术，四五日大有效。

又曰：脐面穴雀啄。取穴法：脐上下左右二分五厘宛也。

又曰：持子六穴雀啄。取穴法：上脘、章门、天枢、神阙，持子六穴是也。

一男子平生目赤，眶肿痛，数年之间药不效。予足三里与灸，日以五七壮宛。凡半年所，肿益消散。一年所目赤全已，其后再不发。

一女子年四十有余，似[3]干吐非干吐，似咳嗽非咳嗽，呼吸息迫甚。发此

_____

① 种种：原作"肿肿"，据文义改。

② 滑肉门：原作"骨肉门"，据文义改。

③ 似：原作"以"，据后文"似咳嗽非咳嗽"改。

证，何物令食即愈，至后无效。一日又发，予行，按章门、京门、痞根，立愈，因此按上之穴思针：

章门_{雀啄}　京门_{乱针}　否根_{久捻}

如此一度与治，忽愈，再不发。

又一日，有如同证者，又前法与治术，甚得效。

又一日，一女子年六十有余，目出泣，数年间，或痛或痒，而眼中有赤脉，或肿，或中风痛甚，予当此时：

攒竹_{细指}　丝竹空_{扣管}　风池_{啄术}　雷来穴_{早泻}

痛时痒时，或中风痛时，泣出时，其外内证，七十二色之眼病，此穴皆主之。

妇人之部

妇人脏腑经络、七情六气感病，与男子无异，以[1]治法又然。所异惟胞门气户，又月经胎产、阴崩漏、赤白带下也，余杂证与男子同。

月经

按：月以月至，故曰"月"；经者常，故曰"经"。女子者，阴类也，以血为主。其血者，上应太阴，下应[2]海潮，月有[3]亏盈，潮有朝夕，月事一月一行，与是相应，故曰月信、月经、月水也。

又按：经者水，阴血也，属冲任之二脉，上成乳汁，下成月水，为其患有因脾胃虚而不能生血者，有因脾胃而血不行者，有因有胃火血消燥者，有因脾胃虚损而血少者，有因劳伤心而血少者，有因怒伤肝而血少者，有因肺气虚不能循血者，皆当审而可治之。

经水先期其日而来者，血虚有热也；过期不来作痛者，血虚有寒也。

经水将来作痛者，血实气滞也，腹中陈陈然作痛，乍起乍止者，气血俱实也。

月水令来心腹腰胁疼痛者，乃瘀血也。

经水过期来，为紫黑色者，气郁血滞而多成血块。

经水过期而来作痛者，血虚有热也。

经水过期来，其色淡者，多痰也。

---

① 与男子无异以：原作"无男子以与异"，据文义乙转。

② 应：原脱，据文义补。

③ 有：原脱，据文义补。

月水过期来，多成崩漏也。

月水来后作痛者，气血俱虚也。

经水来多而久不止者，发肿满也，是脾经之血虚也。

经水月久不行而发浮肿者，瘀血渗入脾经也。

经水月久不行，腹胁有块为痛者，血结成癥瘕也。

经不调或腹痛，白带下，或淋沥不止，或肌瘦者，是血虚气俱虚也。

妇人经行之时过怒，其经即止，其怒甚时，口禁筋变，鼻头痛，有痰气，搐搦^①，瞳子上视者，是肝火盛也。

妇人经行时感冒风邪，则昼安静而夜谵语，此热入血室也。

肥人或盛人二三月一行，痰盛而躯脂^②闭塞经络也。

产后有乳，子周岁而月水不行，是其常也。若半岁月水行，血之有余也。

若二三年不行，无病不可必针灸、服药也。

血结月事不调

妇人月水不调者，因醉饱入胞，或因劳役过度，或因吐血失血，损伤脾胃也。

肾俞_{雀啄}　四满_{三法}　气海_{环偃}　中注_{气行}　天枢_{八津波}　中极_{温针}　带脉_{黑云}　合谷_{两行}　足三里_{纤纤}　照海_{细指}　至阴_同　三阴交_{经向}　大敦_{扣管}

传曰：足内踝下自肉际青脉上，随年壮。

又：足泉生足，随年壮，灸之甚妙。

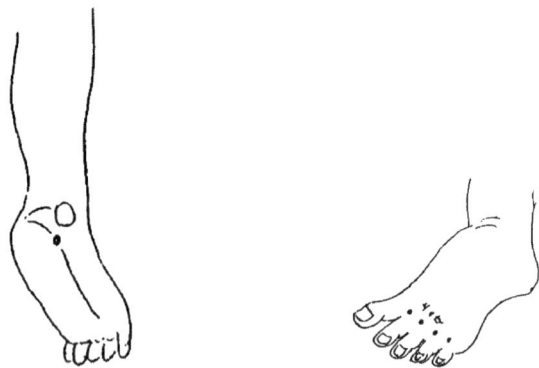

传曰：督近穴、骨近穴_{八重霞}，能治血结月事不调。取穴法见中卷二卷。

---

① 搐搦：原为"搐溺"，据文义改。

② 躯脂：原作"躯指"，据文义改。下凡遇此误径改，不再出注。

中脘_{得气针} 气海_同 章门_同 膀胱反穴_{八重王} 四本反穴_{八重垣} 远月穴_{八重}

霞 海中二穴_{扣管}

取膀胱反穴法：十六椎左右相开各同身寸二寸。又十九椎左右相开同身寸各二寸，上下左右相合，曰膀胱反。

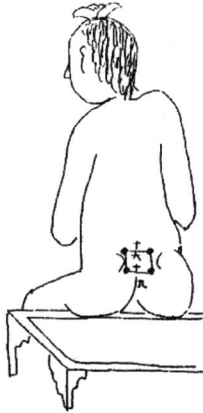

取四本反穴法，脾枢之中陷中，与十九椎傍各三寸处，都合四穴。

远月者，前腰骨尖上廉左右二穴，任脉曲骨下一厘，都合三穴，曰远月穴。

取海中十二穴法：腹哀二穴、左右外陵右傍一穴、气海一穴、大赦左右二穴、气冲左右二穴、曲骨一穴、三阴交右之足一穴、解谷左足一穴[①]、足趾赤白肉际一穴，都合十二穴也。

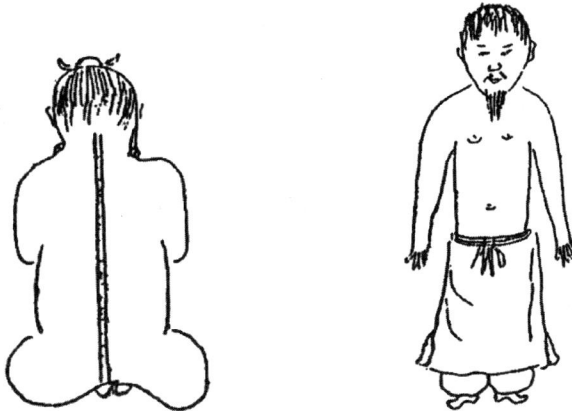

---

① 穴：原无，据前后文补。

又曰：血结月事不调，交仪穴灸百壮。取穴法：内踝上五寸，入肾经。

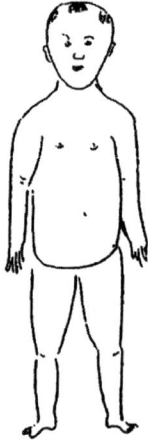

予疗年三十有余妇人，月水或进或后不来，或二三月一度来，或二三月不来，或一月二三度来，来至后或疼痛，或不疼痛，或有血晕患，皆用此穴，大效。

月水不利

合谷雀啄　气来同　气穴同　足临泣①啄术　中注同　曲池同　关元细指　支沟同　足三里同　三阴交久捻

曰血结月事不调。

气海气行　中极同　照海同

曰癥瘕。

三焦俞雀啄　肾俞啄术　中极久捻　关元灸百壮　然谷早泻

曰月水不通。

曲池早泻　三阴交同　肘窌导气针　四满气行　中注同　间使同　中极八重霞　关元同

上之穴，月水不调者，与此术数数效，故载此义②。

又传：月水不利。

交仪穴，灸二七壮。取穴法：足内踝上五寸。

---

① 临泣：原作"临丘"，据文义改。

② 载此义：原作"戴此仪"，据文义改。

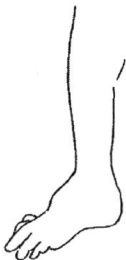

又传曰：小腹坚痛，月水不利。

照海_{大热}　带脉_同

又传曰：

十八椎_{两傍各五分，刺入一寸，雀啄}　二十椎_同　中脘_{啄术}　气海_同

上之四穴，轻则针之，重则可灸之，秘传。

月水不利，利则多。

水泉_{灸七壮}　三阴_{小热}　丰隆_{雀啄}　合谷_同

予疗年三十有余女子，五六月月水不通，既曰怀妊，医药之。一日，其月水下，其甚而卒倒，不知人事。其时予行诊之，而先以野反术反气，立愈，从是产后尽手当全至愈。

又曰：肩井，此穴补之，令月水立止。

月水过时不止

隐白_{灸百壮，火气通而止}　三阴交_同　肩井_{补之大效}

传曰：月水过时不止。

环跳_{刺入二寸久补之}　八窌穴_{灸七壮}　委中

此穴血紫黑色，少取血，如常，与雌雄挈之术甚妙。

经水至则腰脊痛

天枢_{两行}　气海_同　中脘_同　肾俞_同　水道

肥者刺入二寸，少以针痛为佳，瘦减半[①]。

崩漏不止

膈俞_{得气}　肝俞_同　肾俞_同　膏肓_{阳瞫}　命门_{灸百壮}　间使_{啄术}　曲池_同　气海_{开气}[②]　中极_{谷提}　阴谷_{扣管}　照海_同　然谷_同　三阴交_{两行}　复溜_{细指}　行间_同　大敦_同　血海_{两行}　交信_同　合阳_{阳瞫}　绝骨_{拨指管}

---

① 减半：原作"感半"，据文义改。

② 气海开气：原作"气开海气"，据文义乙转。

崩漏别五色

崩漏有青、黄、赤、白、黑，此证皆肾水虚，不能镇守胞络之相火，故血走而为崩漏也。

青蓝色　黄烂瓜　赤绛色　白涕色　黑虾血

此穴五色者，恶色也，悢不可为治。

白崩：身交穴灸百壮。取穴法：在内踝上七寸。

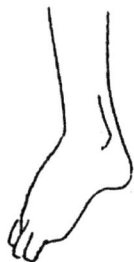

赤崩：脐下横纹真中，灸百壮。

青崩：章门百壮。

黑崩：命门百壮。

黄崩：泉生足百壮。

传曰：妇人血崩，管地四穴灸三十壮。取穴法：足内踝骨之上下左右去踝根各七分宛也。

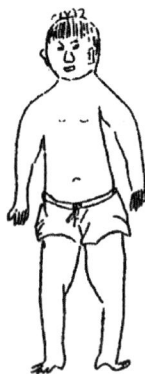

曰：血崩不止。

膈俞随针　肝俞[①]同　肾俞同　命门灸百壮　气海同　中极同　间使久捻　血海

---

① 肝俞：原作"肝愈"，据文义改。

欧擦　复溜同　行间细指

妇人漏下赤白注泄

阴阳穴，灸五十壮。取穴法：足大趾横纹头，在大都下。

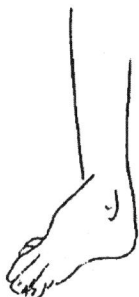

妇人漏下赤白四肢瘦消

阴漏穴，灸三十壮。取穴法：足内踝下五分微脉中。按：肾经之照海穴当之矣。

崩漏带下无子

气海日灸百壮　三阴交同　地机同

赤白带下①

气海乱针　照海细指　关元开气　三阴交两行　中极三法　天枢雀啄　带脉随针
命门灸二七壮　血海欧擦

漏阴穴，此穴能治赤白带下，灸日一七壮，治卒证，百壮。

营地四穴，刺入三分，灸三十壮。

交仪　身交　神阙　阴谷

上之四穴灸三十壮，每月月头一七日之间可灸之，必效。妇人前阴之诸疾，灸之最效。

传曰：足内踝后赤白肉际此穴太冲当之，此穴每日灸三壮，至七日止。

一妇人年久患赤白带下，诸医药之更无效。一日行诊之，当此时，三壮宛，七日灸之立已，甚妙。其后多与人得效，因是家为秘传，予又多与人，数效。

四华穴，又能治赤白带下。

又曰：曲骨、腰俞、命门、八髎、大赫，上之各海火补，能治赤白带下。

水龙穴，以啄术，入一寸中两行。取穴法：任脉、曲骨傍三分处。

---

① 带下："带"字原脱，据后文补。

又曰：精室穴，以啄术，一寸中两行。取穴法：任脉、曲骨傍，在一寸五分。

又曰：气海，灸七七壮。

又曰：关元，灸二七壮。

又曰：月林反，灸七七壮。取穴法：口传。

又曰：阴阳穴，灸七七壮。取穴法：足大拇趾里屈表出横纹头赤白肉际，在足太阴脾经之大都之后。

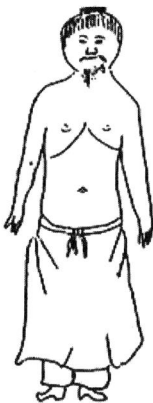

又曰：独阴穴，灸一七壮。取穴法：足小趾外侧，去甲一分。按：此穴当膀胱经之至阴之穴。

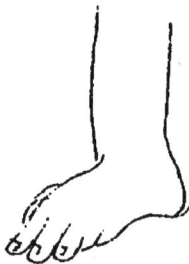

又曰：肩井，针八分。

又曰：赤带。

小肠俞　曲骨　命门灸二七壮

白带。

大肠俞　气海　命门　血海　水分灸二七壮

曰：痢带赤白。

命门　神阙　中极

上之各灸二七壮。

不妊娠

妇人不妊娠，久无子者，因冲妊之脉宿挟疾也，又者因血少也。又瘦怯人，子宫干涩而无子；体盛人，躯脂满溢，塞闭子宫也。曰：妇人无子者，气血俱虚也。肥人痰多，身躯脂满，塞闭子宫；瘦者火多，子宫干无血。

妇人无子者，肥盛人多不孕育，以身中有脂膜闭塞子宫，以致月事不行；瘦弱人不能孕育者，以子宫无血，故男精不集，故无子也。

肾俞块摧　气海同　阴交气桁　关元同　然谷雀啄　中极同　照海久捻　气来云井　胞门黑云　子户同

曰不孕。

肾俞块摧　气海同　中极雀啄　关元灸百壮　然谷雀啄

月事不调无子者。

阴廉，灸随年壮。每月上三日、中三日、下三日可灸之。

子脏闭塞不受精，妊娠不成。

胞门气桁　子户开气

又曰：妇人绝子。

神阙，灸百壮，令有子。阴交又主之。

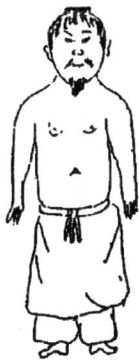

胎孕不成。

气门，灸百壮。此穴在关元傍三寸。

妊不成。

足三里块摧　至阴灸七壮

数堕胎①。

传曰：阳施阴化，胎孕乃成。气血虚之，不能荣养其胎则堕胎。

肾俞_{大热}　然谷_同　中脘_同　交信_{灸五七壮，三报之}

传曰：膈俞，此穴月留，从三月初七日灸七壮宛，中之七日灸二七壮宛，末之七日灸三七壮宛，至生月灸之，令胎落之无患。若妊娠中月水来者，子宫当冷。

肩井，灸七壮立留，而能养胎。胃俞，此灸可补，灸又可补，以调养胃气为先务。

别子母之死生传

产妇面赤舌青，母活子死；面青舌青，出沫者，母死子活；唇口②俱青，母子俱死。谨考之，可别死生。

别临产之时脉之吉凶之传

临产之脉，缓者吉，实大弦急者死；沉重小者吉，坚牢者死；寸口表疾者死，沉细附骨者，虽危不死。以此脉诊吉凶，而后诊神门脉，神门脉既浮数，又诊指头之脉，既见指头脉立产。若神门、指头脉既虽见，未不临产：

三阴交_{少取血}　合谷_{本生大热}　昆仑_{灸三壮}　至阴_{灸七壮，难产取血}　肩井_{雀啄即生}

子冲母心不得息

妊娠将养胎，如法则气血调和，而胎得其所，而产亦易，否则胎动气逆上逼，临产亦难。

肾俞_{两行}　中冲_{啄术}　巨阙_{随针}　冲门_{乱针}　合谷_{海火}　三阴交_{早泻}

如此与治，而以盐汤熨胸中，而膈俞灸随年壮。又至阴灸七壮，胞门子户穴刺二寸，雀啄，刺终与按腹手术则应，应令子下。既向阴门，则令腰频按，临产而生，产欲直床，时以三棱针刺少出血，无血晕之患。_{传曰：此穴肩井也。}

又传曰：

肝俞_{谷提}　太冲_{两光}　合谷_{小阳}　肾俞_{大阳}

此穴，小儿手足出产门时与此术，忽缩入产门。若缩不入产门，儿掌中以三棱针一二分深三四刺，针疕涂卤盐③，忽缩入产门。既入产门，至阴灸三壮。又昆仑久捻，然而与按腹之法立产，甚妙。

---

① 堕胎：原作"随胎"，据文义改。

② 唇口：原作"辰口"，据文义改。

③ 涂卤盐：原作"卤涂盐"，据文义乙转。

横产

横产，此皆不可用力，用力则过，必令横产。

至阴，此穴以三棱针少出血，横者转直。

曰：难产横生。

合谷大热　三阴交早泻

倒产

倒产，是皆母之胎气不足，用力甚早，令儿致不能回转，改倒而先出足。

大阴穴，刺三分，久捻，儿产门入足则出针。取穴法：足内踝下，白肉际陷中。

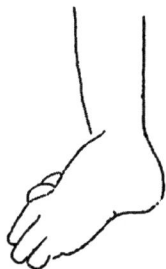

诸难产

胞门八重霞　子户同　昆仑久捻　照海同　三阴交早泻　合谷本生大热补

难产：凡难产，针两肩井一寸，泻，甚效。治横产、难产，危有顷刻，服药不效者，本妇右脚小趾尖灸三壮，炷如小麦，下火立产，如神。此穴至阴穴也。

下死胎：

传曰：

太冲入八分，补百息　肩井雀啄　合谷补　三阴交泻　胞门针

针关元二寸，八重霞，则落胎；若不落，针外昆仑即生。

独阴穴至阴穴

下死胎，胞衣不下，此穴用针灸大妙。欲取胎，予用，先于中脘穴刺入三寸，与八重霞必落，如神。

曰：下死胎。

合谷，大阳补，妙也。

胞衣不下。

三阴交早泻　昆仑久捻

欲取胎。

肩井少取血　合谷大阳补　三阴交大热补

胞衣不下。

肩井早泻　中极谷提　三阴交早泻　至阴灸三壮

如此施针用灸，而后向从脊至腹摩，手向小腹绞之，立下。绞样有口传。

又法：以乳头向下，乳头晕①处灸随年壮。又如前摩之，立落。

传曰：胞衣不下，刺足太阳出血，立落。此穴尧奇穴也。

又曰：

照海啄术　内关同

此穴下胞衣，又乳蕴处双万可灸之，又佳。

妇人绝子

然谷，灸五十壮。

妇人绝子不生，胞门闭绝。

关元灸三十壮。

妇人妊娠不成，落胎，腹痛泻下见赤者，胞门灸五十壮。

妇人子脏闭塞，不受精，疼痛，胞门灸五十壮。

妇人绝子不生，漏赤白，泉门灸五十壮。取穴法：横骨下，在阴上际。

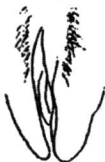

月水不利贲豚上下并绝

四满，灸三十壮。取穴法：关元傍，在一寸半。

妊娠三月者

膝下一寸处灸七壮，无胎动之患。此穴阴陵泉当之。

妇人尿血

泉门，灸七壮。

妇人水泄痢

气海，灸百壮。

---

① 晕：原作："蕴"，据文义改。

妇人胞落类

脐中灸百壮　命门同

又法：身交，灸五十壮。取穴法：脐下横纹直中是也。

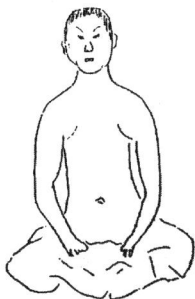

又曰：玉泉，灸五十壮。泉门之一名。

又曰：龙门穴，灸二十壮。此穴入阴之头付处，左右之渊是也。

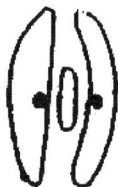

妇人阴冷肿痛

归来，灸三十壮。

妇人断产

右足踝上二寸，灸二十壮。

白崩

小腹横纹灸百壮，脐乳直下灸百壮。又曰：三阴交同。

崩漏下血不禁止

关元两傍相去三寸之处，灸百壮。

妇人阴中痛引心下及小腹中痛

关仪穴，灸百壮。取穴法：足三里外一寸。

女人漏下赤白下盛

太阴穴，灸百壮。此穴三阴交也。

妇人漏下赤白、月水不调

交仪穴，灸三十壮。

漏下赤白

营地穴，灸三十壮。

漏下赤白四肢瘦

漏阴穴，灸三十壮。取穴法：内踝下微动脉中。

妇人漏下赤白泄注

阴阳穴，随年壮。取穴法见前。

月经不断

内踝下白肉际青脉上，灸随年壮。

产后不语

因心气虚而不能津液通舌，则舌强不能言语，此证难治。

承浆灸五壮　灵道雀啄　通里同　神门啄术　合谷同

血晕人事不知

支沟细指　神门雀啄　内关久捻　阴谷随针　足三里四傍地　三阴交同

产后小腹痛

此是由产时恶露下少，胞络之间有余血，与气相击搏，令小腹痛，因重过冷，则血结变成血瘕病，致月水不利。

气海块摧　天枢雀啄　水分久捻　阳陵泉同　三阴交①同　阴陵泉久捻　营地穴行啄，此穴见前　身交穴将军，此穴见前　关元随针　然谷细指　胞门灸五十壮　泉门灸十壮

又传曰：中脘，刺入三寸，八重王，甚妙也。

又曰：膀胱反穴，块摧。

又曰：血海一寸半，久捻。

又曰：环跳，同。

又曰：脐中，灸三百壮。

产后血露不尽

凡妊娠当风取凉，则胞络有冷，至产时其血必少。新产时取凉，风令博血，致使血不宣消，蓄积在内，则有时血露淋沥不尽。

中脘大热　膀胱反随针　石门灸百壮　三阴交三调　关元两傍三寸处，灸百壮　足内踝下赤白肉际青脉上随年壮

一法：关元，灸三十壮。

又法：腰眼穴，每日灸二十壮。

---

① 三阴交：原作"三陵交"，据文义改。

传曰：

肝俞气柏　膈俞同　命门雀啄　八窌乱针　隐门亨龙　然谷灸七壮　昆仑同

又曰：

隐白少取血　大都同　太白灸三壮　公孙雀啄　大敦管切　行间啄术　太冲同
然谷细指　照海同　水泉同

又法：膀胱反，灸又佳。取血法见前。

产后之腰痛

肾者主腰脚，而妇人以胞击肾[1]，产则劳伤肾气，肾气损动则胞络虚，未平复而风冷客之，冷气乘者则令腰痛。若寒冷邪气连滞则痛久不已，而后有妊，善落胎。所以[2]然者，胞击肾，肾者主腰脊，故令腰痛。

中脘雀啄　气海随针　胞门气行　泉门玉门一名，灸二十壮　交仪灸百壮，此穴见前

传曰：

肾俞人　膀胱俞同　足三里同　隐门久捻　复溜管切　行间同　大横二寸，久捻
风池地　八部人　四满全　委中取血　交信细指　阴交同

又传曰：二十一椎与左右一寸处并三穴，灸七壮。

又法：从天突穴至鸠尾穴量寸，令患人骑竹马，从竹马上至脊骨引上终处一点，此穴傍各开同身寸之三寸，都合三穴。此名脊之三星，每日灸百壮，最效。

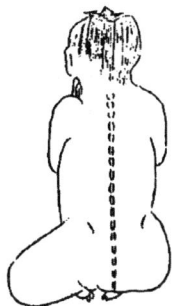

又曰：关元傍各三寸半处，此名胞子穴，灸十壮，又效。

中卷第三上终

---

① 以胞击肾：原作"以肾击胞"，据下文"胞击肾"乙转。

② 所以：原作"所谓"，据文义改。

杉山真传流中卷第三之中

东都行针御医官和田一总检校

产后之病①

产后腰痛

传曰：胞门五所之穴，灸七壮宛。取穴法：气海之穴傍各三寸之处一穴，从此穴上下左右一寸宛_{寸者，用同身寸。}

予疗年三十有余女子，出产后至六七月，为腰冷痛。世医针灸之，更无效。予行疗之，先于至阴之穴微取血，又以传法灸之，甚验。

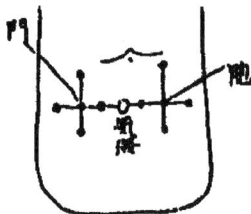

又曰：赤白带下，六点灸法，又妙也。

又曰：阴阳穴，灸七壮，又妙。

又曰：中脘，二寸，八重霞，极效。

产后心腹痛

产后者，气血俱虚，遇风寒之气乘之，与血气相击，随气而上冲心，或下攻腹，故令心腹痛。若久不愈，成疝瘕病也。

肝俞_{八重槌}　肺俞_{地升}　心俞_{八重王}　大肠俞_{了针}　胆俞_{八重云}　神门_{早泻}　中脘_{八重雌雄}　上脘_同　水分_{八重棣}　否根_{涟漏}　章门_{八重风}　京门_{天运}　间使_{两行}　内关_{细指}　足三里_{四傍地}

又曰：赤白带下，六点之灸法最有效。

又曰：行间，灸七壮，甚妙。

又曰：至阴，少取血后，灸七壮。

又曰：

天枢_{啄术}　胞门_{雀啄}　昆仑_{灸三七壮}　九椎两傍各四寸_{灸三七壮}

又曰：乳根穴，灸三壮。

---

① 产后之病：此标题原无，据文例补。

产后阴经痛

气海刺入一寸，立效。若非效，三阴交先针泻，后灸则效。

半产

半产，所谓妊娠而见骨节腑脏渐具，日月未足便产，多因劳役惊动，所以或触犯禁忌则半产。若一度有此患，其后又多有此患者也。

妊娠月留，既勿劳役惊动，又不可宜触犯禁忌。

膈俞久捻　肝俞雀啄　胆俞阳矅　腰眼灸百壮

此四穴，既从月留至生月，每日如此施之，无落胎之患。

足三里四傍地　阳陵泉同　阳池内调　液门内温　环跳圆针　泉门日灸一壮

此穴每月于月头一七日与之，中之一七日又与之，末之一七日亦与之，至生月。如此与治术，又无半产之患，甚妙。

又法：膀胱俞不绝可灸，是亦无半产之患。

每妊能半产

气海①，此穴不绝，可必无半产之患。

足三里又妙。

产后月水不利

产而后至四月不来为常，其后一二月，或半年或一年，又至二年三年不来者，不利之证也。

手太阳小肠经、手少阴心之经，主为下月水，主心之血脉者，因产伤动血气，其后虚损未复，为风冷客经络，冷博血则血凝涩，故令月水不利。

神门大阳补　心少海同　间使同　劳宫雀啄　三阴交

足内踝下赤白际青脉，灸随年壮。

又法：

曲池　支沟　足三里　三阴交

上之四穴，可早泻术。与若非效，可海火补，与必愈。

又传曰：

照海灸三壮　带脉同

传曰：

水分八重霞　气海同　天枢同

上穴针后灸三七壮，必效。

---

① 气海：原作"每海"，据文义改。

产后带下

带下之病，因任脉虚损，任脉为经络之海，产后血气劳损未平复，为风冷所乘，伤任脉，冷热相交。冷多白，热多赤。

大敦_{管切} 行间_同 中封_同 神门_{雀啄} 少商_{管切} 合谷_{骨方} 环跳_{八重霞} 足三里_同 上脘_{亨龙} 中脘_同 下脘_同 关元_{八重槌} 气海_同 天枢_{灸三七壮} 不容_{两行} 梁门_{门气} 大乙_同 肓俞_{灸八壮}

传曰：带脉，灸日七壮。

赤白带下灸法，用六点之穴最妙。

传曰：

交仪_{灸三壮} 交身_同 交信_同 泉门_同

交仪，在内踝上五寸；交信，在内踝下上下陷中；泉门，在玉门头。

产后赤白带下久已非效

龙门_{灸三壮} 玉泉_同

此穴用是必效。

又曰：膀胱反，雀啄，即效。

又曰：下乳头尽处，灸三壮。

又曰：日月，灸三壮。

又曰：

命门_{日灸七壮} 合谷_{大阳} 三阴交_{旱泻} 至阴_{灸三壮}

产后痢

产后虚损未平复而伤风冷，风冷乘虚入大肠，肠虚则泄，故令利，产后利变则盛血利，难治。世谓是产子痢。

阴陵泉_{大热} 阳陵泉_{旱泻} 三阴交_{久捻} 血海_同 期门_{儡儡} 章门_{雀啄} 胞门_{灸七壮} 子户_同 上脘_{欹攞} 中脘_同 下脘_同 气海_{块攞} 石门_同 膀胱反_同 心俞_{随针} 膈俞_{浅深} 肝俞_同 神道_{齐助} 魂门_同 膈关_同

一法：大肠俞，灸从百壮至千壮。若非效，小肠俞同，即效。

又曰：交仪，灸从七壮至百壮。

产后呕

胃者为水谷之海，水谷之精以为血气，血气荣润脏腑，因产则脏腑伤动，有血虚而气独盛者，气乘肠胃，肠胃燥涩，其气则逆，逆则呕不下食。

上脘_{盛炎} 中脘_{云井} 下脘_{去部} 大杼_{管切} 心俞_同 章门_{啄术} 间使_同 神门_{细指} 曲池_同 肩井_{雀啄} 痞根_{浅深} 大横_同

又曰：足三里，刺入一寸，雀啄，后灸十六壮。

又曰：

天枢_{圆针} 气海_同 水分_{雀啄} 章门_同 中脘_同

又曰：

膻中_{灸七壮} 肺俞_同 膈俞_同 胃俞_{灸二七壮} 脾俞_同

产后血晕甚者

百会_{取血} 风池_{雀啄} 风府_同 上脘_{随针} 中脘_同 下脘_同 足三里_{敀摧}
肩井_{啄术} 至阴_{微取血妙}

产后余热不尽

期门_{大热} 日月_同

产后大便不通

肠胃本挟热，因产又水血俱下，津液竭燥，肠胃痦，其热结肠胃，故令肠胃不通。

产后大便秘结为常

脾俞_{云井} 胃俞_同 大肠俞_{两行} 命门_{开气} 气海_{海火} 足三里_同 隐门_{久捻}
风市_同 委中_{早泻} 环跳_{行啄} 阴陵泉_{气行} 阳陵泉_同 三阴交_{远龙} 绝骨_{玉立}
阴市_{两行} 血海_{了针} 气来_同 气冲_{随针} 章门_{八重霞} 京门_同 痞根_同 中脘_{八重王}
上脘_同 下脘_同 水分_{八重槌} 阴交_同 肓俞_{谷提} 天枢_{勇贺}

妇人妊娠前后诸疾妙灸之法

令病人使骑竹马，从竹马上以长丝当大椎骨切之，其丝四折，取一又二折，从竹马上引起尽处一点_{是灸火也}。又中折目一点_{是灸穴也}，又二折丝，一用二折中折当上点，左右尽处点，定上三穴。又中左右尽处点，定三穴。以上六点也。

灸之法：先下脊上灸七壮，其次上脊上灸二七壮，其次右下一点灸三七壮，其次左上一点灸四七壮，其次右上一点灸五七壮，其次左下一点灸六七壮。如此灸之，甚者一七日之间可灸之，甚妙，秘传。

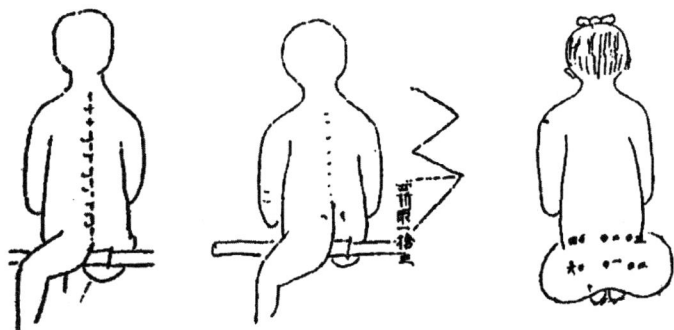

横产

手先出，右足小趾尖上灸三五壮此穴至阴穴，炷如小麦大，大效。

胞衣不出

刺足太阳入四分，在外踝后一寸宛宛中。此穴曰昆仑穴也。

逆产

妇人逆产足先出，刺足少阴三分，用雀啄，足入则出针。穴在内踝后白肉际骨陷宛宛中。此穴太溪穴也。

又曰：命门，灸七壮，又妙。

乳房病

足阳明下乳内廉，手阳明正从手循膺乳，足少阳之筋系于膺乳，手少阴之筋交太阴夹乳里，胃大络名曰虚里，出左乳下。

乳汁为气血所化，若元气虚弱则乳汁短少；初产乳房㿏胀，此乳未通；若暴怒乳出，肝经风热也。

累产无乳，此内亡津液。盖乳汁实于冲任，若妇人疾在冲任，乳少而色黄，生子则怯弱而多疾。未产而乳先出，谓之乳泣，生子不育。

乳肿痛

少泽灸三壮　手三里久捻　上廉同　下廉同

传曰：乳头下赤白之间，灸三壮。

无乳

少泽灸三壮　前谷两行　膻中细指　中脘刺入二寸，四傍穴，即效

产后乳不足

章门八重王　绝骨啄术　前谷两行　中脘四傍天　膻中细指

乳中块

膏肓两行　志室谷提　白户早泻　心俞同

小儿病

诊脉

小儿三岁内者，不形于诊，然虎口三关之纹亦难尽凭，当于声色、动静、哭笑、大小便参之。四才后便可以一指，经渠、太渊穴上，诊左右手脉数大、数小、数浮、数沉，以弁内外二伤，卒多应验，不可谓全不关诊也。

曰：诊小儿者，未尝不能重在脉也。后世幼科有察三关之说，于脉则全

置不问①，失三关乃手阳明之浮落，原不足以候脏腑之气，及遍考则并无三关名目，惟后世之异端耳，不足凭也。故凡欲诊小儿者，在必察气口之脉、面部之色、呼吸之色，或兼察手鱼亦可也。且小儿脉，原非大方之比，不必多歧，但求于大小、缓急、虚实六者间，可以尽之。

腭上生泡

儿生下地，即不啼哭，不能吞乳，奄奄如死者，急看喉间悬钟前，腭上有一泡，用指摘破，以帛拭去恶血，勿令咽下，即能通声吞乳。

初生大小便不通，腹胀欲死者，急令人温汤漱净口，呵儿之前后心、脐下、两手足心共七处，每处吸呵五七口，取红赤色气透为度，气透则便自通。

脐突光肿

小儿月内旬日，脐突光肿如吹，捻动微响，未肿虚大，可畏。此由初生先断其带束缚，浴洗时湿入脐致也。

鼻风伤头

凡乳母夜睡，鼻孔切不可与儿头相近，恐呼吸鼻风吹其囟门，疾变百出。慎之慎之。

乳食

乳与食宜相远，不宜一时混吃，令儿生疳癖痞积。

与食

小儿生五个月，止与乳；六个月以后，方与稀粥；周岁以前，切不可与荤腥并生冷之物，令儿多疾；若待二三才后脏腑稍壮，才与荤腥方好。

曰：生后六十日，瞳子稍壮，咳笑应和人；百五十日，任脉成，能自反复；百八十日，髋骨成，能独坐；二百十日，掌骨成，能扶伏；三百日，髌骨成，能行。若不能依期者，必有不平之处。

看小儿外证形色音声脉息

五脏有五色，皆见面黄赤为热，白为寒，青黑为痛。

左颊为肝，右颊为肺，额上为心，鼻上为脾，下颏为肾。唇青耳黑，难治。哭声不响，凶也；声轻者，气清弱也；声重浊者，痛也，风也；高喊者，热将狂也；声急者，神惊也；声塞者，痰也；声战者，寒也；声噎者，气不顺也；喘者，气促也；喷嚏者，风也；呵欠者，倦也，又风也。

---

① 问：原作"门"，据文义改。

刺灸法则

曰：婴儿者，其肉脆，血少气弱。刺之者，以毫针浅刺而疾发针，日再可也。曰：凡新生儿七日以上、周年以环，不过七壮，炷如雀屎大。

传曰：凡治小儿法，惟脐风、撮口、噤风、急慢惊风、疳证等为差别，余皆与大人同。但脏腑微，皮肤又薄，故以毫针浅取之而久不留也，艾亦小可少也。

凡小儿稍及长，每多发热，轻则为鼻塞咳嗽，重则为伤寒。幼科不识，一概呼为变蒸，误药致毙者，此也。或寒气伤脏，则为吐为泻；或因寒生热，则为惊为疳。种种变生，多由外感，虽禀体强盛，不畏风寒者，亦所常有。且强者三之一，弱者三之二。伤热者十之三，伤寒者十之七。矧膏粱贫贱，气质本自不同。医家不能察本，但知见热攻热。婴儿不能言，病家不能弁，徒付之命，诚可叹也。

变蒸

变蒸者，乃气血按月交会煅炼，使脏腑之精神、心意、魂魄递长，灵觉渐生，由气血有太过，有不及，故寒热之发有轻重，有晏平。虽不服药，随亦自愈也。

噤风

噤风者，眼闭口噤，啼声渐少，舌上聚肉，如粟米状，不能饮乳，口吐白沫，大小便皆通。盖由胎中感受热气，毒流心脾，故形现于喉舌也。或生下后为风邪博击所致也。一百二十日已前见之，皆名噤风。此证在百日内，不治。

治法：先见口中及舌腭有如粟米状者，包指而摘破之，去恶血则吮乳，而后：

中脘　足三里　上脘　合谷　下脘　间使　脾俞　隐白　胃俞　丰隆气海　内庭　天枢　颊车　客主人　中府　肩井　肺俞

各疾入疾出。

传曰：肘尖穴，能治噤风，二七壮。取穴法：屈肘尖头骨陷也。曰治痈疡[1]，曰治瘰疬。

---

[1] 痈疡：原作"痈肠"，据文义改。

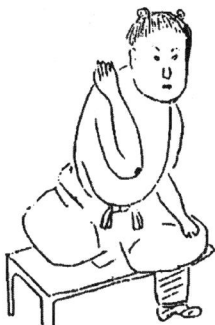

撮口

撮口者，面目黄赤，自喘息，啼声不出。盖由胎气挟热，兼之风邪入脐，流毒心脾之经，故令舌强唇青，聚口撮面，妨于吮乳。若口出白沫，四肢冷者，不可救也。其或肚胀青筋，吊肠卵疝[①]，内气引痛，肠胃结滞不通，盖撮口为恶证，月内见之，尤急候也。

天枢　大横　水分　气海　中脘　梁门　滑肉门　章门　脾俞　胃俞　颊车　大迎　百会　中府　足三里　隐白

上之穴，疾入疾出也。

脐风

脐风者，非独谓断脐之时为水湿风邪所乘，多因胎中热受，兼之风湿所激，遂令肚胀脐胀，身体重而四肢柔，直啼而不吮乳，甚则发为风搐。若脐边青黑，兼之撮口，乃是内搐，不治。爪甲黑者即死，曰脐风撮口。

承浆　然谷

传曰：

中脘　鸠尾　气海　足三里　承山

曰：凡见此三证，急看口中齿龈上有小白点如粟米状大，即宜以温水浸帛裹指揩去[②]，或用三棱针揩去，即能开口吮乳，不必服药，此感之浅者也。

曰：脐风目上插[③]，刺丝竹空[④]，妙也。

---

① 卵疝：原作"印疝"，据文义改。

② 揩去：原作"指去"，据文义改。

③ 上插：原作"上捭"，据文义改。

④ 丝竹空：原作"丝竹窀"，据文义改。

传曰：隔蒜①灸脐中，俟口中觉有艾气得生。

曰：凡脐风若成，必有青筋一道，自下上行，至腹而生两岔。即灸青筋上三壮，或青筋相交岐上灸三壮，则腹吐青筋，悉显青筋，岐每上灸三壮，得效者有之。

夜啼

夜啼者，脏寒也，阴盛于夜则冷动而痛。

又有心热烦啼，必面赤舌胎，小便赤涩，又心气不足也。

百会　间使　大祖穴

曰：夜啼，中冲。

又曰：章门雀啄，甚妙。

客忤

客忤者，小儿心微弱，外邪客气，卒暴触忤，口吐青黄白沫，面色变，易喘腹痛，反倒瘈疭，状如惊痫，但眼不上窜，视其口中，上腭左右如有小泡，以三棱针刺之，或以指甲摘破亦可。

又曰：客忤者，视物气忤也，此皆神气微弱所致也。

人中　隐白　大都　间使

此穴各细指。

巨阙　肩井　中脘　鸠尾

此穴各雀啄。

天枢　合谷　百会　内庭

此穴各灸二七壮。

章门　大横

此穴刺入一寸，久捻妙也。

项软

项软者，乃督脉虚而筋骨不收敛也。督脉系足太阳膀胱经所主，古方多从风治，以其头重轻软，头不得正而坠前坠后也，但补督脉则其气血充盛，自能收持也。

大椎　大杼　间使　风池

此穴各久捻。

神道　命门　天枢

---

① 隔蒜：原作"隔菽"，据《类经图翼》卷十一改。

此穴各灸五壮，炷如小雀屎。

诸迟

诸迟者，小儿四五才不能言者，盖心之声为言，皆由在胎时其母卒有惊怖内动，母之心气不足，则儿之心气不充，故语迟也。

心俞_{两行}　通里_{细指}　膻中_{灸一壮}　气海_{灸七壮}

足踝上各灸三壮，用日日。

行迟

曰：足得血而能步，设未经跌扑损伤及发惊搐强被束缚者，乃下元不足也。盖肾主骨，肝主筋，下元不足则筋骨痿弱，不能行动也。

命门_{灸，日七壮}　委中_{久捻}　阳陵泉_{细指}　阴陵泉_同　三阴交_{雀啄}　绝骨_同　足三里_同　巨虚上廉_{早泻}　巨虚下廉_同　昆仑_{灸，日三壮}

惊风

惊者，病之象也。其抽搐，有似于风动而为名也。

曰：夫惊有因外、因内。外至者，或耳闻异声，目击异物，蓦然仆地者是也；内生者，由痰生热，热生风。所谓由既殊，疗治之法必异，治外须当养神，治内自宜清降。予慨今之专问，偶获一方，便大言曰：治急慢惊风如神。"急慢"二字无分别，视之得又易，易乎不思。急属阳，阳为热为实；慢属阴，阴为虚为寒。顾治法实热，即则当清当泻，虚即宜温宜补。盖治寒法不能治热，治热法不能治寒，莫能越其矩也。

急惊风者，乃有数种之殊，治法有云镇惊、利惊、定惊、截惊者。盖邪之心入则面红颊赤，惕惕夜啼；邪入肝则面目俱青，眼窜上视；邪入肾则面黑恶叫，啮齿咬牙；邪入肺则面色淡白，喘息气乏；邪入脾则面色淡黄，呕吐不食。此又载其大约言之耳，当审其急证。盖此病之发，其始未有不由于痰热者，虽五脏之有殊，最重在心肝之二脏。

急惊风

百会_{拨指管}　本神_同　束骨_同　肝俞_{雀啄}　支正_同　间支_{啄术}　列缺_{细指}　下廉_{两行}　行间_{久捻}　涌泉_{先针后灸}　足临_同　尺泽_{扣管}　神阙_{灸百壮}　印堂_{此穴急惊可泻之}

慢惊风

慢惊者属阴，为寒为虚，多发于大病之后。或先有吐泻，不善调理；或克伐过者，损伤脾胃。脾属土，主四肢，虚则四肢冷，手指微动，或口角掣动，面色青，二便利，是其候也，与急惊大不相同。盖急惊乃初病证，元气未虚，邪气正盛，故抽搐大作。证虽急，乃有余之证，治可攻击，使二便通利，痰降热散而愈。

慢惊风

百会浮云　上星同　率谷同　天柱扣管　肝俞三法　天枢乱针　气海同　人中细指　合谷同　脘骨早泻　商丘少取血　尺泽啄术　隐白久捻　身柱灸三壮　肾俞灸二七壮

一法：督脉第十四椎上，与脐相对处，将细绳当脉，周回取之，即命门灸也。又脐两傍即肓俞穴，内各三处，灸七壮，神效。予按此穴，与肓俞与脉间也。

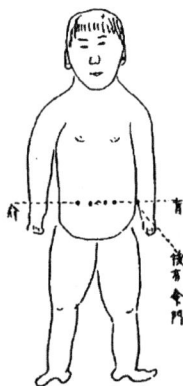

抽搐不止者，小指次指第一第二纹真中一针，男左女右，良效。

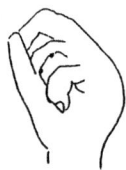

角弓反张

肝有风，甚则身反张，强直不搐，心不受热，当补肾治肝。

角弓反张

百会糠针　哑门同　命门灸二七壮　神庭灸三壮　陶道灸三壮

鼻交额中穴，不补不泻，亦宜灸，灸不及针也。人中穴是也。

身软，时时醒者为痫，身体直反张如弓；不时醒者为痉，痉，恶候，十无一生。

鼻上入发际三分，灸三壮。神庭穴是也。

曰：急慢惊风。

百会灸三壮　囟会糠针　上星同　率谷灸三壮　水沟啄术　尺泽同

慢惊

间使两行　合谷久捻　太冲灸五壮

癖疾

癖者，血膜包水，癖于胁傍，时时作痛也。惟癖能发潮热，能生寒热，故疟家中脘蓄黄水，日久而后成癖。此盖小儿脏腑不和，荣卫不畅，津液不流通，冷气搏之，则结聚而成癖矣。治之不早，恐成疳积，赢瘦肚胀则难治。

曰：小儿背脊中，自尾骶骨，将手揣摸，脊骨两傍有血筋发动处，两穴，每一穴用铜钱三文压，令在穴上，用艾炷安孔中，各灸七壮。此是癖根贯血之所，灸之疮即发，即可见效。灸不着血筋，则疮不发而不效矣。

曰：小儿癖疾久不瘥，中脘一穴，章门二穴，各灸七壮。

疳

疳证最为重候，颐疳字从甘，明其嗜贪甘肥，成积生虫，损伤脾胃，脾胃一度虚，百病蜂起。

曰：古称五疳，言五脏之疳也。五疳之外，其名甚多，如曰疳气、疳虚、疳热、丁奚、哺露、脑疳、脊疳、无辜之类，不胜枚举。盖脾胃虚则停积，停积则生热，或泻或利，或风或瘾，生疳生虫。二十已下，其病为疳；二十已上，其病为劳证。虽多种，源一而派殊也，而治总在脾胃为重。

小儿初病为肥热疳，热则凉之；久病为冷瘦疳，冷则温之。小儿易虚[1]易实，过寒则生冷，过温则生热，峻取则重伤脾胃。上医处其消积和胃，滋血调气，随顺针灸，以可扶持之。

疳瘦骨立

百会浮云　至阳天　胃俞三法　腰俞同　长强同　上脘乱针　中脘同　下脘同
巨阙气行　石关随针　梁门啄术　天枢同

曰：小儿疳瘦，脱肛，体瘦，渴饮，诸方不瘥者，尾翠尖上灸三壮。

曰：治小儿之骨蒸，阴都雀啄。

疳疾渴饮

上脘两行　中脘同　下脘同　天枢早泻　气海同　合谷细指　内关同

---

① 虚：原作"疟"，据文义改。

疳疾潮热

上脘_{随针}　不容_同　承满_同　外关_{啄术}

痫

凡治五痫，皆随脏治之，每脏各有一兽之形证。若反折上窜，其声如犬，证属肝也；目瞪吐舌，其声如羊，证属心也；目直腹痛，其声如牛，证属脾也；惊跳反折手纵，其声如鸡，证属肺也；肢体如尸，口吐涎沫，其声如猪，证属肾也。

痫病与急慢多相似而实非。痫发时蓦然扑地，作声作樯，或目上视，醒吐涎沫。急慢证则不然也，盖惊发后即止。痫发，或一年一度，或一季一度，或一月一度，或三五日再发，或受惊而再发，或劳心劳力而再发，惊则无此之类。

痫有阴阳：若病初作时先身热，开目瘈疭，惊啼叫喊而后发，脉浮者，为阳痫，扑地多仰，内在六腑，外在皮肤，故易治；若病先身冷，目半开，不瘈疭，不啼叫而作，脉沉者，为阴痫，蓦然坠伏，此内在五脏骨髓，故难治也。

病痫者，涎沫出于口，冷汗出于身，清涕出于鼻，皆阳跷、阴跷、督、冲四脉之邪上行，肾不任煎熬，沸腾上行为之也。此奇邪为病，不系五行、阴阳、十二经所拘，当从督、二跷、四肢奇邪之法治之。

心痫，面赤，心下热，短气喘息。

巨阙_{雀啄}　肝俞_同　心俞_{两行}　大陵_同　神门_{啄术}

肝痫，面青反视，手足摇动。

丘墟_{雀啄}　中封_同

脾痫，面黄腹大，善利。

冲阳_{浮云}　上脘_{随针}　隐白_{久捻}　足三里_{勇贺}

肺痫，面白，口吐沫。

肺俞_{两行}　少商_{细指}　少阳_同

肾痫，面黑直视，身不摇，如尸厥。

少海_{啄术}　至阴_同　涌泉_{灸三七壮，刺三分久捻，灸不及针}

牛痫，目视腹胀。

大杼_{内调}　大椎_{行啄}　巨阙_同

羊痫，目直，作羊声。一曰扬目吐血。

百会_{糠针}　听宫_{细指}　会宗_{玉立}　心俞_{云井}　肝俞_同　天井_{啄术}　神门_同

传曰：大椎骨尖之上，灸二七壮。又曰：九椎骨之尖上，灸三壮，最妙也。

猪痫，痰涎如绵，作猪声。一曰吐浊水，口动摇。

百会_{糠针} 浮白_{浮云} 巨阙_{得气} 心俞_同 神门_{啄术}

马痫，张口头摇，角弓反张。

百会_{糠针} 心俞_{啄术} 命门_{百壮} 神门_{拨指管} 照海_{细指} 金门_{灸二七壮} 仆参_{细指，后灸七壮} 风府_晓 神阙_{灸百壮}

犬痫，手屈拳挛。

丝竹空_{久捻} 两手心经_{细指，神门是也} 两足太阳经_{同，仆参是也}

鸡痫，张手前扑，提住即醒。一曰摇头反折，善惊目摇。

申脉_{灸七壮} 至阴_同 窍阴_同 历兑_同

风痫

百会_{糠针} 前项_同 上星_同 天星_{三焦，又补，啄术} 风池_{久捻} 心俞_{两行} 章门_{敐摧} 筋缩_{雀啄} 身柱_{拨指管} 上脘_{了针} 阳溪_{早泻} 合谷_{骨明} 神门_{啄术} 足三里_{八重垣} 昆仑_{细指} 丝竹空_{久捻} 神庭_天 神阙_{灸七壮}

曰：鼻上发际宛宛中，灸三壮。囟会是也。

曰：神聪四穴，能主治风痫。取穴法：百会四面各一寸，灸三壮。

惊痫

颅息_{灸三壮} 列缺_{立一寸，糠针} 长强_{深一寸五分，久捻} 本神_{拨指管} 前项_{细指} 囟会_同 天柱_同

若反视，临泣糠针。

若瘛疭，筋缩久捻，商丘细指。

曰：脊背之五穴，治大人癫痫，小儿惊痫，背第二椎上灸，及下窍、骨尖二处，乃以绳度量上下中折，复量至脊骨上，黑记之，共三处。毕后断此绳，取其半者为三折，而参合如△字，以上角对中央一穴，其下二角夹脊两边同灸之。凡五处也，各百壮。

曰：河口穴，狂走惊痫，灸五十壮，手腕后陷中动脉，此与阳明同。此阳溪之穴也。

承命穴，治惊痫，灸三十壮。取穴法：足内踝后上行三寸。

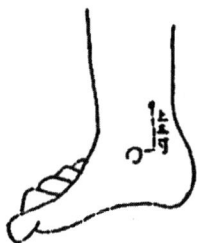

五痫

囟会二分，雀啄　百会同　心俞同　章门久捻　巨阙啄术　天井雀啄　后溪同
内关两行　神门同　水沟细指　金门同　昆仑管切　涌泉同　劳宫随针　少海同　神
庭扣管　角孙同

曰：痫证，亦从冲、任、督三脉气逆而发者也，当寻此三脉治之。

予按：督脉长强，任脉气海、阴交，冲脉肾照海是也。昼发，灸阳跷申
脉、风池；夜发，灸阴跷肾照海。

凡灸痫者，必须先下之，乃可灸。不然则气不通，能杀人。针则不拘
此法。

曰：小儿癫痫瘈疭，脊强直相引项。

百会　囟会　本神　前顶　天柱　筋缩　巨阙针灸　临泣针　神庭灸

曰：惊痫，顶上旋毛中，须于此处灸三壮，效。百会是也。

曰：惊三度发，便为痫。治法：俟其病发时，将两手大指相并，爪甲角
灸七壮，须甲肉四处着火方效。又二穴，足大趾如前。大人病之则名为癫，
灸亦如此，最效。

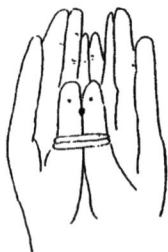

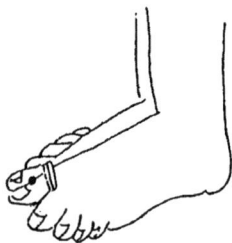

龟胸龟背

龟胸、龟背，古方属之于肺，谓受邪喘久所致。又乳母多食辛热，贻毒
于儿，感之于肺，由肺胀大而胸高满如龟状也。

盖胸膈之上，乃肺之分野也。又肺主皮毛，若背受风邪，客于脊骨，故

背高而偻伛。又或儿坐甚早，亦能致之，然此多成痼疾。考之古法，惟有百合丹、枳壳防风丸及灸肺俞、膈俞二穴而已，别无治法。

中封久捻　手足三里同　外丘雀啄　灵道同　膻中同　气户雀啄　库房同　屋翳同　应窗同　步廊两行　神封同　灵墟同　神藏同　彧中同　膻中灸三壮　玉英同　紫宫同

传曰：胸八窌，能治龟胸。

华盖左右一寸　紫宫左右一寸　玉堂左右一寸　膻中左右一寸

上之四穴，左右合八穴，入骨间针，可量肥瘦。

龟背

肩井两行　肺俞同　心俞三法　膏肓同　膈俞乱针　肾俞同　屈池屋漏　合谷同

从大椎至七椎脊际，用两行术，大效。

遗尿尿如米泔

遗尿者，谓小便日夜时出，多而不禁也。

尿床者，谓夜入床睡，乃小便出而人不知也。良由下元不足，肾与膀胱虚冷所致。肾气实则气固，而溺有统摄，则不致遗溺也。

气海大阳　关元大阳　肾俞大热　神阙灸五七壮　大敦日三壮　水分七壮　命门灸日七壮

曰：妇人消渴，男子五淋之灸法，五十壮。又能治小儿、大人遗尿，灸随年壮。

曰：赤白带下灸法，治大、小人之遗尿，最妙，灸随年壮。

风穴，治大小人遗尿。此穴中卷二之一有。

传曰：督近穴，治大人、小儿遗尿，最妙也。

尿床

尿床者，婴弦童稚常有之。盖男子十六而精通，肾气固，即不为治，至其时亦自止。若治之早者，则止也。亦有至老而不止者，乏嗣，治同遗尿。

小儿出尿，少顷如米泔状者，由乳哺失节，伤于脾胃，以致清白[1]不分，久则成疳而浊也。尿初出时微末，良久变白，乃热疳之邪；初出黄白，良久变如米疳者，乃冷疳候也。

期门[2]雀啄　膈俞两行　肝俞同　脾俞同　上脘三法　中脘同

---

[1] 白：此下原衍"清白"2字，据文义删。

[2] 期门：原作"帝门"，据文义改。

传曰：治小儿遗尿、浊尿。

腰俞_{日灸二七壮}　气海_同

小儿脱肛

脱肛，乃肠胃积滞[①]，有以致湿热之气下流，蕴于肛门而然者也。又曰：贪坐冷地，热为寒凝[②]，结为内痔，致每登厕肛即脱下。此当从痔治之，痔消而肛自收也。

又曰：有泄利久，中气虚而下陷者。

百会　胃俞　气海　承山_{各导气针}

神阙_{灸以岁为壮数}　十二椎节下间_{灸三壮}　命门_同

阴肿

小儿阴肿者，多由甘肥不节，湿热下流，或啼哭怒气不顺，或久坐冷地，皆能致之。

关元_{大热}　行间_{雀啄}　大敦_{细指}

中卷第三之中终

---

① 积滞：原作"积带"，据文义改。

② 寒凝：原作"疳凝"，据明·孙一奎《赤水玄珠》卷二十六改。

杉山真传流中卷三之下

和田一总检校

脏腑募穴

中府肺募，在本经　巨阙心募，在任脉　章门脾募，在足厥阴　期门肝募，在本经　京门肾募，在足少阳　中脘胃募，在任脉　天枢大肠募，在胃经　关元小肠募，在任脉　中极膀胱募，在任脉　石门三焦募，在任脉　日月胆募，在本经

脏腑俞穴

肺俞三椎下　心俞五椎下　肝俞九椎下　脾俞十一椎下　肾俞十四椎下　厥阴俞四椎下，心包　大肠俞十六椎下　小肠俞十八椎下　胆俞十椎下　膀胱俞十九椎下　三焦俞十三椎下　胃俞十二椎下

《难经》曰：募与俞，五脏空穴之总名也。在腹为阴，则谓之募；在背为阳，则谓之俞。经气所聚也。

十二原穴

太渊肺　大陵心包　太冲肝　太白脾　太溪肾　神门心　阳池三焦　京骨膀胱　丘墟胆　冲阳胃　合谷大肠　腕骨小肠

三焦行于诸阳，故置一腧曰原。原者，三焦尊号，故所致辄为原也。

十二原刺法

曰：假令补肝经，于本经原穴补一针，太冲；如泻肝经，于本经原穴亦泻一针。余皆效之。

曰：五脏有六腑，六腑有十二原，十二原出四关，四关主治五脏，五脏有疾，当取之十二原。

四关者，两肘、两膝，乃周身骨节之大关也，故井、荣、俞、原、经、合穴，皆手不过肘，足不过膝也。

阳中之少阴，肺也。其原出太渊，太渊二。

心肺居膈上，皆为阳脏，而肺则阳中之阴，故曰少阴。

阳中之太阳，心也。其原出大陵，大陵二。大陵系手厥阴心主俞穴也。

曰：心者，五脏六腑之大主也，精神之所舍也。其脏坚固，邪弗能客也，客之则心伤，心伤则神去，神去则死矣。故诸邪之在于心者，皆在于心包络，故此言太阴也。

阴中之少阳，肝也。其原出太冲，太冲二。肝、脾、肾居于膈下，皆为阴脏，而肝则阴中之阳，故曰少阳。

阴中之至阴，脾也。其原出太白，太白二。脾属土而象地，故为阴中之至阴。

阴中之太阴，肾也。其原出太溪，太溪二。肾在下而属水，故为阴中之太阴。

膏之原出鸠尾，鸠尾二。鸠尾，任脉穴，在臆前① 蔽骨下五分。

肓之原出脖胦，脖胦二。脖胦即下气海，一名下肓，在脐下一寸半。

凡此十二原者，主治五脏六腑有疾者也。曰：脏腑表里之气，皆通于此，故可以治五脏六腑之有疾者也。

五脏井荣俞经合

手太阴肺经

井木少商　荣火鱼际　俞土太渊　经金经渠　合水尺泽

手少阴心经

井木少冲　荣火少府　俞土神门　经金灵道　合水少海

足厥阴肝经

井木大敦　荣火行间　俞土太冲　经金中封　合水曲泉

足太阴脾经

井木隐白　荣火大都　俞土太白　经金商丘　合水阴陵泉

足少阴肾经

井木涌泉　荣火然谷　俞土太溪　经金复溜　合水阴谷

手厥阴心包经

井木中冲　荣火劳宫　俞土大陵　经金间使　合水曲泽

六腑井荣俞原经合

手阳明大肠经

井金出商阳　荣水溜二间　俞木注三间　原过合谷　经火行阳溪　合土入曲池

手太阳小肠经

井金出少泽　荣水溜前谷　俞木注后溪　原过腕骨　经火行阳谷　合土入小海

---

① 臆前：即"胸前"，《针灸甲乙经》同。

足少阳胆经

井金出窍阴　荣水溜挟溪　俞木注临泣　原过丘墟^①　经火行阳辅　合土入阳陵泉

足阳明胃经

井金出厉兑　荣水溜内庭　俞木注陷谷　原过冲阳　经火行解溪　合土入三里

足太阳膀胱经

井金出至阴　荣水溜通谷　俞木注束骨　原过京骨　经火行昆仑　合土入委中

手少阳三焦经

井金出关冲　荣水溜液门　俞土注中渚　原过阳池　经火行支沟　合土入天井

曰：所出为井，曰脉气由此而出，如井泉之发，其气正深也；所溜为荣，急流曰溜，小水曰荣，其气尚微也；所注为俞，注灌注也，腧输达也，脉注于此而输于彼，其气渐盛也；所入为谷，脉气至此，渐为收藏而入合内也。

二十七气之所行，皆在五俞也。十二经、十五络，总二十七气之气，皆在五俞之间也。

井荣俞经合之刺法

曰：脏主冬，冬刺井。凡病之在脏者，当取各经之井穴也。

色主春，春刺荣。病见于色者，当取各经之荣也。

时主夏，夏刺俞。凡病之时作时止者，当取各经之俞也。

音主长夏，长夏刺经。凡病在音声者，当取各经之经。

味主秋，秋刺合。凡经满而血者，病在胃，及因饮食内伤者，当取各经之合也。

曰：春刺井，夏刺荣，季夏刺俞，秋刺经，冬刺合，与《内经》文意不合，恐《难经》之误乎？

八会

腑会中脘　脏会章门　筋会阳陵泉　髓会阳辅　血会膈俞　骨会大杼　脉会太渊　气会膻中

曰：太仓，一名中脘，六腑禀于胃，故为腑会。章门，为脾之募，五脏

---

① 丘墟：原作"丘处"，据文义改。

取禀于脾，故为脏会。

阳陵泉，足之少阳之筋，结膝外廉，阳陵泉也。胆与肝为配，肝筋之合也，故为筋会。

绝骨，一名阳辅，辅骨前绝骨端，诸髓皆属于骨，故为髓会。

膈俞，七椎两傍，上则心俞，下则肝俞，故为血会。

大杼，骨者，髓所养，髓自脑下注于大杼，大杼渗入脊心，下贯尾骶，渗诸骨节，故骨气皆会于此。

太渊，在掌后陷中动脉，所谓寸口者，脉大要会也。

膻中，气会，三焦外一筋直两乳内，即膻中，为气海者也，在玉堂下一寸六分。热病在内者，各视其所属而取之会也。

九门

飞门唇也　吸门会厌也　户门齿也　幽门太仓下口也　贲门胃之上口也　阑门小肠之下口也　魂门肛门也　命门精血之门，居前阴中　气门溲溺之门，居前阴之中，由气化而出，故曰气门也

同名之穴

头临泣足少阳　足临泣同　腹通谷足少阴　足通谷足太阳　手三里手阳明　足三里足阳明　头窍阴足少阳　足窍阴同　背阳关督脉　足阳关足少阳也

宗荣卫三气解

宗气积于胸中，出于喉咙，以贯心脉而行呼吸。曰：上焦开发，宣五谷味，熏肤充身泽毛，若雾露之溉，是谓宗气，宗之为言大也。

荣气者，阴气也，水谷之精气也，其精气之行经者为荣气。荣气出于中焦，并胃中出上焦之后，上注于肺。受气取汁，化而为血，以奉生身，莫贵于此。其行始于太阴肺经，渐降而终于厥阴肝经，随宗气而行于十二经隧①之中，故曰：清者为荣，荣行脉中。

卫气者，阳气也，水谷之悍气也。其浮气之慓疾滑利而不循于经者，为卫气。卫气出于下焦，渐升而上。每日平旦阴尽，阳气出于目之晴明穴，上行于头；昼自足太阳始，行于六阳经，以下阴分；夜自足少阴始，行于六阴经，复注于肾。昼夜各二十五周，不随宗气而自行于各经皮肤分肉之间，故曰：浊者为卫，卫行脉外也。

注曰：脉有经络，经在内，络在外。气有荣卫，荣在内，卫在外。荣气

---

① 经隧：原作"经坠"，据文义改。

者，犹原泉之混混，循行地中，周流不息者也，故曰：荣行脉中。卫气者，犹雨雾之郁蒸，透彻上下，遍及万物者也，故曰：卫行脉外。是以雨雾之出于地，必先入百川，而后归海河；卫气之出于胃，必先充经络而达诸经。

又曰：虽卫主气而在外，然亦何尝无血；荣主血而在内，然亦何尝无气。故荣中未必无卫，卫中未必无荣，但行内者便谓之荣，行外者便谓之卫。此人身阴阳交感之道，分之则二，合之则一而已。

论精神

精者，阴也，魄也；神者，阳也，魂也。精神合而生心意、志、思、智、虑；精神离而失心意、志、思、智、虑。盖精神虽生于脑髓，然资养于饮食之精糜、血液之润泽也。分而言之，其具于己而作己不知用者，精是也；其于己而供己之机用者，神是也。故曰：神主外，精主内。欲行者神也，不欲行者精也，精神合则志意定也。登高而呼，弃衣而走者，神之孤[1]也；独闭户牖而居者，精之孤也。以精神离则志意散也。是说虽简，扩而充之，可以穷精神、魂魄、阴阳之理。

人身体名

头，独也，体高独也。首，头也。头，精神之府也。头骨曰颅，颅顶曰颠。颠之前曰前发际，前发际两傍曰额角发际；颠之傍曰头角，前顶前曰颡，颡前曰前发际，前发际两傍曰额角发际；颠之后曰后顶，后顶之后曰脑，曰枕骨、玉枕骨。曰脑后骨，曰颅际锐骨。其下曰后发际，通曰太阳骨。

颠之傍曰头角，曰耳上角，曰耳上发际，曰颞颥中及上下廉，曰耳郭上，曰耳，曰窗龙，曰听宫，曰眸子，曰耳郭，曰耳中珠子，曰关，曰机，曰骸。耳下曲骨载颊者曰域，曰颊车，曰辅，曰辅车。耳后曰完骨，曰耳后发际，通曰少阳骨。

面，颜也，为灵宅，一名尺宅，以眉目鼻口之所居，故曰宅。囟前曰额，额傍曰额角，曰赖大。额下眉也，眉骨曰眉陵骨。命门者，目也，内曰内眦，外曰外眦，曰上下胞，曰月匡，曰白眼，曰黑眼，曰瞳子，曰瞳仁，曰五轮八郭。眉目间曰阙，曰庭，曰颜。眉前曰眉本，眉后之肉曰颐，曰太阳。颜下曰鼻，鼻根曰頞，曰鼻柱，曰明堂，曰准，曰鼻孔。鼻目之间曰頄，目下曰頰，曰面鸠骨。鼻下曰人中，鼻为天门，口为地户，天地之间，故曰人中。口之上下曰唇，口傍曰吻，口下曰承浆，其下曰颔，曰腮，曰颏。口中曰颐

---

[1] 神之孤也：原作"神也孤也"，据后文"精之孤也"改。

中，曰玉地，曰上颚，曰下颚，曰龈基，曰龈，曰上齿下齿，曰板齿门齿，曰牙，曰齿，曰口牙，通曰阳明骨。

颊上曰髯，口上曰髭，口下曰须，颊毛曰而。

项节七，第一椎俗曰奉宇内，第五、第六、第七曰项节。三节通曰柱骨，曰伏骨，曰复骨，曰惢骨。头茎曰颈，颈者侧也。项者后也，喉者前也。喉以候气，乃气管也，居前。咽者，食通也，居后。结喉之下曰缺盆，挟结喉之脉曰人迎，挟人迎之筋曰缨筋。

脊椎二十一节，第一椎曰大椎，椎一焦，通曰吕骨，曰脊胂，曰膂骨，曰脊骨，两傍曰膂，曰膂肉，曰膂筋，通曰脊。大椎两傍曰肩中，肩外，曰肩端。成片骨曰甲骨，曰胛骨，曰肩胛，曰成骨，曰髆，曰肩髆、肩髃之会，曰髃骨，曰髃骨，曰肩端，上行两叉骨。腰椎与骶骨接，一名尻骨，一穷骨。髎骨两傍曰监，曰髂，曰髋，曰腰踝。腰踝上肉曰胂，胂下曰臀，臀尻傍大肉也。

天突两傍曰巨骨，以口颈肩胸膺。天突下曰膺中骨，曰心蔽骨，通曰胸。胸两傍曰膺，胸中曰膻中，曰心中两乳傍也。心蔽骨下曰岐骨，曰鸠尾骨，曰膈，曰心下，曰腹，曰大腹，俗曰肚，曰齐，曰脐，曰小腹，曰少腹，曰毛际，曰横骨，曰曲骨。两傍曰股际，曰羊矢，曰气冲。有动脉，重按之则足部脉皆绝矣。茎者，阴茎也；垂者，睾丸也。茎垂者，身中之机也。篡者，两阴两筋之间也。妇人者，反男子。胞所以妊室也，子宫所以藏子，精宫也。

腋下曰胠，胠下曰胁，胁下曰季胁，曰季肋。季肋下曰眇，无骨空，软之处也。眇下曰腰踝，乃髋骨上，其肉曰胂，其下曰髀枢。

肋骨左右各十二，当脊者曰脊肋、背肋，当胸者曰胸肋，当胁者曰胁肋。其短骨曰季肋，最短者曰极肋。

臑者，大臂也。肩臑之会为机关，外曰臑外，内曰臑内。胁臑之会曰腋，曰曲腋，曰腋中横纹，曰腋下。臑臂会曰肘，曰肘中，曰肘中横纹，曰肘内，曰肘外。辅骨者，臑骨下端际起之处也。臂有上下二骨，为内踝者上骨也，为外踝者下骨也。外曰臂外，内曰臂内。臂掌之交曰腕，曰腕中，曰腕前，曰腕后。掌者，手心也，曰掌中，曰掌内，曰掌外。掌中大指本节起肉曰鱼际，曰鱼腹，曰鱼。大指一名拇指，一名将指、大指。次指曰食指，曰盐指，曰中指，曰无名指，曰小指。五指本节为岐之处，曰十邪穴，曰五邪穴，曰五指间覆。手指者爪，爪者手足之甲也，故曰爪甲。爪甲与肉交者曰爪甲上，其左右角曰爪甲角。

髀内曰股，股外曰髀，髀肉起者曰伏兔，髀胫之会曰膝盖，膝骨曰髌，膝内曰腘，膝外辅骨，髀骨、胫骨相接而隆起之处也。内辅骨者，其内廉二骨隆起之处也。其骨大而为内踝者，胫骨也。其骨少而为外踝者，腨骨也。腨骨中央伏复起者曰绝骨，膝髌下胫骨上曰膝眼，膝腘下曰腨，曰腨肠，曰鱼腹。直下近地者曰跟，曰踵，内踝下曰内踝后属，曰然骨。足大趾本节后宛宛者，曰腕骨。其后如核骨，曰核骨。外踝下曰京骨，曰束骨。两踝下曰足腕，足下曰足心，足上曰跗，曰跗上，曰扶阳。足之指曰趾，居内之大者名大趾，第二趾名大趾之次趾，第三趾名中趾，第四趾名小趾次趾，第五居外之小者名小趾。五趾本节为岐者曰足五趾，之间曰足五邪，曰足十邪。足大趾爪甲后曰三毛，后横纹曰聚毛，爪甲义①见前。

脑俗曰脑子，头顶骨俗天灵盖。目纲者即上下胞，两睑又名曰睫。目珠者目睛也，俗名目系者，目睛入脑之系。舌者司味之窍也，颅颡。手中指，一名将指。肛者直肠也，大肠下口也。连骸者，膝侧二高骨也。

肺呼吸天气；心出纳荣卫；脾更生津液，助消化；肝胆制汁，为消化之用；肾主水，渗瘀浊于膀胱；胃者水谷之海，化五味；小肠受盛官，消化五味，造精糜；大肠，传导官。上焦如雾，胃是也；中焦如沤，小肠是也；下焦如渎，肾及腠理是也。时暑腠理之下焦，善化汗出溱溱；时寒肾之下焦，善化小便善利。膻中，宗气之海也。人身中焦，贵于精神，故曰宗气。宗气路曰宗脉，出于脑髓，周于一身。

曰：目病七十二证之名目，分别内证、外证，传予门。

内障二十四名

圆翳　浮翳　水翳　散翳　偃月翳　小云翳　惊振　涩翳　乌风　沉翳　滑翳　横关翳　大云翳　枣花翳　青风翳　绿风　黑风　肝虚目暗　雷头风　金星翳　高风雀目　肝虚鸡肓　白翳黄心　黑华翳

外证四十八

大眦赤脉穿睛　小眦赤脉府睛　胬肉攀睛　鸡冠蚬肉　两睑粘睛　胞肉胶凝　胞肉生疮　睑出风粟　天行赤眼　大患后生翳　暴露赤眼生翳　暴风客热　疼如神祟　痛如针刺　伤寒热病后　风牵出睑　风牵㖞斜　被物撞破　撞刺生翳　血灌瞳仁　黑翳如珠　蟹睛疼痛　螺旋突起　突起睛高　硬睑硬睛　白陷鱼鳞　水虾翳深　玉翳浮满　膜入水轮　钉翳根深　赤膜下垂　黄

---

① 义：原作"仪"，据文义改。

膜上冲　逆顺生翳　漏睛脓血　飞尘入眼　拳毛倒睫　充风泪出　肝风积热　起坐生华　痒极难忍①　鹘眼凝睛　辘轳转关　小儿通睛　小儿疹痘　小儿眼生翳赘　小儿疳伤眼　胎毒赤烂　久年烂眩风

以上七十二色之名目也。

五脏分五轮

五轮者，风轮、肉轮、气轮、水轮、血轮也。

肝属木，曰风轮，在眼为乌眼。

按：肝者，五行之于内属木风者，风木之化，故于眼肝所主，谓风轮。谓风轮者，在常眼目，名曰乌睛。谓乌睛者，和训谓黑眼。其色青，属木也。

心者属火，曰血轮，在眼为二眦。

按：心者，五行之于内属火，心火之所主之目部，曰血轮也。血轮者，在眼名外眦、内眦，为二眦之分。外眦、内眦赤血色所有，此为血轮，是心火之色故也。且主心者，血脉故也。

脾者属土，曰肉轮，在眼为上下之胞。

按：脾者，于五行之内属土，人身之肉象土。脾者主肉，故脾土之所主曰肉轮。肉轮者，在眼名为上胞、下胞。上胞、下胞者，和训为上胞、下胞也。

肺属金，曰气轮，在眼为白眼。

按：肺者，于五行之内属金，一身诸主气化，故肺所主曰气轮。气轮，在眼名谓白睛也，肺金色故应之。白睛，和训曰白眼。

肾属水，曰水轮，在眼为瞳子。

肾者，五行之于内属水，故肾所生于目部，曰水轮。水轮者，在眼名曰瞳子。瞳子者，主深黑，为肾水之色。瞳子者，和训曰瞳子。

又有八廓

胆之府为天廓，膀胱之府为地廓，命门之府为火廓，小肠之府为水廓，肾之府为水廓，脾胃之府为雷廓，大肠之府为山廓，三焦之府为泽廓。

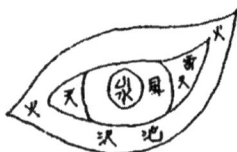

---

① 难忍：原作"难仁"，据文义改。

天廓胆　风廓肾①　地廓膀胱　雷廓脾胃　火廓小肠　山廓大肠　水廓命门　泽廓三焦

此虽为眼目之根本，而又藉血为之包络。五脏或蕴积风热，或有七情气郁结不散，上攻眼目，各随五脏所属病见也。

痘疮传

东泰先发痘者，日数十二日终，而后必发惊风，难救，医预勿受其咎。此证伏毒，肝不能与毒持答而发也。毒炽盛则余毒必残，而发惊风。

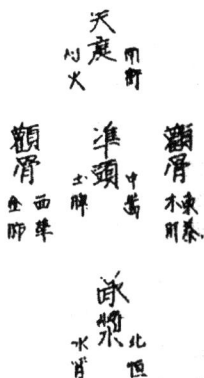

天庭南衡先发，则毒伏心，不能持答，发故热毒壅郁而盛，故为热证之难证也。

西华必先发，必变表虚也。

北恒承浆必发，多变黑痘也。

准头中嵩先发痘，中必为下痢也。

上五岳见法为大法，此诊一一虽不当，至肝木脾土法则，十不失一②，大体一果因见点③，立是法则也。

目睑，五脏六腑精神之所聚，故脏腑之表。

耳，两傍俱肾之属。

东西女子左为肺，右为肝，可见泰华相反之。

---

① 肾：原作"胆"，据明·佚名氏《银海精微》卷上改。

② 十不失一：原作"十一不失"，据文义乙转。

③ 大体一果因见点：原文如此，疑有讹误。

痘疮三法之传

一为顺痘，二为实热痘，三为虚寒痘。

顺痘

为顺痘者，红晕光活，而不过丹红，不淡薄，分肉色与痘色。肉色黄红白，痘色譬胭脂水。一果[1]真珠，如按唇淡薄，舌滋润。如此者，为平顺之痘也。

实热痘

实热痘者，唇舌干燥，必然痘色如朱。此多黑陷之标也，此必后变紫色，紫色又变黑色。难痘，为凶候。

按：朱赤甚者也，赤炽极为朱色，朱极带黑紫。此间色也，即北方黑色水也，故朱变紫，又变黑，为恶候。水克火，故黑陷者至不救。如此则先可唇与舌合见，其证轻者，唇舌甚不干燥，舌上有白胎，少滋润之有气味。

虚寒痘

虚寒痘者，惨淡而白，舌上滋润，少有白胎。

上一条为三痘之大法，凡痘虚者安救，热者难救，故热毒痘死期速，虚寒痘死期迟。以此热不解者，三日、六日为期；虚寒痘者补不应，九日、十二日死。热毒死期者，热郁而不出者，此三日之期；出不齐者，六日死；虚寒不补，或补不应者，出而无脓，九日死；稍有脓者，十二日为死期。

内科病证刺灸 [2]

发热

初发不阴证阳证间 [3]

中脘补　上脘同　手三里五分　足三里同　章门五分

汗不出凄凄恶寒

玉枕　大杼　肝俞　膈俞　陶道

身热恶寒

后溪

汗不出

合谷　后溪　阳池　历兑　解溪　风池

---

① 一果：原文如此，疑当作"一颗"。

② 内科病证刺灸：此标题原无，据文例补。

③ 间：原作"问"，据文义改。

身热汗不出足厥冷

大都

一法

大都　复溜　内庭

身热头痛食不下

三焦俞

身热喘

三间

余热不尽

曲池

烦满汗不出

风池　命门

汗出寒热

五处　攒竹　上脘

烦心好呕

巨阙　商丘

身热头痛汗不出

曲泉

身热进退头痛

神道　关元　悬颅

六脉沉细一息二三至

灸气海、关元。

少阴发热

灸太溪。

发热太阳

发热干呕，恶寒鼻鸣，中风阳浮阴弱。桂枝汤。

发热头痛，汗出恶风。桂枝汤。

发热，汗不出，脉浮紧。不可与桂枝汤。

发热头痛，项强，心下满痛，小便不利。桂枝加白术汤。

发热头痛，身疼恶风，喘无汗。麻黄汤。

发热身疼，恶寒燥烦，汗不出，脉浮紧。大青龙汤。

发热干呕，表不解，心下有水气。小青龙汤。

227

上之因法，则可与治术。

恶寒

有热恶寒者，发于阳；无热恶寒者，发于[①]阴。

背恶寒口中和

灸关元。

恶寒

陶道　大杼　膈俞　肝俞　关元

汗不出栗栗恶寒

玉枕　大杼　肝俞　膈俞　陶道　鱼际　经渠　通里

身热恶寒

后溪　三间　足三里

恶风

有汗为中风卫病，无汗恶风为寒伤荣。先刺风池、风府，却与桂枝葛根汤。

胸胁满

邪气自表伤里，必先自胸胁，次入心腹胃。

胸胁满兼谵语

刺期门。

胸热不已

大杼五分，泻　风门五分，留七呼　中府三分　缺盆同

结胸

脏气闭而不流布也，按之痛为小结，不按自痛为大结。刺期门。

妇人因血结胸，热入血室。刺期门。又以黄连、巴豆七粒作饼子，置脐中，以火灸之，以得利为度。

咳逆

胸中气不交也，水火相搏而有声，故咳逆也，即哕义也。刺期门。

呕哕

百会　巨阙　劳宫　间使　曲泽　商丘

小腹满

物聚而满，上为气，下为溺与血，小腹硬，小便自利，其人如狂，血证

---

① 于：原脱，据前文"发于阳"补。

也。当出不出，积而为满。中痧，腹虚胀^①，腹满，或腹中急痛，刺委中或夺命穴。取夺命穴法：在内踝上五寸。

蓄血

热毒流于下而瘀血者，少阴证下利便脓血者，可刺期门。

阳明病下血，谵语，必热入血室，头汗出者，当刺期门。

呕吐

表邪传里，里气上逆，则为呕吐。

口中和，脉微涩弱，皆灸厥阴期门。《脉经》《千金翼》林氏本曰：灸厥阴五十壮。

战栗

战者正气胜，栗者邪气胜，邪与正争，心战而外栗，为病欲解也。心气内盛，正气太虚，心栗而鼓颔，身不战者，已而遂成寒逆者，宜灸期门。

四逆

四肢逆冷而不温，积凉成寒，六腑之气绝于外。四肢手足寒冷，足胫寒逆，少阴也；四肢厥冷，身寒者，厥阴也。

四逆灸

气海　肾俞　肝俞

伤寒六七日脉微，手足厥冷，烦躁，灸厥阴期门。灸不止者死。

伤寒脉促厥逆者，可灸之，神门、阴谷。

伤寒手足厥冷，灸大都。

无六脉

伤寒六脉促。

复溜大补，回六脉　合谷　中极　支沟此穴一寸半，和脉绝穴也　巨阙此穴针三寸三分气冲此穴灸七壮

厥

手足厥冷，阳气伏陷，热气逆伏而手足冷也。庞氏安常曰：脉促而厥者，灸厥阴期门。

自利

不经攻下，自溏泄下利，脉微涩，呕而汗出，必更衣反少者，当温期门，太溪灸之。

小便吐利，手中不冷，反发热，脉不至，灸少阴太溪穴。

---

① 虚胀：原作"虚满"，据《针灸聚英》卷二改。

少阴下利，便脓血者，可刺之。宜通用之，太溪。

不大便

胃实，大便不通。

期门 照海_{一曰章门云云}

热入血室

男子因阳明而伤，下血谵语；妇人则随经而入，月水适来，邪乘虚入，七八日热除而脉迟，胸胁满如结胸状，谵语。此热入血室，刺期门，不已刺隐白。

若妇人发热，经水来身凉者，刺期门。

阳明病，下血谵语者，此为热入血室，俱头汗出，刺期门。_{随其实而泻之，候然汗出则愈。}

霍乱

上吐下利，挥霍撩乱，邪在中焦，胃气不治，阴阳乘膈，遂上吐下利，躁扰烦乱也。

干霍乱，或腹中急痛绞，刺委中、夺命穴。

以小竹杖两手反抱佳，于脊骨枕杖儿，上下各一点一穴。如先吐先灸上穴，先泻先灸下穴，各三百壮，百发百中。

又霍乱，诸法不救者，灸大椎。

又以盐纳脐中，灸二七壮，立苏。

霍乱吐泻。

中脘 天枢 三里 委中

又法

上脘 三里

霍乱泄出，不自知。

先取太溪，后取太仓之原。

又法

巨阙 关冲 支沟 解溪

霍乱吐利，下上俱出脓血，头重臂痛。

太白 地机 风府_{各五分} 长强 尺泽_{各一寸}

霍乱逆气。

鱼际 太白

病人面正卧，两手着身，以绳横直两肘尖头，依绳下，使脊两边相去各一寸，灸三七壮，无不验。

霍乱已死，但有暖气者，灸承满七壮，立苏。

取法：以绳从足拇围至后跟一匝，捻断，等折一半为度，以此度从足跟贴此量上至腨，度极头处是穴。

暴霍乱。

仆参五七壮

腹痛

有实有虚，寒热燥屎旧积，按之不痛为虚，痛为实。合灸不灸，令病人冷结，久而弥困，气冲心。刺括委中穴。

阴毒阴证

阴病盛则微阳消于上，故沉重，四肢逆冷，脐腹筑痛，厥逆或冷，六脉沉细。

阴毒，灸关元、气海。

太阳少阳并病

刺肺俞、肝俞。如头痛，刺大椎。

小便不利

邪蓄于内，津液不行，阴寒甚，下闭者，石门灸之。

证症小便不利，必阴囊缩入，小腹痛欲死者，石门灸之。

不仁

不柔和，痒痛寒热皆不知，正气为邪气①闭伏，伏郁而不散，血气虚少故也。

若越人诊虢太子尸厥，以郁冒不仁为可治，刺之而济痉者，神医之诊也。设脉浮洪，汗如油，喘不休，身体不仁，越人其能治哉？

两间②二间、三间　两商少商、商阳　两井肩井、天井　三阳五会百会一名　鬼巨曲池一名　环跳　悬钟　公孙　足三里

耳聋

偏历　肾俞

又法

听会　金门

余热不尽

曲池　间使　后溪

---

① 气：此下原衍一"门"，字，据《针灸聚英》卷二删。

② 两间：原作"两门"，据下文"二间、三间"改。

余热不止

曲池　间使　后溪　合谷　肩髃　足三里

恶风

论中恶风之目，属太阳病。凡八条。

头痛汗发热桂枝汤

风池　风府　百会　列缺　合谷

发汗，小便难，四肢拘急，难以屈伸，桂枝加附子汤。

足三里　阴阳之陵泉　环跳　曲池　肩髃　风池　风府　三脘　下三脘

头痛身疼，发热，喘无汗，麻黄汤。

风池　合谷　百会　风门

大渴若吐，下后不解，热结在里。

合谷　曲池

汗，几几项强，桂枝加葛根汤。

风池　天容　合谷

几几项背强，葛根汤。

风池　天柱

手足温而渴，项强，身热胁满，五六日，小柴胡汤。

临泣　目窗　风池　日月　京门　阳陵泉　外丘　悬钟

汗出短气，小便不利，骨节疼掣痛烦，风湿相搏，不得屈伸，甘草附子汤。

尺泽　委中　解溪　肩窌　中脘　石门

以上皆属太阳之恶风者也。

伤寒汗多不止

内庭泻　合谷同　复溜同

谵语

妇人发热，经水适来，谵语，见血入室。阳明病，下血谵语。腹满谵语，脉浮紧者，各刺期门。

太阳病、少阳病之并病，发汗则谵语，脉弦，五六日谵语不止者，刺期门。

风

大率在血虚、气虚，火与湿，多痰。

中风灸

神阙　风池　百会　曲池　翳风　风市　环跳　肩髃皆可灸之

阴寒及陷下脉绝者，气海，灸四七壮。

发热

有寒热、潮热、烦热、往来热。

寒热

百会　大杼　足三里

潮热

天柱　膏肓　复溜

烦热

膻中　中脘　关元

往来热

神道　风池　期门　委中

头痛

有风疼、湿寒、真头痛。手足青至节，死不治。

脉浮

腕骨　京门

脉长

合谷　冲阳

脉弦

风府　风池

腰痛

气虚、血虚、肾病、风湿、湿热、瘀寒、气滞。

气虚

八髎

血虚

血海　期门

肾病

肾俞　关元　大肠俞_{太阳俞一名}

风湿

膈俞　大祖　郄中　尺泽

湿热

水分　申脉

瘀寒

带脉　悬钟

气滞

气海　章门　足三里

血滞瘀下

委中取血　肾俞灸八十壮　昆仑同

胁痛

肝火盛，木气实，有死血，痰注，肝急。

丘墟　中渚针五分

手臂痛

液门，主手臂痛，不能自上下。

中渚，主肘臂痛，五指不得屈伸。

阳池，主或因折伤，手腕不得捉物，肩臂痛不得举。

外关，主五指尽痛，不能捉物。

心痛

有风寒、气血虚、食积热、蛔虫。

太溪　然谷　尺泽　行间　建里　大都　太白　中脘　神门　涌泉

腋下冷汗

大陵灸三壮　小海同　天池灸五壮

产后盗汗

生产三四日已后，无余证，睡中微悸，有盗汗者。

合谷本生大热补①　复溜早泻　后溪随针　阴都雀术

若恶露下过多者，下之三穴。

手少阴心经在掌后一寸五分　灵道穴刺三分，久捻　通里同

回阳九针

哑门　劳宫　三阴交　涌泉　太溪　中脘　环跳　足三里　合谷

此谓回阳九针穴，出《聚英》。

中卷三之下终

---

① 本生大热补：原作"本势大热补"，据文义改。按"本生大热补"为一种刺针补法，在本书中卷四之中有专门的论述。

杉山真传流中之卷四之上

东都行针御医官岛浦和田一总检校　撰

疾医约言序

夫圆机活发者，在人之与才，而非于法矣。彼剖胸探心，割腹荡脏，洞垣亦复在术，非法矣。匪格物致知，孰可能获之耶！其针道之书，至精至微，而万古不刊之妙，存此书矣，然而其义非众口之能所肆。兹有人能诵之，淡乎如嚼蜡，浩瀚望洋而犹无所依怀。夫于[①]望闻问切也，百病之华叶哉也，犹草木荣枯，着于芒叶华实矣。至其精粗，虽在其人，到此地何以据乎其阶梯矣。其今探经文之要，捃摭此类，以分科条，综为曰篇矣，名曰《疾医约言》。古人此目曰神圣工巧，冀开愈疴来生退疾之一端，欲教童蒙谙诵之也矣。盖闻此人矣，僧侣诵佛典，时日不缺。吁呼，专门之小子，何兴机感发，恭不读经文哉？悦叹莫殊置则圆机活发者，存其人而已矣。襄楚国有买风人，君感其志，无叱其愚，后世有同志者，悯余劳而锡之斤正焉，岂非幸中又幸？而相成之德，谓熟非后进之吾师云。

疾医约言序终

---

① 于：此下原衍一"于"字，据文义删。

疾医约言卷一

望问余录

曰：得神者生，失神者死矣。神其何物也哉？生于气血焉？气血其由何处以生也哉？出于水谷消化也哉？五味入口，藏于胃，味有所藏，以养五气，气化而生，津液相成，神有生。谨思！惟医之大要，只在敝通生死之一关。医学何者？习何事乎？不证了生死之原则，假令虽诵诵于五车之书，而大具若无可用矣。至道有微，变化无穷，孰知其源？窘乎！消者瞿瞿，孰知其要矣。

曰：色者神之旗也，神旺则色[①]旺，神衰则色衰，神藏则色藏，神露则色露。帝王之色，龙文凤彩；神仙之色，岳翠山光。荣华之色，珠明玉润；寿考之色，柏古松苍；至贫之色，重浊晦滞，枯索垩黧。莫不显呈于面，而病呈于内者，其色之著见也。

色泽以浮，谓之易已。

色夭不浮，谓之难治也。

色不明不泽，其病不甚。

色夭然不泽，其脉空虚，为夺血。

色贵明润，不欲沉夭。

色白而肥，气虚多痰。

色黑而瘦，阴虚火旺。

臂多青络为脱血，色黄白无泽，脾肺气虚。

色淡黄，脾胃伤，四肢痿弱，腹痛。

白眼黄淡，脾伤泄痢。

色黄而浊，兼面如熏，黄疸。

面上白点，腹中虫积。

唇有赤点，及唇真红，蛕蝎在腹中。

两颧时而赤，虚火上炎。

眼黑而颈赤者，热寒。

眼胞上下如烟煤者，痰也。

平人见黑气起口鼻耳目者，凶候。

目精黄，酒疸。

---

① 色：原作"神"，据清·喻昌言《医门法律》卷一改。

面目及眼胞黄白者，谷疸，其人必心下痞胀，面部三停见黄也。

有光泽者，为有胃气，不死；黄色无光泽，如黄土者，凶候。

目无精光，齿黑者，凶候。

赤色见两颧，大如拇指，必不病而卒死。

瞳子高大者，太阳不足。

婴儿病头毛上逆者，凶候。

环口黛黑发黄，脾绝。

痨瘵身面必黄，腋下温，必头热，死。

身面手足青紫，死。

凡三十个条。

曰：王公大人，临朝即位，君而问焉，谁可扪循之而后答乎？曰：身形支节者，脏腑之盖也，非面部之阅也。五脏六腑者，肺为之盖。巨骨陷，咽候见其外。五脏六腑，为心之主，缺盆为之道，骺骨有余，以候髑骨；肝主为将，使之候外，欲知坚固，视目小大；脾者主为卫，使之迎粮，视唇舌好恶，以知吉凶；肾者主为外，使之远听，视耳好恶，以知其性。六腑，胃为之海，广骸、大颈、张胸，五谷乃容，鼻隧以长，以候大肠；唇厚，人中长，以候小肠；目中果大，其胆乃横；鼻孔在外，膀胱漏泄；鼻柱中央起，三焦乃约。

凡诊病，先视其形大小、长短、肥瘦，肉之厚薄，骨强弱，以预知病形矣。仓廪不藏，门户不要也；水泉不止者，膀胱不藏也。人之大体为形，形之所充者气也，形盛气者，夫肥白者是也。今识其大略，出于后矣。

气盛形者寿，修长黑瘦有神也。

肥人多中风，以形厚气虚难周流，多郁滞生痰，痰生火，故多暴厥。

瘦人阴虚，血液衰少，相火易充，故多劳。

头者，晴明之府。头倾视深，精神将夺。

背者，胸中之府。背曲肩随，府将坏也。

腰者，肾之府。转摇不能，肾将惫矣。

膝者，筋之府。屈伸不能，行则偻附，筋将惫。

骨者，髓之府。不能久立，振掉，骨将惫。

病人形脱气盛者死。

形体重大而皮肤宽缓者寿。

形体充大而皮肤紧急者夭。

形气相失者凶。

形盛气虚者凶。

气盛形虚者凶。

形短脉长者凶。

血实气虚则肥，气实血虚则瘦。肥者能寒不能热，瘦者能热不能寒。

髯美而长至胸，阳明血气盈；髯少，血气弱；不足，则无髯。

坐而伏者，短气也。张口短气者，肺痿吐沫。

掌中寒者，腹中寒。

掌中热者，气不足，虚火盛。

凡二十个条。

余闻余统引

通一斋曰：凡阴阳赞化育之道，莫善于五音。天地之间，声之大者如雷霆，小音如蝼蚁，皆不得其和，故圣人设音律以调之。声之大者不过宫，声之小者不过羽，然音止于五，犹不足以尽其变，由是截竹为管，作十二律，以应十二月。宫者，音之君也，一阳之律也。阳生于子，而数始于九，因而九之，九九八十一，而黄钟之数立焉。律者，乃天地之正气，人之中声也。律由声出，音以声生。曰：声成文，谓之音。音之数五，律之数六，分阴分阳。音以宫商角徵羽分大小而为十，故音以应日，律以应月。黄钟、太簇、姑洗、蕤宾、夷则、无射为阳，是为六律；林钟、南吕、应钟、大吕、夹钟、仲吕为阴，是为六吕。合言之，是为十二律，故律以应辰。一律所生，各有五音，十二律而生六十音，因而六之，六六三百六十音，以当一岁之日。故曰：律历之数，天地之道也。合而言此，则不过宫商角徵羽、土金木火水、喉腭舌齿唇、脾肺肝心肾之五而已，请详演其义矣。乐者，天地之和气也；律吕者，乐之声音也。盖人有性情则有诗辞，有诗辞则有歌咏，歌咏生则被之五音而为乐音，乐生必调律吕而和声，曰诗曰志，歌永言，声依永，律和声，此之谓也。是律也者，出乎音声，而为正乐之具也。曰乐者，音之所由生也，其本在人心之感于物也，是故其哀心感者，其声嗷以杀；其乐心感者，其声啴以缓；其喜心感者，其声发以散；其怒心感者，其声粗以厉；其敬心感者，其声直以廉也；其爱心感者，其声和以柔。六者非性也，感于物而后动也。又曰：治世音，安以乐其政和；乱世音，怨以怒其政乖；亡国之音哀以思，其民困。音色之道，与政通矣。况乎人身于感邪气触病，精气衰弱，荣卫不调者乎？然人受其气质，或不能有均焉。故圣人谛永其义，犹满所谓上角、大角、左角、钛角、判角，上徵、质徵、少徵、右徵、判徵，上宫、太宫、加宫、少宫、左宫，上商、右商、左商、小商、钛商，上羽、大羽、小羽，众之人、桎之人，凡二十五人之声音，整之以五音、六律，而后预可弁其病音病声。人人声音之异犹其面，是故知律吕声音之道者，可以行天地人事也。

余闻余统

声如从室中言，此中气之湿也。

言微，终日乃复言者，此夺气也。

气弱不相接，言未已停止，半晌复言，精气相脱也。

出言懒怯，轻后重，内伤元气不足。

出言壮厉，重后轻，是外感邪盛也。

形羸声哑者，劳瘵不治。以咽中有肺花疮也。

声嘶色败，久病者不治。

坐而气促，痰火哮喘。

久病气促，危。

言语謇涩，风痰。

中年人声浊，痰火。

伤寒坏证声哂，为狐惑。

上唇有疮，虫食其脏；下唇有疮，虫食其肛。

虽病而声音响如故者，吉。

气促喘息，不足以息者，虚甚。

平人无寒热，短气不足以息者，实痰火也。

凡十五条。

发问期言

题言

详读圣贤示人诊法之决死生之分，必须察色观形，问病所苦，切脉参详，谓之诊候矣。夫望、闻、问、切，乃四诊也，问居其三，未有独凭一问可以知病。施一针一炀，以至圣教人诊法一端也。此篇正要提起四诊之目，可谓诊法式，不可缺矣。

凡诊病者，先问病所故，及年龄多少，病经几时乎，居处逆顺，形志劳苦，或郁饱伤中。素贵令脱势乎，当审后贪否，暴苦暴乐，或始乐后苦。次问得病之日，受病之原，日间如何，昼夜间甚如何，朝夕间甚如何，寤寐如何，所欲味，所嗜物，或纵酒，或谷气如何，寒热如何，二便如何，曾服何药，或用针灸乎，有疮患乎，头面颈项、胸膺腹背、肩腰肘臂、腕掌腰胁、股膝胫腨、脚跟踵，详问参伍，仔细听，知其所病矣。

头痛否

痛无间止为外感，痛有间歇为内伤。

耳鸣耳聋否

或左或右，久聋者，不敢纯用补，针可补之。

鼻有涕否

或无涕而燥，或鼻痔，或鼻塞，或素流涕不止，或衄。

口知味否

或不食能知味为外感风寒，或食亦不知味为内伤饮食，或悒郁者为不食。

口渴否

渴饮冷水者为热，渴饮热水者为虚，夏月大渴好饮者为暑。

齿痛否

或上眶，或下眶，或有牙宣。

项强否

暴强则为风寒，久强则为痰气郁。

咽痛否

暴痛多痰热，素惯痛多下虚。

手掌心热否

手背热为外感，手心热为内伤，手背手心俱热为内伤兼外感。

手指稍冷否

冷则为感寒，不冷则为伤风，素清冷则为体虚或胃寒。

足趾稍冷否

冷则胃寒，或气郁，或气逆。

足掌心热否

阴虚者热，或足三阴虚热，或血热，或脾郁者为热。

手足瘫痪否

左手足臂膊不举，或痛者，属血虚有火；右手足臂膊不举，或痛者，属气虚有痰；或左右手臂痛者，有郁痰也。

肩背痛否

暴痛，为外感，或气郁；久痛者，为虚损挟郁也。

腰脊痛否

暴痛为外感，久为肾虚挟滞，或疝气，或疼。

尻骨痛否

暴痛为大肠经邪，久痛为太阳经火。

胸膈满否

已下为结胸，未下为邪入少阳经分，非结胸也。素惯胸满者，多郁，多痰火，或下虚，或脾虚，或食积，或疝气。

呕吐否

或有火，或有寒，或有虚有实，有虫有痰。

胁痛否

或左或右，或两胁俱痛，或空痛。

腹胀否

或大腹作胀，或小腹作胀。

腹痛否

或大腹痛，或脐中痛，或小腹痛，或痛按之即止，或按之痛不止。

腹有块否

或烦躁不宁，或欲吐不吐，谓之嘈囃；或多惊恐，谓之怔忡；或有食郁，或有真寒假热，或有痰火。

大便泄否

或溏泄，或水泄，或昼泄，或食后即泄，或黄昏泄。

大便秘否

秘而作渴、作胀者，为热；秘而不渴、不胀者，为虚。

小便清利否

清利为邪在表，赤涩为邪有里，频数窘急为下虚挟火。久病及老人得之危。

小便淋闭否

有渴者为热，不渴者为虚。

阴强否

阴强有火；阴痿无火，有疝气。

有疮疥否

有痛，湿热郁火；痒者，虚寒。

有梦遗失精及白浊否

梦与鬼交失精者，肾虚热；梦与鬼不交失精者，为肾虚寒。浊者肾虚热，不浊者为肾虚寒。

膝酸软否

暴酸软为脚气，或胃弱；久病则为肾虚。

脚肿痛否

肿而痛者，多风湿；不肿胫枯，细而痛，为血虚，为湿注下。

寒热有间否

无间外感，有间内伤。午寒夜热，为阴虚火动。

饮食喜冷否

喜冷则为中热，喜热则为中寒。

饮食运化否

能食不能化者，为脾寒胃热。

饮食多少否

能饮食者易治，全不食者难治，惟伤寒不食亦无害。

素饮酒及食煎炒否

酒客多痰热。煎炒多犯上焦，或流入大肠，而为湿热之证。

有汗否

外感有汗则为伤风，无汗则为伤寒，杂证自汗则为阳虚。

有盗汗否

睡中出汗外感，为半表半里邪；内伤，则为阴虚有火。

浑身节痛否

外感则为邪居表分，内伤则为气血不周，身重痛者为挟湿气。

夜重否

昼轻夜重为血病，夜轻昼重为气病。

年纪多少

壮人多病可耐，老人杂元气难当。妇人生产少者，气血犹盛，生产多为血衰。

病经何等

或经几日，或经几旬，或经几年。

所处^①顺否

所处顺，则情性和而气血易调；所处逆，则气血拂郁，须于要穴开郁，可用行气针法。

曾误服药治术否

误药则药毒滞肠胃，误针治则气血乱，经络不次，急随为调解。缓病、久病，停一二日后施术可也。

妇人

妇人之病，无异于男子，于四诊亦相同。所以异者，月经、胎产、阴挺、崩漏、赤白带下、胞门子户之类而已。然而其性主阴柔，吞酸心，多愁恚^②，常失之滞，况王公贵妇在帷幕，望闻问切，多所难详，要情志为之先矣。

经调否

先期为血热，后期为血虚，寡妇多血气凝滞。

能饮食否

能食则血易调，食减渐瘦者危。

有孕能动否

腹中有块，结实能动，无腹痛及潮热等证，体未有病，九候如常者，为妊；腹虚大腹满，按之无结节、无块、无动者为气病，其经水亦时渗下^③。

产后有寒热否

寒热多属外感。

有腹痛否

腹痛多属瘀血，或为食积停滞。

有汗否

有汗属热，潮热为气血大虚。

---

① 处：原作"据"，据文义改。下凡遇此误径改，不再出注。

② 愁恚：原作"愁圭"，据文义改。

③ 其经水亦时渗下：原作"非孟"，据明·李梴《医学入门》内集卷一改。

有咳喘否

咳喘多为瘀血入肺中。

有头痛头重否

多血晕。

小儿

小儿三岁内者，不形于诊，况于^①问而知乎。然虎口三关之纹，亦难尽凭，当于声色、动静、啼笑、二便，参之加之，因乳母问占之吉凶矣。

妊娠胎产^②

妊娠养经

妊娠一月，足厥阴脉养，不可针灸其经^③。足厥阴内属于肝，肝主筋及血。

妊娠二月，足少阳脉养，不可针灸其经。足少阳属于胆，主精。

妊娠三月，手心主脉养，不可针灸其经。手心主内属于心，无悲哀、思虑、惊动。

妊娠四月，手少阳脉养，不可针灸其经。手少阳内属三焦，四月时，儿六腑顺成，当静形体，和心意，节饮食。

妊娠五月，足太阴脉养，不可针灸其经。足太阴内属于脾，五月之时，儿四肢皆成，无大饥，无甚饱，无食干燥，无自灸热，无大劳倦。

妊娠六月，足阳明脉养，不可针灸其经。足阳明内属于胃，主其口目，六月之时，儿口目皆成，调五味，食甘美，无大饱。

妊娠七月，手太阴脉养，不可针灸其经。手太阴内属于肺，主皮毛，七月时，儿皮毛已成，无大言，无号哭，无薄衣，无洗浴，无寒饮。

妊娠八月，手阳明脉养，不可针灸其经。手阳明内属于大肠，大肠主九窍。八月之时，儿九窍皆成，无食燥物，无辄失食，无大起。

妊娠九月，足少阴脉养，不可针灸其经。足少阴内属于肾，肾主续缕，九月之时，儿脉皆成，无处湿冷，无着炙衣。

妊娠十月，足太阳脉养，不可针灸其经。太阳内属于膀胱，无处湿地，无食大热物。

---

① 于：此下原衍一"于"字，据文义删。

② 妊娠胎产：此标题原无，据文例补。

③ 针灸其经：原作"其经针灸"，据下文乙转。

难产

难产，或半生，或胎不下，或子死腹中，或着半脊，及坐草数日^①不产，血气上抢心，母面无颜色，气绝者，针两肩井一寸，泻之，须臾即分娩。

绝嗣不生

妇人绝嗣不生，胞门闭塞，灸关元三十壮，报之。

妇人绝嗣不生，灸气门穴三十壮。取穴法：在关元傍三寸。

妇人绝嗣不生，漏赤白，灸泉门三十壮，三报之。取穴法：在横骨当阴上际。<small>按：泉门穴，任脉曲骨之一名也。</small>

逆生

难产，或儿横生、侧生，或手足先出，可以针锥刺儿手足，入缩一二分许，儿得痛惊转即缩，自当回顺也。

逆产按口方

以逆生，以盐涂儿足底，又可急爪拨之，并以盐摩产妇腹上，即愈。

胞落

妇人胞落，须灸脐中三百壮。

又灸身交五十壮，三报，在脐下横交中。

又灸背脊，当脐五十壮。<small>是则命门穴也。</small>

又玉泉穴灸五十壮，三报之。

又龙门二十壮，三报之。

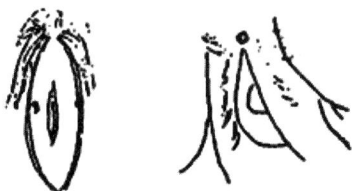

堕落^②

妇人妊娠不成，若堕落腹痛，漏见赤，灸胞门五十壮。取穴法：关元左边二寸是也。

崩

治白崩方，灸小腹横穴，当脐孔直下，百壮。又灸内踝上三寸，左右各

---

① 数日：原作"无"，据唐·孙思邈《备急千金要方》卷二改。

② 堕落：原作"随落"，据文义改。下凡遇此误径改，不再出注。

百壮。

漏下

妇人胞漏下血，不可禁止，灸关元两傍相去三寸。

妇人漏下赤白及血，灸足太阴五十壮，穴在内踝上三寸，足太阴经内踝上三寸，名三阴交。

妇人漏下赤白，月经不调，灸交仪三十壮，穴在内踝上五寸。

妇人漏下赤白，灸荣池四穴三十壮。取穴法：在内踝前后两边，池中脉上，一名阴阳是也。

妇人漏下赤白，四肢酸削，灸漏阴三十壮。穴在内踝下五分，微动脚脉上。

妇人漏下赤白，泄注，灸阴阳随年壮，三报。穴在足拇趾下屈里表头白肉际是也。

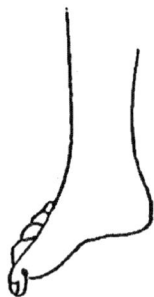

月水不利

月水不利，贲豚上下，并无子，灸四满三十壮。穴在丹田两边，相去各开寸半。丹田，脐下二寸是也。

月经不断

治月经不断法：灸内踝下白肉际青脉上，随年壮。

遗尿

妇人遗尿，不知出时，灸横骨。当阴门七壮，则玉泉之穴是也。

痢病

妇人治水泄痢方：灸气海百壮，三报。

阴户诸疾

妇人胞下垂注，阴下脱，灸挟玉泉三寸，随年壮，三报。

妇人阴冷肿痛，灸归来三十壮，三报。取穴之法：挟玉泉五寸是也。

妇人阴中痛，引心下及小腹绞痛，腹中寒，灸关仪穴百壮。取穴之法：膝外边上一寸宛宛中是也。在阳陵泉上四寸陷中。

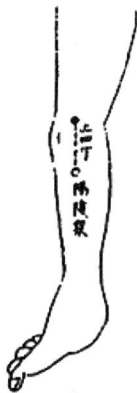

不受精

妇人脏闭塞，不受精，疼，灸胞门五十壮。

绝子

妇人绝子，灸然谷五十壮。

妇人欲断产，灸右足踝上一寸，灸二壮即断。

治妊娠数数堕胎

妊娠三月，灸膝下一寸，灸七壮，则阴陵泉穴是也。

里急下引腰身重

灸内踝下白肉际青脉上，随年壮。

乳汁

手太阳小肠之经，手之少阴心之经，此二经为表里，主上为乳汁，下为月水，然则月水是经络之余云云。

中之卷四之上终

杉山真传流中卷四之中

和田一总检校　撰

脏腑井荣俞经合主治

假令得弦脉，病人善洁_{胆为清净之腑故耳}，面青善怒，此胆病也。若心下满，当刺窍阴_{井一}；身热，当刺挟溪_{荣一}；体重节痛，刺临泣_俞；喘咳寒热，刺阳辅_经；逆气而泄，刺阳陵泉_合。又总取丘墟。

假令得弦脉，病人淋溲，难转筋，四肢满闭，脐左有动气，此肝病。若心下满，当刺大敦_井；身热，刺行间_荣；体重节痛，刺太冲_俞；喘咳寒热，刺中封_经；逆气而泄，刺曲泉_合。

假令得浮洪脉，病人面赤，口干喜笑，此小肠病也。若心下满，刺少泽_井；身热，刺前谷_荣；体重节痛，刺后溪_俞；喘咳寒热，刺阳谷_经；逆气而泄，刺少海_合。又总刺腕骨_泉。

假令得浮缓脉，病人面黄，善噫善思善沫^①，此胃病也。若心下满，刺厉兑_井；身热，刺内庭_荣；体重节痛，刺陷谷_俞；喘嗽寒热，刺解溪_经；逆气而泄，刺三里_合。又总刺冲阳_原。

假令得浮缓脉，病人腹胀满，食不消，体重节痛，怠惰嗜卧，四肢不收，当脐有动气，按之牢若痛，此脾病也。若心下满，刺隐白_井；身热，刺大都_荣；体重节痛，刺太白_俞；喘嗽寒热，刺商丘_经；逆气而泄，刺阴陵泉_合。

假令得浮脉，病人面白，善嚏，悲愁不乐，欲哭，是大肠病也。若心下满，刺商阳_井；身热，刺二间_荣；体重节痛，刺三间_俞；喘嗽寒热，刺阳溪_经；逆气而泄，刺曲池_合。又总刺合谷_原。

假令得浮脉，病人喘嗽，洒淅寒热，脐右有动气，按之牢若痛，此肺病也。若心下满，刺少商_井；身热，刺鱼际_荣；体重节痛，刺太渊_俞；喘嗽寒热，刺经渠_经；逆气而泄，刺尺泽_合。

假令得沉迟脉，病人面黑，善恐欠，此膀胱病也。若心下满，刺至阴_井；身热，刺通谷_荣；体重节痛，刺束骨_俞；喘嗽寒热，刺昆仑_经；逆气而泄，刺委中_合。又通刺京骨_原。

假令得沉迟脉，病人逆气，小腹急痛，泄如下重，足胫寒而逆，此肾病也。若心下满，刺涌泉_井；身热，刺然谷_荣；体重节痛，刺太溪_俞；喘嗽寒热，

---

① 沫：原作"味"，据《针灸聚英》卷二改。

刺复溜_经；逆气而泄，刺阴谷_合。

以上五脏六腑井荣俞经合刺法，得越人之旨，学者不可不知。此等针法，总是五行家宾客所喜，而其他之门流所忌。唯其曰喜曰忌，便是偏门矣，后学莫误二途之名望可也。

按井荣俞经合之义详也，今出此后矣，姑以私备忘尔。曰：所出为井，所溜为荣，所注为俞，所行为经，所入为合。曰：井者，东方春也，万物之始所生，故谓井。合者，北方冬，阳气入脏，故谓合。_{举始终而言，经合在其中矣。}曰：诸井者，肌肉浅薄，不足为使也。刺井当刺荣_{曰补井当补荣}。曰：原者，三焦之尊号也，五脏六腑有病，皆取其原。曰：泻南方，补北方。

十二经病井荣俞经合补泻

手太阴肺经，属_辛金，起中府，终少商，多气少血，寅时注此。

是动病_{邪在气，气为是而动}：肺胀满，膨膨而喘咳，缺盆中痛，甚则交两手而瞀，是谓臂厥。

所生病_{邪在血，血因而生病}：咳嗽上气，喘喝烦心，胸满，臑臂内前廉痛，掌中热。气盛有余则肩脊痛，风汗出，中风，小便数而欠。虚则肩背痛寒，少气不足以息，溺色变，卒遗矢无度。

补用卯时_{随而济之}，太渊，为经，土生金，为母。曰：虚则补其母。

泻用寅时_{迎而夺之}，尺泽，为合水，金生水。实则泻其子。

手阳明大肠经，属庚[1]金，起商阳，终迎香，气血俱多，卯时注此。

是动病：齿痛颊肿。是主津。

所生病：目黄口干，鼽衄喉痹，肩前臑痛，大指次指不用。气有余，则当脉所过者热肿；虚则寒栗不复。

补用辰时，曲池，为合土，土生金。虚则补其母。

泻用卯时，二间，为荣水，金生水，为子。实则泻其子。

足阳明胃经，属_戊土，起承泣，终厉兑，气血俱多，辰时气血注此。

是动病：洒洒振寒，善伸数欠，颜黑，病至则恶人与火，闻木音则惕然而惊，心欲动，独闭户牖而处，甚则欲上高而歌，弃衣而走，贲响腹胀，是谓骭厥。主血。

所生病：狂疟湿淫，汗出鼽衄，口㖞唇胗，喉痹，大腹水肿，膝膑肿痛，

---

① 庚：原作"经"，据《针灸聚英》卷二改。

循胸乳气街、股伏兔、骺外廉、足跗上。消谷善饥①，溺色黄。气不足则身以前皆寒栗，胃中寒则胀满。

补用巳时，解溪，为经火，火生土。曰：虚则补其母。

泻用辰时，厉兑，为井金，土生金。曰：实则泻其子。曰：井者，肌肉浅薄，不足为使也。补井者当补合。

足太阴脾经，属己土，起隐白，终周荣，多气少血，巳时气血注此。

是动病：舌本强，食则呕，胃脘痛，腹胀善噫，得后与气则快如衰，身体皆重。是主脾。

所生病：舌本痛，体不能动摇，食不下，烦心，心下急痛，寒疟，溏瘕泄，水闭，黄疸，不能卧，强立，膝股内肿厥，足大趾不用。

补用午时②，大都，为荥火，火生土，为母。虚则补其母。

泻用巳时，商丘，为经金，土生金。实则泻其子。

手少阴心经，属丁火，起极泉，终少冲，多血少气，午时注此。

是动病：嗌干心痛，渴而欲饮，是为臂厥。主心。

所生病：目黄胁痛，臑臂内后廉痛厥，掌中热。

补用未时，少冲，为井木，木生火，为母。曰：虚则补其母。

泻用午时，灵道，为经土，土生金，为子。实则泻其子。

手太阳小肠经，属丙火，起少泽，终听宫，多血少气，未时注此。

是动病：嗌痛颔肿，不可回顾，肩似拔，臑似折。是主液。

所生病：耳聋目黄，颊肿，颈颔肩臑肘臂外后廉痛。

补用申时，后溪，为俞木，木生火。虚则补其母。

泻用未时，少海，为合土，火生土，为子。实则泻其子。

足太阳膀胱经，属壬水，起睛明，终至阴，多血少气，申时注此。

是动病：头痛，目似脱，项似拔，脊痛，腰似折，髀不可以曲，腘如结，踹如裂，是为踝厥。是主筋。

所生病：痔疟狂癫，头囟项痛，目黄泪出，鼽衄，项背腰尻腘脚踹皆痛，小指不用。

补用酉时，至阴，为井金，金生水，为母。虚则补其母。

泻用申时，京骨，为俞水。水生木，为子。实则泻其子③。

---

① 善饥：原作"能饥"，据《针灸聚英》卷二改。

② 时：原作"前"，据《针灸聚英》卷二改。

③ 实则泻其子：此5字原脱，据《针灸聚英》卷二补。

足少阴肾经，属^{癸水}，起涌泉，终俞府，多血少气，酉时注此。

是动病：饥不欲食，面黑如炭色，咳唾则有血，喝喝而喘，坐而欲起，目䀮䀮然，如无所见，心如悬饥状，气不足则善恐，心惕然，如人将捕之，是谓骨厥。是主肾。

所生病：口热舌干咽肿，上气嗌干及痛，烦心心痛，黄疸肠澼，脊股内后廉痛，痿厥，嗜卧，足下热而痛。

补用戊时，复溜，为经金，金生水。虚则补其母。

泻用酉时，涌泉，为井水，水生木，木为水之子。实则泻其子。

手厥阴心包络经，配肾^{相火}，起天地，终中冲，多血少气，戌时注此。

是动病：手心热，臂肘挛痛，腋肿，甚则胸胁支满，心中澹澹大动，面赤目黄，善笑不休。是主心包络①。

所生病：烦心心痛，掌中热。

补用亥时，中冲，为井木，木生火，为母。虚则补其母。

泻用戌时，大陵，为俞土，火生土，为子。实则泻其子。

手少阳三焦经，属^{相火}，^{配心包}，起关冲，终丝竹空，多气少血，亥时注此。

是动病：耳聋，浑浑淳淳，咽肿喉痹。是主气。

所生病：汗出，目锐眦痛，颊痛，耳后肩臑肘臂外皆痛，小指次指不用。

补用子时，中渚，为俞木，木生火，为母。虚则补其母。

泻用亥时，天井，为合土，火生土，土为子。实则泻其子。

足少阳胆经，属^{甲木}，起瞳子窌，终窍阴，多气少血，子时注此。

是动病：口苦，善太息，心胁痛，不能转侧，甚则面微有尘，体无膏泽，足外反热，是为阳厥。是主骨。

所生病：头角颔痛，目锐眦痛，缺盆中肿痛，腋下肿痛，马刀挟瘿，汗出振寒，疟，胸中胁筋髀膝外至胫绝骨外踝前及诸节皆痛，小指次指不用。

补用丑时，侠溪，为荥水，水生木，为母。虚则补其母②。

泻用子时，阳辅，为经火，木生火，为子。实则泻其子。

足厥阴肝经，属^{乙木}，起大敦，终期门，多血少气，丑时注此。

是动病：腰痛不可俯仰，丈夫癥疝，妇人小腹肿，甚则嗌干，面尘脱色。

---

① 心包络：原作"心络包"，据《针灸聚英》卷二乙转。

② 虚则补其母：此5字原脱，据《针灸聚英》卷二补。

是主肝。

所生病：胸满呕逆，洞泄，狐疝，遗溺癃闭。

补用寅时，曲泉，为合水，水生木，为母。虚则补其母。

泻用丑时，行间，为荥火，木生火，为子。实则泻其子。

上针法，井荥俞经合补泻，皆本也。

补：

少阳补　中阳补　大阳补　小热补　大热补　二大热补　本生大热补

凡谓补者，呼下针，令至部分，捻针可转大指外，是言补。

少阳之补者，呼下针，令至部分，留十呼而可捻针转大指外，十呼捻之，是言少阳之补。

中阳之补者，呼下针，令至部分，留二十呼而可捻针转大指外，三十呼捻之，是言大阳之补，亦是言海火之补也。

小热之补者，呼下针，令至部分，可四十呼留之，留终又当四十呼拔刺之，是言小热之补。

大热之补者，呼下针，令至部分，可五十呼留之，留终又当五十呼拔刺之，是言大热之补。

二大热补者，呼下针，令至部分，可六十呼留之，留终又当六十呼拔刺之，是言二大热补。

本生大热补者，呼下针，令至部分，可七十呼留之，留终又当七十呼拔刺之，是言本生大热补。

如此与补法，至针下无气者，可穷病人死证。

<h2 style="text-align:center">三回之针之事</h2>

中脘一穴　大横二穴　石门一穴　天枢二穴　下脘一穴　肓俞二穴　气海一穴　水分一穴　阴交一穴

上以上十二穴，名三回之穴。

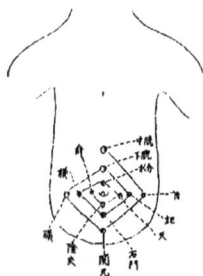

发明

中脘

受戊己之淳气，故为补中宫要穴。土，万物之父母，得其养则水火既济，木金交合而诸邪自去，百病不生矣。纯阳，解重感之寒，温中益母气，制湿，致冲和，上中下内外三焦主穴也。治伤寒疟疾、头痛，是表皮也。吐血、便血、嗝噎、霍乱、呕吐、盗汗，妇人血结成块，柔脾胃，是中列之用也。治水肿、胀满、泻痢、痰饮、喘息、消渴、脱肛、小儿癖疾，补元阳，益下焦也。积聚痞块、气逆腹痛，善摩能消也。治九虫、黄疸、小儿疳，去湿也。其用有五：补诸虚不足，故专复诸气脱，回阳，一也；益元气，二也；健脾胃，三也；收血分，补血虚，四也；燥湿滋燥，五也。曰：凡饮食不足，心腹膨胀，面色萎黄，世谓之脾肾病者，宜灸中脘。

凤兴夜寐，罚至二十，皆亲览，而所啖食，不至数升，知其将死，既而卒追之，反旗鸣鼓，若将拒焉，乃退不敢逼。百姓为之谚曰：死孔明走生仲达。闻之曰：吾便料生，不便料死故也。其曰料生，盖料其事多而食不如前，死之兆也。食不如前且知死。今人饮食减少，是胃气将绝，不久生矣。方且常食，肚石便愈难克化。服峻补药，使脾胃反热，愈不能食。初不知灸中脘等穴以壮脾胃，亦感之甚也。曰：论四时以胃气为本。曰：言五脏皆以胃气为本。胃者水谷之府，人须仰胃气为生也，然则欲全生者，宜灸胃脘。

予曾苦脾疼，曾灸此穴，觉冷气从两胁下而上，至灸处即散，此灸之功也。自后频灸之，亦每教人灸此。凡脾疼不可忍，饮食全不进者，皆宜灸中脘，善可下，能可散，一由刺法取奇功，故曰"饮食不下，膈塞不通，邪在胃管，在上脘则抑刺之，在下脘则散去之"者，此也。按：补虚者兼三脘，效功最疾。故亦曰：关脉细，脾胃虚，腹满，宜服干姜蜀椒汤、白薇丸，针三管，补益脾胃也。

曰：气在于肠胃者，取之足太阴、阳明；不下，取三里、章门、中脘。又曰：胃虚而致太阴无所禀者，于足阳明募穴中导引之。曰：中本无脚气之说，或曰诸方亦有脚气统论。又脚气有方药，若止取则诸方皆非。即曰：痹病以温湿为原、风寒为兼，三气合而为痹，奈何？治之者不问经络，不分脏腑，不弁表里，便作寒湿脚气，乌之、附之、乳之、没之皆药名，种种燥热攻之、中脘灸之、脐下烧、三里火之、蒸之、熨之、汤之、炕之，以至便旋涩滞，前后俱闭，虚燥转甚，肌肤日削，饮食不入，邪气外浸，亦难措手，若此者何哉？胸膈间有寒痰之故也。痹病本不死，死者医之误也。虽亦用蒸之法，必先涌去其寒痰，然后诸方皆效。曰：五脏有腧穴，六腑有合穴，循脉本分，各有^①所发之源，以砭石补之则痹病瘳。此中明白具载，如之何不读也？

大横

治脾经气分，善开郁湿脾，燥湿良穴也。本经脉气从其门穴直入腹，经^②冲门、府舍等，会中极、关元而出本穴，由此会下脘。此脉浮以循表，过肝经之日月、期门等分，从前复经脉，沉以行里，下而至中脘、下脘之际，属脾络胃，故其治专验温胃补脾，去温湿。温热除，故去蛔虫；温胃补脾，故安蛟蛕，甚效也。加之消谷冷谷，气满四肢，圣穴尔。每治寸白之法中用本穴者，盖其意在燥湿温脾之效。寸白者，九虫之一，酿脾胃湿热所生，故曰劳则热生，热生则生虫。心虫曰蛔虫，脾虫曰寸白。曰寸白，是九虫内之一也。凡九虫在人腹内，居肠胃之间，腑脏气实则虫不动，为人不害；虚者虫便发动，滋长则至毙人。按本经由本穴而经脉内走脏腑，故灸刺本穴，便补脾温胃，保定阳气，安虫，消水谷，除去其温湿，故蛔虫、寸白亦终自治。夫湿乃虫之天，脏腑实、阳气盛，则何之虫此有焉？

载一人病咽塞，嗜食而不得下，视之语曰：向来道边有卖饼家，蒜齑大醋，从取三升饮之，病自当去。即如言，立吐蛇一枚。疾者来到，入坐北壁，悬此蛇辈，约以十数。按：此亦蛔虫之类而寸白等之属而已，且寸白之类，又有种种，不一所载。稍子山宋景于天王寺，所苦寸白虫，又夫戡之子康积所苦寸白，各其形不同，虽其所因皆由脾胃湿热者，非有别物，本穴针之验。然昔人并未言及主治蛟蛕、寸白等之义者，乃知古今之理万变不同，未可一辙论焉。所谓广求，知殊常之功，多闻缺疑，行其余者欤。

石门

三焦之募也，故专手少阳，治血分。又养任脉之阴，故疗水肿、五淋、遗溺，以养任脉经，疗腹痛、产后恶露不止。即曰：治妇人崩中漏下，灸七壮至百壮。曰：大肠闭塞气结，心下坚满，于此穴灸百壮。此亦养任脉血分，滋润大府之意欤。治眼病用此者，治三焦经脉之义耳。手少阳之脉，过客主人前，交颊，至目锐眦，故其经所生病者，目锐眦痛。曰：大抵人之所生，犹树木而有根本，则枝叶茂盛。若人之根本壮实，则耐风寒，更使中年之后

---

① 有：原脱，据金·张子和《儒门事亲》卷一改。

② 经：此下原有衍一"厂"字，据文义删。

服脾胃药，灸丹田、三里穴也。曰：老医与人灸，多者千余，少亦三二百壮，不知全活者几何人，然亦宜频灸。故曰"若要安，丹田、三里不曾干"者，亦复固根本，健立胃气意耳。曰：金木中央，并水火五般，守定一丹田。盖此五者，散则周身为气，聚则丹田为宝。今以之凝然端守于丹田，而不妄盈缩。眼既不视，魂自返肝而不从眼漏；耳既不听，精自返肾而不从耳漏；舌既无色，神目返心而不从口漏；鼻既不香，魄自返肺而不从鼻漏；四肢既不动，意自返脾而不从四肢孔窍漏。五者无漏，则精、神、魂、魄、意相与混融，化为一气而聚于丹田，凝成至宝。

下脘

能温胃，调散冷气，甚速。虚弱不能饮食者，宜此穴与胃俞、三焦俞、章门、腹哀、腹结、意舍、胃仓，有地气上升为云之效，犹地中之阳熏蒸而充天，以行云而雨施之义。治六腑之气寒，谷不转，摩食，消坚积、痞块，厚胃气而善复羸瘦。故曰：饮食不化，入腹还出，下脘主之。可见其治非上中脘，在下脘。霍乱，黄疸，劳瘵，大有异动矣。其气可升，又能可降，故治秘结赤白浊。且美味膏粱炙煿，皆能生湿，湿热相由而痰相成，痰火上攻，而肺为之原，致咳发嗽，故下脘亦能治咳嗽，盖求其本耳。言阳气一转，诸证自平义矣。所谓食饮不化，入腹还出者，盖后世膈证当之，谓之膈洞即是也。曰：太阴根于隐白，结于太仓。太阴为关，关折则仓廪无所输膈洞。膈洞者，取之太阴，视有余不足。盖其膈洞者，谓之食不化，下噫还出，由此则其膈证者，取本穴与隐白，以和脾胃，补泻有余不足治之。曰：皆云翻胃即膈噎，大约有四，血虚，气虚，有痰[1]，有热。以暴吐属上焦，朝食暮吐、暮食朝吐为中下二焦之病。此今世谓之膈，反胃当之，曰：上膈以当暴，下膈以当反胃。治之者，大概所以四名分治之，谓噎膈病，或因酒得，或因气得，或因胃火。

天枢

曰：中焦者，在胃中脘，不上不下。主腐熟水谷，其治在脐傍。曰：天枢当之。此穴大肠之募，故专治秘结，泄利泄泻，赤白痢，水痢不止，冬月感寒，泄痢久积，冷气绕脐切痛，时冲心。又补脾胃，益土气，防水气逆，故疗水肿胀满，开郁，通滞气，故治虚疾狂言，狂言恍惚，灸天枢百壮。又能清血中气，故治吐血，妇人癥瘕，血结成块，漏下赤白及月水不调诸疾，以天枢、

---

[1] 有痰：原脱，据《寿世保元》卷三补。

大包、地机三穴为上中下三部。曰：大包、天枢、地机三穴，皆脾胃所发，主中宫气血脾胃诸疾。曰：此穴补虚损，补足冲和之气，故曰：虚损，天枢而可取。训释曰：天枢，足阳明脉气所发，阳明居中土也，万物之母，五脏百骸，莫不受其母气。虚损者，取此穴刺而灼之可也。曰：刺腹痛法。曰：腹痛刺脐左右动脉，已刺按之立已，不已则刺气街，已刺按之立已焉。曰：脐左右，天枢穴；气街，即气冲也。俱曰：腹痛者，阳明经厥也，故刺脐左右动脉。天枢善补胃经，和宗筋，缓其经筋圣穴也，故治腹痛，刺之多验。刺气冲者，解冲脉之结也。冲脉行胃肾二经之间，其病多冲上，故取此二穴治焉。刺后按之者，复阳气之义也。尝考所言，则曰：天枢，魂魄之舍，不可针，而今人无弁寒热虚实，大率如积聚块瘕，腹痛霍乱类，漫刺之。若一时少快，则曰此的中于病。呜呼！不知所戒欤，聊有所深考欤。曰：针入五分，留十呼。亦曰：刺入同身寸之一寸，留七呼，则行针十度，其黑白肥瘦，病之浮沉，邪之多少，以意消息，可灸之，可针之。今辄言时事列兹，肯辞无粉饰，然诚当今之急务。日月之否，诸君夫可用欤，可舍欤。子闻之，慈父不爱，无益之子。明君不蓄，无益臣，则言不可废，亦证不可舍，诸君肯整之。

关元

专温中而补肾，血分衰者须用之。又除脐中疠痛，脐下痛，属肾，非关元、中极、阴交、胞肓等不能除，乃属肾经之穴也。又治任脉之阴伤，治足太阴、足少阴、足厥阴三阴经之病，亦疗小肠之病矣。积聚痞块，肾积者，此皆足三阴、任脉之病。五淋，小便不禁者，系肝经，又治在小肠也。泻痢因脾虚，又因小肠。若妇人月水不利，产后诸疾，一皆任脉、肝经之病耳。其余以肝经治疝气，以三阴、任脉救诸阴，治伤寒阴证，兼脾经、肾经，治女劳疸等，此穴能补阴回阳，有奇效。故曰：中风痰涎壅盛，声如牵锯，服药不下者，宜灸关元、气海。曰：治妇人妊娠因外感，如中风状，不知人事，用熟艾为末，醋炒令极热，乘热以绢帛熨脐下之类。

曰：数日患脐风，已不救，家人以盘合将送江，道遇老媪，曰儿可活，即俱归，以艾炷脐下遂活之类，皆补三阴任脉而回阳气耳。故曰：手足自温也，受气于中，而后温里。有阴寒，手足厥冷，阳气明，阴气昏，不省人事者，乃阴盛而失神明之官也。曰：气海、丹田，任脉所发；关元，足三阴、任脉之会。是任脉实贯三阴，而三阴之脉皆会于任脉也，故取而灸之。所谓抑按扪灸，死人复起之类，而寒谷回春之妙，存此中矣。曰：肾不足，气逆上行，头痛不可忍，其脉弦，皆服之。

曰：休宁西山金举人尝语人曰：予曾病小腹甚痛，百药不应。一医为关元十余壮，次日茎中淫淫而痒，视如虫出四五分，急用铁钳扯出，果长五六寸连者，虫出如此者七，痛不复作。初甚惊恐，后则视以为常，皆用手扯，此亦偶中也。曰：人力虽微，内攻有力，虫为火力所逼，势不能容，故从溺孔出也。其人能善饮，胃内膀胱，不无湿热，遇有留血瘀浊，则附形蒸郁为虫矣。曰：湿热生虫，有此理。故劳虫、寸白皆由湿热郁蒸而生，非自外至者也。正如"春夏之交，湿热蒸郁而诸虫生焉"是矣。

水分

曰[①]：脐上一寸，当小肠下口，至是而泌别清浊，水液入膀胱，渣滓入大肠，故能利水道，治水肿。曰：水分养任脉之阴，能益脾胃。今人惟知去水，不言益脾胃。盖土能防水之洪滥，又制水，能分利水道也。脾恶湿则濡困，困则不能治痰。脾无留湿不生痰，故脾为生痰源，故水分能主痰饮及水肿胀满者，分利水道也。亦能养任脉之阴，下降，又利水去湿也。通血分秘结，补之。又产后恶露不止者，能补血液以止之。产后腹痛者，行湿而通恶血，利下窍，通秘结。言：走血分，化液以润之，去湿，养中焦，以治霍乱，为要穴，不可不知。霍乱转筋，入腹欲死，用四人持其手足，灸四五壮，自不动，即勿持之。此润其宗筋，义可知。盖宗筋即胃经为此长，今去湿养脾胃，故霍乱当治，转筋可愈矣。

曰：有老妇人患反胃，饮食至晚即吐出，见其气绕脐而转。予为点水分、气海，至夹脐边两穴。水分、气海、天枢，予多与人，数数神效。曰：凡治湿皆以利小便为主，诸泄不已，宜灸水分穴，谓水谷之所别也。脐之上下一寸半，灸五七壮，腹鸣如笛，水道行之候也。又治洞泄寒中。

肓俞

冲脉，足之少阴会。曰：其经气傍通于足阳明。按：冲脉其浮于外者，循腹上行，会于咽喉，别而络唇口，故曰：冲脉者，起于气冲，并足少阴之经，夹脐上行，至胸中而散。其所治亦腹痛寒疝、腹胀及腹满响响然、不便，或心腹有冷气、胸痛之类，皆主之。其用有三：去胸中逆气满塞，一也；止心腹感寒疼痛，二也；消宿食宿酒，三也。为复溜、阴陵泉之佐也。又冲脉为病，逆气里急，宜此刺灸之。今灸刺肓俞者，其效兼用肾经与冲脉，用如其效，譬如两鼠斗于穴中，将勇者胜，能为其效矣。

---

① 曰：原在"水分"的"水"字前，据文例移至此。

阴交

温中而补肾。血衰者，须用阴交。又脐下疠痛属肾经，非阴交、关元、中极、胞肓不能除，乃通肾之穴也。如妇人少腹坚痛，加刺带脉妙也。曰：下焦者，在脐下，当膀胱上口，主分别清浊，主出而不内，以传导也，其治在脐下一寸。曰：脐下一寸，即阴交穴，且其穴曰三焦之募，任脉、少阴、冲脉之会，故阴交所治效，脐下疠痛，或妇人带下之类，以此其为任脉、少阴、冲脉之会也。亦治水肿腹满及寒疝、小便不利，有异效，以为三焦之募也。三焦者，气终始处，此故疏痛滞气而利水道，除腹满，缓寒疝。大便因气秘者用此穴，果得奇效。得气先泻，泻后宜补。先泻，从冲泄气；后补者，从荣益血分耳。曰：阴交阳别而定血晕。曰：阴交谓脐下一寸，阳别即阳交穴一名。别阳，足少阳所发，外踝上七寸。二穴留针，则任脉虚阳不起，少阳上升之气皈原，故以定血晕。曰：惊不得眠，善龇，水气上下，五脏游气，阴交主之。此足知利其能除[①]水气。且此穴虽言三焦之募，而以则主下焦也，明矣。故曰：治妇人月事不绝，带下，月来过多不止，是阴血不足以镇守胞络[②]之火，故血走失而越常度也。此穴滋阴制火，壮任脉之阴，以镇阳光。

腹部三体穴传

上脘一穴　中脘一穴　下脘一穴　不容二穴　梁门二穴　太乙二穴

上以九穴，名腹三体穴，一切病用之也。

发明

上脘

曰：胃口，在脐五寸上脘穴。曰：三焦者在心下，下膈在胃上口，主入而不出。据之则上脘乃胃上口，所谓上焦耳，曰上焦出于胃上口者是也。又曰：上焦开发，宣五谷味，熏肤充身泽毛，若雾露之溉。又曰：上焦者，受气而荣诸阳者也。卫者，水谷之悍气，从上焦而出，卫于表，故命曰卫，其源由谷入于胃，出其悍气之慄疾者，于上焦而先行于四末分肉皮肤之间，不入于脉者名耳；荣者，由谷入于胃，中焦受气取汁，化其精微，得心火气，作赤色而上注于肺，乃自手太阴始，周行于经隧之中，所谓荣出于中焦，以部位谓穴名，则中脘穴当此处，荣卫即血气之别称矣。荣者，运也，运动行荣不停，故以荣名焉；卫者，护也，守护表，无有间隙，故以卫名焉。营者

---

① 除：原无，据文义补。

② 胞络：原作"胞落"，据文义改。

犹天之有宿度，地之有经水，出入有期，运行有序，故十二经脉三百六十五穴，各有分合。动脉陷中，肉隙骨陷，各有的者也。卫气者，犹天之有清阳，地之有郁蒸，阴阳昼夜，随时变矣。然而虽卫主气而在外，然亦何曾无血；营主血而在内，然亦何曾无气。故营中未必无卫，卫中未必无营。但行于内者，便谓之营；行于外者，便谓之卫。此人身阴阳交感之道，分之则二，合之一而已。

盖上中脘，营卫所生，血气所基矣。故所治最多功，效过他穴也。如积聚痞块，伏梁状覆杯，摩而消之。曰：寒中伤饱，食饮不化，五脏䐜胀，心腹胸胁诸满胀，则生百病，上脘主之。此其壮阳气，温中之义也。故吐呕哕，霍乱，小儿癖疾及疳，大人咳嗽，痰饮喘息，胀满腹痛，水肿中冷，白痢，无不疗矣。中焦、上焦，为营卫气血根基，故劳瘵、癫痫、吐血、产后恶露不出，奇效。热病先泻后补，其疾立愈。伏梁气，状如覆杯，针入八分，先补后泻之，神验。按热病风痫，先泻者，所谓曰当泻时，从荣置气，此也；后补者，所谓从卫取气，此也。曰：置，犹弃置之置，泻则从荣置其气而不用也，补则取浮气之不循经者以补虚。曰：浮气不循经，即言卫气也。盖热病风痫者，从外来阳邪，从卫气、营气虚受病也，故置荣不用，取卫气，和荣卫而已。伏梁者，先补后泻之者，先从卫取气，后从荣置气不用也。盖伏梁者，曰五积之一，心积耳。肾病传心为之，因阴气不足，阳气有余，当补其阴，而后泻其阳也。亦治贲豚，其贲豚者，肾积也。此一穴，主治心积、肾积者，调和阴阳也。

中脘

此穴发明见前。

下脘

同。

不容

和胃，经腹部，必效之圣穴也。泻则反能化气滞，行血中之气。凡中毒及挥擢瞭乱，甚垂危笃者，泻此穴即吐出恶物，最速也矣。效功，下针当知其验也。但毒物在下焦者，非所治。此穴焉，善行血中之气，故气胀、水胀两者，刺此效也。化气滞，利肺管，故治咳嗽呕吐血，专破坚癥痰癖、疝瘕积聚，能安蛔，故治心痛腹痛、腹吐诸疾，最日用不可缺，多助之要穴也。且不容虽非禁灸之穴，灼艾不太用也。今世间小方家，疗急慢惊风及五痫内钓，兼章门、中脘、大敦等，艾灸数百壮，见有效验，致起死回生矣。或曰：

灸心下大腹则呼吸促迫。予亦亲见一两辈，殊担重致远者，切宜不得灼艾，唯针刺为佳也。不容、承满、巨阙、上脘、中脘等皆然也，灸以后逾两三年，趋走每倍常，或劳力致重，必息道翻庚，令呼吸短气，气息逼迫，屡见之。然而观今人用灸，与古人大异焉。古人艾灸五七壮，或三七壮，或五七壮，多者报灸之；今人用灸，以多为佳，少少三五百壮，至七八百千壮，恐因灸数多致此患，盖此譬独往过循矣。

梁门

不容、承满、关门四穴，皆其功效大同小异也。然梁门专补胃，消坚积癥瘕，开郁滞，亦非他穴之比。疗已上之诸证者，可谓不可缺之圣穴，故曰治腹中积气。曰：主胸中积气，食饮不思，兼调六腑，厚中下二焦，故曰治大肠滑泄，谷不化。可见健立中气，厚肠胃如此矣。本穴专有补胃之效，故善言治积，疗滑泄，进饮食。曾云：壮人无积，虚人则有之。皆由脾怯弱，气血衰，四时有感，皆能成积。曰：肺金为内火所烁，木邪胜土，土能不运，清浊相干，旧块轮廓，此其言积之因，土府之虚也。治之者，在寒热补泻温凉。故曰：治积当察其所痛，以知其病有余不足，可补可泻，无逆天时，详脏腑之高下。如寒者热之，结者散之，客者除之，留者行之，坚者消之，强者夺之。真气，针补之，随所积而行之，节饮食，慎起居，和其中外，可使必已。不然，遽以大毒针法攻之，积不能除，反伤正气，终难复矣。

太乙

古人以狂癫疾，为心血之不足。按：心血不足，火郁妄行，则致此证矣。夫胃者，为戊土矣。心火盛炽，乃能生土。今有胃土实邪，故不受心火之生育，更火郁于内，既烁，虽欲及于肺金，而胃土实，故土成金而肺尚盛，故肺金亦不蒙心火之烁。由火郁倍无可发，故吐舌[①]也。夫舌，心之窍矣。火郁逼迫，前后发其苗，致吐舌之证耳。太乙、滑肉门，共能泻阳明戊土之实邪，良穴也。故泻此二穴，复本位，其疾愈也。温颜以诱之义，辞以导之，寡实怪言，岂谓医哉也。

五刺之法

京门二穴　章门二穴　带脉二穴　大赫二穴　志室二穴

---

① 吐舌：原作"呕舌"，据下文"致吐舌之证耳"改。

发明[1]

京门

曰：病在小腹，有积，曰小腹积，谓寒热气结积也。曰：其寒热者，盖后世之虚劳骨蒸之属。刺之者，胁下同身寸之五寸，横纹及五椎之间，居髎、京门治之。按：腋下五寸，曲骨当此；五椎之间，神道当此。又按：京门，肾之募也，故肾经为结处，又治肾经病。曰：尺脉沉，腰脊痛，宜肾气丸，针京门补之。曰：寒热腹胀，腰痛不能久立，主之。曰：水道不通，溺黄，小腹里急，洞泄，治之。按：少阳行身侧，主治半表半里，故所治不表不里疾，悉主之除之。虚脊反折及寒热、腹里急痛，并髀痛引脊，且肩胛内廉痛，用此穴，善有其效。肾兼少阳经，立之效用。或曰：按肾俞、大肠俞、悬枢，皆治洞泄。又腹结主治腹寒泄痢，脾俞、膀胱俞、会阳、阳纲、齿门、气穴治泄痢，梁门、关门、天枢主治大肠滑泄及泄痢不食。神阙灸百壮，亦能止泄痢。其膀胱、督脉、任脉、肾及脾胃诸经脉气所发而善治泄痢，其理颇解焉。本穴亦治肠鸣洞泄、髀枢引痛，刺灸之。详言水道不通，溺黄，小腹里急，洞泄主之。按：本穴虽不曰详其经脉气发，反详属足少阳经，则知其胆经脉气所发。今洞泄肠鸣，如何而属于胆经？按：京门二穴为肾募。详曰：肾俞在背第十四椎，募在京门。夫募犹结经气所聚，故能补肾，助命门，其效专健脾土，益胃阳。予闻此，补脾不若补肾，肾气虚弱则阳气衰劣，不能熏蒸脾胃，胃气寒，令人不进饮食，迟运化。譬之丹釜中之物，无火力，虽终日不热，何能消化？以此言之，说其妙旨，非予之辈所说矣。曾有说《经》曰：中有疾，傍取之。傍者，少阳甲胆是也。中者，脾胃有疾，取之足少阳甲胆。甲，风也，东方春也。胃中谷气者，便是风化也，作一体而认。故曰：胃中湿胜，而或泄泻，宜助甲胆。又是少阳助清气上行之法也。又一说：中焦元气不足，溲便为之变，肠为之苦鸣，亦缘胃气不升，故令甲气上行。又曰风胜湿也。可见，补至阴肾气于肾之募穴，助命门阳热，丹釜之中，或少阳甲胆之阳，补胃阳坤元之气，腐熟其水谷，治洞泄飧泄，在此经而在此穴，岂其曰强欤。

章门

曰：肝之募也，足厥阴少阳之会。曰：脏会季胁。疏曰：概[2]章门，脏病

---

① 发明：此标题原无，据文例补。下文凡脱此二字者，均据文例补，不再出注。

② 概：原作"既"，据文义改。

治之，故所治犹广矣。善抑上焦之气，发郁，碎五脏之坚积，摩食厚脾，分小腹之冷热，利小便，润肠胃，故治呕吐气逆、大便秘结、疝积肺积肝积、积聚痞块、痢疾腹痛、泄泻霍乱、九虫、小儿疳、癖疾，用此穴即和肠胃之意。曰：气在肠胃者，取之太阴、阳明。不下，取三里、章门、中脘，义相同矣。治癫痫用此穴。曰：治狂走癫痫，灸三十壮。治腰痛，赤白浊。又见曰：腰脊冷、小便白浊，灸脾募百壮，三报之。治喘息咳嗽，盖自经验而已。头痛眩晕义，风抑上冲欤。耳痛、产后乳不足，此消食，取生血液。治自汗又然矣。治小儿夜啼义，取消乳食。曰：病疝，自脐下上至于心背，胀满呕吐，烦闷，不进饮食。曰：此寒在下焦，为灸章门、气海。又治疟疾，用此穴。夫疟有六经疟、五脏疟，痰湿食积、瘴疫鬼诸疟，须分阴阳虚实，不可一概论也。此穴补则上行缓表，一补一泻，则去气锐，其效稍缓。得大椎、噫嘻，则开表驱邪；得天枢、公孙，善消谷；得间使、昆仑，则除疫鬼一疟；得肺俞、肝俞、后溪，则治五脏疟；得太溪、承山、承筋，善除阳经之疟；得合谷、至阴，则疗三阴经疟。盖章门专壮健冲和之气，理痰，故其功在驱逐痰而已。谓季胁下一寸，即此穴也。

带脉

此穴足少阳带脉会。曰：如带绕身，管束诸经。此穴所治，五枢大同少异，二穴其缓少阳半表半里之邪。妇人腰带以下病，不可缺之要穴也。其功专清血分，顺气分，疏通一切风气水分，故治妇人小腹坚痛、月水不通、带下白赤、两胁引痛等诸病，果有异效也。五枢整血分虚耗，带脉清血分、顺气分为异耳。

曰：有妇人患赤白带者，予初灸气海穴未效，次日灸带脉穴，有鬼肘。患者曰：昨日灸未着，今灸着我，我今去矣，可酒食祭我。其家如其言祭之，其病如失。予初怪其事，因思膏肓之病有二鬼，以其虚劳甚矣，鬼得乘来虚而居。今此妇人病，亦有鬼者，岂用心而虚损，故有此疾，鬼亦乘虚居之。灸既着，其鬼不得不去，虽不祭亦可也。自此有来鬼灸者，必为之按带脉穴，灸之莫不应。令妇灸之，无有不愈。有此病者，速可灸之。妇人患此疾而丧生者甚多，切不可忽。凡人腰脐之间有带脉，乃奇经八脉之一也。回身一周，如束带焉。下焦虚损，督、任有亏，则中焦气血乘虚而袭之，陷于带脉之下。气病为白，血病为赤，名曰赤白带下也。曰：本穴治带下赤白，里急瘈疭，在吾人点其手眼，而悉针刺之妙，其功犹随影于形焉。此穴温中补肾，血衰者，须用此穴。又脐下坚痛属肾，非此穴不能除。如小腹疠痛，加刺阴交、关元、中极、胞育，诸穴益佳也。

大赫

此穴健足阳明、足少阴气脉，和上下之气。曰：大赫，冲脉，足少阴之会。按：冲者，通也，通则何滞塞乎有焉？为冲脉之气也，上至头，下至足，无不贯通于十二经气之气血，故善和上下之气，去滞塞，且其气以妊足阳明脉所发之气。冲与少阴肾经同行，健二经气脉。且其脉与任脉皆起于小腹之内胞中，故能泻阴胞中之火，治足少阴冲之气，故功女子赤淫虚劳失积等，能治妇人腰带以下之诸疾者，以治冲、任二脉也。以此所治虚劳失精，阴痿精溢，阴上缩，茎中痛，妇人赤沃等主之。治寸白用之，盖寸白者，此虫之名，九虫中之一也。聊自所经验，数出于古传者欤。

志室

曰：志室对肾俞，肾以藏志称名，盖义有之矣。曰：此穴专补右肾三焦命门，治脾土，消谷食，致输运，能开脾郁，少刺补脾胃，醒脾气，故所治吐逆霍乱、饮食不消、腹中坚急，与少阴经通谷相为佐，且能泻脏热。时诊曰：补脾不若补肾，肾气虚弱则阳气衰劣，不能熏蒸脾胃，脾胃气寒，令人胸膈痞塞，不进饮食，迟于运化，或腹胁虚胀，或呕吐痰涎，或肠鸣泄泻。譬之丹釜中之物，无火力，虽终日不热，何能消化。以此言考则曰：食饮不化，腹中坚急，曰吐逆，两胁急痛，霍乱，曰泻五脏热等之义，亦脾俞专自虽曰补冲和之气，益益坤元，无地气上腾熏蒸之阳升，故补下焦命门，助元阳，则直得周旋之妙。如单有补脾之妙，往往以此穴顺其气，使之穴得健运周旋，盛相火而熟丹釜之中，空仓禀可也。今时屡用，见既效不可知。按天地之间，惟人最多知。人者五行之瑞，五行之秀，是以包五脏，蕴五神。引说：五神为精，藏于肾，志藏于脾。又脾藏意与志，然则其气亦相通乎。故曰：肾气虚弱则阳气衰劣，不能熏蒸脾胃，可谓此医学妙旨矣。曰：心者，脾之母，进食不止于和脾，火能生土。按：本穴行阳退阴之穴也，三焦命门气弱者，宜此穴。

上者，谓五刺之法。

中卷四之中终

杉山真传流中之卷四之下

和田一总检校　撰

三回之反

肝俞二穴　脾俞二穴　胃俞二穴　胃仓二穴　胞肓二穴

发明

肝俞

曰：心主血，肝藏血。人卧则血归肝，故能治血证，吐血、咳血、唾血，妇人血崩，无不疗矣。肝窍开目，木目受血视，以此眼目诸疾皆善效治之。癫痫亦为心血不足，心之液为汗，补肝则木气生心火，而血为之盛，故癫痫、自汗、足萎，其效功。治水肿胀满及五淋者，此皆膀胱者州都之官，津液藏焉，气化则能出矣。夫肝苦急，取肝俞缓急。急者缩也，缩则约，约则气滞，气滞则气不化，故今以肝俞治膀胱，致气化以通利水道也。治疟疾膀胱所生之病，以经治之也。气短之证，虽属之肺，而曰：呼者出心之与肺，吸者肾之与肝入可见。亦预肝，其气短则呼吸不连接，有呼吸不能入肾，肝谓也。然背者藏气、输运、发泄之处，宜针刺，用心切。

曰：刺中肝，九日死，其动为哕。得病，说往省之曰：使医针胃管讫，便苦咳嗽，欲卧不安。曰：刺不得胃管，误中肝也。食当日减，五日不救。遂如言。然则不可不戒，其医而误真脏，甚于凡手，其伤及真脏，虽司命，无奈何之矣。

脾俞

曰：脾主裹血，温五脏。曰：中央生湿，湿生土。其在天为湿，在地为土，在体为内。曰：脾者，仓禀之本，管之居也。今据经考，则脾俞所治最广，不过脾胃虚损，及中焦不和，饮食倍常多而身体瘦瘠，腹中虚满，痃癖积聚，大便泄利不化，水肿噫气等。吐血、尿血、下血，治此诸证，用此穴者，所以治血液生成之源也。血之为言，虽心主之，肝藏之，其生成也，在水谷消化耳。不胃受，不脾化，则何致生成之源乎？治脾积气块，治气化滞之义，言血不足则气滞，血气犹兄弟，无孤立。中焦盛，阳气升，则荣卫真元气充周身，何气滞乎有之而已。秘结之证，虽有热温秘异，而因气由血固多矣。脾俞所治者，治气血两者秘也。膈证属血，液枯燥，因血槁痰结，或胃脘血燥不润。

曰：翻胃即膈噎。大率虽血虚、气虚有痰，粪如羊矢者，大肠无血。口

264

吐白沫者，气血俱惫也。治胀满，脾胃健壮则其气输周身，致升降交泰不滞，则何有痞塞？消渴之证亦然也，有三消之弁，治各不同，而脾俞治者中消此也，荣血壮则不消不渴，是治本意矣。黄疸，其因脾湿熏蒸发土色，取脾俞，其效功宜识矣。疟之为病，以下其论最多。然脾俞所治者，饮食为病源者，宜取此俞。

曰：有人患久疟，诸药不效，或教以灸脾俞即愈。更一人亦久患疟，闻之亦灸此穴而愈[①]。盖疟多因饮食得之，故灸脾俞作效。后问脾俞治痰疟，倍足信言。治久疟不愈，灸此俞七十壮，屡治数验矣。

曰：痫、中风、癫狂、小儿急慢惊风相类，原其所由，或在母腹中受惊，或因开大惊而得。盖小儿神气尚弱，惊则神不守舍，舍空则涎归之。或饮食失节，脾胃有伤，积为痰饮，迷心窍。治法必当寻火寻痰而治。小儿疳眼多其疾，因脾虚食谷不化，故治又在此俞。曰：脾俞不动，泻丘墟、复溜，治肿如神。曰：脾虚谷不消，脾俞、膀胱俞。又曰：听宫、脾俞，祛残心下之悲凄。

胃俞

曰：胃者，十二经之源，水谷之海也。平则万化安，病则万化危。五脏禀受气于六腑，受气于胃，胃既受病，不能滋养，故六腑气绝，以致阳道不行，阴火上行。曰：人之赢瘦，必其饮食不进者也，饮食不进则无以生荣卫，荣卫无以生，则气血因之以衰，终于必亡而已。曰：脾不磨，食不消，是脾不壮，食无自而消矣。既资胃气以生，又资脾以消食，其可使脾胃一日不壮哉。必欲脾胃之壮，当灸脾俞、胃俞等穴可也。主胃寒腹胀、不嗜食、赢瘦，此皆壮胃健脾之意矣。治水肿胃泄、小儿泄泻，此守胃气，厚其气也。脾积气块腹痛，因胃气之健运乏，以此俞盖其气也。谷疸发，脾胃湿热郁热，取本俞去郁，泄其热。曰：脾俞治食多体瘦，胃俞治胃寒腹胀、不嗜食、赢瘦。曰：五行盖交相成也，水火金木不得土，是四者皆不能为，水火金木，得土而后成五脏六腑。无胃脉则死，故曰：土无定位，无成名，无专气。曰：胃冷食而难化，魂门、胃俞堪贵。

胃仓

此穴能通三焦，除水湿，皆有可用。又能总解诸郁，痰、火、湿、食、气、血六郁，皆因传化失常，不得升降，病在中，故此穴必兼升降，将欲升

---

① 愈：原作"俞"，据文义改。

之，必先升气。使常人行刺法，知所不知。故胃仓为如达胃土，灌四肢百骸，其效缓不烈。强胃益脾，发谷之疏气，能径入诸经，疏阳明之湿，通行痰郁，能温中焦而调散冷气，甚速。虚弱不能饮食者，宜此穴。故腹胀水肿、食饮不下、多寒、背脊不得俯仰等诸证，皆宜用此穴矣。按脾俞、意舍同本穴治腹胀，盖其效兼补脾治之也。其次窌、中窌、石门、曲骨同用，善补下元，治胀腹。所谓真气虚，中满，此温补下元而兼理脾者，盖此诸穴当此，若攻下，欲治满，是必医杀之也。曰：不观古人以气虚中满名鼓胀耶？由气虚所谓成中满，谷气不虚，何中满之有哉？且谷者外皮坚紧而内空无物，若复泻之，真气脱矣，安能复生？故惟有补而已。又有腹胀虚满、口渴、小便少者，元气虚弱，不能转运，清气不上升故口渴，浊气不下降故无小便，乃天地不交之否。兹特补其下元，俾水火充实，以肝俞、脾俞穴，如刺之阳气上腾，浊气下降，中气运动而诸疾瘳也。

胞肓

此穴能温中而补肾。血衰者，须用此穴。又脐下疗痛属肾，非胞肓、阴交、关元、中极等不能除，乃通肾经之穴。妇人脐下坚痛，加刺带脉，消膀胱腑中之热，利本经之热，故专利小便，验。淋癃，与秩边、小肠俞、横骨、水道，同能助西方秋金下降，利小便，专通气滞也。肺受热邪，津液气化之原绝，则寒水断流，膀胱受湿热，癃闭约缩不通诸证。曰：小便不利，在气在血之异。夫小便者，足太阳膀胱所主，长生于申，申者西方金也，金能生水，金者肺也，肺中伏热，水不能生，是绝小便之源也。人法象天地，膀胱之源，自头项下至于足，故曰阳中之阴。如渴而小便不通者，肺不能降是也。法治皆用清燥金之正化。曰：用列缺、尺泽等类是也，皆为清肺气，泻肺火，滋水之化源也。若不渴，热在下焦，是绝其流而溺不泄也。曰：三焦者，中渎之府，水液出，是属膀胱，乃肾之腑也。其用则在下焦，名则兼上中二焦呼之，其实用乃指下焦，以此利小便，治膀胱，治肺治肾，故以此穴治膀胱、肺、肾之病矣。

腹部三体反穴

肺俞二穴　膈俞二穴　胆俞二穴

发明

肺俞

曰：此穴主五脏之热泻。曰：大杼、风门、肺俞、风池、风府，功效略相近，最日用之主穴也。且肺俞其效长补卫气，故曰穿两肾，夹脊，过心经，入髓海，冲肺俞，度肝历脾，复丹田，当其升时，涌然如云雾四塞，囗然如风雨之暴到此。所以长卫气，满其周身谓也。曰：盗汗，寒热，恶寒，灸随年壮，刺五分。

曰：男子平人，脉虚弱微细者，善盗汗出。盖平人脉虚弱微细，是卫虚不能鼓其脉气于外，所以不能约束津液。当卫气行阴，目暝之时，血气无以固其表，腠理开则汗，醒则行阳之气，复散于表则汗止矣。肺俞能补卫气，因验疗盗汗也，能泻五脏之热，故凡四个条曰：太阳与少阳并病，头项强痛，或眩晕，时如结胸，心下痞鞕者，当刺大椎第一间肺俞。肝俞者，以泄其热也，此穴禁深刺。

曰：阅医方见《明堂图》，五脏系咸附于背，乃怆然曰：今律杖笞，奈何令髀背分受，乃诏不得笞背。曰：刺中肺，三日死，其动为软。此其所以禁刺深者，诸脏最近脊也，故曰宜灸之，不宜针之，然有敌无害。曰：兼诸穴，治寒热白黑痰者，效取于顺气耳。肺病藏其腧，自顺气矣。痰之为物，随气升降，无处不到，入于心则迷窍，而成癫痫、妄言妄见；入于肺则塞窍，而成咳嗽气短喘息；入于肝则留伏蓄聚，而成胁痛、干呕①、寒热往来；入于经络，则麻痹疼痛；入筋骨则头项、胸背、腰胁、手足牵引隐痛，亦循还荣卫，开冲肺气壅遏，降不能下降，治肺窍壅。

故曰：方年二十余才，得嗽而咯血发热，此体渐瘦，众医以补药调治数年，其证愈甚。诊六脉皆涩，曰此好色而多怒，精血耗少。又因补塞药太多，荣卫不行，污血内积，肺气壅遏，不能下降，治肺于泻耳。兼灸肺俞二穴，在三椎骨下，横过各一寸半，五次而愈。此其所用者，开冲肺气壅遏，下降肺气，令荣卫循还荣耳。

膈俞

曰：血会膈俞。疏曰：血病治之。曰：上则心俞，心主血；下则肝俞，肝藏血，故膈俞为血会。曰：膈俞所治，肝俞略相近矣，以为血会。尿血、妇人血崩不止等，专主治之。膈证亦属血液枯燥，五淋共使膀胱热，此本经之病也，故宜取以经。小儿疳眼，多因血虚也。膈俞治痰饮，殊有奇效，此乃治痰之本。痰之本，水也湿也，得气与火，则凝滞而为痰为饮。膈俞得上，心火下之。肝木，阳气之纯，一能泄脏腑之水湿，湿痰得阳气开，惟善用者，能收奇功也。此穴复手少阴，补心血，助荣气，保定肝木，全其母气，故清痰殊

---

① 干呕：原用"干土"，据文义改。

功。盖心主荣血，燥则凝而为痰，得荣血滋润则化，所谓治痰之本也。若病深而血少者，一时欲治痰，专阳气，非其治，其疾一时得阳气，亦暂效。若病深则愈劫，愈虚而病愈深。今膈俞所血会，补血健阳气，岂理然矣。胆俞，此穴专治胆腑之疾，引胃气上升，以发表热，除心腹肠胃中结气、寒热邪气，推陈致新，能引清气而行阳道，能散诸经血结气聚，补脏腑内外乏。足少阴在经主气，在脏主血[1]，前行则恶热，却退则恶寒。故满胸呕者，清胃气之结除之；口苦舌干，调腑中之寒热治之；心腹胀满、食不下，去结气，推陈致新愈之；目黄头痛，治少阳阳明，清凉其经；骨蒸劳热或振寒，散血结气聚，去脏腑内外之郁治之。盖惟古人之法，见古人意有致理，且神而明之，存乎其人。谚曰：以书御者不尽焉之情，愚以财无由送人，故以此言送于来者焉。

五刺之反穴

发明

腹哀

此穴足太阴脉气所发，奇经、阴维之脉所会，其效专治在里之病，验矣。故其治处便脓血，或寒中食不化，或腹痛等之诸疾，皆刺灸之，多验也。夫便脓血者，荣卫相干，血为败浊所致耳。寒中食不化者，脾气虚惫，消化失其职，故取本穴以治之。脾胃虚，大宜本穴及大横、三里等灸刺之，以代戊己腐熟水谷，其穴皆能消导米面、诸果、甘滑、食积。但有积滞者，能消化；无积滞而多刺，则消人元气也。不可不知矣。

魂门

此穴缓肝脏郁，泻肝火，循血中气滞，故治胸中痛，以云门、中府、肺俞相佐而用此穴，其法又有隐白、期门、大陵者。考其意，隐白者，收敛诸气；大陵、期门，亦助肝气开冲其郁，调散冷气。虚弱不能饮食者，宜此穴。故曰：与胃俞同用，治胃冷食难化。曰：治腹中雷鸣、大便不节、小便赤黄。曰：此近世医家解知用者，盖以其近贱而忽之耶。魂门泻之，则泻肝木荣郁，助土气。脾胃弱则食不化，腹中雷鸣，大便不节，或小便浊。曰：夏则土燥水浊，冬则土坚水清，即理也。盖泻之，泄木而助土气可哉矣。曰：筋挛骨痛，补魂门。曰：胃冷，食而难化，魂门、胃俞堪贵矣。

石关

按：肾属水，水者欲流利，恶壅滞，壅则溢，滞则逆焉。治之以石关，

---

[1] 主血：原作"在血"，据文义改。

解结行滞决壅也。曰：积气疼痛、哕噫呕逆，灸之。曰脊强口禁，曰恶血内逆至阴，一曰便秘、腹中疞痛，曰气淋，小便不利，所治皆木缩急，因郁结也。流利无壅滞，何病之有哉！石关治足少阴之正，主穴，故专治足太阳膀胱经效也。足太阳正别入腘中，其一道下尻，别入于肛，属于膀胱，散此。肾循脊，当心散。直者从脊上，出于项后，属太阳而合。上至肾，当十四椎，出属带脉。直者系舌本，复出于项，合于太阳。此为一合，成以诸阴之别，皆为正也。痓脊强、大便难、目赤等，皆膀胱之病，亦属带脉。其口不开、多唾、恶血上冲、腹中疞痛、小便不利等，皆肾经冲脉之病也。古法多治上冲者，所以缓其冲脉，故冲疝、奔豚备治，上冲之气要穴也。曰：治妇人无子，脏有恶血上冲，腹中疞痛不可忍，则本穴多去痰生新血穴。今人治妇人诸疾，动则用破血以通经，若已上具诸证者，理似当矣。若虚弱羸瘦，荣血不周者，血海不充者，妄破之变，虽每不及焉。谚曰：女子点血点金者，言血之可贵重也。若诸贤治妇人，多以损气益血为主者，岂无见识乎？

委中

此穴善通太阳之经气，又治膀胱腑，通可去滞，膀胱主疏泄即是也。夫委中能泻血中之气，通其滞，亦能泄膀胱诸邪，泻阳补阴，此之于人则险而健者也。幸灾乐祸，能为乱阶，然[1]善用之，亦可敌凶突险，此瞑眩之穴也，圣人存而不废。厥挟脊而痛至顶，头沉沉然，目眩眩然，腰脊强，取足太阳腘中[2]血络。曰：风痉，身反折，先取足太阳及腘中血络出血。中有寒，取三里。治霍乱、腰痛、喉痹，皆泻出其血，此所以泻血中之气，通其滞塞也。

陕师郭巨济偏枯，二指着痹，足不能伸，迎先师治之。以长针刺委中至深骨而不知痛，出血二升，其色如墨，又且缪刺之。如是者，六七次服药，三月病良愈。曰：此行通法而去滞之义。又且此穴能通下焦，故利水道，通水府。盖其效通经亦通腑。故曰：风证，身反折，先取足太阳腘中及血络。

治邻人鲍子，年二十余，因患痢用涩药取效。后患痛风，号叫撼邻里。予视[3]曰：此恶血入经络证[4]，血受湿热，久为凝浊，所下未尽，留滞遂道，肝以作痛，经久不治，恐或枯细，遂与四物汤加桃仁、红花、牛膝、芩、陈皮、

---

① 乐祸能为乱阶然：此7字原脱，据清·张志聪《本草崇原》卷中补。
② 腘中：原作"胸中"，据《针灸节要》卷二下改。
③ 视：原作"祖"，据明·楼英《医学纲目》卷之十二改。
④ 证：原作"登"，据《医学纲目》卷之十二改。

甘草，煎生姜汁研，潜行散，入少酒饮之。数十点，又与刺委中，出黑血近三合而安。曰：中热而喘者，刺委中出血，其效如神。予得此散，数用屡效矣。后观中热喘取足太阳腘中血络义，考之曰：取委中者，壮水制火，腘中委中穴取之，可以泻火，益足信用也。且刺血络有扑者，有血出而射者，有血出清而半约汁者，有发针而肿者，有血出若多若少而面色苍苍者，有面色不变而烦悗者，有多出血而不动摇者，各不同。扑者，脉气盛而血虚者也，刺之则脱气，故扑矣。射者，血气俱盛而阴气多者，其血滑，刺之则射矣。不射者，阳气蓄积，久留而不泻者，其血黑以浊，故不能射。刺半汁别者，新饮而液渗于络，而未合和于血也，故血出汁别也。其不新饮者，身中有水，久则为肿矣。刺痏肿者，阴气积于阳，其气因于络，故刺之血未出而气先行，故肿即针迹核起者是也矣。脱色苍苍者，阴阳之气，其新相得而未和合，因泻之则阴阳共脱，表里相离，故脱色而苍苍然矣。色不变烦悗者，此刺络而虚经，虚经属阴者阴脱，阴脱血出多，色不变而烦悗矣。血出色不动摇者，阴阳相得而为痹者，此为内溢于经，外注于络。如此者，阴阳俱有余，虽多出血而亦能虚也，故能度人气血虚实、血脉多寡，泻之万全也，无失数矣；失数而反，各如其度。曰：风痹体枢，痛可出血，痏疹皆愈。伤寒四肢热，热病汗不出，取其经血立愈。委中者，血郄也。大风发眉堕落，刺之出血。曰：凡肾与膀胱实而腰痛者，刺出血妙；虚者不宜刺，慎之。此穴主泻四肢之热，凡热病汗不出，小便难，衄血不止，脊强反折，瘛疭癫疾，足热厥逆，不得屈伸，取其经血立愈。此皆所以泻血中气，通其滞寒也。曰：刺中大脉，令人扑脱也。曰：春月勿令出血。盖太阳合肾，肾主冬水，衰于春，故春无令出血。治酒疸及目当于风，肿痛，胬肉出者，法中用此穴。酒疸之证，考其所因，虽脾胃之郁热为之源，亦属太阳之经。曰：酒疸身目俱黄，心中懊痛，足经满，小便黄，面发赤斑。曰：此穴所治者，盖目黄或小便黄，属经属腑之义，眼目诸疾皆泄太阳之经气也。又此穴治牙槽风，曰：患牙槽风，久之颔穿，脓血淋满，医皆不效。在维扬时，在丘经历，妙于针术，与针委中及女膝穴，是夕脓血即止，旬日后颔骨蜕去，别生新者，完美如昔。又患此证，复用此法，针之亦愈。委中穴在腿腘中，女膝穴在足后跟。考诸针经无此穴，惜乎，后人未之知其神且验也。

腹屈

此穴能治足太阳血分穴。曰：此经所生病，烦心，心下急痛，溏瘕泄，膝股内肿。又曰：本经入腹，属脾络胃，以穴谓之，则从血海、箕门之分迤逦入腹，经冲门、府舍等，会中脘、关元，复循本穴及大横，会下脘。故所治皆至绕脐痛，抢心，决立效之穴。予治冲疝、腹里拘急等，加此穴，其应晔如响也。又治腹寒泄利、咳逆、绕脐痛、抢心，此穴调下部，除湿，又利中焦除湿。

胸胁七星穴

库房二穴　膺窗二穴　乳根二穴　期门二穴　大包二穴　极泉二穴　中府二穴

上曰胸胁七星之穴。

发明

库房

此穴善补阳明戊土，益坤元之阳气。其泽及可生湿润肺，金脏圣穴也。故病本于肺寒，治胸胁诸满、咳逆上气、呼吸喘息等者，用之多验矣。多唾浊沫脓血[①]者，库房、屋翳、天突、膻中、周荣五穴，其功效大同少异。库房温肺寒，能止咳嗽上气，治脓血唾者，温肺润脏也。夫咳无形，无形则润肺金，金者苦燥，其治库房所主司，以兹曰库房、周荣、尺泽主之。屋翳燥母土，顺痰行饮。痰有形，有形则燥湿土，土者苦涉也。天突能镇胞络火，不使肺金受烁，此治其本也。膻中泻心火，防所肺金受侮，盖亦治其本也。周荣补脾土，育肺金而已，其治之乎虽相同，而所以致此治也，大异矣。脾胃无留湿，不生痰，故脾胃为生痰之源，其治屋翳、周荣所主司。肺为贮痰之器，当识其源在脾胃，其末及肺，是故润燥、泄火、燥湿，从其标本，专补戊土，养及肺脏，致治唾脓浊沫、咳逆上气、呼吸喘息。

膺窗

夫咳嗽吐痰、虚劳诸郁、咽痛喉痹、肺痈肺痿、咳唾脓血、妇人乳痈之类，多其证。虽属肺脏，此皆所治本经诸穴而为此向导。若美味膏粱炙煿、鱼肉酒面，皆以生脾胃湿热，能致涎之源，涎化为痰，久则痰火上攻，为此根基。发于外者，令人昏愦口噤、偏废僵扑、謇涩不语、口眼㖞斜，生死已旦夕。治之者，有十二穴，有十井穴，随证各治之。其发于内者，痰饮咳嗽、虚劳咽痛、喉痹积滞、唾浊脓血、肺痿肺痈，乃既其内外致诸证，不一治之。有本经水突、气舍、缺盆、气户等诸穴，各主治之。其证全虽本于肺而治之者，在本经诸穴则补益胃经，盛戊土之义也，土气盛则得全耳。膺窗善顺阳，

[①] 多唾脓血浊沫：原作"涢浊沫多唾脓血"，据宋·王执中《针灸资生经》第四改。

胸胁痛肿者，寒热短气。若其乳痈、肠鸣、泄泻者，胃土所侮于水湿，其气倍薄弱致诸证，膺窗补。此穴佐以他穴，俾所向无不验矣。

乳根

此穴能利阳明经之血分，引导胃经内外脉气，善开发上焦郁结，良穴也。刺灸之，专治膺肿乳痈、霍乱转筋、食饥。曰：乳房，阳明胃所经，阳明之血沸腾，热甚化脓。或乳子母不调养，忿怒所逆，郁闷所遏，厚味所酿，窍不得通，汁致不出。初起时便须忍痛，揉令稍软，吮令汁透，自有消散。治法皆通经解结，和经脉，利血分。此穴开上焦郁结，通利胸膈，故引良方。霍乱吐利垂困，忽发咳逆，半日遂至危，治用此法即愈。

客教灸咳逆法：凡伤寒久病得咳逆，皆为恶候，投药不效者，灸之必愈。予令灸之，火至肌，咳逆已定。予为鄜延经略使，有幕官张平序，病伤寒已困。一日官属会饮，进判延州陈平裕忽言，张平序已属纩，求往见之。予问何遽至此？云：咳逆甚，气已不属。因予忽记灸法，试令灸之。未食顷，平裕复来，喜笑曰：一灸遂瘥。其法：乳下一指许，正与乳相直，骨间陷中，妇人即屈乳头度之，齐处是穴。火炷小豆许①，灸三壮，男灸左，女灸右，只一处，火至肌即瘥；若不瘥，则多不救矣。曰：此穴正相当乳根穴。曾乳根有治咳逆义，亦可微矣，出此法耳。以挨穴之法为求期门穴法者，殊误矣。

期门

曰：肝募也，足太阴、厥阴、阴维之会。曰：期门乃枢机之穴，管领宗荣卫，十二经脉三百六十有五气穴所出入，故其气清肃不浊，善解散结热，治厥阴、阴维。冲脉，肝脏血分穴也，滋其化源，高下之分，其用有五：和荣卫，通十二经，发汗又止汗，一也；去腹满、胸中结热，二也；补肝血，清肃血分，发微汗，三也；救阴，止谵语，定魂，四也；破癥瘕、积聚、痞块，五也。曰：伤寒腹满而谵语，寸口脉浮而紧者，此为肝乘脾，名曰纵，当刺期门。又曰：伤寒发热，啬啬恶寒，大渴欲饮水，其腹必满而自汗出，小便利，此肝乘肺②也，名曰横，当刺期门。此所以除其③腹满也。又曰：阳明病，下血谵语，此为热入血室，但头汗出，当刺期门，随其实而泻之，濈汗出者愈矣。

---

① 小豆许：原作"小豆斗"，据南宋·张杲《医说》卷二改。
② 肝乘肺：原作"肝乘肝"，据《伤寒论·辨太阳病脉证并治中》改。
③ 除其：原作"其除"，据文义乙转。

又曰：妇人中风，发热恶寒，经水适来^①，得七八日，热除脉迟，身凉，胸胁满，如结胸状，谵语，此为热入血室，当刺期门，随其实而取之。以上二证取期门者，义取补血定块也。曰：妇人伤寒发热，月事适来，血室空虚，邪热乘虚而入，曰热入血室。血室，冲脉也，胁下满如结状者，冲脉贯肝膈，至胸中而散，故所过皆病也。谵语者，邪热内甚，神明乱也。期门，肝募穴也，刺之出血，乃随其穴而泻之，兵之迎夺者也。曰：以血室早用而为冲脉，夫果血室者，冲脉之谓乎？予未决矣。以期门随其实而泻之，以"泻"字解为出血义，其亦然乎？按：妇人中风，发热恶寒，经水适来，此章亦见而作，当刺期门，随其虚实而取。曰：随其虚实而取，果其为泻血义，岂有兵之迎夺，未知其是非矣。

又曰：太阳与少阳并病，头痛眩冒，心下痞者，刺肺俞、肝俞，不可发汗，发汗必谵语，则脉眩。谵语五日不止，当刺期门，此治心中痞耳。曰：治胸中俱热。曰：少阴不至，肾气微少，精血夺，气促迫，上入胸膈，宗气反聚，血结心下，阳气下热归阴股，与阴相动，令身不仁。此为尸厥，当刺期门、巨阙。曰：尸厥者，为其从厥而生，形无所知，其状若尸，故名尸厥。少阳脉不出，则厥气客于肾，而肾气微少，精血厥，气上奔，填塞胸膈，壅遏阳气，使宗气反聚而血结心下。曰：五谷入于胃，其糟粕、津液、宗气合为三隧，宗气积于胸中，出于喉咙，以贯心肺而行呼吸。又曰：宗气者，泌其津液，注之脉，化而为血，以营四末。今厥气太甚，宗气反聚而不行，则绝其呼吸，血结心下而不流，则四体不仁，阳气为厥气所拥，不能宣发，退下至阴股间，与阴相动。仁者，柔也；不仁者，言不柔和也，为寒热痛痒俱不觉知者也。阳气外不为使，内不得通，荣卫但不能行，身体不仁，状若尸也。曰：厥气上行，满脉去形，刺期门者，通心下结血。刺巨阙者，以行胸中宗气，流通厥气，退则苏矣。可见去心下血结，故善胸中烦热除焉。曰：上气咳逆，胸满，痛彻胸背，灸巨阙、期门各五十壮，亦复同义矣。曰：期门穴，主伤寒患六日，过经犹未汗，但向乳根二筋间。曰：兼三里，治伤寒过经不出汗。此亦取和荣卫，发微汗义耳。先生伤寒，身汗不出，用此穴亦功，取和荣卫也。治阴证，亦义取循宗气，解血结心下，开填塞之阳气，使胸膈无壅遏耳。又治积聚、痞块、喘息，用此穴。曰：咳、胁下积聚、喘逆、卧不安席、时寒热，期门主之。

---

① 经水适来：原作"经水适乘"，据《伤寒论·辨太阳病脉证并治下》改。下凡遇此误径改，不再出注。

大包

脾之大络，其气布胸胁，出九肋，别络诸阴，总统阴阳，由脾灌溉五脏大络之血气，散于周身之孙络皮肤，若龟纹之纵横而络于身。故本穴治处，其功效温厚而得乎中和，能达于四傍，实可谓脾当然穴，故专治太阳气，通利三焦，善化清降浊，治中宫之病，故镇喘气，压大气，令息道无贲炐之患。曰：上中下之三部，为大包与天枢、地机。曰：皆脾胃所发，主中宫气血脾胃诸疾。曰：脾属土，土者，五行之主，坤之体也。盖其德至柔而刚，至静有常，兼四脏，生百脉，坤之德，其至矣哉。实本穴，其治处广，其验速。然诸针灸经络，遗漏其主疗者，可谓缺典矣。

极泉

此穴手少阴心经脉气所发，能治心经气血，两分，故其皆及是动、所生病，心腹痛用之。起于心中，属于心经，下膈。其支者，从心经上挟咽，故兼治干哕嗌干、渴而欲饮等。且渴欲饮、咽干烦渴者，素饮食不节，劳倦所伤，为此根本，以致脾胃虚弱，乃血所生病。主口中津液不行，故口干咽干为渴，以滋之穴治此，反加渴燥穴，乃竭[①]津液以致危亡[②]。曰：虚则补其母，当于心与小肠中之穴补此。夫火者，脾胃之根蒂也。所以补脾胃者，莫如心火穴及小肠经天容等所治而已。

中府

此穴治肺经血分，循达本经之经脉，柔润经筋主穴也。太阴经血分邪气盛有余者，专用之。泻中府即泄其邪，亦除胫内行之经脉郁滞，故治肺经拘急、胸中痛、胸中满、热喘逆等，皆属肺经内行之脉气郁结也。又喉痹肺胀，亦不外于经脉内郁，故曰治转筋在两臂及胸中者，灸膻中、中府、巨阙、胃脘、尺泽。若其病皮肤痛，面浮少气，不得卧者，亦用此穴顺肺中滞气，驱逐风邪也。加之上部不运转者，令气能上升，如气沸郁不达表[③]者宜之。盛者泻之，虚者补之。寒热病留，斟酌在其人用。谚曰：所传法之则者，不为以高世之法则，工拙盖在其人也。

上谓胸胁七星之穴也。

中卷四之下终

---

① 竭：原作"渴"，据李东垣《脾胃论》卷上改。

② 危亡：原作"危山"，据《脾胃论》卷上改。

③ 达表：原作"表达"，据文义乙转。

杉山真传流奥龙虎之卷

和田一总检校　撰

藤浪氏　藏

杉山真传流奥龙虎之卷第一

东都行针御医官岛浦和田一总检校　撰

凡奇俞别穴，散见群籍者，不为不多。不言穴名者，亦居其半焉。其间与本经孔穴量方相符者，并入本穴之下_{所著溪谷晕针中详焉}。其大同小异者，不敢妄附会矣。

凡立诸病目，以各窃穴分属者，仿例以病名在前，主穴随于后。

凡前人著取穴捷法治病，而不明言穴名者，今不敢妄臆说焉。

凡篇中有图，所以彰明其义也。可图则图之，今置取穴末，以备参考。

凡求穴虽有寸法，当为则，不可泥书籍。微穴内透为正，故其至寸法同异，不敢索拘。然初如出穴，依量法求穴为佳，余仿此。膏肓①_{灸法等，悉有异同，如此之类，所著取经必要中详焉}。气穴遗纂。

眼

手大指穴

《资生经》曰：小儿雀目，夜不见物，灸手大指甲后一寸，内廉横头白肉际，各一壮。《神应经》《寿世保元》曰：炷如小麦大。左右皆同。

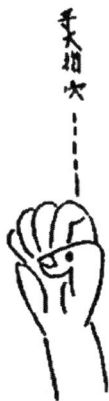

手中指穴

《千金》曰：风懿患右，灸右手中指本节头骨上，五壮，如小麦大；左手亦然。《医学纲目》《类经图翼》曰：名举大、中指本节前骨尖上，握拳取。《医学纲目》曰：主风眼卒生翳膜疼痛。左灸右，右灸左。与本节如图。

---

① 膏肓：原作"肓膏"，据文义乙转。下凡遇此误径改，不再出注。

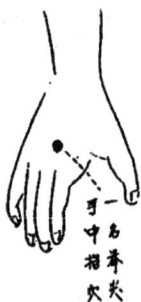

本节前骨尖上为握拳取。

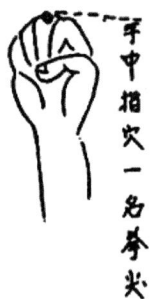

当容

《千金》曰：肝劳邪气，眼赤，灸百壮。两边各尔。在眼小眦近《翼》无"小眦近"三字后当耳前《外台》有"客主人"三字，三阴三阳之会处，以两手按之，有上下横脉，是耳门相对是也。

当阳

《千金》曰：眼急痛，不可远视，灸瞳子上入发际一寸《图翼》曰：去临泣五分，随年壮，穴名当阳也。

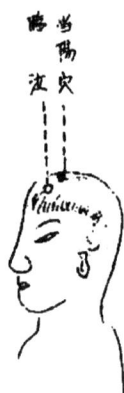

前关

《明堂上经》曰：目后在半寸 亦名太阳穴，理风赤眼，头痛，目眩目涩。不灸，针三分。 和田一按：即瞳子窌也。《千金》注以为瞳子窌者，为是；徐氏歌曰前关目后量半寸，恐非是。

鱼尾

《徐氏大全》曰：在眉外头。《银海精微》曰：在小眦横纹尽处。 和田一曰：小眦即谓外眦。《图翼》面曰：在眉外头。《玉龙赋》曰：兼睛明、太阳，治目证。堀氏曰：疑是瞳子窌也。

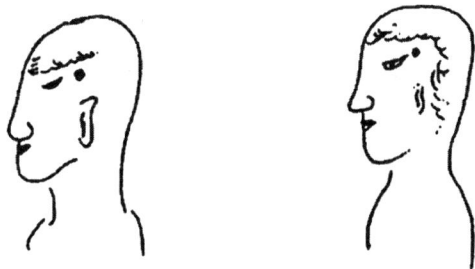

印堂《东医宝鉴》曰：一名鱼阳。

《徐氏大全》曰：在两眉中间。《医经小学》曰：鱼腰眉中，治目疼奇效。《良方》曰：鱼腰二穴，在眉中间。是穴治眼生 [①] 垂帘 [②] 翳膜。针入一分，沿皮向两傍是。

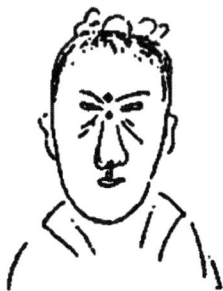

太阳

《医经小学》曰：太阳两眉毛上傍，眼红瞳疼太阳当。《医学钢目》：三棱针出

---

① 眼生：原作"眼精"，据明·董宿《奇效良方》卷之五十五改。
② 垂帘：原作"垂兼"，据《奇效良方》卷之五十五改。

血。《玉龙赋》曰：左右太阳，除血翳两眼不明。

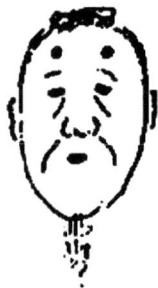

内迎香

《针灸大成》曰：内迎香二穴，在鼻孔中。治目热暴痛。用芦管子搐出恶血效。《奇效良方》同。

眦后穴

《千金》曰：若眼戴精上插，灸目两眦后^① 二七壮^②。和田一曰：此穴无名，当依法取血。

耳尖穴

《奇效良方》曰：耳尖二穴，在^③耳尖上，卷耳取之，尖上是穴。治眼生翳膜，宜灸七壮，不宜多灸。《针灸大成》同。

胁堂

《外台》曰：在腋阴下二骨陷中。主胸胁支满，膀胀贲豚，噫哕喘逆，胆视 "胆视" 二字，《图翼》作 "远视䀮䀮^④" 之四字，目黄。举腋取之。《明下》同《外台》，属足小肠经。

脊十椎穴

《千金》曰：眼暗，灸大椎下数节十当脊中，灸二百壮。

八关

《医学纲目》引洁古曰：眼痛睛欲出者，须八关大刺十指出血，即十指缝。和田一按：两手八邪同。

---

① 灸目两眦后：原作 "入目两眉后"，据《备急千金要方》卷第八改。

② 二七壮：原作 "二十壮"，据《备急千金要方》卷第八改。

③ 在：原作 "有"，据《奇效良方》卷之五十五改。

④ 䀮䀮：原作 "气脘"，据《类经图翼》卷十改。下凡遇此误径改，不再出注。

八关之图

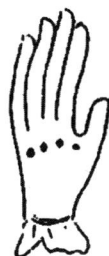

大骨空

《奇效良方》曰：大骨空，在手大指中节上，当骨尖陷中是。治目久痛及生翳膜障，可灸七壮。

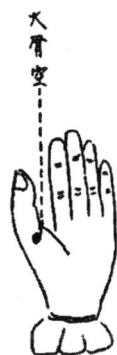

小骨空

《医①经小学》曰：小骨空，大小指第二节尖。治眼目。

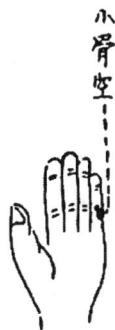

———————————
① 医：此下原衍一"学"字，据文义删。

拳尖

《资生经》曰：小儿热毒风盛，眼睛痛，灸手中指本节头，三壮，名拳尖。《图翼》曰：在中指本节前骨尖上。握拳取之。主治风眼翳膜疼痛。患左灸右，患右灸左，炷如小麦。图见前。

腕后穴

《千金翼》曰：治眼暗，灸腕后筋前陷中。两眼暗，两手俱灸，随年壮。

大指节穴

《千金》曰：治目卒生翳，灸大指节横纹，三壮，在左灸右，在右灸左，良。

手大指甲后穴

《玉机微义》曰：引《宝鉴》小儿雀目，夜不见物，灸手大指甲后一寸，内廉横纹头白肉际，灸一壮，炷如小麦大。

眩

当阳

《图翼》曰：灸瞳子上，入发际一寸，去临泣五分，随年壮。穴名当阳，治风眩鼻塞。《神应经》《翼方》曰：针三分。

神聪

《明堂经》曰：在百会四面各相去一寸。理风目眩，狂乱风痫。左如花，右主果，针三分。《银海精微》曰：以百会穴为中，四边各开二寸半，即神聪穴也。

前关

《明堂上经》曰：理风赤眼，头痛，目眩目涩。不灸，针三分。穴见眼门。

发际穴

《资生经》曰：岐伯灸头旋目眩，及偏头痛不可忍，牵眼眕眕不视远，灸两眼小眦上发际各一壮，立瘥。

发际穴

《图翼》曰：平眉上三寸是穴。主治头风眩晕疼痛，延不愈，灸三壮。

回发穴

《千金》引徐嗣伯曰：灸风眩法，以绳横度口至两边，既得口度之寸数，便以其绳一头更度鼻，尽其两边两孔间[①]，得鼻度之数，中屈之取半，合于口

---

① 间：原作"门"，据《备急千金要方》卷十四改。

之全寸，中屈之。先觅头上回发灸之，以度度四边左右前后也。[①]后当绳端而灸，前以[②]面为正，并依年壮多少，一年凡百《千金翼》作"三"灸，皆须疮瘥，又灸数如前。若连灸，火气引上。其数处回发者，则灸具《千金翼》作其近当鼻也。若回发近额者，亦宜灸。若指面为瘢，则阙[③]其面处。然病重者，亦不得计此。

伤寒

天聪

《千金》曰：伤寒三四日以上《翼》有"先灸"二字，胸上《翼》作"内上"二十壮，以绳度鼻正上尽发际中，屈绳断去半，便从发际入发中，灸绳头，名曰天聪。

鬼眼

《图翼》曰：治伤寒发狂。详见痫门。

黄疸

寅门

《千金》曰：从鼻头直入发际度取，通绳分为三断，取一分入发际，当绳头针是穴。治马黄、黄疸等病。

上龈里穴

《千金》曰：正当人中及唇，针三锃，治马黄、黄疸等病。

上腭穴

《千金》曰：入口里边，在上缝赤白脉。是针三锃，治马黄、黄疸等病。

舌下穴

《千金》曰：挟舌两边，针治黄等。堀氏曰：既言舌下别，当是挟舌下两边，疑与金津、玉液同。

唇里穴

《千金》曰：正当承浆里边，逼齿龈。针三锃，治马黄、黄疸。

---

① 回发穴……以度度四边左右前后也：此处82字原错在后文"亦不得计此"之后，今据《备急千金要方》卷十四前移至此。末句"四边左右前后也"之"后"字原脱，亦据《备急千金要方》卷十四补。

② 以：此下原衍一"壮"字，据《备急千金要方》卷十四删。

③ 阙：原作"厥"，据《备急千金要方》卷十四改。

寒暑温疫等病

挟人中穴

《千金》曰：火针治马黄、黄疸疫，通身并黄，言语已不转者。

挟承浆穴

《千金》曰：去承浆两边各一寸，马黄[1]急疫等病。

耳中穴

《千金》曰：在耳门孔上横梁是。针之治马黄黄疸、寒暑疫毒等病。

颊里穴

《千金》曰：从口吻边入，对颊里，去口一寸针。主治马黄黄疸、寒暑温疫等病。

鼻交頞中穴

《千金翼》曰：针入六分，得气即泻，留三呼，泻五吸，不补。亦宜灸，然不如针。主黄疸急黄。详见痫门。

钱孔

《千金》曰：度乳至脐中，属肋头骨是。灸百壮，治黄疸。

绕脐四穴

《外台》引《崔氏》疗黄疸，灸脐上下两边各一寸半，一百壮。

十三椎傍

《寿世保元》曰：论[2]黄疸，病人脊骨自上数至下十三椎，两傍各量一寸，灸三七壮效。

臕石子头穴《翼》"臕"作"臂"。

《千金》曰：还取病人手自捉臂[3]，从腕中[4]太泽《翼》作"渊"纹向上一夫，接白肉际，灸七壮。治马黄、黄疸等病。

踵跟穴

《千金》曰：脚后跟穴，在白肉际。针灸随便，治马黄黄疸、寒暑诸毒等病。

---

① 马黄：原作"黄黄"，据《备急千金要方》卷十改。

② 论：原作"仑"，据明·龚廷贤《寿世保元》卷十改。

③ 捉臂：原作"促臂"，据《备急千金要方》卷十改。

④ 腕中：原作"脘中"，据《备急千金要方》卷十改。

颞颥

《千金翼》曰：颞颥在眉眼尾中间，上下有来去络脉，是针灸之处，主治疟气温病。

狂

神聪

《明堂经》曰：理风目眩，狂乱风痫。针三分。穴见眩门。

玉枕上穴

《千金》曰：仓公法：狂走掣疭，灸玉枕上三寸。

项后穴

《千金》又曰：一法，后一寸灸百壮。又曰：狂走癫疾，灸项后二寸，二十壮。

耳前后穴

《千金》曰：狂者，两耳门前后，各灸一百壮。

口吻穴 《图翼》以燕口为名著，不然。

《千金》曰：狂风骂詈，挝斫人，名为热阳风，灸两吻边燕口赤白际，各一壮。又曰：狂走刺人，或欲自死，骂詈不息，称神鬼语，灸口吻。《千金翼》有"头赤白际"四字。《千金翼》曰：狂邪鬼语，灸口吻五十壮。

臣揽 《翼》作"巨揽"。

《千金》曰：狂走，喜怒悲泣，灸臣揽又作"巨揽"，随年壮。穴在背上胛[1] 《翼》作"挟" 内侧反手所不及者，骨芒和田—按：疑"膏肓"之误穴上捻之痛者是也。《翼》曰：一名"巨阙俞"。

背胛穴

《千金》曰：狂走刺人，或欲自死，骂詈[2] 不息，称神鬼语，灸背胛中间，三报之。仓公法，神效。

河口

《千金》曰：狂走惊痫，灸河口五十壮。穴在腕后陷中动脉是。《图翼》曰：按此当是手阳明阳溪之次。

承命

《千金》曰：狂走惊癫病久，承命三十壮。穴在内踝后三寸动脉上。

---

① 胛：原作"甲"，据《备急千金要方》卷十四改。下凡遇此误径改，不再出注。

② 骂詈：原作"詈言"，据《备急千金要方》卷十四改。下凡遇此误径改，不再出注。

鬼眼

《图翼》曰：治伤寒发伤。详见痫门。

肘内穴

《千金》曰：狂走刺人，或欲自死，骂詈不息，称神鬼语，灸两肘内屈中五壮。

足大趾穴

《千金翼》曰：卒狂鬼魇，针其足大拇趾爪甲下，入少许即止。

痫

神聪

曰：理风目眩，狂乱风痫，针三分。穴见眩门。曰：在百会前者，为前神聪；在后者，为后神聪。与治中风风痫，灸三壮。曰：以百会[①]穴为中，四边各开二寸半，即神聪之穴也。

眉冲

《明堂上经》曰：一名小竹。当两眉头直上，入发际是。疗目五般痫，鼻塞。不灸，通针三分。《资生经》曰：其穴与曲差相近。《医学纲目》移入足太阳经，直眉头上神庭、曲差之间。针入三分，禁灸。主五痫，头痛鼻塞。

耳上穴

《千金》曰：小儿暴痫，目反上视，眸子动，灸两耳上，卷耳取之[②]。

额上穴

《千金》曰：小儿暴痫，目反上视，眸子动，灸当额上发入二分许，直望鼻为正。

薛息

《千金》曰：小儿暴痫，腹满短气，转鸣，灸薛息。在两乳下第一肋间宛宛中是也。

督脊

《千金》曰：小儿暴痫，身体反张，诸脏俞及督脊上当中，从大椎数至穷骨中屈，更从大椎度之，灸度下头，是督脊也。

乳下穴

《千金》曰：小儿暴痫，灸两乳头，女儿灸乳下二分。

---

① 百会：原作"会百"，据日本原昌克《经穴汇解》卷之七乙转。
② 取之：原作"其指"，据《备急千金要方》卷第五改。

心下穴

《千金》曰：肾痫之为病，面黑，正直视不摇，如尸状，灸心下二寸二分。

腹部六穴

《千金》曰：小儿暴痫者，身躯正直如死人，及腹中雷鸣，灸太仓及脐中上下两傍各一寸，凡六处。

胃脘傍穴

《医学纲目》引东阳曰：胃脘傍一寸，主治脾痫。<small>和田一曰：胃脘即中脘。</small>

脊骨两傍穴

《千金》曰：小儿治暴痫者，身躯正直如死人，及腹中雷鸣，以绳绕颈下①至脐中竭②，便转绳向背，顺脊下行，尽绳头，灸两傍各一寸五壮。

脊上五穴

《千金》曰：大人③癫，小儿惊痫，灸背二椎<small>《图翼》有"上"字</small>及下穷骨<small>《图翼》有"尖"字</small>两处，以绳度<small>《图翼》有"上下"二字</small>中折绳端一处，是脊骨上也。凡三处毕，复断绝<small>《图翼》有"取半者"三字</small>④其作三折，令各等而参合如△字，以一角柱<small>《翼》作"注"</small>中央<small>《图翼》有"一穴"二字</small>，灸下二角挟脊两边，使灸之，凡五处也。故画图柱<small>《翼》无"柱"字</small>，以丹柱<small>《翼》作"注"</small>所灸五处各百壮。削竹皮为度，胜绳也。

河口

《千金》曰：狂走惊痫，灸河口五十壮。<small>详见狂门。</small>

承命

《千金》曰：在邪惊痫病，灸承命。<small>详见狂门。</small>

鬼眼

《奇效良方》曰：鬼眼四穴，在手大拇指去爪甲角如韭叶，两指相并起，用帛缚之，当两指岐缝中是穴。又二穴也，在足大趾，取穴又如在手者同。治五痫等证，当正发时灸之，大效。《神应经》曰：鬼眼四穴，以两手、两足

---

① 颈下：原作"头下"，据《备急千金要方》卷第五改。

② 中竭：原作"中端"，据《备急千金要方》卷第五改。

③ 大人："大"字原脱，据《备急千金要方》卷十四补。

④ 三字：原作"四字"，据文义改。

大拇指，用绳缚之，艾炷着四处，尽^①灸一处，灸不到^②，其疾不愈，灸三壮。《图翼》引《千金翼》曰：秦承祖灸鬼法，名鬼哭穴，以两手大指相并缚定，用艾炷骑缝灸之，令两甲后连肉四处着火，一处无火则不效，灸七壮或二七壮。详见邪鬼。又《图翼》曰：一曰前秦承祖所用者是名。图见邪鬼。

中风

神聪

《图翼》曰：治中风、风痫，灸三壮。穴见风痫。

机关

《千金》曰：卒中风，口噤不得开，机关二穴，穴在耳下八分小近前，灸五壮即得语，又灸随年壮。僻者逐僻，左右^③灸之。《千金》曰：治卒中风口㖞不正方，以苇筒长五寸，以一头刺耳孔中，四畔以面密塞之，勿令泄气。一头内大豆一颗，并艾烧令燃，灸七壮即瘥。患右灸左，患左灸右。千金不传。

耳门上下穴

《千金》曰：脾风占候，声不出，或上下手两耳门前脉，去耳门上下行一寸是。

耳后穴

《千金》曰：从耳后量八分半里许《千金翼》无二字有孔，灸一切风得瘥。

口吻穴

《千金》曰：入脏使人暗哑卒死，口眼相引，牙车急，舌不转，㖞僻者，灸吻边横纹赤白际，逐左右，随年壮，报之至三报，三日不瘥，更报之。

鼻交頞中穴

《千金翼》曰：针入八分，得气即泻，留三呼，泻五吸，不补。亦宜灸，然不如针。主卒中风，多睡健忘，心^④中愦愦，口噤，暗倒不识。详见癫门。

脏俞

《千金》曰：治卒病恶风欲死，不能语及肉痹，不知人，灸第五椎，名脏俞，百五十壮，多至三百壮便愈。

---

① 尽：此下原衍一"处"字，据明·陈会《神应经》"心邪癫狂部"删。

② 到：此下原衍"不到"2字，据文义删。

③ 左右：原作"在右"，据《备急千金要方》卷八改。

④ 心：原脱，据唐·孙思邈《千金翼方》卷二十六补。

腋门

《千金》曰：在腋下攒毛中一寸，名太阳阴，一名腋间。灸五十壮，主风。

心下穴

《千金》曰：治风痹不能语手足不遂方：度病者手小指内岐门至指端为度，以置剂《翼》作"脐"上，直望心下，以丹注度上端毕；又作两度，续所《翼》作"在"炷上，合其下，开其上，取其本，度横置其关上，令三合，其状如到《翼》作"倒"作某《翼》作"△"字形，男度左，女度右，手嫌不分了，故上《翼》作"以"丹注三处，同时起火灸之各一壮愈。

季肋头穴

《千金》曰：中风不识人，灸季肋头七壮。

脊椎两傍穴

《千金》曰：治百种风，灸脑后项大椎平处两厢量三寸三分，须取病人指寸量，两厢灸各百壮得愈。

十井

《图翼》曰：引乾坤生意，凡初中风，卒暴昏沉，痰涎壅盛，不省人事，牙关紧闭，药水不下，急以三棱针刺少商、少冲、中冲、关冲[①]、少泽、商阳，使气血流行。此为十井穴，乃起死人回生急[②]救之妙穴。和田一按：左右合十二穴而言十井者，盖大数而已。

手交脉穴

《千金》曰：卒中风，灸手交脉三壮，左灸右，右灸左，其炷如鼠屎形，横按之，两头下火。

七处

《明堂灸经》曰：凡人中风，半身不遂，如何灸之？答曰：凡人未中风时，一两日前，或三五日前，非时足胫上忽发酸重顽痹，良久方解。此乃将中风之候也，便须急灸三里穴与绝骨穴四穴各三壮，后用葱、薄荷、桃、柳叶四味煎汤，淋洗灸疮，令卧，逐风气于疮口中出也。灸疮：若春较，秋交灸[③]。酒色过度，忽中此风，言语謇涩，半身不遂，宜于七处一齐下穴，各灸

---

① 关冲：原脱，据《类经图翼》卷七补。
② 急：原脱，据《类经图翼》卷七补。
③ 若春较，秋交灸：原文如此，《黄帝明堂灸经》作"若春较，秋更灸；秋较，春更灸"。

三壮。如风在左灸右，在右灸左。

一百会　二耳前发际　三肩井　四风市　五三里　六绝骨　七曲池

上件七穴，神效极多，不能具录。依法灸之，万无一失。

杨士瀛《仁斋直指方附遗》曰：夫圣人之治未病之病，知未来之疾，此其良也。其中风也，必有先兆之证：觉大拇趾麻木不仁，或手足少力，或肌肉微瘈，此先兆也。三年之内，必有大风之至，出《乾坤生意》。今按：有初未尝有小觉而卒发者，不必皆知此也。

手大指穴

《千金》曰：脾风①占候，声不出，或上下手②，灸两手大指节上下，各七壮。

喎陷穴

《图翼》曰：凡口喎向右者，是左脉中风而缓也，宜灸左喎陷中二七壮；喎左者，是右喎陷中二七壮，艾炷如麦粒可矣。

头风附面风

明堂

《明堂经》曰：在鼻直上入发际一寸，理风头，多鼻涕，鼻塞。三日一报，针二分。《资生经》曰：今以诸经上星穴者是也。

太阳

《东医宝鉴》曰：在两头角骨后紫脉上。治头风及偏风及偏头痛，针出血。一曰瞳子窌也。

鼻交頞中穴

《千金翼》曰：针入六分，得气即泻，留三呼，泻五吸，不补。亦宜灸，然不如针。主面风如虫行。详见于癫门。

手八邪

《奇效良方》曰：在手五指岐骨间，左右手各四穴，其一大都二穴，在手大指次指口赤白肉际，握拳取之。可灸七壮，针入一分，治头风、牙痛。详见手门。

神聪四穴

《针灸经验方》：主头风目眩，风狂乱。穴详见痫门引《明堂》。《东医宝鉴》同。

---

① 脾：原脱，据《备急千金要方》卷八补。

② 手：原脱，据《备急千金要方》卷八补。

鼻塞

眉冲

《明堂上经》曰：疗目五般痫，头痛鼻塞。不灸，通针三分。穴见痫门。《医学入门》曰：主五癫，头痛鼻塞。针三分，禁灸。

明堂

《明堂上经》曰：理头风，多鼻涕，鼻塞。针二分。穴见头风。

当阳

《图翼》曰：治风眩鼻塞。穴见眩。

头痛 附偏头痛

眉冲

《明堂上经》曰：疗目五般痫，头痛鼻塞。不灸，通针三分。《医学入门》曰：主五痫，头痛鼻塞。针三分，禁灸。穴见痫门。

前关

《明堂上经》曰：理风赤眼，头痛，目眩目涩。不灸，针三分。穴见眼门。

头缝

《徐氏大全》曰：头缝二穴，在额角发尖处。治头目昏沉，太阳痛。堀氏曰疑头维穴。

太阳

《东医宝鉴》曰：在两额角骨后紫脉①上。治头风及偏头痛，针出血。一曰瞳子窌也。

发际

《资生经》曰：岐伯灸头旋目眩及偏头痛不可忍，牵眼眩眩不远视，灸两眼小眦上发际各一壮，立瘥。此穴无名，当仆法求之。《图翼》曰：平眉上三寸是穴。主治头风眩晕疼痛，延久不愈，灸三壮。德风轩按：头维穴。

消渴

海泉

《徐氏大全》曰：在舌理中。《奇效良方》曰：在舌下中央脉上是穴。治消渴，用三棱针出。《针灸大成》《图翼》共同。《图翼》作"出血"。

金津、玉液

《图翼》曰：主治消渴，口疮舌肿，喉痹。三棱针出血。穴见于重舌门。

---

① 脉：原脱，据前文补。

胃脘下俞

《千金》曰：消渴，咽喉干，灸胃脘下俞三穴，各百壮。穴背第八椎下横三《翼》有"间"字寸灸之。

三处穴

《千金》曰：治消渴，小便数，灸当脊梁中央解间一处与腰目上两处，凡三处。

脾腧下

《千金》曰：消渴，小便数，灸背上脾俞下四寸，当挟脊梁《翼》有"一寸半"三字，灸两边。

小肠俞横

《千金》曰：治消渴口干，不可忍者，灸小肠俞百壮，横三间寸灸之。

膀胱俞横

《千金》曰：消渴，灸膀胱俞横三间寸，灸之各三十壮，五日一报之。

肾系

《千金》曰：消渴，小便数，灸阴市二处。在膝上，当伏兔上行三寸，临膝取之，或二三行灸。相去一寸，名曰肾系。注引《黄帝经》曰：伏兔下一寸。

重舌附舌肿

金津、玉液

《徐氏大全》曰：金津一穴，在舌下左边。《医经小学》曰：舌底紫脉有二穴，左为金津，右玉液。《奇效良方》曰：在舌下两傍紫脉上是穴，卷舌取之。治重舌肿痛喉痛，用三棱针出血。《图翼》曰：主治消渴，口疮舌肿，喉痹，三棱针出血。

踝骨穴

《千金》曰：小儿重舌，两足外踝上三壮。《千金翼》曰：灸左足踝上七壮。

口疮

金津、玉液

《图翼》曰：主治消渴，口疮舌肿，喉痹，三棱针出血。穴见重舌。

喉痹

金津、玉液

《奇效良方》曰：治重舌肿痛，喉闭，用三棱针出血。《图翼》曰：主治消渴，口疮舌肿，喉痹，三棱针出血。穴见重舌。

大指穴

《医学纲目》引《摘英》曰：喉痹，颔肿如升，水粒不下，手大指背头节，三棱针刺之出血。

急慢惊风

印堂《东医宝鉴》一名鱼腰

《黄帝^①针经》曰：治小儿急慢惊风，可三壮，炷如小麦。《玉龙赋》曰：善治惊搐。穴见眼门。

一窝风

《活婴秘旨》曰：在掌背根尽处宛中，治肚痛极效，急慢惊风。

肘横纹穴

《资生经》曰：儿睡中惊，目不合，灸屈肘横纹中上三分，各一壮。

哮吼附喘短气

郁中

《云林神彀》曰：灸哮哮乱神法：患者耳前两边，名郁中二穴。《寿世保元》作"胸中两边"，未详孰是。

气中

《医学纲目》曰：在气海傍各一寸半，针入二寸半，灸五十壮。又气中主治妇人血弱气喘。

胁堂

《外台》曰：在腋阴下二骨陷中。主胸胁支满，胪胀贲豚，噫哕喘逆，胆视《图翼》作"远视眈眈"四字，目黄，举腋取之。《外台》属足少阳经，《明下》同。

旁庭

《外台》曰：在胁掌下二骨间陷者中，举腋取之，灸三壮。主卒暴中飞尸遁，及胸胁支满，时抢心，呕吐喘逆，咽干胁痛。《外台》属足少阳经。

聚泉

《奇效良方》曰：治哮喘咳嗽，久嗽不愈。穴及灸法，详见于咳嗽门。

鸠尾骨穴

《奇效良方》曰：少年房多短气，灸鸠尾头五十壮。

七椎穴

《图翼》曰：喘气急，背脊中第七椎骨节下穴，灸三壮，神效。

---

① 黄帝：原作"神农"，据文义改。

猥退风

曲眉

《千金翼》曰：猥退风，半身不随，灸曲眉，在两眉内。今按：即攒竹穴。

大门

《千金翼》曰：猥退风，半身不随，灸大门，脑后尖骨上一寸。

手髓孔

《千金翼》曰：猥退风，半身不随，灸手髓孔，腕后尖骨头宛宛中。

脚髓孔

《千金翼》曰：猥退风，灸脚髓孔，足外踝后一寸。

脚五册

《千金翼》曰：猥退风，灸足五册，属两脚膝腕。堀氏曰：寸同出《千金》及《翼》，其法不详。

外踝下

《千金翼》曰：猥退风，半身不随，外踝下容爪外，并依左右五百壮。

足阳明

《千金翼》曰：猥退风，半身不随，灸足阳明、足拇趾奇三寸，各百壮。

聋鸣

阳维

《千金翼》曰：耳聋雷鸣，灸阳维五十壮，在耳后引耳令前弦弦筋上是。《图翼》一之无“弦”字，是下有“穴”字。主治与《翼》同，从而引《千金》。

耳穴后

《千金》曰：治风耳鸣，从耳后量八分半里许《千金翼》无二字有孔，灸一切风得瘥。

酒酢

鼻准

《针灸大成》曰：鼻准一穴，鼻柱尖上是穴。专治鼻上生酒酢风，宜三棱针出血，立效。《奇效良方》曰：又出鼻门，引《针灸经验方》[①]。

咳嗽

聚泉

《奇效良方》曰：聚泉一穴，在舌上，当舌中，吐舌出，直缝陷中是穴。

---

① 针灸经验方：原作“针灸至验方”，据文义改。下凡遇此误径改。按《针灸经验方》为朝鲜许任所撰。

治喘吼咳嗽，及久嗽不愈。若灸则不过七壮。灸法：用生姜薄切一片，搭于舌上穴中，然后灸之。如热嗽，用雄黄末少许，和于艾炷中灸之；如冷嗽，用款冬花为末，和艾炷中灸之。灸毕以茶清连生姜细嚼咽下。又治舌胎，舌强亦可治，用小针出血。《针灸大成》同。《针灸经验方》曰：在舌，以舌出口外，使直有①缝陷中。治哮喘咳嗽久不愈②，用生姜切薄片搭舌上中，灸七壮，不宜多灸。热喘，用雄黄末少许和艾炷灸；冷喘，用款冬花。

真骨

《寿世保元》曰：灸远年咳嗽不愈者，将本人乳下大约离一指头，看其低陷之处，与乳直对不偏者，此为直骨穴。如妇人，即按其乳头直向下者，其乳头所到之处，即是真骨地位。灸艾三炷，其艾只可如赤豆大。男灸左，女右，不可差错，其嗽即愈。如不愈，则其病再不愈。《绿竹堂简便方》同。按：此穴近乳根。虽然，依法取为是。

乳下穴

《千金》曰：嗽，灸两乳下黑白际，各百壮，即愈。

当脊穴

《千金》曰：治嗽，以蒲当乳头周匝围身，令后前正平，当脊骨解中灸十壮。

脊两傍穴

《千金》曰：治嗽，以绳横量口中，折绳从脊，灸绳两头边，各八十壮，三报，三日毕。两边者，是合度。

肘横纹穴

《千金》曰：治嗽，灸手屈臂，中有横纹，外骨捻头得痛处，十四壮。今按：小海之次。又曰：咳嗽，灸两屈肘里大横纹中下头，随年壮。

熏法出《玉机微义》

治久嗽风入肺者，用鹅管石、雄黄、郁金、款冬花碾末和艾中，以生姜一片留舌③上灸之，以烟入喉中为度。如作筒子，卷药烧烟吸之④，亦妙。

邪鬼

悬命

《千金》曰：邪鬼妄言，悬命十四壮《普济》作三壮。穴在口唇里中央弦弦者。又用刚刀决断弦弦者乃佳。又黄帝疗鬼邪魅及癫狂，语不择尊卑，灸上

① 有：原作"者"，据朝鲜许任《针灸经验方》改。
② 不愈：原作"不俞"，据文义改。
③ 舌：原脱，据明·徐彦纯《玉机微义》卷八补。
④ 吸之：原作"灸之"，据《玉机微义》卷八改。

唇里面中央内弦上一壮，炷如小麦。又用刚刀决断更佳。按：即悬命穴。

九曲中府

《千金》曰：在旁庭、注市下三寸，刺五分，灸三十壮。主恶风邪气遁尸，内有瘀血。

癫

悬命

黄帝疗鬼邪魅及癫狂，语不择尊卑。穴见邪鬼。

顶后穴

《千金》曰：仓公法：狂走癫疾，灸顶后二寸半二壮。

耳上穴

《千金》曰：卒癫，灸耳上发际各五十壮。

鼻交頞中穴

《千金翼》曰：鼻交頞中一穴，针入六分，得气即泻，留三呼，泻五吸，不补。亦宜灸，然不如针。此主癫风，角弓反张，羊鸣，大风赤风，面风如虫行，卒风，多①睡健忘，心中愦愦，口噤，暗倒不识人，黄疸急黄，八种②大风，此之一穴皆主之，莫不神验。慎酒面、生冷、酢滑、猪鱼、蒜薹、浆水。"莫不神验"之四字，《图翼》作"针入六分，得气即泻，留三呼，五吸。不补，亦宜，然不及针"廿字。

脊上五处

《千金》曰：大人癫，小人惊痫云云。详见痫门。

鬼眼

《图翼》曰：癫痫梦鬼击，灸之。详见痫门。

足大趾穴

《千金翼》曰：治卒癫，灸足大趾上聚毛中七壮。大敦穴。

衄血

项发穴

《图翼》曰：治衄血，于项后发际两筋间宛宛中穴，灸三壮。盖血此入脑注鼻中，故灸此立止。按：此无名，当依法求穴。

臂中穴

《外台》引《深师》曰：衄，灸两臂，中脉取止。取臂脉法：以鼻嗅臂，

---

① 多：原脱，据《千金翼方》卷第二十六补。

② 种：原作"肿"，据《千金翼方》卷第二十六改。

点其鼻尖所着处是穴，两臂皆尔。

手大指穴

《寿世保元》曰：治衄多时不止，屈手大指，就骨节尖上灸，各三壮，左取右，右取左，俱衄则俱取。

足大趾穴

《千金翼》曰：衄时痒，便灸足大趾节横理三毛中，十壮，剧者百壮。衄血不止灸之，并主阴卵肿。

温疫

唇里穴

《千金》曰：正当承浆里边逼齿龈，针三锃，马黄黄疸、寒暑温疫等病。

颞颥穴

《千金》曰：在眉眼眉中间，上下有来去络脉，是脉针灸之，治四时寒暑所苦，疟气温病。《翼》曰：主治颇详见黄疸门中，可考。

颊里穴

《千金》曰：从口吻边入对颊里，去口一寸针。主治马黄黄疸、寒暑温疫等。

耳

《千金》曰：以苇筒长五寸，以头刺耳孔中，四畔以面密塞之，勿令泄气。一头内大豆一颗，并艾烧令燃，灸七壮即瘥。患右灸左，患左灸右。千金不传，耳病可灸之。

疟

头中穴

《千金》曰：治疟，以足踏地，以线围①足一匝，中折，从大椎向百会，灸线头三七壮，炷如小豆大。

背篮

《寿世保元》曰：治疟如神。令病人跣足，于平正处并脚立。用绳一条，自脚板周匝截断，却于项前般过背上，两绳尽处脊骨中是穴。先点记，待将发②，急以艾灸之三七壮，其寒热自止。此法曾遇③至人传授，妙不可言，名曰背篮穴也。

---

① 围：此下原衍一"之"字，据《备急千金要方》卷八删。

② 将发：原作"浆发"，据《寿世保元》卷十改。

③ 遇：原作"过"，据《寿世保元》卷十改。

乳下穴

《千金》曰：凡一切疟，无问远近，正仰卧，以线量两乳间，中屈，从乳向下，灸度头，随年壮，男左女右。

乳下一指穴

《千金》曰：小儿温疟，灸两乳下一指，三壮。

脊骨上穴

《千金翼》曰：疗疟病医不能救者，以绳量病人脚围，绕足跟及五趾一匝讫，截绳，取折量置项上，着反向背上，当绳头处中脊骨上，灸三十壮即定。候看复恶寒，急灸三十壮即定。比至过发一炊，久候之，虽饥勿与食，尽日。此法神验，男左女右。

靠山

《活婴秘旨》曰：在大趾下当根尽处腕中，能治疟疾痰壅。

瘿

耳上穴

《千金翼》曰：治瘿，灸风池及耳上发际。《图翼》曰：各百壮。

耳后穴

《千金》曰：治诸瘿，灸两耳后发际一百壮。《外台》引《千金》曰：灸耳后发际有一阴骨，骨间有小一穴，亦动脉。

腋下穴

《千金翼》曰：治瘿，垂两手两腋上纹头，各灸三百壮，针亦良。

天突两傍

《千金》曰：瘿，灸天瞿即天突之一名三百壮，横三间寸灸之。

大椎横

《千金》曰：瘿恶气，灸大椎，横三间寸灸之。

大椎边

《千金》曰：灸瘿法，大椎两边相去各一寸半小垂下，各三十壮。

冲阳

《千金翼》曰：瘿恶气，灸冲阳，随年壮。在肘外屈横纹头。《经》曰曲池穴，冲阳在足趾上五寸。

瘰疬附马刀

耳后穴

《千金》曰：一切瘰疬，灸耳后发际直脉，七壮。

肘尖穴

《奇效良方》曰：肘尖二穴，在手肘骨尖头是穴，屈肘得之。治瘰疬，可灸七壮。

八穴灸法

《神应经》曰：专治痈疽疔疖瘰疬等。<small>穴详痈疽。</small>

肘尖穴

《痈疽神秘灸经》曰：肘尖穴，在臂内侧小尖骨间，以指甲按之，若患处酸麻，方是直穴。

腋下穴

《千金》曰：一切瘰疬，灸患人背<small>《翼》有"后"字</small>两边腋下后纹上<small>《翼》作"头"</small>，随年壮。

肩柱穴

《奇效良方》曰：肩柱骨二穴，有肩端起骨尖上是穴。治瘰疬及治手不举，可灸七壮。

两胯穴

《千金》曰：一切瘰疬，灸两胯里患病处宛宛中，日一壮，七日止，神。

<small>按："胯"与"跨"同，谓两股间，然见此文，当正指两腋而言。</small>

剑巨

《痈疽神秘灸》曰：马刀之发在耳后，侵入发际微肿，坚硬如石，甚者引项痛也。当灸剑巨二七壮，在掌后三寸。<small>至用针石，厥阴之间荣穴也。</small>

金门

《痈疽神秘灸经》曰：瘰疬之发，于项耳之间累累如贯珠者是也。法当灸金门二七壮，掌后三寸半是穴。

膝外穴

《千金翼》曰：灸疬疡法：五月五日午后，灸膝外屈脚当纹头，随年壮两处灸，一时下火，不得转动。

手四处

《医学入门》曰：治瘰疬，用稈心，比患人口两角为则，折作两段，于手腕窝中量之，上下左右四处尽头是穴。灸之亦效。<small>今按：手窝中即尺泽穴。</small>

肘尖穴

曰：治瘰疬，将两人两手仰置肩上，微举肘取之，肘骨尖上灸之，七壮。两边有疬，则二穴灸之；如一边有，以左灸右，右灸左。

溲恶_{附淋、转胞、遗溺、尿床}

口吻穴

《千金》曰：小儿大小便不通，灸口吻，灸一壮。

肠遗_{遗，《医纲》作"远"。}

《千金》曰：大便不通，灸挟玉泉相去各二寸_{《翼》有"半"字}，名曰肠遗，随年壮。

荣卫

《千金》曰：大小便不利，欲作腹痛，灸荣卫四穴百壮。穴在背脊四面各一寸。曰：在背脊四面各一寸八分，腰眼下三寸，挟脊相去四寸，两边四穴，灸十壮。或曰：此穴未详。_{按：腰眼下三寸，则近八窌次。}

团冈_{《医纲》作"环纲"}

《千金》曰：腹热闭时，大小便难，腰痛连胸，灸团冈百壮。穴在小肠俞下二寸，横间寸灸之。

尿胞

《千金》曰：腹中满，小便数，起灸玉泉下一寸，名尿胞，一名屈骨端，灸二七壮。小儿以意减之。_{按：曲骨穴。}

遗道

《千金》曰：遗弱_{"弱"当作"溺"}，灸遗道、挟玉泉_{按玉泉即任脉中极}五寸。

应突

曰：在饮却下一寸。主治饮食不入，腹中满，大便不得节，腹鸣泄注。仰腹取之。_{《外台》属足少阳经。}

关元俞

曰：在十七椎下两傍各一寸半_{《图翼》作"二寸"}。针三分。《图翼》曰：刺三分，留六呼，可灸。《医学入门》属足太阳经。主风劳腰痛，虚胀，小便难，妇人瘕聚诸疾。

子宫

曰：治妇人淋，关元两傍三寸半。曰：在中极两旁各三寸。曰：针入二寸，灸三七壮。

挟玉泉_{玉泉，即中极^①一名。}

《千金》曰：气淋，灸玉泉相去一寸半，三十壮。

脐下穴

曰：大小便不通，灸脐下一寸_{今按阴交}三壮。又灸横纹百壮。_{按：横纹穴，不详}

---

① 中极：原作"中在"，据文义改。

其次矣。《千金翼》曰：多汗，四肢不举，少力，灸横纹五十壮，在挟脐相去七寸云云。恐是乎，犹考求焉。

又曰：尿床，灸脐下横纹七壮。

脊椎穴

《千金》曰：治腰痛，小便不利。若胞转，灸第十五椎五十壮。《翼》作"十七椎"。

七椎两傍

《千金》曰：大便难，灸第七椎两傍[①]各一寸，七壮。

阴阳

《活婴秘旨》曰：治二便不通。详见泄泻门。

二人上马

《活婴秘旨》曰：在小指下里侧对兑骨边是。治小便赤涩，清补肾水。

两髀穴

《千金》曰：尿床，垂两手两髀上，尽指头上有陷处，灸七壮。此穴风市当之。

外踝穴

《千金》曰：卒麻，灸外踝尖七壮。

足大趾穴

《千金》曰：治老人、小儿大便失禁，灸两脚大趾去甲一寸，三壮。又灸大趾奇间《资生经》作"岐间"各三壮。

手第二指穴

《千金翼》曰：若心下急，热痹，小肠内热，小便赤黄，刺手太阳。治阳，在手第二指本节后一寸动脉。

肠绕二穴

曰：挟玉泉相去二寸。主大便闭，灸随年壮。

灸法《玉机微义》

灸小便淋涩法：炒盐，不以多少，炒热，填满病人脐中，是神阙穴也。却用节头大艾炷灸七壮，良验。或灸三阴交穴。

奥之一终

---

① 傍：原脱，据《千金要方》卷十五补。

杉山真传流奥龙虎之卷第二 [①]

和田一总检校　撰

健忘

鼻交额中穴

《千金翼》曰：针入六分，得气即泻，留三呼，泻五吸，不补。亦宜灸，然不如针。主卒风，多睡健忘，心中愦，口噤，暗 [②] 倒不识人。详见于癫门。

角弓反张

额上穴

《资生经》曰：小儿身强，角弓反张，灸鼻上入发际三分，三壮。

督脊

《千金》曰：小儿暴痫，身强反张。详见痫门。

鼻

夹上星

《千金翼》曰：疗鼻中息肉，上星《外台》有一"傍"相去三寸，各百壮。

鼻准

《针灸经验方》曰：在鼻柱穴，鼻上酒齄出血。

涕

鼻孔穴

《千金》曰：涕出不止，灸鼻两孔与柱齐，七壮。

骨蒸

《外台》引神素师曰灸骨蒸咳法，曰：当头耳孔横量，相去三寸许，相当灸有穴，日三壮。至第八日，灸二七了，第三椎上、第二椎下，男取左手，女取右手，头指依两指头东西灸，日上恐"二"字乎七壮。至第八日，各灸五十壮。复五日，日灸各十五壮。胫取系鞋横大纹，量至膝髌口亚切下中分，当胫骨外，日灸一七壮，满第八日。灸疑有脱文满三十五日了，当臂上皆男左女右，取头指从腕纹当指当之"当"字疑"行"也，灸日七壮，至第八日满百壮。妇人肚腹胀，月节不通，取右手头指，当脐量至下腹，当指头灸七疑脱"壮"字，满三百壮。膈上午后灸，膈下午前灸。

痈疽 附疔疖恶漏

八穴灸法

《神应经》曰：成化九年癸巳孟冬，日本国岛山殿所使副官人、信州隐士良心言：我国二百年前有两名医，一为和介氏，一为丹波氏，此二医专治痈疽、疔疖、瘰疬等疮，定八穴灸法，甚有神效。

头部二穴

诸疮发头部，则耳尖上周回用禾秆量之，自左耳尖上起端右旋，经右耳尖上，还至起端处断之。以其秆当结喉下至项后双垂之，以患人手横握其端而切去之。以其秆中央当结喉下两端左右，会项后双垂之，以患人手横握两端之尖而断，如《针经》一夫灸法。其秆端当处脊中骨上点之。疮出左者，去中骨半寸灸左，出右者灸右，出左右者并灸左右。

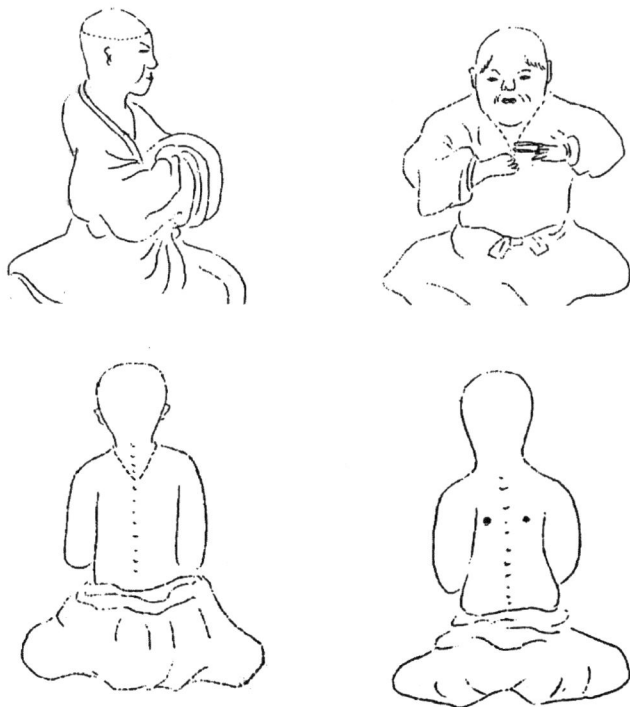

手部二穴

疮发于手部，则自肩上高骨端即肩髃穴，至第三指头爪甲端断之，以其秆当结喉下，至项后双垂之，如头部法。

背部二穴<small>自大椎下至鸠尾骨端为背部，自天突穴下至阴毛际为腹部，两腋亦为腹背部。</small>

疮发于背或腹，则乳上周回。<small>自左乳头上起端，右旋周身，经右乳头上还至起端处。</small>以其秤当结喉下，至项后双垂，如头部法。

足部二穴

疮发于足部，则并立两足令相着，自左大趾端，至右足大拇趾周回。<small>自左大拇趾头头起端，从足际右旋，经左右踵，右足趾端还至起端处。</small>以其秤当结喉下项后双垂，如头部法。

灸八穴，痛则灸到不痛，不痛则灸到痛，或五百壮，或七八百壮，大炷多灸最妙。痈疽始发而灸，则不溃而自愈；已溃而灸，则生肌止痛，亦无再发。

骑竹马穴

《外科精要》曰：治一切疮疡，即用此法，无有不愈。两穴各灸五七壮。疽发左则灸右，疽发于右则灸左，甚则左右皆灸。盖此二穴，心脉所过之处。凡痈疽，皆心火留滞之毒，灸之则心火流通而毒散，起死回生之功，屡试屡验。<small>穴见于疮疡门。</small>

足内踝穴

《千金》曰：诸恶漏中冷，息肉，灸足内踝上各三壮，二年六壮。

踝骨中穴

《千金》曰：治疽卒着，五指筋急，不得屈伸者，灸踝骨中央数十壮，或至百壮。

踝上穴

《医学纲目》引东阳[①]曰：治久漏疮，足内踝上一寸，灸三壮至六壮。

膝下穴

《痈疽神秘灸经》曰：坐马痈，在阴前后中间，在右名下马痈，在左名上马痈，在内尖头名鹤口，能杀人，俱灸膝下外廉横骨尽。

掌后穴

《千金翼》曰：凡卒患腰肿附骨肿，痈疽节肿，风游毒热肿，此等诸疾，但初觉有异，即急灸之，立愈。遇之肿成，不须灸，从手掌后第一横纹后两筋间，当度头灸五壮，立愈。患左灸右，患右灸左。当心胸中者，灸两手俱下火。

---

① 东阳：原作"当杨"，据《医学纲目》卷十八改。

足大趾穴

《千金》曰：治痈疽，灸两足大拇趾奇《资生经》"奇"当作"岐"中立瘥，仍随病左右。

疮疡

骑竹马穴

《外科精要》曰：治一切疮疡，即用此法，无有不愈。其法：令病人以肘凭几，竖臂腕要直。用篾一条，自臂腕中曲处横纹《神应经》曰尺泽穴，男左女右，贴肉量起，宜至中指尖尽处截断为则，不量指甲。却用竹杠一条，令病人脱衣正身骑定，前后用两人起扛，令病人脚不着地，又令二人扶之，勿令佝偻。却将前所量臂篾，从竹柱坐处尾骶骨尽处，直贴脊骨量至篾尽处为则，用墨笔点定。此只是取中，非灸穴也。却用薄篾为则子，量病人中指节①相去两横纹为则，男左女右。《图翼》注曰：先屈中指，用薄篾量取中间一节横纹尽处，为同身寸。截为一则，就前所点记两边各量一则，尽处是穴。《图翼》注曰：以取同身，则取两寸平折，自中穴量之，以中分取两傍各一寸。《图翼》曰：一本作各间二寸。两穴各灸五七壮。疽发左则灸右，发右则灸左，甚则左右皆灸。盖此二穴，心脉所过之处。凡痈疽皆心火留滞之毒，灸之则心火流通而毒散，起死回生之功，屡试屡验。《聚英》曰：依法量穴，在督脉脊中至阳、筋束②二穴中外，太阳行背二行膈俞、肝俞之内③，非④正当穴也。疑必后人尝记以三寸为二寸耳。岂有不得正穴徒破好肉而能愈病哉？此不能疑也。案：此说甚执，只当依法取穴为是矣。

掌后穴

《千金》曰：治疔疮，灸掌后横纹后五指，男左女右，七壮即愈，已用得效。疔肿灸法虽多，然此一法甚验，出意表也。

肘前穴

《千金翼》曰：疔肿在左，灸左臂曲肘纹前，取病人三指外，于臂上处中灸之两筋间，从不痛至痛。肿在右从右灸，不过三四日瘥。

掌后穴

《痈疽神秘灸经》曰：马口疮生鼻下，肿痛，大如马口，当手掌后五寸

---

① 节：原作"筋"，据宋·东轩居士《卫济宝书》卷上改。
② 筋束：原作"筋缩"，据《针灸聚英》卷一改。
③ 内：原作"府"，据《针灸聚英》卷一改。
④ 非：原脱，据《针灸聚英》卷一补。

半，七十壮，火爆为度。

足大趾穴

《千金》曰：治一切痫疮，灸足大趾奇间二七壮。又灸足大趾头，亦佳。

痞块_{附痕癖}

痞根

《医经小学》曰：精宫鬼眼与痞块，痃忤疝痛翻胃穴。《医学入门》曰：专治痞块，十三椎下各开三寸半，多灸左边。如左右俱有，左右俱灸。

又法：用稭心量患人足大趾齐，量至足后跟中佳。将此稭从鸠尾骨尖量至稭尽处，两傍各开一韭叶许，在左灸右，在右灸左，灸大炷神效。《图翼》曰：凡治痞根者须治，无不获效。其法：于十三椎下，当脊中点墨为记，量之两傍各开三寸半，以指端摸，自有动处，即点穴灸之，大约穴与脐平，多灸左边，或左右俱灸之，此痞根也。或患左灸右，患右灸左，尤亦效。略与《入门》相同。虽然，以《图翼》为详，可从。

肋骨端穴

《千金翼》曰：治痕癖，患左灸左，患右灸右。第一屈肋头近第二肋下，即是灸处；第二肋头近第三肋下向肉翅前，亦是灸处。初日灸三，次日后七，周而复治，至十《外台》注作"五十"止。唯大蒜，余不忌也。

脊五穴

《外台》引《崔氏》曰：疗癥①癖闪癖方，令患人平坐，取麻线一条，绕项向前垂线头，至鸠尾横截断，即回线向后，当脊取线穷头即点记。乃别横度口吻，吻外截却，即取度吻线中折，于脊骨点处中心上下分之，各点小两头，通前合灸三处。其所②灸处，日别灸七壮以上、十壮③以下，满十日即停。看患人食稍得味，即取线还度口吻，于脊中点处横分灸之，其数一准前法，仍看脊节穴去线一二分，亦可就节穴下火。如相去远者，不须就节穴。若患人未捐④，可停二十日外，还依前灸之。仍灸季肋头二百壮。其灸季肋，早晚共与灸脊上，同时下火也。

---

① 癥：原脱，据唐·王焘《外台秘要》卷十二补。

② 所：原作"处"，据《外台秘要》卷十二改。

③ 十壮：原作"下此"，据《外台秘要》卷十二改。

④ 捐：原作"指"，据《外台秘要》卷十二改。捐有"除"义，未捐即未除。

背膊穴

《外台》引《崔氏》曰灸闪癖法：其癖有根，其根有着背者，有着膊上者，遣所患人平坐，熟看癖，仍将从癖头向上细细寻至膊上筑筑头，当膊即下火，还与前壮数无别。前指脊上五处穴，出《崔氏》者，见上文。王焘曰：背上恐不得过多下火，只可细细日别七炷以来。

脊骨上穴

《绿竹堂集验》曰：凡痞块，自一岁至六十岁俱可灸，但灸疮不发者难治，乃辽左戴神医[1] 所授法，神效。择破日，令患人清晨勿饮食，一进门槛内，即睡倒地上。将病人男左女右手，以掌至指根长短为则，在肛门往背上北当作比得停当，墨记之用。取艾用七枝，艾用七姓人揉熟，在患者头前。地上摆七壮，如王字⸫。取七壮之尖，灸病人穴上，余则一齐灸。临灸咒曰：乾元亨利贞，天地之德也。灸毕，至日将落，方许吃粥、鸡肉等物发之，忌生冷七日。此日俱换门槛，可灸数人。灸毕，将患人身下灰土并艾灰俱扫，令人送在十字路上，弗可回顾。若遇人神在腰，虽破日不宜灸。

脊骨之穴

《寿世保元》曰：虫病及痞块，灸中脘、石关、水分、章门，再用线比患人五手指之长，作朝圆赍[2]，以铜钱调下背，至此钱所止脊骨也。

命门两傍

《类经图翼》曰：久痞，灸背脊中命门穴两傍各四指许是穴，痞在左灸右，在右灸左。

钱孔穴

《寿世保元》曰：治痞积，以双线系关元，四钱一个，悬于颈上适中处所，钱胸前直垂而下孔对脐为率。却将顶上之线悬于喉上，向背后垂下，至钱孔对脐而止，用墨点孔之中，再钱之两边点处各灸一火，至十余壮。更服他药，痞积即消，其效甚速。

内踝穴

《千金》曰：治癥瘕，灸内踝后宛宛中，随年壮。

---

① 神医：原作"神异"，据清·程鹏程《急救广生集》卷二改。

② 朝圆赍：原作"朝图赍"，据《寿世保元》卷十改。

疝

痞根

《医经小学》曰：精宫鬼眼与痞根，痎忤疝痛翻胃穴。穴见痞块门。

始素

《外台》曰：在腋胁下廉下二寸骨陷者中。主胁下支满，腰痛引腹，筋挛，阴气上缩。举腋取之。《外台》属于足少阳经。

下极俞

《千金翼》曰：第十五椎名下极俞。腹中疾，腰痛，膀胱寒，澼饮注下，随年壮灸之。

外陵

《景岳全书》曰：在脐左右各开一寸半。灸疝立效，未不再发，屡用屡验。

关元两傍穴

《类经》曰：治疝气，于关元两傍相去各三寸青脉上，七壮即愈。

脐下穴

《神应经》曰：疝气偏坠，以小绳量患人口两角为一分《图翼》按：照此角加二折，共为三折，作三折成三角如△样。以一角安脐心两傍，傍尽处是穴。患左灸右，患右灸左，二七壮立愈。二穴俱灸，亦可。又曰：膀胱气攻两胁、脐下，阴肾入腹，灸脐下六寸两傍各一寸，炷如小麦大。患左灸右，患右灸左。《医学纲目》引《明堂》曰：脐下六寸两傍各一寸六分，灸二七壮。主治阴卵入腹。

独阴

《奇效良方》曰：在足第二趾下横纹中是也。治小肠疝气。《东医宝鉴》曰：左足大趾次趾下中节横纹当中。主心腹痛及疝痛当欲死，当中灸五壮，男左女右，极妙。

足第二趾穴

《神应经》曰：小腹急痛不可忍，及小肠气，外肾吊疝，诸气痛、心痛，灸足大趾次趾下中节横纹当中，灸五壮，男左女右，极妙。二足皆灸亦可。《入门》同。《资生经》曰：小肠气疝癖气发时，腹痛若刀刺，不可忍者，妇人本脏气血癖，走疰刺痛，或坐卧不得，或大小便不通，不思饮食，于左右脚下下第二趾曲纹中心各灸十壮，每壮如赤豆大，甚验。

足中趾穴

《施圆端效方》曰：治小肠气通痛，足底中趾纹七壮，立效。

足第二趾中节穴

《百一选方》曰：郭察院名德麟传与葛丞相曰：十余年前尝苦疝气，灸之而愈。其法：于左右足第二趾下中节横纹中，各七壮至三七壮止。艾元不须大如麦粒而紧实为上，太大恐疮难将息。旬日半月间，不可多步履，仍不妨自服它药，渠灸后至今不发。葛甥子纲尝依此灸之，亦验。

脐下穴

《百一选方》曰：治疝气偏坠等疾灸法：郑享老亲曾得效，以净草一条，茅及麦秆尤妙，度患人口两角为一则折断，如此三则，三则折成三角如△字样，以一角安脐中心，两角在脐之下两傍尖尽处是穴。若患在左即灸右，在右即灸左，两边俱患即两穴皆灸，艾炷如麦粒大，灸十四壮或二十一壮即安。

按：此法又见《神应经》及《图翼》等。

翻胃

痞根

《医经小学》曰：精宫鬼眼与痞根，痃癖疝痛翻胃穴。穴见于痞块门。

乳下穴

《千金》曰：反胃，灸两乳下各一寸，以瘥为度。

中魁

《医经小学》曰：中魁二穴，手中指第二节尖，翻胃。《玉龙赋》曰：中魁理翻胃而即愈。《奇效良方》曰：在中指第二节骨尖屈指，第二节前骨尖上屈指得之。据法又曰：在手腕中上侧两筋间陷中，灸二七壮。盖此以阳溪言也，观者弁之。主治五膈反胃。

足外踝穴

《千金》曰：治反胃，灸内踝下三趾稍邪[①]向前有穴，三壮。三趾，《千金翼》注引《外台》曰"一趾"，《图翼》引《外台》曰"向前一趾"。今考《外台》无之，可疑矣。

妊堕落

胞门子户

《千金》曰：妇人妊子不成，若堕落腹痛，漏见赤，灸胞门五十壮。在关元左边二寸是也，右边二寸名子户。

---

① 邪：古同"斜"。

腹痛_{附腹满}腹痛<small>附腹满</small>

胞门子户

《千金》曰：妇人妊子不成，若堕落腹痛，漏见赤。<small>穴见于妊堕落。</small>

气冲

《医学纲目》曰：在气海傍各一寸半，针入二寸半，灸五十壮。主治腹痛肠鸣，又名气冲。

督俞

《入门》曰：主治寒热心痛，腹强雷鸣，气逆。<small>穴见心痛。</small>

手大指穴

《外台》引《肘后》曰：卒心腹烦满，灸两手大指内边爪后第一纹头，各一壮。

胞衣

胞门

《千金翼》曰：胞衣不出，子死腹中，针胞门入一寸。<small>穴见于妊堕落。</small>

独阴

《奇效良方》曰：在足第二趾下横纹中是也。治死胎，胎衣不下，可灸五壮。《图翼》曰：按捷法曰，即至阴穴，当是足小趾也。主治死胎，胎衣不下。

足太阳

《千金翼》曰：胞衣不出，针足太阳入四寸，在外踝下后一寸宛宛中。<small>《图翼》曰：按此或即昆仑穴。</small>

死胎<small>附难产</small>

胞门

《千金翼》曰：胞衣不出，子死腹中，针胞门入一寸。<small>穴见于妊堕落。</small>

独阴

《奇效良方》曰：主死胎，胎衣不下。<small>详见胞衣。</small>

独会

《医经小学》曰：独会在足二趾下，横纹中间难产宁。<small>按：与独阴同，独阴见于胞衣门。</small>

足太阴

《千金翼》曰：妇人逆产足出，针足太阴入三分，足入乃出针。穴在内踝后白肉际陷骨宛宛中。

横聚_{附瘕聚}

胞门

《千金翼》曰：腹中积聚，针胞门入一寸。<small>按：专可用妇人血积等，予屡试屡效，穴见于妊堕落门中。</small>

关元俞

《明堂上经》曰：在十七椎下两傍各寸半<small>《图翼》作"二寸"</small>，针三分。《图翼》曰：刺三分，留六呼，可灸。《医学入门》<small>属足太阳经</small>主风劳腰痛，虚胀，小便难，妇人瘕聚诸疾。

绝嗣

气门

《千金》曰：妇人绝嗣不生，灸气门穴，在关元傍三寸，各百壮。

子宫

《徐氏大全》曰：在中极两傍各三寸。<small>《医纲》同。</small>《医学纲目》曰：针入二寸，灸三七壮，主治妇人无子。

漏下_{附带下}

气门

《医学纲目》曰：主治胞门不闭，漏下恶血不禁。<small>穴见绝嗣。</small>

回气

《千金翼》曰：赤白下，灸穷骨，惟多为佳。

挟中极穴

《医学纲目》引桑君曰：中极两傍柱骨下。主治赤带。

关元两傍穴

《千金翼》曰：女人胞漏下血，不可禁止，关元两傍相去三寸。

脐下穴

《千金翼》曰：白崩中，灸少腹横纹，当脐孔直下一百壮。

脊中当脐傍

《千金翼》曰：丈夫痔下血，脱肛，不食，长泄痢。妇人崩中去血，带下淋露，去赤白杂汗，皆灸之。<small>详见痔门。</small>

交仪

《千金》曰：女人漏下赤白，月经不调，灸交仪三十壮，穴在内踝上五寸。<small>《明堂下经》同。</small>

311

营池

《千金》曰：妇人下漏下赤白，灸营池四穴三十壮。穴在内踝前后两边池中脉上，一名阴阳是。

漏阴

《千金》曰：女人漏下赤白，四肢酸削，灸漏阴三十壮。穴在内踝下五分，微动脚脉上《翼》无"脚"字。

阴阳

《千金》曰：女人漏下赤白，泄注，灸阴阳，随年壮，三报。穴在足大趾下屈里头白肉际是。

通理

《东医宝鉴》曰：在足小趾上二寸。主妇人漏中及经血过多，针入二分，灸二七壮。

<h3 style="text-align:center">阴癪附阴丸肿</h3>

身交

《千金》曰：妇人胞落类，灸身交五十壮，三报。在脐下横纹中。

肓募

《千金》曰：胃募《外台》及《翼》作"肓募"二穴，从乳头部《翼》《外台》作"邪"度至脐中屈去半，从乳下行度头是穴。主治结气囊裹，针药所不及，灸随年壮灸之。《外台》注曰：《铜人》俞穴依法量度乃得。日月胆募之穴，主疗则肝募期门穴，在此穴上五分，然主疗与此颇同。

挟玉泉穴玉泉，曲骨一名。

《千金》曰：妇人胞下垂，注阴下脱，灸挟玉泉三寸，随年壮，三报。

灸癪卵法

《千金翼》曰：灸癪卵法，以蒲横度口折之，一倍增之，以布着少腹横理，令度中央上当脐，勿令偏僻，灸度头及中央，合二处，随年壮，好自养，勿劳动作役、大言大怒大笑。

独阴

《医经小学》曰：独阴在足三趾下横纹，灸外肾肿平。

足大趾穴

《千金》曰：阴癪，灸足大趾下理中，随肿边灸之。《肘后方》曰：灸足跗趾第二节下横纹正中央五壮。姚氏曰：足跗趾本三壮。《千金翼》曰：阴肿欲溃困，灸足大趾本节横纹中五壮。又灸足大趾内侧去端一寸白肉际，随年壮，甚验。若双癪，灸两处。又曰：卵肿如爪，入腹欲死，灸足大趾下横纹中，随年壮。《图翼》曰：边肿边灸之，神验。

足厥阴穴

《千金翼》曰：癫卵，灸足厥阴，在右灸左，在左灸右，各三壮。厥阴在足大趾本节间。即行间穴。

足两拇穴

《千金翼》曰：凡癫病阴卒肿者，令并足，合两拇趾爪甲相并，以一艾炷灸两爪端方角上七壮。

足大趾穴

《千金翼》曰：衄血不止，灸之，并阴卵肿。穴见衄门。

脱颌

气冲

《千金》曰：失欠颊车蹉，灸气冲二百壮。胸前喉下甲骨中，是名气堂。

五椎

《千金翼》曰：治牙车失欠蹉跌，灸五椎，日七壮。

肠鸣附腹鸣腹皮变色

气冲

《医学纲目》曰：在气海傍各一寸半，针入二寸半，灸五十壮。主治腹痛肠鸣，又名气冲。

饮郄

《外台》曰：在食门①未详，疑指转谷②一寸骨间陷中。主腹满胪胀，痛引脐傍，腹鸣濯濯，若中有水声。仰腹取。《外台》属足少阳经。

应突

《外台》曰：饮郄下一寸。饮食不入，腹中满，大便不得节，腹鸣泄注。仰腹取之。

督俞

《医学入门》曰：主治寒热心痛，腹痛雷鸣，气逆。穴见于心痛门。

腹部六处

《千金》曰：腹中雷鸣，灸太仓及脐中上下两傍各一寸，凡六处。

---

① 食门：原作"谷门"，据《外台秘要》卷第三十九改。

② 转谷：原作"谷转"，据文义改。

腹部五处

《千金》曰：治小儿卒腹皮青黑，灸脐上下左右去脐半寸，并鸠尾骨下一寸，凡五处，各三壮。

曲臂两纹头穴

《神应经》曰：脏腑鸣。详见于骨蒸门。

中恶附客忤

脏俞

《千金》曰：治卒病恶风，欲死不能语及肉痹《翼》有"乳痈"二字，不知人，灸第五椎，名脏俞，百五十壮，多至三百壮便愈。

旁庭

《千金》曰：在腋下①四肋间，高下正与乳相当，乳后二寸陷中。俗名注市，举腋取之。刺入五分，灸五十壮。主中恶，飞尸遁注，胸胁满。《东医》同。

九曲中府

《千金》曰：在旁庭、注市下三寸。刺入五分，灸三十壮。主恶风邪气，遁尸，内有瘀血。

乳后穴

《医学纲目》曰：灸尸疰、客忤、中恶等证，乳后二寸，男左女右。

心下穴

《外台》引《肘后》曰：治客忤死，横度口中折之，令上头着心下，灸下头五壮。

脐四面穴

《外台》引《肘后》曰：治客忤死，以绳横其人口以度，度脐四面各处灸三壮，令火俱起也。

大指穴

《医学入门》曰：尸疰客忤，灸两大指头。

足大趾穴

《千金》曰：扁鹊曰卒中恶风，心闷烦毒欲死，急灸足大趾下横纹，随年壮，立愈。又曰：尸厥而死，脉动如故，刺足大趾甲下内侧去甲三分《外台》引《肘后》同此。《外台》引《肘后》曰：华佗疗中恶短气。穴在诸气门。

---

① 腋下：原作"腹下"，据《备急千金要方》卷三十改。

手足大指爪甲穴

《千金》曰：卒中邪魅，恍惚振噤，灸鼻下人中及两手足大趾爪甲本。令艾凡半在爪上，半在肉上，各七壮，不止十四壮，炷如雀屎大。《翼》同。

乳痈附妒乳

脏俞

《图翼》曰：治卒病恶风，欲死不能语，及肉痹乳痈，灸第五椎，名曰脏俞，百五十壮，多至三百壮便愈。

乳上穴

《千金》曰：妒乳《翼》有"乳痈"二字，以蒲横度口，以度从乳上行，灸度头二七壮。

乳下穴

《医学纲目》曰引罗曰：治乳痈，乳下肋中，针入一分，泻，灸。

腋气

腋中

《医经小学》曰：腋气，在腋下毛中。

心痛

龙颔

《千金》曰：心痛，冷痛，气上，灸龙颔百壮，在鸠尾上行一寸半，不可刺之。《翼》同。

神府

《千金》曰：心痛暴绞，急绝欲死，灸神府百壮《翼》有"附"字，鸠尾正《翼》有"当"字，心有忌。

督俞一名高盖

《明堂上经》曰：在六椎下两傍各寸半《图翼》作"二寸"。禁针，通灸。《医学入门》曰：灸三。主寒热心痛，腹痛雷鸣，气逆。《入门》移入足太阳经。

虎口穴

《千金》曰：心痛，灸两虎口白肉际，三七壮。

臂肘穴

《千金》曰：心痛，灸臂腕横纹三壮。腕作"肘"。

肘后穴

《寿世保元》曰：治心疼神法，两手肘后陷处酸痛是穴。先用香油半钟，重汤煎，温服，即用艾入水粉揉烂为炷，每度五壮，其痛甚。

足心穴

《外台》引《肘后》曰：心疝发时，心腹痛欲死，灸足心及足大趾甲后横理节上，及大趾岐间白黑肉际，百壮则止。足心者，在足下偏近大趾本节际，不当足心中央。程敬通曰：足心者，在足下近大趾本节，则涌泉穴也。

痢

魂舍

《千金》曰：小肠泄洞脓血，灸魂舍一百壮，小儿减之。穴在挟脐两边相去各一寸。《翼》无"各"字。

下腰

《千金》曰：泄痢久下，矢气劳冷，灸下腰百三报。穴在魁《东医宝鉴》作"髎"正中央脊骨上，灸数多尤佳。三宗骨，是忌针。

长谷一名循际，《千金翼》名长半穴之次。同名，主治异也，见于多汗门。《医学纲目》循元或补元。

《千金》曰：泄痢，不嗜食，虽食不消，灸长谷五十壮，三报。穴在挟脐相去五寸，一名循际。

接脊

《明下》曰：在十二椎下节间。小儿痢下赤白，秋末脱肛，每厕肛疼不忍者，灸一壮，炷如小麦大。

脐下穴

《医学纲目》曰：引《明堂》脐下二三寸间动脉中。主小儿秋深冷痢不止。

尾翠上穴

《资生经》曰：黄帝疗小儿疳痢脱肛，体瘦渴饮，形容瘦瘁，诸药不瘥，灸尾翠骨上三寸骨陷，三壮。

十二椎下穴

《医学纲目》引《明堂》曰：十二椎节下间，三壮。主治痢下赤白，脱肛。

脊上三处

《千金》曰：久泄痢，百治不瘥。屈下《翼》作"先屈"量正当两胯按："胯"字意与"胯"同，两股之间也。此所谓似指穴当为"胯"，宜下之两股穴交着上点讫《翼》作"记"。下量二寸，点两傍各一寸。复下量一寸，当脊上合三处一。灸三十壮，灸百壮以上，一切痢皆断，亦治湿䘌冷。脊上当胯点处不灸。

足阳明穴

《资生经》曰：痢，百治瘥，灸足阳门门，韩本及金泽校正本作"明"，是下一寸高骨上陷中，去大趾岐三寸，随年。

腰痛

团冈 《医纲》作"环冈"

《千金》曰：腹热闭，时大小便难，腰痛连胸，灸团冈百壮。穴见于溲恶。

气海俞

《明堂上经》曰：在十五椎下两傍各一寸半《翼》作"二寸"，通灸。《图翼》曰：刺三分，留六呼。《医学入门》曰：主治腰痛痔漏。移入足太阳经。

关元俞

《明堂上经》曰：在十六椎下两傍各寸半《翼》作"二寸"。针三分。《图翼》曰：刺三分，留六呼，可灸。《医学入门》曰：主风劳腰痛虚胀，小便难，妇人瘕聚诸疾。移入足太阳经。

下极俞

《千金翼》曰：主腰痛，随年壮灸之。详见疝门。

脊椎穴

《千金》曰：腰痛，小便不利，若胞转，灸第十五椎《翼》作"十六椎"，五十壮。

穷骨上穴

《千金》曰：腰卒痛，灸穷骨上一寸，七壮。

穷骨傍穴

《千金》曰：腰痛，灸穷骨左右，各灸七壮。按：穷骨下有"上"字，又左右下有"一寸"二字为全。

脊傍穴

《外台》引《必效》曰：疗积年腰痛方，取一杖令病人端腰立杖，以杖头当脐中分，以墨点讫，回杖于背取墨点处，当脊量两口吻断中分，灸两头，随年壮，妙。

脊中当穴

《千金》曰：腰痛不得俯仰者，令患人正立，以竹《翼》有"杖"字柱地，度至脐断竹，乃以度度背脊，灸竹上头处，随年壮。灸讫藏竹，勿令人得知。《外台》引文仲同此。

曲𦟛两纹头穴

《神应经》曰：腰重痛不可忍，及转侧起卧不便，冷痹脚气，筋挛急，不得屈伸，灸两脚曲𦟛两纹头四处，各三壮，一同灸，用两边同吹至火灭。若午时灸了，至晚或脏腑鸣，或行一二次，其疾立愈。

足外踝穴

《千金》曰：腰痛，灸外踝上骨约中。

踵跟穴

《千金》曰：腰痛，灸脚跟上横纹白肉际十壮，良。

多汗附无汗

长平

《千金翼》曰：多汗，四肢不举，少力，灸长平五十壮。在脐相去五寸，不针。《千金》名"长谷"，是。然主治异，见痢。

横纹

《千金翼》曰：多汗，四肢不举，少力，灸横纹五十壮[①]，在挟脐相去七寸。

一扇门、二扇门

《活婴秘旨》曰：在中指两傍夹界下半寸是穴。治热不退，汗不来，掐此即如雨，不宜太多。

上气附诸气

胸堂

《千金》曰：上气厥逆，灸胸堂百壮，穴在两乳间。《医纲目》即膻中。

痤市

《千金》曰：治诸气神良。详见痤病。

八冲

《千金》曰：足十趾去趾奇一分，两足凡八穴。曹氏乃曰八冲，极下气有效，日灸七壮。

气端

《千金》曰：足趾端名曰气端，日灸三壮，下气。

---

① 五十壮：原作"五寸壮"，据《千金翼方》卷二十八改。

板门

《针灸大成》曰：揉板门，除气促气攻、气吼气痛，呕胀用之。[①]

精灵

《活婴秘旨》曰：在四肢伍趾夹界下半，治痰壅、气促、气攻。

手交脉穴

《千金》曰：短气不得语，灸小指第四指间交脉上七壮。

足大拇趾穴

《外台》引《肘后》曰：华陀疗中恶短气欲绝者，灸两足大拇趾甲后聚毛中，各灸二七壮即愈。又法：三七壮。《集验》、张文仲、《备急》同。

痓市

《千金》曰：一切痓，无新久，先仰卧，灸两边邪下三寸第三肋间，随年壮，可至三百壮。又治诸气神良，一名痓市。

肘纹穴

《千金》曰：治五尸，灸手肘纹，随年壮。

腹满

尿胞

《千金》曰：腹中满，小便数，起灸玉泉下一寸，名尿胞。一屈骨端，灸二七壮，小儿以意减之。按：曲骨穴。

阴郄

《外台》曰：食门食门未详，疑指转谷下一寸骨陷中。主腹满胪胀，痛引脐傍，腹鸣濯濯，若有水声。仰腹取之。《外台》属足少阳经。

应突

《外台》曰：饮郄下一寸。主饮食不入，腹中满，大便不得节，腹鸣泄注。仰腹取之。此穴属足少阳经。

痔

回气

《千金》曰：五痔便血，失尿，灸回气百壮。穴在脊穷骨上。《图翼》有"赤白肉下"四字。

气海俞

《明堂上经》曰：在十五椎下两傍各寸半《图翼》作"二寸"，通灸。《图翼》：

---

① 揉板门……呕胀用之：原脱，据《针灸大成》卷十补。

刺三分，留六呼。《医学入门》：腰痛痔漏。移入足太阳经。

当脊穴

《外台》引《崔氏》灸痔法曰：以绳围病者项，令两头相柱，展绳从大椎正中量之，垂绳一头，当脊正以下，以墨点讫。又量病者口两吻头，接绳头正下复点之，望使相当所三处并下火。重者各五百壮，轻者三百壮即愈。

当脊穴

《外台》引《崔氏》曰：令疾者平坐解衣，以绳当脊大椎骨中，向下量至尾株骨尖头讫。再折绳，更从尾株骨尖头向上量，当绳头正中即点之。高虢州初灸至百壮得瘥，后三年复发之，灸之便断。兼药疗腰脚。

尾闾穴

《资生经》曰灸痔法：疾若未深，尾闾骨下近谷道灸一穴，便可除去。如《传信方》，先以经年槐枝煎汤洗，后灸其上按：其上，指谷道上七壮，大称其验。

十四椎两傍穴

《医学入门》曰：灸肠风诸痔，十四椎下各开一寸半，深者最效。

脊中当脐傍

《千金翼》曰：丈夫痔下血，脱肛，不食，常泄痢[1]，妇人崩中去血，带下淋露，去赤白杂汁，皆灸之，此挟两傍各一寸横三间寸灸之。

脊中当脐

《医学纲目》曰：脊骨凸处与脐平对是穴，主痔漏下血。

二白

《医经小学》曰：二白二穴转手取。《医学纲目》曰：在掌后横纹上四寸，手厥阴脉。两穴相并，一穴在两筋中，一穴在天筋外。针三分，泻两吸。主治痔漏下血，里急后重，或痒或痛。《奇效良方》曰：二白四穴，即郄门也。在掌后横纹中直上四寸。一手有二穴，一穴在筋中两筋间，即间使后一寸；一穴在筋外，与筋内之穴相并。治久痔脱肛。《针灸大成》同。按：郄门在掌后五寸，以此穴为郄门者，非也。

手

后腋

《外台》曰：在腋后廉际两筋间。主腋外相引而痛，手臂拘挛急，不得上头。

---

[1] 常泄痢：原作"长成痢"，据《千金翼方》卷第二十七改。

肩柱骨穴

《奇效良方》曰：肩柱骨二穴，在肩端起骨尖上是穴。治疗疬及治手不能举动，可七壮。

手八邪

《奇效良方》曰：在手五指岐骨间是，左右各四穴。

其一，大都二穴，在手大指次指虎口赤白肉际。握拳取之，可灸七壮，针入一分，治头风牙痛。其二，上都二穴，在手食指、中指本节岐骨间。握拳取之，治手臂红肿。针入一分，可灸五壮。其三，中都二穴，在手中指、无名指本节岐骨间，又名腋门也。治手臂红肿，针入一分，可五壮。其四，下都二穴，在手无名指、小指本节岐骨间，一名中渚也。中渚之穴，在液门下五分。治手背红肿，针入一分，可五壮。两手共八穴，故名八邪。《针灸大成》同。按：八邪之名，亦见《外科全书》，大同小异，故略也。

膏肓

《针灸大成》曰：在掌后寸部前五分，针一分半，灸七壮，治手病。

转谷

《外台》曰：疑脱"腋"字傍二骨间陷者中。主胸胁支满，不欲食，谷入不化，呕吐，复出举腋。按：《外台》属足少阳经，今为别穴。

胁堂

《外台》曰：在腋阴下二肋陷者中。主胸胁支满，胪胀贲豚，噫哕喘逆，胆视按：胆视，《图翼》作"远视眈眈"之字，目黄。举腋取之。《明下》同《外台》，属足少阳经。

旁庭

《千金》曰：在腋下四肋间，高下正与乳相当，乳后二寸陷中，俗名注市。举腋取之，刺入五分，灸五十壮。主中恶，飞尸遁注，胸胁满。

旁庭

《外台》曰：胁堂下一骨间陷者中。举腋取之，灸三壮。主卒暴中，飞尸遁及胸胁支满，时上抢心，呕吐喘逆，咽干胁痛。属少阳经。

巨阙俞

《千金翼》曰：第四椎名巨阙俞。主胸膈中气，灸随年壮。

呕吐附干呕

转谷

《外台》曰：在疑脱"腋"字傍二骨间陷者中。主胸胁支满，不欲食，谷入谷不化，呕吐复出。举腋取。《外台》曰属足少阳经，详见胸。

通关

《医学纲目》曰引《摘英》：在中脘傍各五分，针入八分。主治五噎吞酸，多唾，呕吐不止。详见谷不化。

乳下穴

《千金》曰：干呕，灸乳下一寸，三十壮。《千金翼》曰：卒吐逆，灸乳下一寸七壮。

脐下穴

《千金》曰：治干吐，灸脐下四指，七壮。即关元穴。

独阴

《奇效良方》曰：在足第二趾下横纹中是。治女人干吐哕吐。《图翼》曰《捷法》曰：即至阴穴，当是足小趾也。治干呕吐。

横纹《针灸大成》作横门

《活婴秘旨》曰：横纹在掌尽处横纹陷至中指尖。主吐。

板门

《针灸大成》曰：推横门向板门，止呕吐；板门推向横门，止泻。如喉中响，大指掐之。①

谷不化

转谷

《外台》曰：疑脱"腋"字傍二骨间陷者中。主胸胁支满，不欲食，谷入谷不化，呕吐复出。举腋取之。《外台》属足少阳经。

通关

《医学纲目》曰引《摘英》曰：在中脘傍各五分，针入八分，左捻进食，右捻能和脾胃。许氏曰此穴一针四效：凡下针良，人觉脾磨食，觉针动，为一效；次针破病根，腹中作声，为二效；次觉流入膀胱，为三效；又次觉气流行腰后骨空间，为四效。主治五噎吞酸，多唾，呕吐不止。

食仓

《医经小学》曰：食仓食关治脾胃，在中脘傍半寸位。

腋下穴

《医学纲目》曰：腋聚毛下宛宛中。主食饮不化，入腹还出。

---

① 推横门向板门……大指掐之：此处25字原脱，据《针灸大成》卷十补。

外劳宫

《活婴秘旨》曰：在指下正对掌心是穴，治五谷不消，肚腹泄泻。

泄泻

应突

《外台》曰：在饮郄下一寸。主饮食不入，腹中满，大便不得，即腹鸣泄注。仰腹取之。《外台》属足少阳经。

阴阳

《活婴秘旨》曰：横纹两傍乃阴阳二穴，就横纹上以两大指中分，望两傍扶为分阴阳。按：横纹，《活婴秘旨》曰：在掌尽处横纹陷至中指尖。治肚腹膨胀，泄泻，二便不通，脏腑虚。

板门

《针灸大成》曰：推横门向板门，止呕吐；板门推向横门，止泻。如喉中响，大指掐之。[①]

外劳宫

《活婴秘旨》曰：在指下正对掌心是穴。治五谷不消，肚腹泄泻。

一窝风

《活婴秘旨》曰：主泻。详见于腹痛门。

贲豚

胁堂

《外台》曰：在腋阴下二骨陷者中。主胸胁支满，胪胀贲豚，噫哕喘逆，胆视按：《图翼》曰"胆视"作"远视"耳，目黄，举腋取。《明下》同《外台》，《外台》属足少阳经。

噫哕附噫嗝吃逆

胁堂

《外台》曰：腋阴下二骨陷中。主胸胁支满，胪胀贲豚，噫哕喘逆，胆视《图翼》作"远视眈眈"，目黄。举腋取之。《明下》同《外台》，《外台》属足少阳经。

通关

《医学纲目》引《摘英》曰：在中脘傍各五分，针入八分。主五噎吞酸。详见于谷不化。

乳下穴

《医学纲目》曰：男左女右，乳下黑尽处一韭叶许，灸二七壮。主治

---

① 推横门向板门……大指掐之：此处25字原脱，据《针灸大成》卷十补。

吃逆。

腋下穴

《千金》曰：噫哕，膈中气闭塞，灸腋下聚毛下附胁宛宛中，五十壮。

胁腰

旁庭

《外台》曰：在胁堂下二骨间陷者中。举腋取之，灸三壮。主卒暴中，飞尸遁及胸胁支满，时上抢心，呕吐喘逆，咽干胁痛。

始素

《外台》曰：在胁腋下廉下二寸骨陷中。主胁下之支满，腰引腹筋挛，阴气上缩。举腋取之。

通谷

《千金》曰：心痛恶气，上胁急痛，灸通谷五十壮，在乳下二寸。《翼》方同。

脱肛

接脊

《明下》曰：在十二椎节间。小儿痢下赤白，秋末脱肛[①]，每厕肛疼不可忍者，灸一壮，炷如小麦大。

尾翠上

《资生经》曰：黄帝疗小儿疳痢脱肛，体瘦渴饮，形容瘦瘁，诸药不瘥，灸尾翠骨上三寸骨陷间三壮。

十二椎

《医学纲目》引《明下》曰：十二椎节下间三壮。主治痢下赤白，脱肛。

脊中当膀胱

《千金翼》曰：丈夫痔下血，脱肛，不食，灸之。详见痔门。

二白

《奇效良方》曰：治久痔脱肛。详见[②]痔门。

舌

聚泉

《奇效良方》曰：治舌胎，舌强。详见嗽咳门。

---

① 脱肛：原作"脱脱"，据明·朱橚《普济方》卷八改。

② 见：原作"门"，据文义改。

杉山真传流奥龙虎之卷第三

和田一总检校　撰

产后

石关

《卫生宝鉴》曰：石关二穴，在心下二寸两傍各五寸，灸五十壮。主产后两胁急痛不可忍。

惊悸附惊搐

浊浴

《千金翼》曰：挟胆俞傍行相去五寸，名浊浴。主胸中胆病，恐思多惊少力，口苦无味，随年壮。

印堂

《图翼》曰：在两眉中间。《玉龙赋》曰：善治惊搐。

通谷

《千金》曰：心痛，恶气上胁急痛，灸通谷五十壮，左乳下二寸。《翼》方同。

灸心气

《医经小学》曰：五指一寸灸心气。《徐氏大全》曰：先将秆心一条长者，比男左女右手掌内大拇指根横纹，量至爪甲肉止，以墨点记。次比盐指、中指、四指、小指，五指，皆比如前法，再加同身寸一寸点定。别用秆心一条，与先所量秆心般齐，至再加一寸墨上，共结一磊。却令病人正坐，脱去上衣，以秆心分开，加于颈上，以指按定，磊于天突骨上，两边垂回背后，以两条秆心取般齐垂下，脊中尽处是穴。可灸五壮、七壮，神效。

足第二趾穴

《神应经》曰：张文仲疗卒心痛不可忍，冷酸水及元脏气，灸足大趾次趾内踝纹中各一壮，炷如小麦，立愈。《资生》同。

梦精附失精

精宫

《医学入门》曰：专主梦遗，十四椎下各开三寸，灸七壮效。按：原出《医经小学》，然无分寸。今按：此则志室穴也。

背部三处

《资生经》曰：白浊漏精，灸大椎骨、尾龟骨，并中间共三处，以绳量大椎至尾龟骨，折中取中间穴。

手足爪甲穴

《千金》曰：小便数而少且难，用力辄失精者，令其人舒两手，合掌并大指，令齐急逼之，令两爪甲相近，以一炷灸两爪甲本肉际《翼》有"肉际"二字。方后自然有角，令炷当角中小侵入爪上，此两指共用一炷也。亦脚大趾与手同法，各三炷而已，经三日又灸之。

吞酸 附吐酸

通关

《医学纲目》引《摘英》曰：在中脘傍各五分。针入八分，主治五噎吞酸。详见于谷不化。

足第二趾穴

《资生经》曰：张文仲疗[①]卒心痛不可忍，吐冷酸水。详见心痛门。

多唾 [②]

通关

《医学纲目》曰引《摘英》：在中脘傍各五分。针入八分，主治五噎吞酸，多唾吐呕。详见于谷不化。

脚气

脐下穴

《外台》引苏恭曰：脚气，若胸中气散而心下有脉洪大跳，其数向下，分入两髀股内，令人心急怵悸者，宜以手按捻小腹下两傍，接髀大斜纹中，有脉跳动，便当纹上灸跳三七壮即定。灸毕，灸三里二十壮，以引其气下也。

千金八处 按：八处悉虽非奇俞，各有穴之一法，故出此。

论灸法：凡脚气初得溺便，速灸之，并服竹沥汤，灸讫可服八风散，无不瘥者，惟急速治之。若人但灸而不能服散，服散而不灸，如此者半瘥半死，虽得瘥者，或一二年后复更发动。觉得，便依此法速灸之及服散者，治十十愈。此病轻者，登时虽不即恶，治之不当，根源不除，久久期于杀人，不可不精以为意。

初风市

可令病人起，正身平立，垂两臂直下，舒十指掩着两髀便点，当手中央指头髀大筋上是。灸之百壮，多亦任人。轻者不可减百壮，重者乃至一处

---

① 疗：原脱，据《针灸资生经》第三补。

② 多唾：原作"多睡"，据《医学纲目》卷之二十二改。下凡遇此误径改，不再出注。

五六百壮①，勿令顿②灸，三报之佳。《外台》曰：平立垂手，当中指头髀两筋间是也。《明堂下经》曰：膝外两筋间平立，舒下两手，着腿当中指头陷者宛宛中，灸三壮。《图翼》曰：在膝上七寸外侧两筋间。一说《四时气篇》马注曰：环跳穴下三寸。一说《本事方》曰：风市即中渎穴。按：此说索拘之甚者，不可从矣。

次伏兔

令病人累夫端坐，以病人手夫掩横膝上，夫下傍与曲膝头齐，上傍侧夫际掌中央是。灸百壮，亦可五十壮。和田一：足少阳筋云云。其支别起外辅骨上，走髀前者结于髀。又曰：其病足中趾支胫转筋云云。《甲乙经》曰：在膝上六寸起肉间，足阳明脉气所发。《聚英》歌曰：伏兔市上三寸强。《入门》曰：膝髀罅上六寸向里。《铜人》引一说曰：膝盖上七寸。《资生经》曰：正起坐取之。

次③犊鼻

在膝头盖骨上际外骨箕踵中，动脚以手按之，得窟解是。灸之五十壮，可至百壮。和田一按：犊鼻始出《内经·本输篇》，曰：刺犊鼻者，屈不能伸云云。又《气穴论》曰：犊鼻二穴云云。《骨空论》曰：骭骨空，在辅骨之上端云云。王冰注曰：犊鼻穴也。《甲乙经》曰：在膝下骭上挟解大节中，足阳明脉气所发。《铜人经》曰：在膝下骭骨上端骨解大筋中。马注《本输篇》曰：膝髌下骭骨上挟解陷中。一说《入门》曰：膝头眼外侧大筋陷中。一说《外台》引苏曰：在膝盖上外角宛宛中。

次膝两眼

在膝头骨下两傍陷者宛宛中是。《资生经》曰：膝眼四穴，在膝头骨下两傍陷中。《铜人》无此四穴，《明堂》有之。《外台》引苏曰：膝目二穴，在膝盖下两边宛宛中是也。又引苏曰：在膝头骨下相接处，在筋之外陷中是。在，当作"大"。按：诸书悉谓可灸之，独《资生经》曰禁灸。有人膝肿甚，人为灸此穴，遂致不救，盖犯其所禁也。

次三里

在膝头头骨节下一夫附胫骨外是，一曰在膝头骨下三寸。人有长短大小，

---

① 百壮：原脱，据《备急千金要方》卷七补。
② 顿：原作"项"，据《备急千金要方》卷七改。
③ 次：原作"资"，据前后文例改。

当以病人手夫度取，灸之百壮。《针解篇》曰：所谓三里者，下膝三寸也。《本输篇》曰：下陵膝下三寸，胻骨外三里也，为合。《骨空论》曰：膝下三寸分间。《资生经》：人多不能求其穴，每以大拇指、次指圈其膝盖，以中指佳处为穴，或以最小指佳处为穴，皆不得真穴所在也。

马脾风

乳上穴

《幼科准绳》曰：小儿喘胀，俗谓之马脾风，又谓之风喉者，以草茎，病儿手中指里，近掌纹至中指尖截断，如此二 当作"三" 茎，自乳上微斜直立两茎，于稍尽头横一茎，两头尽头点穴，灸三壮。灸三壮，此法多曾见愈。

癖

乳下穴

《千金》曰：小儿癖，灸两乳下一寸，各三壮。

癖根穴

《万病回春》曰小儿灸癖疾法：穴在小儿背脊中，自尾骶骨，将手揣摸脊骨两傍有血筋发动处两穴，每一穴用铜钱压在穴上，用艾炷安孔中，各灸七壮。此是癖根贯血之处，灸之疮即发，即可见效。灸不着血筋，则疮不发而不效也。

转筋

乳下穴

《千金》曰：转筋四厥，灸两乳根黑白际，各一壮。

足心下穴

《外台》曰：服石转筋入腹，灸脚心下当拇趾上七壮。

足大趾穴

《外台》曰：服石转筋，灸两大拇趾爪甲后连肉处当中尖三壮。又《肘后》曰：转筋，灸当足大拇趾聚筋上六七壮，神验。

脐傍穴

《外台》引《肘后》曰：疗筋入腹痛者，令四人捉手足，灸脐左二寸十四壮。

内昆仑

《千金》曰：治脚转筋，针内昆仑，穴在内踝后陷中，入六分，气至泻之。

股里穴

《千金》曰：转筋入腹，痛欲死，灸股里大筋去阴一寸。《外台》《肘后》同。

踝骨穴

《千金翼》曰：治转筋急，不得屈伸，灸足外踝骨上七壮。

内踝尖

《奇效良方》曰：内踝尖上是穴。可七壮灸，治脚内廉转筋。

外踝穴

《奇效良方》曰：外踝尖二穴，在足外踝骨尖上是穴。可七壮灸，治脚外廉转筋，宜三棱针出血。

踵跟穴

《千金》：转筋不止，灸足踵聚筋上白肉际七壮，立愈。又曰：走哺转筋，灸踵踝白肉际各三七壮。霍乱转筋，灸足跟后黑白肉交际当中央。走哺以下，详见霍乱。

膝下穴

《千金》曰：转筋在两臂及胸中者，灸手掌《翼》有"后"字白肉际七壮。

足大趾穴

《千金》曰：转筋，灸足大趾下约《外台》有"中"字一壮。

月经

乳下穴

《千金》曰：女人月经不来，服黄芩牡丹汤后，灸乳下一寸黑白际，各五十壮。

交仪穴

《千金》曰：女人漏下赤白，月经不调，灸交仪三十壮，穴在内踝五寸。

独阴

《奇效良方》曰：在足第二趾下横纹中是也。治㽷血不调，可灸五壮。

阴独

《医学纲目》曰引《心术》：在足四趾间，三壮。主治月经不调。

通里

《东医宝鉴》曰：主经血过多，针二分，灸二七壮。详漏下门。

内踝下穴

《千金》曰：月经不断，灸内踝下白肉际青脉上，随年壮。

霍乱

乳外穴

《外台》引《肘后》曰：霍乱吐且下痢，灸两乳边连黑外，近腋白肉际各七壮，可至二七壮。

心下穴

《外台》引《肘后》曰：疗霍乱神秘起死。以物横度病人口中，屈之，从心鸠尾度以下，灸度下头五壮，横左右，复灸五壮。此三处并当先灸中央毕，更横度左右也。

脊骨穴

《医学纲目》引《明堂》曰：主治霍乱吐泻，以竹杖两手反抱住于脊骨，就杖见上下各点一穴。如先吐，先灸上穴；先泻，先灸下穴。各三百壮，百发百中。

脊两傍穴

《千金》曰：霍乱转筋，令病人合面正卧，伸两手着身，以绳横量《图翼》作"索"两肘尖头，依绳下挟骨两边相去各一寸半《外台》无"半"字，各百壮，无不瘥。《千金翼》曰：注引《肘后》，此华佗法。

脊上三穴

《外台》引救急曰：疗霍乱，心腹痛胀，吐痢烦闷不止。令病人覆卧，伸两臂膊着身，则以小绳正当两肘骨尖头，从脊上量度，当脊骨中央绳下点之，去度。又取绳量病人口至两吻截断，便折中折，则以度同所点背下两边，各依度长短点之，三处一时下火，灸绝便定，神验。艾炷大稍加也。

挟脊三处

《外台》引《肘后》曰：疗霍乱神秘起死，灸脊上。以物围，令正当心压，又夹脊左右一寸，各一壮，灸三处。

踵踝穴

《千金》曰：走哺转筋，灸踵踝白肉际各三七壮。《外台》引救急法曰：霍乱转筋，灸足跟后黑白肉际当中央。按：申脉穴。

龟胸背

乳前穴

《幼科准绳》引田氏曰：小儿龟胸，取两乳前各一寸五分，上两行三骨罅间六处，各三壮，炷如小麦。春夏从下灸上，秋冬从上灸下。《资生经》曰……

囟陷

脐上下穴

《千金》曰：小儿囟陷，灸脐上下各半寸。《明堂下经》曰：小儿囟开不合，灸脐上下各分二穴，灸三壮。灸疮未合，囟先合矣。

脐风

挟脐四面穴

《寿世保元》曰：治小儿脐风，用线比两口角折中，以墨记之，放脐中上下四穴，灸七壮。

鼓胀

脐四面穴

《医学纲目》曰：脐上下左右各二寸二分，主治鼓胀。

阴阳

《活婴秘旨》曰：主治腹膨胀。穴详见泄泻门。

哑

脐下穴

《寿世保元》曰：暴哑不能言者，速灸脐下四寸，并小便阴毛际骨陷中，各灸一七壮，重者二七壮。

断产

脐下穴

《图翼》曰：欲绝产，脐下二寸三分，灸三壮，或至七七壮，即终身绝孕。

踝上穴

《千金》曰：妇人欲绝产，灸右踝上二寸即断。一说曰：百日间，忌合淫。若侵之，则一切不效。在禁淫之内，月两艾。

癣

肩颈穴

《千金》曰癣法：八月八日日出时，令病人正当东户长跪，平举两手，持户两边，取肩头小垂际骨解宛宛中灸之。两火俱下，各二壮。若七壮，十日愈。

牙齿附牙痈牙疳

肩尖穴

《资生经》曰《良方》牙疼法：随左右所患肩尖微近后骨缝中，小举臂取之，当骨解陷中灸五壮。予亲灸数人，皆愈。灸毕项大痛，良久乃定，永不发。

足外踝穴

《千金》曰：风齿疼痛，灸外踝上高骨前交脉，三壮。

内踝尖

《医学纲目》曰：治上牙痛，足内踝两尖灸之。《医经小学》曰：两踝穴在足内踝骨尖上是穴，可七壮。治下片牙疼痛。

臂穴

《千金》曰：风齿痛，以线量手中指，至掌后《翼》有"第一"二字横纹，折为四分《古今医统》有①"去三分，将一分"六字，量横纹后当臂中《图翼》作"横纹比量向后，于臂中尽处两筋间是穴"，灸二壮愈。灸之当随左右。

手中指穴

《千金翼》曰：牙齿疼，灸两手中指背第一节前有陷处七壮，下火立愈。

手中指头穴

《千金翼》曰：治虫齿，以檐一枚，令病人蹲坐，横于膝上，引两手寻使极，住手伸中指，灸指头檐上三壮，两头一时下火。病人口诵咒曰：嚙牙虫，名字鹊，莫嚙牙，莫嚙牙。灸人亦念之。

手八邪

《奇效良方》曰：左手五指岐骨间，左右手各四穴，其一大都二穴，在手大指次指虎口赤白肉际，握拳取之，可灸七壮，针入一分，治头风牙痛。详见手门。

龙虎

《医经小学》曰：龙虎侧腕紫脉中，治口牙疼灸七壮。此穴与龙玄同。

龙玄

《医学纲目》曰：在列缺上青脉中，灸之主治下牙痛。《神应经》曰：在侧腕交叉脉。

神授

《痈疽神秘灸经》曰：牙痛，灸神授二七壮，随人大指上直鳞处起，用患人手一跨。

---

① 有：原作"者"，据文义改。

踝骨

《痈疽神秘灸经》曰：牙疳，当足外踝骨尖上三壮。

乳蛾

十宣

《奇效良方》曰：十宣十穴，在手十指头上去爪甲角一分，每指各两指共十穴，故名十宣。治乳蛾，用三棱针出血，则大效矣。

缢死

地神

《千金》曰：治自缢死，灸四肢大节陷大指本纹，名地神，各一壮。

大小便

脊二十椎穴

《千金》曰：大便下血，灸第二十椎，随年壮。

七椎两傍

《千金》曰：小儿尿血，灸第七椎两傍各五寸，随年壮。

背部三处

《寿世保元》曰：论肠风脏毒，便血久不止者，以患人平立，量脊骨与脐平处椎上，灸七壮。或年深者，更于椎上两傍各一寸，灸七壮[1]，无不[2]除根。

脊中当脐傍

《千金翼》曰：丈夫痔下血，灸之。详见痔门。

脊中当脐

《医学纲目》曰：脊骨凸处与脐平对是穴，主治痔漏下血。《资生经》曰：治下血不止，量脐心与脊骨平，于脊骨上灸七壮即止。如再发[3]，即再灸七壮，永除根本。目视数人有效。予尝用此灸人肠风，皆除根本，神效无比。然亦须按其骨突处酸，方灸之，不疼则不灸。但便血本因肠风云云，即肠痔，不可分而为三。或分为三而治之，非也。《类经图翼》曰：凡大便下血，诸治不效者，但取脊骨中与脐相平，须按脊骨高突之处，觉酸疼者是穴，方可于上灸之，不疼者非也。灸七壮即止，如再发，即再灸七壮，永可除根。至于吐血衄血，一切血病，百治不效者，经灸永不再发。

---

① 壮：原作"椎"，据《寿世保元》卷十改。

② 不：原脱，据《寿世保元》卷十补。

③ 发：此下原衍"即再发"3字，据《针灸资生经》第三删。

曲泽下穴

《医学纲目》曰：治肠风下血，肘内曲泽下一寸。

灸法

便血不止，宜灸等穴。《玉机微义》

劳宫 手厥阴经　太白 足太阴经　会阳 足太阳经　三里 足阳明经

按：血证宜灸等穴，详见《资生经》，兹不备录。然火热脉盛实者，非所宜也。

虚劳

脊椎两傍三处

《千金》曰：虚劳尿精，灸第七椎两傍各三十壮。又灸第十椎两傍，灸三十壮；又灸第十九椎两傍，各二十壮。

肾俞横穴

《千金》曰：肾俞主五脏虚劳，少腹弦急，胀热，灸五十壮，老少损之。若虚冷，可至百壮，横三间寸灸之。

阴阳

《活婴秘旨》曰：治脏腑虚。穴详见泻门。

合谷对穴

《图翼》曰：治虚劳一法，取手掌中大指根稍前肉鱼间，近内侧大纹半指许，外与手阳明合谷相对处，按之极酸者是穴。此同长强，各灸七壮，甚妙。

疳湿疮 附湿虫

十五椎傍

《千金》曰：治小儿疳湿疮，灸第十五椎挟脊两傍七壮。未瘥，加七壮。

脊骨两傍穴

《千金》曰：疳湿，先以绳拘颈[①]向心厌头，令当脐骨下尖处，即插着转绳向背，背上当脊骨插头，横量病人口两吻头，作定于捉绳头，脊骨上点两处灸，必须细意点处齐平即灸。初日各一壮，满一七日；至第二七日，灸二七壮；第三七日，旦暮灸七壮；第四七日，日只三壮；第五七日，日二壮。看初灸二三日，若灸疮发脓者易瘥，五六日乃发者难瘥。

脊上三处

《千金》曰：治湿虫冷。详见痢门。

---

① 颈：原作"项"，据《千金翼方》卷第二十三改。

骨蒸_{附传尸}骨蒸附传尸

脊八处

《外台》引文仲记曰：荆州人元礼，尝家患骨蒸传尸死 [1] 尽 [2]。以病儿大拇指自捻着，展中指直向脊骨，指头脊背膂中肉少筋上点记，从点处向上至耳下尖头，即中央。屈绳从初点处向上，还进前点记，向下当脊膂点记，一边点四处，两边俱点，总八处。各须去脊骨远近一种评注曰：通按"种"字可疑，并须上下相当，下从撅肋，上至耳根取直。八处一时下火，艾炷如枣核，坚实作之。灸了，即以灰三匝图围坐处便归家，不须回顾。禁肉面、生冷，特忌色及杂食。平复，任依常；未平复，有犯重发，即不可复疗。

脊两傍穴

《资生经》引《集效》曰灸劳法：其状手足心热，盗汗，精神困顿，骨筋疼寒。初发咳嗽，渐吐脓血，肌瘦面黄，减食少力，令身正直。用草子男左女右，自脚中趾尖量过脚心，向上至曲踿大纹处截断。却将此草自鼻尖量，从头正中须分开头心发贴肉量至脊，以草尽处用墨点记。别用草一条，令病人自然合口，量阔狭截断。却用此草，于墨记上平搨两头尽处量穴。灸随年多，多一壮如年三十，灸三十一壮，果效。按：患门 [3] 取方颇近。

胫骨外穴

《外台》引文仲曰：疗传尸，立脚，于系鞋处横纹，以手四指，于纹上量胫骨外，逼胫当四指中节，按之有小穴。取一缕麻刮令薄，以此麻缓系上，灸令麻断。男左女右，患多减。

阴户

关仪

《千金》曰：女人阴中痛引心下，及小腹绞痛，腹痛五寒按：疑"五寒"有误，灸关仪百壮。穴在膝外边上一寸宛宛中是也。

水肿

风市

《灵枢·四时气篇》曰：徒㽷，先取环谷下三寸，以铍针针之。马氏《注证》

---

[1] 死：此下原衍一"死"字，据《外台秘要》卷第十三删。

[2] 尽：此下原衍"肋头"2字，据《外台秘要》卷第十三删。

[3] 患门：原作"串门"，据文义改。

曰：按各经无环谷穴，止^①足少阳胆经有环跳穴，今曰"下三寸"，意者风市穴乎云云。《千金》曰：风市穴，可病人起正身平立，虽垂两臂直下，舒十指，掩着两髀便点，当手中央指头髀大筋上是。详见脚气。

手大指穴

《千金》曰：治水肿，灸两手大指缝头七壮。

足第二趾穴

《千金》曰：治水肿，灸足第二趾上一寸《入门》有"半"字，随年壮。

足膝^②

风市

《明堂下经》曰：在膝外两筋间。平立，舒下两手，着腿当中指头陷者宛宛中，灸三壮。主冷痹，脚胫麻，腿膝酸痛，尻重，起坐难也。详见脚气。

膝眼

《资生经》曰：膝眼四处，在膝头骨下两傍陷中。主膝冷疼不已，针五分，留三呼，泻五吸。禁灸。有人膝肿甚，人为灸此穴，遂至不救，盖犯其所禁也。《铜人》无此四穴。《明堂》有之。《玉龙赋》曰：兼髋骨。按：髋骨，《图翼》曰在膝盖梁丘傍外开一寸云云。恐与此同穴。治脚腿重痛。《东医》曰：主膝髌酸痛，针入五分，留三呼，禁不可灸。

足八风

《奇效良方》曰：在足五趾缝间，两足共八穴，故名^③八风。治脚背红肿，针入一分，可灸五壮。

髋骨

《图翼》曰：在膝盖上梁丘傍外开一寸。主治两脚膝红肿痛，寒热湿走注，白虎历节风痛，腿丫风痛，举动不得。

鹤顶^④

《医学纲目》曰：在膝盖骨尖上，灸七壮。主治两足瘫痪，两腿无力。

踵跟穴

《医学纲目》曰：治足跟红肿，冻疮。足正面后跟赤白肉际骨下，针入三

---

① 止：此下原衍一"二"字，据明·马莳《黄帝内经灵枢注证发微》第三卷删。
② 足膝：原作"足漆"，据文义改。
③ 名：原脱，据《奇效良方》卷五十五补。
④ 鹤顶：原作"鹤项"，据文义改。

分，灸二七壮。

膝下穴

《千金》曰：转筋，胫骨痛不可忍，灸膝下廉横筋上，三壮。

鸡爪风

鬼眼

《古今医鉴》曰：妇人鸡爪风，于左右膝骨两傍各有一小窝，共四穴，俗谓之鬼眼，各灸三壮即愈。《寿世保元》同。

痹

手八邪

《医经小学》曰：手八邪穴手十指，岐缝中是治病痹。灸法及穴详手门。

曲䏝两纹头穴

《神应经》曰：冷痹，脚气挛急，不得屈伸，灸三壮。详见骨蒸门。

邪鬼附鬼击梦魇

鬼哭一名鬼眼

《图翼》引《千金》曰：秦承祖灸鬼法，名鬼哭穴。以两手大指相并缚定，用艾炷骑缝灸之，令两甲后连肉四处着火，一处无火则不效，灸七壮，或二七壮。按：此法出《千金方》及《翼方》，不言出秦承祖而名鬼哭。《资生经》虽引秦承祖用此名，无名鬼哭之文，始从介宾。又曰：一曰前秦承祖所用者，是名手鬼眼穴。又二穴在足大拇趾间，取手穴同法，是名足鬼眼，用治癫痫梦魇鬼击，灸之大效。亦治五痫呆痴，及伤寒发狂等证。《神应经》曰：鬼眼四穴，以两手两足大拇趾用绳缚定，艾炷者四处尽灸。不到，其疾不愈，灸三壮。

踵跟穴

《千金》曰：治鬼击，灸两踵白肉际取瘥。

足大趾穴

《医学入门》曰：卒死，一切急魇暴绝，灸足两大趾内去甲如韭叶。按隐白次。

狐惑

鬼哭详见邪鬼

针晕附昏晕

夺命

《针灸聚英》引刘原曰：晕针，夺命穴救之，男左女右取之。不回，却再取右，女亦然。此穴正在手膊上侧筋骨陷中虾蟆儿上，肩至肘，正在当中。注曰：刘氏止言夺命穴，而不言何经何络。今按：此穴分是肺大肠脉，分而古亦无夺命穴。《医学纲目》曰：在曲泽上一尺，针入三分，忌灸，主气昏。

晕《东医宝鉴》依附晕

惺惺

《医学入门》曰：针晕者，神气虚也。不可起针，以针补之，急用袖掩病人口鼻回气，内与热汤饮之即苏，良久再针。甚者，针手膊上侧筋骨陷中，即蝦蟆肉上惺惺穴，或三里即苏。若起针，坏人。疑与夺命穴同。

癜风

蝦蟆

《医学纲目》曰：直两乳头，以篾量过，当两臑脉络上灸之。臑络脉，俗呼为蝦蟆穴也，主治紫白癜风。

痛风

髋骨

《图翼》曰：在膝盖上梁丘傍外开一寸。主治两脚膝红肿痛，寒湿走注，白虎历节风，腿丫风痛，举动不得。

踝尖穴

《医学纲目》曰：白虎历节风，内外两踝尖灸之。

挛急附筋急

五虎

《奇效良方》曰：在手食指及无名指第二节骨尖，握拳得之。治五指拘挛，可灸五壮，两手共四穴也。《图翼》曰：在手食指、无名指背间本节前骨尖上，各一穴，握拳取之。主治拘挛。

踝骨穴

《千金》曰：筋急不能行者，内踝筋急，灸内踝上四十壮；外踝筋急，外踝上二十壮。立愈。《千金翼》曰：治筋挛转筋，十指筋急，不得屈伸，灸足外踝骨上七壮。

膝外穴

《医学纲目》曰：膝筋拘挛不开，两脚外曲纹尖，灸二十壮，即委阳穴。按：与委阳自别。

肩背

胛缝

《医学纲目》曰：在背端骨下，直腋缝尖及臂取二寸半，泻六吸。主治肩背痛连胛。

痰

靠山

《活婴秘旨》曰：治疟疾痰壅。<small>详见疟门。</small>

精灵

《活婴秘旨》曰：在四指、五指夹界半寸。治痰壅，气促气攻。

附骨疽

间使后穴

《千金》曰：治附骨疽，灸间使后一寸，随年壮，立瘥。

不语

踝骨穴

《千金》曰：小儿不语，灸足两踝<small>《图翼》作"两足外踝"</small>各三壮。

肠痈

肘尖穴

《资生经》曰：肠痈为病，小肠重，小便数似淋，或脐生疮，或脓从脐出，大便出脓血，屈两肘正，灸肘头锐骨各百壮，则下脓止<small>一说作"止血"</small>止瘥。

杨梅疮

《万病回春》曰：杨梅疮，初起那一个，灸三五壮，后再不发。

奥卷终

杉山真传流针治手术详义

日·和田春彻等 口授

日·大泽周益 笔记

校注说明

《杉山真传流针治手术详义》一书由日本大泽周益笔记整理而成，具体成书年代不详。该书传承了日本"针圣"杉山和一的管针术，主要记载了 96 种管针手术法及其主治病证，是研究日本杉山流、杉山真传流管针术的宝贵资料，具有较高的临床参考价值和文献研究价值。

1. 作者与成书

《杉山真传流针治手术详义》书首"传手术目次"前题署"东都行针御医宦和田先生口授 / 米泽 / 一传门人大泽周益笔记"，末叶题"杉山先生之高门流仪传统之先生　关东二代目侍医三岛元兴院法印述之"。

书末所题"三岛元兴院法印"即三岛安一（1645 ～？），为江户时代前期针医，出生于伊豆三岛（今属日本静冈县），是著名盲人针医杉山和一高弟。元禄六年（1693），出任幕府医官奥医师；元禄十六年（1703），授法眼称号；元禄七年（1694），继杉山和一之后，担任第二代盲人首领关东总检校之职；宝永三年（1706），擢升为法印，赐号元兴院。曾掌管杉山和一创办的"针治讲习所"，传授杉山流针术。

关于《杉山真传流针治手术详义》书首所题"和田先生"，《杏雨书屋藏书目录》记载为和田春彻，云："《杉山真传流针治手术详义》一卷，乾 3662，江户和田春彻口授，门人大泽周益笔记，写本，一帙一册。"① 但也有日本学者认为此书为岛浦和田一口授，言：岛浦和田一口授的讲义内容，于宝永四年（1707）左右，由大泽周益笔写而成。②

在日本针灸医学史上，和田氏家族是著名的针灸世家之一，家中多人出仕幕府医官（行针御医官）。和田家首位担任幕府医官的是岛浦和田一（？ ～ 1743），又称益一，米泽藩（今属日本山形县）人。幼时目盲，乃有志以针立身，入于盲人针医杉山和一之门，后应幕府将军之召出任医官奥医师，仕于德川纲吉、家宣、家继三代将军，继三岛安一之后担任第三代关东总检校，是《杉山真传流》一书的主要编撰者。《杉山真传流》成书之后，传承杉

---

① 武田科学振兴财团 . 杏雨书屋藏书目录［M］. 京都：临川书店，1982：481.

② 大浦宏胜，市川友理 . 和田正长の残した『杉山真伝流』全巻の検証［J］. 日本医史学雑誌，2009，55（3）：329–345.

山和一针术的流派也被称为"杉山真传流"。

岛浦和田一（益一）之后，其家改姓和田，先后有和田春彻（直秀）、和田春长（正直）、和田春长（正胤）、和田春长（正定）、和田春孝（忠顺）、和田春彻（正长）等继承家业。

和田世家曾有两位和田春彻，其一字直秀，另一位字正长。其中，和田春彻（直秀）为岛浦和田一之子，生年不详。宝永六年（1709），和田春彻（直秀）初次得见幕府将军德川家宣，其后成为幕府医官。元文元年（1736），岛浦和田一辞去总检校之职，和田春彻（直秀）承其家业，继续管理由杉山和一创办的"针治学问所"，但元文三年（1738）十二月先于其父辞世。和田春彻（直秀）生前协助岛浦和田一完成了《杉山真传流》一书的编撰。

综上所述，根据本书目次叶、卷末所题"和田先生"和"三岛元兴院"，结合正文中出现的"三岛""岛浦"等记载（下文将会述及），参考《杏雨书屋藏书目录》的著录及现代学者的研究，《杉山真传流针治手术详义》一书应该是经三岛安一、岛浦和田一、和田春彻三人相继口述传承的有关杉山真传流针治技术的著作，最终由大泽周益笔写完成。

笔写此书的大泽周益生平不详，为米泽（今属日本山形县）人，仅知其为和田家弟子，其师则有岛浦和田一、和田春彻、和田春孝3种说法，目前难以确证。除《杉山真传流针治手术详义》外，大泽周益另有笔写本《杉山真传流按摩舞手》一书传世。

2. 主要内容

《杉山真传流针治手术详义》全书不分卷次，主要由日文撰成。卷首有"传手术目次"，随后逐一详述杉山流针法式式，共记载了"手术九十六法"，即：天、人、地、横天、横人、横地、乱针、管切、雀啄、随针、初漏、屋漏、细指、活术、四傍天、四傍人、四傍地、三调、气行、三法、浅深、内调、夜寒、海火、吹泻、卧针、大热、小热、盛炎、去邪、荣环通、卫环通、散秘、一气、呼吸、了针、筋血、内温、浮云、玉热、小阳、大阳、晓、发散、云针、气通、手温、龙头、热行、久留、圆针、勇针、久捻、前光、后光、鱼势、柳势、人势、风势、舟势、火势、龙势、八海头势、铁势、意势、马势、风马势、犬势、鸟势、虫势、八重霞、八重垣、八重霜、八重水、八重炎、八重延、八重岛、八重濑、管针、偶刺、报刺、恢刺、齐刺、扬刺、直刺、输刺、短刺、浮刺、阴刺、傍刺、替刺、四寒、四热、厥阴泻、大阴泻、小阴泻。其中，从鱼势至八重濑的23种手法，仅有名称而无实际操作内容的记载。所谓"手术"，在本书中义为针法，指刺针的各种手法术式。上述管针术多数包括"手术"和"主治"两项内容，少数条目附有著者按语。可见，本书主要继承了日本杉山和一所创管针术，并附有著者个人见解，反映了杉山流针术的一些内容和特色。

3. 特色与价值

《杉山真传流针治手术详义》共记述96种针法术式，传承了日本"针圣"杉山和一的管针术。一方面，书中有11种手术法末尾明确标明来源于《杉山真传流》一书的某卷或某部分，如"前光之针之事、后光之针之事，上二术，在表之卷下卷，免之""八重霞之针之事、八重垣之针之事、八重霜之针之事……上八术，出奥之卷""管针，此手术在表之卷，须知"。另一方面，部分针术与《杉山真传流》的记载相似，如乱针、雀啄、随针、屋漏、细指、四傍天、四傍人、四傍地、三调、气行、三法、内调等，与《杉山真传流》"十八术"中的部分同名针术操作方法大同小异。但本书并非全部照抄《杉山真传流》的内容，而是在学习了杉山真传流管针术后，又根据自己的临床经验，将其中的精华部分摘选汇编在一起，并进行了总结和阐释。

全书共有48种手术法论述的内容包括"手术"和"主治"两项，不同于《杉山真传流》将手术与主治分开，如散秘之针之事："手术：直针刺入，退针至皮部，至皮部而疾出针。主治：麻木不仁。"另有横人、三调、了针、偶刺、报刺、恢刺、浮刺共7种针术仅载"手术"而无主治。

本书中有6条手术法附有入江濑明、岛浦和田一、三岛安一、山濑琢一等医家的补充，如发散之针之事："手术：疾刺针，速出针。主治：治皮不仁，又头痛极之病。山濑先生曰'百会同'，则此义也。又《灵枢》曰'如拔毛之状'者，又此义也。"在四傍地之针之事、去邪之针之事等2项针术下，有附图示意具体的针刺方法。

书中夜寒之针之事、海火之针之事、小阳之针之事、大阳之针之事、前光之针之事、后光之针之事6术后标志为"八等补泻之内口传"；吹泻之针之事、手温之针之事2术后标志为"四寒四热之内口传"；鱼势、柳势、人势、风势、舟势、火势、龙势、八海头势、铁势、意势、风马势、犬势、岛势、虫势、马势计15种针术标明"上十五法，出于本义十五势，故难出"。

此外，本书还介绍了偶刺、报刺、恢刺、齐刺、扬刺、直针刺、输刺、短刺、浮刺、阴刺、傍刺、替刺共12种特殊针刺方法，且多附有作者按语，如"偶刺之针之事，按：偶直当雨，以押手当痛所之意也""恢刺之针之事，按：筋急者，不可刺筋，当刺其傍。必反复提其针，或前或后，以复其气，筋痹可纾"等。

综上可知，本书凝聚了杉山真传流管针术之精髓，尽管篇幅短小，但论述简洁明了，方便临床实际运用，是研究杉山真传流管针术及其流传继承情况的重要参考资料。

4. 版本情况

《杉山真传流针治手术详义》仅有钞本 1 册存世，现藏于武田科学振兴财团杏雨书屋。本次校注采用的底本即为此钞本。此本藏书号"乾乾 3662"，不分卷次 1 册，五眼装帧。书皮题"杉山真传流针治手术详义"。书首有"传手术目次"，此叶钤有"藤浪氏藏"印章 1 枚；目录叶开篇题"东都行针御医宦和田先生口授 / 米泽 / 一传门人大泽周益笔记"；书末题"杉山先生之高门流仪传统之先生　关东二代目侍医三岛元兴院法印述之"。全书正文的具体针法内容主要由日文撰成。无框廓及界格栏线，亦无版心、鱼尾。正文处每半叶 12 行，行 17 字。无序，无跋。

总之，《杉山真传流针治手术详义》是传承日本著名针灸流派杉山流、杉山真传流针术的重要著作之一，历经几代针灸医家口耳相传并不断完善。原书以日文撰成，今将此书翻译成中文并校注出版，希望为国内读者研究日本管针古文献、探讨杉山流针术的传承流变提供珍贵的史料，为中国国内的中医针刺临床提供富有特色而可资借鉴的国外针灸文献。读者可将此书与本次收载的《杉山真传流》《百法针术》两书互参，以期更加全面地了解杉山流这个在日本针灸史上影响较大的针灸流派的学术成就与临床特色、价值。

韩素杰　肖永芝　王文娟

目录

杉山真传流针治手术详义

东都行针御针医官和田先生　口授

米泽传门人大泽周益　笔记

传手术目次

天　人　地　横天　横人　横地　乱　管切　雀啄　随针　初漏　屋漏　细指　活术　四傍天　四傍人　四傍地　三调　气行　三法　浅深　内调　夜寒　海火　吹泻　卧针　大热　小热　盛炎　去邪　荣环通　卫环通　散秘　一气　呼吸　了针　筋血　内温　浮云　玉热　小阳　大阳　晓　发散　云针　气通　手温　龙头　热行　久留　圆针　勇针　久捻　前光　后光　鱼势　柳势　人势　风势①　舟势　火势　龙势　八海头势　铁势　意势　马势　风马势　犬势　鸟势　虫势　八重霞　八重垣　八重霜　八重水　八重炎　八重延　八重岛　八重濑　管针　偶刺　报刺　恢刺　齐刺　扬刺　直刺　输刺　短刺　浮刺　阴刺　傍刺　替刺　四寒　四热　厥阴泻　大阴泻　小阴泻

上传手术九十六法，一一可得解。

天之针之事

手术②：先将针向上刺入，浅深随宜，可知其部分。

主治：病在肋中者，以中部治其病之类是也。

人之针之事

手术：将针直刺入，浅深随宜，可知其所在部分。

主治：若病在其部，于其部治其病之类也。是人常行此术。

地之针之事

手术：将针尖向下刺入也，浅深随宜。

主治：病在下部，于中部治其病之类是也。

横天之针之事

手术：先对病人坐，男子常在其左，女子常坐其右，乃常法之阴阳也。

---

① 势：原作"热"，据前后文例改。

② 手术：本书此下原为日文，今据底本翻译。

男子针尖向左刺入，为天之分；女子针尖向右刺入，为天之分。

主治：病在傍，不刺其部，行此法也。

横人之针之事

手术：直针刺入，稍至天之部或地之部，微下针，此为横人。

入江先生曰"刺石门之穴，于任脉正中傍开刺此"之类是也。

横地之针之事

手术：对病人坐，男子常坐其左[①]，女子常坐其右。男子针尖向右刺下，为横地之分；女子针尖向左刺入，为横地之分。男子左阳右阴，女子右阳左阴。男子常先阳后阴，女子常先阴后阳。此天地自然之通理也，当以是思之。

主治：与前同。

乱之针之事

手术：如何刺针？或进或退，或前捻或后捻，或快或慢，不定其针，即乱捻之法。所谓乱之形，部分随宜。

主治：心下坚满，腹中拘挛，诸急弦急。

管切之针之事

手术：假令无管，浅刺某部，不过一分。

岛浦先生曰：一者天也，五脏应天者肺也。肺为五脏六腑之盖，皮合于肺，为人之阳也。故治此，针必大其头，锐其末，不得深入，而自阳分出邪气，为管切。又此意也，勿深入而出阳气之意也。

主治：肤麻痹，又于经气浅处用此法也。

雀啄之针之事

手术：直刺下针，浅深随宜，刺入针之部分，如雀啄食连属，凡用百息。

三岛先生曰：此手术，针入荣分得气，上贯卫分，连连啄也。

主治：诸痛筋挛。

随针之针之事

手术：欲下针时，当随其气。气者，呼吸之气也。吐气退针，吸气入针。其应如石出水中，应手而快。

主治：诸虚百损。

初漏之针之事

手术：如初漏下，直刺其针，极速连属，宜从浅深。

---

① 左：原作"在"，据文义改。

主治：脉痹骨痹，一切腹痛。

屋漏之针之事

手术：如屋下之漏，似屋漏雨，稍远连属刺针。

主治：疝积筋急内寒。

细指之针之事

手术：无管难与针，入管当病处，二三百弹之，以管切用此。

主治：头痛脑痛，诸皮肤麻痹，能和诸皮之邪实。

活术之针之事

手术：随病人一息补泻，疾入天之部，一呼刺入人部，又一呼刺入地部也。泻亦然。按：活者，疾之义，一呼一吸，刺其部也。浅深随宜。

主治：能治气郁，又用于诸气所附之狐惑病。

四傍天之针之事

手术：如针中脘，针尖向上，卧在左傍，刺入一针，引退其针，至于皮部，又在内傍刺入。右亦然。补泻浅深随宜。

主治：诸筋痹，麻木不仁。诸病在上者，当取其下，如于中脘治胸痛之类是也。

四傍人之针之事

手术：如针中脘，先将针尖向承满刺，而后引退至皮部；再将针尖向梁门刺，而后又引退至皮部；而后又将针尖向关门刺，而后又引退至皮部。其次向太乙刺。又刺诸穴皆然，左右又同。补泻浅深随宜。

主治：腹痛，五积，留饮，霍乱，虚下痢，痨瘵，皆补之。常于四肢治筋急。

四傍地之针之事

手术：仿四傍天之例刺，唯向上向下之意异也。

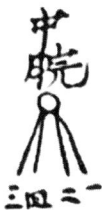

主治：仿自脐以上，以治脐以下病之例。

三调之针之事

手术：既针至皮分，从肺之虚实补泻；又进至肉分，从脾之虚实补泻；又进至骨分，从肾之虚实补泻。此云三调之术。按：若肺在皮分，脾在肉分，肾在骨分，则曰于一穴行三调之术。以何行其术？曰：气至肺分，又至肉分而气至，又至骨分而气至，则病皆除。当以此思之。

气行之针之事

手术：以左手置病处，以右手下针，而后立右手中指，以食指向大指击打龙头，为气行之术，尤有效。浅深随宜。

主治：荣、卫、宗三气之气滞，可用此术也。

三法之针之事

手术：直刺入针，引退至皮分；再向左直刺其针，而后再退针至皮分；再向右刺针，而后出针。浅深随宜。

主治：寒气微深者。

浅深之针之事

手术：直刺入针，退针至皮分，而疾押入本分也。按：此术乃雀啄之大意也。入针浅深随宜。

主治：病无形之痛者。

内调之针之事

手术：直刺入针，留其针，以指尖扣其针傍，此云内调之术。

主治：诸气郁。

夜寒之针之事
海火之针之事

上二术，八度补泻之内口传。

吹泻之针之事

此手术，四寒四热之内口传。

卧针之针之事

手术：卧刺针，如头痛刺皮肉之间是也。

主治：邪在皮肉之间者。

大热之针之事
小热之针之事

上二术，八度补泻之内口传。

盛炎之针之事

手术：抓引其皮，自抓口刺之，刺终出针。去而发之，皮与肉不合，故精气归于内，外邪发于外。

主治：精气内不足，外邪在外者。

去邪之针之事

手术：引起皮肤，入针微深，形如盛炎之形。所异者，其刺处如七星，刺如⁂，引起皮，细细刺之。

主治：欲去在皮之邪者也。

荣环通之针之事

手术：入针至荣部，然无不同，速捻之。

主治：经脉不通者。

卫环通之针之事

手术：捻至卫分，与荣环通同。

主治：经脉不通者。

散秘之针之事

手术：直针刺入，退针至皮部，至皮部而疾出针。

主治：麻木不仁。

一气之针之事

手术：直针刺入其部，久捻；而后将针引退至皮部，久捻；复疾下针，又久捻。如此凡四五度，此为一气之针。

主治：浅刺治皮肤，深刺治筋骨之病。

呼吸之针之事

手术：与随针术相同，呼气刺针，吸气出针，随呼吸行针也。

主治：诸虚百损。

了针之针之事

手术：唯如病人之快，以刺应病之意也。按：了了然，对病神明了然之形也。

筋血之针之事

手术：针入筋，刺其傍，或前或后，或反复上提。

主治：筋急病。

内温之针之事

手术：直针刺入，以押手在其针口之傍，或上或下，或前或后，押之出之，此云内温。

主治：精气不调者。

浮云之针之事

手术：先刺针至天部，于其部久捻；又至天之人部，又久留针，又久捻之；而后进针，至天之地部，又久留针，又久捻之。而后进针，至人之天部，又久留针，又久捻之；而后进针，至人之人部，又久留针，又久捻之；而后进针，至人之地部，又久留针，又久捻之。而后进针，至地之天部，又久留针，又久捻之；而后进针，至地之人部，又久留针，又久捻之；而后进针，至地之地部，方欲去之。如此用之，曰浮云之针。

主治：五脏六腑精虚。

玉热之针之事

手术：见病人患处之块，直针刺入其块，其疝立愈。三岛医师曰：按疝痛，是为玉热。

主治：诸疝痛。

小阳之针之事
大阳之针之事

上二术，八等补泻之内口传。

晓之针之事

手术：先稍刺针，入管切皮，久久叩之；又取其管，刺入其针。又如前入管叩之。是为晓之术。

主治：诸经病。

发散之针之事

手术：疾刺针，速出针。

主治：治皮不仁，又头痛极之病。

山濑先生曰"百会同"，则此义也。又《灵枢》曰"如拔毛之状"者，又此义也。

云针之针之事

手术：直刺入针，直拔出针，稀于发针。

主治：气盛而热者。

气通之针之事

手术：针尖向上，左右各刺一针。

主治：血脉有邪者。

手温之针之事

此手术，四寒四热之内口传。

龙头之针之事

手术：先入针，取捻手，再取押手，而后以右手指尖之抓弹之。

主治：诸肉病。

热行之针之事

手术：先欲刺针时，以左手于刺处之穴，或抓或按，或摩或弹，而后入针，或留或动或捻。如此则针下气至甚。此云热行之术。

主治：用于诸病，如针刺家日用专一之义也。

久留之针之事

手术：先刺入，后留针。留之法甚久，或前或后捻之。

主治：专用于补法。

圆针之针之事

手术：将针刺入，押手、针及皮共转。

主治：用于诸病。

勇针之针之事

手术：以医者之勇命名。无论欲行何术，必先以心应病，以此心为先。若欲用此术，以一寸六分之针三捻，以用为心。

三岛先生曰：以三度气至为术意。

主治：卒病。

久捻之针之事

手术：先刺入针，留针此部，诊无不同，微捻至气。

主治：用于治疗诸病。

前光之针之事

后光之针之事

上二术，在表之卷下卷，免之。

鱼势[①]之针之事

柳势之针之事

人势之针之事

风势之针之事

---

① 鱼势："势"字原脱，据书首"传手术目次"补。

舟势之针之事

火势之针之事

龙势之针之事

八海头势之针之事

铁势之针之事

意势之针之事

风马势之针之事

犬势之针之事

鸟势之针之事

虫势之针之事

马势之针之事

上十五法，出于本义十五势，故难出。

八重霞之针之事

八重垣之针之事

八重霜之针之事

八重水之针之事

八重炎之针之事

八重延之针之事

八重岛之针之事

八重濑之针之事

上八术，出奥之卷。

管针

此手术在表之卷，须知。

偶刺之针之事

手术：以手抵心或后背痛处，一在前，一在后，以治心痹。刺之者，在傍行针。按：偶直当雨，以押手当痛所之意也。

报刺之针之事

手术：按报刺者，重刺也。虽痛无常所，或上或下，从病之所在，以针直内，留而不拔。再得痛所，乃出前针，又刺之也。

恢刺之针之事

手术：按筋急者，不可刺筋，当刺其傍。必反复提其针，或前或后，以复其气，筋痹可纾。

齐刺之针之事

手术：别名三刺。按：齐三刺者，齐用也。以一针直入其中，以二针夹其傍入也。

主治：寒气稍深者。

扬刺之针之事

手术：一针正入，其傍入四，使之浮。按：扬者，散也。中、外共五刺，以有浮泛。

主治：寒气博大者。

直针刺之针之事

手术：直入不避，引起其皮刺之，则用非浅也。

主治：寒气浅者。

输刺之针之事

手术：直刺直出，稀于发针。按：输泻其邪气，直入直出，以用其悦。

主治：气盛热者。

短刺之针之事

手术：若刺骨痹，则稍动摇，针深至骨，以此上下，摩骨所也。

主治：骨痹。

浮刺之针之事

手术：从傍入针浮之，治肌急寒证。按：浮者，轻浮也。其傍入针，浮之也。

阴刺之针之事

手术：左右踝后少阴经上皆刺之也。

主治：寒厥。

傍刺之针之事

手术：一正一傍也。正者言其经，傍者指其（经）之傍也。

主治：留痹久居者。

赞刺之针之事

手术：直入直出，数发针，浅出血。按：数发针也。

主治：痈肿。

四寒四热之针之事

手术：出奥之卷。

厥阴泻之针之事
大阴泻之针之事
小阴泻之针之事

上三术，八度补泻之内口传。

上九十六法。此手术，予学习之，与人医者有数也，因重载之。故同志之辈常习之，以授我心，当能解病，不能解时，有无益，无有益。予十四岁之春始，至五十七岁之冬，欲述之，尽其心，事甚勤。予门人者觉之。

杉山先生之高门流仪传统之先生、关东二代目侍医三岛元兴院法印述之。

杉山真传流针治手术详义大尾

针灸溯洄集

日·高津松悦斋 纂辑

校注说明

　　《针灸溯洄集》3卷，为日本江户时代前期医家高津松悦斋撰著，成书于元禄七年甲戌（1694），次年刊行。此书系作者从历代中国医著中辑录与诊腹法、刺法、针灸治疗病证等方面的相关内容，意欲溯洄针灸之原，故定书名为《针灸溯洄集》。作者针对日本当时针灸"流于俗说"的倾向，高倡回归古典，编成此部简便实用的针灸著作。

1. 作者与成书

　　本书上卷首叶题"东武高津松悦斋敬节　纂辑"。书首3序，均撰于日本元禄七年甲戌（1694）。其中，止水亭竹杏伯序中载："尔来倭汉以术鸣世者，针灸汤液，并施不偏废。然今世谭医，多事汤液者，不察针灸；业针灸者，不知汤液……吾友松悦斋有忧焉，遂昼惟夕思，博猎群书，摘方药之余，考针灸要处，且纂刺法确论，使览者补泻迎随粲然在于目，诚可谓劳而有功者乎。"今井近知叙中载："高津松悦斋者，浪速之产而相好旧也。以继三代之家传，勤励精力而医范大通，施剂起痾，不可枚举焉。移居于东武，在市井间而博行治疗亦几年。不佞偶观光于东武，相与来往，寻在浪速之旧交矣……此书也，所自编著者，意欲使小子好用针灸者，究病原逆流从之，因名曰《针灸溯洄集》。""针灸溯洄集书题"即高津松悦斋自序，载："学医者，不可有不明乎经络焉……我固汤液者流，而世以方药为业，刻意《素》《灵》，其暇涉猎历代针灸之书亦有年……是以忘固陋，溯洄其原，尝集节要之略为一书，题以《针灸溯洄集》。"通过上述3序的描述可知，此书作者为高津松悦斋（敬节）。

　　高津松悦斋，日本江户时代前期医家，浪速（也作"难波"，今属日本大阪府）人，继承三代家传，开业行医，后移居东武（今埼玉县东部），在民间治病救人。长于汤液、针灸二道，在针灸学方面持一家之说，有独到见解。针对日本当时针灸流于俗说的倾向，高倡古典诸说。因虑医者多不能兼通针灸、方药，于是博览《素问》《灵枢》以下历代诸家针灸文献，摘录其中的针灸要点，尤其是刺法与补泻迎随，集成一书，意欲溯洄针灸之原，故取书名为《针灸溯洄集》。除本书之外，高津松悦斋还纂辑了日本著名医家冈本一抱（为竹）的《针灸初心抄》3卷，刊于宝永七年（1710）。

2. 主要内容

《针灸溯洄集》用汉文撰成，旁注假名，分上、中、下三卷。

卷上，主要记述诊腹法、针刺方法、人体骨度分寸三部分内容。

诊腹法，先述诊腹总论，次分述诊肺、诊心、诊脾胃、诊肝、诊肾方法，最后分虚里之动、动气三候两项阐述虚里诊法。诊腹总论，记载了诊腹时的患者体位、医者操作、五脏分诊位置、证候诊断、针感与疾病诊断等内容。五脏腹诊，在明确五脏候诊部位的基础上，列述 21 条具体证候的诊断，如卷上"诊肺"一节云："胸者肺之候……轻摩胸上，腠理枯竭而不密者，肺虚之候。"

针刺方法，包括行针总论、温针法、见虚实法、针补泻法、手法补泻、呼吸补泻、寒热补泻、经脉迎随、补泻迎随、子母迎随、缪刺法、八法论、人身左右补泻不同法、止刺痛法、拔折针法、刺晕苏之法、针灸补泻论。这部分主要记述了多种针刺补泻手法，分析详见后文。行针总论，记载基本针刺操作方法。本书所载温针法，"凡下针须口内温针令暖"，不同于现代针灸临床常见的温针方法。今人常以毫针刺入，然后在针尾捻裹艾绒或艾炷加温。高津松悦斋在本书卷上"刺晕苏之法"中强调："凡针灸，先须审详脉候，观察病证，然后知其刺禁、其经络穴道远近、气候息数、浅深分寸。"书中还记载了止刺痛法、拔折针法、刺晕苏之法等针对针刺异常的处理方法。

人体骨度分寸，分别从骨度法与同身量尺寸法两方面论述。骨度法，又分为仰人尺寸、侧人尺寸、伏人尺寸、肩臂尺寸 4 项，记述了 26 种人体尺寸。同身量尺寸法，分为头部竖寸法、腹部横寸法、手足部寸法、背部横寸法 4 种。其中，背部横寸法载："背二行、三行横寸，所取古今不一……故予今论二行、三行，其寸为各二寸或三寸半者依之。"文后附图 7 幅，共标志出䯒、季胁、足心等人体部位 81 处，某些部位名称下附有注释，如"伏兔，膝上起肉处"。

卷中，主要记述禁针法、禁灸穴、井荥俞经合穴以及 17 类病证的针灸治法。

禁针法，记载 29 个禁针穴，其后注："针灸深可忌，五脏俞深刺则晕倒；邪盛则非可忌。然禁刺妄常，不可验于施治，可有心得矣。"禁灸穴，包括 44 个腧穴。井荥俞经合穴，记载十二条正经的井、荥、俞、原、经、合穴，"井所出，荥所流，俞所注，原所过，经所行，合所入"，阴经俞原合一，共记载 66 穴。每个经穴后均用小字附注其定位。其后论述中风、痹证（附痛风）、痿证、伤寒、疟、痢、泄泻、霍乱、呕吐（附翻胃膈噎）、痰饮、咳嗽、喘急、郁证（附诸气）、饮食、腹痛、胁痛、心痛（附胃脘痛）共 17 种主治病证的症状、病机、取穴、经穴部位、灸刺法。如"喘急"一节载："喘者为恶候，因火所郁而痰在肺胃也。痰喘者，喘动便有痰声；火喘者，乍进乍退，得食则减，止食则喘也；气短而喘者，呼吸短促而无痰声也。上喘者：曲泽_{肘内廉下陷中，屈肘得之}；神门_{掌后锐骨端之陷中}。浅。解溪_{足大趾次趾直上，跗上陷者中}；昆仑_{足外踝后跟骨上陷中}；大陵_{掌后骨下，两筋间陷者中}。深刺。喘咳隔食：灸膈俞_{七椎下相去脊中各二寸}……"

卷下，接续卷中，记载了 34 类病证的针灸治法。依次为腰痛、疬癖（附臂痛）、脚气、头痛、眩晕、眼目、耳、鼻、口舌、牙齿、喉痹、积聚、疝气、胀满、水肿、淋证、消渴、遗精、溺浊、吐血（附衄血、咳血、唾血）、下血（附溺血）、痔漏、脱肛、秘结、健忘（附怔忡）、癫痫（附狂证）、汗、瘿瘤（附结核、瘰疬）、调经（附带下）、妊娠（附临产）、产后、急惊（附慢惊、痫证）、疳癖、疮疡，主要内容包括主治病症状、病机分析、针灸取穴、经穴部位、灸刺法等。

3. 特色与价值

《针灸溯洄集》一书记载的诊腹法主要溯源于《素问》《灵枢》和《难经》，如诊腹总论载："《素》《灵》《难经》，散在之文，详录于后，备参考而已。"

本书上卷开篇即为诊腹法，说明作者十分重视取五脏腹诊，书中记述了腹诊与刺针的关系。作者认为，医者根据针下气感，可判断患者之死生贵贱、疾病的虚实预后，如在"诊腹总论"云："气速效速，气迟效迟……候之不至，必死无疑。"日本的腹部刺针兴起于室町末期的梦分流针家，其后以发端于安土桃山时期的意斋流最为著名。江户前期高津松悦斋《针灸溯洄集》、矢野白成《针治枢要》，在腹部刺针技术及理论上积累了较为丰富的经验，自成一家之说。《针灸溯洄集》特别强调和重视腹诊，除梦分流的《针道秘诀集》《针灸重宝记》外，这在日本针灸领域十分罕见。本书的腹诊，受到以古典复兴为目标的后世日本针灸家的重视。

高津松悦斋在本书自序中称："于针道也，补泻迎随之因不一，治亦然……其论之中，如夫本经十二、十五络、时日之人神、艾叶之制法者，先辈之言分明焉，故不赘也。"故书中内容不以经络、腧穴为主，而是重点论述针刺补泻方法和 51 种病证的针灸治法。

卷上在记述针刺操作方法时，凡虚实法、针补泻法、手法补泻、呼吸补泻、寒热补泻、经脉迎随、补泻迎随、子母迎随、八法论、人身左右补泻不同法、针灸补泻论等小节所述，均为针刺补泻。针补泻法分为补法、泻法两段，记述了针刺补泻总法。见虚实法，以气来实牢者为得，可泻；虚濡者为失，可补。手法补泻，主要记述动、退、进、盘、摇、弹、捻、循、扪、摄、按、爪、切、补、泻等15种针刺补泻辅助手法，如"扪者，凡补者出针时，用手扪闭其穴"。呼吸补泻，是指针刺过程中配合呼吸进行补泻，"补之时，从卫取气也……是取其气而不令气大出也。当泻之时，从荣置气也，置其气而不用也"。寒热补泻，以患者针下之感觉寒热言补泻，"补冷……问病人觉热否……泻热用其寒者……病人自觉清冷矣"。所谓迎随，"迎者，迎其气之盛而夺之为泻；随者，随其气之方虚而济之为补"。经脉迎随，是以针刺与十二经脉循行方向之间的关系论迎随，针刺顺经脉方向为随为补，逆经脉方向则为迎为泻，如"手三阳，从手至头，故针芒从外向上为随，针芒从内向下为迎"。补泻迎随，是以十二时辰中脏腑气之盛衰论迎随，以气来注脏腑时为气盛，盛而夺之为迎为泄；气去注脏腑时为气虚，正虚济之为随为补。子母迎随，以"虚则补其母，实则泻其子"为原则，按照五输穴的五行属性选穴，包括本经子母补泻和他经子母补泻两种方法。八法论，记载烧山火、透天凉、阳中引阴、阴中引阳、子午捣臼、进气之诀、留气之诀、抽添之诀8种针刺补泻方法。针灸补泻论，举例说明"灸法不问虚实寒热，悉令灸之，其亦有补泻之功""针刺虽有补泻法，恐但有泻而无补焉"。针刺治病的基本原则是补泻，而迎随又是补泻手法必须遵守的原则。高津松悦斋编撰此书的目的是为医者理清针刺补泻迎随方法，故于针刺方法中辑录了多种医籍中记载的诸多针刺补泻之法。

卷中和卷下共记载51类病证的针灸治法。病证之下首先分析病证病机，然后是具体症状、取穴、腧穴定位、针灸方法。全书记载具体病证600条左右，其中约270条为疾病症状表现、病因病机、治则治法等内容，其余约330条记载具体针灸方法。针刺方法，分深刺、浅刺两种：在卷中"中风"一节中明言："今爰曰浅五分以下，曰深五分以上也。"又如"伤寒"一节称："温疟：中脘脐上四寸；大椎一椎上陷者中。深刺。""肘不能屈：中渚手小指次指本节后间陷；腕骨手外侧腕前起骨下。浅刺。"少数病证在腧穴后标明补泻，如卷下"妊娠附难产"言："难产：合谷补，三阴交泻。"刺络放血，如卷下"喉痹"处载："喉闭，急证也。疾刺少商大指去爪甲角，用砭针出毒血，并豁吐痰涎为要；尺泽肘横纹中、哑门后发际五分中，用砭针出血。"灸法，如卷中"腹痛"一节云："小腹胀痛：气海脐下一寸五分，灸。"部分病证，针法、灸法同时应用，如卷下"疮疡"处载："痈疽发背：肩井、委中，灸刺。"

书中多引用《黄帝内经》理论分析病机，如卷下"脚气"引："《内经》曰：依湿者，筋脉弛长而软，或浮肿，生臁疮，曰湿脚气。"间或引用《备急千金要方》《医学发明》等医书，或张仲景、张洁古、刘河间等后世医家观点。少数条目下附作者按语，如卷上"寒热补泻"载："谨按：生成之息数足，病人自觉清冷矣。此为泻。"

本书以针刺治疗疾病时，选穴精，配穴少，80%以上病证取穴不超过3个，约1/4病证仅取1穴，如卷中"伤寒"载："少阴发热：灸太溪足内踝后跟骨上动脉陷中。"以卷下癣疮一病取9穴为最多，云："癣疮：曲池，委中，三里，支沟腕后臂外三寸，两骨间陷，后溪手小指外侧本节后陷中，阳谷手外侧腕中锐骨下陷中，昆仑足外踝后跟骨上陷，大陵掌后去腕二寸，两筋之间，阳辅足外踝上四寸，辅骨前，绝骨端。深刺。"全书所选腧穴绝大多数为经穴，极少数为奇俞，如卷下"急惊"一节载："惊痫：灸鬼哭大拇指用缚定四尖也。"卷下"疝气"处云："疝气偏坠：用小绳患者口角量一形，分作三摺，成三角，如△字样，为权衡。一角安在脐心上，两角安在脐下，两角尽处是穴也。予度度试，得效神也。"

综上所述，《针灸溯洄集》主要记载诊腹法、针刺方法、针灸主治病证三方面的内容。在针刺方法中重点记述了多种针刺补泻方法以及迎随补泻原则。全书载录330余种具体病证的针灸治疗方法，选穴精良且多不超过3穴，取穴以经穴为主，每穴后注明定位，简易方便，具有较高的临床指导价值。

4. 版本情况

《针灸溯洄集》初刊于元禄八年（1695），以汉文编撰，现藏于日本船桥市立图书馆。昭和十七年（1942），保宝弥一郎将此书译为日文，由东洋医学院出版，现日本国立国会图书馆等处有藏。宝永七年（1710），有托名冈本一抱撰、改题为《针灸初心钞》的印本发行，藏于日本武田科学振兴财团杏雨书屋、京都大学医学图书馆和乾乾斋文库。此外，在日本武田科学振兴财团杏雨书屋、京都大学医学图书馆和乾乾斋文库藏有《针法口诀指南》一书，与本书内容大同，仅更改了各卷首的书名，当为本书的另一种传本。

本次校注所用底本，为日本船桥市立图书馆所藏元禄八年（1695）刻本。此本藏书号"4927-T1"，3卷3册。卷首有元禄七年（1694）止水竹杏伯"针灸溯洄集序"、今井近知"针灸溯洄集叙"、高津松悦斋（敬节）"针灸溯洄集书题"。上、中、下三卷各有子目。卷上首叶题"东武高津松悦斋敬节纂辑"。下卷之末有"元禄八乙亥历三月吉旦／武江日本桥万町中通角／本屋清兵卫梓行"的刊刻牌记。三卷之末均钤有"船桥市立图书馆"长印及"昭和二七·十二·四"的入藏日期。四周单边，无界格栏线。版心刻"针灸溯洄集"书名、卷次及叶码，无鱼尾。每半叶9行，行19字，注双行。书末无跋。

总之，《针灸溯洄集》为江户前期医家高津松悦斋针对当时日本针灸"流于俗说"的倾向，溯洄针灸之原，从历代中国医著中重点辑录与针刺基本操作、针刺补泻方法、针灸治疗病证相关的内容编著成书，以此倡导回归经典、研究古法、运用腹诊等，是一部简便实用的针灸著作。今校注出版此书，既可为针灸医者返本溯源，深入研究医学经典提供参考，又可为临床医者提供简便有效的针灸治疗方法。

韩素杰　肖永芝　王文娟

目录

针灸溯洄集序

盖闻医术来久矣，异域有神农、黄帝，本朝有大己贵、少彦名命，一察药草性味，原病证治因，肇为之汤液，为之针灸，以救苍生夭札。大哉！流其功于无穷矣。尔来倭汉以术鸣世者，针灸、汤液并施不偏废。然今世谭医，多事汤液者，不察针灸；业针灸者，不知汤液。呜呼！如是居司命职，若蹈虎尾，涉于春冰。

吾友松悦斋有忧焉，遂昼惟夕思，博猎群书，摘方药之余，考针灸要处，且纂刺法确论，使览者补泻迎随粲然在于目，诚可谓劳而有功者乎！将命工刻梓，斋抱帙来曰：欲得一序引卷首，汝其图之。伯未有以复也。兹又手帖见需，必欲得之。不能固辞，以一语应焉。夫斋之惓惓于是书，非屠龙者之如无益于世。雅亲炙此刺法，而至针灸之奥，岂不言溯洄求源之书。安时之刺胎手，与秋夫之愈鬼腰于针灸溯洄乎？何有然与否也。吾其审于松悦斋云。

元禄甲戌夏之季
止水亭竹杏伯叙

针灸溯洄集叙

夫人之有身，须血气沛流而常安舒者也。为六气外偏、七情内动，则血气壅滞，有时而作病，药饵以荡之，针灸以决之，共所以却病而保元，遂命之道不可欠矣。医方之于人身可谓大，而针灸之于医方可不致乎哉！

高津松悦斋者，浪速之产而相好旧也。以继三代之家传，勤励精力而医范大通，施剂起疴，不可枚举焉。移居于东武，在市井间而博行治疗，亦几年。不佞偶观光于东武，相与来往，寻在浪速之旧交矣。一日，甫怀书来示之，且曰：此书也，所自编著者，意欲使小子好用针灸者，究病原逆流从之，因名曰《针灸溯洄集》。取而读之，祖述经文宪章传说，而经络之捷径、针灸之撮要，开卷瞭然，岂可不谓医术家之珍耶？然则论者不以文词之巧拙，青萍毫曹操之，存其人，题陋字，以塞甫之固需云尔。

元禄甲戌之六月

江府处士今井近知书

针灸溯洄集书题

　　夫医道者，至广而助化育。其为术者，虽属方技，实通三才之理也。所以人有经脉十二者，犹地有河海川流。由此而观之，学医者，不可有不明乎经络焉。外感寒热温凉，内伤喜怒忧思，非决凝开滞，岂谓医也？且针之为术也，其要易陈而难入，粗者守形，良者守神，神乎空中之机，清静以微，其来也不可迎，其往也不可追，知机者不可挂以发矣。然近代针行之者忽之，不求其源，犹从俗流，滔滔皆是也。

　　我固汤液者流，而世以方药为业，刻意《素》《灵》，其暇涉猎历代针灸之书，亦有年。圣贤至论，布在方策矣。虽然，初学之士，望洋而向，若患在不约哉。呜呼！于针道也，补泻迎随之因不一，治亦然。是以忘固陋，溯洄其原，尝集节要之略为一书，题以《针灸溯洄集》。其论之中，如夫本经十二、十五络、时日之人神、艾叶之制法者，先辈之言分明焉，故不赘也。

　　此书之编也，非敢好言者，欲施之于一二之子弟，是以不顾文辞之卑芜，不惜豫得之私说，以杂著于其中间。且夫如不可传以言之条者，书"口传"或"口授"二字于其下，以识别焉。为恐其传写之役，故命剞劂氏而裨之刻梓。如四方之士者，我岂敢乎哉！君子谓不复古礼，不变今乐而欲至治者，远矣；予亦曰不复古医，不变今医而欲十全者，难矣云尔。

　　　　　　　　　　　　　　　　时元禄七甲戌季夏既望
　　　　　　　　　　浪华散人高津松悦斋敬节于东武寓舍志

针灸溯洄集卷上

东武高津松悦斋敬节　纂辑

诊腹总论

诊腹之法，正心端整，容貌舒缓，手貌安静，尤忌粗厉时气寒凉，请炉火或怀之，先试自己之肤，而后令患人仰卧，安手伸足解带，暂候其呼吸，而后先摩捫胸上，以至腹脐，诊其周围及高下，平直至胸上，察膝理之润枯，皮肤之坚脆，虚里之动，以知心肺之病、宗气之虚实。三脘脾胃之部，两胁下肝之候，及至脐间，元气之所系，十二经之根本。有余者，为肿为痛，曰实；不足者，为痒为麻，曰虚。气速效速，气迟效迟。死生贵贱，针下皆知。贱者硬，贵者脆；生者涩，死者虚。候之不至，必死无疑。医之可专，第一也。然近代利口士者，谓意心传授之法而深藏此义；朦昧之士，不知有此义。《素》《灵》《难经》，散在之文，详录于后，备参考而已。虽然，以手于可知考，犹大切之。有口传，妄不可记。

诊肺

《刺禁论》曰：膈肓之上，内有父母者，心肺之谓也。故胸者，肺之候。左右膈下肤润，举按有力者，肺气充实之候。轻摩胸上，膝理枯竭而不密者，肺虚之候。左右之膈下柔虚，随手陷者，胃气下陷，肺气之大虚之候，大率其人短息。

诊心

《本脏篇》曰：无髑骺者心高云云。《九针十二原篇》曰：膏之原出于鸠尾，肓之原出于脖胦云云，故诊者必候鸠尾。轻按有力而无动气者，心坚之候；轻按有动气者，心坚之候；轻按有动气，重按其动有根者，心虚之候；手下跳动，重手却无根者，触物惊心之候，是不待药而心镇则自复；心下动气率脐间者，心肾兼虚；心下有动气，身自如摇者，心神衰乏之候；心下有积聚不动者属痰，连其右胁无形者属气，有形者属食，其动者虫积瘕聚之类；一切久病，周腹柔虚，痞块卒冲心下者，不治之候；一切痛在下部者，乍见心下或心痛如刺，吃逆呕哕者，难治之候，如脚气攻心之类。

诊脾胃

《四十四难》曰：太仓下口为幽门，大肠、小肠，会为阑门云云。是皆传送幽阴，分阖化物，输当脐上二寸之分，名曰下脘、水分，胃气之所行也，故此间诊脾胃之盛衰。脐上充实，按之有力者，脾胃健实之候，_{其人多溏泄}；脐上虚满，如按囊水者，胃气下陷，_{其人小水不澄}；中脘积连右胁下，或连脐上，按之有痛者，为食积；三脘强胀，按之无痛者，脾胃之虚，_{用补脾之药渐消者，是其应也}。

诊肝

《脏气法时论》曰：肝病两胁下，痛引小腹_{云云}。《经脉篇》曰：其经布胁肋_{云云}。故肝病其诊在两胁。轻按摩胁下，皮肉满实而有力者，肝之平；两胁下空虚无力者，肝虚及中风一切筋之病之候。_{因其左右，以知偏枯，虽病未发而无所通}。男子积在左胁者，多属疝气；女子块有左胁者，多属瘀血。动气在左胁者，肝火亢也。

诊肾

《八难》曰：生气之原者，谓十二经之根本也，谓肾间动气也。此五脏六府之本，十二经之根，呼吸之门，三焦之原，一名守邪之神_{云云}。《六难》曰：脐下肾间动气者，人生命也，十二经之根本也，故名曰原气之别使也_{云云}。原者，三焦之尊号也。三十一之难曰：下焦者_{云云}，其治在脐下一寸_{云云}。《刺禁论》曰：七节之傍，中有小心_{云云}。肾间动气者，密挑^①右之三指，袭覆左之三指，以按脐间。和缓有力，一息二至，绕脐充实者，肾气之足也；一息五六至，属热。手下虚冷，其动沉微者，命门之大虚也。手下热燥不润，其动细数，上支中脘者，阴虚火动。_{有积聚之人，或有寸口不细数，而诊决于此宜详，有口授}。脐至小腹，轻手陷下，重手如按龟板者，肾气虚脱。脐下至曲骨，按之陷者痛者，真水不足；按之分散者，一止者，肾积也。女子脐间坚实者，娠有也；否者，无病之候。临产脐间冷者，多知死胎。带下之病，小腹囊如盛蛇者，不治。一切卒证，诸脉虽绝而脐温，其动未绝者，有苏。大切之贻。口授。

虚里之动

《平人气象论》曰：胃气之大络，名曰虚里，贯膈络肺，出于乳下，其动应衣_{《甲乙经》"衣"当作"手"}，脉宗气也。盛喘数绝者，则病在中；结而横，有积矣；绝不至，曰死。乳之下，其动应衣，宗气泄也。是本经之外一之大络，而元气之表旌，死生之分关也。若其绝而不至者，其动而甚者，皆曰死矣。然间又有反于此者，能错诸九候形色之中，而可以与之短期，否则不免疏率之悔。尤有口传。动甚而肩息短气者，难治；动已绝，九候但败者，死不治；

---

① 挑：清·张振鋆《厘正按摩要术》卷一作"排"。

动盛而却寿者，质瘦气实而有胃火之人；动虽盛而不死者，惊惕忿怒，过酒欲火人；动虽绝而不死者，痰饮、食积、疝瘕之人；卒病九候既虽绝，而与脐间未绝者，亦不死。

动气三候

浅按便得，深按却不得者，气虚之候；轻按洪大，重按虚细者，血虚之候；有形而动者，积聚之候。沉迟之中，或带一止者，寒积也；实数之中，或带一止者，热积也。犹有口授。

行针总论

行针之士，要辨浮沉；脉明虚实，针别浅深。经脉、络脉之别，巨刺、缪刺之分。经络闭塞，须用砭针；疏导脏腑，寒温必明；浅深补泻，经气之正。自有常数，漏水百刻，五十度周，经络流注，各应其时。先脉诀病，次穴蠲疴。左手掐穴，右手置针。刺荣无伤卫，刺卫无伤荣。气悍则针小而入浅，气涩则针大入深。气滑出疾，气涩出迟；深则欲留，浅则欲疾。候其气至，必辨于针。徐而疾者实，实而迟者虚。虚则实之，满则泄之。郁久则除之，邪胜则虚之。刺虚者须其实，刺实者须其虚。经气已至，谨守其法勿失。

《根结》论曰：刺布衣者，深以欲留；刺大人者，浅以徐之。此皆因气慓悍滑利也。愚按：贫贱者，气血涩，故深而留待气来；富贵，气血滑利，故浅而疾之。夫人有天、人、地三才，上焦、中焦、下焦是也，亦刺在三才：下针刺入皮肉撒手，停针十息，号曰天才；少时再进针，刺入肉内，停针十息，号曰人才；少时再进针，至筋骨之间，停针十息，号曰地才，此为极处。天轻浅，地重深，天针深则杀人，最有口授手法，妄难施，可慎。

今吾试者，象毫长一寸六分，大如厘，且员且锐，以金作之，故曰毫针最微，而七星可应，众穴主持，本形金也，有蠲邪扶正之道；短长水也，有决疑开滞之机。定刺象木，或邪或正，口藏此火，进阳补赢，循机扪而可塞，以象土实，应五行而可知。然是一寸六分，包含妙理，虽细拟于毫发，同贯多歧，可平五脏之寒热，能调六腑之虚实，拘挛闭塞，遣八邪而去矣。今亦长一寸六分，为三棱，名砭针，除痼疾，刺取血也。

或问曰：吾子言于理，然今世间达道之士，或应病其效晚，而反庸医之效速，何乎？我疑在此，如何？对曰：然汝不见于《官能篇》乎？帝曰：爪苦手毒，为事善伤者，可使按积抑痹，各得其[①]能，方乃可行。手毒者，可使

---

① 其：原脱，据《灵枢·官能》补。

试按龟，置龟于器下而按其上，五十日而死矣；手甘者，复生如故也。如此则得其人，能令行之，其效速矣。吾子何疑乎？

温针法

凡下针，须口内温针令暖，不惟滑利而少痛，亦借己之和气，与患人荣卫无寒温之争，使得相从。若不先温针，血气相逆，寒温交争，而成疮者多矣。

见虚实法

《经》云：实与虚者，牢濡之意。气来实牢者为得，虚濡者为失。凡欲行其补泻，即详五脏之脉，及所刺之穴中。如气来实牢者，可泻之；虚濡者，可补之也。

针补泻法

补法：先以左手端按摩得穴，以右手置针于穴上，令病人咳嗽一声，捻针入透于腠理。得穴后，令病人呼气一口，随呼纳针至八分，待针沉紧，复退一分许。如更觉沉紧时，转针头向病所，以手循扪其病所，气至病已，随吸而走，速按其穴，命之曰补。春夏二十四息，秋冬三十六息，徐出徐入，气来如动脉之状。

泻法：先以左手揣按得穴，以右手置针于穴上，令病人咳嗽一声，捻针入腠理得穴。令病人吸气一口，针至六分，觉针沉涩，复退至三四分，再觉沉涩，更退针一豆许，仰手转针头向病所，以手循经络至病所，以合手回针引气，随呼徐徐出针，勿闭其穴，命之曰泻。

手法补泻

《经》曰：凡补泻，非必呼吸出入，而在乎手指也。

动者，如气不行，将针伸提而已。

退者，为补泻欲出针时，先针少退，然后留针，方可出之。

进者，凡不得气，男外女内者，及春夏秋冬，各有进退之理。

盘者，凡如针腹部，于穴内轻盘摇而已。

摇者，凡泻时欲出针，必须动摇而后出。

弹者，凡补时用大指甲轻弹针，使[1]气疾行也，泻不可用。

捻者，以手指捻针也，务要记夫左右，左为外，右为内。

循者，凡下针于部分经络之处，用手上下循之，使气血往来。

---

① 使：原作"便"，据文义改。

扪者，凡补者出针时，用手扪闭其穴。

摄者，下针时得气涩滞，随经络上，用大指甲上下切其气血，自得通行也。

按者，以手按针，无得进退，如按切之状。

爪者，凡下针，用手指作力置针，有准也。

切者，凡欲下针，必先用大指甲，左右于穴切之，令气血宣散，然后下针，是①使不伤于荣卫也。

补者，随经脉推而内之，左手闭针口，徐出针而疾按之，虚羸气弱痒麻者补之。

泻者，经脉动而伸之，左手开针口，疾出针而徐按之，丰肥坚硬疼痛泻之。

《调经论》曰：泻实者，气盛乃内针，针与气俱内，以开其门，如其户利；针与气俱出，精气不伤，邪气乃下，针口不闭，以出②其邪，摇大其道，如利其路③，是谓大泻。补虚者，持针勿④置，以定其意，候呼内针，气出针入，针空四塞，精无从去，方实而疾出针，气入针出，热不得还，闭塞其门，邪气散，精气乃得存，曰补。

呼吸补泻

补泻者，言呼吸出入，以为其法。然补之时，从卫取气也。取者，言其有素也。呼尽内针，静以久留。以气至为故，如待贵宾，不知日暮，其⑤气以来，适而自护。候吸引针，气不得出，各在其处，推闭其门，令神气存，大气留止，故命曰补，是取其气而不令气大出也。当泻之时，从荣置气也，置其气而不用也，故《素问》曰：吸则内针，无令气忤。静以久留，无令邪有。吸则转针，以得气为故，候呼引针，呼尽乃去⑥，大气皆出，故命曰泻。泻者，是置其气而不用也。若阳气不足而阴血有余者，当先泻其阴，而后补其阳。以此则阴阳调和，荣卫自然通。于此为针之要也。有口传。

---

① 是：此下原衍一"不"字，据文义删。
② 出：原脱，据《素问》卷第十七补。
③ 其路：原脱，据《素问》卷第十七补。
④ 勿：此下原衍一"舍"字，据《素问》卷第十七删。
⑤ 其：原作"共"，据元·窦汉卿《针经指南》改。
⑥ 去：原脱，据《针经指南》补。

寒热补泻

补冷,先令病人咳嗽一声,得入腠理。复令呼气一口,随呼下针,至六七分,渐进肾肝之部,止针。徐徐良久,复针一豆许,乃捻针,问病人觉热否,然后针至三四分。及心肺之部,又令病人吸气,捻针内针,使气下行至病所,却外捻针,使气上行,直过所针穴一二寸,乃吸而出针,以手速闭其穴,此为补。

泻热用其寒者,先刺入阳之分,后得气推内至阴之分。后令病人地气入而天气出。谨按:生成之息数足,病人自觉清冷矣。此为泻。《针解篇》曰:刺虚则实之者,针下热也,气满则乃热;实则泻之者,针下寒也,气虚乃寒也。

经脉迎随

《经》云:十二经病,盛则泻之,虚则补之,热则疾之,寒则留之,不盛不虚,以经取之。迎而夺之,随而济之。迎者,迎其气之盛而夺之为泻;随者,随其气之方虚而济之为补。《经》曰:泻必用方,补必用圆。方者,以气方盛也,候其方呼而徐引出针,故曰泻;圆者行,行者移也。行,谓行不宜之气;移,谓未复之脉。候吸而推针至血,故圆与方,非针形也。盖手三阳,从手至头,故针芒从外向上为随,针芒从内向下为迎;足三阳,从头而至足,故针芒从内向下为随,针芒从外向上为迎;足三阴,从足至腹,故针芒从外向上为随,从内向下为迎;手三阴,从胸至手,故针芒从内向下为随,针芒从外向上为迎。

补泻迎随

迎者,逆也;随者,顺也。逆则为泻,顺则为补。迎者,逢其气之方来,如寅时气来注于肺,卯时气来注大肠,此时肺、大肠气方盛而夺泻之也。随者,随其气之方去,如卯时肺气去注大肠,辰时大肠气去注胃,肺与大肠此时正虚而补之也。余仿此。

子母迎随

虚则补其母,实则泻其子。假令肝者主木,肝脏实者,泻肝经之荥行间穴,属火,是子也;肝脏虚,则补肝之合曲泉穴,属水,是母也。凡刺,只取本经井荥俞经合者,木火土金水也。子母补泻,此乃大要也。《七十五难》曰:东方实而泻南方,西方虚而补北方。此补母泻子之法,非只刺一经而已。假令肝木之病实者,泻心火之子,补肾水之母,其肝经自得其平矣。五脏皆仿此而可行之也。

缪刺法

邪客于各经之络，则左痛取右，右痛取左，与经病异处，故曰缪刺。《经》曰：邪客于皮毛，入舍于孙络，留不去，闭塞不通，不得入于经，流溢于大络，而生奇病也。夫邪客大络者，左注右，右注左，上下左右，与经相干而布于四末，其气无常处，不入于经俞，命曰缪刺。是故头病，取足而应之；以手足病，取手而应之，取足应之；以左病取右而应之，右病取左应之；以左右病，取左右而应之。上下左右，病必互针者，引邪复正也。

八法论

一曰烧山火，治顽麻痹①冷痹，先浅后深，用九阳而三进三退，慢提紧按②，热至，紧闭插③针，除寒之有准。

二曰透天凉，治肌热骨蒸，先浅后深，用六阴而三出三入，紧提慢④按，寒至，徐徐举针，退热⑤之可凭，皆细细⑥搓，退热⑦准绳。

三曰阳中引⑧阴，先寒后热，自浅而深，以九六之法，则先⑨补后泻也。

四曰阴中引阳，先热后寒，自深而⑩浅，以九六之方，则先泻后补也。补者直须热至，泻者务待寒侵，犹搓线慢慢转针，法在浅则用浅，在深则用深，二者不可兼而紊之也。

五曰子午捣臼，水蛊膈⑪气，落穴之后，调气均匀⑫，针行上下，九入六出，左右转之，千⑬遭自平也。

---

① 痹：《针灸大成》卷二无此字，疑为衍文。

② 慢提紧按：原作"浸提谨按"，据《针灸大成》卷二改。

③ 插：原作"捕"，据《针灸大成》卷二改。下凡遇此误径改，不再出注。

④ 慢：原作"漫"，据《针灸大成》卷二改。下凡遇此误径改，不再出注。

⑤ 热：原脱，据《针灸大成》卷二补。

⑥ 细细：原作"细之"，据《针灸大成》卷二改。

⑦ 退热：《针灸大成》卷二为"去病"。

⑧ 引：《针灸大全》卷三为"之"，《针灸大成》卷二为"隐"。下文"阴中引阳"同。

⑨ 则先：原脱，据《针灸大成》卷二补。

⑩ 而：原作"自"，据《针灸大成》卷二改。

⑪ 膈：原作"鬲"，据《针灸大成》卷二改。

⑫ 均匀：原作"均均"，据《针灸大成》卷二改。

⑬ 千：原作"十"，据《针灸大成》卷二改。

六曰进气①之诀，腰背肘膝痛，浑身走注疼，刺九分，行九补，卧针五七吸，待气上行②，亦可龙虎交战，左捻九而右捻六，是亦住痛之针。

七曰留气之诀，疝癖癥瘕，刺七分，用纯阳，然后乃直插针，气来深刺，提针再停。

八曰抽添③之诀，瘫痪疮癞，取其要穴，使九阳得气，提按搜寻，大要运气周遍，扶针直插，复向下纳，回阳倒阴，指下玄微，胸中活法，一有未应，反复再施。

人身左右补泻不同法

《神应经》曰：人身左边，右手以大指进前捻针为补，大指退后捻为泻；右边，以右手大指退后捻针为补，进前捻针为泻。

止刺痛法

针而痛者，只是手粗，宜以左手扶住针腰，右手从容补泻。如又痛者，不可起针，须令病人吸气一口，随吸将针捻活，伸起一豆④即不痛。如伸起又痛，再伸起又痛，须索入针便止痛。凡施针时，目无外视，手如握虎，心无内慕。左手重而多按，欲令气散；右手轻而徐入，不痛之因也。

拔折针法

折针者，再将原针穴边复下一针，补之即出。

刺晕苏之法

针晕者，一者不知刺禁，如刺中心，一日死之类也；二者不知脉候，如下利，其脉忽大者，死类。凡针灸，先须审详脉候，观察病证，然后知其刺禁、其经络穴道远近、气候息数、浅深分寸。或神气虚也，不可起针，以所内之针施补，急用袖掩病人口鼻，勿令气泄，掩其面，毋令迎风回气，与热汤饮之即苏，良久再针。甚者，针手膊上侧筋骨陷中，即蝦蟆肉上，或三里泻，气海补，即苏。

---

① 气：原作"退"，据《针灸大成》卷二改。

② 行：原作"下"，据《针灸大成》卷二改。

③ 添：原作"漆"，据《针灸大成》卷二改。

④ 豆：原作"系"，据《针灸大成》卷四改。

骨度法

仰人尺寸

发以下至颐，长一尺；结喉至天突，四寸；天突下至鸠尾，九寸；鸠尾至神阙，八寸；神阙至横骨，六寸半；横骨至内辅上廉，长一尺六寸；内辅上廉至下廉，长三寸半；内辅下廉至内踝，一尺三寸；内踝下至地，长三寸。都合七尺五寸。

侧人尺寸

角以下至柱骨，长一尺。此间口传，腋中行不见者，四寸；腋以下至季胁，长一尺二寸；季胁下至髀枢，长六寸；髀枢以下至膝中，长一尺九寸；膝以下至外踝，长一尺六寸；外踝下至京骨，三寸；京骨下至地，一寸。都合七尺一寸。四寸不足。

伏人尺寸

颅至顶，一尺二寸；项至背骨，二寸半；膂以下至尾骶，二十一节，共长三尺。此间《骨度篇》脱简乎。膝腘下至跗属，长一尺六寸；跗属下至地，三寸。

肩臂尺寸

肩以下至肘，长一尺七寸；肘以下至腕，长一尺二寸半；腕至中指本节，长四寸；中指本节至末，四寸半。有口授。左右都合，七尺六寸一寸有余。

同身量尺寸法

头部竖寸法

前发际至后发际，折作十二节，共为一尺二寸。前发际①不明者，取眉心上行为一尺五寸；后发际不明者，取大椎三寸，共折作一尺八寸。

横寸者，以眼内眦角至外眦角为一寸。又说：神庭至头维四寸半。头横寸用此二法。

腹部横寸法

两乳间横取，折作八寸。膺腹共用此法。

手足部寸法

以男左女右手中指第二节内度，以秆心比两头横纹尖为一寸，取之曰中指寸。

---

① 际：原脱，据上下文例补。

背部横寸法

背二行、三行横寸，所取古今不一，或去中行各一寸半，其误在"挟"字。《背腧篇》曰：挟脊相去三寸，欲得而验之。按其处应在中而痛解云云。"挟"字，间隔一物之义也。《血气形志篇》曰：欲知背腧，先度其两乳间中折之，更以他草度去半，即以两隅相柱也。△如此。《图翼》曰：脊骨内阔为一寸，两乳间折之为八寸，此义适。《古今医统》细注曰：第二行挟脊各一寸半，除脊骨一寸，共折四寸；第三行挟脊各三寸，除脊骨一寸，共折作七寸。故予今论二行、三行，其寸为各二寸或三寸半者依之，初学欲令晓易也。近代以中指寸取其俞，人在肥瘦长短，人肥则背广而指短，瘦则背狭而指长，然用中指寸者，有长短过不及之弊，如何为适中乎？吾恐伤良肉，犹此诸穴，不拘寸法，求经得之分明也。有口传。如女子乳房垂，难量两乳[①]，代之自腕横纹至中指末，折作八寸用之可也。

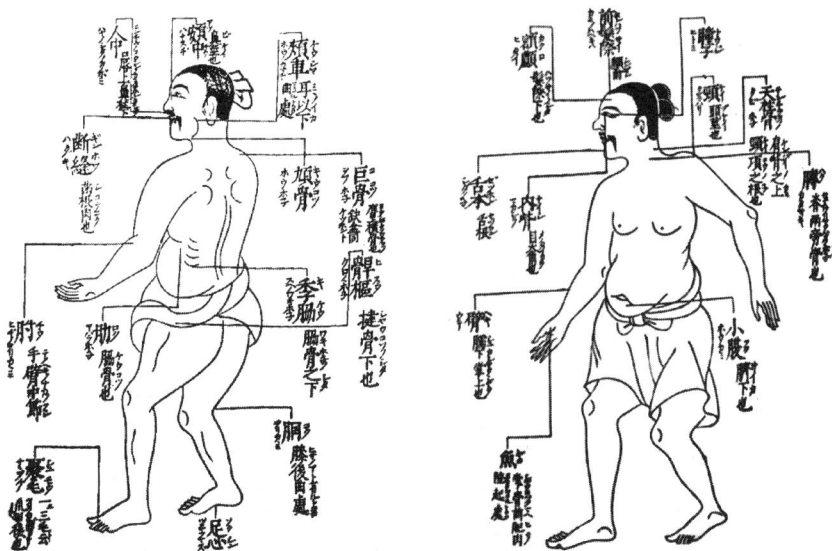

---

① 量两乳：原作"两乳量"，据上下文义乙转。

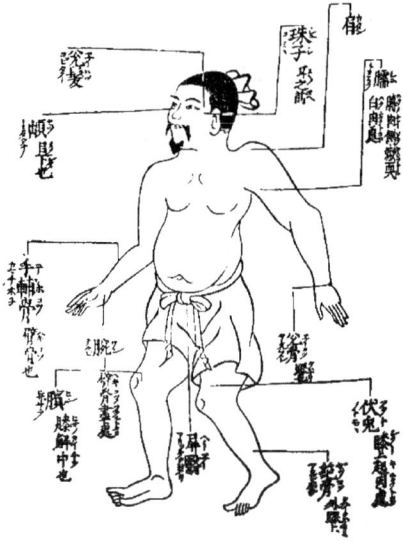

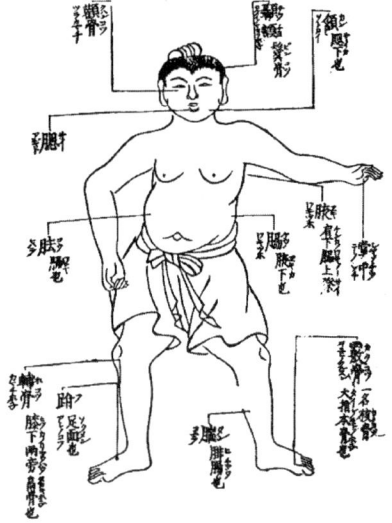

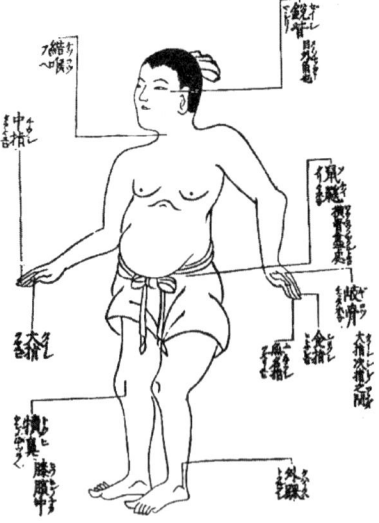

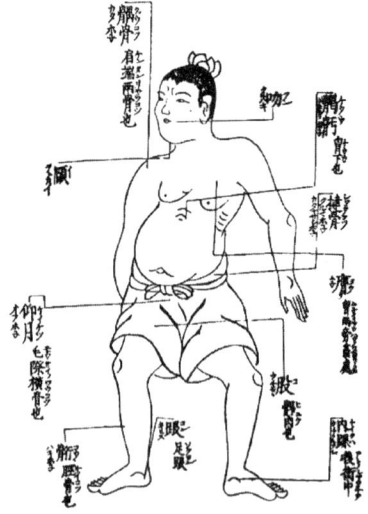

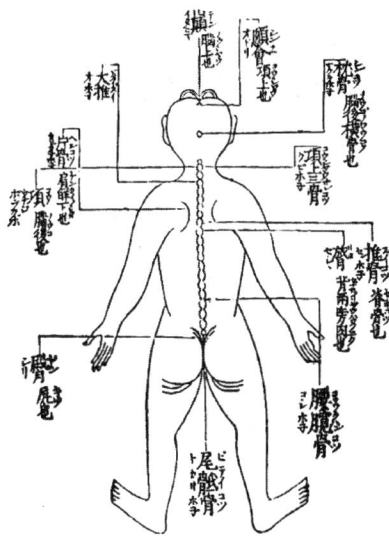

针灸补泻论

灸法不问虚实寒热，悉令灸之，其亦有补泻之功。虚者灸之，使火气以助元阳也；实者灸之，使实邪随火气而发散也；寒者灸之，使其气复温也；热者灸之，引郁热之气外发，火就燥之义也。其针刺虽有补泻法，恐但有泻而无补焉。《经》谓泻者迎而夺之，以针迎其经脉之来气而出之，固可以泻实也；谓补者随而济之，以针随其经脉之去气而留之，未必能补虚也。不然，《内经》何以曰无刺熇熇热，无刺浑浑脉，无刺漉漉汗，无刺大劳人，无刺大饥人，无刺大渴人，无刺新饱人，无刺大惊人。又曰：形气不足，病气不足，此阴阳皆不足也，不可刺。凡虚损危病久病，俱不可刺。针刺之，重竭其气，老者绝灭，壮者不复矣。若此等语，皆有泻无补之谓也。学者玩之。或问曰：吾子前论者，语于补泻详也。今有泻无补，其言似矛盾。针有实补，然吾子何曰无补乎？《经》曰：邪之所凑，其气必虚。是即开决凝滞而以扶正气为补也。对曰：然汝《内经》殷勤之论未晓乎？予试语汝：调养五脏虚脱者以五味，今针可有五味也；若无，则何曰滋补乎？且夫元气虚，资以甘药，然则补中益气、六君子、肾气丸汤等，与滋补之剂同日而不可语。今针之补者，仿佛之补也，犹曰平胃散、败毒散等之补，除去邪气则正气实之意也。吾子致思乎。

针灸溯洄集卷上

针灸溯洄集卷中

禁针法

脑户枕骨上、强间后一寸五分。

囟会上星后一寸陷者中。

神庭直鼻上入发际五分。

神道五椎节下。

灵台六椎节下。

承灵正营后一寸五分。

络却通天后一寸五分。

玉枕枕骨上入发际二寸。

颅囟耳后间青络脉中。

角孙耳郭中间上发际下，开口有穴。

承泣目下七分，直瞳子陷者中。

膻中两乳间陷者中。

鸠尾蔽骨之端，在臆前蔽骨下五分。

水分下脘下一寸，脐上一寸。

神阙当脐中。

会阴两阴之间。

横骨阴上横骨中，宛曲如仰月，中央去腹中行各一寸半。

气冲鼠鼷上一寸，动脉应手陷。

箕门鱼腹上，越筋间，阴股内动脉应手。

承筋腨肠中央陷中。

三阳络臂上大交脉，支沟上一寸。

五里肘上三寸，行向里大脉中央。

青灵肘上三寸，伸肘举臂取之。

云门去胸中行各六寸。

缺盆肩下横骨陷中。

肩井肩上陷中。

孕妇合谷手大指次指岐骨间陷中。

三阴交踝上三寸。

石门_{脐下二寸。}

针灸深可忌，五脏俞深刺则晕倒；邪盛则非可忌。然禁刺妄常，不可验于施治，可有心得矣。

禁灸穴

哑门_{入发际五分，顶中央宛宛中。}

风府_{顶后入发际一寸。}

晴明_{内眦头外一分陷中。}

攒竹_{两眉头少陷中。}

承光_{五处后一寸五分。}

天柱_{挟顶后发际，大节外廉陷者中。}

素髎_{鼻柱上端准头。}

心俞_{五椎下相去脊中各二寸。}

白环_{二十一椎下，相去脊中各二寸。}

承扶_{尻臀下陷纹中。}

殷门_{承扶下六寸。}

委中_{腘中央约纹动脉陷中。}

申脉_{外踝下五分陷中白肉际。}

下关_{耳前动脉下廉，合口有空，开口则闭。}

头维_{额角入发际，神庭旁四寸五分。}

人迎_{颈大脉动应手，夹结喉两旁一寸五分。}

乳中_{当乳中是。}

伏兔[1]_{膝上六寸，起肉取之。}

髀关[2]_{膝上伏兔后交分中。}

阴市_{膝上三寸。}

犊鼻_{膝髌下骺骨上。}

条口_{下廉上一寸，举足取之。}

隐白_{足大趾端内侧，去爪甲角。}

漏谷_{内踝上六寸，骺骨下陷中。}

阴陵泉_{膝下内侧，辅骨下陷，曲膝取之。}

---

[1] 伏兔：原作"伏兔"，据针灸穴名改。下凡遇此误径改，不再出注。

[2] 髀关：原作"脾关"，据针灸穴名改。

周荣_{中府下一寸六分陷者中。}

天府_{腋下三寸，臂臑内廉。}

鱼际_{大指本节后内侧陷。}

少商_{大指端内侧，去爪甲角。}

迎香_{鼻下孔旁五分。}

经渠_{寸口陷中。}

腹哀_{日月下一寸半，去腹中行四寸五分。}

脊中_{十一椎节下间。}

地五会_{足小趾次趾本节后陷中。}

阳关_{阳陵泉上三寸，犊鼻外陷中。}

丝竹空_{眉后陷中。}

阳池_{手表腕上陷中，至腕中心。}

临泣_{目上直入发际五分陷中。}

渊液_{腋下三寸陷中。}

天牖_{颈大筋外，缺盆上，完骨下，发际之上。}

中冲_{手中指端，去爪甲角。}

鸠尾_{在臆前蔽骨下五分。}

肩贞_{曲胛下两骨解间，肩髃后陷中。}

颧髎_{面頄骨下廉，锐骨端陷中。}

井荥俞经合穴

井所出，荥所流，俞所注，原所过，经所行，合所入。

手太阴肺

少商井木_{大指端内侧，去爪甲角}；鱼际荥火_{大指本节后陷}；太渊俞土_{掌后陷中}；经渠经金_{寸口陷中}；尺泽合水_{肘中约纹上动脉中。}

手少阴心

少冲井木_{手小指[1]内廉端，去爪甲角}；少府荥火_{小指本节后骨缝陷中}；神门俞土_{掌后锐骨端之陷中}；灵道经金_{掌后一寸五分}；少海合水_{肘内廉节后，大骨外去肘端五分，屈肘向头得之。}

手厥阴心主

中冲井木_{手中指端，去爪甲角}；劳宫荥火_{掌中央动脉}；大陵俞土_{掌后骨下，两筋间陷}；间使经金_{掌后三寸，两筋间陷}；曲泽合水_{肘内廉下陷，屈肘得之。}

---

[1] 小指：原作"少指"，据经络循行部位和穴位位置改。下文同，不再出注。

足太阴脾[①]

隐白井木足大趾端内侧，去爪甲角；大都荥火足大趾本节后内侧陷中；太白俞土足大趾内侧，内踝前，核骨下之陷中；商丘经金足内踝骨下微前陷；阴陵泉合水膝下内侧，辅骨下陷，伸足取之。

足少阴肾

涌泉井木足心陷中；然谷荥金足内踝前，起大骨下陷中；太溪俞土足内踝后跟骨上动脉陷；复溜经金足内踝上二寸筋骨陷中；阴谷合水膝下内辅骨后，大筋下，小筋上，按之应手，屈膝得之。

足厥阴肝

大敦井木足大趾端，去爪甲角；行间荥火足大趾缝间，动脉应手陷；太冲俞土足大趾本节后二寸；中封经金足内踝骨前一寸，筋里陷；曲泉合水膝股上内侧辅骨下，大筋上，小筋下陷，屈膝横纹头取之。

手阳明大肠

商阳井金手大指次指内侧，去爪甲角；二间荥水食指本节前内侧陷；三间俞木食指本节后内侧陷；合谷原手大指次指岐骨间陷中；阳溪经火腕中上侧，两筋间陷；曲池合土肘外辅骨，屈肘曲骨之中。

手太阳小肠

少泽井金手小指端外侧，去爪甲角；前谷荥水手小指外侧本节前陷中；后溪俞木手小指外侧本节后陷中，握拳取之；腕骨原手外侧腕前起骨下陷中；阳谷经火手外侧腕中锐骨下陷中；少海合土肘内大骨外，去肘端五分。

手少阳三焦

关冲井金手小指次指之端，去爪甲之角；液门荥水手小指次指间陷中，握拳取之；中渚俞水手小指次指本节后间陷；阳池原手表腕上陷中，从指本节直摸，下至腕中心；支沟经火腕后臂外三寸，两骨间陷。天井合土肘外大骨后，肘上一寸，辅骨上两筋叉骨罅中，屈肘拱胸取之。

足少阳胆

窍阴井金足小趾次趾之端，去爪甲之角；侠溪[②]荥水足小趾次趾岐骨间本节前陷；临泣俞木足小趾次趾本节后间陷；丘墟原足外踝下如前陷中；阳辅经火足外踝上四寸，辅骨前绝骨端；阳陵泉合土膝下一寸，䯒外廉陷中。

---

① 脾：原脱，据前后文例及经络名称补。
② 侠溪：原作"夹溪"，据针灸穴位名改。

足阳明胃

厉兑井金足大趾次趾之端，去爪甲角；内庭荥水^①足大趾次趾外间陷；陷谷俞木足大趾次趾外间本节后陷中，去内庭二寸；冲阳原足跗上五寸，去陷谷三寸，骨间动脉；解溪经火冲阳后一寸五分，腕上陷；三里合土膝下三寸，衙骨外廉，大筋内陷。

足太阳膀胱

至阴井金足小趾外侧，去爪甲角；通谷荥水足小趾外侧本节前陷中；束骨俞木足小趾外侧本节后赤白肉际陷中；京骨原足外侧大骨下，赤白肉际^②陷中，按而得之；昆仑经火足外踝后跟骨上陷中，动脉应手；委中合土腘中央约纹，动脉陷中。

治法^③

中风

中风者，有真中，有类中之分。真中，外来风邪，乘虚而入，凡口开手撒，眼合遗尿，吐沫直视，喉鼾睡而面赤如妆，汗缀如珠，痰喘作声，必死也。类中者，七情因风湿痰火也。初麻木疼痛，风湿也。右半身不遂，手足瘫痪者，属气虚与痰也；手足瘫痪，口㖞语涩，属血虚而火盛也；手足瘫痪，舌强謇言，属虚热也；手足瘫痪，半身痿弱不能动，属虚寒也。

半身不遂，患偏风：肩髃肩端上两骨之间，举臂取之；曲池肘横纹头；列缺去腕上侧一寸五分；三里曲下二寸；合谷手大指次指岐骨间陷中；阳陵泉膝下一寸外廉两骨。浅刺。

右瘫：左合谷；三里；阳谷手腕外侧，兑骨下陷；阳辅外踝上四寸；昆仑外踝后跟骨上。

目戴^④上：刺丝竹空眉骨后陷。

脊反折：风府脑户下一寸半；哑门顶入发际五分陷中，深刺。

按：《经》曰：春夏刺浅，秋冬刺深；肥人刺深，瘦人刺浅。肌肉浅薄，窬穴刺浅，艾少；肌肉深厚，窬穴刺深，艾多。又春与夏不同，秋与冬不同，肥瘦有适中者，有太肥而壅肿者，有太瘦而骨立者，以意消息，不可执一论也。今爰曰浅五分以下，曰深五分以上也。后仿之。

口眼㖞斜：太渊掌后陷中；列缺；申脉外踝下五分陷；二间食指本节前内侧陷；内庭足大趾次趾外间陷；行间足大趾缝间，动脉应手陷，浅刺。

---

① 荥水：原作"荥金"，据文义改。

② 肉际：原作"骨际"，据文义改。

③ 治法：此标题原无，据文例补。

④ 目戴：原作"目载"，据文义改。

口噤不可开，失音，牙关颔颊肿：颊车_{耳下曲颔端近前陷，开口有空}；承浆_{唇棱下陷，开口取之}；合谷，浅刺。

手足不举，痛麻拘挛，连眼肿赤痛，头旋：临泣_{足小趾次趾本节后间陷}，浅刺，久留功。

主血虚气虚，火与湿痰：风市_{膝上外廉两筋中}；风池_{耳后发际陷中，按之引于耳中}；环跳_{髀枢后宛宛中}，深刺；神阙_{脐中}；百会_{顶中央旋毛中，可容豆，直两耳尖}；曲池；肩髃，可灸刺。

偏风口㖞，目不得闭，失音不语，饮食不收，水浆漏：地仓_{夹口吻旁四分}；大迎_{曲颔前一寸三分骨陷中}；翳风_{耳后尖角陷中，按之引耳中痛}，浅刺。

肘不能屈：中渚_{手小指次指本节后间陷}；腕骨_{手外侧腕前起骨下}，浅刺。

偏肿：内关_{掌后去腕二寸两筋间}；冲阳_{足跗上五寸}，深刺。

中风喑哑：支沟_{腕后臂外三寸，两骨间陷}；间使_{掌后三寸，两筋间陷}；灵道_{掌后一寸五分}；阴谷_{膝下内辅骨后}。

口噤不开：颊车_{耳下曲颔端近前陷中，开口有空}；承浆_{唇棱下陷中}；合谷，深刺。

痹证_{附痛风}

《痹论》，岐伯曰：风、寒、湿之三气杂至，合而为痹。骨痹者，足挛不能伸步，身偻不能直居；筋痹者，夜卧则惊，多饮，小便数；脉痹者，脉不通，烦则心下鼓，暴上气而喘，嗌干善噫；肌痹者，四肢解惰，发咳呕汁，上为大塞；皮痹者，烦满喘而呕。按：后世医正不考《内经》，为一哀哉！

痛风者，血气、风湿、痰火，皆令作痛，或当风取凉，卧湿地，雨汗湿衣蒸体而成痛风。遍身壮热，骨节疼痛者，风寒也；遍身疼痛，属湿痰；遍身走痛，日轻夜重者，血虚也；肢节肿痛者，湿痛者，皆火邪也；两手疼痛麻痹者，风痰也。

风痹，臑肘挛，手臂不得举：尺泽_{肘中约纹上动脉中}；阳辅_{足外踝上四寸，绝骨端三分}，深刺。

痰痹：灸膈俞_{七椎下相去脊中各二寸}。

寒痹腰膝痛，塞膝，不得转侧伸缩：委中_{腘中央约纹动脉陷}；曲池；列缺；环跳；风市_{穴处出中风}，深刺。

脚膝酸痛：曲泉_{膝股上内侧，辅骨下陷中，屈膝横纹头取之}；三里_{膝下三寸，骱骨外廉，举足取之}；阳陵泉_{膝下一寸，骱骨外廉陷中，蹲居取之}；委中_{穴处出上}，深刺，宜久留。

膝胻股肿：解溪_{冲阳后一寸五分腕上陷}；委中；三里；阳辅_{穴处出上}[①]，浅刺。

---

① 出上：原作"出之"，据上下文改。

脚胻麻木者：环跳；风市_{穴处出上}，深刺。

周痹吐食：肝俞_{九椎下相去脊中各二寸}；胆俞_{十椎下去脊中各二寸}；肾俞_{十四椎下去脊中各二寸}，灸之。

痿证

岐伯曰：色欲过度，宗筋弛纵，筋膜干则筋急而挛，为筋痿；脾气热则胃干而渴，肌肉不仁，为肉痿；肾气热则腰脊不举，骨枯而髓减，为骨痿。按：痹、痿证，近代合为中风施治方，故于世中风多予卖，治真中风见希。大抵痹、痿二证也，然医者以心不考，岂使免人夭殃？

痿而身不仁，手足偏小者：先京骨_{足外侧大骨下，赤白骨际陷中，按而得之}；中封_{足内踝骨前一寸筋里陷}；绝骨_{穴处出中风}，浅刺。

胸中烦满，臂膊疼痛，筋缓，捉物不得：内关、肩髃、曲池、内关_{掌后去腕二寸两筋间}，浅刺补之_{余穴处出中风}；风市、三里、阳陵泉_{穴处出上}，深刺泻之。

伤寒

冬时人起居失节，饮食失时，感邪而即病，曰伤寒；寒邪藏肌肉之间，至春发者，曰温病；至夏发，曰热病。其理一也。有传经，有越经，有直入，有并病，有合病，其证不一也。六经者：头项痛，腰脊强，病在太阳；身热鼻干，目疼，不得卧，病在阳明；胸胁痛，耳聋，往来寒热，病在少阳；咽干，腹满，自利，病在太阴；口燥舌干而渴，病在少阴；烦满囊缩，病在厥阴。

身热头疼，不出汗：攒竹_{两眉头少陷中}；神门_{掌后锐骨端陷中}；少泽_{手小指端外侧，去爪甲角下一分陷}；大陵_{掌后骨下，两筋间陷中}，浅刺。

汗不出，胸满膨膨，洒渐寒热：风池_{耳后发际陷中，按之引于耳中}；经渠_{寸口陷中}；鱼际_{大指本节后内侧陷}；商阳_{手大指次指内侧，去爪甲角}，浅刺。

余热不尽：曲池、三里、合谷_{穴处出中风}，浅刺。

呕哕：百会；曲池_{穴处出中风}；商丘_{足内踝骨下微前陷中}，浅刺。

胸中澹澹发狂：间使_{掌后三寸，两筋间陷中}；劳宫_{掌中央动脉，屈中指、无名指间取之}；复溜_{足内踝上二寸筋骨陷中}；合谷_{穴处出中风}，浅刺。

不省人事：中渚_{手小指次指本节后间陷}；大敦_{足大趾端，去爪甲三毛中}；三里_{膝下三寸}，浅刺。

秘塞：照海_{足内踝下}，浅刺；章门_{大横外，直季胁肋端}，深刺。

烦满，汗不出：风池_{耳后发际陷中，按之引于耳中}，深刺；命门_{十四椎节下间}，浅刺。

汗出寒热：五处_{上星旁一寸半}；攒竹_{两眉头少陷中}，浅刺；中脘_{脐上四寸，居心蔽骨与}脐之中，深刺。

身热头痛，汗不出：曲泉_{膝股内侧辅骨下，屈膝横纹头取之}，深刺。

少阴发热：灸太溪_{足内踝后跟骨上动脉陷中}。

胸胁满谵：期门_{直乳二肋端陷}，浅刺。

六七日脉微，手足厥冷，烦躁：灸厥阴俞_{四椎下去脊中各二寸}。

四肢厥冷，身冷四逆也：灸肝俞_{九椎下相去脊中各二寸}；肾俞_{十四椎下去脊中各二}寸；气海_{脐之下一寸半}。

太阳少阳并病，头痛或冒闷，如结胸状：大椎_{一椎上陷者中}；肺俞_{三椎下相去脊}中各二寸，浅刺。

洁古曰：烦满囊缩，灸阳陵泉_{膝下一寸，骱外廉陷中，蹲坐取之}。

《医学发明》曰：陷下则灸之。天地间无他，惟阴与阳二气而^①已。阳在外上，阴在内下。今言陷下者，阳气下陷而入阴血之中，阴反居其上而覆其阳，脉俱见寒外者，灸之。

仲景曰：微数之脉，慎不可灸，因火为邪，则为烦逆，血散脉中，血难复，实实虚虚也。

<h2 style="text-align:center">疟</h2>

疟者，因外感风寒暑湿，内伤饮食劳倦，或饥饱色欲过度，以致脾胃不和，痰留中脘，来时呵欠怕寒，手足冷，发寒战，大热口渴，头痛，腰胯骨节酸疼，或寒后热，或热后寒，或单热单寒，或寒多，或热多，待热退身凉，方可饮食，切不可带热饮食，恐不消成痞，名疟母，痞散或鼓者间有之。

痰疟寒热：经渠_{寸口陷中}；前谷_{手小指外侧本节前陷中}；百会_{顶中央旋毛中有容豆}，浅刺。

温疟：中脘_{脐上四寸}；大椎_{一椎上陷者中}，深刺。

痰疟寒热：合谷_{手大指次指岐骨间陷中}；后溪_{手小指外侧本节后陷中，握拳取之}，浅刺。

寒疟不食：内庭_{足大趾次趾外间陷中}；厉兑_{足大趾次趾之端，有去爪甲之角}；公孙_{足大趾}本节后一寸内踝前。

热多寒少：间使_{掌后三寸，两筋之间陷中}；商阳_{手大指次指内侧，有去爪甲角}，浅刺。

五脏五腑疟：合谷、公孙_{穴处出前}；曲池_{肘外辅，屈肘，两骨中纹头尽处，以手拱胸取}之，浅刺。

---

① 天地间无他，惟阴与阳二气而：此12字原脱，据《医学纲目》卷之九补。

痰疟振寒，疟母：承满_{不容下一寸，去中各三寸}；梁门_{承满下一寸，去中行各三寸}，浅刺。

疟寒热：天府_{腋下三寸，臂臑内廉动脉陷中，以鼻取之}。

截疟妙手者：鸠尾_{蔽骨之端，在膾前蔽骨下五分}，浅刺神效。然禁针之穴，下手者，可有心得口传。

痢

痢疾不分赤白，俱肠胃作湿热也。赤白兼脓血杂痢，皆因脾胃失调，饮食停滞，积于肠胃之间，多是暑湿伤脾，故作痢，起于肚腹疼痛，大便里急后重，小水短赤不长。初下痢，不分赤白湿热也；下痢发热不退者，肠胃有风邪也；下痢发热便闭者，表里有实热；下痢噤口不食者，脾虚胃热盛也；下痢腹痛，里急后重者，热积气滞也。

痢疾：曲泉_{膝股上内侧辅骨陷中，屈膝横纹头取之}；太溪_{足内踝后，跟骨上动脉之陷中}，浅刺；丹田_{脐下二寸}，深；太冲_{足大趾本节后二寸内间动脉陷中}；脾俞_{十一椎下相去脊中有各二寸}。

腹中切痛，里急脓血：太白_{足大趾内侧，内踝前核骨下陷中}；复溜_{足内踝上二寸，筋骨陷中}；太冲_{穴处出上}，浅；承山_{兑腨肠下分肉间陷中}，深刺。

赤痢下重，肿痛：承山_{穴处出上}；照海_{足内踝下}，浅刺；小肠俞_{十八椎下相去脊中各有二寸}；章门_{大横外直季胁肋端}，深刺。

小腹痛，里急后重：带脉_{季胁下一寸八分陷中}，深；解溪_{冲阳后一寸五分腕上陷中}；承山；太白_{穴处出上}，浅刺。

胃中寒，泄痢：关元_{脐下三寸}；三里_{膝下三寸}，深；脾俞_{十一椎下，相去脊中各有二寸}，浅刺。

泄泻

泄泻者，因脾胃虚弱，饥寒，饮食过度[1]，或为风寒暑湿所伤也。寒泄者，悠悠腹痛，泻无休止，脉沉迟也；火泻者，腹中痛，泄后去如汤，后重如滞，泻下赤色，小水短赤，烦渴脉数也；暑泻者，夏月暴泻如水，面垢脉虚也；湿泻者，泻水多而腹不痛，腹雷鸣，脉细；风泄者，泻而便带清血，脉浮弦；食积泄者，腹痛甚而泻，泻后痛减，脉弦；痰泻者，或多或少，或泻或不泻，脉沉滑；虚泻者，饮食入胃即泻，水谷不化，脉微弱；脾泻者，食后到饱，泻去即宽，脉细。治法不同，随可用。

---

[1] 度：原脱，据《万病回春》卷之三补。

泄泻腹痛，肠中雷鸣，食不化：中脘脐上四寸；天枢夹脐旁各二寸陷中；三里膝下三寸，深刺。

肠鸣卒痛，泄利，不欲食，饮食不下：不容巨阙旁各三寸，直四肋间；承满不容下一寸，深刺；梁门承满下一寸；关门梁门下一寸，浅刺。

泄利，腹寒，脐痛：幽门巨阙旁各五分；腹结大横下一寸三分，去腹中行四寸半，深；腹哀日月下一寸五分，浅刺。

霍乱

霍乱者，有湿干之二证。内伤饮食生冷，外感风寒暑湿而成湿霍乱，忽心腹疼痛，或上吐，或下泻，或吐泻，四肢厥冷，六脉沉而为绝；干霍乱最难治，死有须臾，忽然心腹绞痛，手足厥冷，脉沉伏，欲吐不得吐，欲泻不得泻，阴阳乖隔，外降不通，急委中腘中央约纹动脉陷中，深刺出血。

霍乱：阴陵泉膝下内侧，辅骨下陷中，伸足取之；承山兑腨肠下分肉间陷中，深刺。

胸中满闷欲吐：幽门巨阙旁一寸半，深刺。

霍乱吐泻：尺泽肘中约纹上动脉之中；三里曲池下二寸，按之肉起，锐肉之端；关冲手小指次指之端，去爪甲之角，浅刺。

霍乱转筋：承筋腨肠中胫后，从脚跟上七寸陷；跗阳外踝骨之上七寸。

呕吐附翻胃膈噎

呕吐有声有物也。呕哕清水冷涎，寒吐也；烦渴呕哕者，热吐也；呕哕痰涎者，痰火也；水寒停胃呕吐者，湿吐也；饱闷作酸呕吐者，食吐也。膈噎翻胃之证，皆由七情太过，而动五脏之火，熏蒸津液而痰益盛，脾胃渐衰，饮食不得流行，为此三证。年老人阴血枯槁，痰火气结，升而不降，饮食不下者，乃成膈噎；年少之人，有患膈噎者，胃脘血燥不润，便闭塞而食不下也。

咽喉以下至于脐，胃脘之中，百病危，心气痛，胸结硬，伤寒呕哕闷涎：中冲手中指端，去爪甲角陷中；列缺去腕侧上一寸五分；三间食指本节后内侧之陷中；三里曲池之下二寸，浅；风池耳后发际陷中，按之引于耳中，深刺。

呕哕：太渊掌后陷中，浅刺。

喘嗽隔食：灸膈俞七椎下相[1]去脊中各二寸。

胆虚呕逆带热：气海脐下一寸半，深刺。

反胃：灸膏肓四椎下相去脊中各三寸五分，百壮；又膻中两乳间之陷中，灸七壮

---

[1] 相：此下原衍一"相"字，据文义删。

神效。

因血气虚热痰火：三里膝下三寸；石关阴都下一寸，去腹中行各五分；中脘脐上四寸；气海脐下一寸五分；水分脐上一寸，深刺；胃仓十二椎下相去脊中各三寸半，浅刺。

饮食不下，腹中雷鸣，呕哕，多涎唾，胸中噎闷：隔关七椎下相去脊中各三寸半；魂门九椎下相去脊中各三寸五分，深刺。

痰饮

痰者属湿，乃津液所化也。其证有数种，难明。食积痰者，多食饮，食郁久而成痰；胸膈有痰，气胀痛，在咽喉间有如绵絮，有如梅核，吐之不出，咽之不下。痰饮者，痰在胸膈间，痛而有声也；痰涎者，浑身胸背胁痛，不可忍也；湿痰流注者，浑身有肿块也；痰核者，浑身上下结不散也；胁下有痰，作寒热咳嗽，气急作痛者，痰结也。

痰涎：前谷手小指外侧本节前陷中；复溜足内踝上二寸筋骨陷中；阴谷膝下内辅骨后，按之应手，屈膝乃得之，浅刺。

结积留饮：灸隔俞七椎下相去脊中各二寸；通谷幽门下一寸，夹上脘相去五分。

有痰气，阴虚：灸中府乳上三肋间动脉应手陷中，去中行六寸；肺俞三椎下相去脊中各二寸；华盖璇玑之下一寸之陷中。

肩胁痛，口干，心痛与背相引，不可咳，为痰癖：不容巨阙旁各三寸；肝俞九椎下相去脊中各二寸，灸刺。

上气喘逆，食饮不下：承满不容下一寸，去中行各三寸；风门二椎下相去脊中各二寸，浅刺。

痰喘息：令患人并立两足，以秆自左大指端，至右大拇指，周回而裁端。以其稗中指一寸切舍。分发端，自鼻起垂项，稗尽处灸穴。男左女右，脊骨之际取之。予常试，得效神也。三里曲池下二寸。

咳嗽

冷风嗽者，遇风冷即发，痰多喘嗽；痰嗽者，嗽动便有痰声，痰出嗽止；肺胀者，嗽则喘满气急也；咳嗽，胸膈结痛者，痰结也；早晨嗽者，胃中有食积也；上半日嗽多者，胃中伏火也。

《千金》曰：寒嗽，太冲足大趾本节后二寸，浅刺；心咳：神门掌后锐骨端陷中，浅刺；脾咳：太白足大趾内侧，内踝前核骨下之陷中，浅刺；肺咳：太渊掌后陷中，浅刺；肾咳：太溪足内踝后跟骨上动脉陷中，浅；胆咳：阳陵泉膝下一寸𩩲外廉陷中，深刺。

上气咳逆，短气风劳：灸肩井肩上陷中，以三指按之，中指下陷中，浅刺，灸百壮。

上气咳逆，短气胸满，多唾冷痰：灸肺俞_{三椎下相去脊中各二寸}，五十壮。

风寒火劳痰，肺胀湿：然谷_{足内踝前，起大骨下陷中}；曲泽_{肘内廉下陷中，屈肘得之}；前谷_{手小指外侧本节前陷中}；肝俞_{九椎下相去脊中各二寸}；期门_{直乳二肋端，不容旁一寸五分}，灸刺。

咳嗽上气，吐呕沫：列缺_{去腕侧上一寸五分}；经渠_{寸口陷中}，浅刺。

面赤热嗽：支沟_{腕后臂外三寸，两骨之间陷中}；三里_{曲池之下二寸}，浅刺。

面浮肿，拘急，喘满：昆仑_{足外踝后，跟骨上之陷中}；解溪_{足大趾次趾直上，跗上陷者中}，深刺。

喘急

喘者为恶候，因火所郁而痰在肺胃也。痰喘者，喘动便有痰声；火喘者，乍进乍退，得食则减，止食则喘也；气短而喘者，呼吸短促而无痰声也。

上喘者：曲泽_{肘内廉下陷中，屈肘得之}；神门_{掌后锐骨端之陷中}，浅；解溪_{足大趾次趾直上，跗上陷者中}；昆仑_{足外踝后跟骨上陷中}；大陵_{掌后骨下，两筋间陷者中}，深刺。

喘咳隔食：灸膈俞_{七椎下相去脊中各二寸}。

喘满气喘：商阳_{大指次指内侧，去爪甲角}；三间_{食指本节后内侧陷者中}，浅刺。

上冲胸，喘息不能行，不得安卧：上廉_{三里下三寸，举足取之}；期门_{直乳二肋端，不容旁一寸五分}；中脘_{脐上四寸}，深刺。

肺胀气满，胁下痛：太渊_{掌后陷中}；大都_{足大趾本节后内侧陷中}；肺俞_{三椎下相去脊中各二寸}，浅刺。

喘息咳逆烦满：魄户_{三椎下相去脊骨各三寸五分}，浅刺。

胸胁痛，支满喘息：章门_{大横外直季胁肋端，脐上二寸}；幽门_{巨阙旁各五分}；不容_{巨阙旁相去中行各三寸}，深刺。

郁证_{附诸气}

六郁之证多沉伏。气郁则腹胁刺痛不舒，脉沉而涩；湿郁则周身骨节走注疼痛，遇阴雨即发，脉沉而缓；热郁则小便赤涩，五心烦热，口苦舌干，脉沉而数；痰郁则喘满气急，痰嗽不出，胸胁痛，沉而滑；血郁则能食，便红，或卒吐紫血，痛不移处，脉芤而结；食郁则嗳气作酸，胸腹饱闷作痛，恶食不思，脉滑而紧。

《举痛论》有九气曰：喜、怒、忧、思、悲、恐、惊、寒、热。喜则气散，怒则气逆，忧则气陷，悲则气消，恐则气[1]怯，惊则气耗，寒则气收，热则气泄也。有实气，有虚气。虽云无气补法，正气虚而不补气，何由而行？丹溪曰：气实不宜补，气虚宜补之。

食郁，肠鸣腹胀，食饮不下：承满不容下一寸，去中行三寸；外陵天枢下一寸，去中行各二寸，深刺；膈俞七椎下相去各二寸，浅刺。

热郁，大肠中热，身热腹痛：气冲[2]去中行四寸，鼠鼷上一寸动脉陷中；肝俞九椎下相去脊中各二寸；神堂五椎下相去脊中各三寸五分，浅刺。

痰郁，喘满气急：三里膝下三寸；梁门承满下去中行各三寸，深；肺俞三椎下相去脊中各二寸，浅刺。

一切气疾满：气海脐下一寸五分；神道五椎节下之间，深刺；膏肓四椎下相去脊中三寸半，浅刺。

气块，胁痛，劳热：内关掌后去腕二寸两筋间，深刺。

七情气郁：支正腕后五寸，浅刺。

饮食

伤食者，因喰饮食，脾虚运化不及，于胸腹饱闷，恶食，嗳气作酸，下泄臭屁，或腹痛吐泻，重则发热头疼。饮食停积，痞胀作痛者，宜消导。饮食不思，痞闷者，胃寒也；饮食不化到饱者，脾虚也；饮食自倍者，脾胃乃伤也。

支满不食：肺俞三椎下相去脊中各三寸，浅刺。

振寒不食：冲阳足趺上五寸，去陷谷三寸骨之间动脉，深刺。

胃热不食：下廉上廉下三寸，举足取之，深刺。

胃胀不食：水分脐上一寸，深刺。

胸胁满，不得俯仰，食不下，喜饮：周荣中府下一寸六分，仰取之；中府乳上三肋间，去中行六寸，浅刺。

饮食不消，腹坚急，肠鸣：胞肓十九椎下相去脊中各三寸半，深刺。

伤酒呕吐：率谷耳上入发际一寸半陷中。

多食身瘦疲，吐醎汁：关元脐下三寸；脾俞十一椎下去脊中各二寸，灸刺。

饮食喜完谷不化：通谷上脘旁各五分；梁门承满下一寸，去中行二寸，浅刺。

脾胃疼，食不进：天枢脐旁二寸；中脘脐上四寸；三里膝下三寸，深刺。

---

① 气：原脱，据上下文例补。

② 气冲：原作"气卫"，据文义改。

腹痛

腹痛者，寒、热、食、血、湿、痰、虫、虚、实九种也。绵绵痛无增减，寒痛也；乍痛乍止，热痛也；腹痛而泻，泻后痛减，食积也；痛不移处者，死血也；腹痛引钩，胁下有声，痰饮也；以手按之，腹软痛止者，虚痛也；腹满硬，手不敢按，实痛也；时痛时止，面白唇红者，虫痛也。

小腹胀痛：气海_{脐下一寸五分}，灸。

绕脐痛：水分_{脐上一寸}；曲泉_{屈膝横纹头取之}；中封_{足内廉前一寸}，深刺。

燥屎旧积，按之不痛为虚，痛为实，可灸；不灸，令病人冷结，久而因气冲心死。刺委中_{膝腘中央陷者}，深。

腹满，心与背相引痛：不容_{巨阙旁各三寸}；天枢_{脐旁二寸}；三阴交_{内踝上三寸中}。

胃胀腹痛：下脘_{脐上二寸}；气海_{脐下一寸半中}；昆仑_{外踝后跟骨上陷中}，深刺。

腹中雷鸣，小腹急痛：复溜_{足内踝上二寸筋骨陷中}；阴市_{膝上三寸}，浅刺；下廉_{上廉下三寸}，深刺。

胁痛

左胁痛者，肝经受邪也；右胁痛者，肝邪入肺也；左右胁俱痛者，肝火盛而木气实；两胁走注，痛而有声者，痰饮也；左胁下有块作痛不移者，死血也；右胁下有块作痛，饱闷，食积也。

肝火盛实，有死血，肝急：丘墟_{足外踝下如前陷中}；中都_{内踝上七寸䯒骨中}，深刺。

胁下痛，不得息：腕骨_{手外侧腕前，起骨下陷者中}；阳谷_{手外侧腕中锐骨下陷中}，浅刺。

胸胁痛支满：章门_{季胁肋端}，深；支沟_{出前}，浅刺。

胁下痛不得息：申脉_{外踝下五分之陷中，白肉之间}；腕骨_{手外侧腕前起骨下陷中}；阳谷_{手外侧腕中，锐骨下陷中}，浅刺。

胁痛结胸：风市_{膝上外廉两筋之中}；期门_{直乳二肋之端}，深刺。

胸腹，小肠痛：京门_{监骨下，腰中季胁本夹脊}；悬钟_{足外踝上三寸动脉之中}，深刺。

心痛_{附胃脘痛}

心痛初起者，胃中有寒也；心痛稍久者，胃中有郁热也；心痛，素食热物者，死血留胃口也。

卒心疼不可忍，灸足大趾次趾内纹中各一壮。

心痛，有风寒、气血、食积、热：太溪_{足内踝后跟骨上，动脉陷者中}；尺泽_{肘中约纹上动脉中}；太白_{足大趾内侧，内踝前核骨下陷者中}，浅；建里_{脐之上三寸}，浅刺。

心痛如锥^①，色苍苍如死状，终日不得息：然谷<small>足内踝前，起大骨下陷中</small>；大都<small>足大趾本节后内侧陷中</small>，浅；行间<small>足大趾缝间动脉应手陷者中</small>；中脘<small>脐上四寸</small>，深刺。

心痛胸满：厥阴俞<small>四椎下相去脊骨各二寸</small>；膈俞<small>七椎下相去脊骨各二寸</small>，浅；京骨<small>足之外侧大骨下，赤白间陷中</small>，深刺。

卒心痛：涌泉<small>足心陷中</small>，浅刺。

心痛善惊，身热烦渴，口干逆气，心下澹澹：曲泽<small>肘内廉下陷中，屈肘得之</small>；郄门<small>掌后去腕五寸</small>，浅刺。

心痛：伏梁。

奔豚：上脘<small>脐上五寸</small>，深刺。

心腹胀满，胃脘痛：太渊<small>掌后陷中</small>；鱼际<small>大指本节后，内侧陷者中</small>，浅；三里<small>膝下三寸</small>，深刺。

心烦，胃脘痛：解溪<small>足大趾次趾直上，跗上陷者宛宛中</small>；完骨<small>耳后入发际四分</small>；胃俞<small>十二椎下，去脊中二寸</small>，浅刺。

心狂，胃脘痛：公孙<small>足大趾本节后一寸，内踝前陷</small>；三阴交<small>内踝上三寸，骨下陷</small>；阴陵泉<small>膝下内侧，曲膝取之</small>，深刺。

针灸溯洄集卷中终

---

① 如锥：原在"终日不得息"之后，据文义移至此。

针灸溯洄集卷之下

治法续 [①]

腰痛

大抵腰痛新久，总属肾虚。常常腰痛者，肾虚也；日轻夜重者，瘀血也；遇阴雨，久坐而发者，湿也；腰背重注，走串痛者，痰也。

挫闪腰疼，胁肋疼：尺泽<small>肘中约纹上动脉中</small>；曲池<small>肘外辅骨，屈肘曲中</small>；三阴交<small>踝上三寸</small>，浅刺。

腰疼难动：风市<small>膝上七寸</small>；委中<small>膝腘中央</small>；行间<small>足大趾缝间，动脉应手中</small>，深刺。

腰脊强痛：腰俞<small>二十一之节下间中</small>；膀胱俞<small>十九椎下，去脊中各二寸</small>；委中，深刺。

腰脚疼者：环跳<small>髀枢之中，侧卧取之</small>，深刺。

自背引腰疼：太冲<small>足大趾本节后二寸</small>；太白<small>足大趾内侧内踝前</small>，浅刺。

腰尻引痛：昆仑<small>足外踝后，跟骨上陷者中</small>；承山<small>兑腨肠下，分肉间陷者中</small>；阳辅<small>足外踝之上四寸，辅骨前</small>。

髀枢、膝骨冷痛：阳陵泉<small>膝下一寸，䯒外廉陷</small>；丘墟<small>足外踝下如前陷中</small>，深刺；志室<small>十四椎下，相去脊中各三寸半</small>；曲泉<small>膝股内侧，屈膝横纹头取之</small>，深刺。

疼癖<small>附臂痛</small>

心气劳役而气郁，或为辛劳，气血凝滞而肩胛肿痛，轻易难施，针刺最可谨。口受。在此处欲行针，先以手按摩，而使气血流行，可用针，必深不可刺。妙手者，针伏而入皮肉间，或以砭针出血，气血流通为得。岐伯曰：以砭石取痛痹是也。犹有口受。

肩背并和肩膊疼：曲池<small>肘之外横纹头</small>；合谷<small>手大指 [②] 次指岐骨之间陷中</small>，浅刺；未愈，尺泽<small>肘中约纹上动脉中</small>；三间<small>食指本节后内侧陷</small>，深刺。

臂痛者，因风、痰、寒、湿横行经络：肩髃<small>肩端举手取之也</small>；曲池<small>穴处处前</small>，浅刺。

臂痛难举：曲池；尺泽<small>肘中约纹中央</small>；三里<small>曲下二寸</small>；少海<small>肘大骨去肘端五分陷中</small>，浅刺。

臂内廉痛：神门<small>掌后锐骨端陷者中</small>；太渊<small>寸口之中</small>，浅刺。

---

① 治法续：此标题原无，据文例补。

② 指：此下原衍一"之"字，据文义删。

手腕无力：列缺去腕侧上一寸五分，浅刺。

手腕无力：列缺去腕侧上一寸五分，浅刺。

肘臂濡痛：通里腕后一寸陷者中；曲池；手三里穴处出上，浅刺。

肘臂手指难屈：曲池；三里穴处出上；外关腕后二寸两筋间，阳池上一寸，深刺。

手臂麻木：天井肘外大骨后，肘一寸辅骨上两筋叉骨罅中，屈肘拱胸取；支沟腕后臂外三寸，两骨间陷者中；外关穴处出上，深刺。

风痹手挛不举：尺泽、曲池、合谷，穴处出上，深刺。

手指拘挛并筋紧：曲池；阳谷手外侧腕中，锐骨下陷中，深刺。

肩膊烦疼：肩井肩上陷中；肩髃、曲池，浅刺。

手热，肘臂挛痛，胁腋肿：曲泽肘内廉下陷中，屈肘得之；间使掌后三寸，两筋间陷者中；大陵掌后骨下，两筋间陷者中；小海肘内廉节后，大骨内去肘端五分，屈肘向头得之，深刺。

肘臂厥痛，难屈伸，手不举，指不握：孔最去肘上七寸，浅刺。

脚气

足内踝骨红肿而痛者，曰绕踝风；外踝骨红肿而痛者，曰穿踝风；两膝红肿痛者，曰鹤膝风；两腿胯痛者，曰腿胈风。《内经》曰：依湿者，筋脉弛长而软，或浮肿，生臁疮，曰湿脚气；筋脉蜷缩挛痛，枯细不肿，曰干脚气。脚气属血虚湿热。脚气焮热红肿痛，风热也；脚气两脚酸疼，属寒湿。杨太受曰：脚气为壅疾，治以宣通，使开壅盛者，以砭出恶血而去重势。《经》曰：蓄则肿，砭射之也。

有风寒湿者：冲阳足跗上五寸，去陷谷三寸骨间动脉；公孙足大趾本节后一寸，内踝之前；三里膝下三寸，深刺。

脚气，脚胫湿痹，浑身搔痒，五指疼：悬钟足外踝上三寸动脉；飞杨外踝骨上七寸，深刺。

脚气，膝关痛，筋挛不可屈伸：曲泉膝股上内侧，屈膝横纹头取之；阳陵泉膝下一寸，箭之外廉之陷中；风市膝上七寸，深刺。

脚气，膝肿胫酸，脚跟筋急痛：承山兑腨肠下，分肉间陷中；委中腘中央约纹动脉陷；阳辅足外踝上四寸，辅骨前，绝骨端三分，深刺。

脚胫酸痛，不能久立，风水膝肿，骨髓冷疼：上廉三里下三寸取；然谷足内踝前，大骨下陷者中，深刺。

两膝红肿疼：髀关①膝上伏兔后交分中；阴市膝上三寸；委中、三里，穴处出上，

---

① 髀关：原作"脾关"，据针灸穴名改。

深刺。

穿跟草鞋风：丘墟_{足外踝下，如前陷中，骨缝中去临泣三寸}；商丘_{足内踝骨下微前陷者中}；照海_{足内踝下}，浅刺。

脚气足腨肿，脚腕足心疼：昆仑_{足外踝后，跟骨上陷者中}；委中_{穴处出上}，深刺。

头痛

气虚头痛者，耳鸣，九窍不利；湿热头痛者，头重如石；风寒头痛者，身重恶寒，寒邪从外入，宜汗之；偏头痛者，少阳、阳明经，左半边属火属风，右半边属痰属热也；真头痛者，脑尽而疼，手足冷至节，不治，朝发夕死。

头痛项急，不得回顾：风府_{项后入发际一寸也}；百会_{顶中央旋毛中，可容豆，直两耳尖}；上星_{神庭后，入发际一寸陷中，容豆}，浅刺。

头重痛，颈项如拔：脑空_{夹玉枕骨下陷者中}；风池_{耳后发际陷中，按之引于耳中}；上星_{穴处出上}，深刺。

头风，面目赤：通里_{腕后一寸陷中}；解溪_{足大趾次趾直上，跗上陷者中}，深刺。

醉后头风：攒竹_{两眉头少陷中}；三里_{膝下三寸}，浅刺。

头面项俱痛：百会_{穴处出上}；后项_{百会后一寸五分，枕骨上}；合谷_{手大指次指岐骨间}，浅刺。

逆上头痛：太冲_{足大趾本节后二寸}；阳陵泉_{膝下一寸，箭外廉陷者中}；丝竹空_{眉后陷中}，浅刺。

眩晕

眩者，黑运旋转，其状目闭眼暗，身转耳聋，如立舟车之上。凡头眩者，痰也。下虚上实。脉，头晕眩风，浮；寒眩，紧；湿眩，细；暑眩，虚；痰眩，滑。

寒湿风痰，目眩：合谷_{手大指次指岐骨间陷中}；丰隆_{外踝上八寸下，箭外廉陷}；解溪_{足大趾次趾直上，跗上之陷中}；风池_{耳后发际陷中，按之引于耳中}，浅刺。

头晕目眩：临泣_{足小趾次趾本节后间陷}；风府_{项后入发际一寸}。

上逆目眩：中渚_{手小指次指本节后间陷}；梁门_{承满下一寸，去中行三寸}；阳谷_{手外侧腕中，锐骨下陷中}，浅刺。

眼目

目之失明者，四气七情之所害也。眼目为五脏之精华，一身之至要。肝为乌睛，心为二眦，脾为上下胞，肺为白睛，肾为眸子。其证七十有二，治之须究其所因。大眦赤红肉起者，心经实热也；小眦赤红丝血胀者，心经虚热也；乌眼红白翳障者，肝病也；白珠红筋翳膜者，肺病也；上下眼胞如桃者，脾病也；迎风出泪，坐起生花者，肾病也。

肝气实热，血目赤：丝竹空眉后陷中；百会顶中央旋毛中；上星入前发际一寸陷中，浅刺。

目内眦痛，泪出不明：风池耳后发际陷中；合谷手大指次指岐骨间陷中，深刺。

头痛如破，目疼如脱，目瞑，目风出泪，偏风，视物不明：头维入发际神庭傍四寸五分；后溪手小指外侧本节后陷中，握拳取之，浅刺。

雀目，远视不明，出泪，内眦赤痛，眈眈无见，眦痒，白翳胬肉侵睛：睛明内眦头外一分陷中；攒竹眉头陷中；曲差神庭旁一寸半入发际，浅刺，且久留。玉枕脑户旁一寸半；风门二椎下相去脊中各二寸，浅刺。

目风赤烂：阳谷手外侧腕中，锐骨下陷中；大陵掌后骨下，两筋间陷，深刺。

目生翳膜：液门手小指次指指间陷中，握拳取之；中渚液门下一寸，次指本节后间之陷中；后溪、合谷，穴处出上，浅刺；角孙耳郭中间上发际之下，开口有穴；临泣足小趾次趾本节后间陷，深刺。

耳

耳者，肾之窍也。左耳聋，忿怒动胆火也；右耳聋者，色欲动相火也；两耳聋者，厚味动胃火也；两耳肿痛，亦出脓者，肾经之风热也。

耳鸣如蝉声，聤耳脓出，耳生疮：听宫耳前起肉，当耳缺者陷中；百会顶中央旋毛中；阳谷手外侧腕中，锐骨下陷中，浅刺。

耳鸣耳聋：合谷手大指次指岐骨间；腕骨手外侧腕前，起骨下陷中；少海肘内大骨外，去肘端五分陷中；肩贞曲胛下，两骨解间，肩髃后陷中，浅刺。

耳不聪，耳鸣痛：天牖头大筋外，完骨下，发际上；颅囟耳后间青络脉中；络却通天后一寸半，浅刺。

鼻

鼻塞声重，流涕者，肺感风寒也；不闻香臭者，肺经有风热也；鼻渊者，胆移热于脑也；鼻赤，肺之血热也。

鼻臭涕出：曲差神庭旁一寸半，入发际；上星入前发际一寸陷中，浅刺。

鼻塞不利：厉兑足大趾次趾端，去爪甲角；前谷手小指外侧本节前；临泣足小趾次趾本节后间陷，浅刺。

鼻塞不闻香臭：迎香鼻孔旁五分；合谷手大指次指岐骨间，浅刺。

鼻痔流浊涕者：太冲足大趾本节后二寸；合谷，浅刺，泻。

鼻渊息肉：上星，补。

一切鼻病：风门二椎下，相去脊中各二寸，深刺。

口舌

咽痛舌疮，口干足热，为肾经虚火；舌本作强，腮颊肿痛，为脾经湿热；口舌肿痛，为上焦有热；口舌生疮，咽喉不利，为脾经血伤火动。病因多端，肾虚多，当临时制宜。凡舌胀甚，以砭针舌尖或舌上，或傍出血泄毒，以可救急。

唇肿痛：迎香鼻孔旁五分，浅刺。

口禁，牙关不开，面肿，唇动如虫行：水沟鼻柱下，人中近鼻孔陷者中，浅刺得气，泻。

张口不合，舌缓：三阴交踝上三寸；昆仑足外踝后，跟骨上陷；冲阳跗上五寸，深刺。

失惊，吐舌不能入，经旬不食，羸瘦日甚：为针舌之底，抽针之际，其人若委琐状，顷刻舌缩如故。

牙齿

牙痛者，胃火盛也；虫食而痛者，肠胃中有湿热；牙龈宣露者，胃中客热也；走马牙疳者，上焦湿热也。牙疳者，龈溃侵蚀唇鼻；牙床肿痛动摇，黑烂脱落，皆属手足阳明经之火。

血热，有胃口，咽引齿痛：浮白耳后入发际一寸；内庭足大趾次趾外间陷；合谷手大指次指岐骨间陷中，浅刺。

寒热，上齿龋：小海肘内廉节前大骨内；厉兑足大趾次趾端，去爪甲角，浅刺。

下齿龋痛：下关耳前动脉下廉，合口有空；三间食指本节后，内侧陷中；合谷穴处出上，深刺，泻。

牙关痛，颊肿，牙不可嚼物：颊车耳下曲颊端近前陷中，开口有空；曲池肘中约纹头，浅刺。

齿龈痛，唇吻强，牙龈疼：角孙耳郭中间上，发际下，开口有空；三里曲下二寸；二间食指本节前内侧陷。

牙疳蚀烂生疮：灸承浆唇棱下陷中，开口取之，七壮。

喉痹

喉痛生疮者，红肿结核胀痛者，喉闭塞不能言者，俱是风热痰火也。因为呼吸气郁，肩背间贮血热，为喉痹。

喉闭，急证也：疾刺少商大指去爪甲角，用砭针出毒血，并豁吐痰涎为要。尺泽肘横纹中；哑门后发际五分中，用砭针出血。

从喉肿，以针刺取血_{有口受}。若迟缓者，不救急：关冲_{手小指次指端，去爪甲角}；合谷_{手大指次指岐骨间陷中}；丰隆_{外踝上八寸下，胻外外廉}；涌泉_{足心陷中，浅刺}。

喉痹哽肿：气舍_{颈直人迎下，夹天突陷中}；缺盆_{肩下横骨陷中}；阳溪_{腕中上侧，两筋之间陷中}；经渠_{寸口陷中}；大陵_{掌后骨下，两筋间陷}；前谷_{手小指外侧，本节前陷中}，随证浅刺、深刺。

积聚

痞块者，一名癥瘕。不能移者，癥块；能移动，或左或右者，瘕块。五积六聚者，积在本位，聚者无定处，气不能作块而成聚。块乃有形之物，痰与食积成死血。

胁下积气：期门_{直乳二肋之端}；章门_{大横外，直季胁肋端}；中脘_{脐上四寸，深刺}。

奔豚：气海_{脐下一寸五分，灸}。

积聚癥瘕，肠澼，大肠有水，脐下切痛：四满_{中注下一寸，去腹中行一寸半}；商曲_{石关下一寸，去腹中行各五分}，深刺。

伏梁，心下如覆杯：中脘，深；百会_{顶中央旋毛中}，浅刺。

血块如杯：关元_{脐下三寸}，浅刺。

积聚，坚大如盘：上脘_{脐上五寸}；三里_{膝下三寸}；解溪_{冲阳后一寸五分腕上陷}；通谷_{交上脘相去五分}；阴谷_{膝下内辅骨后，按之应手，屈膝得之}，深刺。

痞块[1]，专治之：痞根[2]_{十三椎下各开三寸五分，灸多左边}；如左右俱有，左右俱灸。灸而后一晚夕，觉腹中响动是验也。

疝气

疝本肝经湿热郁久后，感寒气外束，不得疏散而作痛。肠中走气作声或痛，盘肠气也；小腹阴囊手按作响声痛者，膀胱气也；小肠脐傍一梗升上钓，虽硬大而不痛者，肾气也。一切疝气者，多因热郁于中而寒束于外也。疝气发于寒月者，多寒邪入膀胱；疝气发于暑月者，多暑入膀胱也。

寒疝腹痛：阴市_{膝上三寸}；太溪_{足内踝后，跟骨上动脉陷}；肝俞_{九椎下，相去脊中各二寸}，浅刺。

癫疝，腰引小腹痛，两丸缩：太冲_{足大趾本节后二寸}；中封_{足内踝骨前一寸}；曲泉_{膝股上内侧辅骨下}；商丘_{足踝骨下微前}，浅刺。

小腹下痛，目疝癖：三里_{膝下三寸}；脾俞_{十一椎下，去脊中各二寸}；三阴交_{踝上三}

---

① 痞块：原作"痞根"，据文义改。

② 痞根：原作"痞块"，据文义改。

寸，浅刺。

阴茎肿痛：阴谷_{膝下内辅骨后}；阴陵泉_{膝下内侧，辅骨下陷中}；中极_{脐下四寸}；曲泉，深刺。

病疝，自脐下至心背胀满，呕吐，不进饮食。伯仁曰：此寒在下焦，章门、气海灸。

卒疝，小腹坚，寒热：丘墟_{足外踝下如前陷中}；大敦_{足大趾端，去爪甲角}；照海_{足内踝下}，浅刺。

疝气偏坠：用小绳患者口角量一形，分作三摺，成三角，如△字样，为权衡。一角安在脐心上，两角安在脐下，两角尽处是穴也。予度度试，得效神也。

胀满

胀者，由脾胃之气虚弱，不能运化精，而致水谷聚而不散，故成胀。饮食失节，不能调养则清下降，浊气满胸腹，湿热相蒸成胀满。《经》曰：鼓胀，中空无物，有似于鼓，小便短涩不利也。热胀，腹有积聚者，宜分消；血气凝结，积聚而成腹胀者，宜攻也；腹胀因于气者，宜须气。

心腹胀满，肠鸣，脏气虚惫：三里_{膝下三寸}；上廉_{三里下三寸，举足取}；阳陵泉_{膝下一寸，䯒外廉陷}，深刺。

心腹胀满，胃中热：绝骨_{足外踝上三寸}，深刺；内庭_{足大趾次趾外间陷}，浅刺。

小腹胀满痛：中封_{足内踝骨前一寸}；然谷_{足内踝前，起大骨下陷中}，浅刺。

腹暴胀，中恶脾疼：中脘_{脐上四寸}；阴市_{膝上三寸}；三里、曲泉_{膝股上，内辅骨下}，深刺。

腹坚肿如鼓：水分_{脐上一寸}；复溜_{足内踝上二寸，筋骨陷中}；三阴交_{踝上三寸}，深刺。

坚牢，胸腹膨胀气鸣者：合谷_{手大指次指岐骨间}；三里_{曲下二寸}，浅刺；期门_{直乳二肋端}，深刺。

气胀寒胀，脾虚中满：上脘_{脐之上五寸}；章门_{大横外，直季胁肋端}；关元_{脐下三寸}；承满_{不容下一寸，去中行三寸}；期门，深刺。

水肿

水肿者，通身浮肿，皮薄而光，手按成窟，举手即满者也。初起眼胞上下微肿如裹水，上则喘咳气急，下则足浮肿，大小便短涩不利也。血肿气满而四肢寒，朝宽暮急，血虚；暮宽朝急，气虚也。《内经》曰：经脉满则脉络溢，络脉溢则谬刺之，谓不分俞穴而刺之也。

浑身浮肿：曲池_{肘横纹之头}；三里_{膝下三寸}；内庭_{足大趾次趾外间陷}，浅之。

四肢浮肿：通里_{腕后一寸陷中}；液门_{手小指次指间陷中，握举取之}；合谷_{手大指次指岐骨间取之}；三阴交_{踝上三寸}，浅刺。

风面浮肿：解溪_{足大趾次趾直上跗上陷}，深刺。

水肿，气胀满：复溜_{足内踝上之二寸筋骨陷}；神阙，浅刺。_{有口受}

水胀胁满：阴陵泉_{膝下内侧，辅骨下陷}，深刺。

水肿腹坚，喘逆不得卧，小便不利：阴谷_{膝下内辅骨后}；阴陵泉，深刺。

小便不通：三里、阴陵泉，刺，泻下如注。

水肿，腹坚如鼓，小水泄下：阳陵泉_{膝下一寸，骱外廉陷}；曲泉_{膝股上，内辅骨下陷}；水分_{脐上一寸}；冲阳_{足跗上五寸}；腕骨_{手小指外侧本节后陷中，握拳取之}，深刺。

淋证

淋，小便涩痛也，热客膀胱，郁结不能渗泄故也。气淋者，小便涩，常有余沥；石淋者，茎中痛，尿不得卒出；膏淋，尿似膏出；劳淋者，劳倦即发，痛引气冲。

血脉过热即发，甚则溺血，是膀胱郁热而成：灸三阴交_{踝上三寸}；肾俞_{十四椎，相去脊中各二寸}。

小便赤不通，淋沥：小肠俞_{十八椎下，相去脊中各二寸}；膀胱俞_{十九椎下，去脊中各二寸}，灸刺。

小便赤，淋沥：次髎_{十八椎下，交脊陷者中}；中髎_{十九椎下，交脊陷中}，灸刺。

淋沥，不得大小便，癃闭下肿：志室_{十四椎下，去脊中各三寸五分}；胞肓_{十九椎下，去脊中各三寸五分}，灸，浅刺。

气淋，血淋，小便如散：复溜_{足内踝上二寸，筋骨陷中}；交信_{内踝骨上二寸，少阴前，太阴后廉，筋骨陷}，浅刺，久留。

小便不利，阴器下引痛，小腹满：横骨_{大赫下一寸，去中一寸半}，深刺。

转胞不溺而淋沥：关元_{脐下三寸}；水分_{脐上一寸}，深刺。

消渴

消渴者，口常渴也。小便不利而渴者，内有湿也；小便自利而渴者，知内有燥也；三消者，俱属内虚有热也；上消者，肺火，饮水多而食少也；中消者，胃火，消食易饥，不生肌肉，小水赤黄也；下消者，肾虚火，小便浊。《内经》：二阳结则消。

消渴，五劳七伤：肾俞_{十四椎下，去脊中各二寸}，灸。

肾虚消渴，腰脊强：中膂_{二十一椎下，去脊中二寸}，灸刺。

消渴，身热目黄：意舍十一椎下，去脊各三寸半，灸刺。

中消，四肢懈惰：太溪足内踝后，跟骨上陷，照海足内踝下；支正腕后五寸，浅刺。

消渴：行间足大趾缝间陷；太冲足大趾本节后二寸；曲池肘横纹头，浅刺。

遗精

邪客于阴，神不守舍，故心有所感梦也。其候有三：年少气盛，鳏旷矜持，强制情欲，不自觉知泄也；心气虚，不能主宰，或心受热，阳气不收而泄也；脏腑弱，真元久亏，心不摄念，肾不摄精，泄也。心有所慕而梦遗者，君火动，相火随也。夜梦与人交感而泄精者，谓之梦遗。

少气遗精：肾俞十四椎下，去脊中各二寸；三阴交踝上三寸，可灸。

遗精白浊：关元脐下三寸；肾俞、三阴交，深刺。

梦泄：太冲足大趾本节后二寸；曲泉膝股上内侧辅骨下；中封足内踝骨前一寸；脾俞十一椎下，去脊中各二寸，深刺。

失精，精溢：然谷足内踝前，起大骨下；大赫气穴下一寸，去中行各一寸半，深刺。

溺浊

浊有赤浊，有白浊。溺脚澄下，凝如膏糊，小便如米泔者，如粉糊者，如赤浓者，皆热内伤，又肾经虚损而成浊也。赤浊，心虚有热也；白浊者，肾虚有寒也。

小便浊，失精：肾俞十四椎下，去脊中各二寸，灸。

淋沥，赤白浊：然谷足内踝前，起大骨下；气海脐下一寸五分，深刺。

白浊：关元脐下三寸；三阴交踝上三寸；三里膝下三寸，深刺。

治法凡淋可考。

吐血 附衄血、咳血、唾血。

一切血证皆属热，俱阳盛虚，火载血上，错经妄行而为逆。吐血者，出于胃，吐出全血也。先吐痰而后见血者，积热也；先吐血而后见痰者，阴虚也。衄血者，于肺鼻中出血也。咳血者，出于肺，咳嗽痰中带血也。唾血者，出于肾，鲜血随唾出也。

吐血：隐白足大趾端内侧，去爪甲角；脾俞十一椎下，去脊中各二寸；神门掌后锐骨端陷，浅刺。

喉中干燥，吐血：鱼际大指本节后内侧陷；曲池曲骨中纹之头；阴郄掌后脉中去腕五寸；肝俞九椎下，去脊中各二寸；上脘脐上五寸，浅刺。

衄血者：申脉外踝下五分陷，浅；风府项后入发际一寸；委中腘中央，深刺。

衄血面赤：囟会上星后一寸陷中；上星神庭后入发际一寸陷中，容豆；绝骨足外踝上三寸，浅刺。

衄衄不止：三间_{食指本节后内侧陷}；合谷_{手大指次指岐骨间}；前谷_{手小指外侧本节前陷}中；昆仑_{足外踝后跟骨上陷}，浅刺。

咳血内损：劳宫_{掌中央}；间使_{掌后三寸，两筋间陷}；神门，泻；尺泽_{肘中约纹之上}；曲泉_{膝股上，内辅骨之下}；太溪_{足内踝后，跟骨之上}，浅刺，补。

肺痿咳血：风门_{二椎下，相去脊中各二寸}；肺俞_{三椎下，相去脊中各二寸}，浅刺；三里_{膝下三寸}，深刺。

唾血振寒：太溪、三里，_{穴处出上}；列缺_{去腕上侧一寸五分}；太渊_{掌后陷中}，浅刺。

唾血：然谷_{足内踝前，起大骨下陷中}；太冲_{足大趾本节后二寸}，浅刺。

下血_{附溺血}

便血者，大便出血，脏腑蕴积湿热也。肠风下血者，必在粪前，名近血；脏毒下血者，必在粪后，名远血也。溺血者，小便出血，心移热于小肠也。

下血，热入血室：期门_{直乳二肋端}，深刺。

肠风，在胃与大肠下血：隐白_{足大趾端内侧，去爪甲角}；三里_{膝下三寸}。

下焦陷下血：气海_{脐下一寸半}；阳关_{十六椎之节下间}；肾俞_{十四椎下，去脊中各二寸}，灸刺。

溺血精出，阴茎痛，小便热：列缺_{去腕侧上一寸五分}；三阴交_{踝上三寸}，浅刺。

小便清血：关元_{脐下三寸}；大陵_{掌后骨下，两筋间陷}，深刺。

痔漏

人于九窍中，但有小肉突出，皆曰庤，不特于肛门边生者名之，亦有鼻、眼、牙痔等，其状不一，分五种：牝痔者，肛门边生，疮肿突出，一日数枚，脓溃散；牡痔，肛门边露肉珠，状如鼠奶，时时溃脓血也；脉痔者，肠口颗颗发瘒，且痛且痒，血出淋；肠痔者，肛门内结核有血，寒热往来，登溷脱肛也；气痔者，遇恐怒则发，肛门肿痛，气散则愈。酒痔者，每遇酒饮发动，疮即肿而流血。此等久而不愈，必穿穴为漏。

血痔，泄，腹痛：承山_{兑腨肠下分肉间陷}；复溜_{足内踝上二寸，筋骨陷中}，深刺。

痔疾骨疽蚀，久痔：商丘_{足内踝骨下，微前陷}；长强_{脊骶骨端}；承山，浅刺。

久痔，尻臀胜肿，大便难：承扶_{尻臀横纹陷中}，深刺。

痔肿痛，体重，不能起坐，不收步履：飞阳_{外踝上七寸}，浅刺。

五痔发肿：秩边_{二十椎下，去脊中三寸半}；委中_{腘中央}；太冲_{足大趾本节后二寸}；阳辅_{足外踝上四寸，辅骨前，绝骨端三分}，深刺。

鼻痔：通天_{五处后一寸半}，浅刺。

灸肠风诸痔：十四椎下各开一寸。年深者，最功也。

脱肛

肺脏蕴热，肛门闭结；肺脏虚寒，肛门脱出也。

小儿脱肛泻血：灸龟尾。久不愈：百会顶中央旋毛中，可容豆；肾俞十四椎下，相去脊中各二寸，灸刺。

肛门脱出：命门十四椎节下陷，灸刺。

秘结

身热烦渴，大便不通者，热结也；病而不通者，虚闭也；因汗多，大便不通者，津液枯竭而闭也；风证而不通者，风闭也；老人不通者，气血枯燥而闭也；多食辛热之物不通，实热也。

大便不通：承山兑腨肠下分肉陷中；照海足内踝下；太冲足大趾本节后二寸，浅刺。

大便不通：灸中脘百壮，最功速。

脾胃不化而闭：滑肉门水分傍相去各三寸；天枢夹脐中各二寸，深刺。

健忘附怔忡

健忘者，为事有始无终，言发不知首尾也。精神短少者，多主于痰也；有因心气不足，恍惚多忘事者。怔忡者，心无养，心中惕惕然而跳动也。有因思虑即心跳者，血虚也；心若时跳时止者，是痰因火动也；心慌神乱者，血虚火动也。

心性痴呆健忘：神门掌后锐骨之端陷者中；小海肘内廉节后大骨外，去肘端五分，屈肘向头得之，浅刺。

心虚胆寒怔忡：少冲手小指内廉端，去爪甲角。

烦心，心悬，怔忡：三里膝下三寸；大陵掌后骨下，两筋间陷，深；膈俞七椎下，相去脊中各二寸，浅刺。

癫痫附狂证

《经》曰：阴附阳则狂，阳附阴则癫。脱阳者见鬼，脱阴者目盲。狂者，大开目，与人语所未尝见之事，为狂也；癫者，心血不足也，喜笑不常，颠倒错乱之谓也。狂者，痰火实盛也；喜笑不休者，心火之盛也。妇人癫疾，歌唱无时，逾墙上屋者，营血迷心包所致也，皆痰郁心窍故也。痫病，卒时晕倒，身软咬牙，吐涎沫，不省人事，随后醒。醒者痫也，有五痫：羊、猪、马、牛、犬也。诸痫痰涎壅并也，属风痰，或属风热发也。

心邪癫狂：攒竹两眉头陷；阳溪腕中上侧，两筋间陷；尺泽肘中约纹上；间使掌后三寸，两筋间陷，深刺。

癫痫：神门掌后锐骨端陷；天井肘外大骨之后，肘之上一寸；小海肘内廉，节后大骨内，去肘端五分陷者中；金门外踝下，申脉下一寸；商丘足内踝骨下微前；行间足大趾缝间，浅刺。

狂言，数回顾：阳谷手外侧腕中锐骨下；液门手小指次指间陷中，握拳取之，浅刺。

妄言喜笑：大陵掌后骨下，两筋之间；支沟腕后臂外三寸，两骨间陷；列缺去腕侧上一寸五分；阳溪腕中上侧，两筋间陷，浅刺。

喜哭：百会顶中央旋毛之中；水沟鼻柱下，浅刺。

癫痫狂走，不择言语，心中气闷，属痰火：鸠尾蔽骨之端；中脘脐上四寸；百会、神门，深刺。

汗

盗汗者，属阴虚，睡中而出，醒则止也；自汗者，属阳虚，时时常出也。心汗者，心孔有汗，别处无也，因七情之郁结而成也。头汗者，邪搏诸阳首，其证饮多，小便不利，此湿热也。河间曰：心热则汗出，亦有火气上蒸，胃中湿，亦作汗。

多汗者：补合谷手大指次指岐骨间；泻复溜足内踝上二寸之筋骨陷中，浅刺。

自汗：曲池肘横纹头；冲阳足跗上五寸；涌泉足心中；然谷足内踝前，起大骨下，浅刺。

瘿瘤附结核、瘰疬。

瘿多于肩项，瘤则随气凝结。此等数年深远，侵大侵长，坚硬不可移。瘿瘤，气血凝滞也。结核或在项侧，在颈在臂，在身如肿痛者，在皮里膜外，火气热甚则郁结，坚硬如果中核也，多风痰郁结也。结核连续者，为瘰疬也。

结核瘰疬：肩井肩上陷中；曲池肘横纹头；大迎曲颔前一寸三分骨陷中，浅刺。

瘰疬：少海肘内大骨外，去肘端五分陷中；天池腋下三寸，乳后一寸；章门大横外直季胁肋端；临泣足小趾次趾本节后间陷，浅刺。

瘰疬：人迎颈大脉结喉旁一寸五分；缺盆肩下横骨陷中，浅刺。

瘿颈瘰疬：天容耳后曲颊后陷；翳风耳后尖角陷中，按之引耳中痛；间使掌后三寸，两筋间陷，浅刺。

调经附带下

妇人诸病者，多气盛而血虚也。经水先期而来者，血有热也；经水过期不来作痛者，血虚有寒也；经水将来作痛者，血实气滞也；经水过期而来，紫黑成块者，气郁血滞也；经行着气，作心腹腰胁疼痛者，乃瘀血也；经水过期而来，色淡者，痰多也；经行身麻痹，寒热头疼者，乃触经感冒也。赤白带下者，皆因月经不调，房色过度，或产后血虚，胃中湿痰渗入膀胱而滞，属气血虚，又属湿热也。

经事改常：地机膝下五寸，膝内侧，辅骨下陷中，伸足取之；血海膝膑上内廉也，白肉际二寸半，深刺。

少气血漏：交信足内踝骨上二寸；合阳膝约纹中央下二寸，深刺。

带下产崩：冲门横骨两端约中动脉，去腹中四寸半，深；太冲足大趾本节后二寸。

月事不利：中极脐下四寸；三阴交踝上三寸，深；隐白足大趾端内侧，去爪甲角，浅刺。

血漏不止，血崩：气海脐下一寸五分；中极，深；太冲、三阴交，浅刺。

赤白带下：白环俞二十一椎之下也，去脊中各三寸半；带脉季胁下一寸八分之陷中；关元脐下三寸；气海；三阴交，灸，深刺。

经事若正行，与夫交感瘦，寒热往来，精血伤，为虚劳：肾俞十四椎下，去中行各二寸；风门二椎下，相去脊中各二寸；中极、气海、三阴交，深刺。

月事不来，面黄呕吐，身无胎：三阴交、曲池肘横纹头；支沟腕后臂外三寸，两骨间陷，深刺。

经水过多：通里腕后一寸之陷中；行间足大趾缝间，浅刺。

不时漏下，月水不调，结成块：三阴交、关元，深刺。

久赤白带下：曲骨横骨上毛际之陷中；次髎第二空夹脊陷；长强脊骶骨端，灸最功。

月事不利，利即多，心下满，目眈眈，不能远视，腹中痛：水泉太溪下一寸，内踝下；气海，灸之也。

不及月，不调匀，赤白带下，气转运，背引痛不可忍：灸带脉。

妊娠附临产

经脉不行，已经三月者，尺脉不正则胎也。恶阻者，恶心阻其饮食也；子烦者，心神闷乱也；子痫者，目吊口噤也；子悬者，心胃胀痛也；子肿者，面目虚浮也；子气者，两足浮肿也；子淋者，小便涩少也。

堕胎，手足如水，厥：肩井肩上陷中，浅刺；觉闷急，三里膝下三寸，深刺。

胎衣不下：中极脐下四寸；肩井，刺。

阴挺出者：曲泉膝股上内侧，辅骨下陷中；大敦足大趾端，去爪甲角；照海足内踝下。

横生死胎：太冲足大趾本节后二寸；合谷手大指次指岐骨间陷中；三阴交踝上三寸，深刺。

难产：合谷补，三阴交泻。

子上逼，心气欲绝：可刺巨阙鸠下一寸。三阴交泻，合谷补者，生子男女左右手在痕也。

妊娠腹胀满，烦逆溺难，小腹急，引阴痛股内廉：阴谷_{膝下内辅骨后，屈膝乃}取之，灸。

子冲心，痛不得息：冲门_{去大横五寸，横骨两端约中}，深刺。

产后

产后诸疾，气血虚，脉缓滑，沉细宜，实大弦①牢涩疾危。

恶露不尽，瘀血上冲，昏迷，腹满硬痛，恶血也：气海_{脐下一寸五分}；三阴交_{踝上三寸}，灸刺。

产后腹软满，不硬痛者，不瘀血，乃脾虚也。

产后心血空虚，神无所依，因悲思郁结，喜怒忧惊生痰，惊狂烦乱，叫骂欲走，悲歌妄笑。

产后初起，腹中有块，外举作痛，无寒热，俗云儿枕。

产后两胁急痛，不可忍：灸石门_{脐下二寸}。

卒口噤，语音不出，风痫：灸承浆_{唇棱下陷，开口取之}，五壮。

产后血气俱虚：灸血海_{膝膑上内廉，白肉际二寸五分}，五壮。

产后血晕不识人：支沟_{腕后臂外三寸，两骨之间}；三里_{膝下三寸}；三阴交_{踝上三寸}，灸刺。

生产，耳如蝉鸣，腰如折：三里、合谷_{手大指次指之岐骨间陷中}；光明_{外踝上五}寸，深刺。

产妇无乳：前谷_{手小指外侧本节前陷中}；膻中②_{两乳间陷}；少泽_{手小指内侧，去爪甲角}，灸刺。

胞衣不下：内关_{掌后去腕二寸两筋间}；照海_{足内踝下}，浅刺。

急惊_{附慢惊、痫证。}

急惊证，牙关紧急，壮热涎潮，二便闭，属肝风邪，痰热有余之证也。慢惊，因病后或吐泻，或药饵伤损脾胃，肢体逆冷，口鼻气微，手足瘛疭，昏睡露睛，属脾中气虚损不足之证也。

急慢惊：灸攒竹_{两眉头陷}；前顶_{囟会后一寸半}；人中_{鼻柱之下}。

惊痫，先惊怖啼叫：灸后顶_{百会后一寸半，枕骨之上}。

惊痫：灸鬼哭，大拇指用缚定四尖也。

瘛惊，暴惊：百会_{顶中央旋毛之中，可容豆}；解溪_{冲阳后一寸，腕上陷中}；下廉_{上廉之}

---

① 弦：原作"强"，据明·李梴《医学入门》卷一改。

② 膻中：原作"且中"，据上下文义及针灸穴名改。下凡遇此误径改，不再出注。

下三寸，浅刺。

客忤惊风：隐白_{足大趾内侧，去爪甲}，浅刺。

脐风撮口：然谷_{足内踝前，起大骨下陷中}，灸刺。

癫痫，癥瘕，脊强：灸长强。

痫惊目眩：灸神庭_{前入发际五分}。

凡新生儿无病，不可逆针、灸之。如逆针，逆则忍痛，动其五脏，喜成痫；灸害小儿，可慎。

疳癖

疳病，由乳母寒热失理，动止乖违[1]，饮食无节，甘肥过度，诸病后多亡失津液，并成疳病。疳者，肥甘厚味所致，而肚大青筋也。钱氏云：癖块者，僻于两胁；痞结者，痞中脘。

或乳母六淫七情所致癖者，生于皮里膜外，疳瘦脱肛，体瘦渴饮，形容瘦：肝俞_{九椎下，相去脊中各二寸}；胆俞_{十椎下，相去脊中各二寸}；章门_{直季胁肋之端}；不容_{去中行各三寸}；承满_{不容之下一寸}；天枢_{脐傍二寸}，灸，深刺。

吐乳汁：灸中庭_{膻中下一寸六分陷}。

癖气久不消：章门，灸二十壮。

胁下满，泻痢体重，四肢懈惰，积聚，不嗜食，而或食饮多，渐渐黄瘦：胃俞_{十一椎下，相去脊中各二寸}；章门，灸刺。

疮疡

疔疮者，风邪热毒相搏也；痈者，大而高起，属乎阳，六腑之气所生也；疽者，平而内起，属乎阴，五脏之气所生也；癣疮，皆血分湿热所致也；乳岩，始有核肿，多生于忧郁积忿也；乳痈发痛者，血脉凝注不散也。

疔疮生面上口角：合谷_{手大指次指岐骨间陷中}；曲池_{肘横纹头}，灸。生背足：肩井_{肩上陷中}；三里_{膝下三寸}；委中_{腘之中央}，灸刺。

痈疽发背：肩井、委中，灸刺。

热风瘾疹：肩髃_{肩端陷中}；曲泽_{肘内廉下陷中，屈肘得之}；曲池_{穴处出上}；环跳_{髀枢之中}；合谷，深刺。

癣疮：曲池、委中、三里、支沟_{腕后臂外三寸，两骨间陷}；后溪_{手小指外侧本节后陷中}；阳谷_{手外侧腕中锐骨下陷中}；昆仑_{足外踝后跟骨上陷}；大陵_{掌后去腕二寸，两筋之间}；阳辅_{足外踝上四寸，辅骨前，绝骨端}，深刺。

---

[1] 乖违：原脱，据明·龚廷贤《万病回春》卷之七补。

乳痈肿痛：三里曲下二寸；下廉上廉下三寸；委中，深；临泣足小趾次趾之本节后间陷中；侠溪足小趾次趾岐骨间，本节之前陷中，浅刺。

乳痈：天枢脐傍二寸；水泉太溪下一寸内踝下；肩井，刺极功也。

腋肿，马刀疡，头中疮：阳辅、太冲足大趾本节后二寸，浅刺。

疡瘅振寒：少海肘内大骨外，去肘端五分陷中，浅刺。

元禄八乙亥历三月吉旦
武江日本桥万町中通角
本屋清兵卫梓行

针灸溯洄集终

炙焫要览

日·堀元厚 撰

校注说明

《灸焫要览》为日本江户中期著名经络经穴家堀元厚编撰，成书于享保八年癸卯（1723）。16世纪后半叶，日本著名医学世家浅井氏家族某医撰成《灸法要穴》一书，以抄本形式流传；至元禄八年（1696），名医浅井周伯插换该书部分内容，改名并刊为《经穴机要》；至享保八年（1723），堀元厚又在《经穴机要》的基础上增补，撰成《灸焫要览》。

此书虽是在浅井周伯《经穴机要》的基础上增补改订而成，但堀元厚在著述过程中参阅了大量中国医籍，精选其中与灸法相关的内容，所载艾灸理论与方法比较系统，独具特色。全书内容简明精要，临床实用性强，是江户时期质量上乘的灸疗专著之一。

1. 作者与成书

《灸焫要览》开篇为享保八年癸卯（1723）堀元厚所撰识语，其中载："《经》云：气穴三百六十五，以应一岁，然而后人所增者，盖亦不少矣。初学者或厌其繁，舍之不讲。至于着艾之际，往往失其真。因摘其切近者一二，录成小册，名曰《灸焫要览》。"可知，本书是一部小型灸疗专著。

堀元厚（1686～1754），名贞忠（一说为贞恕），号北渚，生于京都山科，曾向后世方派医家小川朔庵学习医学，是江户中期著名的经络经穴家。除《灸焫要览》外，堀元厚的著述主要还有《隧输通考》《医学须知》《医案启蒙》《医学切纸传授》《医学捷径》《医经名数》《医方大成论便讲》《烟酒录》《呕吐干呕哕咳逆考》《经穴古今省略》等。据堀正修"隧输通考序"所载，元厚为堀家医系的第三代，年轻时就开始潜心研究《内经》，教授门人数十年，弟子年逾百人。

堀元厚的主要成就体现在其代表作《隧输通考》一书中。该书主要依据《黄帝内经》《针灸甲乙经》《备急千金要方》《铜人腧穴针灸图经》等古典医著考据经穴，在孔穴的归经及经脉的流注顺序等方面，与中国元、明时期的《十四经发挥》《类经图翼》有一定差异。全书考证严谨，取材宏富，堪称质量上乘的经络经穴学著作之一，在当时评价就相当高，常为江户中期以后的经穴学著作所引用，如江户后期多纪元简《挨穴集说》、原南阳《经穴汇解》、小坂元祐《经穴纂要》等优秀经穴学著作，都或多或少地受到了该书的影响。

《隧输通考》与《灸焫要览》均为堀元厚所创医学流派堀派的代表著作，

反映了堀派的主要学术观点。堀元厚的学术传予其子堀元昌（著有《挨穴法》《卫气行篇算法》）及门人泽玄住。堀家医系至元厚孙辈的堀元德断绝。其他私淑堀派的医家有安井元越（著《腧穴折衷》）、寺尾隆纯（著《十四经络腧穴弁解》）等。

2. 主要内容

《灸焫要览》仅有 1 册，不分卷次。全书主要记载灸法总考、灸法用穴和特殊灸法三部分内容。

第一部分，灸法总考，分立 20 项：同身寸法、一夫法、定发际法、艾灸补泻、取灸火法、点灸穴法、量穴绳法、壮数多少、艾炷大小、炷火先后、灸时禁戒、小儿戒逆灸、灸后保养、灸后禁忌、发灸疮法、洗灸疮法、治灸疮法、贴灸疮法、制艾叶法、禁灸穴。其中，同身寸法、一夫法、灸时禁戒、禁灸穴 4 项下附有堀元厚按语，如"灸时禁戒"下附"厚按：诸书所载，有本命行年、人神尻神、血支血忌等之禁忌，盖后世术家之言，而非《素》《难》之正训也。今不敢录"。

所谓灸法总考是指从前人文献中精选出灸法基础操作的相关内容。如同身寸法，摘录《备急千金要方》《千金翼方》《明堂下经》《铜人腧穴针灸图经》《济生方》《医学纲目》《针灸大全》七部著作中关于同身寸法的论述，后加按语指出："当以取中指中节者为准。后人以骨度为同身寸者，非。"又如禁灸穴项下，列述《针灸甲乙经》记载的 24 个禁灸穴、《外台秘要》记载的 31 个禁灸穴、《针灸大全》《医学入门》记载的 45 个禁灸穴和《类经图翼》记载的 47 个禁灸穴，总计涉及禁灸穴 56 个，最后归纳指出："诸说不齐，以意酌之可也。"

第二部分，灸法用穴，分为经穴部与奇俞部两大部分论述。

经穴部，记载 107 穴，分别为头面部 2 穴、胸腹部 28 穴、肩背部 49 穴、侧胁部 3 穴、手臂部 6 穴、足胫部 19 穴。主要记载腧穴名称、定位、取穴法、归经、特定穴属性、施灸壮数、主治病证、孕妇灸法禁忌等内容，如"章门，在大横外直脐季肋端，足厥阴、少阳之会，脾之募也。侧卧，屈上足，伸下足，举臂取之。一云肘尖尽处是穴。灸三壮至百壮。主治腹中鸣，盈盈然食不化"。少数腧穴附注别名，如"中脘一名太仓""巨虚上廉一名上巨虚"等。所列腧穴主治病证较多，如足三里穴主治病证列述 40 余项。在上脘、中脘、下脘、水分、阴交、气海、石门、关元、中极、梁门、天枢共 11 个经穴主治病证末尾，注明孕妇不可灸。

根据头面部经穴之末所附小注，本书经穴定位主要依从《针灸甲乙经》《铜人腧穴针灸图经》，并参照诸书；主治则以《外台秘要》《铜人腧穴针灸图经》为主，兼考诸说。经穴部除参考上述三书之外，还参阅了《备急千金要方》《千金翼方》《类经图翼》等书。此外，在列述经穴主治病证时，较多参考了隋唐时期医家甄权的论述，如建里穴，"主治心痛上抢心，不欲食，支痛斥膈。甄权云：主腹胀，逆气上，并霍乱"。甄权医书早已亡佚，其著作内容被《备急千金要方》《千金翼方》《外台秘要》等著作收录，辗转流传后世，故本书中所录甄权的论说多是从孙思邈和王焘的著作中转引的。

奇俞部，记载膏肓、腰眼、风市、膝眼、鬼哭、痞根、精宫7穴，以及患门并四花取穴法、八穴灸法（《神应经》）、骑马灸法（《外科精要》）3种特殊取穴灸法。奇俞部腧穴下引用文献若干条以阐明腧穴的定位主治，或附著者按语，如"精宫，《医学入门》云：专主梦遗，十四椎下各开三寸。灸七壮效。厚按：即足太阳志室穴。"患门并四花取穴法主要引用了《外台秘要》《针灸资生经》《医学入门》3书中的相关论述。

第三部分，附录特殊灸法24种，依次为阿是穴法、熏脐法、神仙蒸脐法、神针火法、雷火神针法、隔蒜灸法、豉饼灸法、附子灸法、生姜灸法、黄土灸法、硫黄灸法、桑枝灸法、隔矾灸法、葶苈灸法、商陆灸法、麻花灸法、头垢灸法、麦面灸法、药饼灸法、霹雳火法、硫黄艾法、代灸膏、代灸散、天灸法。在灸法具体内容后标明文献出处，如"硫黄艾法：艾叶干捣，去青滓取白，入石硫黄末少许，谓之硫黄艾灸。家用之。《本草衍义》"部分灸法题名下附注别名，如"神针火法《寿世保元》《景岳全书》名雷火针，世俗谓之桃火针"。这部分结尾处录有堀元厚按语："凡杂灸之，可以奏效。诸方之可以代灸焫者，今采摭附于此。如其或涉迂怪，或犯秽污及难卒备者，悉略不载。览者察焉。"

纵观全书，主要记述了灸法的基础理论与基本操作、灸法用穴的定位与主治以及24种特殊灸治方法三方面的内容，所述内容精当，系统全面。书中所揭示的艾灸取穴方法、腧穴主治、艾炷制作、灸炷大小、施灸壮数、艾灸次序、灸法补泻、灸疮处理、灸后保养、灸法禁忌、灸疮养护及特殊灸法等内容，均可直接用以指导灸疗实践，具有较高的临床参考价值。

3. 特色与价值

在日本江户时代（1603～1867），中国元代滑寿《十四经发挥》和明代张介宾《类经图翼》所记载的十四经理论成为日本经络经穴学说的主流。浅井氏家族的医家对医经的考证达到很高水平，在经络经穴学的研究方面屡有佳作问世。他们编著的《灸法要穴》《经穴机要》《医学详解》等经络经穴学著作多是以《类经图翼》为基础的。但是，随着时间的推移，以饗庭东庵、堀元厚为代表的医家，通过考证中日两国众多医药及文史文献，结合自己的临床观察，对当时的主流经络经穴学说存有异议，主张依据《黄帝内经》《针灸甲乙经》《备急千金要方》《铜人腧穴针灸图经》等古典医籍考据经穴，在经络经穴学的研究上独树一帜，形成了具有日本特色的经络经穴学说。《灸焫要览》一书的编撰从某些侧面反映了日本江户时代经络经穴学说的一些发展情况，其特色主要体现在以下两方面。

首先，引用文献广泛。

本书为堀元厚考据多种中国医书编撰而成，所引文献大多注明具体出处。今统计各部分引用文献如下。

灸法总考，引用文献50余条，涉及医籍20种，为《标幽赋》《古今医统》《济生方》《针灸甲乙经》《类经图翼》《灵枢》《名医别录》《明堂上经》《明堂下经》《明医杂著》《备急千金要方》《千金翼方》《铜人腧穴针灸图经》《图经本草》《外台秘要》《医学纲目》《医学入门》《针灸大全》《针灸资生经》《本草纲目》；非医书籍2种，为《荆楚岁时记》《埤雅》。其中以引用《明堂下经》最多，其次为《备急千金要方》。

灸法用穴，引用文献主要有《针灸甲乙经》《铜人腧穴针灸图经》《外台秘要》《备急千金要方》《千金翼方》《类经图翼》《居家必用》《明堂下经》《古今医鉴》《神应经》《外科精要》《针灸资生经》《十药神书》《济生方》等14种。

特殊灸法，主要引自以下22种书籍:《本草纲目》《本草衍义》《丹台玉案》《济世全书》《景岳全书》《类经图翼》《备急千金要方》《千金翼方》《伤寒蕴要全书》《寿世保元》《外科百效全书》《外科精要》《外科精义》《外科枢要》《外科正宗》《万病回春》《药性纂要》《医学纲目》《医学入门》《医宗粹言》《针灸资生经》《五福全书》。其中以引用《备急千金要方》最多，《本草纲目》《类经图翼》次之。

上述引用文献去除重复后，总计为41种。因此，尽管《灸焫要览》是以浅井周伯《经穴机要》增补改订而成，但《经穴机要》以《类经图翼》为基础，而《灸焫要览》灸法用穴定位主治则主要参考《针灸甲乙经》《外台秘要》《铜人腧穴针灸图经》3书，引文也更加广泛，仅正文中明确标识文献出处的医籍就有 40 余种，显示出堀元厚鲜明的考据特色。

其次，人体各部施灸壮数有别。

在"壮数多少"一节，引用《备急千金要方》《外台秘要》《明堂下经》《医学入门》《埤雅》5 书以及张介宾《类经图翼》的观点，论述人体各部施灸壮数多少不同。大体认为：头面、胸膈不宜多灸，背腹宜多灸；上肢灸宜少，下肢可多灸。

在本书所载 107 个经穴中，有 103 穴标明了施灸壮数。其中：

头面部 2 穴中，百会灸三壮或五壮，耳门灸三壮。

胸腹部 28 穴中，上脘 1 穴未标壮数，天突灸二壮，神阙、中极 2 穴灸三壮，巨阙、期门、关元、膻中 4 穴灸七壮，中脘、下脘 2 穴灸二七壮，天枢、石门 2 穴灸五壮或二七壮，璇玑、云门、中府、乳根、建里、水分、阴交、气海、不容、承满、梁门、关门、太乙、滑肉门、大横、日月 16 穴灸五壮。

肩背部 49 穴中，大杼、膀胱俞 2 穴未标壮数，心俞禁灸（又曰可灸五壮），肩贞、神道、灵台、至阳、筋缩、悬枢、阳关、腰俞、胆俞、中膂内俞、八髎、魂门、阳纲、意舍、胃仓、志室、胞肓、秩边 21 穴灸三壮，胃俞灸三壮或随年壮，肺俞灸三壮至二七壮，命门、长强 2 穴灸三壮或三十壮，肩髃灸三壮至七七壮，膈俞灸三壮或至百壮，肝俞、脾俞、肾俞、大肠俞、小肠俞 5 穴灸三壮至百壮，巨骨、陶道、附分、魄户、神堂、膈关 6 穴灸五壮，大椎灸五壮或以年为壮，身柱灸五壮或七七壮，风门、三焦俞 2 穴灸五壮至百壮，肩井灸七壮或随年壮，曲垣灸十壮，肓门灸三十壮，譩譆灸二七壮至百壮。

侧胁部 3 穴中，章门、京门 2 穴灸三壮至百壮，环跳灸三壮至五十壮。

手臂部 6 穴中，肘髎、温溜、合谷 3 穴灸三壮，曲池、手三里 2 穴灸三壮或十四壮，臂臑灸七壮或随年壮。

足胫部 19 穴中，下巨虚、丰隆、阴陵泉、承筋、申脉、照海、内庭、大敦、涌泉 9 穴灸三壮，至阴灸三壮或五壮，阳辅灸三壮至十四壮，昆仑灸五壮至七壮，承山灸五壮至七七壮，梁丘、解溪 2 穴灸七壮，上巨虚灸七壮或随年壮，阳陵泉灸七壮至二七壮，三阴交灸七壮至五七壮，足三里灸七壮或五十壮。

由上可知，背部有 9 穴可灸至百壮，2 穴可灸至七七壮，3 穴可灸至三十壮，其余半数以上腧穴灸三至七壮；侧胁部 2 穴可灸至百壮，1 穴可灸至五十壮；胸腹部腧穴多灸五壮，4 穴可灸至二七壮；手臂部腧穴多灸三壮；足胫部绝大多数腧穴灸三壮或七壮,3 穴可灸至三十壮以上;头面部腧穴灸三或五壮。总体来看,背部、侧胁部腧穴可多灸,足胫部次之,胸腹部再次之,头面、上肢部不宜多灸。临床施灸的艾灸壮数,还应参考患者年龄体质、病情需要、艾炷大小等诸多因素。

总之,《灸焫要览》一书为堀元厚参考 40 余种中国医著,精选其中与灸法理论、具体操作、取穴定位、腧穴主治、特殊灸法等相关内容集成的小册子灸书,临床实用性强,是江户时期质量上乘的灸疗专著之一。

4. 版本情况

浅井氏家族佚名氏的《灸法要穴》成书后演变为《经穴机要》《医学详解》《灸焫要览》,而这些不同书名的著作,又有抄本、注解本、增补本等行世,流传甚广。其中的《灸焫要览》现存享保九年(1724)刻本,分别藏于日本早稻田大学图书馆、京都大学图书馆富士川文库、东京大学图书馆、乾乾斋文库、神宫文库等处[1]。

本次校注采用的底本,为日本早稻田大学所藏享保九年甲辰(1724)刻本。此本藏书号"ヤ9-1115",不分卷 1 册,四眼装帧。书皮题为"灸焫要览",无扉叶,卷首有"享保癸卯初夏平安后堀元厚"识语,并钤有"西村正卫图书"长印、"九折堂山田氏图书之印"长印、"天寿堂藏书印"长印、"早稻田大学图书"方印。四周单边,无界格栏线。每半叶 10 行,行 20 字。版心刻"灸焫要览"书名及叶码,上单黑鱼尾,黑口。书后有"享保九年季秋吉旦/京押小路通富小路/书肆西村喜兵卫版/医书七部书夜会物版元"的刊刻牌记。书末附"演古堂藏书医书板行目录",包括《灸焫要览》《医按启蒙》等 14 种著作。

《灸焫要览》一书内容精当,对于灸法理论与操作的论述全面系统,可以直接用以指导临床施灸,具有较高的实用价值。同时,由于本书绝大多数内容摘自中国古典医籍,且均标明文献出处,因而又具有较高的文献价值。故今校注出版以飨读者,希望能为研究中日灸疗的交流及日本灸疗特色提供珍稀的文献资料。

韩素杰　肖永芝　王文娟

---

① 日本国书研究室 . 国书总目录(第二卷)[M].东京:岩波书店,1977:469.

目录

灸焫要览

  《经》云：气穴三百六十五，以应一岁，然而后人所增者，盖亦不少矣。初学者或厌其繁，舍之不讲，至于着艾之际，往往失其真。因摘其切近者一二，录成小册，名曰《灸焫要览》。若夫周悉者，乃有通考在焉，视者勿安小成而可也。

享保癸卯初夏
平安后学堀元厚谨识

同身寸法

《千金方》云：尺寸之法，取男左女右手中指上第一节①为一寸；亦有长短不定者，即取手大拇指第一节横度为寸。以意消息，巧拙在人。

《千金翼方》云：凡孔穴，皆逐人形大小，取手中指头第一节为寸，男左女右。一云：三寸者，尽一中指也。《外台》同。

《明堂下经》云：《扁鹊明堂经》云：取男左女右手中指第一节为一寸。孙思邈《明堂经》云：取男左女右手大拇指节横纹为一寸。今取男左女右手中指第二节，内度两横纹相去为一寸。此法有准，今以为是。

《铜人经》周身寸屈指量法云：中指屈其中节，以侧边两纹之尖相去者量之，是为一寸。又伸指量法云：中指自上节下之横纹，量至中节下之中纹，相去之间为一寸。又云：凡度周身孔穴远近分寸，以男左女右取中指内纹为一寸。《素问》云同身寸是也。

《济生方》云：凡孔穴尺寸，皆随人身形大小，须男左女右，量手中指中心一节两横纹中心为一寸。虽小儿，必以中指取穴为准。

《医学纲目》引窦汉卿云：以中指、大指相屈如环，取内侧纹两角为寸。

《针灸大全》云：以男左女右大指与中指相屈如环，取中指中节横纹上下相去长短为一寸，谓之同身寸。

厚按：当以取中指中节者为准。后人以骨度为同身寸者，非。是说见《通考》。

一夫法

《千金方》云：凡量一夫之法，覆手并舒四指，对度四指上中节上横过为一夫。夫有两种：有三指为一夫者；此脚弱灸，以四指为一夫也。

厚按：郑氏注《礼·王制》云：握谓长不出肤。《正义》云：《公羊传》云肤寸而合。郑注《投壶礼》云：铺四指曰扶，扶则肤也。据此则"夫""扶""肤"三字通用，究之盖三寸也，其以三指为一夫者，非是。

定发际法

《明堂下经》云：凡灸发际，如是患人有发际整齐，依《明堂》所说，易取其穴。如是患人先因疾患后脱落尽发际，或性本额项无发，难凭取穴。今定两眉中心直上三寸为发际，后取大椎直上三寸为发际，以此为准。

---

① 节：原漫漶，据《备急千金要方》卷第二十九补。

艾灸补泻

《灵枢·背腧篇》云：以火补者，毋吹其火，须自灭也；以火泻者，疾吹其火，传其艾，须其火灭也。

取灸火法

《明堂下经》云：古来用火灸病，忌八般木火，切宜避之。八木者，松木火，难瘥增病；柏木火，伤神多汗；竹木火，伤筋目暗；榆木火，伤骨失志；桑木火，伤肉肉枯；枣木火，内伤吐血；枳木火，大伤气脉；橘木火，伤荣卫经络。有火珠耀日，以艾承之，遂得火出，此火灸病为良；次有火照耀日，以艾引之，便得火出，此火亦佳。遇天色阴暗，遂难得火。今即不如无木火也，灸人不犯诸忌，兼去久痾。清麻油点灯，灯上烧艾茎点灸是也。兼滋润，灸后至疮愈已安，且无疼痛，用蜡烛更佳。诸蕃部落，知此八木火之忌，用镔铁击磓石得火出，以艾引之，遂乃着灸。八木，《外台》无枳、橘，有柿、枫。

《外台秘要》云：可用阳燧火珠映日取火。若阴无火，钻槐火，以菊茎延火，亦可。

点灸穴法

《千金方》云：凡点灸法，皆须平直四体，无使倾侧。灸时孔穴不正，无益于事，徒破好肉耳。若坐点则坐灸之，卧点则卧灸之，立点则立灸之，反此亦不得其穴矣。

《明堂下经》云：凡点灸时，须得身体平直，四肢无拳缩，坐点无令俯仰，立点无令倾侧。

《标幽赋》云：取五穴用一穴而必端，取三经用一经而可正。

量穴绳法

《资生经》云：古法多用绳度量，绳多出缩不准。今以薄竹片点量分寸，疗病准的。亦有用蜡纸条量者。但薄篾易折，蜡亦粘手。取稻秆心量却易为，胜于用绳之信缩也。

壮数多少

《千金方》云：凡言壮数者，若丁壮病根深笃，可倍于方数；老少羸弱，可减半。

《外台秘要》云：杨操《音义》云：凡手足内脉，皆是五脏之气所应也；手足外脉，皆是六腑之气所应也。四肢者，身之支干也，其气系于五脏六腑出入。其灸疾不得过顿多也，宜依经数也。若顿多，血脉绝于火下而火气不得行，随脉远去也，故云三壮五壮者，《经》曰乃更添灸，以瘥为度。其手足外，皆是阳脉也，不得过于二壮。腹中者，水谷之所盛，风寒之所结，灸之务欲多也。脊者，身之梁，太阳之所合，阴阳动作，冷气成疾，肉又重厚，灸之宜多。经脉出入往来之处，故灸能引火气。

《埤雅》云"医用艾灸一灼，谓之一壮"者，以壮人为法。其言若干壮，谓壮人当依此数。老少羸弱，量力减之。

《明堂下经》云：凡灸头与四肢，皆不令多灸，令人头旋目眩，远视不明。

《医学入门》云：头面诸阳之会，胸膈二火之地，不宜多灸。背腹，阴虚有火者，亦不宜灸。惟四肢穴最妙。凡上体及当骨处，灸宜少；凡下体及肉厚处，灸多无害。

张氏云：灸头面者，不宜多灸；手足者，稍倍之；灸腹背者，又倍之。

艾炷大小

《千金方》云：黄帝曰灸不三分，是谓徒冤。炷务大也，小弱乃小作之。

《明堂下经》云：凡下火点灸，欲令艾炷根下赤晕广三分；若不三分，孔穴不中，不合得经络。

《明堂上经》云：艾炷依小箸头[①]作，其病脉粗细，状如细线，但令当脉灸之。雀粪大炷，亦能愈疾。

《千金翼》云：手足皮薄，炷小数少；腹背肉厚，炷大壮多。

《明医杂著》云：面上艾炷须小，手足上则可粗也。

炷火先后

《千金翼》云：凡灸法先发于上，后发于下；先发于阳，后发于阴。

《明堂下经》云：先灸于上，后灸于下；先灸于少，后灸于多。皆宜审之。又云：缘头与四肢肌肉薄，若并灸则气血滞绝于炷下，宜歇火气，少时令气血遂通，再使火气流行，候炷数足，自然除病。

《明医杂著》云：灸火须自上灸下，不可先灸下后灸上。

灸时禁戒

《千金方》云：正午以后乃可灸，谓阴气未至，灸无不着。午前、平旦谷气虚，令人癫眩，不可针灸。卒急者，不可用此例。

《明堂下经》云：凡灸时，若值阴雾大起、风雪忽降、猛雨炎暑，雷电虹霓，暂时且停。候待晴明，即再下火灸。灸时不得伤饱大饥、饮酒大醉、食

---

① 箸头：原作"筋头"，据文义改。

生硬物，兼忌思虑愁忧、恚怒呼骂、吁嗟叹息，一切不祥，忌之大吉。

厚按：诸书所载，有本命行年、人神尻神、血支血忌等之禁忌，盖后世术家之言，而非《素》《难》之正训也。今不敢录。

小儿戒逆灸

《千金方》云：小儿新生，无病不可逆针灸之。如逆灸则忍痛，动其五脏，因喜成痫。

灸后保养

《古今医统》云：灸艾后患者，宜于静室谢事，饮食寒温，俱要适宜调养，正气复完，邪气自退而病根除矣。今人多不知恬养，虽灸艾何益？每有近房室，贪厚味，此又自增其咎也。故因灸而反致害者，此也。徒责灸艾不效，何耶？

灸后禁忌

《资生经》云：既灸，忌猪鱼、热面、生酒、动风冷物，鸡肉最毒，而房劳尤当忌也。今下里人，灸后亦忌饮水，将水濯手足。

发灸疮法

《甲乙经》云：欲令灸发者，灸履鞴熨之，三日即发。履鞴，《外台》作故履底。

《明堂下经》云：凡着艾疗病，得疮发，所患即瘥；若不得疮发，脓坏，其疾不愈。用赤皮葱三五茎，去青，于煻火中煨熟拍破，热熨灸疮十余遍，其疮三日自发。

《资生经》云：灸不发者，频用生麻油渍之而发。亦有恐气血衰不发，于灸前后，煎四物汤服，以此汤滋养气血故也。

洗灸疮法

《明堂下经》云：凡着艾治病，才住火，便用赤皮葱、薄荷二味煎汤，温温淋洗灸疮周回，约一二尺以来，令驱逐风气于疮口内出，兼令经脉往来，不滞疮下，自然疮坏疾愈。

治灸疮法

《千金翼方》云：治灸疮脓坏不瘥方：白蜜一两，乌贼鱼骨二枚，捣末相和，涂上三五度瘥。

《明堂下经》云：灸疮疼痛不可忍，多时不较①者，用桃树东南枝梢、青嫩柳皮、胡荽、黄连四味等分，煎汤淋洗，立有神效。

---

① 不较：原文如此，疑当作"不效"。

贴灸疮法

《明堂下经》云：春用柳飞花如鹅毛者，夏用竹膜，秋用新绵，冬用兔毛，取腹上白细腻者，猫儿腹上者更佳。

制艾叶法

《名医别录》云：艾叶，味苦，微温，无毒，主灸百病。

《图经本草》云：初春布地生苗，茎类蒿而叶背白，以苗短者为良。三月三日、五月五日采叶暴干，陈久方可用。

《荆楚岁时记》云：五月五日鸡未鸣时，采艾似人形者，揽而取之，收以灸病，甚验。

《本草纲目》云：自成化以来，则以蕲州者为胜，用充方物，天下重之，谓之蕲艾。凡用艾叶，须用陈旧者，治令细软，谓之熟艾。若生艾灸火，则伤人肌脉。拣取净叶，捣去尘屑，入石臼内，木杵捣熟，罗去渣滓，取白者，再捣至柔烂如绵则为度。用时焙干，则灸火得力。

禁灸穴

头维	脑户	风府	五处	承光
喑门	脊中	心腧	白环腧	丝竹空
承泣	素窌	人迎	乳中	渊液
鸠尾	石门女子	气冲	经渠	天府
阴市	伏兔	地五会	阳关足	

上二十四穴，出《甲乙经》。

厚按：《千金方》无五处、心腧、素窌，有下关、耳门、瘈脉。《外台秘要》无五处、心腧、素窌，有下关、迎香、耳门、瘈脉、少商、尺泽、少海、小海、睛明、关冲，共为三十一穴。《针灸大全》《医学入门》无脑户、五处、承泣、石门、气冲，有天柱、临泣、睛明、攒竹、迎香、禾窌、颧窌、下关、肩贞、天牖、周荣、腹哀、少商、鱼际、中冲、阳池、隐白、漏谷、阴陵泉、条口、犊鼻、髀关、委中、殷门、申脉、承扶，共为四十五穴。《类经图翼》复增脑户、耳门、瘈脉，减隐白，共为四十七穴。诸说不齐，以意酌之可也。

上总考。

头面部

百会

在前顶后一寸五分，顶中央旋毛中陷，可容豆。直两耳尖上对是穴。督脉、足太阳之会。灸五壮或三壮。

主治疟疾，癫疾，吐沫，耳鸣耳聋，头重，目如脱，不可左右顾，头风头痛，中风口噤不开，小儿脱肛。

耳门

在耳前起肉当耳缺者，属手少阳，灸三壮。

主治耳中有脓，底耳聤耳，耳痛鸣聋，头颔痛，上齿龋。

凡孔穴分寸，一以《甲乙》《铜人》为据，参以诸书。若其主治，则以《外台》《铜人》为主。诸说兼之，后仿此。

胸腹部

天突

在颈结喉下四寸宛宛中，阴维、任脉之会。灸二壮。

主治咳嗽气喘，暴喑不能言，喉痹，咽中干急不能息，喉中鸣，翕翕寒热，颈肿肩痛，胸满，腹皮热，衄，气鲠，心痛，瘾疹，头痛，面皮赤热，身肉尽不仁。

璇玑

在天突下一寸陷中，仰而取之。任脉气所发，灸五壮。

主治胸满痛，喉痹咽肿，水浆不下。

膻中

在玉堂下一寸六分，直两乳间陷者中，任脉气所发。灸七壮。

主治胸痹心痛烦满，咳逆喘唾，短气不得息，噎气隔食，妇人乳汁少。

云门

在巨骨下气户两傍各二寸陷者中，动脉应手。手太阴脉气所发，举臂取之。灸五壮。

主治喉痹，胸中暴逆。先取冲脉，后取三里、云门，皆泻之。咳喘不得息，坐不得卧，呼吸短[1]气，索咽不得，胸中热暴，心腹痛，疝积时发，上冲心，肩痛不可举，引缺盆[2]，脉代不至寸口，四逆，脉鼓不通。

---

① 短：原脱，据《普济方》卷五补。

② 缺盆：原作"缺盘"据《普济方》卷五改。

中府

在云门下一寸乳上三肋间陷者中，动脉应手，仰而取之。手太阴之会，肺之募也。灸五壮。

主治肺系急，恶清，胸满，悒悒然，胆热呕逆，气相追逐，多浊唾，不得息，肩背风，汗出，腹胀，食噎不下，喉痹，肩息，肺胀，皮肤骨痛，寒热烦满。

乳根

在乳下一寸六分陷者中，妇人则屈乳头度之，足阳明脉气所发。灸五壮。

主治胸下满痛，膺肿乳痈，凄索寒痛，不可按搔，久病咳逆。

巨阙

在鸠尾下一寸，任脉气所发，心之募也。灸七壮。

主治心痛不可按，烦心热病，胸中澹澹，腹满暴痛，恍惚不知人，手清，少腹满，瘈疭病，心疝满不得息，息贲，时唾血，心腹胀满，心[1]噫，烦热，善呕，膈中不通利，霍乱发狂，妄言怒恐，恶火，善骂詈，狐疝，惊悸少气，胸胁支满，瘈疭引少腹痛，短气烦满，呕吐，心胀。

上脘

在巨阙下一寸五分，任脉、足阳明之会。

主治寒中伤饱，食饮不化，䐜胀，心腹胸胁支满，脉虚则生百病。甄权云：主心风惊悸，不能食，心下有隔，呕血，目眩，头悬眩痛，身热，汗不出，心痛，有三虫，多涎，不得反侧，腹中满，暴痛，汗出。孕妇不可灸。

中脘 一名太仓

在上脘下一寸，居心蔽骨与脐之中，任脉、足阳明之会，胃之募也。灸二七壮。

主治腹胀不通，心大坚，胃胀，霍乱，出泄不自知。先取太溪，后取太仓之原，溢饮，胁下坚痛，寒中伤饱，食饮不化，头热衄血，目黄，振寒，噫烦满，膈呕，伤忧损思，气积痓。甄权云：主因读书得贲豚气，积聚，腹中胀，暴满，心痛身寒，难以俯仰，冲疝，冒死不知人，心腹痛发作，肿聚往来上下行，痛有休止，腹中热，善涎出，是蛕咬也。鼻闻焦臭，大便难，小肠有热，尿赤黄，病温，汗不出，有血溢水。孕妇不可灸。

---

[1] 心：原脱，据《普济方》卷五补。

建里

在中脘下一寸，属任脉。灸五壮。

主治心痛上抢心，不欲食，支痛斥膈。甄权云：主腹胀逆气上，并霍乱。

下脘

在建里下一寸，任脉、足太阴之会。灸二七壮。

主治饮食不化，入腹还出，六腑之谷气不转。甄权云：主小便赤，腹坚硬。孕妇不可灸。

水分

在下脘下一寸，脐上一寸，任脉气所发。灸五壮。

主治痉，脊强里急，腹中拘急，肠鸣泄泻，绕脐结痛。甄权云：主水病腹肿。孕妇不可灸。

神阙

当脐中是也，属任脉。灸三壮。

主治水腹大。脐平，腹无理，不治。绝子，灸令人有子。脐疝，绕脐痛，冲胸，不得息，阴证伤寒，中风，不省人事，腹中虚冷，泄泻不止。甄权云：主水肿臌胀，肠鸣，状如雷声，时上冲心下。

《千金》云：纳盐脐中，灸三壮，治淋病。又云：凡霍乱，纳盐脐中，灸二七壮。

《类经图翼》云：妇人不孕，先以净干盐填脐中，灸七壮后去盐，换川椒二十一粒，上以姜片盖定，又灸十四壮。灸毕，即用膏贴之。艾炷须如指大，长五六分许。

阴交

在脐下一寸，任脉气所发。灸五壮。

主治水胀，水气行皮中。甄权云：主惊不得眠，水气上下，五脏游气，阴疝引睾，女子手脚拘挛，腹满疝，月水不下，乳余疾，绝子，阴痒，贲豚上膜，腹坚痛，下^①引阴中，不得小便，两丸蹇。孕妇不可灸。

气海

在脐下一寸五分，任脉气所发。灸五壮。

主治少腹疝，卧善惊，脐下冷气，阳脱欲死，阴证伤寒，卵缩，四肢厥冷，白浊白带，月事不调，小儿遗尿，水泄痢。甄权云：主下热，小便赤，

---

① 下：原脱，据《普济方》卷十六补。

气痛，状如刀搅。孕妇不可灸。

石门—名丹田

在脐下二寸，任脉气所发，三焦之募也。灸五壮或二七壮。

主治脐疝，绕脐痛，三焦胀，水腹大及水气行皮中，心腹中卒痛而汗出，气癃，小便黄，气满虚则遗溺，身寒热，吐逆，溺难，腹满，疝积，乳余疾，绝子，阴痒，贲豚上腹，腹痛，口强不能言，茎肿，先引腰，后引少腹、腰髋、少腹坚痛，下引阴中，不得小便，两丸骞及泄泻不止。甄权云：主妇人因产恶露不止。妇人禁不可灸。厚按：既云主乳余诸疾，则不拘明矣，唯孕妇宜禁耳。

关元

在脐下三寸，足三阴、任脉之会，小肠之募也。灸七壮。

主治寒热石水，痛引胁下胀，头眩痛，身尽热，气癃尿黄，阴证伤寒，小便不禁。甄权云：主小便处痛，状如散火，转胞不得尿，少腹满，引胁下胀，头眩痛，身尽热，贲豚，寒热入少腹，时欲呕，伤中溺血，小便数，腰背脐痛，下引阴，腹中窘急欲凑，后泄不止，癫暴疝痛，少腹大热，身所伤，血出多，及中风寒，若有所坠堕，四肢解㑊不收，名曰体解。女子绝子，衃血在内不下。孕妇不可灸。

中极

在脐下四寸，任脉、足三阴之会，膀胱之募也。灸三壮。

主治腹热痛，妇人子门不端，少腹苦寒，阴痒及痛，经闭不通，乳余疾，绝子，内不足，贲豚上抢心，甚则不能息，忽忽少气，尸厥，心烦痛，饥不能食，善寒中腹胀，引胁而痛，少腹与脊相控暴痛，时窘之，后经闭不通，小便不利，丈夫失精，疝瘕，五淋。孕妇不可灸。

不容

在幽门傍各一寸五分，去任脉二寸，足阳明脉气所发。灸五壮。

主治呕血肩息，胁下痛，口干心痛，与背相引，不可咳[1]，咳引肾痛，腹满痃癖。

承满

在不容下一寸，足阳明脉气所发。灸五壮。

主治肠鸣相逐，不可倾侧，肩息唾血，腹胀肠鸣，胁下坚痛，食饮不下。

---

[1] 咳：原脱，据《针灸资生经》第三补。

梁门

在承满下一寸，足阳明脉气所发。灸五壮。

主治胁下积气结痛，饮食不思，大肠滑泄，完谷不化。孕妇禁灸。

关门

在梁门下一寸，足阳明脉气所发。灸五壮。

主治遗溺，腹胀善满，积气身肿，肠鸣切痛，泄痢不食，走气挟脐急痛，痎疟振寒。

太乙

在关门下一寸，足阳明脉气所发。灸五壮。

主治狂癫疾，吐舌。

滑肉门

在太乙下一寸，足阳明脉气所发。灸五壮。

主治狂癫疾，吐舌，呕逆吐血，重舌舌强。

天枢

在挟脐两傍各二寸陷者中，足阳明脉气所发，大肠之募也。灸五壮或二七壮。

主治脐疝，绕脐而痛，时上冲心，共子胞络中痛，月水不以时休止，腹胀肠鸣，气上冲胸，不能久立，肠中痛濯濯，冬月重感于寒则泄，当脐而痛，肠胃间游气切痛，食不化，不嗜食，身重夹脐，急疟振寒，热盛狂言，脾胀，四肢重不能胜，气疝，烦呕，面肿，大肠胀，久泻不止，女人癥瘕，血结成块。孕妇不可灸。

大横

在腹哀下三寸五分，直脐傍去中行三寸半，足太阴、阴维之会。灸五壮。

主治大风逆气，四肢不举，多寒善悲。

期门

在第二肋端不容傍各一寸五分，上直两乳，足厥阴、阴维之会，肝之募也。灸七壮。

主治妇人产余疾，饮食不下，胸胁支满，目眩足寒，小便难，心切痛，善噫，恶①闻酸臭，酸痹，腹满，少腹尤痛②，息贲，胁下气上下，胸中有热，

---

① 恶：原脱，据《普济方》卷五补。

② 尤痛：原作"最大"，据《普济方》卷五改。

目青而呕，霍乱泄痢，痊，腹大坚，不得息，咳，胁下积聚，喘逆，卧不安席，时寒热，心大坚，奔豚上下，癃，遗溺而白，喑不能言。

日月

在期门下一寸五分，足太阴、少阳之会，胆之募也。灸五壮。

主治便脓血，寒中，食不化，腹中痛，太息善悲，小腹热，欲走多唾，言语不正，四肢不收。

肩背部

肩井

在肩上陷者中缺盆上大骨前，足少阳、阳维之会，以三指按之，当中指下陷中是。灸三壮，或随年壮。

主治肩背痹痛，臂不举，寒热凄索，五劳七伤，颈项不得回顾，背膊闷，两手不得向头，或因扑伤腰髋疼，脚气上攻。

巨骨

在肩端两叉骨间陷者中，手阳明、跷脉之会。灸五壮。

主治肩髆痛，胸中有瘀血，肩臂不得屈伸而痛。

肩髃

在肩端两骨间，举臂取之，手阳明脉气所发。灸三壮至七七壮。

主治肩中热，指臂痛，偏风，半身不遂，热风瘾疹[1]，手臂挛急，捉物不得，挽弓不开，臂细无力，筋骨酸疼。

肩贞

在肩曲胛下两骨解间陷者中，手太阳脉气所发。灸三壮。

主治寒热，项历适颈[2]，耳鸣无闻，引缺盆、肩中热痛，手臂不举。

曲垣

在肩中央曲胛陷者中，按之痛应手，属手太阳。灸十壮。

主治肩痛周痹，肩膊疬急疼闷。

大椎

在第一椎上陷者中，手足三阳、督脉之会。灸五壮，或以年为壮。

主治伤寒热盛烦呕，五劳七伤，温疟疹疟，气注，背膊疬急，颈项强，不得回顾，风劳食气。

---

① 瘾疹：原作"瘾胗"，据《普济方》卷九改。

② 颈：原脱，据《普济方》卷五补。

陶道

在大椎节下间，俯而取之，督脉、足太阳之会。灸五壮。

主治头重目瞑，凄厥寒热，项强，难以反顾，汗不出。

身柱

在第三椎节下间，督脉气所发。灸五壮或七七壮。

主治癫疾，怒欲杀人，身热狂走，谵言见鬼，瘈疭，小儿惊痫，咳嗽。

神道

在第五椎节下间，督脉气所发，俯而取之。灸三壮。

主治寒热头痛，进退往来，痎疟，恍惚悲愁，健忘惊悸。

灵台

在第六椎节下间，属督脉。灸三壮。

主治气喘不能卧，及风冷久嗽。

至阳

在第七椎节下间，督脉气所发，俯而取之。灸三壮。

主治寒热淫泺，胫酸，四肢重痛，气少难言。

筋缩

在第九椎节下间，督脉气所发，俯而取之。灸三壮。

主治小儿惊痫瘈疭，狂走癫疾，脊急强，目转上插。

悬枢

在第十三椎节下间，督脉气所发。灸三壮。

主治腹中积上下行，水气不化，下利，腰脊强，不得屈伸。

命门

在第十四椎节下间，督脉气所发。灸三壮或三十壮。

主治头痛如破，身热如火，汗不出，瘈疭里急，腰腹相引痛，肾虚腰痛，赤白带下，里急腹痛，痔漏下血，脱肛，长泄痢，淋浊赤白。

阳关

在第十六椎节下间，伏而取之，督脉气所发。灸三壮。

主治膝痛不可屈伸，风痹不仁，筋挛不行。

腰俞

在第二十一椎节下间，督脉气所发。灸三壮。

主治腰痛，引少腹控䏚，不可俯仰，腰以下至足清不仁，不可以坐起，尻不举，寒热，女子闭溺，脊强，互引反折，汗不出，乳子下赤白。

长强《千金》云龟尾

在脊骶端，督脉别络。灸三壮或三十壮。

主治腰痛，实则脊急强，癫疾，发如狂者，面皮敦敦厚者不疗。虚则头重，洞泄癃痔，大小便难，腰尻重，难起居，寒热痉，反折，心痛气短，小便黄闭，小儿痫，瘛疭，脊强互相引，肠风下血，五痔五淋。

大杼

在项第一椎下两傍各一寸五分陷者中，足太阳、手太阳之会。

主治癫疾不呕沫，瘄疟，头项痛，不可以俯仰，头痛振寒，瘛疭，气实胁满，伤寒汗不出，腰背痛痉，脊强，喉痹，大气满喘，胸中郁郁[1]，身热，眩目睆睆[2]，项强急，寒热僵扑，不能久立，烦满里急，身不安席。

风门

在第二椎下两傍各一寸五分，督脉、足太阳之会。灸五壮至百壮。

主治风头眩痛，鼻鼽不利，时嚏，清涕自出，胸背痛。常灸之，永无痈疽疮疥等患。

肺腧

在第三椎下两傍各一寸五分，足太阳脉气所发。灸三壮至二七壮。

主治肺寒热，呼吸不得卧，咳上气，呕沫，喘气相追逐，胸满，背膺急，息难，振栗，脉鼓气隔，胸中有热，支满，不嗜食，汗不出，腰背痛，肺胀癫疾，憎风，时振寒，不能言，得寒益甚，身热狂走[3]，欲自杀，目妄见，瘛疭泣出，死不知人，目眩，气短不语，盗汗。

心腧

在第五椎下两傍各一寸五分，足太阳脉气所发。禁灸。

一曰：小儿气不足者，数岁不能语，可灸五壮，艾炷如麦粒。

膈腧

在第七椎下两傍各一寸五分，属足太阳。灸三壮，一云灸至百壮。

主治凄凄振寒，数欠伸，咳而呕，膈寒，食饮不下，寒热，皮肉骨痛，少气不得卧，胸满支两胁，膈上兢兢，胁痛腹膜，胃管暴痛，上气，肩背寒痛，汗不出，喉痹，腹中痛，积聚，嘿嘿然嗜卧，怠惰不欲动，身常湿，心

---

① 郁郁：原作"爵爵"，据《针灸甲乙经》卷七改。下凡遇此误迳改，不再出注。

② 睆睆：原作"盳盳"，据《针灸甲乙经》卷七改。下凡遇此误迳改，不再出注。

③ 走：原脱，据《针灸甲乙经》卷十补。

痛周痹，身皆痛痉，大风汗出，癫狂。

肝腧

在第九椎下两傍各一寸五分，足太阳脉气所发。灸三壮至百壮。

主治咳而胁满急，不得息，不可反侧，腋胁①下与脐相引，筋急而痛，反折，目上视，目眩循循然，眉头痛，惊狂，衄，少腹满，目睆睆生白翳，咳引胸痛，筋寒热，唾血，短气，鼻酸，痉，筋痛急，互相引，肝胀癫狂。

胆腧

在第十椎下两傍各一寸五分，足太阳脉气所发。灸三壮。

主治胸满，呕无所出，口苦舌干，饮食不下，目黄，胸胁不能转侧，头痛振寒，汗不出，腋下肿。

脾腧

在第十一椎下两傍各一寸五分，足太阳脉气所发。灸三壮至百壮。

主治腹中气胀，引脊痛，食饮多，身羸瘦，名曰食晦。先取脾腧，后取季胁。黄瘅善欠，胁下满，欲呕，身重不动，脾痛热痉，大肠转气，按之如覆杯，热引胃痛，脾气寒，四肢急，烦不嗜食，痹胀痎疟，寒热，吐食不食，饮食不化，泄痢体重，四肢不收。

胃腧

在第十二椎下两傍各一寸五分，足太阳脉气所发。灸三壮，或随年壮。

主治胸中寒胀，食多，身羸瘦，腹中满而鸣，腹䐜风厥，胸胁支满，呕吐，脊急痛，筋挛，食不下，胃寒，吐逆翻胃，霍乱，小儿羸瘦，食少及脱肛。

三焦腧

在第十三椎下两傍各一寸五分，足太阳脉气所发。灸五壮至百壮。

主治头痛，饮食不下，腹鸣胪胀，欲呕，时注泄，脏腑积聚胀满，膈塞不通，饮食不化，水谷不分，腹痛下痢。

肾腧

在第十四椎下两傍各一寸五分，足太阳脉气所发。灸三壮至百壮。

主治腰痛，不可俯仰反侧，热痉，寒热食多，身羸瘦，两胁引痛，心下焦痛，心如悬，下引脐，少腹急痛，热，面黑，目睆睆，喘咳少气，溺滑赤，便难肾胀，风头痛如破，足寒如水，头重身热，振栗，腰中四肢淫泺，欲呕，

---

① 腋胁：原作"撅胁"，据《针灸甲乙经》卷八改。

腹鼓大，寒中洞泄，食不化，骨寒热，引背不得息，肾虚耳聋，腰痛，梦遗失精。

大肠腧

在第十六椎下两傍各一寸五分，足太阳脉气所发。灸三壮至百壮。

主治大肠转气，按之如覆杯，食饮不下，善噎，肠中鸣，腹膜而肿，暴泄，腰痛，是主津液所生病者，目黄口干，衄，喉痹，肩前臑痛，大指次指痛不用，气盛有余则热肿，虚则寒栗，脊强不得俯仰，肠癖泻痢，食不化，大小便不利。

小肠腧

在第十八椎下两傍各一寸五分，足太阳脉气所发。灸三壮至百壮。

主治少腹痛热，控睾引腰脊，疝痛，上冲心，腰脊强，溺难黄赤，口干，大小便难，淋痔，淋沥遗溺，妇人带下。

膀胱腧

在第十九椎下两傍各一寸五分，足太阳脉气所发。

主治热痉互引，汗不出，反折，尻臀内痛，似瘅疟状，腰脊痛强，引背少腹，俯仰难，不得仰息，脚①痿重，尻重不举，溺赤，腰以下至足清不仁，不可以坐起，遗溺泄痢。

中膂内腧

在第二十椎下两傍各一寸五分，挟脊起肉，属足太阳。灸三壮。

主治腰痛，不可以俯仰，寒热痉，反折互引，腹胀腋挛，背中快快引胁痛，内引心，从项始数，脊椎伏膂如痛，按之应手。灸立已。

八髎

《千金》云：在腰目下三寸，挟脊相去四寸，两边各四穴，计八穴，故名八髎。

上髎，在第一空腰髁下一寸，挟脊两傍陷者中，足太阳、少阳之络。灸三壮。主腰脊痛而清，善呕，睾跳蹇，寒热热痛，汗不出，瘖疟，女子绝子，阴挺出，不禁白沥。

次髎，在第二空挟脊陷者中，属足太阳。灸三壮。主腰痛快快然，不可以俯仰，腰以下至足不仁，脊腰背寒。先取缺盆，后取尾骶与八髎。女子赤白沥，心下积胀，疝气下坠，小便赤淋。

---

① 脚：原脱，据《针灸甲乙经》卷九补。

中髎，在第三空挟脊陷者中，属足太阳。灸三壮。主腰痛，大便难，飧泄，尻中寒。女子赤淫时白，气癃，月事少。男子癃，小肠胀。丈夫五劳七伤六极，妇人绝子。

下髎，在第四空挟脊陷者中，足太阳、厥阴所结。灸三壮。主腰痛引少腹痛，女子下苍汁，不禁赤淫，阴中痒，痛引少腹控眇，不可以俯仰，腹肠鸣濯泄。

附分

在第二椎下附项内廉两傍各三寸，手足太阳之会。灸五壮。

主治背痛引颈，臂肘不仁，肩背拘急。

魄户

在第三椎下两傍各三寸，足太阳脉气所发。灸五壮。

主治肩膊间急，凄厥恶寒，项背痛引颈，咳逆上气，呕吐烦满，背痛不能引顾，虚劳肺痿。

神堂

在第五椎下两傍各三寸，足太阳脉气所发。灸五壮。

主治肩痛，胸腹满，凄厥，脊背急强，洒淅寒热，胸腹满逆。

譩譆

在肩膊内廉挟第六椎下两傍各三寸，以手痛按之，病者言譩譆是穴，足太阳脉气所发。灸二七壮至百壮。

主治腋拘挛，暴脉急，引胁痛，内引心肺，热病汗不出，肩背寒热，痓互引，身热，咳逆上气，虚喘喘逆，衄衄，肩甲内廉痛，不可俯仰，眇季胁引少腹而胀痛，小儿食晦，头痛引颐，瘖疟风。

膈关

在第七椎下两傍各三寸，足太阳脉气所发，阔肩取之。灸五壮。

主治背痛恶寒，脊强，俯仰难，食不下，呕吐多涎，胸中噎闷，大小便不利。

魂门

在第九椎下两傍各三寸，足太阳脉气所发。灸三壮。

主治胸胁胀满，背痛，恶风寒，饮食不下，呕吐不留住。主泻五脏之热，与五脏俞同。

阳纲

在第十椎下两傍各三寸，足太阳脉气所发。灸三壮。

主治食饮不下，腹中雷鸣，大便不节，小便赤黄，身热目黄。

意舍

在第十一椎下两傍各三寸，足太阳脉气所发。灸[①]三壮。

主治腹满胪胀，大便泄，消渴身热，面目黄，呕吐不止。

胃仓

在第十二椎下两傍各三寸，足太阳脉气所发。灸三壮。

主治胪胀水肿，食饮不下，多寒不能俯仰。

肓门

在第十三椎下两傍各三寸，叉肋间，足太阳脉气所发。灸三十壮。

主治心下大坚，妇人乳余疾。

志室

在第十四椎下两傍各三寸，足太阳脉气所发。灸三壮。

主治腰痛脊急，胁下满，少腹坚急，阴痛下肿，失精，小便淋沥。

胞肓

在第十九椎下两傍各三寸，足太阳脉气所发，伏而取之。灸三壮。

主治腰脊痛，恶寒，少腹满坚，癃闭下重，不得小便，以手按之，则欲小便，涩而不得出，肩上热，手足小趾外侧及胫踝后皆热。

秩边

在第二十一椎下两傍各三寸，足太阳脉气所发。伏而取之。灸三壮。

主治腰脚骶寒，俯仰急难，阴痛下重，不得小便，五痔发肿。

侧胁部

章门

在大横外直脐季肋端，足厥阴、少阳之会，脾之募也。侧卧，屈上足，伸下足，举臂取之。一云肘尖尽处是穴。灸三壮至百壮。

主治腹中鸣，盈盈然食不化，胁痛不得卧，烦热，口干燥，不嗜食，胸胁支满，喘急而冲膈，呕心痛，及伤饱，身黄羸瘦，腰痛不得反侧，贲豚腹肿，腰清脊强，四肢懈惰，善怒，咳，少气，郁郁然不得息，厥逆，肩不举，马刀，身瞤，石水，胃胀，久泻不止，癖块胀疼，癫痫狂走。

京门

在季肋本挟脊，属足少阳，肾之募也。灸三壮至百壮。

主治痉脊反折，腰痛不可久立、俯仰，寒热腹膜，怏怏然不得息，溢饮，

---

① 灸：原作"各"，据前后文例改。

水道不通，溺黄，少腹里急痛，洞泄，髀痛引背。

环跳

在髀枢中。侧卧，伸下足、屈上足取之。足少阳脉气所发。灸三壮至五十壮。

主治枢中痛不可举，腰胁相引急痛，痹筋瘦，胫痛不可屈伸，痹不仁。

手臂部

臂臑

在肘上七寸䐃肉端，属手阳明。灸七壮，或随年壮。

主治寒热，头项拘急，肩臂痛不可举。

肘髎

在肘大骨外廉陷者中，属手阳明。灸三壮。

主治肩肘节戾重，痹痛不可屈伸。

曲池

在肘外辅骨屈肘曲骨之中。以手拱胸取之，手阳明脉之所入也。灸三壮或十四壮。

主治肩肘中痛，难屈伸，手不可举，喉痹不能言，目不明，腕急身热，惊狂躄痿，痹重瘈疭，癫疾吐舌，胸中满，耳前痛，齿痛，目赤痛，头肿寒热，渴饮辄汗出，不饮则皮干，热伤寒，余热不尽，偏风，半身不遂。

三里

在曲池下二寸，按之肉起，兑肉之端，属手阳明。灸三壮或十四壮。

主治腹䐜时寒，腰痛不得卧，齿痛，颔颊肿，手痹不仁。

温溜

在腕后，小士五寸，大士六寸，手阳明郄。灸三壮。

主治肠鸣而痛，伤寒，寒热头痛，哕衄，肩不举，疟，面赤肿，口齿痛，癫疾，吐舌鼓颔，狂言见鬼，狂卧，喉痹不能言，虚气面肿。

合谷

在手大指次指岐骨间，手阳明脉之所过也。灸三壮。

主治寒热瘰疬，狂易，鼻鼽衄，热病汗不出，瞋目目痛，瞑头痛，齿龋，惊，喉痹，痱痿，臂腕不举，唇吻不收，耳中不通，喑不能言，口噤不开。

足胫部

梁丘

在膝上二寸两筋间，足阳明郄。灸七壮。

主治大惊，乳痛，胫苦痹，膝不能屈伸，不可以行，足寒不仁。

三里

在膝下三寸䯒外廉，足阳明脉气所入也。灸七壮或五十壮。

主治阳厥，凄凄而寒，少腹坚，头痛，胫股腹痛，消中，小便不利，善哕，痎中有寒，腹中寒，胀满善噫，恶闻食臭，胃气不足，肠鸣腹痛，食不化，心下胀，热病汗不出，善呕吐，苦癃，痉身反折，口噤喉痹，不能言，寒热，阴气不足，热中，消谷善饥，腹热身烦，狂言，胸中瘀血，胸胁支满，痛不能久立，膝痿，寒水腹胀，皮肿，乳痈有热，五脏六腑胀，狂歌妄言，怒恐，恶人与火，骂詈，霍乱，遗矢矢气，膝胻酸痛，目不明，脚气腿痛。

《千金翼》云：人年三十已上，若灸头不灸三里穴，令人气上眼暗，所以三里穴能下气也。一切病，皆灸三里三壮，每日常灸，下气，气止停也。一云：小儿忌灸。

巨虚上廉一名上巨虚

在三里下三寸，足阳明脉气所发。灸七壮，或随年壮。

主治飧泄，大肠痛，狂妄走，善欠，大肠有热，肠鸣腹满，挟脐痛，食不化，喘不能行立，胸胁支满，恶闻人木音，风水面肿。甄权云：主大气不足，偏风腲腿，脚不随，骨髓冷疼，不能久立。

巨虚下廉一名下巨虚

在上廉下三寸，足阳明脉气所发。灸三壮。

主治少腹痛，飧泄出麋。次指间热，若脉陷，寒热身痛，唇干，不得汗出，毛发焦，脱肉少气，内有热，不欲动摇，泄脓血，腰引少腹痛，暴惊，狂言非常，女子乳痈，惊痹胫肿，足跗不收，跟痛，偏风腿痿。

丰隆

在外踝上八寸，胻外廉陷者中，足阳明络。灸三壮。

主治厥逆，胸痛如刺，腹中切痛，大小便涩难，厥头痛，面浮肿，烦心，狂见鬼，善笑不休，发于外，有所大喜，喉痹不能言。

三阴交

在内踝上三寸骨下陷者中，足太阴、厥阴、少阴之会。灸七壮至五七壮。

主治足下热，胫疼不能久立，湿痹不能行，腹中热若寒，膝内痛，心悲气逆，腹满，小便不利，厥气上及巅。脾病者，身重苦饥，足痿不欲行，善瘈，脚下痛，虚则胀鸣溏泄，食饮不化，脾胃肌肉痛，霍乱，手足逆冷，痔，劳淋，男女梦与人交，泄精。

阴陵泉

在膝下内侧辅骨下陷者中，伸足乃得之，足太阴脉之所入也。灸三壮。

主治溏泄，谷不化，腹中气胀，嗑嗑胁下满，腹中气盛，腹胀逆，不得卧，肾腰痛，不可俯仰，气癃尿黄，寒热不节，女子疝瘕，按之如以汤沃其股内至膝，飧泄，妇人阴痛，少腹坚急痛重①，不嗜食，心下满，寒中，小便不利，霍乱，足痹痛。

阳陵泉

在膝下一寸䯒外廉陷者中，足少阳脉之所入也。灸七壮至二七壮。

主治太息口苦，咽中介介数唾，胁下支满，呕吐逆，髋痹，引膝股外廉痛不仁，筋急，呕吐宿汁，心澹澹，如人将捕之，胆胀足冷，无血色，脚气筋挛。

阳辅一名绝骨

在足外踝上四寸绝骨端，足少阳脉之所行也。灸三壮至十四壮。

主治寒热腰痛，如小锥居其中，怫然肿不可以咳，咳则筋缩急，诸节痛，上下无常处，寒热酸痛，四肢不举，腋下肿，马刀瘘，髀膝胫骨摇，酸痹不仁，喉痹。

承筋

在腨肠中央陷者中，足太阳脉气所发。灸三壮。

主治太阳实则腰背痛，寒痹转筋，头眩痛，气虚则鼻衄，癫疾腰痛，湿然汗出，令人欲食欲走，寒热，篡后出，痿疝，脚腨酸重，战栗，不能久立，脚急肿痛，跗筋足挛，少腹痛引，喉嗌，大便难，痔篡痛，腰背相引，霍乱，胫痹不仁。

承山

在兑腨肠下分肉间陷者中，去地一尺，所属足太阳。灸五壮至七七壮。

主治寒热，篡反出，癫疾痿疝，衄衄，腰背痛，脚腨酸重，战栗，不能久立，腨如裂，脚急肿痛，足挛，少腹痛引喉咽，大便难，腹痛，霍乱转筋。

昆仑

在足外踝后跟骨上陷中，足太阳脉之所行也。灸五壮至七壮。

主治痉脊强，头眩痛，脚如结，腨如裂，厥心痛，与背相引，善瘛，如从后触其心，伛偻者，肾心痛也，寒热癫疾，目晄晄，衄衄，疟，多汗，腰痛不能俯仰，目如脱，项如拔，脊强，大风头多汗，腰尻腹痛，踹踝肿，上齿痛，脊背尻重不欲起，间食臭，恶闻人音，狂易，女子字难，若胞衣不出。泄风从头至足，痫瘛，口闭不得开，每大便腹暴满，按之不下，噫悲喘。

---

① 重：原作"上下"，据《普济方》卷五改。

申脉—名阳跷

在足外踝下陷者中容爪甲许，阳跷所生，属足太阳。灸三壮。

主治腰痛，不能举足、久坐。若下车跬地，胫中矫矫然，寒热，颈腋下肿，癫疾，互引僵扑。

照海—名阴跷

在足内踝下容爪甲，阴跷所生，属足少阴。灸三壮。

主治热痛烦心，足寒清，多汗，目痛引脊，少腹偏痛，呕，瘕疝，视昏嗜卧，瘛惊，善悲不乐，如堕状，汗不出，面尘黑，病饥不欲食，卒疝，少腹痛，阴暴起疝，女子不下月水，妇人淋漓，阴挺出，四肢淫泺，心闷久疟及诸淋，目中赤痛，偏估不能得行，大风默默，不知所痛，视如见星，尿黄，少腹热，咽干痹。

解溪

在冲阳后二寸半足腕上系鞋带处陷中，足阳明脉之所行也。灸七壮。

主治热病汗不出，善噫，腹胀满，胃热谵言，风水，面跗肿，颜黑，厥气上冲[1]，腹胀大，下重，瘕疝惊，股膝重肿，胻转筋，头眩痛，癫疾，厥寒热欠，烦满，悲泣出，狂易见鬼与火，霍乱，风从头至足，面目赤，口痛齿痛，脚腕痛。

内庭

在足大趾次趾外间陷者中，足阳明脉之所溜也。灸三壮。

主治四肢厥逆，手足闷者，使人久持之，逆冷胫痛，腹胀满，皮肤痛，善伸数欠，恶人与木音，振寒，嗌中引痛，热病汗不出，下齿痛，恶寒目急，喘满，寒龈口噤，僻不嗜食。

大敦

在足大趾端去爪甲如韭叶及三毛中，足厥阴脉之所出也。灸三壮。

主治卒心痛，汗出，阴跳，遗溺，小便难而痛，阴上入腹中，寒疝，阴挺出，偏大肿，腹脐痛，腹中悒悒不乐，小儿㾩瘕，遗清溺，虚则病诸痿瘚，实则闭癃，少腹中热，善寐，尸厥，死不知人，脉动如故[2]。

至阴

在足小趾外侧，去爪甲如韭叶，足太阳脉之所出也。灸三壮或五壮。

主治头重鼻衄，瘛，汗不出，心烦，足下热，不欲近衣，项痛目翳，及

---

① 上冲：原作"上支"，据《针灸大成》卷五改。

② 故：此下原衍一"痉"字，据《普济方》卷五删。

小便不利，瘄疟，寒热疝，风寒从足小趾起。

涌泉

在足心陷者中，屈足卷趾宛宛中，足少阴脉之所出也。灸三壮。

主治腰痛，大便难，少腹中痛，小便不利。甄权云：主热中少气，灸之热去。头痛，烦心心痛，不嗜食，咳而短气，喉痹热痛，脊胁相引，忽忽善忘，足厥喘逆，足下清至膝，阴痹腹胀，头项痛，眼眩，男子如蛊，女子如阻，身体腰背如解，不欲食，丈夫癫疝，阴跳痛篡中，不得溺，腹胁下支满，闭癃阴痿，后时少泄，四肢不举，实则身头痛，汗不出，目䀮䀮然无可见，怒欲杀人，暴痛引腰下节，时有热气，筋挛，膝痛不可屈伸，狂如新发，衄不食，喘呼，少腹痛引嗌，足厥痛，肩背颈痛，时眩，妇人无子，咽中痛，不可内食，转筋，风入腹中挟脐，胸胁支满，下之五趾端尽痛，足不得践地，癫疾，喑不能言。

奇俞部

膏肓原按：《千金》及《翼》，本穴明系奇俞，《铜人》《资生》诸书，附足太阳行背第三行者，盖出牵合，今不从。

《千金方》云：膏肓腧无所不治，主羸瘦虚损，梦中失精，上气咳逆，狂惑忘误。

取穴法：令人正坐曲脊，伸两手，以臂着膝前令正直，手大指与膝头齐。以物支肘，勿令臂动摇，从胛骨上角摸索至胛骨下头，其间当有四肋三间，灸中间；依胛骨之里肋间空，去胛骨容侧指许，摩服骨之表当作胛骨之里，肋间空处按之，自觉牵引胸户中《外台》作"于肩中"，灸两胛中各一处。若病人已困，不能正坐，当令侧卧，挽上臂，令前求取穴灸之也。求穴大较以右手从右《翼》作"左"肩上拄《翼》作"住"，指头表所不及者是也。左手亦然。若不能正坐，当伸两臂者，亦可伏衣扑《翼》作"幞"，下同，上伸两臂，令人挽两胛骨使相离。不尔，胛骨覆穴，不可得也。所伏衣扑，当令大小常定。不尔，则《翼》有"前却"二字失其穴。其穴近第五椎，相准望取之。

昔秦缓不灸晋候之疾，以其在肓之上、膏之下，针药所不及者，此穴是也。时人拙，不能求得此穴，所以宿癃难遣也。左右各灸至百壮，或三五百，多至千壮。

张氏云：灸后，灸足三里，以引火实下。此穴自晋以前所未有，乃后人之所增也。

腰眼一名腰目，一名鬼眼，《医经》小学名癸亥穴。

《千金》云：腰痛，灸腰目窌七壮，在尻上约左右是。又云：消渴，小便数，灸腰目，在肾腧下三寸，亦挟脊骨两傍各一寸半，左右以指按取。

《居家必用》云：治诸劳瘵已深难治者，以癸亥日二更尽入三更，令病人平眠，以筋于两腰眼点两穴，各灸七壮，累试累验。

张氏云：一传治传尸、痨瘵以致灭门绝户者有之。此证因寒热煎作，血凝气滞，有化而为虫者，内食脏腑，每致传人，百方难治，惟灸可攻。其法：于癸亥日二更后，将交夜半，乃六神皆聚之时，勿使人知，令病者解去下衣，举手向上，略转后些，则腰间两旁自有微陷可见，是名鬼眼穴，即俗人所谓腰眼也。正身直立，用墨点记，然后上床，合面而卧，用小艾炷灸七壮，或九壮、十一壮尤好。其虫必于吐泻中而出，烧毁远弃之，可免传染。此比四花等穴，尤易且效。

风市

《千金》云：凡脚气初得脚弱，便速灸风市穴。可令病人起，正身平立，垂两臂直下，舒十指，掩着两髀便点，当手中央指头髀大筋上是。灸之百壮，多亦任人，轻者不可减百壮，重者乃至一处五六百壮。勿令顿灸，三报之佳。

《明堂下经》云：在膝外两筋间。平立，舒下两手，着腿，当中指头陷者宛宛中。灸三壮。主冷痹，脚胫麻，腿膝酸痛，腰尻重，起坐难也。

膝眼一名鬼眼

《千金》云：凡脚气初得，脚弱，便速灸膝眼穴，在膝头骨下两傍陷者宛宛中是。

《古今医鉴》云：妇人鸡爪风，于左右膝骨两傍各有一小窝，其四穴俗谓之鬼眼。各灸三壮即愈。厚按：《资生经》云禁灸，恐非是。

鬼哭一名鬼眼

《千金翼》云：秦承祖灸鬼法，名鬼哭穴。以两手大指相并缚定，用艾炷骑缝灸之，令两甲后连肉四处着火，一处无火则不效。灸七壮或二七壮。《医学入门》云：治鬼魅狐惑，恍惚振噤，患者哀告"我自去"为效。厚按：此法《千金方》及《翼》载之，唯不言出秦承祖而名鬼哭。姑从张氏所引，以俟再访。

张氏云：一曰前秦承祖所用者，是名手鬼眼；又二穴在两足大拇趾间，亦与取手穴同法，是名足鬼眼。用治癫痫、梦魇鬼击，灸之大效。亦治五痫呆痴，及伤寒发狂等证。

痞根

《医学入门》云：专治痞块，十三椎下各开三寸半。多灸左边，如左右俱有，左右俱灸。

又法：用秆心量患人足大趾，齐量至足后跟中住，将此秆从尾骨尖量至秆尽处，两旁各开一韭叶许，在左灸右，在右灸左。灸七壮，神效。

又法：于足第二趾岐叉处灸五七壮，左患灸右，右患灸左。灸后一晚夕，觉腹中响动是验。

精宫

《医学入门》云：专主梦遗，十四椎下各开三寸。灸七壮效。厚按：即足太阳志室穴。

患门并四花

《外台秘要》引唐中书侍郎崔知悌序云：夫含灵受气，禀之于五常。摄生乖理，降之以六疾。至若《岐黄广记》，抑《十药神书》作"嵩"有旧经，攻灸单行，罕取今术。骨蒸病者，亦名传尸，亦谓殗殜，亦称伏连，亦曰无辜。丈夫以癖气为根，妇人以血气为本，无问少长，多染此疾。婴孺之流，传注更苦。其为状也，发干而耸，或聚或分，或腹中有块，或脑后近下，两边有小结，多者乃至五六，或夜卧盗汗，梦与鬼交通。虽目视分明而四肢无力，或上气食少，渐就沉羸，纵延时日，终于溘尽。余昔忝洛《十药神书》作"潞"州司马，常三十日灸活一十三人，前后瘥者，数过二百。至狸头、獭肝，徒闻囊说；金牙、铜鼻，罕见其能。未若此方，扶危拯急，非止单攻骨蒸，又别疗气疗风，或瘴或劳，或邪或癖。患状既广，救愈亦多，不可具录，略陈梗概。又恐传授谬讹，以误将来。今故具图形状，庶令览者易悉，使所在流布，颇用家藏，未暇外请名医，傍求上药，还魂反魄，何难之有。遇斯疾者，可不务乎？

又引《崔氏》云：灸骨蒸及梦与鬼神交通法：使患人平身正立，取一细绳，令于脚下紧蹋男左女右。其绳前头使与大拇指端齐，后头令当脚跟后，即引向上，至曲䐀中大横纹，便截绳使断。又使患人解发分两边，使见分头路，仍平身正坐，乃取向所截绳一头，与鼻端齐引向上路头，通过逐脊骨，引绳向下，尽绳头即点着。又别取小绳一头，与唇端齐，合口处一头向上，至鼻底便截断。《十药神书》附录云：令患人合口，将绳子按于口上两头至吻，却钩起绳子中心，至鼻柱根下如此∧，便齐两吻截断。将此短小绳于前所点处中摺，又云绳子当中，以墨记之，横分两边，两头各点记，便与中央初点处正横相当，此小绳两头是灸处。当脊初点者，非灸处，只借为度，其点拭却。又云：妇女缠脚者短小，非自然也。若以量脚绳子加之，于首必不及也。今移付于右肩髃穴点定，引绳向下，至中指尽处截断，以代量足之用。徐氏云：妇人以膏肓穴代之亦可。

以上二穴，徐氏名之为患门。

又引《崔氏》云：使患人平身正坐，稍缩髆，取一绳，绕其项向前双垂

《神应经》云：自大椎挂住。徐氏云：绕项向前，平结喉骨，又平大杼骨，俱以墨记，向前双垂下，其鸠尾齐即截断。鸠尾，是心岐骨。人有无心岐骨者，可从胸前两岐骨下量取一寸，即当鸠尾，仍一倍三字《济生方》作"却皆"翻绳向后，取中屈处，恰当喉骨，其绳两头还双垂徐氏云以绳原点结喉，墨放大杼上，大杼墨放结喉上，脊中双绳头齐垂，当脊骨向下尽绳头点着。又别取一小绳，令患人合口，横度两吻便割断，还于脊上所点处，横分点如前，其小绳两头是灸处，长绳头非灸处，拭却以前。总通灸四处，日别各灸七壮以上、二七以下，其四处并须满二十壮，未觉效，可至百壮乃停。候疮欲瘥，又取度两吻，小绳子当前双垂，绳头所点处，逐脊骨上下中分点两头，如横点法，谓之四花。此后点两头，亦各灸百壮。

徐氏云：凡灸此六穴，亦要灸足三里，以泻火气为妙。

一说，《资生》引《崔氏》云：凡取四花穴，以稻秆心量口缝如何阔，断其长多少，以如此长裁纸。四方当中前小孔，别用长稻秆踏脚下，前取脚大趾为止，后取脚曲䟐横纹中为止断了，却环在结喉下，垂向背后，看秆止处，即以前小孔纸当中安，分为四花，盖灸纸四角也。

又云：一医传一法，先横量口吻取长短，以所量草，就背上三椎骨下，直量至草尽处，两头用笔点了，再量中指长短为准，却将量中指草横直量两头，用笔圈四角，其圈者是穴。

经门四花

《医学入门》云：即崔氏四花穴不灸脊上二穴，各开两傍，其成六穴。上二穴共阔一寸，下四穴相等，俱吊线比之，以离卦变作坤卦，降心火、生脾土之意也。

八穴灸法

《神应经》云：成化九年癸巳孟冬，日本国畠山殿所使副官人、信州隐士良心言：我国二百年前有两名医，一为和介氏，一为丹波氏。此二医专治痈疽、疔疖、瘰疬等疮，定八处灸法，甚有神效。

头部二穴

诸疮发头部，则耳尖上周回用禾秆量之自左耳尖上起端右旋，经右耳尖上，还至起端处断之，以其秆当结喉下，至项后双垂之，以患人手横握其端而切去之以其秆中央当结喉下两端，左右会于项后双垂之，以患人手横握其两端之末而断之，如《针经》一夫之法，其秆端当处脊中骨上点之。疮出左者，去中骨半寸灸左；出右者，灸右；出左右者，并灸左右。

手部二穴

疮发于手部，则自肩上高骨端即肩髃穴至第三指头爪甲端断之，以其秆当结喉下，至项后双垂之，如头部法。

背腹部二穴<small>自大椎下至鸠尾骨端为背部，自天突穴下至阴毛际为腹部，两腋亦属腹背部。</small>

疮发于背或腹，则乳上周回<small>自左乳头上起端右旋周身，经右乳头上，还至起端处</small>，以其秆当结喉下，至项后双垂，如头部法。

足部二穴

疮发于足部，则并立两足令相着，自左大指端，至右大拇指端周回<small>自左足大拇趾头起端，从足际右旋，经左右足踵、右足趾端，还至起端处</small>，以其秆当结喉下，项后双垂，如头部法。

灸八穴，痛则灸到不痛，不痛则灸到痛。或五百壮，或七八百壮，大炷多灸尤妙。痈疽始发而灸，则不溃而自愈；已溃而灸，则生肌止痛，亦无再发。

骑竹马穴

《外科精要》云：治一切疮疡，即用此法，无有不愈。其法：令病人以肘凭几，竖臂腕要直。用篾一条，自臂腕中曲处横纹<small>《神应经》云尺泽穴横纹</small>，男左女右，贴肉量起，宜至中指尖尽处截断为则，不量指甲。却用竹杠一条，令病人脱衣，正身骑定，前后用两人杠起，令病人脚不着地。又令二人扶之，勿令伛偻。却将前所量臂篾，从竹杠坐处尾骶骨尽处，直贴脊骨量至篾尽处为则，用墨笔点定。此只是取中，非灸穴也。却用薄篾为则子，量病人中指节相去两横纹为则，男左女右。<small>《图说》云：先屈中指，用薄篾量取一中间一节两横纹尽处，为同身寸。</small>截为一则，就前所点记，两边各量一则，尽处灸穴。<small>《图说》云：以取同身寸，则取两寸平摺，自中穴量之以中分，取两傍各一寸。</small>两穴各灸五七壮。疽发于左则灸右，疽发于右则灸左，甚则左右皆灸。盖此二穴，心脉所过之处。凡痈疽，皆心火留滞之毒，灸此则心火流通而毒散矣。起死回生之功，屡试屡验。

附录

阿是穴法 一名天应穴

凡人吴蜀地游官，体上常须三两处灸之，勿令疮暂瘥，则瘴疬、温疟、毒气不能着人也。故吴蜀行灸，必法阿是之法。言人有病痛，即令捏其上。若里当其处，不问孔穴即得，便快成痛处，即云阿是，灸刺皆验，故曰阿是穴也。《千金方》

熏脐法

用荞麦面水和，捏一团，径过寸余，如脐大者，径二寸，内入药末。用槐皮一块，去粗皮，止用半分厚覆，圈药之上。如豆大艾炷灸之，灸至行年岁数为止。三日一次，灸至腹内作声作痛，大便有涎沫等物出为止。槐皮若觉焦色，即易新的。

乳香　没药　猸鼠粪 两头有尖者是　青盐　两头尖　川续断 各二钱　麝香 五分

上共为细末用，却疾延年，彻上部之火邪，去心肠之宿疾。妇人月信不调，赤白带下，男子下元亏损，遗精白浊，阳事不举，并皆熏蒸。《万病回春》

真麝香五分，为末，入脐内。后用药末放麝香上，将面作一圈围住。上用槐皮灸一百二十壮，不时要换槐皮。

龙骨　虎骨　蛇骨　大附子　南木香　雄黄　米砂　乳香　没药　丁香胡椒　夜明砂　五灵脂　小茴香　两头尖　青盐 各等分

上共为细末，入脐中，用艾灸治。诸虚百损劳瘵、男妇不足等证，及一切肚腹冷痛、小肠疝气，百药罔效，如神。《济世全书》

厚按：《医学入门》《五福全书》等有炼脐法，大同小异，宜参考。

神仙蒸脐法

治噎膈极危重证，服药不效，用此法神验。并一切五劳七伤，诸虚百损，遗精白浊，痞块蛊胀，中风不语，妇人赤白带下，效妙种种，不能尽述。

大附子 一个，重一两，童便浸焙　人参　白茯苓　鹿茸　青盐　莲蕊　真川椒 各一钱

上为细末，填入脐中，外用槐钱盖上，将蕲艾灸五壮为度。《丹台玉案》

神针火法 《寿世保元》《景岳全书》名雷火针，世俗谓之桃火针。

五月五日，取东引桃枝，削为木针，如鸡子大，长五六寸，干之。用时以绵纸三五层，衬于患处，将针蘸麻油，点着吹灭，乘热针之。心腹冷痛，

风寒湿痹,附骨阴疽,凡在筋骨隐痛者,针之甚效。《本草纲目》

咒曰:天火、地火、三昧真火,针天天开,针地地裂,针人人得长生,百病消除,万病消灭。可遇病人,应痛处针之。用纸三层或五层,量病加减,衬纸于痛处穴上,将桃针向灯火点着,随后念咒三遍,针疾立愈。其针:五月五日东引桃枝,削去皮,两头如鸡子样,长五七寸,用灸。《寿世保元》

雷火神针法世俗谓之神灸

用熟蕲艾末二两,乳香、没药、穿山甲、硫黄、雄黄、草乌头、川乌头、桃树皮,末,各一钱。麝香五分,为末拌艾。以厚纸裁成条,铺药艾于内,紧卷如指大,长三四寸,收贮瓶内,埋地中,七七日取出。用时于灯上点着吹灭,隔纸十层,乘热针于患处,热气直入病处,其效更速。《本草纲目》,主治同神针火。

苍术五钱,川芎三钱,硫黄二钱半,川山甲三钱,蔓荆子三钱,皂角三钱,麝香五分,雄黄一钱,艾叶不拘。以上为末,纸卷如指大,以草纸七层贴患处,将药燃起淬之,知痛则止。《寿世保元》

用猪牙皂角、威灵仙、细辛、羌活、白芷、川芎、川乌、草乌、白蒺藜、藁本①、天麻、苍术、独活、良姜、官桂、雄黄、乳香、没药,麝香少许,余各等分为末,用熟艾薄铺绵纸上,少以药末掺艾上,卷作条子如箸大,长五寸。遇痛针痛,其效如神。女人隔衣上用纸三层,将火针灯上烧燃竟,就纸上蒸之良久,火息痛止。不欲发泄,唯蒸一壮;欲发泄者,三壮五壮,自然药气冲入经络,如着肉灸火一同。《医宗粹言》

白芷、独活、川芎、细辛、牙皂、川山甲、丁香、枳壳、松香、雄黄、乳香、没药、杜仲、桂枝各一钱,硫黄二钱,麝香不拘,熟艾二三两,捣为粗末,和匀。取艾铺底,掺药于上,用上好皮纸卷筒,先须用线绊约两头,防其伸长,然后加纸再捍,务令极实,粗如鸡子尖样,是其度也。乃用鸡子清尽刷外层,卷而裹之,阴干,隔纸灸之。一方有巴豆仁八分,班蝥三钱,去头足翅用。《景岳全书》

隔蒜灸法一名蒜钱灸,一名蒜饼灸。

一切瘰疬在头上,及触处但有肉结,疑似作瘘及痈疖者,以独蒜截两头,留心,大作艾炷,称蒜大小,贴病子上灸之,勿令破肉,但取热而已。七壮一易蒜,日日灸之,取消止。《千金方》

---

① 藁本:原作"稿本",据文义改。

李氏云：凡疮初发一二日，须用大颗独蒜，切片三分厚，贴疮顶，以艾隔蒜灸之，每三壮易蒜，痛者灸令不痛，不痛者灸之令痛。若头项见疮，则不可用此法。《外科精要》

《青囊书》云：疮头开大，则以紫皮大蒜十余头、淡豆豉半合、乳香二钱，同捣成膏，照毒大小，拍成薄饼，置毒上，铺艾灸之，务要痛者灸至不痛，不痛者灸至知痛。《类经图翼》

豉饼灸法

治发背及痈肿已溃未溃，用香豉三升，少与水和，熟捣成强泥，依肿作饼子，厚三分已上。有孔，勿覆孔上，布豉饼，以艾列其上灸之，使温温而热，勿令破肉。如热痛，即急易之，患当减，快得安稳，一日二度灸之。如先有疮孔，孔中得汁出即瘥。《千金方》

若其疮痒，宜隔豉饼子灸之。其饼须以椒、姜、盐、葱相和捣烂，捏作饼子，厚薄如折三钱以来，当疮头豉饼子上灸之。若觉太热即抬起，又安其上。饼子若干，更换新者尤佳。若其疮痛，即须急灸，壮数多为妙。若其脓已成者，慎不可灸，即针开之，即得瘥也。《外科精义》

附子灸法

治脑瘘诸疖，诸痈肿牢坚，削附子令如棋子厚，正着肿上，以少唾湿附子，艾灸附子令热彻。附子欲干，辄更唾湿之。常令附子热彻入肿中，无不愈者。此法绝妙不传。《千金翼方》

人有房事之后，或起居犯寒，以致脐腹痛极频危者，急用大附子为末，唾和作饼，如大钱厚，置脐上，以大艾炷灸之。如仓卒难得大附，只用生姜或葱白头切片代之亦可。若药饼焦热，或以津唾和之，或另换之，直待灸至汗出体温为止。《类经图翼》

生姜灸法

痔漏肿大，单用生姜切薄片，放痔痛处，用艾炷于姜上灸三壮，黄水即出，自消散矣。若有两三个者，过三五日，照依前法，逐一灸之，神效。《类经图翼》

黄土灸法

凡发背初发，小觉背上痒痛有异，即火急取净土，水和如泥，捻作饼子，厚二分，阔一寸半，以粗艾大作炷，灸泥饼上，贴着疮上灸之，一炷一易饼子。若粟米大时，可灸七饼子即瘥；如榆荚大，灸七七饼炷即瘥；如钱大，可日夜灸之，不限炷数，瘥乃止。《千金方》

硫黄灸法

若诸疮经久不瘥，变成瘘者，宜用硫黄灸法灸之。其法：硫黄一块，可疮口大小安之。别取少许硫黄，于火上烧，用钗尖挑起点硫黄，令着三五遍，取脓水干瘥为度。《外科精义》

桑枝灸法

治发背不起，或瘀肉不溃，此阳气虚弱。用桑枝燃火着，吹熄焰《本草纲目》作"干桑木劈成细片，扎作小把，燃火吹熄"，用火灸患处片时，日三五次，以助肿溃。若腐肉已去，新肉生迟，宜灸四畔。其阴疮、瘰疬、流注、臁疮、恶疮久不愈者，亦宜用之。大抵此法，未溃则解热毒，止疼痛，消瘀肿；已溃则补阳气，散余毒，生肌肉。其阳证肿痛，甚或重如负石，初起用此法，出毒水即内消。其日久者用之，虽溃亦浅，且无苦楚。《外科枢要》

治诸疮毒坚而不溃，溃而不腐，新肉不生，疼痛不止，用新桑木长七寸，劈指大，一头燃着，向患上灸之，火尽再换。每次灸木五六条，肉腐为度。《外科正宗》

隔矾灸法

治痔漏神效。

皂矾一斤，用瓦一片，两头用泥作一坝。再用香油刷瓦上，焙干。着皂矾瓦上煅枯，去砂为末　川山甲一钱，人紫粉罐煅存性，取出为末　木鳖子去壳，火煅，二钱半，净为末　乳香　没药一钱半，为末，临灸时加入

以上药和匀一处，以冷水调。量疮大小作饼子，贴疮上，将艾炷灸三四壮。灸毕，就用熏洗药先熏后洗，日六度，三五日如前法灸妙，以瘥为止。《万病回春》熏洗方见本书。

葶苈灸法

治瘰疬，葶苈子二合，豉一升，二味和捣，令极熟，作饼子如大钱，厚二分许，取一枚当疮孔上，作大艾炷，如小指大。灸饼上，三炷一易，三饼九炷，隔三日复一灸。《千金方》

商陆灸法

治瘰疬，捣生商陆根，捻作饼子，如钱大，厚三分，安漏上，以艾灸上，饼干易之，灸三四升艾，瘥。《千金方》

麻花灸法

治瘰疬，七月七日，日未出时取麻花，五月五日取艾，等分，合捣作炷，用灸疮上百壮。《千金方》

头垢灸法

凡痔疾肿大势甚者，先以槐、柳枝煎汤，乘热熏洗过后，用壮盛男子篦下头垢，捻成小饼，约厚一分，置痔上。又切独蒜片，厚如钱者，置垢上。用艾灸二七壮，或三七壮，无不消散。《类经图翼》

麦面灸法

毒疮久不收口，用麦面、硫黄、大蒜，三味捣烂，如患大小，捻作三分厚饼，安患上，灸三七壮，每三壮一易饼子，四五日后，再灸一次，无弗效者。《类经图翼》

药饼灸法

用当归、川芎、白芷、沉香，等分为细末，将①姜捣烂，和作小饼，晒干。将药饼敷患处，艾炷灸七壮，觉热气透进即愈。治头风流火痛风，肿毒初起，灸之俱效。《药性纂要》

霹雳火法

治脱疽及一切发背初起，不疼痛者，并宜灸之。

艾茸二钱　丁香②　雌黄　雄黄各二分　麝香一分

上下四味，共研③极细，搓入艾中，作安豆大丸，放于患上灸之。毋论痛痒，以肉焦为度。如毒已经走散，就红晕尽处排炷灸之，痛则至痒，痒则至痛为妙。《外科正宗》

硫黄艾法

艾叶干捣，去青滓取白，入石硫黄末少许，谓之硫黄艾灸。家用之。《本草衍义》

代灸膏

治老人衰弱，元气虚冷，脏腑虚滑，腰脚冷痛沉重，饮食减少，手足逆冷，不能忍者，用此代灸，其效不能尽述。

大附子一个，炮　吴茱萸　桂皮　木香　蛇床子各半两　马蔺草一两，一作马蔺子

上为细末，每用药半匙、白面半匙、生姜汁半盏，同煎成膏，摊于纸上，临卧贴脐，以油纸覆其上，绵衣系之，自夜至明乃去。每夜如此贴之，其腰腹如灸百壮。除寒积腰疼，贴腰眼。《医学纲目》《伤寒蕴要全书》有干姜、茴香。

---

① 将：原作"酱"，据文义改。

② 丁香：原漫漶，据明·陈实功《外科正宗》卷之二补。

③ 研：原作"斫"，据《外科正宗》卷之二改。

代灸散

治瘰疬溃烂，臭不可闻，久不能愈。

官粉　雄黄各一钱　银铢五分　麝香二分

上为细末，用槐皮将针密密刺孔，置疮上。上掺药一撮，以炭火炙热，其药气自然透入疮中，痛热为止。《外科百效全书》

天灸法

乡居人截疟，用旱莲草椎碎，实在手掌上，一夫当两筋《本草纲目》作"男左女右，置寸口上"，以古文钱压之，系之以故帛。未久即起小泡，谓之天灸，甚效。《资生经》

山人截疟，采毛茛草按贴于口，一夜作泡如火燎，故呼为天灸自灸。《本草纲目》

八月朔日，收取百草头上露水摩墨，点太阳穴止头痛，点膏肓穴治劳瘵，谓之天灸。同上

凡杂灸之，可以奏效。诸方之可以代灸焫[1]者，今采摭附于此。如其或涉迂怪，或犯秽污及难卒备者，悉略不载。览者察焉。

灸焫要览终

享保九年季秋吉旦

京押小路通富小路书肆西村喜兵卫版

医书七部书夜会物版元

---

[1] 灸焫：原作"灸炳"，据文义改。下凡遇此误径改，不再出注。

灸点图录

日·香川與司马 撰

校注说明

《灸点图解》，宝历六年丙子（1756）香川舆司马编著，主要记述了日本针灸流派香川流的施灸取穴方法与灸治病证。全书内容精当，所载点穴方法独具特色，是香川流灸法经验的总结之作，对现今临床施灸仍有一定的借鉴意义。

1. 作者与成书

《灸点图解》卷首"题灸点图解首"，开篇即言："夫吾门之施治也，灸为最多，药次之，温泉复次之。用灸奏效，验之多也，举天下之所知也。"书末题署"香川舆司马笔于……"，据此知本书作者为香川舆司马。其中，宝历丙子年即日本宝历六年（1756）；"吾门"指日本针灸流派香川流。书中正文也多次提到"吾门"，如"二行通、三行通，吾门所常用，故无别主治""吾门甚喜灸疮"等，说明本书所载为香川流的灸法经验。

"题灸点图解首"中又言："至其考证审论，委曲用尽，既详先君所著《行余医言》中，故不复赘焉。""灸点图解凡例"中亦载："若艾炷大小，其数之多少，古今不一之。考禁忌干支、四时旺相等之论，已详先君之书矣。"后文中三次提到"吾先君常教儿辈"等相关内容，如"先君常教儿辈，云大椎以椎之大为名"。书中多次提到的先君指香川流创始人香川修庵。

香川修庵（1683～1755），播磨国（今属兵库县）人，日本古方四大家之一。名修德，字太冲，修庵为其号，因主张"圣道医学，一其本而无二致"，故又号"一本堂"。出生于播磨国姬路（今日本兵库县南部），成年后移居京都。幼时聪颖过人，曾师从伊藤仁斋学习经学。18 岁从后藤艮山学习医学，诊病如神，医术精湛。不从《黄帝内经》之说而立一家之言，擅长温泉及灸疗，创设"彻腹穴"。承后藤流之后开创香川流，门人逾四百之众。香川修庵的著作主要有《一本堂药选》《一本堂行余医言》等。

以香川修庵为首的香川流在临床上灸、药并用，尤好用灸疗，提出"灸当用于百病"，扩大了灸法的适应证范围，对取穴法、壮数、艾炷大小等均有详细论述，使艾灸之法及适应病证的研究更趋完善，运用更加广泛。

香川舆司马是香川流的传承人之一，生平不详，1756 年在继承其父香川修庵学术的基础上，撰成《灸点图解》一书，重点论述香川流艾灸的取穴方法及主治病证。

2. 主要内容

《灸点图解》不分卷1册，全书分为题灸点图解首、灸点图解凡例、定大椎则、加点式、探式大要、诸穴主治、附（7项内容）、八穴穴门之大要、灸法取穴图解、跋共十个部分来阐述香川流灸法。

第一，题灸点图解首，日本宝历丙子年（1756）香川舆司马撰，主要记述了香川流施灸取穴的原则和方法，概述香川流的灸法特色。

第二，凡例，共8条，落款为"宝历丙子孟春日自堂舆志"。作者香川舆司马首先点明本书主要记载灸疗的取穴方法，至于艾炷大小、壮数多少等问题，可参考其父香川修庵的相关著作。其后，提出灸疗的重要注意事项，即施灸不可冒风寒邪疫之气；因人体腹部无筋无骨，故在腹部取穴时主张采用寸法定位，其他部位则常用体表标志（筋骨）定位；肥胖难探穴之人，可先定大椎、七椎、十四椎；灸法定穴施术，"慎毋令歪斜"等。同时记载"余未见真之人骨于人脊骨有私可言者，故暂从先子语，俟后日亲视以正焉"，可见著者香川舆司马务实严谨的治学态度。

第三，定大椎则，记述定大椎的方法与要领，即："平身正坐，两手齐支颊，动首顾而不转动骨，定为大椎骨。""大椎之下，定为一椎，大要与肩齐。"

第四，加点式，即根据大椎定背部腧穴的方法与操作要领，言："先自一椎，以食指、中指头挟脊骨摸索，算下左右一寸五分许，或三伏指许，穴必当脊骨凸处两侧微垂处也。""加点法，宁窄毋广，宁低毋令昂。"

第五，探式大要，主要记述了香川流灸法常用的43个腧穴，包括腧穴名称、别名、腧穴位置、取穴方法、灸法操作、作者按语等内容，所记载的腧穴点穴手法细致且精准。其中风门、章门、腰眼、肩井、上脘、中脘、神阙、天枢、温溜、悬钟、涌泉等11个腧穴正名后附注别名，如"章门一名长平，又名胁髎，又名季肋"。在腰眼、巨阙、上脘、中脘、下脘、水分、不容、承满、梁门、关门、阴交、气海、石门、关元、中极、臂臑、曲池、温溜、风市等19穴之后，载述取穴方法，如腰眼一穴，"取之法：使病人平眠，拳手向上无动，徐解衣，见之有微陷宛宛，双双如眼，探之暗觉如竹节者是也"。腰眼、神阙等腧穴记载有具体灸法，如神阙穴"不可常用，间能烦人。如熏灸，良有效。其法：用炒干盐满脐中，加厚姜片盖定而后灸。用椒代盐亦有验。治小儿病，以龙脑、麝香等盈脐中，自上熏之，有效。在急痹卒绝之诸证，直灸而可也"。膏肓穴下载作者按语1处，云："按：附分、魄户、膏肓之三穴，出《千金方》，盖始于晋时。又《左传》医缓诊晋候，曰病在膏下、肓上，不可救也。是非此穴，疑指心膈之间耳。"这部分内容中虽仅此 1 处标出"按"字，但事实上类似按语有多处。

第六，诸穴主治，题名下注"谓其大要也"，主要阐述了 33 个腧穴的 10 条主治病证。某些情况下，合并列述几个腧穴的主治，如下肢部风市、阳陵泉、绝骨、阴陵泉、膝眼、三阴交 6 穴的主治为"痿癖偏痹，痿弱脚气，转筋痛痹，行步难，起坐艰"。

第七，题为"附"，记述不用候、不用常穴、疯犬伤、蝮蛇伤、诸虫毒及诸刺伤、截疟、灸疮共 7 项内容。首先，不用候，记载便毒、吐血、吐痢 3 类疾病不宜用灸。此后为不用常穴，指出涌泉、神阙等穴非急不灸。其次，记载疯犬伤、蝮蛇伤、诸虫毒及诸刺伤的具体灸法，如治蝮蛇伤，"因就其咬处，直灸之百壮，大如豆大，十日而解"。再次，指出香川流一般不用灸法截疟，但偶尔也有例外："虽然，晚岁羸瘦不胜病者，或幼弱不胜寒热者，间有灸以截疟。"最后，指出"吾门甚喜灸疮"，且记述了香川流灸疮秽烂、出烂脓的处理方法。

第八，八穴（门之大要），记载尾骶骨横、竖各部尺寸，以及八髎穴各自的圆中径，附图解 1 幅。

第九，灸法点穴图解，共载图 9 幅，分别为正背之图 2 幅、正腹面之图 1 幅、胁腹之图 1 幅、右手屈曲之图 1 幅、右手伸垂之图 1 幅、左足内面之图 1 幅、右足外面之图 1 幅、足心之图 1 幅。图中标示出香川流艾灸用穴的体表定位。部分腧穴名称后附注释，如："彻腹，吾门之所名，非古称。"

第十为跋，1756 年香川流子辙撰，落款为"丙子春子辙跋"，阐述香川流灸法具有取穴少、疗效高的特点。

纵观全书，《灸点图解》篇幅短小而内容精当，题灸点图解首、凡例、附、跋 4 部分，主要记述香川流的灸法特色及注意事项；定大椎则、加点式、探式大要、诸穴主治、八穴穴门之大要 5 部分，重点记述灸法取穴要领、常用穴定位及主治；灸法点穴图解载图 9 幅，标记香川流艾灸用穴的体表定位。

3. 特色与价值

《灸点图解》是一部总结香川流灸疗临证经验的佳作。分析归纳香川流点穴施灸的特色，主要有以下几点。

其一，定穴以"彻穴内透"为律，少用尺寸法。

"题灸点图解首"载："夫吾门之施治也，灸为最多……而其灸焉者，不敢录古人之寸法配当……其将灸也，就其病处，以指摸索其穴，推而应指头，澜澜陷陷，不当筋处，是为穴，所谓阿是也……彼以寸法配当为则，吾以彻穴内透为律……夫灸之有效也，彻穴内透，煦煦温温，橐籥一身之气机，阳气运行周驱，全无所不至施，故元气内盈，腠理外健，是乃所以吾门主探穴，必要觉彻于内也矣。"可知，香川流临床治病多用灸法，施灸常从病处附近探取阿是穴，点穴不以前人尺寸配当为准，而是以彻穴内透为主。

香川流点穴不主张应用尺寸法，是由于"若以寸法配当，不量老若、长短、肥瘠，具不而施之，胶柱刻舟，几不能无舛差矣。不趣不当穴，隔骨冒筋，徒损好肉，何至效验"。正文"探式大要"的水分穴条下亦载："又多以蔽骨定寸度，大非所宜矣。何也？何者蔽骨人人不定，有明有没，有长有短，不能无差违，故吾门不用之。"

但腹部取穴例外，书中凡例解释道："吾门固虽不用寸法，若腹部无筋骨之探索而可知，又无处不彻，是腹部所以寸法教之也。虽有小异违，皆能奏效验。何则？无骨无筋所而彻皆同也。"即言因腹部无筋无骨，故腹部巨阙、上脘、中脘、下脘、水分、不容、承满、梁门、关门、阴交、气海、石门、关元、中极等穴仍应用寸法取穴，如阴交、气海、石门、关元、中极5穴，"取之法：脐中与横骨之间，定为五寸。每寸而下，阴交、气海、石门、关元、中极也。是即《甲乙经》寸度之法也"。

此外，本书"探式大要"在列举腧穴定位及具体探取之法时，阳陵泉、悬钟、三阴交等穴也应用了尺寸法。故该节结尾处指出："以上探法，导其大要也，不必拘探穴加点而差。此书不为谬，何也？人是活物，形容不同，亦如面且有长短、肥瘠、老少，不可以一概论焉。欲惟具当宛宛陷陷，透彻于内也。"

可知，香川流主张根据筋骨肌肉的相对位置以及点穴时指下的感觉取穴，强调穴处须以彻穴内透为准则，但也没有完全舍弃传统的尺寸法，只是较少应用而已。

第二，重视定大椎法。

本书正文开篇即先论述"定大椎则"，对大椎穴定位的阐发十分详尽。定大椎时对患者体位、姿势有严格的要求。文中所载数种定大椎之法，均逐一详细描述了采用各种方法取穴时筋骨肌肉的相对位置，且提出了肥人不易探穴者的定穴方法。在"加点式"中，则对背部点穴做了严格的要求，包括指法、取穴的宽窄等问题，如："探骨用指面，按穴用指头。""加点宁狭毋令广，宁低毋令高，以指头推没，觉知透内者是穴也。"同时强调施灸时须使患者正身，不可令身体歪斜。故背部点穴应首先定大椎，然后加点探穴。

第三，施灸选穴少而精，以躯干部腧穴为主。

香川流灸法选穴精当，灸疗效果较好。本书"探式大要"一节中载穴43个，包括背部13穴、胸腹部17穴、肩部1穴、胁肋部1穴、臂部3穴、足部8穴。其中，躯干部（背部、胸腹部、胁肋部）31穴，四肢部11穴。可见，香川流灸法选穴少而精，且以躯干部腧穴为主。

第四，灸法主治病证广泛。

本书对诸穴主治的论述言简意赅，仅罗列各穴的主治病证，并未涉及施灸的壮数、艾炷的大小等具体问题。在"诸穴主治"一节中记载腧穴主治病证10条，分别为风门穴主治1条，脊际穴主治1条，三里穴主治1条，彻腹、章门2穴主治1条，腰眼、八髎穴2穴主治1条，二行通、三行通2穴主治1条，臂臑、曲池、温溜3穴主治1条，附分、魄户、膏肓、肩井4穴主治1条，风市、阳陵泉、绝骨、阴陵泉、膝眼、三阴交6穴主治1条，上脘、中脘、不容、承满、梁门、关门、天枢、外陵8穴主治1条。列述具体灸法主治病证，包括不寝、不食、嘈杂、肠鸣、齿头痛、喘哮、大便不节、癫痫、恶寒、耳鸣、反胃、妇人无子等，涉及内外妇科病证90余条。可知，香川流灸法主治病证较为广泛。

第五，创立新穴，扩大灸治疾病范围。

在本书所载43个腧穴中，有36个为经穴，另有腰眼、膝眼2穴为经外奇穴，而脊际、彻腹、二行通、三行通4穴为香川流好用的特色灸穴。上述4个香川流特色灸穴皆位于背部，具体定位如下：脊际，"在第七椎、第八椎、第九椎三节之两侧，夹脊骨甚迫，定当脊骨凹处两际，相开才应容一伏指。非必在此三椎而已，上下二三椎之间皆可用"。脊际穴定位与现今夹脊穴相类似，夹脊穴定位：在背腰部，当第一胸椎至第五腰椎棘突下两侧，后正中线旁开半寸，一侧17个穴。彻腹，"在第十三椎、十四椎之间，相去脊骨五寸许，肋下两筋之际，澜澜陷陷，能彻腹之所是也"。二行通，"在膂肉与背骨之间也，挟脊骨相开三伏指，末节之两端"；三行通，"在膂肉外"。灸法点穴图解正背之图中标注，"膂肉内为二行通，膂肉外为三行通"，"二行通之点法大要自七至十五"，"三行通之点法大要自七至十五"。其中，彻腹一穴为香川修庵自创，故文中标注"是乃吾门之所名，而非古称也"。

在主治病证方面，"诸穴主治"一节载："彻腹……较近痞根，其功胜绝于诸穴。"" 二行通、三行通, 吾门所常用, 故无别主治。大凡自一微恙, 至诸大患, 无所不用。常灸转足元气, 健运周身。" 脊际穴下主治病证包括咳嗽、癫痫、虚劳、劳咳、不食、狂证、脊骨曲如弓等 16 项。可见, 上述 4 穴功效奇特, 主治病证较为广泛, 是香川流灸法的特色用穴, 又因自创彻腹一穴而进一步扩大了灸治疾病的范围。

第六, 图解灸穴位置。

本书末附有穴位图 9 幅作为取穴的辅助, 如书后跋文所载:"虽然, 未亲试者教之, 其用以有效图解之, 以示同窗诸稚云尔。" 但凡例中也指出:"虽用图略解, 脊中有筋、肋、骨、肉相重袭者, 难以图疏, 故别设说脚矣。" 因香川流点穴方法独具特色, 图中部分腧穴定位略有错位, 读者应在领悟香川流点穴方法的基础上, 参考正文记载仔细甄别区分。尤其是部分腧穴虽然仍采用传统名称, 但是定位已有所变化, 如题灸点图解首中记载:"吾门常用此法, 而虽用古名称之, 与古人之所说点法不同, 则名亦不相当。今复改名, 嫌于好事, 且恐吾郡书而诸子之燕说, 故暂用古名, 以枉同厥臭焉。"

日本现存《灸点图解》异本《一本堂灸点图解》, 两书文字内容大同, 但书中插图互有异同。香川舆司马此书侧重灸法的临床运用, 着重论述了香川流施灸点穴法和诸穴灸治的经验, 具有较高的临床指导价值, 但欲将其内容运用于临床实践, 还需参阅香川流其他灸法著作, 如江贞造《灸点图说》（1762 以后）、刘干《墨记篇》（1775）等, 方可掌握该流派的灸疗真髓。在江贞造《灸点图说》凡例中, 对香川流的灸法特点有较为全面的总结: 废除骨度; 寸尺使用曲尺; 所用灸穴中, 未见于一般医书者, 仅有 "彻腹" 一穴; 不采用《神应经》《外科精义》《万病回春》《济生全书》《丹台玉案》所载的 "八穴灸法" "骑竹马穴" "量脐法"; 不采用《千金方》《外科精义》《外科枢要》《外科正宗》《万病回春》《类经图翼》《药性纂要》所载 "硫黄灸法" 等药物灸法; 灵活运用《备急千金要方》《千金翼方》《类经图翼》所载的隔物灸法; 常用阿是穴。

综上所述, 香川流临证疗病多用灸法, 其点穴施灸之法独具特色, 点穴以彻穴内透为要, 施灸选穴少而精, 主治病证较为广泛。《灸点图解》全书内容精当, 较好地总结了香川流的临证灸疗经验, 具有较高的临床参考价值。

4. 版本情况

日本现存题名为《灸点图解》的医书有以下 4 种: ①香川修德（修庵）著《灸点图解》, 钞本 1 册, 宝历六年（1756）自序, 现藏于九州大学图书馆（宝历六年抄）、京都大学图书馆富士川文库（吉益家传秘方内）、乾乾斋文库（二部）、神宫文库等处。②宫田吉辰编《灸点图解》，钞本 1 册，成书于明和元年（1764），东京日比谷图书馆加贺文库藏。③佚名氏《灸点图解》，钞本 1 册，撰年不详，大阪府立图书馆、船桥市立图书馆、蓬左文库等处有藏。①④香川舆司马笔写《灸点图解》，钞本 1 册，日本あんず针灸整骨院茶谷隆晴私人收藏。

本次校注所用底本，为茶谷隆晴所藏钞本。此本不分卷 1 册，四眼装帧。书皮题"灸点图解"，无扉叶。书首为"题灸点图解首"，落款为"宝历丙子孟春日香川舆司马笔于平安一本堂中粪心室南窗"。其后的"灸点图解凡例"，落款为"宝历丙子孟春日自堂舆志"。书末有"丙子春子辙跋"。上下单边，左右双边，乌丝栏。每半叶 10 行，行 27 字左右。版心白口，上单黑鱼尾。天头处有少量眉批。

《灸点图解》是日本针灸流派香川流的重要灸法著作之一，也是对香川流灸疗经验的总结之作。书中所载点穴施灸之法独具特色，是学习和运用香川流灸疗法不可或缺的重要医籍。全书内容精当，独具特色的点穴施灸方法与施治经验，值得今人参考学习，对临床灸疗也具有一定的借鉴意义。本次校注该书，希望为学者研究和学习借鉴日本灸疗方法提供珍贵的参考资料，也为研究中日医学的交流提供更多的研究史料。

韩素杰　肖永芝　管琳玉　王文娟

① 日本国书研究室.国书总目录（第二卷）［M］.东京：岩波书店，1977：474.

目录

题灸点图解首

夫吾门之施治也，灸为最多，药次之，温泉复次之。用灸奏效，验之夥也，举天下之所知也。而其灸焉者，不敢录古人之寸法、配当，从腹背、手足郁塞痒痛不快处而灸焉也。《千金方》曰：吴蜀之间，多用此法。其将灸也，就其病处，以指摸索其穴，推而应指头，澜澜陷陷，不当筋处【不中骨】，是为穴，所谓阿是也。

吾门常用此法，而虽用古名称之，与古人之所说点法不同，则名亦不相当。今复改名，嫌于好事，且恐吾郢书^①【昼，恐当作"书"】而诸子之燕说，故暂用古名，以枉同厥臭焉。彼以寸法配当为则，吾以彻穴内透为律。若以寸法配当，不量老若、长短、肥瘠，具不而施之，胶柱刻舟，几不能无舛差矣。不趣不当穴，隔骨冒筋，徒损好肉，何至效验？障壁骂聋，亦悖哉。夫灸之有效也，彻穴内透，煦煦温温，橐籥一身之气机，阳气运行周驱，全无所不至施，故元气内盈，腠理外健，是乃所以吾门主探穴，必要觉彻于内也矣。至其考证审论，委曲用尽，既详先君所著《行余医言》中，故不复赘焉。

宝历丙子孟春日
香川舆司马笔于平安一本堂中粪心室南窗

---

① 书：原作"昼"，据本叶眉批改。下凡遇此误径改，不再出注。

灸点图解

凡例

此书也，暂示童子之规模也，点法不为尽于兹。虽然，亦足见其梗概也。

若艾炷大小，其数之多少，古今不一之。考禁忌干支、四时旺相等之论，已详先君之书矣。

将灸时，先戒云：牖障、屏帷密封，而后当灸，不可冒风寒邪疫之气，苟谨严焉。

吾门固虽不用寸法，若腹部无筋骨之探索而可知，又无处不彻，是腹部所以寸法教之也。虽有小异违，皆能奏效验。何则？无骨无筋所，彻皆同也。

虽用图略解，脊中有筋、肋、骨、肉相重袭者，难以图疏，故别设说脚矣。此以下一本省之。

若肥肉盈满之人，惟探穴素不可知几椎^①【推，当作"椎"，下皆同】，大要以大椎、七椎、十四椎为之段而后考之。上三椎，甚易知。故先须识其要，而后上下相考探穴以加点。

凡点人，平生坐点之，平坐灸之，伸卧灸之，坐卧少相交^②，更大误穴处，慎毋令歪斜。

余未见真之人骨于人脊骨有私可言者，故暂从先子语，俟后日亲视以正焉。

宝历丙子孟春日自堂舆志

---

① 椎：原作"推"，据本叶眉批改。下凡遇此误径改，不再出注。

② 交：原脱，据后"加点式"之文补。

定大椎则

凡定大椎法：平身正坐，两手齐支颊，动首顾而不转动骨，定为大椎骨。大椎之上有小椎，名项骨。纷杂大椎，甚难分别。虽然，项骨着头，故仰则椎内没，伏则椎外露。大椎不然，着脊故也，须因大小之字无谬也。大椎有小于小椎，又小椎有大于大椎，所以纷杂而大难晓也。大椎，盖居于脊骨中第一，较大焉，故谓大椎也；小椎，盖着头而不着脊，而较小也，故谓小椎也。又谓其梗概耳。古人多以大椎之下端定为一椎，自是而算，下至尾骶。先君常教儿辈，云大椎以椎之大为名。若其椎骨小，何得谓是大椎乎？故称一椎为极当。令【令，恐"今"之误】以与肩齐为一椎，多不违舛。虽椎纵小，固非所拘。或从前言则设，便一椎之上，又一椎之下者，椎特大者，则不能不称大椎。如是则人有二十椎者，又有二十二椎者，又有二十二椎者[1]，而无奈不应二十一椎之数者矣。但当定大椎，而后次第算，以至尾骶也。先视背之中肉昂两傍低而后探穴，自然之斜势也。自肩至尾骶，皆以是斜势为律。又若肥肉盈满之人，虽探穴，素不可知其几椎，大要以大椎、七椎、十四椎为三段，而后加点。是三椎，自易知故也。吾先君平生教儿辈，口苦肥肉盈满之人难探穴，故尾骶一面下视，定上下之中为十一椎，是椎以上有十椎，是椎以下有十椎，合二十一椎也。是为要法。又教曰：先认两腋之后面纹尽处，遂曳来当其中央，是处即是六椎。又要法也。骨度寸法、节肋之辨，详于《尚闻录》中，故不赘。可疑小椎，不如称脊骨之尤当也。大椎之下，定为一椎，大要与肩齐。

加点式

如前容使平身正坐，两手支颊，无便动。先自一椎，以食指、中指头挟脊骨摸索，算下左右一寸五分许，或三伏指许，穴必当脊骨凸处两侧微垂处也。吾先君常教儿辈曰：加点法，宁窄毋广，宁低毋令昂。又曰：探骨用指面，按穴用指头。可谓善用意者也。大都加点，平坐点之[2]，平坐灸之；伸卧点之，伸卧灸之。坐卧少相交，大误穴处，慎勿令歪斜矣。又曰：十三椎以下，使踞床点之为得也。又曰：如子可使端身，直伸两脚坐，而后当点之。以不习正坐，常左右倚坐也，使复立，复立复坐，而后须取正定。不然，则

---

① 者：此下原衍"又有二十二椎者"7字，据文义删。

② 点之：原作"灸之"，据文义改。

点穴多致不正，必勿惮烦扰焉。间有当凹处，至少不可必决也。加点宁狭^①毋令广，宁低毋令高，以指头推没，觉知透内者是穴也。

探式大要

风门一名热府

在第二椎侧二行通。

附分

在脾骨上侧第二椎下横。

魄户

在附分下第三椎下横。

膏肓

在魄户下第四椎下横。

按：附分、魄户、膏肓之三穴，出《千金方》，盖始于晋时。又《左传》医缓诊晋候，曰病在膏下、肓上，不可救也。是非此穴，疑指心膈之间耳。

脊际

在第七椎、第八椎、第九椎三节之两侧，夹脊骨甚迫，定当脊骨凹处两际，相开才应容一伏指。非必在此三椎而已，上下二三椎之间皆可用，详见图解。

彻腹

在第十三椎、十四椎之间，相去脊骨五寸许，肋下两筋之际，澜澜陷陷，能彻腹之所是也。使其人虚咳厥穴，摇摇然应指头，是乃吾门之所名，而非古称也。较近痞根，其功胜绝于诸穴。而斯穴也，肋之长短细大余不足，悉因其人加点不一。虽吾门中之人，探法不违者，鲜矣。

章门一名长平，又名胁髎，又名季肋。

在正胁神阙之正，横季肋下，见于图解。

腰眼明俗多称鬼眼穴

在第十七椎两横各开三寸许。取之法：使病人平眠，举手向上无动，徐解衣，见之有微陷宛宛，双双如眼，探之暗觉如竹节者是也。诸书多不载，《居家必用》始载之，而仅宾专用之，《千金翼方》中所谓腰目窌者欤。

八髎穴上髎、次髎、中髎、下髎之四窌也。

在十七椎、十八椎、十九椎、廿椎，上髎、次髎、中髎、下髎是也，两

---

① 狭：原作"夹"，据文义改。

方夹骨如脊际磊磊，惟知须沉思探之。一名胶监骨。上髎至下髎又名【名，当作"各"】穴，详见图解。

肩井—名肩膊

在直乳上，肩大骨前陷中是。强弱可灸之。间有灸之为烦闷者，直灸三里数十壮即愈，极效矣。纵灸之不烦闷，亦须灸三里穴尤宜。

巨阙

上脘—名上管，又名胃脘。

中脘—名胃募①，又名太仓。

下脘

水分

有任脉之通取之法：先自岐骨至神阙，定为八寸，而有穴鸠尾、巨阙、上脘、中脘、建里、下脘、水分、神阙也。故岐骨、神阙之间正中定为中脘，而后上下相考，甚易晓觉。腹专用寸法之意，详见于凡例。又多以蔽骨定寸度，大非所宜矣。何也何者？蔽骨人人不定，有明有没，有长有短，不能无差违，故吾门不用之。岐骨、蔽骨之图，详见于图解中。

神阙—名气舍

即脐中也，不可常用，间能烦人。如熏灸，良有效。其法：用炒干盐满脐中，加厚姜片盖定而后灸，用椒代盐亦有验。治小儿病，以龙脑、麝香等盈脐中，自上熏之，有效。在急痱卒绝之诸证，直灸而可也。

不容

自不容至天枢，为六寸。关门、天枢之间，有滑肉门、太乙之二穴，稍可用。

承满②

梁门

关门

取之法：乳与任脉，定为四寸。去乳一寸而直下，不容当巨阙正横，承满当上脘正横，梁门当中脘正横，关门当建里正横，固所易知也。

---

① 胃募："胃"字原缺，据文义补。

② 承满：原作"承门"，据文义改。

天枢一名长溪，又名谷门。

外陵

在关门之直下，天枢在神阙之直横，外陵在天枢之下一寸。

阴交

气海

石门

关元

中极

取之法：脐中与横骨之间，定为五寸。每寸而下，阴交、气海、石门、关元、中极也。是即《甲乙经》寸度之法也。如是灸穴，虽不常用，间灸以有取效，故书以备考。

臂臑

取之法：肩尖与肘尖之间，约为三分。去肩一分，腘肉端两筋两骨之际也。

曲池

在肘前辅骨内。取之法：屈肘，以掌拱胸，张肘必生横纹，横纹末曲骨之中也。

温溜一名逆注，又名蛇头。

取之法：腕后横纹与肘尖，定为三分。去腕后横纹一分而两筋骨之间也。

风市

在外股两节之际。取之法：使其人正立肃，无令歪斜，直垂两手着腿，无求于意，徐徐解衣，见之中指头尽处是穴也。鄙夫皆能识之，极良，乃张介宾之法也。

三里

在膝盖骨外侧下，箭骨之外，大筋之肉也。鄙俗之所能知也。

膝眼

在膝盖骨下端两傍，直望宛宛，双双如眼。

阳陵泉

在膝下一寸许，外廉陷中，尖骨之前，筋骨之间也。蹲坐取之，甚易知。

阴陵泉

在膝下内辅骨之下，内踝直上陷中，与阳陵泉内外相对。

悬钟一名绝骨

在外踝直上三寸许，动脉之中，两筋之间也。寻按取之，即骨绝之处，指头自觉骨之分间。

三阴交

在内踝上除踝三寸许，或三伏指之端。

涌泉一名池冲

足心陷中，即踹肉之际也。取之屈足卷趾，宛宛自觉。

二行通

在膂肉与背骨之间也，挟脊骨相开三伏指末节之两端。穴以脊骨凸处之两傍为律，固有少斜相垂【或曰"垂"恐"望"，予曰"垂"字正通】，审加点式中焉。

三行通

在膂肉外。探法：与二行通无异，较有斜势，续续接垂。详见于图解。

以上探法，导其大要也，不必拘探穴加点而差。此书不为谬，何也？人是活物，形容不同，亦如面且有长短、肥瘠、老少，不可以一概论焉。欲惟具当宛宛陷陷，透彻①于内也，勉旃。

诸穴主治谓其大要也

风门

恶寒，眩晕，头痛，目赤，衄血，齿头痛，颈强，易感风邪。

附分　魄户　膏肓　肩井

胸痛，目痛，翳膜，耳鸣，肩强，胸满，心烦，不食，嘈杂，龋齿，头痛，颈强，两手不屈伸。

脊际

咳嗽，癫痫，虚劳，劳咳，心闷，嘈杂，反胃，痫证，疳证，噎哕，吐食，不寝，喘哮，不食，狂证，脊骨曲如弓。

彻腹　章门

痞癥疝瘕，气妨，腹痛，痫证，疳证，肠鸣，泻下，伤食，大便不节，老人疲痢，瘰疬，惊悸，遗尿，遗精，妇人滞下，腰冷无子，鳖癥痃癖，妇人血块。

腰眼　八髎穴

遗尿，脱肛，小便闭，大便不节，妇人无子，妇人腰冷，疝瘕，腰痛，

---

① 透彻：原作"秀彻"，据文义改。

479

百般痔疾，久淋，胎漏，久泻，寒泄，虚泄，老人疲痢，消渴。

上脘　中脘　不容　承满　梁门　关门　天枢　外陵

伤食，吐泻，腹痛，肠鸣，不食，癥瘕疝癖，坚痞，鳖癥，腹胀，鼓胀，石瘕，虚泄，腹中不调，食物不化。

三里

上气，目赤眩，眼痛，脚气，衄血，鹤膝痹，恍惚如梦，诸上逆证。

风市　阳陵泉　绝骨　阴陵泉　膝眼　三阴交

痿癖，偏痹，痿弱，脚气，转筋，痛痹，行步难，起坐艰。

二行通　三行通

吾门所常用，故无别主治。大凡自一微恙，至诸大患，无所不用。常灸转足元气，健运周身，无与饮食异①。自予七椎至第十五椎为度。

臂臑　曲池　温溜

偏枯不遂，引弓不开，取物不举，屈伸难，手麻痹，肘中痛。

附

不用候

便毒、吐血、吐痢之类也。便毒，灸之必散成别候，为害多；吐血，灸之益甚；吐痢，宜泻下，灸之则痢止，竟舍热成别证，或为休息痢，至不可量。吾门之所慎也。

不用常穴

涌泉、神阙之二穴，非急绝不用。又若第五椎彻绛宫，故灸之。间有冥闷、卒倒，纵无事者，非所宜矣。

疯犬伤

其法：急使人就其咬处吮尽恶血，直灸之百壮，大如豆粒，日日灸之，百日而止。若怠必死，百疹无起。当时灸之，如法不谬，古人已知之。余亲视其为疯犬被伤，多隔数日灸之，故不治也耳。毒必一月或二月而后发，状如狂，声如犬吠，苦楚烦乱，不忍见之。毒强者，一日而死，缓者二三日死。望此时也，百计万考，虽竭力无寸效，束手候毙耳。慎无怠焉。

蝮蛇伤

比疯犬伤毒较轻矣。因就其咬处，直灸之百壮，大如豆大，十日而解。慢有毒而若红丝引及周身，毒甚者，大热，若致狂状，即时灸之，不至于

---

① 无与饮食异：原文如此，疑有讹误。

斯矣。

诸虫毒

灸之无不愈，惟宜无缓，历时多无效，勿急，谨旃。

截疟

是吾门之所不用也。虽然，晚岁羸瘦不胜病者，或幼弱不胜寒热者，间有灸以截疟。无已，则有一者也。未发前，灸大椎或风门，或彻腋，或章门，百壮必断矣。

灸疮

吾门甚喜灸疮，无愈之，古人已言之，得灸疮发，所患即瘥，可谓善试者也矣。若言《甲乙经》欲发灸疮者，用故履底灸令热熨之，三日而即发，大非所宜，决不可为也。灸疮若秽烂，贴着衣里，以柔纸贴之，兔腋毛、独儿腋毛、柳絮、新绵亦可也，以膏药不宜也。若烂脓出，非膏药不可为，当归川芎膏可也。他非所宜，故吾门常贮此膏以备。

八穴（门之大要）

自上端至上节一寸许，自上节至二节九分许，自次节至中节五分许，自中节至下节五分许，自下节至下端四分许。

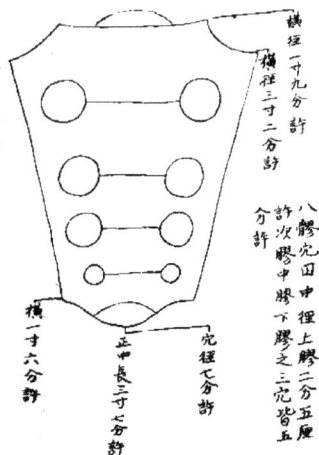

上脊骨之图中，人之骨度，过长、过短、至幼之骨以可准。知夫筋络之样、形肉之盈，决难用图画。如内面属动之形容，笔头之非所及也。

灸法点穴图解[①]

正背之图

正背之图

正腹面之图

胁腹之图

右手曲屈之图

右手伸垂之图

---

① 灸法点穴图解：此标题原无，据文例补。

左足内面之图

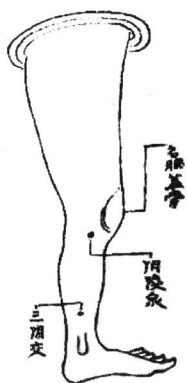

右足外面之图

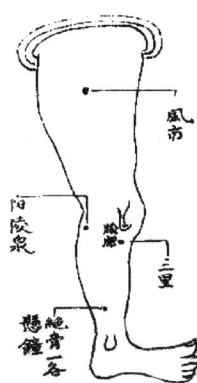

足心之图

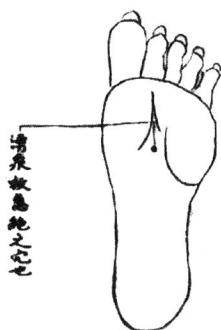

跋 ①

凡人身自百会至□毛，无不有穴所，而吾门所用无几许。又其于用□也，胜绝乎诸家者也焉。虽然，未亲试者教之，其用以有效图解之，以示同窗诸稚云尔。

丙子春子辙跋

---

① 跋：此题原无，据文例补。

艾灸通说

日·后藤省 撰

日·后藤敏 整理

校注说明

《艾灸通说》一书是后藤敏笔录并整理其父后藤省（椿庵）学术观点的灸疗专著，阐述了日本医学流派后藤流的灸治观点。后藤流一派为日本江户时代名医后藤艮山所创，吸收了中国历代医家的灸治思想，但又折衷古今，取舍中日，创立了该流派独具特色的灸疗理论与方法，具有较高的临床指导价值，值得参考借鉴。

1. 作者与成书

笔者所见的《艾灸通说》扉叶题署"椿庵后藤先生著"。书首有"刻艾灸通说序"，落款为"宝历壬午之春子敏谨识"。正文首叶题"艾灸通说/后藤省仲介父著"。据书首"刻艾灸通说序"中载："……盖灼艾之制病患，不得已之一举策，而吾门微意之所存也。先君子之勤，不亦宜乎？手泽遗赠，幸免于朽蠹之资，犹为帷帐之留物。独恨铅椠屡改，杀青未卒也。有客告曰：先生尝云加我数年，将以上梓。既而先生易箦，今惟子之任耳。退而检其书，三四之属草，或点窜乱行，或句读难伦，一无足取。又奔信于四方之门人，购求其善本，亦不可就正。因考吾所藏秘，莫具晚后之笔削也。奈何吾党小子移写转讹，市虎每传，往往致失真。今兹乃刊志家塾，以示四方同志也。"后藤徽序中载："先君子在日，尝刻《艾灸通说》于家塾，以公于世矣，偶罹天明戊申回禄之灾而毁也。荏苒二十年，余发已种种坠，先君子之遗绪是惧。顷日，校《一家稿》《帐中遗稿》等书，陆续将绣梨枣，以艾灸切于治术，先再刻此书，为之前茅。"附录编目后云："敏……后乃获手泽于千里，收片简于尘间，益憾其不具。昔日搜索遗文，集录为册，固欲寿木因循谢日久矣。近日《艾灸通说》刻成，刊附其书牍五通，姑以偿夙心云。"

综合以上信息可知，后藤省（仲介、椿庵）在世时，将其灸法经验整理成《艾灸通说》一书，在家塾中刊布。后藤省去世后，其子后藤敏受人请托，欲刊行其父的灸治经验，无奈所见版本文字错讹太多，于是向父亲门人购求善本用于校正，但收获不大。最后，后藤敏参考自己所藏秘本，整理编纂成《艾灸通说》一书。同时，后藤敏将其收集的父亲后藤省与好友的医学来往信函5封附录书后，借以展示后藤省的诸多医学观点。

在日本江户时代，因受施灸时的疼痛、热烫等因素困扰，灸法颇为民众排斥，临床应用逐渐减少。后藤省之父后藤艮山大力提倡灸疗，广施灸治于内科疾患，使灸法成为内科疾病治法的一部分，并由此开创了后藤流，在日本各地大行灸法，深受世人推崇。

后藤艮山（1659～1733），名达，字有成，俗称佐一郎、彦兵卫，号艮山，后改号养庵，是江户中期兴起的古方派医学革新运动的先驱，为古方四大家之一，被誉为"古医道之泰斗"。艮山天性聪颖，自幼入于名儒林罗山门下研习儒家经书，又向牧村卜寿学习医学。曾欲师从古方派大家名古屋玄医，然遭其拒绝，故而发愤自学。贞享二年（1685），随母移居京都，悬壶济世，医名渐高，各地患者远劳跋涉，接踵于门。后藤艮山与古方派医家名古屋玄医遥相呼应，宗法《伤寒论》，不拘阴阳五行、五运六气、引经报使等理论，立一家之言，以"百病生于一气留滞"之说为基础，强调腹诊的重要性，发展了一些独创的诊法。艮山著书不多，所知者仅《病因考》，其他多为门人整理而成。一般认为《后藤艮山医说》中的"答竹中乘信书"也为艮山所作。

后藤省（1696～1738），为后藤艮山次子，字省之（又作"省"），通称仲介，号椿庵。椿庵好学精敏，继承父业，倡灸法的有效性，以灸治扬名天下。著有《艾灸通说》《艮山先生医说》《医事大要》《治方漫录》《一家稿》等，惜中年病故。

后藤敏，生卒年不详，为后藤省之子，字求之，号慕庵，又号衡阳。后藤省去世后，后藤敏继承祖业，诊治之余，整理、编辑先祖遗著，并于宝历十二年壬午（1762）将《艾灸通说》刊行于世。其他尚著有《熊胆蕃椒灸说》《针灸灯下余录》等。

在日本医学史上曾有一个著名的医学流派——后藤流，是以后藤艮山为首的流派。后藤流医家立"百病生于一气之留滞"说，认为内伤癥疝之病，皆恬熙游惰所致，施灸能获"开表、行经、温导、彻底"之效，因而将灸疗广泛用于多种内科疾病的治疗。除用灸疗外，后藤流医家还好用熊胆、蕃椒、温泉疗法，世称"后藤艮山四法"。后藤艮山之后，其子后藤省，孙后藤敏，门人香川修庵、山胁东门等继承了后藤流灸法及其学说。后藤流传人在日本各地广施灸疗，深受世人推崇，后藤流一派因此被称为"灸家"。后藤流的学术思想及灸法，通过后藤省《艾灸通说》《艮山先生医说》、后藤敏《熊胆蕃椒灸说》、香川修庵《一本堂行余医言》及佚名氏《灸说》等书的记载而得以流传并保存下来。

2. 主要内容

《艾灸通说》是一部阐发日本江户时代名医后藤省艾灸理论与疗法的专

著。全书不分卷，通篇用汉文撰述，分为正文和附录两部分。

正文部分主要包括制法精粗、艾炷大小、灸数多少、灸法异同、脊骨长短、点位狭阔、灸疮要发、艾火非燥、不选时日、火无良毒共十个方面的内容，较为全面地论述了后藤流的艾绒制法、具体灸法、注意事项及灸治时间等。后藤省对这部分内容的阐述，蕴含了后藤流医家独到的灸疗见解。

附录部分为医论，是后藤敏辑录其父后藤省与其同好间交流的 5 封书信，包括答文斋书、答植木举因书、答早川梅三书、答久津名瑞台书、答高桥利介书。后藤省效仿其父后藤艮山"答竹中乘信书"的形式，借书信问答的形式，阐述了后藤流的医学观点、治病方法及实践经验，体现出该流派医家折衷古今、删繁就简、务求实用的特点。

3. 特色与价值

《艾灸通说》出自日本著名医学流派后藤流医家之手，是对后藤流几代医家有关灸疗的理论与经验的总结，后藤流灸家独具特色的观点、方法，在本书中得到了较为全面的总结。如后藤流对艾叶采取的是先贮藏后加工的方法，采用切艾法制作艾炷，大小如鼠粪麦粒大，提倡小艾炷多壮灸，主张施灸壮数因病情需要而异。针对过去仅将灸疗用于疮疡等外科疾病的不足，后藤省认为腹中疾病大多为沉寒痼冷所致，均当用灸法治疗。后藤省不迷信古人，大胆提出自己的看法，他倡导的小炷多灸、艾火非燥、灸后养精神等观点，至今在临床上仍然不乏积极意义。

在书中"制法精粗"一节，作者论述了艾叶的收藏和制作方法。后藤流医家采取的是先贮藏后加工的方法，言："四五月间，连茎刈取，曝干收叶，经二三年而后取出"，再予捣碎加工。这与中国采收当年即予加工的方法有所不同，其优点是加工前能将霉变者剔除，减少了无用的部分，加工后可立即使用。后藤流医家所用的艾叶，以产自江州（今日本滋贺县东）猪吹山下者为良，遇缺货时可通用寻常野艾；尽管艾以陈旧者良，但书中强调"若出三年，口嚼气味俱脱者，慎勿用之"。书中还记载了艾绒制作的详细过程："拣净叶，入石臼内，木杵捣熟，筛去黑滓十次，风日透干亦十次。至其柔烂如绵，滓尽而宜印色胎者为度。"

有关"艾炷大小"，提出异于《千金翼方》《外台秘要》艾灸"务大"的观点，言："自予观之，大者痛楚苦恼，不可堪也……今治积聚沉痼，乃炷小而壮数多者，为胜于炷大而壮数少者矣""凡作艾炷，以鼠粪麦粒大为则也"，或"渐粗艾炷，以知为住"。在艾炷的制作上，后藤流不取当时日本主流的

"捻艾"法，创立"切艾"法，"是以今作艾炷，先取艾肉微焙，纸卷压转，至细长如火叉状为度。用时一头斜剪，一头平直，去纸入器，毛茨不起，俗呼'切艾'"。其优点在于"其灼之尤得便，烧痕亦不展大，令人易忍燉痛"。

对"灸数多少"的认识，后藤省主张"夫人素来强壮无恙者，不宜议灸焉，不宜施药焉"。"是以沉滞久痼，虽宜灸者……日数百，积至千万者，间亦有之"。他认为灸疗治病应视病情或灸后反应决定施灸壮数，如"吾门小疴，少灸不必多，各逐其人而治之。然灸毕烧痕微痒如虫行者，俗曰'乞火'，必再报之，多多益善"。指出艾灸、方药都是通过人体元气来发挥作用的，"凡病者，惟元气之所当自治者也，故轻证不赖医疗，自爱而愈；若其元气疲于大寇，不自能冲阵……于是医家权以谍之，或灸或药，撰用其各当可者，则元气扶伤，勃然与之戮力，遂以去其邪，通其滞矣"。

提出"灸法异同"问题，首先列举《明堂》、孙思邈、王执中、李梴、日本本土等多种施灸次序，以及张介宾等灸疗时所行祝由之事，指出"吾门皆不用此例也"。其次，列举古书、民间灸法中的不当之处，主张"凡灸前后，须要静养，且以禁内，尤为第一"。再次，论述艾灸补泻方法及适应病证。最后，点明当时流传的隔物灸法，或灸时辅以其他材料的特殊灸法，同时也指出部分灸法为时人妄立，医者应谨慎区分应用。

关于"脊骨长短"，列举《素问》、孙思邈、张介宾等的不同观点，指出"古人诸说，取于节下，予亦窃仿于此。尝闻剖子以为解剖骨节视之，最与鱼骨有少异处"。最后提出个人独特的脊骨定位方法与背部取穴法，云："今不论肥瘦，用线而取之，以杖而度之，则其穴不中必矣。盖背部诸穴，并俯而取之，则脊骨隆凸，椎穴以明也。不但脊中，而脊际亦粲然易寻焉。"

述及"点位狭阔"之事，列述点穴体位、背部取穴法、奇俞特殊取法等灸法内容，如"凡点法，须要平直四体，令微以窥临状，然后上下摸索算之，背部真穴立见。若病人已困，不得正坐。其余当以因孙思邈所谓'立点立灸、卧点卧灸'为的。又平生坐位有易倾者，妇女尤多，此其点时，放直两脚，前身如曲尺样，则其腰脊正不倾，经穴亦易悉也"。

对"灸疮要发"的观点，后藤流医家提出："灸疮者，瘀血浊液，遂成脓汁，浮溃荡尽，则生肌敛口也。"对诸书所载发灸疮和愈灸疮的方法，则言："吾门皆不用之，唯求其自发自愈也耳。"

至于"艾火非燥"之说，作者以油灯比喻艾灸治病的原理，反对"灸干耗血精"之说，提出"艾火非燥"的观点，认为"凡百病宜灸者，腹背手足选其要穴，务以艾火活壮之气，直解表里涩滞之气，则血液通融，癥疝奔窜，胃元随输，诸证随退"。

谈到"不选时日"的问题，后藤省指出医家临证施灸不必拘泥于古书今方所载各种繁琐机械的针灸禁忌事项，强调应根据病情灵活应用，认为凡如"古今方书谓日厌、月忌、日杀、月刑、四激、六害、人神等者，皆是阴阳先生术家之腐谈也"。

在"火无良毒"一节，后藤流医家点火灼艾不拘于前人所载各种点火禁忌，强调"火本无形也，其光焰因物为体，则尚有良毒之可言耳""本是一火，不可别焉。纵其线香纸捻，点火灼艾，亦所不拘也"。

在本书附录部分，编者借5封书信阐发了后藤省的诸多医学观点。

在"答文斋书"中，后藤省对伤寒治例问题提出："是以予尝治伤风寒者，不立阴阳、卫营、六经之说，或曰浅证，或曰深证，或曰闭证，或曰脱证，此可谓四者以括千变万化之证矣。"

"答植木举因书"，针对植木举因提出的"一气留滞之说"、后藤流诊法、病名确立、温泉疗法、食养之说、灸法功效、艾炷形状及制作方法、狂痫病、痞根取穴法、补药服法等17个问题，后藤省逐一作答。如关于灸法功效，云："又承问灸法有四：一曰开表，二曰行经，三曰温导，四曰彻底。此四者，先子自得之见，而非古人所传灸法也。然开表、行经、温导，此三法，乃与古人所为不甚相异焉，惟于彻底一法，大不同矣……"又如，在疾病诊断方面，后藤省强调多种诊法合参，在望、闻、问、切四诊的基础上，再加上按胸腹、候背部及嗅法，发展为七诊，尤其重视腹部触诊的运用。

"答早川梅三书"，则是对早川梅三提出的"结、促、代脉，何由为止""人身痨虫，生于何地""一男子患喘急，侍者用水速愈，当为何病治之"等9个问题的回答。

藉"答久津名瑞台书"，后藤省主要阐述了对《黄帝内经》一书及五行问题的一些认识。

在"答高桥利介书"中，主要记述了后藤省对伤寒的个人认识。如言："吾门谓诸病皆生于一气留滞者，则诸病将发之初路门口也。""夫治伤寒者，须辨四证：一曰表之浅证，古谓之太阳病，非也……二曰表之深证，古谓之少阳病，非也……三曰里之闭证，古谓之阳明病，非也……四曰里之脱证，古谓之三阴病，非也。"

综上所述，《艾灸通说》一书内容精当，言简意赅，较为全面地阐述了后藤流的灸疗理论与实践。从该书内容可看出，后藤医门充分研读并参考了大量中国医籍的记载和众多医家的学术思想，包括《素问》《灵枢》《备急千金要方》《外台秘要》等的相关内容，以及罗天益、李梴、张介宾等医家的灸治思想。但后藤氏并不是全盘接收古人之说，而是取其精华，去其糟粕，并通过大量的临床实践，方才形成了独树一帜的灸疗思想理论，故《艾灸通说》一书的内容具有鲜明的流派特色，值得学者及临床医生参考学习。

4. 版本情况

《艾灸通说》于日本宝历十二年（1762）经中立斋初刊，此本现藏于日本京都大学图书馆、京都大学图书馆富士川文库、岩濑文库、杏雨书屋、神宫文库、村野文库等机构；文化六年己巳（1809），此书经文泉堂重刊，藏于日本京都大学图书馆富士川文库、杏雨书屋、神宫文库、无穷会神习文库；此书还有几种抄本传世，分别藏于日本国立国会图书馆白井文库（1829 年抄）、东京大学图书馆鹗轩文库、岩濑文库等。①

此书在中国藏有 4 种传本：日本宝历十二年壬午（1762）中立斋刻本，现藏于上海交通大学医学院图书馆、上海中医药大学图书馆；日本明和八年辛卯（1771）抄本，现藏于吉林大学白求恩医学部图书馆；日本文化五年戊辰（1808）三皂孝循养浩塾皮纸抄本，今藏于中国中医科学院图书馆；日本文化六年己巳（1809）文泉堂刻本，收藏于中国中医科学院图书馆、南京图书馆。②

本次校注所用底本，为京都大学图书馆富士川文库所藏日本文化六年己巳（1809）文泉堂、聚文堂据中立斋藏板重刻本。此本索书号是"富士川本／カ/5"，不分卷 1 册。四眼装帧。本书扉叶框上题"文化巳再刻"；框中右上署"椿庵后藤先生著"，中间题"艾灸通说"书名，左上方为"本编一部，中立斋藏刊刷印潢装，自输门弟子，只收工纸墨本价，固非射利。余等请公世，每部冠其印记为证……"等版权声明，左下方印有"文泉堂"和"聚文堂"的书坊名。篇首 2 序，一为后藤敏"刻艾灸通说序"，一为后藤徽序。序后为"艾灸通说编目"。书末无跋。四周单边，乌丝栏。正文处每半叶9 行，行 19 字，行间标有日文送假名。版心白口，上单黑鱼尾，鱼尾上方刻书名"艾灸通说"，版心下方刻有叶码，序首叶、编目叶、正文首叶及末叶等

---

① 日本国书研究室. 国书总目录（第二卷）[M]. 东京：岩波书店，1977：8.

② 薛清录. 中国中医古籍总目 [M]. 上海：上海辞书出版社，2007：178.

数叶版心的叶码下刻"中立斋藏板"字样。正文首叶题"艾灸通说 / 后藤省仲介父著"。书末有"中立斋书目录",包括"伤风约言 椿庵先生著 出版 一册""伤寒论析义 衡阳先生著 近刻 八册"等 15 部医书。末叶有"宝历十二年壬午六月 / 文化六年己巳三月再刻 / 京都寺町通二条下ル町 林权兵卫 / 同柳马场通二条下ル町 岛本作十郎"的刊刻牌记。

总之,《艾灸通说》是一部小册子的灸疗专书,为后藤流艾灸经验的总结之作。其书虽篇幅短小却字字珠玑,处处渗透着后藤流独特的灸疗观点,具有鲜明的流派特色和较高的临床实用价值。本次校注此书,意在引起更多学者对日本针灸流派后藤流之理论与实践特色的重视,帮助读者学习借鉴其艾灸之法,拓宽临床思路,丰富治病手段。

韩素杰　肖永芝　管琳玉　王文娟

目录

刻艾灸通说序

通说，何也？意赅详其事也。盖灼艾之制病患，不得已之一举策，而吾门微意之所存也。先君子之勤，不亦宜乎？手泽遗赠，幸免于朽蠹之资，犹为帷帐之留物。独恨铅椠屡改，杀青未卒也。有客告曰：先生尝云加我数年，将以上梓。既而先生易箦，今惟子之任耳。退而检其书，三四之属草，或点窜乱行，或句读难伦，一无足取。又奔信于四方之门人，购求其善本，亦不可就正。因考吾所藏秘，莫具晚后之笔削也。奈何吾党小子，移写转讹，市虎每传，往往致失真。今兹乃刊志家塾，以示四方同志也。抑令子弟百世以缵其志，以传于不朽邪。穆叔有言曰"虽久不废，此之谓不朽"，殆有望焉。

宝历壬午之春

序①

　　夫灸药于疾病也，是逐邪瘳痼之备，固不可执一焉。犹弓弩、戈矛、云梯、冲车，左右择之，而后攻城野战，各可以建奇勋欤。若灸其可药者，药其可灸者，乃不败绩者，鲜焉。往者先子艮山唱古医方也，其于艾灸，实创一家言，是以艾灸之术无有余蕴矣。窃观世医以艾灸置之度外，甲畏乙恶，或目不识一丁，托梦想神传，妄灸欺人。故灸其不可灸者，不灸其可灸者，滔滔皆是焉。吁，艾灸之术殆漓耶。于是乎，先君子在日，尝刻《艾灸通说》于家塾，以公于世矣，偶罹天明戊申回禄之灾而毁也。茌苒二十年，余发已种种坠，先君子之遗绪是惧。顷日，校《一家稿》《帐中遗稿》等书，陆续将绣梨枣，以艾灸切于治术，先再刻此书，为之前茅。若其汤液之说，则续嗣刻诸书之后劲云。

　　　　　　　　　　　　　　　　　　　文化戊辰仲冬下浣
　　　　　　　　　　　　　　　　　　　栗庵后藤徽谨识

---

① 序：此题原无，据文例补。

艾灸通说

后藤省仲介父　著

制法精粗

予少时，江州猪吹山下太平寺村有一老人，赍真艾来京师，将以先君子言为征焉，且精造法，开街店也。先君子大喜，详以其事口占焉。家园才栽数根，培养甚易茂盛，岂止吾门之幸哉！又手掘采嫩根，移种缸中，乃赠之诸州门弟子，惟令知其真伪有别也，而颇通世用者，其谁之力欤？

四五月间，连茎刈取，曝干收叶，二三年而后取出，拣净叶，入石臼内，木杵捣熟，筛去黑滓十次，风日透干亦十次。至其柔烂如绵，滓尽而宜印色胎者为度，谓之艾肉，乡语呼"木孤蕿"，非寻常野艾俗呼"郁木吉"者比。然野艾亦无害，遇缺可相通用。甚者于野艾中杂午房叶假充，市中多有招牌，宜辨认焉。盖虽谓陈久者良，若出三年，口嚼气味俱脱者，慎勿用之。

近世有灸家，鼓弄愚人妇儿者，先用干漆末或胆矾末少许，以合和艾中，纸卷压转，坚为长炷，小大切用者，名曰药艾；又樟脑汁蘸纸，剪为坐，取当人肤，仅灸其上，炷下卒然有迹而坐反不焦黑者，名曰神灸。皆是妄意臆料、徇俗射利之术耳。古人亦举麻花灸、硫黄艾、透火艾、雷火针、霹雳火之类，若比向之药艾、神灸，则稍有可取者也，检阅方书可见焉。凡有志济物者，宜深虑熟察也。

艾炷大小

凡作艾炷，以鼠粪麦粒大为则也。而其痈疽、疔疖、瘰疬、赘瘤、便毒等证，则古人亦有帽簪头、竹箸头、鸡子、雀屎、枣核、银杏、小指等大，临时以异其炷者焉。

孙思邈《千金翼》云：黄帝曰灸不三分，是谓徒冤陈延之《小品》一作"灸不过三分，是谓徒穴"。炷务大也，小弱乃小作之。又曰：小儿七日以上，周年以还，炷如雀粪。

又王焘《外台秘要》曰：江南、岭南，寒气既少，当二分为准。自予观之，大者痛楚苦恼，不可堪焉。古人头面欲小，其余要大，故壮数反不多乎。今治积聚沉痼，乃炷小而壮数多者，为胜于炷大而壮数少者矣。且夫灸时熟睡不觉热痛者，多在疝癥内郁、血肉凝滞之人，须渐粗艾炷，以知为住，否则痛疽癫毒之凶兆，亦宜早就事斟量之也。《灵枢》曰"黑色美骨耐火焫[1]，坚肉薄皮不耐火焫"者，终属茫然。

此邦捻成艾炷，两头相尖，似鼠屎状，俗呼"捻艾"。灸时，每一壮以竹箸摘取之，用唾粘着点墨上，则炷心被相压易松胀，或垫或顽，其苦热亦难堪也。是以今作艾炷，先取艾肉微焙，纸卷压转，至细长如火叉状为度。用时一头斜剪，一头平直，去纸入器，毛茨不起，俗呼"切艾"。其灼之尤得便，烧痕亦不展大，令人易忍燃痛。唐时已有近此法者，其炷根下必令平正。然《灵枢》所谓"手巧而心审谛者，可使行针艾"。此虽捻艾，亦有其人，则可胜是任也。盖市中所卖切艾，其粗大之本，是灼者惮劳，病人亦厌其多，恐为三壮、七壮而止乎，其复致思焉。

灸数多少

凡病行灸，动有至数千万壮者，是乃旁视者无不惊讶焉，而先君子不得已之一举也。古今医家之多，竟无有一人能为之先者矣。何者？内伤诸疾，多有积聚为基，皆是今时男女腹里之元恶也。故沉滞久痼，莫如灸疗，而数千万壮，令其温导快活之者，则与古人所为大不同焉。张介宾所引长桑君、秦承祖灸瘕痕、疝癖，及孙思邈、刘瑾、李梴辈，亦灸痞块而未见其壮数至多者耳。如夫疟痢暴疾、疮疡折伤等证，则皆与古式不甚相异也。扁鹊灸法有三五百及千壮，已谓之太过，而其他无至千壮者。曹氏灸法有百壮，有五十壮，《小品》诸方皆然，而况此邦用灸者乎。《素问》有灸风寒湿者，或从少至多，或从多至少，然则疫邪外感，亦有不忌灸者，当在临应详酌也。

夫人素来强壮无恙者，不宜议灸焉，不宜施药焉。古人所谓壁间安鼠，无事生事者也。故避风寒，节饮食，省思虑，远房欲，此乃不灸之灸也，不药之药也。然人以七尺之身，对无穷之事，必不为物所病者，至稀矣。曰药曰灸，有病而后皆能应变，不可预期焉。虽使灸药二者，常灼常服，亦岂有以养生命之理乎。凡病者，惟元气之所当自治者也，故轻证不赖医疗，自爱而愈；若其元气疲于大寇，不自能冲阵，无如之何。故元气保于险地，畏缩犹有生望，其将借援兵者，此非佯输也。于是医家权以谍之，或灸或药，撰用其各当可者，则元气扶伤，勃然与之戮力，遂以去其邪，通其滞矣[2]。然则元气得势，饮食渐进，复能承顺血精，自可以补充其诸虚不足之地也。或宜

---

① 火焫：原作"火炳"，据文义改。下凡遇此误径改，不再出注。

② 通其滞矣：原作"亨其屯矣"，据日本国会图书馆藏本改。

灸者药之，或宜药者灸之，或虽灸亦非其要穴，或虽药亦非其主对，且其元气难受者，或以单施，或以兼施，则不至误事失厝，自死杀人者，鲜矣。若至其不治之证，则虽投百方，病不许治，而元气就虚分死，不能为之一顾者乎？《素问》所谓"神不使也"。

是以沉滞久痼，虽宜灸者，二报、三报，不得其效，即俗谚云"蜂螫牛角，何痛之有"，固非医师神手，病人铁心，则灸数不多，无因决敌焉。其初畏苦热而不从，及才灸，驱癥开膈，随食随快，日数百积至千万者，间亦有之。意其"灸"字有长久当灼之意，俗呼"鸦乙盼"，又呼"鸦乙笃"，故许慎《说文》"灸，灼也，从火久声"，正谓此尔。奈何世之毁谤者，以为常常如斯，强人多灸，全是一倡群和，何足与言焉？吾门小病少灸不必多，各逐其人而治之。然灸毕烧痕微痒如虫行者，俗曰"乞火"，必再报之，多多益善。凡有滞患之人，虽使当时不发，亦要其防不虞者，莫如频多灸之，大异乎向之强壮无恙者也。诸疾不可治者，勿强灸之过度，《灵枢》谓之"恶火"，反为火势贾害焉。若其误灸，寝剧而遂归罪于先子者，噫，是失火怨燧人也，可胜叹哉！

灸法异同

《明堂》曰：先灸于上，后灸于下。是即平常行灸之大法也。王执中所谓"先阳后阴，先少后多"者，亦同。又孙思邈云：正午以后乃可灸，午前、平旦不可灸。李梴云：春东坐西向，夏南坐北向，秋西坐东向，冬北坐南向。此邦男先左，女先右，女灸男，男灸女。又灸毕横持小刀，近当黑盖子，祝诅曰根切、叶切、病切，即是龚信以铁物压灸处之类乎？张介宾云：灸传尸痨，须请《莲经》，并普庵咒镇念之。吾门皆不用此例也。

近世哑科，于背二行肝脾左右四穴内，各省上下二穴者，名曰"斜对"。此以其小儿嫌多，不肯受灸故耳。又灸身柱穴，俗呼"散气"；灸章门穴，俗呼"根烧"。皆察其小儿所患者以灸之，固非思邈所谓"逆灸"之类也。然妇人无知，惟务姑息，动辄灸时忧儿躁哭不宁，频畀馅饼生果慰之，名曰"灸粮"，反不知受其隐戮焉，而徒责艾灸不效者，何耶？旧染成俗，非一朝也。

凡灸前后，须要静养，且以禁内，尤为第一。今言前三后七者，平人犹不可许焉，而患人犯之罹灾，岂可以不慎戒乎！此邦灸讫令远望大岳者，是乃当时开畅郁气之法也。《灵枢》曰：灸则强食生肉，缓带被发，大杖重履而步。是恐过中矣。盖灸时不吹其火，待从容自灭者，《灵枢》谓之"补"，即常法也；癥疝滞患，痼疾坏证，皆用此法；直吹其火，令炷速烧尽者，《灵枢》谓之"泻",即权法也。伤食、卒痹、疝痛、虫痛、妇人难产、小儿惊痫等证,间用权法,灸之日数千壮,若不痛者至痛,多少进止,以治为期。救急良策,莫此为捷。《明堂》禁穴许灸,自一壮至三壮,然于大急所当灸者,则其数不在此限。

又豉饼、蒜钱、附子、葶苈、商陆、黄土、生姜、盐、面、头垢,及熏脐、炼脐之法,此亦不得已之手段,非寻常所为也。又不用艾火假灸名者,有内灸、天灸、硫黄灸、桑枝灸、代灸膏、代灸散之类,是以此邦采湿漆点肤俞,多疗大人小儿诸疾。其点穴微烂如灸疮,晋时才有生漆涂法,亦未见其与灸同例者焉。近世诸州,耳飙已久,必曰某某精传,不论经穴,妄立灸法,全是吾门同志之士,分处诸侯之国,以灸疗著鸿绩,皆其流风余泽也,不可恶焉,不可笑焉。俗弊因是,为之一变,则后必至于正矣。

脊骨长短

脊骨二十一节,大椎三节至尾骶,共二十四节,是乃《素问》举其大纲,而诸子百家皆所信据。予尝观项骨下脊骶,分为二十三五椎者,则不可必以二十一而中间限绝之也。唐·孙思邈曰:取大椎之法,除项骨三节不在内,或人亦有项骨短而无可寻者,但当以平肩之处为第一椎,以次求之,可无差也。然肩肉肥大者,妄以平肩取之,则穴道参差,多不中也。故除肉偏与肩尖平齐处,以手按之,使其回顾俯仰,则附头而转者为项骨,其不转者为脊骨,方是第一椎。下以算之,诸椎循次可得矣。如夫脊骨中长上下短者,此其常位也。自一椎至尾骶有细节者,亦连取之,则或有二十八九椎者,不足以备员耳。张介宾曰:凡取脊间督脉诸穴,当于骨节突处取之。但验于鱼骨为可知也。然古人诸说,取于节下,予亦窃仿于此。尝闻刳子以为解剖骨节视之,最与鱼骨有少异处。又思邈曰:其人骨节分明,则以椎数为准。若脊背肥厚骨节难寻,须以大椎对尾骶量分三尺折取之;不然,则以平脐十四椎命门为则,逐椎分寸取之,则穴无不真。此持[1]举其大概,而非至当之论也。夫肥人腹垂则脐低,瘦人腹窄则脐昂。今不论肥瘦,用线而取之,以杖而度之,则其穴不中必矣。盖背部诸穴,并俯而取之,则脊骨隆凸,椎穴以明也。不但脊中,而脊际亦粲然易寻焉。

点位狭阔

人之为体,上下前后,必有肥瘦、歪正、宽狭、长短之不同,而如今以

---

① 持:原文如此,疑当作"特"。

口吻、指节、乳间寸法，一概混用，则真穴不当其处，徒破好肉，无益于治事也。

凡点法，须要平直四体，令微似窥临状，然后上下摸索算之，背部真穴立见；若病人已困，不得正坐。其余当以因孙思邈所谓"立点立灸，卧点卧灸"为的。又平生坐位有易倾者，妇女尤多，此其点时，放直两脚，前身如曲尺样，则其腰脊正而不倾，经穴亦易悉也。又灸疮愈后，其瘢或有凹入如款者，或有凸起如识者，或背二行、三行之间，肉凝覆穴，其脊椎难寻者，比比有之。故窦汉卿曰：取五穴用一穴而必端，取三经用一经而可正。此亦庶令点者丁宁不涉虚投也。灸痕一讹，终身无掩。若点者他日观之，则当耻汗透衣矣。

杨操曰：背者重厚，灸之宜多。经脉出入往来之处，故能引火气。是以背面自九、十俞至十五、六，若脊中，若脊际，若膂内，若膂外，皆须精思商量，准而按之。其肌肉纹理，节解缝会，指头陷没宛宛之中，酸疼是穴。每依此，二行、三行及痞根、章门、京门、八髎等穴，苟尽吾心求焉，则不中不远矣。盖世医之取穴俞也，其狭之者，多是皇甫谧、滑寿之说也，而阔之者，则刘瑾、张介宾之论也。否则不审治体，不用寸法，腹背手足数十百处，徒灸以欺病人为事，皆是医家之罪，固不容诛，而信用之者，亦当分受其责也。

先子尝言不从张氏，固据滑氏者，亦以予视之，则犹似阔也。今之医家，切磋无人，先入为法，殊欠分明。《灵枢》有曰"以痛为输"，确乎正式，不可易焉。故《千金方》云：吴蜀必取阿是之法。《医学入门》亦谓之"天应穴"，究竟人身必有天生自然之经穴而已。或背骨有左右低昂者，或中节有上下曲畅者，又腹底癥癖贴伏不出，则为背骨中节之患。如此者点位不正，是乃真穴。观者谓之不正，而记墨不可改焉。若点穴后欲经三五日者，预先灸一二壮，谓之记灼。若是墨迹隐起而不消，或有着烟筒中脂过日者，是为秽物，尤可禁矣。

近世取穴，多用同身寸法，皆被世习混染，迷而不自觉焉。窃思人身本一经络耳，手足内外，不可有始终根结也。予尝著《背腹阴阳说》，以驳其必不然者也。而众消群猜，亦将终不能免矣。然宋仁宗朝王维德，始铸铜人为式，此邦因以从张、滑二氏者，各作人形图章相传。手足阴阳十二经脉，三百零三穴，左右总六百零六穴；任督二脉五十一穴，十四经隧，都合六百五十七穴。新加奇俞，主治诸疾，虽使阴阳分配，细碎乱真，亦其中有要穴，试效居多，是乃古人嘉惠后学之功，何其至耶！

盖经穴之有命目，犹世人之有名字。单曰穴，则不知何穴也；单曰人，则不知何人也。皆是假名，而其名义不可强解。孙思邈、宋均一二人，辨其诸经隧穴之名，必凿至于枉矣。又于背二行，阙六椎、八椎、十五椎等穴名者，终不能无疑焉。如夫《素问·形志篇》云五脏俞者，此一种灸法也。《外台秘要》所引崔知悌患门四花，或王执中、高武辈四花点说，或陈自明骑竹马，刘瑾八穴，其余奇俞取法，不可枚举，皆是虽属烦杂，无害治事，则按证选用，亦不为不可矣。

灸疮要发

灸疮者，瘀血浊液，遂成脓汁，浮溃荡尽，则生肌敛口也。故王执中曰：凡着艾得疮发，所患即瘥；若不发，其病不愈。夫人内伤诸虚，日就羸瘦者，虽频灸之，热痛难忍，其灸外亦不显血色，三五日间，黑盖干硬而脱，则无可奈之何矣。若艾火彻内，开郁通滞，元气得资，再以润枯添液，灸沿随见一红晕，则当以酿疮脓贴纸花而愈也。又灸处有发痛者，俗医归咎于灸火，反不知此良能。何者？痛毒将萌之时，元气犹无逐破之力，幸得冥助，暗成脆道，以使内毒有路而援引之；若至失期后时，则郁毒弥增长，或亦为内攻也。

凡两脚非但患痤疖、臁疮，而风市、三里、三阴交等穴，灸疮溃时，才发寒热，腿胯合缝之下，结成一核，肿痛如便毒初起者，此邦俗呼"狗儿"，全非疮建，此筋脉中之气，当时激而迫聚者乎？又灸疮脓汁侵蚀他处者，俗呼"葛肤列"，多是引动躯中之诸结毒也。既而败瘀自排，痛痒自安，则后必失诸证，强健倍旧矣。且灸迹起泡者，俗呼"肹肤孤列"，当以针刺破出黄黑水；若不然，则虽灸其上，不行火气，水中投火，何益之有？盖不问体之肥瘦，病之轻重，有灸疮发而病不愈者，有灸疮不发而病愈者，多其天赋之不同乎？抑亦瘀血之有无乎？艾数之多少乎？是乃世人之一疑城也。

罗天益以十二经应十二时，言其灸疮之发不发者，实落乎运气者流之陋谈矣。如夫血肉枯瘦不发疮者，此其常候。或有须履底、葱茎、麻油、皂角等品发疮者，或有须柳絮、竹膜、新绵、兔毛等品愈疮者，或膏药洗法，载在方册，吾门皆不用之，唯求其自发自愈也耳。故李梃曰：灸后未发，不宜热药；已发，不宜凉药。常须调护脾胃，俟其自发，不必外用酒点葱熨等法，其见为钜矣。

艾火非燥

予尝对灯有感焉。夫人身犹灯盏也，元气犹火也，血液犹油与灯心也。是以观察其形气血液相与活动健运者，譬犹灯盏盛油，加灯心三四条，点火扬明，而渐渐红焰舞去于上，则灯心亦终至并油暗耗，然屡以添入其油灯心，则自当继明保全，是乃平人善得日常之修养者也。若盏底才见油脚，坒浊日聚，动令灯心凝涩，透影随致沉阴者，殆与疝瘕、瘀血为之，内滞以生，诸证相同。又小虫掠火，多误落于油中，必有旁着灯心而火亦将灭者，即如寒暑、风湿、疫邪、饮食之患也。于是乎早以祛其油浊，驱其虫害，则火气顺引灯心，再得金英，可以报喜者，实是不异于灸药针按之调理矣。至其飞蛾来往，游儿一呼，忽然灭火者，则与暴痹、中恶、卒死等证何异焉？或油及灯心，滴消尘减，无因把括挑留其火，亦如内伤渐虚，胃气无力，遂失痊理者乎。能近取譬，可以概见矣。

盖古人采艾，名灸草者，其功呜呼伟矣哉。意其灸之为用也，孤行虽微，内治有力，非惟火气温之，暗通艾气之妙，至矣尽矣！专谓火气温之，则温石熨法，亦何别焉。若夫杨起、杨诚，皆曰小儿脐风，妇人腹痛，脐上隔蒜，以艾灸之，熨斗熨之，候口中有艾气自愈者，则吾未敢信以为然也。艾气虽通腹中，亦岂自口中出乎？凡百病宜灸者，腹背手足选其要穴，务以艾火活壮之气，直解表里涩滞之气，则血液通融，瘕疝奔窜，胃元随输，诸证随退，譬如火焙粢糕，中心温润也。今之医家，谓以灸干耗血精者，何足以语治病养生之术哉！故《灵枢》曰：针所不为，灸之所宜；上气不足，推而扬之；下气不足，积而从之；阴阳皆虚，火自当之。又曰：视其脉之陷下者灸之。是也。《外台秘要》引苏游论曰：凡患瘰癖之人，多成骨蒸，须依癖法灸之。盖骨蒸劳瘵，乃血精元气虚乏之证。崔知悌亦立"四花灸"，及危亦林称"遇仙灸"者，益可准知矣。

今时灸后，若有寒热头疼、腹痛胀满等一二证，则皆以为灸疗之过，嚇然骇人，众口烁金。殊不知其癥虫畏动，实属瞑眩也。若其狐鼠进退，疑之中止者，则因噎废食之类乎。病人灸火难堪，及易瞑眩者，先以温石炒盐等物，屡令温熨其募俞，习惯觉快，然后灸之亦佳。近世之人，诸病愈后灸者，呼曰"止灸"，所谓尘饭土羹，绝类儿戏。嗟夫，世远俗纷，古之道不明久矣！张机曰：微数之脉，慎不可灸。又徐汝元曰：浮数脉忌灸。此医家动为引证，亦不必拘执也。

不选时日

古今方书谓日厌、月忌、日杀、月刑、四激、六害、人神等者，皆是阴阳先生术家之腐谈也。呜呼悲哉，一人唱之，和华同声，莫不皆然，其愚惑无稽，非片言之可以能解矣。孙思邈曰：人自觉十日已上康健，即灸三数穴。此乃实用真试，最可赏奖之言，而其下有须避人神语。惜乎，可谓美玉中之一大瑕矣！许希曰：卒暴之疾，须速灸疗，一日之间，止忌一时，是亦未得一刀两断之旨也。此邦俗呼"兔腹""龙股""虎背""羊头""猿尾"者，皆是画工笔力之所难能。而何时卯日禁腹灸，辰日禁股灸，寅、未、申亦然。医家病家，臭味相投，其宜灸者，必不灸之，束手就困，大觉妨碍。今多有役于汤药者，反恬然不以介意焉！然二月二日、八月二日，市中行灸者，皆将居安虑危，以防未萌，全是获孙氏之心耶。凡伤食、暴痱、疝虫、腹痛、小儿惊痫、妇人难产等证，须急灸疗，慎勿忍之迟滞矣。

夫人每年为自养，二三次灸者，当撰闲月令日，以避剧月难任之日焉。《明堂》曰"灸时若逢阴雾、大风雪、猛雨、炎暑、雷电、虹霓，停候晴明再灸，急难亦不拘此"是也。若其开阅历书，言禁忌求福者，则不但宋明帝避凶、败、丧、亡等字，而汉陈伯敬终身不言死，与妻交合，必择日时者，亦更难辨，颇发一笑矣。又《素问》曰：大风灸者，阴阳交错；大雨灸者，诸经络脉不行：大阴灸者，令人气逆；大寒灸者，血脉蓄滞。此等自灸，乃更动其病，令人短寿，即谚所谓以针为棒。若有其可灸者，则不可必泥此例也。

火无良毒

火本无形也，其光焰因物为体，则尚有良毒之可言耳。《明堂》曰：古来灸病，忌松、柏、柘、橘、榆、枣、桑、竹八木火。然今引其灼性，移之他物以灸，则与夏金击石之火亦何分焉。盖周官司爟氏，四时易国火，春取榆、柳，夏取枣、杏，秋取柞、楢，冬取槐、檀，季夏别取桑、柘之火，皆就其四时所便者，以为日常之民用乎。饶氏艾灸，唯以五火为良，然榆、枣即古之所忌，已在五火中，则不能以无疑矣。此邦常火者，以铁敲石，纸灰釜墨在下承之，焠儿引火，移之烛灯炭薪，以为诸用。且太阳真火，亦附物为体，则所谓常火也。若点之艾上，即艾火也。《南齐书》谓"圣火赤于常火"者，恐因其所受之物乎？本是一火，不可别焉。纵其线香纸捻，点火灼艾，亦所不拘也。

附录编目

答文斋书

答植木举因书

答早川梅三书

答久津名瑞台书

答高桥利介书

凡五通。

敏不吊襁负在艰，遗书之存亡，无与知焉。后及获手泽于千里，收片简于尘间，益憾其不具。昔日搜索遗文，集录为册。固欲寿木因循谢日久矣。近日《艾灸通说》刻成，刊附其书牍五通，姑以偿夙心云。

附录

答文斋书_{姓氏缺}

都门别后，徒诵采葛，转瞬之际，已一年矣。向者接翰，宛见颜色，因知合宅均膺福庆，真可大悦豫哉！惠以方金一星，淹藏赤鬃三尾，感戢之深，笔谢难尽。其时豚儿，其患麻疹，虽疾不重，食减气衰，顷稍就平，勿劳遐思。又且内迫外缠，不安片日之暇，所谕诸事，日授盛伾。归袂之后，幸亮原之，不及回缄，以此而已。古人有逾年不报者，伏丐勿以为疏慢也。

贤兄所问二条，详陈伤寒治例，平生折肱，橘井医国之妙，于兹旌矣。欣慰欣慰。夫伤寒之为病也，正气邪气，相为胜负，正胜则愈，邪胜则死。凡小邪中实人，则轻而易治；小邪中虚人，则缓而难治。大邪中实人，则重而易治；大邪中虚人，则急而难治。此其病势之必然也。初秋以来，风疫麻疹，非但一国一方之厄，而天下之人，随触其毒者甚多矣。其中有服正气散、败毒散而愈者，或不药而同愈者，皆是轻而易治之证也，况于服桂枝汤者乎。若夫缓而难治，急而难治，及重而易治之类，必非吾人以权为之左右，则迂阔拘泥，不能应机也。

又处女冒风，为医所误而死者，虽用半夏泻心汤，亦恐缓而难治之候欤。予以贤兄所言，似得闻之一法，而三诊欠之，则不可妄处治方耳。又小柴胡汤、白虎汤、承气汤之说，实如来示，无复余蕴，惟白虎者主治烦渴，而不问白胎、黑胎可也。如六经元是《素》《灵》作俑，使人无适从。盖古之伤寒，不知有如此之传经乎？否也，未见其啴吅之益于治理矣。

故阳明者，自六经之例视之，则太阳之下，少阳之上，治其中间，白虎汤反峻于柴胡汤者，此贤兄所疑，尤为卓见！而陷溺五运六经之辈，皆不觉其所以龃龉者也。然谓葛根汤属阳明之剂者，予更难信焉。善读张机之书，则知其当否也。是以予尝治伤风寒者，不立阴阳、卫营、六经之说，或曰浅证，或曰深证，或曰闭证，或曰脱证，此可谓四者以括千变万化之证矣。又所问妇人产后，经水不通而妊娠者，多是月血一滴才见之后也。其不一通而得重身者，恐夜中上厕，与尿相通，亦难知焉。故古人所谓暗胎，予未之见也。楮短意长，宜推广之，冗中不次，惟希鉴原。

答植木举因书

赐书致自柳枝轩，恍如接颜色，是何文采之巨丽乎？千里连床，似未以水云间之也。就审足下饗寝安宁，不蔡知之，欣抃至祝，兼惠侧理纸五十叶，此为贵府岁贡土宜。比来药囊烂败，已欲他求以补之而不果，雅爱恳到，感刻无量。别有一策子，盥手捧读之，则歎然下问十七条，不但启聩消鄙之言，而羽翼吾道，何其至也。中间推许过盛，无克当此，惕惕然独愧其不干父蛊矣。

尝闻足下卓尔好古，超然有所悟入，着力于经文，游心于刀圭，必欲交济而两能之者也。且足下在京师时，幸蒙光顾，别后屈指，十年于兹。不意足下景慕先子之道，荡洗习俗之陋，苟无复古之见，未肯汲汲为此。呜呼！如仆遭愍以来，姑废医业，今以无代其劳、体其心者，而起复为礼，愿怜察焉。顷者，乃拟偷闲裁答。四方多有请诊求治之人，内外应接，惟曰不足，非敢以是分疏，则迟慢之罪，将终不能免也。无因一面扣之，以资切劘，略裁片楮，以呈左右。

承问一气留滞之说，全是先子治体之要，足下既能言之，无复余蕴，实非掣瓶肤受之所能及也。足下以此开诱后生，则当有油然而兴者矣。

又承问元气、谷气之说，实如足下之言，然并论先天、后天者，尚涉剩语也，仆窃惜焉。何者？吾门常以取正语、辟邪说为务，是故曰元气、谷气，则不曰先天、后天而可矣。运气者流，动辄唱鼓先天后天、天一地二、司天在泉等说，皆是杜撰无用之言，虽使口辨其理，而绝无益乎医事也。贤虑以为如何？

又承问吾门诊法，以按腹为第一，切脉为第二。不然，夫人身之虚也、郁也。非以众法参伍错综，则百病异变，亦不可以易知焉耳。古人对疾，必要四诊。然近世取一不及三，而况于按腹、候背乎！仆今加嗅法为七诊，真令病情不能相逸焉。惟于按腹一事，虽古人间用之，亦其法缺如也。故今时之人，按察腹部，直以辨治气形强弱，癥粪疑似，及妇人血块重身之难明者，亶已稀矣。是以失得之机，应感之微，非能知道者，精密难言焉。譬犹轮扁斫轮，疾徐苦甘之不可相传也。诊法乘时，为之先后，而虽有疝、瘕、癥、癖人，亦不可谓以其先腹后脉为则也。

又承问古人立病名者，多由其地其形而分辨之耳。然诸病有单名者，字皆从疒尤善，故疟、痢、痾、狂、痱、痹、痿、痉等病，皆是单名。若令省其疾字头，则相混而难为病名也。或有复名者，虽不加疒，亦易晓焉。故伤风、伤湿、中暑、中寒、水肿、鼓胀、膈噎、反胃等病，皆是复名。隋唐以来，病名愈多，与证相乱，遂无归一，是以吾门折衷古今所谓病名病证，亦将删繁就简，以惩革其名说矣。

又承问痰、火、热、痰四字，固非可拟之名。其余寒痰、湿痰、郁痰、气痰、老痰、新痰、实痰、虚痰、食痰、酒痰、燥痰、惊痰、痰块、痰核、十病九痰等目及说，总失要领，无一足取者也。盖痰者，咽膈中之凝液也。不问外感内伤，而咽膈气液之易涩滞者，必先生此患，即是病证。后世如朱震亨，动分气、血、痰三字，以为病因，亦不知其理之故也。《素问》及张机《伤寒论》等书尚无痰字，假用涎、沫、涕、喘四字耳。予尝读王氏《初月帖》，始有连用淡、闷、干、呕四字者，然则痰字非炎上之义，而杨升庵亦已论之也[1]，彰彰矣。

又承问温泉本是水火二脉，地中相通相合，热沸不已者也。丹砂、矾石、硫黄由其有处，以助酷悍之气，实是天工之自然，而非人力之可以代者矣。但州城崎，有泉五样，就中呼号新汤为最上，而号御所汤者次之，其余号疮汤、常汤、曼佗罗汤者，皆悉恶汤。恐是铅锡石毒，潜伏泉源而渗出混浊者欤。先子尝有试法：凡浴三五日，速愈诸疡者，必是恶汤，属冷；而反发诸疡者，必是好汤，属温也。故主治疝、癥、痱、瘘、水肿、粉瘤、霉疮、痔疮、便毒、脓淋、疥癣、臁疮、诸结毒，及诸痹、诸痔、打扑瘀血、妇人经闭、带下腰冷、断绪无子等患。若夫疳、痫、癫狂、痨瘵、膈噎、诸虚不足、癞疾等人，皆以禁浴为是。否则气逆津脱而死，其不死者，则多痼也。故诸州远近，多有温泉，亦其真好处至少矣。

又承问食养之说，古今未详。凡此邦日常惯用者，谓之正味；对病撰用者，谓之偏味，均是可啖之物。而其补元气、生血液者，当用正味，即鳗鲡鱼、棘鬣鱼、鳟鱼、海参、干松鱼、凫雁、雀鹑、鸡卵等品是也。若夫活瘀血、温痼冷者，当用偏味，即鸡雉、海鲫、干过腊鱼、牛、鹿、猪、兔、腽肭兽肉等品是也。其他海中产物至夥，多脂美味，可资滋养者，指殆不可以十百屈焉。然肉品用之有节，必不使胜食气，各从其所好为适，亦勿用脍鲊、生冷、坚牢、泥滞即时难消之物。且山蛤、臭梧桐、虫蚕类，皆能杀虫愈疳，此亦食疗中之一事耳。

又承问灸法有四：一曰开表，二曰行经，三曰温导，四曰彻底。此四者，先子自得之见，而非古人所传灸法也。然开表、行经、温导，此三法，乃与

---

[1] 杨升庵亦已论之也：按明代杨慎（号升庵）《书品》卷一"羲之古字"载："《初月帖》淡、闷、干、呕。淡，古淡液之淡；干，古干湿之干。"

古人所为不甚相异焉，惟于彻底一法，大不同矣。何者？内伤缓病，酿成疝瘕，苟非以灸治之，则不能散其滞、解其结，而活泼其元气之行脚矣。是以艾炷至小，大如米粒，壮数自二三千及六七千，动至十余万者，亦是不强热痛于其人，而累日积月，自喜相进之所致也。

又承问艾火一灼谓之一壮，尤善。然捻成艾炷，两头有尖，则取着点墨上时，或垫或顽，必易落下乎。是以今作灸炷，先取艾肉，纸卷压转，至细长如火叉状为度。用时小切去纸，两头平直，毛茨不起，其灼之易着肉，烧痕亦不展大，令人不厌燃痛。唐时已有近此法者，其炷根下必令平正也。

又承问崔氏所立患门四花取法，此邦医家，亦从而用之。然四明高武已谓为粗工告也，其见卓矣。夫人之为体，上下前后，必有肥瘦、歪正、宽狭、长短之不同，而如今以口吻、乳间、手足寸法，一概取用，则外面点位虽正，而多不中于正脉真穴也。予尝点时，其穴有难明者，必不可以不丁宁反复焉。灸疮愈后，其痕间有所误。是人不知，而独自益愧报也耳。又有眩人妖僧，托梦传神授而点记者，迁怪不经，可深哀哉！吁，爱身者，其亦致思焉。

又承问心风狂乱，吾门以其名不正，谓之狂痫，或单曰狂亦可。近世诸州，多有此患，凡狂痫、颠痫、呆痫，其经年数之久者，皆非灸药之所能及也。若夫卒狂，元气不虚者，不但灸药治之，而飞泉亦能奏效。或有宜灸不宜药者，或有宜药不宜灸者，或有灸药兼用者，唯在用者活法如何耳，故灸穴药方不陈于此。

又承问李梴云：痞根穴，专治痞块，十三椎下，各开三寸半。若仿其寸法，而点以灼之，则轻证可治，而笃证不可治焉。是以吾门先令病人正坐屈背，则京门上季肋旁，肋下宛宛，自然露俞，而以指按之，空松透彻也。故不但痞根取法之异，而背腹手足等点位，亦皆虽假用其穴名，多与古式不相合焉。盖足下点时，当审试焉。

又承问气、形、血、精为阴阳待对之常者，足下卓见，暗惬鄙意。予尝著《伤风约言》，如以腹为阳分，背为阴分，而不用六经分配之说者，亦其颠置倒施，以失其位也。夫人，小天地耳，血赤即象阳色，犹日与火，而其实者为皮肉，为毛发也；精白即象阴色，犹月与水，而其实者为筋骨，为齿爪也。所谓两实相合，而保护其气者，谓之形；内外一贯，而活养其形者，谓之气，气离则形寒而死矣。故气血相对，左气右血等说，皆不足取焉。

又承问地黄丸，不拘六味八味，非全谓民瘝无益者焉。兼治疝痹、消渴、血痔、屎闭等患，绝无近世所谓养气滋肾之功矣。凡保续元气，莫如谷肉，而药石唯去百病耳。世间多耽媱欲，妄漏精气之徒，常以服地黄丸、益气汤为要，须知其数日避谷肉之美，而如斯丸汤养育生命也否乎。内伤诸虚不足等证，强服此丸者，非但不得其效，反而泥滞，易失食味，大非所宜也。

又承问茯苓、芍药不论赤、白，甚善。茯苓本无白、赤之别，自陶弘景始分使用，诸子雷同，从事其言，独张元素卓然有稍疑之矣。要以润白带微红色，嚼之如粘齿牙者为良。虽赤者，不轻虚，则通宜用之。而浮白不坚，及米泔浸过曝干者，皆不可用也。芍药亦言白、赤，主治之异，譬犹一术，自宋始分苍、白，何其迂乎？此邦家园芍药，与海西所来者，根色、性用，本只一也。信州、和州，多出草芍药根，非真芍药，决不可用。盖如陶氏以真芍药为赤，此根为白乎？虽属不类，亦不可知焉。而如李时珍曰：根之赤白，随花之色也，则妄矣。凡本草家如斯瞀说，愈多愈乱。尔后医人，或谬泥阴阳运气，或偏信引经报使，反不辨其药之和华、新陈、真伪。惜支离零碎，有害治事也。

又承问李杲、朱震亨辈，为医之巨擘也。然二氏皆拘邪说，遂落俗套。是以古今方法，其美之多者，无出于张机之右也。其二氏之所祖本者，亦实在于兹矣。惜乎张机犹从医家者流，不能摈斥空论，如三百九十七法，一百一十三方，亦是吾党信其可信，而不取其不可取者也。故才略机发，先明其法，而后方亦出入加减，得以活用焉，否则方终无日于相中也。而况卤莽灭裂，自制作方剂乎？凡用方如用兵然，唯善用之则生人，不善用之则杀人，故孔夫子以战疾并慎耳。

又承问男、妇、小儿病源治法，此今非片言之可以分辨也。予尝著《一家稿》，然其书未成，成则奉览以备采择焉，请陈其略。夫人囤地一声之后，见其天赋生质，如全然无微罅。虽然，父母兄弟，多是同病，故气形表里，固当有才所不充处。何者？风寒、饮食、思虑、房欲，此四者互相触冒，自速其辜。虽使不得外感卒发之患，而至于滞其气、瘀其血、浊其液，则遂生癥、癖、疝、瘕、疢、痞，以为一病因焉。且内伤艰疾之将萌也，其因略相似，而于病名病证，则各自有不同者矣。是以向之才不充处，此其发病之基，而癥、疝亦易靠着，渐渐为之加工，复失其日常之养，则愈以令元气、血液易郁易虚也耳。其不充处，不问多少，若在咽膈，则后多易干涩而便于噎证也；若在筋肉，则后多易萎弱而便于痱证也；或内气易耗消，则成痨瘵；或内气易逆聚，则成鼓胀；或胃气易激动，则成翻胃；或胃气易热蒸，则成黄疸。诸如此类，不可胜记。凡病皆有引路而来。预先自慎，议治为要，此非杞人之过计也。

盖古今医家之书夥矣，类多虚说妄谈，作之无所益，不作不为欠。此邦庸中佼佼者，亦傲睨异籍，呼吸奇字，专以意气，奔放自豪。先子慨然以辨破之，的实明白，不私其术，已取近正无疵者，而发前人所未言及者也。足下将复古，必如斯而后可尔。所谓书不尽言，言不尽意，何日聚头一场，倾倒平日志愿。时稍向暑，千万自玉。

答早川梅三书

向聆足下自羽州上京师，卓然自立，惟不好随人步趋，乃获敝门人道贤生为友也，心诚慕焉。呜呼！天假良缘乎？生赍捧珍简一缄，再拜启诵，深感厚情。然推奖实为过分，但愧予非其人矣。兼审足下文候康和，忻慰曷加！其所下问数事，亦是非超然于无我者，则不能也。即欲作书奉答，世务未间，忽及冬至祭事，前后纷然，迟慢为罪，故托道贤生致其意，不知能粗述之否？先以小札，专此为谢，区区迂言，幸其择焉。

承谕老妇痢脉有似芤者，然予未能切芤脉，不但芤脉，而牢、革、濡、滑等脉，亦不能辨焉。则谓某病见某脉者，亦未分明矣。凡大、小、浮、沉、迟、数、紧、弦、细、伏、结、促等脉，不问外感内伤，变体始终不同。虽然，伤食无吐泻者见沉迟脉，伤风有表热者见浮数脉之类，皆偶然耳，不可以有其一二而概其多矣。古今医家，巧分名象，盖凿凿焉。每诸病何有定脉乎，皆踵其谬而弗之察也。

承谕结、促、代脉，何由为止？所谓结、促二脉，多因瘀血、宿食及痃癖之内碍欤？又在伤风寒之人者至少，其人表气静而无热则结也，表气动而有热则促也，皆其血气触物蹶突之应尔。代脉多在内外虚脱之证，元气断续，左右无次，譬犹灯火将灭之时，频暗频明也，非若他脉尚可缓焉。

承谕张机《伤寒论》中所举四章，贤虑未解。意其张机此书，文义简奥，后人编次，于是疑信相半，而不足取者甚多矣。所谓四章，亦吾门不可取者也。其中云"数脉不时，则生恶疮也"者，以今观之，小儿卒然脉数，见痘疹等证者，间亦有之。盖程应旄谓痘在汉前者，亦此之类乎。若断句强解，则犹可言焉。其余诸家之注，皆无益调理者，舍而不论可也。

承谕人身痨虫，生于何地？夫痨之为病，其因虽在虚、郁二者，亦其末势之笃，皆不能治焉。其不拘其愈与不愈，乃观其所吐、所下虫形，总是蛔虫而别无瘵虫也。《十药神书》所图虫状，吾党未目击焉。且谓传尸虫游食七十二穴中者，亦涉怪矣。若肠胃郁蒸，则生蛔虫，当食津液。然非蛔虫成此病，而有蛔虫，亦瘰中之一恶证耳。

承谕欬嗽、呃逆，犹酒沸乎？此说尤至当也。然如欬嗽，不可必以肺金分配而论焉。张元素创岐而辨者，甚误矣。何塘谓之倒说则似是，而其欲强分别者，为可惜耳。贵谕中混写"咳"字，元为小儿咳笑字，当改作"欬"。夫欬嗽属肺音，如足下所言，其鸣之者，有不同焉。风寒、疮毒、疝积、痰虫等患，或外感，或内伤，一成元气逆聚之势，直向喉门，如蹶如扰，激发以为声者也。或有兼咽痛声嘶及哑者，故轻疾邪欬，间有无害。在瘰家，则周身当输之气，脱去成蹊，惯习不止，为甚可畏焉。食道肌理，易破易烂。肺脘以其为邻，频频扇动，则食道亦为之所擦破，其肌理才绽，血路随开。或血因欬而出者，谓之欬血；或血并痰而出者，谓之痰血；又直出者，多是鲜血。其胃内里面，肌皮久热生泡子，含血经久，则虽无结毒，亦多见瘀色也。若暴吐血，足下谓之火者，但当曰之热耳，多在瘰瘵及中毒伤酒之人，岂不其然乎？吾门所谓火者，天地间常有之，而人身中不见之，则可曰热而不可曰火矣。

承谕一男子患喘急，侍者用水速愈，当为何病治之？是则今之哮证也。此邦俗呼"续怛鸦密"，元与诸病虚喘不同，永成滞患，母子相传，不但饮水止之，药汤、烧酒及萝菔汁等品，亦能治之。当时乘其不意，以折暴逆之险势耳。

承谕贵境有俗呼"镰鼬"者，其状皮肉裂，痕如曲尺样，恐一种贼风之所致，而华人所谓射工之类欤？凡疮为曲尺样者，谓之肉理破开，其见甚明，无复余议，毕竟卒发轵瘃耳。然固非内伤，而属外感，则足下所谓阳气郁发，破山弹石之喻，予未审其是非如何也。

承谕针、灸、按摩、温泉，各属外科，皆助内治，然动辄见恶寒、发热、眩晕、头疼、积上、耳鸣等一二证。凡病必因其治方之可受与不可受，而有其瞑眩之可喜与不可喜者也。虽使当时瞑眩，后必诸证去身，是即可受之治方，而可喜之瞑眩也。至其元气当疲于瞑眩者，吾门皆不许其治焉，是即不可受之治方，而不可喜之瞑眩也。盖病受诸疗之时，不为激动，邪去积退，元气复初者，此其全效之常，不待言焉。

承谕狐魅犯人，疟疾间日，痘疹不再，此气之奇者欤？凡狐祟，是狐之神气暗移于人身中者也。何则？昧者能书、聋者能闻之类，其怪可观。曰疟、曰瘰，以其骤雨与灯盏为譬者，仆意亦以为然。又痘疮认为胎毒之说，未能信焉。多成时疫流行，则一种贼风也。近世丹波州始有再患之乡，不但小儿，而八十岁翁，已病痘疮，其年数之久，不成他害者，亦可疑焉。故吾门姑以为一奇邪也。张元素以痘疮入于伤寒诸候中者，其见卓矣。若婴儿妒头疮，亦医家必为胎毒，然则胎毒亦似有二种者也。不知尊意以为何如耶？

先子孤撑群闹之中，呶呶不已，东驰西突，必不肯舍所学以徇。仆亦继其家学，今当其任，知天下之谤将终不能免也。书中不罄所思，有甚不可者焉。伏颙光贲，拱候领教不备。

答久津名瑞台书

前日辱顾敝庐，聚头初论医事，谁谓萍水无骨肉哉？其论谓《灵》《素》本非黄岐之书，且五行亦非运气之事者，贤虑不安。昨蒙函教，圭复不堪，珍感无涯。自今足下无以仆所答为争是非而斗意气者，幸甚。

原夫《灵》《素》二书，成于战国之时，而出于秦人坑燔之余也。何者？新陈连句，雅俗同篇，专验之于修己治人之法，则所谓方枘圆凿，北辕适越，仆常有蒿目而忧矣。惟可取者，十之二三；而可舍者，十之七八也耳。程伊川不信之者，是由其文体时世之异也。如王、吴、马、张诸注，则又从为之辞，甚可笑矣。大凡医之所误，肇于《灵》《素》，变成高远微妙之理，尔后终无一人致疑于是。吾门千辛万苦，日夕研磨，实定所宗，呶呶不能以自息焉。近世大当医人之病，则瞋目视之，呼为异法，而群疑众怫，概随人声矣。毕竟《灵》《素》者，功之前、罪之魁也。如夫五行者，圣人政事之所先也。《灵》《素》妄以运气强解，至汉渐盛，下及宋明，数学之所分配，其说弥锢，呜呼痛哉！

谕中取证于《易》与《周礼》者，仆不全信焉。定六经者，则汉儒也。六经之称，亦为可疑。《易》及《周礼》，比之《诗》《书》，则难信者居多。而《诗》《书》固可信，唯不可尽取焉耳矣。孟子引证，动在《诗》《书》，未尝有一语之及乎《易》与《周礼》者也。故五行取证于《尚书》者，岂无所据而云乎？仆尝著《五行论》，可并考焉。窃思足下之质，聪敏辨博，苟读医书，则如淘砂取金而可也。虽然，《灵》《素》运气之书，执为圣言神作，敬受之，蔓引之者，未免居乎世之变中而习成性矣。俯望足下，准古酌今，必勿为邪说所惑焉。临书忽忽，焰鉴是祷。

答高桥利介书

春间教绥，迟留在外，经十个月，已落掌矣。迈日有人自豫州来，询知足下起居清泰。今又开缄，喜溢眉宇，何借壶公焚符之术乎？

承谕《伤寒》六经之说，《素问》一论，而后详于仲景之书。历代诸家，愈习旧污，漫然以为学止此焉。宜乎足下不信之者，其见卓矣！仆亦尝著《背腹阴阳说》，以一扫三阴三阳之妄也。然足下以诸病皆生于一气留滞，为不分表里二证者，仆之器根疏陋，尚有积疑未泮。盖邪之中人，从表而入，背腹上下，初无定规，必与表气为之豆凑，直有其气之所卒跌，则邪气乘之，暗入乎毛窍一罅，而排冲散漫，自见表里轻重之证矣。吾门谓诸病皆生于一气留滞者，则诸病将发之初路门口也。或有自表留滞者，或有自里留滞者，其病之已成也，不必曰表曰里，则食、药、灸、针，全无可下手之地也。是以表里两感，多入死法，请略举其要矣。夫治伤寒者，须辨四证：一曰表之浅证，古谓之太阳病，非也。此邪袭击表气，而里气未激之时，必见恶寒、无汗、头痛、脊强等候，宜用峻发之剂，即麻黄汤、桂枝汤之类是也。二曰表之深证，古谓之少阳病，非也。此邪滚动表气，而里气已反之时，必见寒热、呕吐、耳聋、胁痛等候，宜用和解之剂，即柴胡汤、青龙汤之类是也。三曰里之闭证，古谓之阳明病，非也。此邪将入之势，专使元气煎蒸于表，逆聚于里，则元气愈有余，而肠胃中之酷烈者，必见烦渴、讝语、潮热、燥屎等候，宜投疏窕元气之剂，即白虎汤、承气汤之类是也。四曰里之脱证，古谓之三阴病，非也。此邪将入之势，专使元气奔散于表，畏缩于里，则元气愈不足，而肠胃中之疲乏者，必见口干、舌卷、自利、厥冷等候，宜投保续元气之剂，即理中汤、四逆汤之类是也。大凡风寒之邪，纯在经络界内之时，早以驱去之，则无余事矣。或闭证，或脱证，来路皆繇表证。

若夫近世之人，不问贵贱男女，争骛利名，沉湎酒色，久积宿疝，必为加工，是以俗呼时疫者，毕竟七分内伤，三分外感，必致脉证难明之变，况乎其人感受大邪，则速见墓色也，可知矣。呜呼！圆活之法，存乎医人之知机也。蠡测如斯，仅塞来问，未免明者之指摘疵评也耳。率复不次，仰祈鉴察。天气凝寒，为道自珍。

针灸则

日·菅沼周圭　撰

校注说明

《针灸则》为日本江户时期菅沼周圭撰著，成书于明和三年（1766），于次年刊刻发行。菅沼周圭倡导针灸复古，敢于突破前人的思想拘绊，提出了个人独到的针灸理论。本书主要论述了菅沼周圭常用 70 个腧穴的定位、主治，以及针对 77 门 135 种疾病的针刺、艾灸、刺血疗法。全书内容简明扼要，体现了作者将针灸化繁为简，追求选穴施术简便实用的学术特色，对现代针灸临床具有较高的参考借鉴意义。

1. 作者与成书

《针灸则》扉叶题署"摄阳菅沼周圭氏著"。书首的林义卿"针灸则序"载："摄都医士菅周圭，以针灸鸣于时，而潜心媚古。尝著一书，曰《针灸则》，示其弟子……"正文主治病证部分首叶题"针灸则 摄阳菅沼长之周桂编"。可知，日本摄阳医士菅沼周圭，倡导针灸复古，且针灸医术高超，编撰《针灸则》一书授予弟子，以阐明其学术观点。

菅沼周圭主要活跃于 18 世纪中叶，为日本摄津（又作摄阳、摄都，今大阪府及兵库县一带）人，名长之，字周圭（一作周桂），为日本著名针灸流派杉山流传人的门人，极力倡导医学复古，以针灸复古为己任，其针术被称为"古方针"。其医学观点类似同时代倡导批判李朱医学、复兴古方的吉益东洞。周圭赞同古方派主张的"亲身实验"，注重临床实际疗效，取确定明验者为施针之则，选有硬结的部位为刺针之穴，开拓了日本式针治的新途径。

2. 主要内容

《针灸则》为菅沼周圭多年针灸临证实践经验之总结，正文内容主要包括"针灸则七十穴"与针灸主治病证两方面，另有凡例、附录、眉批等内容。

针灸则七十穴，列举了菅沼周圭本人常用的 70 个腧穴，依次为头面部 8 穴、肩背部 12 穴、胸胁部 21 穴、手足部 28 穴（手部 12 穴、足部 16 穴），末为阿是穴。每个腧穴主要记述具体定位及主治病证。例如对膏肓穴的记载，云："四椎下，近五椎上，两旁相去脊中各三寸，正坐曲脊，伸两手，以臂着膝前，令端直手大指与膝头齐，以物支肘，毋令摇动取之。主治虚损劳伤，百病无所不疗。"可见，菅沼周圭对腧穴定位的描述尤为详细、准确；对穴位主治的论述，仅列出所主病证，而不言具体的针灸操作手法。部分腧穴条目列举《难经》《备急千金要方》《针灸甲乙经》《类经图翼》《春秋左氏传》等著作中的相关论述。如天枢一穴，载曰："《甲乙》云：治气疝、哕呕、面肿、贲豚。"又如关元穴处，引"张介宾曰：此穴当人身上下四旁之中，故名大中极，乃男子藏精、女子蓄血之处"。

针灸主治病证，记述77类135种病证的针灸治疗方法，如中风、预防中风、伤寒（附阴证伤寒）、嗳气、水肿、鼓胀、积聚（肝积、心积、脾积、肺积、肾积、一切积聚）、妇人科、小儿科等。

对于每一种病证，多先述其病因病机，或言作者个人临证经验的总结，或辑录《黄帝内经》《难经》《素问玄机原病式》《十药神书》等著作中的相关论述，或引用钱仲阳、朱丹溪、李东垣、虞抟等医家的观点，尤以引朱丹溪之论为最多；其次分列施针、施灸、针刺出血3种操作方式各自选用的穴名。例如，胁痛，"丹溪曰：属肝木，气实有死血，有痰流注。针：章门、京门、阿是；灸：中府；出血：肝俞"。其中，转筋门下载录针、灸、出血之外的疗法，如"一方：每遇转筋时，即以盐揩擦痛处三五十匝，即虽皮破，亦不妨，可以断根"。

本书所载主治病证其实不止上述135种，诸如头痛门，头痛有偏头风、雷头风、大头痛、眉棱骨痛、真头痛、头重头摇之分。但书中收录病证多为临床常见病，凡"奇证怪病，略而不录"。所列针灸治法多为作者个人临证经验的总结，如预防中风，"灸：肩井、曲池。此二穴自百壮至三百壮，屡试屡效"。

本书前有凡例9条，后有附录14条，正文的天头部位有眉批若干。附录中记述著者治验10余例，凡例、附录中渗透着作者对禁针灸穴、艾灸壮数、针刺浅深、补泻迎随、针刺用具、针灸禁忌等问题的独特思考，分析详见下文。眉批主要为作者按语，多为疾病分析，如"耳聋新发者，多热也；久聋者，多肾不足也"；或是著者临证心得，如"鼓胀之一证，针灸难得效，须服药""刺合谷、三阴交而堕胎之说，不可信"；或为民间针灸疗法，如"痞疾、癖疾之二证，肝俞、膈俞、脾俞、胃俞，及至身柱、腰眼，而出血沿之，无不有效焉。摄州中野村之一医，行此法最有经验矣，俗称中野之一本针焉"。又如"江州彦根，民间有称肩疮者，盖至如呕吐、嘈杂、恶心之证，探其患人之肩背而出一疮，以自疮上出血而治之云"。这些行之有效的治验，着墨不多，行文简略，但作为当时的民间疗法，具有一定的参考价值。

总之，本书所载腧穴主治与针灸主治病证，多为菅沼周圭针灸临证实践之经验总结，记述简要，富有条理，重点突出，实用性强，反映了菅沼周圭将针灸化繁为简、追求施术简便实用的特色，具有较高的临床借鉴价值。

3. 特色与价值

《针灸则》虽系在研读和参阅大量前人医籍的基础上著成，但又不拘泥于前人之说。菅沼周圭敢于大胆突破前人之论，善于结合临床实践总结归纳，提出了独具特色的针灸理论和方法。

首先，菅沼周圭临证常用书中所列 70 穴治疗诸病。经统计，全书针、灸、放血治疗条目总计 219 条，以中脘、足三里使用频次最高，关元、三阴交次之，天枢、章门、合谷、脾俞、肾俞、百会又次之；建里、温溜、照海 3 穴未用。本书凡例言："针灸有功之经穴，予所恒用者，仅七十穴耳，以此七十穴而疗诸病，不复他求，固违旧说。然久用施人，每每奏效以有余焉。"不过书中也有少数例外，如伤寒门所载"针：期门、三里、风池"，其中的"期门"穴不属 70 穴范畴；妇人科逆产，"灸：右足小指尖三壮，立产，炷如小麦大"。足小指尖即至阴穴，亦不属 70 穴范畴。此外，尚有数条用穴属患处局部取穴，列举如下：痔漏，"灸：可于痔上五十壮或至百壮"；脚气，"灸：隔蒜灸痛处，每二壮，去蒜再换灸"；腋气，"灸：腋下有细小孔，每穴三壮"；痈疽，"灸：隔蒜灸发处，去蒜，再换灸"；喉痹，"出血：放其肿处出毒血"；折伤，"出血：其患处多取血"；重舌，"出血：有舌下紫脉，刺之出恶血"。可见，菅沼周圭针灸治疗绝大多数病证仅选用所列 70 穴，不复求诸其他经穴；但特殊情形下，偶尔也会择取他穴，或于患处局部施术。

值得注意的是，书中妇人科血块条载："针：气海、三阴交、三里、丹田、阿是。"其中的丹田一穴，在历史上诸家记载名称不一，取穴部位亦有差异。据皇甫谧《针灸甲乙经》载："石门，三焦募也，一名利机，一名精露，一名丹田。"日本针灸医籍《灸焫要览》《针灸说约》《名家灸选》《针灸溯回集》四书亦载"丹田，脐下二寸""石门，一名丹田"，然《杉山真传流·表之卷》丹田又有脐下一寸、脐下一寸三分、脐下一寸半之说，《困学穴法》有"丹田，关元，又石门，一名。二说"。

其次，按身体部位分部记述腧穴，治疗选穴不拘于特定穴。凡例载："旧本十二经、十五络，则（所）生、是动，井荥俞经合，八会……一切不取。故不言太阳、太阴经，别为头面部、手足部纂之。"本书记述腧穴时，不以经络分类，而是按照腧穴所在身体部位不同，分为头面部、肩背部、胸胁部、手足部四大部分。描述腧穴具体定位时，也多以体表标志为依据，或使用简便取穴法，均不言腧穴所属经络。全书所载 70 穴，是著者根据针灸临床需要来收录的，并未局限于五腧穴、八会穴等特定穴。正如书后跋中所言："吾菅先生所著《针灸则》,不取十二经、十五络、所生是动、井荣俞经合、八会等,仅以经穴可针即针,可灸即灸,可出血即出血,而能起沉疴于顷刻。"

第三,敢于突破前人记载的针灸禁穴,主张针灸操作安全与否关键在于选穴对证、施术得法。菅沼周圭对古人记载的禁针穴、禁灸穴抱有疑议,如附录载:"旧说禁针穴廿二穴,禁灸穴四十五穴。撮其要,刺合谷而孕妇堕胎,或灸石门则女子终身无妊娠,灸哑门而成哑,刺鸠尾则死之说,予甚疑焉。"之后,列举针刺合谷、哑门、鸠尾的治病验案,并言:"灸刺其他所谓禁穴,亦未尝见其害,反得奇效者,不可举数焉。"根据自身多年针灸实践经验,菅沼周圭最终得出结论:"旧说禁针穴、禁灸穴之类,一切不取,故治门中皆不忌禁针灸穴。"又对针灸禁穴提出个人新观点:"于予一家门流,谓周身皆禁穴也。何者?虽至刺如中脘、上脘之穴,不能手指法则,或聚成块,或肿痛,或出血不可忍,或发惊,或成眩晕,或针断肉中,或针刺不拔,何唯所谓禁穴哉。但依病证,针刺有法,非入门同道,则难共论焉。"即言只要选穴对证、施术得当,则周身穴皆可针灸;否则,周身穴皆为禁穴。

第四,对针刺深度、艾灸壮数、出血多寡等问题,主张因病制宜,不拘定数。本书所载 70 穴,极少提及针刺深度、艾灸壮数;针灸治疗病证时,绝大多数也仅是列述选用腧穴名称,较少言明深浅、壮数等问题。关于针刺浅深,菅沼周圭提出:"治门中皆不言针浅深,宜从其病医人。不分轻重,深刺为害,浅刺不治,但当依病轻重耳。《难经》所谓春夏浅、秋冬深刺之说,一切不可从。"关于艾灸壮数,菅沼周圭明言:"治门中皆不言灸数者,以随病轻重有多少也。间亦言几壮者,其所有经验而得效者也。"本书附录亦载,艾灸壮数多少,"惟以病之重轻而增损也"。书中有关施灸壮数的记载多为作者临证经验的总结,但也注明要因病制宜。如,脚气灸法载:"隔蒜灸痛处,每二壮,去蒜再换灸。自三十壮至五十壮,可依患人之轻重也。"关于放血量,凡例载:"是编出血,得试者十之七八,罔不立取奇验。然出血有多寡,可随病虚实轻重斟酌行之。"综上可知,针刺深度、艾灸壮数、出血多寡,均应依据患者病情轻重而定,不必拘于定数。

第五,不以手法论针刺补泻,而以针刺疗效言补泻,以邪去为泻,正复为补。菅沼周圭不从古人"补泻迎随"之说,于本书附录中提出个人的观点,言:"补泻迎随者,针家之所重也。虽多论说,刺而驱贼邪,去癥癖则泻也。驱去邪气,正气回复,即补也。毕竟补泻迎随者,在手指而别无余义。或有泻而无补,或有补而有泻,或泻其子、补其母之说,一切吾所不取也。"即菅沼周圭认为针刺补泻不应以施术手法判断，而应根据针灸疗效来论，邪去为泻，正复则为补。

第六，敢于突破古人针灸宜忌。附录中载："旧说欲用针灸，必先知其人行年宜忌、尻神及神鬼所在。男忌除，女忌破；男忌戌，女忌巳。又所谓血支、血忌之类，一切不可拘。若夫急难之际，卒暴之疾，死在须臾之间，宜速治之。若泥于禁忌，偏于鬼神，岂不误哉。"说明菅沼周圭针灸以临证实用为要，并不拘泥于古人所言各种针灸宜忌。

最后，在刺针器具上，针刺毫针选用铁针，三棱针则选用南蛮（西洋）材料制作者。正如凡例所称："诸病，予所用之针，乃毫针也，而世人好华，以金银作之。予只用铁针，以觉其有奇效也，至刺皮肉甚亟而不伤气血……出血，予所用之针，乃三棱针也。和医皆以和钢铁作之，出血之后，其创痛甚，南蛮所来，为可选用矣。"针刺毫针选用当时被认为有毒的铁，指出用于刺络放血的三棱针，西洋所产的原料材质优于日本。

综上所述，《针灸则》记述了菅沼周圭一系列独具特色的针灸学术观点和方法。作者批判日本当时的一些主流针灸学说，大胆突破前人有关五输穴、八会穴、针刺禁忌、补泻迎随，以及禁针穴、禁灸穴等方面的观点看法，称针灸必要之穴为 70 穴，不拘经络、特定穴，不受禁针穴、禁灸穴及针灸禁忌所限，以针灸疗效言补泻迎随，根据病情轻重针灸施术，并附载 10 余例临床验案。

不过，《针灸则》仅为日本医家菅沼周圭的一家之言，今人若欲将其理论运用于临床，仍需参考其他医籍综合考量。如本书菅沼周圭仅记述了他所常用的 70 个穴位，但对于其他经穴，并不可一概弃去，故仍需研读其他医籍作为补充；该书腧穴多不言针刺深浅及手法，较少言及施灸壮数，但这些正是针灸取效的关键，故医者应结合其他针灸书籍补充互参，并在实践中反复琢磨，掌握其要，方可取效。

菅沼周圭通过本书主张针灸要从前人的种种桎梏下解放出来，强调"博学以舍虚妄，实验而求明达"，否定当时的主流针灸理论，赞同古方派所主张的亲身实验，注重临床实际效果，舍弃古人一些虚妄之说，取确定明验者为施针之则。尽管在病证选穴方面并未完全脱离传统，但在日本针灸史上，《针灸则》的成书，拓展了日本式针治的新途径，具有重要的意义。

4. 版本情况

《针灸则》初刊于日本明和四年丁亥（1767），此本现藏于日本京都大学图书馆、京都大学图书馆富士川文库、庆应义塾大学图书馆富士川文库、乾乾斋文库等处；^①中国中医科学院图书馆藏有 1980 年日本盛文堂据自上述刻本的影印本。1936 年，宁波东方针灸书局出版了此书的铅印本，此本现藏于中国中医科学院图书馆、中国医史文献研究所资料室、天津市医学科学技术信息研究所、天津中医药大学图书馆、上海图书馆、上海中医药大学图书馆、南京中医药大学图书馆、镇江市图书馆、浙江中医药大学图书馆、成都中医药大学图书馆等处。^②1936 年，此书还被易名为《针灸学纲要》，收入《皇汉医学丛书》中；1951 年，此书又经杨医亚编译，再次易名《针灸治疗学纲要》，由医亚制药社以铅印本形式出版。

　　本次校注采用的底本，为中国中医科学院中国医史文献研究所资料室所藏 1936 年宁波东方针灸书局铅印本。此本系据日本明和四年丁亥（1767）刻本再版，藏书号"辰 1/1766/ZJ"，全书 1 函 1 册，不分卷。函套及封皮皆题"针灸则"书名，扉叶题署"摄阳菅沼周圭氏著/针灸则/东方针灸书局藏版"。书首之序，为"明和丙戌冬十一月东溟林义卿撰"；书末跋文，为"明和丙戌春三月/门人阿州菅义则玄慎"撰。书末版权叶刻"中华民国二十五年七月印刷/中华民国二十五年八月出版……针灸则全一册/不准翻印/著作者摄阳周圭氏/校阅者　四明张俊义/出版者　东方针灸书局/印刷者　钧和印刷公司/发行者　东方针灸书局/发行所 浙江宁波江东泥堰头中兴里一号/东方针灸书局"等信息。正文处四周双边，乌丝栏。每半叶 7 行，行 15 字，小字双行。版心白口，双黑鱼尾，上鱼尾之上有"针灸则"书名，下鱼尾之上为叶码。天头处时有小字眉批，用以注解正文中的未尽之意。

　　总之，菅沼周圭敢于创新，不受前人思想的拘绊，注重临床实践，将针灸化繁为简，以临床疗效为依据研究针灸。他的《针灸则》一书，比较全面地记载了周圭本人独具特色的针灸理论与方法。本次重新校注出版此书，意在引起读者关注菅沼周圭注重临床实际效果、以确定明验者为施针原则的针灸思想，从一个独特的视角窥视日本针灸医学的历史与临床实际，从而拓宽治疗思路，提高临床疗效。

韩素杰　肖永芝　管琳玉　王文娟

---

① 日本国书研究室.国书总目录（第四卷）[M].东京：岩波书店，1977：645.

② 薛清录.中国中医古籍总目[M].上海：上海辞书出版社，2007：163.

目录

针灸则序

大凡豪杰之复古，其始皆出于时师之门。习之既久，其道乃尽。然才无止境，读古今书，欲求其学合乎古人，而复古之念油然兴焉。读圣贤书而孜孜于儒术，然非圣贤当前，而其说之当否，惑者未敢信也；读兵家书，孜孜于战略，然太平百有余年，战阵未试，其说之当否，亦未敢信也。独于医术，病敌当前，良拙可睹。然二竖不言，偶中得名者亦多矣，谁得一一执而验之哉。故医之复古，其道无他，博学以舍虚妄，实验而求明达，如是而已。

摄都医士菅周圭，以针灸鸣于时而潜心媚古。尝著一书，曰《针灸则》，示其弟子。大匠授人以绳墨，其获益岂仅其弟子哉。济世之士，皆得知所取则矣，岂非豪杰之事也哉。

明和丙戌冬十一月

东溟林义卿撰

凡例

针灸有功之经穴，予所恒用者，仅七十穴耳。以此七十穴而疗诸病，不复他求，固违旧说，然久用施人，每每奏效以有余焉。

旧本十二经、十五络，则（所）生、是动，井荣俞经合，八会；或"刺中心一日死，其动为噫；刺中肝五日死，其动为语"之类；或刺哑门成哑之说，一切不取。故不言太阳、太阴经，别为头面部、手足部纂之。

治门中皆不言针浅深，宜从其病。医人不分轻重，深刺为害，浅刺不治，但当依病轻重耳。《难经》所谓春夏浅、秋冬深刺之说，一切不可从。

旧说禁针穴、禁灸穴之类，一切不取，故治门中皆不忌禁针灸穴。

治门中皆不言灸数者，以随病轻重有多少也。间亦言几壮者，其所有经验而得效者也。

是编出血，得试者十之七八，罔不立取奇验。然出血有多寡，可随病虚实轻重斟酌行之。

诸病，予所用之针，乃毫针也，而世人好华，以金银作之。予只用铁针，以觉其有奇效也。至刺皮肉甚亟而不伤气血，医人谓铁针有毒以不用，然铁之有毒，予未之见也。

出血，予所用之针，乃三棱针也。和医皆以和钢铁作之，出血之后，其创痛甚，南蛮所来，为可选用矣。

本集所载经，皆常用所疗诸病，奇证怪病，略而不录。

针灸则七十穴

头面部

百会

在顶中陷中，容豆许，去前发际五寸，后发际七寸。【一名三阳五会。按：此穴，两耳前屈之，直行上也。】主治卒中，恶【按"恶"字疑赘】卒起僵卧，恶见风寒。

头维

额角入发际一寸五分，俗谓米嚼。主治头痛眩晕。

翳风

耳后尖角陷中，按之引耳中。主治口噤不开，引鼻中。又云治齿龋。

耳门

耳前起肉，当耳缺者陷中。主治唇吻强，上齿痛。

风池

耳后颞颥后，脑空下，发际陷中。主治面赤肿。

哑门

在项①入后发际五分，项中肉宛宛中，仰头取之。主治喑不能言，舌急语难。

睛明

内眦头外一分宛宛中。主治目瞳子痛痒，远视䀮䀮，昏夜无所见。

迎香

鼻下孔傍五分。主治鼻衄，清涕出。

肩背部

大椎

在脊骨第一椎上陷者宛宛中。主治咳疟久不愈。从未发前，至已发时，灸之数十壮。衄血不止者，数十壮果止。

肩井

肩上陷中，缺盆上，大骨前一寸半，以三指按取，当中指下陷中。主治头顶头痛，臂不能举。妇人难产堕胎后，手足厥逆无力者，针之顿愈。又治乳痈，极效。

---

① 项：原作"顶"，据文义改。

肩髃

髆骨头，肩端上，两骨罅门陷者宛宛中，举臂取之有空。主治肩臂筋骨疼痛，头颈拘急，不可回顾。

膏肓

四椎下，近五椎上，两旁相去脊中各三寸，正坐曲脊，伸两手，以臂着膝前，令端直手大指与膝头齐，以物支肘，毋令摇动取之。主治虚损劳伤，百病无所不疗。此穴《左氏传》所载：医缓见晋侯病在肓之上、膏之下，如不可攻之，亦以有治之功而有此名也。盖专和上焦心肺之阳气，心肺之降浊气、升清气，有云行雨施之功矣。故曰百病无所不疗者，阳气虚损、神魂劳倦、气郁眠多、梦遗健忘等诸疾，无不疗也。诚医家紧要之穴宝也。

肺俞

第三椎下，两旁相去各一寸五分。《千金》曰：对乳引绳度之。主治上气，喘满，咳嗽。

膈俞

七椎下，两旁相去脊中一寸五分，正坐取之。主治胸胁支满，噎食不下，痰嗳气痛。

肝俞

九椎下，两旁相去脊中各一寸五分，正坐取之。主治胸满，心腹积聚疼痛，咳引两胁。

脾俞

十一椎下，两旁相去脊中各一寸五分，正坐取之。主治泄痢不化，饮食不食不【按："不"字疑赘】，肌肤黄疸，胀满痞气。

胃俞

十二椎下，两旁相去脊中各一寸五分，正坐取之。主治胃寒吐逆，少食羸瘦，霍乱腹痛。

肾俞

十四椎下，两旁相去脊中各一寸五分，与脐平【按：或云脐底】，正坐取之。主治肾虚腰痛，遗精白浊，耳目不明。

膀胱俞

十九椎下，两旁相去脊中各一寸五分，伏取之。主治小便赤涩，遗尿失禁，妇人带下瘕聚。

腰眼

令病人解去衣服，直身正立，于腰上脊骨两旁有微陷处，是谓腰眼穴也。主治传尸痨瘵，灭门绝户，百方难治。尤妙尸虫，必于吐泻中而出。此比四花等穴尤易且效。又常灸腹痛、消渴有功。且妇人月水不定、赤白带下、腰脊冷痛、下血痔漏等，有十全之功。

胸胁部

天突

在颈结喉下四寸宛宛中。主治喘急痰涎咳嗽。又云喉痹，咽干急。

中府

乳上三肋间，动脉应手陷中，去中行六寸。主治胸胁痰痛，中风。

鸠尾

蔽骨之端，在臆前蔽骨下五分。人无蔽骨者，从岐骨际下行一寸，曰鸠尾，言其骨垂下如鸠尾形。主治卒霍乱、神志昏昧者。

巨阙

鸠尾下一寸。主治心胸痰痛，膈中不利。

幽门

夹巨阙两旁各五分陷中。主治心下痞，痰咳。

上脘

去蔽骨三寸，脐上五寸。主治翻胃呕吐，食不下。

中脘

上脘下一寸，脐上四寸。主治诸病，有效。

梁门

中脘旁去中行各三寸。主治积气疼痛。

阴都

夹中脘两边相去五分。主治哕呕不得息。

建里

中脘下一寸，脐上三寸。主治宿食呕吐。

下脘

建里下一寸，脐上二寸，穴当胃下口、小肠上口，水谷于是入焉。主治泄利，腹内肠鸣。

水分

下脘下一寸，脐上一寸，穴当小肠下口。主治水肿胀满，水谷不分，小便不通。灸功尤胜于针矣。

章门

大横外直季胁肋端，脐上二寸两旁九寸。侧卧，屈上足，伸下足，举臂取之。主治胸胁支满，痞气食积，疟疾泄痢，疝痛。

京门

监骨下腰中，季胁本夹脊。主治小腹急痛。此穴能利腰间之气，通腹背之结，开升降之路，扶持脾肾之元气。诸书不委言，虽然，日用有效，故记以传之也。

神阙

当脐中。主治卒中不省者，卒霍乱，转筋入腹，四肢厥冷欲绝者。

天枢

夹脐中两旁各二寸陷中。主治贲豚胀疝。《甲乙》【辰井生曰：《甲乙》者，《甲乙经》之略也】云：治气疝，哕呕，面肿，贲豚。

阴交

脐下①一寸，当膀胱上口。主治小腹冷痛，阴囊痒湿。

气海

脐下一寸半宛宛中，男子生气之海。主治温补下元不足，盛精气，梦遗，精滑白浊。

石门

脐下二寸。主治小腹疝痛，淋闭。

关元

脐下三寸。主治脐下绞痛，遗精淋浊，月经不调。张介宾曰：此穴当人身上下四旁之中，故名大中极，乃男子藏精、女子蓄血之处。

中极

关元下一寸。主治产时恶露不行，胎衣不下。

手足部

合谷

手大指次指岐骨间陷中。主治偏正头痛，面肿，目翳，口眼歪斜，口噤不开。

---

① 脐下：原作"脐上"，据《类经图翼》卷八改。

商阳

手大指次指内侧，去爪甲角如韭叶。主治手脚拘挛。

后溪

手小指外侧本节后陷中。主治肩臑痛不能动摇。

少商

大指端内侧，去爪甲如韭叶，白肉际宛宛中。主治手不仁，手臂身热。又云目疣雀目[①]。

神门

掌后锐骨端陷中。主治手不得上下。

通里

腕后一寸陷中。主治卒痛烦心，心下悸，悲恐。

列缺

去腕侧上一寸五分【滑氏云：以手交叉头食指末筋罅中】。主治小便热痛，及中风齿痛。

外关

腕后二寸两筋间。主治肩重臂痛。

温溜[②]

腕后去五寸间动脉中。主治疟，面赤肿。又云瘰疬，咽肿。

曲泽

肘内廉下陷中，屈肘得之。主治腹胀，喘逆[③]，振栗[④]。

曲池

肘外辅骨，屈肘曲骨之中，以手拱胸取之。主治臂臑疼痛，不能提物，屈伸不便，手振不能书物，及中风口㖞斜。

内关

掌后去腕二寸两筋间。主治手中风热，臂里挛急。

涌泉

足心陷中，屈足卷趾宛宛中，跪取之。主治衄血不止。

---

① 雀目：原作"萑目"，据文义改。下凡遇此误径改，不再出注。

② 温溜：原作"湿溜"，据文义改。

③ 喘逆："逆"字原脱，据《普济方》卷五补。

④ 振栗：原作"振慄"，据《普济方》卷五改。

大敦

足大趾端，去爪甲如韭叶及三毛中。主治大腹肿胀，腹痛，痫证。

隐白

足大趾端内侧【内侧为隐白，外侧为大敦】，去爪甲角如韭叶。主治腹胀逆息。又云腹满喜呕。

内庭

足大趾次趾外间陷中。主治喜频伸数欠，恶闻人音。

临泣

足小趾次趾本节后陷中。主治支痛胸痹不得息。

申脉

外踝下五分陷中，容爪甲白肉际。主治风眩，癫疾，脚气麻木。

照海

足内踝下，阴跷脉所生。主治积聚，肌肉痛。

公孙

足大趾本节后一寸，内踝前。主治诸疟，恶寒，心痛，心烦。

三阴交

内踝上三寸骨下陷中。主治妇人月水不调，难产死胎。此穴下三阴经所交会，故阴病、血证、妇人之要穴也，故俗对妇人谓之下三里也。

承山

兑腨肠下分肉间陷中。主治大便秘不通，痔漏，脚气。

阴陵泉

膝下内侧辅骨下，伸足取之，与阳陵泉穴相对。主治心下满，寒中，小便不利。

阳陵泉

膝下一寸箭骨外廉陷中，蹲坐取之。主治足膝冷痹不仁，脚气筋挛。《难经》曰：筋会阳陵泉。故凡膝腑足筋缩拘挛等，皆治此。

三里

膝下三寸，箭骨外廉大筋内宛宛中，两筋肉分间，举足取之。主治逆气上冲，头痛目眩，眼翳，耳鸣，鼻窒，口无味，痰咳气喘，心痛，胸腹支满，食不化，腹内诸痰，气块腹痛，大小便不调，腰脊强痛。此穴降诸上逆之浊气，升下陷之清气。故所治之诸病，皆是浊气上塞之证也。上膏肓穴升下陷清阳之气，而清气升则浊气降。此三里穴降上逆之浊气，而浊气降则清气升。

阴阳升降，立为其用而并行者也。故今灸膏肓者，后日必灸三里，以宣治之者也。

委中

腘中央约纹【辰井生曰：约文者，横纹也】动脉陷中。主治腰脊甚痛不可忍者，刺之出血顿愈。转筋强直者，亦刺之立处愈。

风市

使病人正立，以两手自然垂下，当第三指之端。主治腰腿痛，足胫麻顽，脚气冷痛，令人轻健。

环跳

髀枢下。侧卧，伸下足，屈上足，以右手摸穴，左摇撼取之。主治胸胁相引，半身不遂，腰胯酸痛。

阿是

人有病痛，即令捏其上。若里当其处，不问孔穴即得，使快成痛处，即云阿是。凡吴蜀人多行之。

针灸则

摄阳菅沼长之周桂　编

主治病证 [①]
中风

《经》【辰井生曰：《经》，谓《内经》】曰：风之伤人也，或为寒热，或为热中，或为寒中，或为疬风，或为偏枯，是以古之名医，皆以外中风邪立方。然唯河间主火，东垣主气，丹溪主湿，三先生之论，使后学狐疑不决。故王安道有论：三子主气、主 [②] 火、主湿之不同，而与昔人主风之不合，而立真中、类中之目，歧【辰井生曰：歧者，岐】为二途。

针：中脘、鸠尾、三里。

灸：百会、大椎 [③]、风市、三里。

出血【辰井生曰：出血，泻血也。以下皆同】：委中、合谷。

预防中风 凡手十指麻痹者，中风渐也，速宜疗治。

【薛立斋曰：预防之理，当养气血，节饮食，戒七情，远怵幕可也。】

针：风池、百会、翳风、合谷、鸠尾、幽门。

灸：肩井、曲池。此二穴自百壮至三百壮，屡试屡效。

伤寒

【伤寒一日刺太阳、二日刺阳明。阴阳分次第之说，不可信。】

针：期门、三里、风池。

阴证伤寒

灸：关元、神阙。

内伤

内伤者，内伤其脾胃也。

灸：胃俞、脾俞、肾俞。

---

① 主治病证：此题原无，据文例补。

② 主：原脱，据文例补。

③ 椎：原作"推"，据文义改。下凡遇此误径改。不再出注。

中寒

寒为天地杀厉之气也。寒气之伤人也，因阳气虚也。凡伤寒循六经渐入，中寒，不问冬夏，或坐地受冷，自皮肤卒入脏腑而似中风。

灸：中脘、神阙、气海。此三穴，灸而手足温暖则生；如极冷，唇青、厥逆、无脉者，即死。

中暑

中暑者，热中心脾二经也。【夏月有四证：伤寒、伤风、中暑、热病，疑似难明，当用意以分辨。】

针：中脘、鸠尾。

霍乱

湿霍乱、干霍乱有二种。心腹卒痛，先吐先泻，心腹俱痛，吐泻俱作者，湿霍乱也。凡吐泻时，不可与食。干霍乱，忽然心腹绞痛，手足厥冷，欲吐有声无物，欲泻不得泻，升降不通而急死。

针：鸠尾、中脘、关元、三里。

灸：神阙。【霍乱已死，腹中尚暖而未绝气者，乃用盐纳脐中令满，大艾炷灸三五七壮，苏。】

出血：委中。

转筋【辰井生曰：转筋，腓肠筋痉挛也】

寻常转筋，四时皆有，不因霍乱而发者，其发多于睡中，或欠伸而作。【丹溪云：转筋多属血热。】

出血：隐白。

一方：每遇转筋时，即以盐揩擦痛处三五十匝，即虽皮破，亦不妨，可以断根。

湿证

湿有自外入者，长夏郁热，山泽蒸气，冒雨行湿，动作辛苦人，汗透沾衣，多腰脚肿痛。有自内得者，生冷酒面滞脾，郁热生湿，多肚腹肿胀。【湿证虽有内外之不同，从外感得之者少，从内伤得之多。】

针：关元、石门。

灸：肾俞。

痰饮

《内经》曰：诸气愤郁，皆属肺金。盖肺气郁则成热，热盛则生痰。【痰之病证百端，随证可治疗。】

针：幽门、中脘、上脘、阿是。

灸：膈俞、膏肓。

疟

疟之病，《内经》说之详且尽矣。然后世之名医，或为瘴疟，为鬼疟，为痰疟，为食疟，其因痰食瘴鬼而为疟者固有之，而千百十一耳，然龚廷贤以疟期时发为信。

针：大椎、章门、京门、胃俞。

灸：章门屡试屡效。

泄泻【辰井生曰：泄泻，下痢。】

泄泻之证，只因脾胃饥寒，饮食过度，或为风寒暑湿所伤，皆令泄泻。

针：关元、石门、三里。【泄泻之证，中脘、阴都之两穴不可刺，率尔轻刺，成脾虚必矣。】

灸：天枢。

咳嗽

《内经》曰：五脏六腑，皆令人咳，非独肺也。皮毛者，肺之合也，皮毛先受邪气，邪气以从其合也。五脏之咳嗽，久乃移于六腑。【咳者，无痰而有声；嗽者，无声而有痰。】

针：幽门、上脘、巨阙。

灸：肺俞、肩井。

出血：曲泽。

痢疾【辰井生曰：痢疾，赤痢也。】

《原病式》曰：痢为湿热，甚于肠胃，怫郁而成，其病皆热证也。赤白相兼，脓血杂痢，皆因肠胃失调，饮食停滞，积于肠胃之间，多是暑湿伤脾，故作痢疾。

针：章门、天枢、关元、肾俞。【白痢针合谷，赤痢针小肠俞，赤白针三里。如此之说，一切吾门所不取也。】

灸：京门、腰眼。

呕吐

呕吐者，有声有物，胃气有所伤也。【江州彦根，民间有称肩疮者，盖至如呕吐、嘈杂、恶心之证，探其患人之肩背而出一疮，以自疮上出血而治之云。】

针：章门、京门、水分、三阴交。

灸：三里自百壮至二百壮得效。

痿躄

五脏因肺热叶焦，发为痿躄。【手足痿软而无力，百节缓纵而不收，证名曰痿。】

针：三里、大椎、膏肓、肾俞。

灸：肺俞、膈俞。

出血：大敦。

头痛偏头风、雷头风、大头风、眉棱骨痛、真头痛、头重头摇。

统治一切头痛证类。【内伤头痛，时作时止；外伤头痛，常常有之；气虚头痛，耳鸣，九窍不利；湿热头痛，头重如石；风寒头痛，身重恶寒；真头痛者，脑尽疼而手足冷至节者，不治。】

针：百会、风池、阿是、头维、三里。

灸：列缺、关元、哑门。

出血：头维、百会。

胃脘痛俗呼为心痛

虞天民曰：《经》所谓胃脘当心而痛，今俗呼为心痛者，未达此义耳。虽曰运气之胜复，未有不由清痰食积郁于中、七情九气触于内之所致焉。

针：中脘、鸠尾、脾俞、内关。

出血：膏肓。

腹痛

腹痛者，有因虚、因实、因伤寒、因痰火、因食积、因死血者，宜参考。【大凡虚者喜按，实者怕按。】

针：章门、中脘、天枢、承山、三阴交、阿是。

灸：天枢、京门、三里。

出血：大敦。

一方：以盐包帛【辰井生曰：帛，布也】，熨脐小腹，是又良法也。

腰痛

丹溪曰：肾受病则腰滞而痛。【肾虚而邪能凑焉，故作痛。】

针：腰眼、三里、阳陵泉、阿是。

灸：肾俞、阴陵泉。

出血：委中。

郁证

夫人之气血冲和，万病不生。一有抑郁①，诸病生焉。故人之诸病，多生于郁。

针：中脘、上脘。

---

① 抑郁：原作"壹郁"，据文义改。

灸：脾俞、膏肓、三里。

诸气

血则随气而行，载乎血者也。有是气必有是血，有是血必乘乎是气，二者行则俱行，一息有间则病矣。【针以导气】

气虚劳役伤气，中气不足，不可针。

灸：脾俞、胃俞。

气实邪气也

针：上脘、梁门、下脘。

气滞郁而不伸也

针：中脘、阴都、梁门。

气寒身受寒气也

灸：脾俞、肝俞。

诸血

血证者，人身之血也。血为荣，气为卫，心主血，肝藏血，脾为总官，血随气行，气逆则血逆。脏得血而能津，肺得血而能润，目得血而能视，舌得血而能言，手得血而能握，足得血而能蹑。荣卫昼夜循环，运行不息。若是荣伤火动，皆令失血焉。

咳血嗽而血出也

针：幽门、三里、三阴交。

咯血痰中血疙瘩也

针：梁门、幽门、后溪。

吐血呕全血也。【所吐血，嗅不臭，可治；若臭者，不治。】

灸：脾俞、上脘、申脉、阴陵泉。

衄血鼻血也

针：肝俞、哑门、临泣、内庭。

灸：三里、涌泉。

便血大便血

针：隐白、三里、申脉。

灸：三阴交二百壮。

溺血小便血【辰井生曰：溺血，血尿。】

针：关元、石门、天枢、临泣。

咳逆

夫咳者，气逆也。气自脐下直冲，上出于口而作声之名也。古谓之哕，今谓之呃，乃胃寒所生，寒气自逆而呃上也。有痰，有气虚，有火，有因饮食太过，填塞胸中而气不得升降者。【辰井生曰：有物无声曰吐，无物有声曰哕，有物有声曰呕。又吐声曰呃，气逆而上冲也。】

针：中脘、阴都。

灸：三里屡试屡效。

恶心

恶心者，无声无物，但心中欲吐不吐，欲呕不呕。虽曰恶心，非心经之病，其病皆在胃口上也。【胃中有寒气而作恶心者，呕清水；胃中有热而作恶心呕酸，内有热。】

针：中脘、上脘、梁门。

灸：脾俞、胃俞。

翻胃 一名反胃，谓食入反出故也。

大抵翻胃之证，未有不由膈噎而起也。其病皆因忧愁愤怒，思虑郁结，痰饮滞于胸膈之间，使气道噎塞也。

针：中脘、上脘、下脘、阴都。

灸：膈俞、脾俞、膏肓。

伤食

东垣曰：胃中元气盛，则能食而不伤，过时而不饥；脾胃俱壮，则能食而肥也；脾胃俱虚，则不能食而瘦，或少食而肥而四肢不举，盖脾实而邪气盛也。又有善食而瘦者，胃伏火，邪于气分也则能食，脾虚则肌肉削，即食伤也。【初起一吐即宽，若久不化，成食积也。】

针吐泻并作，腹痛甚之时：中脘、鸠尾、章门。

灸不得吐不得泻，腹痛甚而已欲绝之时：神阙。

出血：百会。

眩晕

夫眩者，言其黑；晕者，言其转。无痰不能作眩，此痰在上，火在下，火炎上而动其痰。【病因有四：外邪、七情、肾虚、血虚。】

针：中脘①、三里、承山、内庭。

灸：三里、隐白。

---

① 中脘：原作"中腕"，据文义改。下凡遇此误径改，不再出注。

大便闭一名秘结

秘结之证，不问气体实之人，摄养乖理，三焦气涩，运掉不行，壅结于肠胃之间，皆有秘结之患。【有风燥、有热燥、有阳结、有阴结、有气滞结，或因有所脱血，津液暴竭，种种不同，固难一例而推。】

针：承山、章门、膀胱俞。

灸：中脘、腰眼。

喘急

人之五脏，皆有上气，而肺为之总。故《经》曰：诸气皆属于肺，居五脏之上而为华盖，喜清虚而不欲室碍。调摄失宜，或为风寒暑湿邪气相干，则肺气胀满，发而为喘，呼吸坐卧促迫不安也。

针：中府、幽门、中脘。

灸：天突。

便浊

因脾胃之湿热下流，渗入膀胱，故使便溲或白或赤而浑浊不清也。

针：中脘、石门、阴交。

灸：肾俞。

小便闭

《经》曰：清阳出上窍，浊阴出下窍。故清阳不升则浊阴不降，而成淋闭之患矣。

针：石门、关元、章门。

灸：百会。【天民曰：先哲以滴水之器譬之，上窍闭则下窍不出，此理甚明，故东垣使灸百会穴，提其气，是开上窍之法也。】

黄疸

黄疸之病，皆湿热所成。

出血：隐白、脾俞、胃俞。

黄肿

人有病黄肿者，不可误以为黄疸。盖黄疸者，遍身如金，眼目皆黄，而面无肿状；黄肿之黄，则其色带白而眼目如故。虽同出脾胃，而病形不同。

针：中脘、三里、肾俞、脾俞。

吞酸吐酸

《内经》曰诸呕吐酸皆属热，惟李东垣独以为寒。【吞酸、吐酸，虽有吞、吐之不同，而治法则一也。】

针：章门、京门、天枢。

灸：三里_{百壮而有效}。

股痛

股居一身之下，象阴之所归。而其所以作疼者，三经受病也。【三经者，足太阴脾经、足厥阴肝经、足少阴肾经也，不可分经而施治矣。】

针：三阴交、阴陵泉、三里、阿是。

灸：风市。

出血：委中。

脊痛

背脊乃督脉所贯，属太阳经。其所以作疼者，乃房欲过度，不恤劳力，空虚所致。【肩背痛，不可回顾者，痰气之所聚也。】

针：肩髃、肩井、曲池。

灸：肺俞、脾俞。

出血：膏肓。

胁痛

丹溪曰：属肝木，气实有死血，有痰流注。

针：章门、京门、阿是。

灸：中府。

出血：肝俞。

疝气

《难经》曰：任脉之为病，其内苦①结，男子者，为七疝②。【七疝者，寒、水、筋、血、气、狐、癞是也。】

针：天枢、腰眼、关元。

灸：风市、阿是。

出血：肾俞。

劳极

劳证者，元是虚损之极。二十四种，或三十六种，名虽不同，证亦少异。大抵不过咳嗽发热，咯血吐痰，白浊白涩，遗精盗汗，或心神恍惚，梦与鬼

---

① 苦：原作"若"，据《难经·二十九难》改。

② 七疝：原作"七症"，据《难经·二十九难》改。

交，妇人月闭不通，日渐尪羸，渐成劳极之候。【劳瘵①之一证，难治也，虽以针而无复效。】

灸：膈俞、肝俞、脾俞。

口舌病

口者脾之窍，舌者心之苗也。

口舌生疮心热也

针：合谷、后溪。

出血：神门。

口舌及咽肿痛上热也

针：通里、神门、合谷。

出血：曲泽。

齿痛

丹溪曰：牙疼或出血，属热。胃中有热，有风寒，有虫，有湿热、实热肿痛也。【牙齿，骨之余，肾之标也。精完则齿坚，肾衰则齿豁，虚热则齿动。】

针：曲池、合谷、三里。

出血：合谷。

齿龋虫喰齿也

针：翳风。

齿龈痛

针：列缺、神门。

眼目

《阴阳应象论》云：诸脉者，皆属于目。又曰：目得血而能视，五脏六腑之精气，皆上注于目而为之睛。【目之失明者，四气七情之所害为多。】

风眼肿痛

针：睛明②、三里、内庭。

出血：头维。

肝经上壅目赤涩痛

针：合谷、睛明。

灸：肝俞。

---

① 劳瘵：原作"劳疗"，据文义改。

② 睛明：原作"清明"，据文义改。下凡遇此误径改，不再出注。

雀目肝虚之候也

针：百会、少商。

出血：肝俞。

眼眶胀痛

出血：合谷、少商。

统治一切眼疾

针：睛明、合谷、三里、内庭、百会、少商。

灸：肝俞、三里。

出血：肝俞、少商、头维、百会。

咽喉

咽喉肿痛者，或喉痛生疮者，或喉痛闭塞不能言语者，俱是风热痰火所致也。

针：合谷、曲池、天突。

出血：少商。

喉痹【辰井生曰：喉痹，扁桃腺炎也。】【喉痹，卒然肿痛，水浆不入，言语不能，死在须史。】

出血：放其肿处出毒血。

鼻病

鼻者，肺之外候。丹溪曰：肺之为脏，其位高，其体脆，性恶寒，又恶热。是故好饮热酒者，始则伤于肺脏。【《内经》曰：西方白色，入通于肺，开窍于鼻。】

酒齄鼻热血入肺【辰井生曰：酒齄鼻，酒客鼻尖疮也。】

出血：列缺、合谷。

清涕风热也【辰井生曰：清涕，水也。】

针：肺俞、迎香。

痔漏

《经》曰：因而饱食，筋脉横解，肠澼为痔。

灸：可于痔上五十壮或至百壮。

耳病

耳者，肾之窍，肾虚则耳聋鸣也。

聤耳多是上焦火炎也，小儿多有之。【辰井生曰：聤耳，荏也。】

针：翳风、外关。

脓耳风热上壅流脓

针：耳门、迎香、临泣。

左耳鸣聋者，胆火也；右耳鸣聋者，相火也；左右俱耳肿痛者，胃火也。
【耳聋新发者，多热也；久聋者，多肾不足也。】

统治一切耳病

针：外关、合谷、耳门、翳风、后溪、迎香、三里、临泣。

嘈杂

嘈杂者，俗谓之心嘈也。有胃中痰因火动而嘈者，又有因食郁而嘈者。

针：中脘、幽门、胃俞。

嗳气 胸膈之气上升也【嗳气者，多在食积。】

针：中脘、下脘、天枢、神门、通里。

水肿

水肿者，因脾虚不能运化水谷，停于三焦，注于肌肉，渗于皮肤而发肿也。

针：关元、天枢、章门、三阴交。

鼓胀

夫胀者，饮食失节，不能调养，则清气下降，浊气填满胸腹，湿热相蒸，遂成胀满。【鼓胀之一证，针灸难得效，须服药。】

针：中脘、石门、气海。

灸：水分、三阴交五百壮。

积聚【辰井生曰：积聚，腹内壅积也。】

气之所积，名曰积；气之所聚，名曰聚。故积者五脏所生，聚者六腑所成也。

肝积 名曰肥气，在左胁下①，如覆杯。

针：梁门、天枢、章门。

灸：肝俞、章门。

心积 名曰伏梁，起脐上，大如臂。

针：中脘、鸠尾。

灸：膏肓。

---

① 左胁下：原作"右胁下"，据《难经·五十六难》改。

脾积名曰痞气①，在胃脘右侧，覆大如②盘。

针：中脘、梁门、阴都。

灸：脾俞、腰眼。

肺积名曰息奔，在右胁下，大如覆杯。

灸：三里、肺俞。

肾积名曰奔豚，在小腹上至心下，若豚状。

灸：肾俞、京门。

统治一切积聚

阳陵泉、中脘、天枢、梁门、章门、京门、脾俞、腰眼。

痞满

有气虚痞、血虚痞、食积痞、脾泄痞、痰膈痞。【大抵大便易者为虚，大便难者为实。】

针：梁门、天枢、幽门。

灸：上脘。

健忘惊悸怔忡【辰井生曰：怔忡，恐怖症。】

有因思虑过度、劳伤心脾忘事者。【精神短少者，多主于痰。】【心胸躁动，谓之惊悸③；惊悸久，则成怔忡；怔忡久，则成健忘。三证虽有浅深，然皆心脾血少神亏，清气不足，痰火浊气上攻。】

灸：关元、天枢。

惊悸属血虚火动

灸：神门、中脘。

怔忡

灸：神门、三里。

淋病气、血、石、膏、劳，谓之五淋。

凡淋病属热，间亦有冷淋，多忿怒房劳，忍小便，或酒肉湿热下流肾膀胱，干④于肝经，郁结为淋。

针：天枢、关元、中脘、大敦。

灸：三阴交、膀胱俞。

---

① 痞气：原作"肥气"，据《难经·五十六难》改。

② 如：原作"加"，据《难经·五十六难》改。

③ 惊悸：原作"怔忡"，据文义改。

④ 干：原脱，据文义补。

出血：三阴交、委中。

脚气

有从外感而得者，有从内伤而致者。所感虽有内外之殊，其为湿热之患则一也。【脚气者，其初病之时不之觉，因他病始发，或奄然大闷，其证寒热，全类伤寒。】

针：风市、公孙、阴陵泉、环跳。

灸：隔蒜灸痛处，每二壮，去蒜再换灸。自三十壮至五十壮，可依患人之轻重也。

出血：承山。

痛风

丹溪曰：因湿痰、浊血流注为病。【上之痛痹者，即今之痛风也，诸方书又谓之白虎历节风。】

针：百会、环跳、风池。

出血：三阴交、膏肓。

关格

关格者，升降不通，饮食不下，此因气之横格也，乃是痰格中焦。【辰井生曰：关格覆溢，死脉也，见《难经本义》。】

针：中脘、鸠尾。

出血：少商、大敦。

臂痛【辰井生曰：臂，前膊，又上肢也。】

臂痛者，因湿痰横行经络也。

针：肩井、合谷、肩髃、曲池。

灸：阿是。

肩痛痰湿为主

针：肩井、风池、肩髃。

灸：膏肓。

出血：肺俞。

足痛

有痰，有湿，有血虚，有脚气。

针：公孙、三里、阳陵泉。

灸：阿是。

手痛

有湿痰，有血虚。

针：曲池、合谷、神门、通里。

灸：阿是、商阳。

麻木

丹溪曰：十指麻木，是胃中有湿痰死血。【麻是气虚，木是湿痰，分为二。虽然，亦有气血俱虚，但麻而不木者；亦有虚而感湿，麻木兼作者。】【辰井生曰：麻木，麻痹。】

浑身麻木

针：环跳、阳陵泉、肩髃、三里、百会、曲池、合谷、肩井。

出血：合谷、百会。

手麻木

针：外关、曲池。

出血：曲泽。

足麻木

针：三里、环跳、风市。

出血：隐白。

自汗

丹溪曰：自汗者，属气虚，亦属湿与热。【《原病式》曰：心热则出汗。】

针：列缺、少商、大敦、涌泉。

盗汗【辰井生曰：盗汗，寝汗也。】

丹溪曰：盗汗属血与阴虚。

灸：气海、肾俞。

痫证

丹溪曰：痫证者，大率属痰与热。

针：中脘、鸠尾、公孙。

灸：大敦。

癫狂

大率多因痰结于心胸间所致也。【辰井生曰：狂癫者，癫痫及癫痫性精神病也。又精神错乱。】

针：风池、中脘、鸠尾、膏肓、肺俞。

灸：百会、神门、上脘、曲池。

邪祟

天民曰：病有心虚惊惕，如醉如痴，如为邪鬼所附。或阳明内实，以致登高而歌，弃衣而走，皆痰火之所为，实非妖邪祟之所迷。

灸：大敦、三里。

出血：委中、少商。

脱肛

脱肛者，肛门翻出，虚寒出脱也。

灸：腰眼、肾俞、脾俞_{自二百壮至五百壮}。

诸虫

诸虫者，肠胃中湿热所生也。【痨瘵虫有十八种，其形状各有异。】

针：京门、章门、天枢。

灸：肝俞、脾俞。

遗溺_{或遗尿}

小便失禁者，属气虚。【老人溺多，有虚寒；壮人溺多者，虚热。】

灸：石门、肾俞_{五百壮}。

腋气_{一名狐臭，属湿热。}

灸：腋下有细小孔，每穴三壮。

消渴

因食甘美而多肥，故其气上溢，转为消渴。【大抵消渴俱属内虚而有热也。】

针：中脘、阴都。

灸：三里。

痈疽_{痈者，大而高起，属乎阳，六腑之气所生也；疽者，平而内发，属乎阴，五脏之气所成也。}

凡痈疽，皆饮食、七情、房劳损伤脾肾肝所致也。【痈疽，有外邪相搏，及小疮疡传染，亦皆因内毒有以召之也。】

灸：隔蒜灸发处，去蒜，再换灸。

折伤_{附跌扑}

折伤者，多有瘀血凝滞也。

出血：其患处多取血。

妇人科

妇人一切众病，皆与男子同，惟经水、带下、血崩、胎产等病为异而已。【妇人诸病，多是气盛而血虚也。】

经闭_{血枯也}

针：中脘、气海、中极。

灸：关元、天枢。

月经常过期者，血少也

针：石门、关元、三阴交。

经水过期，紫黑有块作痛，血热也

针：三阴交、中脘、气海。

经水未行，临经将来作痛血实郁滞也

针：天枢、阴交、关元。

经水行后而作痛血俱虚也

针：三阴交、关元。

经水欲行，脐腹绞痛血滞也

针：气海、阴交、大敦。

统治一切经水诸病主穴

三阴交、关元、石门、阴交、中极、气海、中脘、大敦、天枢、三里、神阙、合谷。

难产

难产之妇，皆是产前恣欲所致，非独难产，且产后诸疾，皆由是而生。

针：三阴交、合谷、石门、关元。【刺合谷、三阴交而堕胎之说，不可信。】

产后血晕不识人【辰井生曰：产后血晕，褥妇眩晕失神之谓。】

针：三阴交、关元、中极。

灸：三里、大敦。

产后手足厥逆

灸：肩井七壮，有极效。

胞衣不下

针：气海、石门、阴交、肩井。【肩井穴不可深刺，刺之亦须刺足三里。】

灸：肩井、中极。

横产

针：三阴交、肾俞、合谷。

横产，手先出产门。手出，以细针可刺掌中。逆产，足先出。

针：关元、石门、三阴交。

灸：右足小指尖三壮，立产，炷如小麦大。

怀妊

灸：胃俞、腰眼至出产则安。

产后腹痛瘀血也【辰井生曰：瘀血，恶血之意。】

针：石门、关元。

血崩血行淋沥不止，若山崩。

针：气海、天枢、三阴交、大敦。

乳肿痛

灸：临泣。

出血：膏肓。

血块

针：气海、三阴交、三里、丹田、阿是。

出血：委中。

带下

丹溪曰：胃中痰积流下，渗入膀胱，当升之，无人知此。【肥人带下，多是湿痰，瘦人少有此病；有者，是^①热也。】

针：肝俞、三阴交、气海。

灸：天枢、关元。

小儿科

凡小儿诸病，亦与大人无异，唯惊风、疳积、痘疹为异。

急惊急惊属肝，风邪痰热有余之证也。【钱仲阳曰：急者实热，慢者虚热。】

针：中脘、鸠尾、百会、涌泉。

灸：章门。

慢惊属脾，中气虚损不足之病也。

灸：章门、神阙。

疳疾

虞抟曰：《内经》云：数食肥，令内热；数食甘，令人中满。盖其病因肥甘所致，故命名曰疳。

针：中脘、鸠尾。

灸：肝俞、脾俞、章门。

出血：膈俞、胃俞、肾俞。

癖疾

钱仲阳云：癖块者，僻于两胁；痞结者，否于中脘。此因乳哺失调，饮

---

① 是：原作"足"，据文义改。

食停滞，邪气相搏而成，或乳母六淫七情所致也。

出血：肝俞、脾俞、肾俞。【疳疾、癖疾之二证，肝俞、膈俞、脾俞、胃俞，及至身柱、腰眼而出血沿之，无不有效焉。摄州中野村之一医，行此法最有经验，俗称中野之一本针云。】

丹毒丹毒者，火行于外也。

出血：委中、膈俞。

吐泻

小儿之吐泻，皆乳食过度，传化失常，食郁则成热，热郁则成酸，而成吐成泻，此必然之理也。

针：关元、天枢、鸠尾。

腹胀有虚实，须察。

灸：章门。

腹痛多是饮食所伤也

针：中脘、章门、关元。

夜啼钱氏曰：小儿夜啼者，脾脏冷而痛也。【有欲饮乳，到口便啼，身额皆热者，看其口若无疮，必喉舌肿痛而啼也。】

灸：脾俞。

重舌乃小儿舌下生舌也

出血：有舌下紫脉，刺之出恶血。

痘疮

初生时含胎血咽下，至肾经发痘也。或曰：父母肆欲，火毒遗于精血之间，生儿发痘。【痘疮者，往昔未有，魏以来始有之，日本圣武天皇之世始流行。】

痘疮黑头研已欲绝【或曰：痘疮者，人生不再厄病也。】

出血：委中、曲泽。

针灸则终

附录

旧说禁针穴廿二穴，禁灸穴四十五穴，撮其要，刺合谷而孕妇堕胎，或灸石门则女子终身无妊娠，灸哑门而成哑，刺鸠尾则死之说，予甚疑焉。一人患头痛，其痛引脑不可忍，至哑门之穴灸五壮，顿治。又中暑腹痛已欲绝，则刺鸠尾之一穴而作吐，即瘳。孕妇麻木，刺合谷之二穴而愈。灸刺其他所谓禁穴，亦未尝见其害，反得奇效者，不可举数焉。然则其为妄诞，可不辨而知矣。于予一家门流，谓周身皆禁穴也。何者？虽至刺如中脘、上脘之穴，不能手指法则，或聚成块，或肿痛，或出血不可忍，或发惊，或成眩晕，或针断肉中，或针刺不拔，何唯所谓禁穴哉。但依病证，针刺有法，非入门同道，则难共论焉。

厥证顿死者，和医称气付。针者，即大针也，用之刺百会、人中、涌泉、足三里而不苏，则或灸神阙、隐白者二三壮。然周身不动摇，则措手待死。呜呼，可悲哉！于予门流，一切顿死者，以毫针先刺鸠尾、中脘、上脘、梁门、关元、气海，而后以大针刺百会、三里、膏肓、涌泉而有效。灸神阙则至百壮，何限以二三壮。

刺针之后，肿痛不可忍者，邪气聚其处而作患耳，只不能手法则如此。若欲治之，则当刺其所肿痛之经穴，极有效。

倭俗有言：日肿病，其证时眼昏而殆将绝，是当尸厥。疔肿生口鼻边，而如此灸温溜之二穴而有效。凡疔肿，灸艾宜大。若不知热，则宜及知热。【四国之民间有称一疮者，其病周身生一疮，暴眼昏而死有须臾之间。至此时，灸温溜穴边而果治，云疑是疔疮也。】

补泻迎随者，针家之所重也。虽多论说，刺而驱贼邪，去癥癖则泻也。驱去邪气，正气回复，即补也。毕竟补泻迎随者，在手指而别无余义。或有泻而无补，或有补而有泻，或泻其子、补其母之说，一切吾所不取也。

风眼至出膜，则手中指本节尖灸五壮，左眼灸右，右眼灸左。

臁疮【辰井生曰：臁疮，疮痏也】不愈，则夏至土用中灸三阴交，里者七壮，则不再发。至二十壮或三十壮，亦可也。

下疳疮，三阴交之二穴，可大出血，肿物正中灸三壮，极有效。

小儿慢脾风，目直视，手足痹，口吐沫，则章门二穴灸五壮，或至十壮，有经验。

沙胀之一证，委中二穴，可出血。此证海边民间为多，当用意分辨。

五积气块血瘕，当灸膈俞、肝俞、大敦、照海，随病轻重，而自百壮至千壮。

下血，当灸命门之一穴。命门在十四椎下，所对脐是也，令患者平身垂手，正立于木石之上，目无斜视，身无偏倚，去上衣服，用直杖从地至脐中央截断，乃回杖于背上，当脊骨中杖尽处，即是命门穴也。【命门之灸治淋疾、腰腹痛，或治疝气、脚气，无不取效。】

《千金》云：凡言壮数者，若丁壮病根深笃，可倍于方数；老少衰弱，可减半。扁鹊灸法，有至五百壮、千壮。曹氏从法有百壮大，十壮小。诸论亦然。惟《明堂本经》多云针入六分，灸二壮，更无余论。故后人不准，惟以病之重轻而增损也。

旧说欲用针灸，必先知其人行年宜忌、尻神及神鬼所在。男忌除，女忌破；男忌戌，女忌巳。又所谓血支、血忌之类，一切不可拘。若夫急难之际，卒暴之疾，死在须臾之间，宜速治之。若泥于禁忌，偏于鬼神，岂不误哉。

针灸则终

针灸则跋

《孟子》曰：尽信书则不如无书。岂必取乎？岂必不取乎？取舍唯在其人耳。吾菅先生所著《针灸则》，不取十二经、十五络、所生是动、井荣俞经合、八会等，仅以经穴可针即针，可灸即灸，可出血则出血，而能起沉疴于顷刻，岂不奇哉。然此书也，先生唯示门人小子耳，不敢示他人也。读者在不可取者正之，若有所取者则学之云尔。属校句读，辄书数言于卷末。

明和丙戌春三月
门人阿州菅义则玄慎

刺络编

日·荻野元凯 撰

校注说明

《刺络编》是日本颇具代表性的刺络疗法专著，初刊于宝历十三年（1763）。此书由荻野元凯折衷中医经典《黄帝内经》所载刺络法与荷兰泻血法，汇聚中西刺络之精华编撰而成。其记载的刺络理论与技术方法两方面均已相对成熟，为刺络法的发展与普及做出了一定贡献，至今仍有较高的临床参考价值。

1. 作者与成书

《刺络编》正文首叶题署"日本北陆荻元凯子元著"，卷末标识"门人陆奥木村恒德子慎父……长崎林鼎子亨父同校"。又据书首高道昂"刺络编序"中所载："（荻野元凯）寻又闻和兰善刺络，则每岁从和兰入贡受刺络。和兰，西洋远国，其言侏离，其书旁行，唯依传译……是子元所以盻盻为急也。乃识译长某氏，某氏辄奉牛酒交欢，译长手使口授，以至进乎技者数十条，录而成编。后之说刺络，盖自此始。"书后陆奥木恒德跋载："然吾荻先生尝叹刺络之丧，世或不知也。尚据《素》《灵》，旁考蛮法，论次研寻，作《刺络编》。"

由上可知，《刺络编》一书为日本医者荻野元凯依据《黄帝内经》，旁参荷兰刺络法，折衷汉兰医学刺络之术编著而成。荷兰，日本当时称其为"和兰"，本书正文中又称之为"红毛""红夷"。

荻野元凯（1737～1806），又作"荻元凯"，是折衷汉医及兰方医学的汉兰折衷家，字子元，名元凯，号台州、鸠峰，通称左仲，金泽人。据本书高道昂序，元凯出身医学世家，其家世为小儿医。因有感于"医门多疾，屡满户外"，元凯遂立志"务广业名其家"，夜以继日，发奋读书，并四处求学。"既闻不学《易》无以知阴阳，则从博士家受《易》；不学物产无以辨药石，则从某处学物产；闻某子甲善针砭，则就而受业某氏；闻越前奥良筑主吐法，其术倾郡，则就受业良筑"。元凯曾师从奥村良筑（1686～1760）学习吐法，并得到长崎通词（翻译）、医家吉雄耕牛和楢林镇山的指导，在研究《黄帝内经》刺络法的基础上，探究荷兰刺络疗法。元凯在北陆（今属日本富山、石川、福井三县）时医名已盛，后迁京都行医，声誉愈高。宽政六年（1794），因治皇子之病有功，出任医官典药大允。宽政九年（1797）抵江户，在多纪家主持的医学馆主讲吴又可《温疫论》。宽政十年（1798），任尚药、河内守。

元凯还曾从事过人体解剖研究，如明和八年（1770）他与河口信仁一起解剖男尸。其著作有《吐法编》《刺络编》《经验方选》《腹诊论》《温疫余论》等。

荻野元凯在卷首识语中交代了本书的成书经过：肥（今属日本长崎、佐贺、熊本县一带）人岩雄达曾师事长崎翻译、荷兰流外科大家吉雄耕牛，向他学习荷兰疡医术与荷兰刺络法。元凯闻听雄达所传荷兰刺络法，又得阅其笔记，认为其学与《黄帝内经》所论刺络方法相通，于是在雄达荷兰刺络法笔记的基础上，演绎编撰红毛针书。之后，雄达跟随元凯学医，在朝夕相处的过程中，元凯认为雄达所行荷兰刺络法，与其笔记所载间有小异，于是持之就教于吉雄耕牛。吉雄子出具西洋之书，元凯乃"详悉其事，淄渑方兮，疑怛顿解。因采之所胜，裁新所闻，较诸经说，征诸患人，累稔易稿，又作《刺络编》"。

书首统论前也交代了荻野元凯研习刺络法的经过：元凯先是"覃思焦神，学刺络之方"，但"不敢恣意下针，蹇涩弥年"；后因弹鼻治朦、刺腘已痁，多有效验，"于是乎复信斯术不可措而委地也"；之后，得见译司吉雄、楢林二子，听闻荷兰医能行刺络术，乃虚心观察荷兰刺络法，"精该审谛，退而省之"；最终得出结论，荷兰刺络法与《黄帝内经》所论刺络法有相合之处，因"间起其未发，阐其未尽，经肯綮，探膏肓，操术之妙，颇出人意表"。

综合以上信息，又据《刺络编》卷首元凯识语及正文开篇所载可知，元凯曾钻研《针经》"取奇邪在血络"之说，认识到血络的重要功能以及郁邪阻于血络导疾的致病后果。但由于《针经》中并未明确记载相关的治法及具体的操作，导致"后世徒是半存，弊梗不行，说无所驾，传失其统，则刺络之方几乎拂地，人不知其所向"。有感于此，元凯"思索经旨，而取络邪于络"，学习刺络之方。之后，听闻荷兰人擅长刺络，遂留心学习，曾作红毛针书，后又向吉雄、楢林二人求教，对荷兰刺络术的认识进一步加深，于是折衷汉兰医学的刺络方法，在宝历十三年（1763）编成《刺络编》一书。

2. 主要内容

《刺络编》是日本刺络术的代表著作之一。此书不分卷1册。书中首先陈述著书动机、经过以及研究汉兰刺络法的经历，其次分8项论述刺络理论，再次按部位不同列述9种具体刺络方法以及3种特殊刺络方法，最后例举刺络效案13则。

第一，在书首的"刺络编序""识语"及正文开篇，记述了荻野元凯编撰此书的初衷及钻研《针经》刺络与学习荷兰刺络的经历。

第二，依次从统论、血络、论血、达郁、针目、刺法、刺变和刺禁8方面，详细论述了刺络的基础理论、血络选取、针具应用、针刺方法、刺络禁忌、注意事项及刺变急救等。这部分是荻野元凯刺络论的核心内容。

统论，主要阐述刺络原理及其重要性，言："血络者，血之道路也……利则渗营四体，郁则决溢泛滥，瘀为虾血，化为腐水，害不可胜殚焉。若一处郁结而塞，则百骸皆不利，其郁于络脉，非针放发之，何除之有？"然后引据《黄帝内经》，又以大禹治水比喻刺络疗病。

血络，依据荷兰西书列述人体络脉组成以及刺络常用血络。书中将络脉分为气络与血络两种：气络，"出肘中下廉，细如针，是为通气之道，总主头中疾，刺之血不多出"；血络，"巨如箸，是为血行之道，原皆发于心脏，依于骨髓，布散上下，达于指端"，并指出血络不可与经脉、阴经混淆。可刺而出血的血络主要有头部血络、眼睑血络、腘中血络、足头血络、足小趾血络、肛周血络、舌下血络、阴茎血络等。部分血络列述血络走行或刺络主病，前者如头部血络，"上络头项，下出于肘中上廉"；后者如肛周血络，"主胸痹郁滞，肛门疼痛，及女子不月产难"。

论血，强调应视血络"盛而坚、张而浊、累累有结者而泻之。牢韧如按弦者，为浊血；柔软如按葱者，精血也"。从出血色味诊断病情，如"血淡而微咸者为虚家"。刺络应"能察证之虚实，度毒之多寡，当刺之证而刺之"，出血量因人因病而异，以无损精血为度。

达郁，转引《黄帝内经》的理论，指出刺络"必眽人之盛衰、毒之缓急，参伍相照，而后应从事于此"，特意指出"眽血者取之，则于其刺之，不可强合于络之部分"。

针目，列举荻野元凯刺络所用铍针、机针、韭叶针、三棱缝针4种针具，论述其应用方法、适应病证，并附针形图4幅，且概括刺络选针要领为"择针之方，锐利淡淡焉，经物而物不疾，刺肌而肌不觉，乃可将用"。针对当时医界盛行应用银针之风，元凯认为铁针无毒，刺络可选用铁制之针。

刺法，指出刺络"宜侧针逆而取之"，针刺大血络时须将绵布紧扎刺处上际，"其临取之，预备石胆、矾石及参、连、三黄等应不虞之物，以资缓急"。强调"若刺血不出，勿更刺之"。刺络时，先令病人口含冷水，血止而吐水，若中途吐水则代表患者脱气。

刺变，指出"刺变无常态，学者宜触类长之"，列举苍苍然色脱、误刺动脉血出不止等10余种刺变及其急救方法。

刺禁，指出"疾必不可刺也，亦不可无刺也"，强调刺络"必先察其形气，审其要害，能说其情，彼是相得，必应刺而刺之"，列举出动脉与溜脉、腰脊、气逆上冲者、阴晦寒冷等 12 种情形勿刺，感叹刺血之难行。

第三，列述刺尺中、刺手背、刺腘中、刺少商、刺大敦、刺额上（含刺眼睑）、刺鼻中、刺舌下、刺外肾法等 9 种不同部位的刺络方法，以及抓针、蜞针、角法 3 种特殊的刺络方法，是荻野元凯临床刺络所应用的具体方法。其中，抓针法不同于他法之直执锃针，而是"斜执锃针，轻轻抓疮上，纵横出血而傅膏药"；蜞针法，则利用水蛭代针；角法，"择锃针、韭叶针刺破患处，取绵花若樟脑，着之硝子中而放火，急合刺上"。每种具体刺络方法，列述刺法与主病，部分刺络法附有图示。多用缚绵紧扎刺络上端，以防血出不止。

第四，列举刺络效案 13 例。正如荻野元凯识语所言："卷末显效案若干则，以备考证。"13 例效案绝大多数为元凯本人治验，另有吉雄耕牛、荷兰医生医案各 1 例。应用到的刺络方法有刺额上法 4 例、刺尺中法 2 例、刺腘中法 2 例、抓针法 1 例、角法 1 例、刺鼻中法 1 例、刺足头血络 1 例、刺足部青紫筋 1 例。医案中多为刺络疗法与其他治法同用，如："家婢二人，一时同病眼，胬肉四合，翳障漠漠不敢发，肿痛难禁，热泪交下，及夜诸证转甚。诊之脉证俱实，因内与凉膈加减方，外于项下以角法取血再三，疼痛随除，翳障渐散。"

可见，《刺络编》首先记载著述本书的过程，其后论述刺络理论与技术，最后列举 13 例效案。本书作为日本近世专论刺络治疗的著作，虽篇幅短小，但刺络理论详备，操作技术成熟，并得到实践验证，具有较高的临床实用价值。

3. 特色与价值

在江户时代，日本刺络疗法进入一个新的发展时期，涌现出一批杰出的刺络医家，荻野元凯即为其中非常重要的一位代表。《刺络编》折衷以《黄帝内经》为基础的刺络疗法及荷兰医学的泻血疗法，在理论与临床两方面为刺络法的发展与普及做出了贡献。

在理论上，元凯汇通《黄帝内经》与西洋之书，夯实刺络理论基础。如在本书统论中，元凯在《黄帝内经》所言"菀陈则除之""血实者决之""实则泻之，虚则补之，必先去其血脉而后调之"的基础之上，结合己见，点明刺络法的重要性。文中多处引用西洋书中的刺络理论，如血络项下阐述西书关于络脉的分类以及兰医刺络泻血的常用血络。又如论血项下引"西书曰：血淡而微咸者，为虚家；浓而大咸者，为实家；滑浊而微酸者，为湿；咸而微辛者，为热；色黯味涩，为有大热；凡血色紫黯而无气，为虾血；鲜绛有臊臭，乃精血。宜认此为纪纲。刺之唯傍流，不能射"。如此论述，有利于医家将中医经典理论与西方医学进行比较，并能开拓视野，增广见闻。纵观《刺络编》全书，荻野元凯折衷参合荷兰泻血法及中医古典《黄帝内经》中的刺络法，从中得出了一些新的见解。例如，在"效案"项言"一处达郁，百骸皆利"，主张用刺络而不拘虚实，以达郁为主要目的，通过达一处之郁，改善全身气血的流通而治疗疾病，由此扩大了刺络疗法的治病范围。

在临床实践中，元凯参合荷兰泻血法，将《黄帝内经》刺络术发扬光大。书中介绍了刺尺中、刺手背、刺腘中、刺额上、刺鼻中、刺舌下、刺外肾、抓针、蜞针、角法等12种具体刺络方法，多首先详述操作方法，次列主治病证，至今仍有很高的临床实践价值。对于针具的应用，兰医刺络多用铍针，如书中刺法项下载："余效红毛刺络法，辄用铍针，百无一失。"元凯本人主要应用铍针、机针、三棱缝针、韭叶针4种针具，并总结出临床选用针具的原则。其中，机针为弹簧式机械针，是荷兰人常用的泻血工具；因虑及施用三棱针后创口难以愈合，元凯又自创韭叶针以解决此问题。本书应用刺络法并不仅限于针刺出血，还将针刺与拔罐结合，以达到出血疗病的目的，如角法的应用；又利用马蜞（水蛭）或吸毒石来治疗疾病，详见蜞针法。元凯注重临床刺络安全，书中反复提及刺络注意事项、防范措施、禁忌问题以及出现意外的救治方法。元凯在临证疗病时，视病情需要，常将刺络疗法与内服、外敷药物等其他治疗方法同时施用，以达到较好的治愈效果。本书最后所附13则刺络医案，涉及内、外、妇、儿及五官等各科疾病，可供读者参考借鉴。

综上所述，荻野元凯折衷以《黄帝内经》为基础的刺络疗法与荷兰医学的泻血疗法，编著《刺络编》一书，具体论述刺络的理论、方法，并附效案以资验证。书中所载刺络理论经元凯多年临证实践后已经相当系统完备，临床刺络操作方法与技术也已相对成熟，推动了日本刺络法的普及与发展，对现今临床应用刺血疗法仍然具有指导借鉴价值。

4. 版本情况

《刺络编》现有2种刻本及1种钞本传世。其中，宝历十三年（1763）刻本，现藏于日本静嘉堂文库；明和八年辛卯（1771）刻本，现藏于静嘉堂文库、京都大学图书馆富士川文库、早稻田大学图书馆、东京大学图书馆鄂轩文库、东北大学图书馆狩野文库、日本大学图书馆富士川文库、杏雨书屋、乾乾斋文库、无穷会神习文库、砺川堂文库等处。[①] 此外，中国浙江中医药大学图书馆藏有此书的 1 个钞本。

本次校注所用底本，为日本京都大学图书馆所藏明和八年辛卯（1771）刻本。此本藏书号为"富士川本 / シ /663"。不分卷 1 册。四眼装帧。书皮题"刺络编 台州园随笔"，说明此本是荻野元凯《台州园随笔》丛书中的一部。无扉叶。书首有明和七年庚寅（1770）夏四月伊势高道昂"刺络编序"及同年仲春荻野元凯识语。书后有陆奥木恒德跋。书末镌"明和八年辛卯冬十二月 / 皇都书林 / 二条通东洞院东江入丁 / 林伊兵卫"的刊刻牌记。四周单边，乌丝栏。正文每半叶 9 行，行 20 字，注文双行。版心白口，上单黑鱼尾或白鱼尾。书口上部刻"刺络编"书名，中部镌叶码，下部书"台州园藏版"5 字。

总之，《刺络编》为日本刺络法的代表著作之一。作者荻野元凯折衷以《黄帝内经》为基础的刺络疗法及荷兰医学的泻血疗法，从中得出个人见解，在理论与技术两方面都已相当成熟，颇具实用价值。今校注出版此书，希望能为现代临床施用刺络法，在理论基础与技术方法两方面提供一定的参考借鉴。

韩素杰　肖永芝　杜凤娟　王文娟

---

① 日本国书研究室.国书总目录（第四卷）[M].东京：岩波书店，1977：616.

目录

刺络编序

夫医之道，好生之具，周官之守也。经络①、骨髓、阴阳、表里，赅而存焉。箴石汤火所施，百药八减之宜，齐和之得不得者，岂有他哉。犹慈石取铁于己，取之而已矣。拙者失理，以愈为剧，以生为死，是则可恤也。

荻君子元，以医著北陆，移京师。其家翁世世受方，为小儿医。医门多疾，屡满户外矣。子元慨然自许，务广业名其家，尝曰：吾不能如扁鹊受异人书，顾惟神农、黄帝、岐伯、伊尹、仲景之言具在，即其人已矣。吾第从轮扁求之，乃胠箧遍读诸书，夜以继日。既闻不学《易》，无以知阴阳，则从博士家受《易》；不学物产，无以辨药石，则从某处学物产；闻某子甲善针砭，则就而受业某氏；闻越前奥良筑主吐法，其术倾郡，则就受业良筑。良筑得子元大惊，请割荒知以南听子矣。寻又闻和兰善刺络，则每岁从和兰入贡受刺络。和兰，西洋远国，其言侏离，其书旁行，唯依传译，而译者率进埶于我，竟不能得和兰要领也。譬若以坤舆图察四海，相去不过毫厘，而间独数百里，视之若易，行之甚难，是子元所以盼盼为急也。乃识译长某氏，某氏辄奉牛酒交欢，译长手使口授，以至进乎技者数十条，录而成编。后之说刺络，盖自此始，所谓穷河源，睹昆仑也哉。子元益自喜，请得鄙言，取征狂夫。故余述其勤动，以复荻君趣刊行焉。

明和庚寅夏四月
伊势高道昂撰

---

① 经络：原作"经落"，据文义改。

岩雄达者，肥人也。雄达，其俱师事吉雄子，学红毛疡医术。余闻其所传红毛刺络事，旁见其所笔记，略洽经论。惜哉，断锦屑玉，未见一匹之美，亦孰肯舍诸？遂演绎之，作红毛针书。嗣后，就余学疾医事，旦夕相见。又闻其所传，间有小异同，持以质之。吉雄子则出西书，详悉其事，淄渑方分，疑怛顿解。因采之所胜，裁新所闻，较诸经说，征诸患人，累稔易稿。又作《刺络编》，独以为得经旨，卷末显效案若干则，以备考证。古人云：独智难周。如其不逮，俟后识者。

是岁明和庚寅仲春
荻元凯所识

刺络编台州园随笔之二

日本北陆荻元凯子元　著

　　余每读《针经》，至取奇邪在血络之说，未尝不慨然叹刺络不讲，俾二竖阑入膏肓也。盖血络者，血之所缘以流，气之所缘以通，潜行皮肉间，浮见于大表，巨者如箸，细者如针，络绎九窍，绸缪百骸，靡所不遍焉。其卫护于人身，内之筋骨，外之经络、四维、殊途^①而同归。枢之所管，机之所系，中外奚择焉？郁邪之为害，处筋骨则深，处经络则浅，舍而不疗，迄祸梯已成，如火燎原，不可向迩，浅深奚择焉？经之论之，职此之由，其说切而翔实，善罄其情曲，唯法与术，彼此隐见，俱不精核。后世徒是半存，弊梗不行，说无所驾，传失其统，则刺络之方，几乎拂地，人不知其所向。若遇其证，药治而不为，反为之辞，诡言于是乎出，怪说于是乎兴，斯道愈径庭。如坚白之昧，言虽善辨，抵物则龉，终亡益于疾矣。

　　余居恒谓对脉有易医之证而弗瘳，索诸内而不可，寻诸外而不及，百疗不中，独何也？非吾拙而人能，人亦难此，则非吾与人均之拙也，然则果不可起之疾耶？抑治术有孑遗而不知其方也。何则？瞽者非瞥蔑而不行者，为不见也；聋者非喑哑而不會者，为不闻也。不會不行，非彼所不能，以有不备于己者也。苟法方不备，望为其疾。假使扁、仓复起，末如之何已。故利手巧目，不如拙规矩，谓法方也。况抱凡庸材而遗其方，欲使疢病起，诚难于使跋涉险哉。当今之世业医者，何弗思索经旨，而取络邪于络，却攻诸他之为，犹之缘木求鱼，不得其所，不亦然乎。

　　余虽不敏，私矜恤世有非命而殇者，覃思焦神，学刺络之方，而惯习日浅，适操斯术而临之，动眩其血多慑怖，先之疑殆是萌，百虑蜂午，不敢恣意下针，蹇涩弥年。然至如弹鼻治朦，刺腘已痁，去血过多，则疾辟亦速，于是乎复信斯术不可措而委地也。孜孜汲汲，索其秘蕴，涵泳其间。久之值红夷聘武中，便见译司吉雄、楢林二子。闻红夷能此术，因就听之。私视其所为，精赅审谛，退而省之，与经论不忒，间起其未发，阐其未尽，经肯綮，探膏肓，操术之妙，颇出人意表。所谓道之所存，虽蛮貊之邦，何陋之有？

---

① 途：原作"涂"，为通假字，今据文义改。下凡遇此径改，不再出注。

古昔圣哲之后，或分处徼塞，外裔流极博，古法传彼，盖有由哉。研覆多年，血脉粗拆，游针随意所见，未尝见无邪之络，得手应心，结解壅决，鲜复有过矣。顾是言也，信者谓发古之绪蕴乎，不信者谓首作俑乎。学者三年，谓不齿乎屠龙技，是余之志也。作《刺络编》。

统论

血络者，血之道路也，犹地有川渎，水由之流，血由之行，利则渗营四体，郁则决溢泛滥，瘀为虾血，化为腐水，害不可胜殚焉。若一处郁结而塞，则百骸皆不利，其郁于络脉，非针放发之，何除之有？《经》曰：菀陈则除之。又曰：血实者决之。皆谓去血络也。夫取血络者，应胝鱼沿肘中，其脉青者，为寒为痛；赤者，为热；黑而盛者，为痹；乍赤、乍青、乍黑者，为寒热病。则而泻之，庶几乎。所谓瘀也者不行，其与精血俱流行而不见者，何也？犹之瘀滞随水势乎，欲其摛发之，牢缚四肢，令气在其处，则阴血周作，张脉偾兴，瘀所居之处，必自见焉。既见，则刺而取之。《经》曰：实则泻之，虚则补之，必先去其血脉而后调之。古之人戚戚焉责络，非经输之比也。何则？血易实也。叔世道针者，但怯去血多，忽弃血络，独取经穴，犹迩舍江水而远凿井也，徒劳亡益矣。夫人身之血，内聚自有源，如泉之不涸，疏则随而涌。若泉不涌不疏，亦复涸耳。当斯时，针灸汤熨之将何益矣？故原始计实，本其所结，知其所壅，凿而疏之，通利泉脉，以防水害，功在禹下者乎。拟议失机，悔而不及。但老者血气已衰，少者血气未壮，壅溢绝少，勿误戕无辜而殇天年，无止则轻刺乎。

血络

西书书名《失曷赟的干姥儿蒲赟孤》曰：络脉有二道，一名诃儿亚垄儿诃儿译空虚，犹言气；亚垄儿，又言亚独儿，译筋，犹言络脉，下皆效此，出肘中下廉，细如针，是为通气之道，总主头中疾，刺之血不多出。一名蒲儿乌笃亚垄儿蒲儿乌笃，又言蒲逻乌笃，译血，四表大络，巨如箸，是为血行之道，原皆发于心脏，依于骨髓，布散上下，达于指端。其支派者，言诃乌孚笃亚垄儿诃乌孚笃，译头，上络头项，下出于肘中上廉，与里孚儿亚垄儿里孚儿译肝迤会于尺泽前，入于合谷。又与婴筋方行，沿于颊车。是言斯禄赟哥亚垄儿斯禄赟哥译食道，犹言胃。又别夹下颏中，靠眼大眦之络，言阿鹤孚乌孤亚垄儿阿鹤译眼，孚乌孤译缘，犹言循眼睑之络，主赤眼疼痛者。又循下汇于胭中外廉之络，曰委阳，总取太阳病，逾于内踝，散于大指，言孚乌笃诃乌孚笃亚垄儿孚乌笃译足。其沿于小指之络，言姥乌独儿亚垄儿姥乌独儿译母，言此络支派多，犹母生子多儿孙也。此络多支，别余波入于诸络。又环魄门者，言斯歇姥亚坒儿斯歇姥译蜘蛛，言肛门襞积之形，有似蜘蛛网，故名斯歇姥，主胸痹郁滞、肛门疼痛及女子不月产难。又舌下夹柱之络，言吉吉诃儿斯亚坒儿吉吉诃儿斯译蝦蟆，言以舌下之络似蝦蟆颔下故名。栖林氏云：一名歇捺刺泥捺，外肾大络，言嚠辣哥禄孚亚坒儿嚠辣译阴茎，哥禄孚译大，皆可刺而出血。文详见各条下。又有奢乙泥乌译细筋，原发于泥丸，传于骨节，沿于脏腑，下通精道，内有白汁如乳湩，即精髓也。误刺泄髓，则令骨痿，与筋相戾。又经脉言鹤禄普亚坒儿，阴络言瞥乙舌姥，并与血络殊途，然姑举其类，欲来哲触而长之。

论血

　　血络之行，上下无定处，与其支派者，交散如垂杨横邪。本发于胸腹，出于四肢，散于指端，人人有小异，道路不一同。善眠其盛而坚、张而浊，累累有结者而泻之。牢韧如按弦者，为浊血；柔软如按葱者，精血也。大概肥人多汁少血，瘠者反之。女子多血，男儿不如。可豫图其多寡，撮其要领，刺令适宜。若有羡不足，却遗之害。凡血气俱盛而阴气多者，血滑，刺之则射，呿血先出，精血随之。奔进之间，尝之试之，宜辨精瘀色味，以知病情由。

　　西书曰：血淡而微咸者，为虚家；浓而大咸者，为实家；滑浊而微酸者，为湿；咸而微辛者，为热；色黯味涩，为有大热；凡血色紫黯而无气，为呿血；鲜绛有臊臭，乃精血。宜认此为纪纲。刺之唯傍流，不能射。

　　其络盛而劲，黑而浊，乃阳气蓄积者也，屡刺竟飞进。若久不泻，血滋稽留，发为痹，为懈惰，为偏废；或刺之有血出汁别，其人肥胖而络沉，故有宿水也，久则为肿为臛；或新饮而液未合和于血者，亦汁别也；又有其汁淳泽如脂者，乃浊血所化成也。凡壮人取血，以重得百钱若百二十钱为率浊血一合，重凡百钱许，勿误过损精血。《经》曰：补泻无过其度。但毒剧者，不在其列，取至四五百钱亦不妨，呿尽而止。能察证之虚实，度毒之多寡，当刺之证而刺之。苟有过，令人益不信。夫不信，不可行也，岂可不慎哉！

达郁

　　《经》云：经脉十二，络脉十五。络有阴阳，阳络行皮表，阴络行皮里。阳络浮络即血脉也。见而血者，取而泻之。经之取之，必由络脉。苟如于络，莫不取之地者。然概论据之，唯趣其诏，恐泥矣。必眠人之盛衰、毒之缓急，参伍相照，而后应从事于此。若彼动脉及失荣委中毒等，滥加针，不死即危矣。

　　扁鹊曰：不知脉理之腠、血气之分，妄刺而无益于疾，伤肌肤而已矣。

今之用针鲜过者，倖也。众人不得其职，宜矣哉。所谓络有十五，随经之位置而设之名，要其本一也。所谓眂血者取之，则于其刺之不可强合于络之部分也，明矣。

扁鹊曰：攻于腠理，绝邪气，故痈疽不得成形，不翅据络已，随郁之所在，逆而取之。所谓郁之所在，未必由于络，则所以于刺无定处，亦可知也。诸痛肿[①]风毒等，其尤著者也。顷余疗木舌，从法刺舌柱之络，血不出，眂舌上血者，取而瘳之。又有人病眼，法取太阳阳明，余刺大椎之傍，多瘳之类，皆就其毒而刺之已。自非读《素》《灵》，明经络输穴，而临事焉知刺之臧否哉？

针目

凡用针，以铍针为佳，红夷言兰奢赀妲是也俗讹言兰奢乚妲。有大小数品，可以刺诸痈肿血脉，所用不一。彼取大脓，自有专科，且措不议。夫除血脉肌肤，将绵缠针，露锋分许，以中指抵住针头，可定意而刺之，直发勿欹斜，恐针口大开难敛收。近红夷赍来斯捏赀晋儿者，乃机针也。内设机巧，临用发枢，针锋进射，直入皮里，势如乌铳，外有程准，浅深随意，莫有过伤之失，而疵痏之患，亦可时用。但三棱针，痏开作"人"字，有难收之敝。余为制一针如韭叶样者，以换之。以管为率，弹而取之，屡试胜三棱针之绝矣，亦可与铍针错用。又有三棱缝针，本为金创设之，亦可以挑发小毒也。夫择针之方，锐利淡淡焉，经物而物不疾，刺肌而肌不觉，乃可将用。知痛则气并焉，恐毒难除。

郭右陶诸人云铁有毒，宜用银。间有用银针者，盖银柔钝，人不禁其疾，孰与其银而痛、铁之不痛也？余故用铁针，恒未见其为害也。昔扁鹊治虢太子，使子阳厉针，盖铁针也，未闻以银造之也。宁纤锋之微，安论毒之有无，唯要毒之易除耳。

---

① 痈肿：原作"拥肿"，据文义改。

铍针图　　　　　　　三棱缝针图

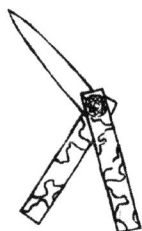
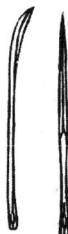

机针图　　　　　　　韭叶针图

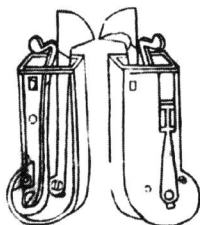

刺法

凡刺血络，男子取诸上，女子取诸下为顺。虽然，不可甚滞执焉，但趣毒之所，看而取之。其临取之，预备石胆、矾石及参、连、三黄等应不虞之物，以资缓急，而将绵布紧札，刺处上际，窃执针手里，宿定其分。先令病人口含冷水，觑觎意外移，定意刺之，勿置虑其间，凡入针分许为率。初学之士，临刺之际，疑心未免，下针必浅，不及要处。若刺血不出，勿更刺之。怯家见纷纭之状，必謷而失气，血止而后吐水。若血未止，先吐亦脱气，恐致颠眩。夫所以初含水者，为防其皇皇脱气也，但壮人不含亦可。所谓刺浅不抵络，则血不出。深刺贯络，则肉伤血不止。横刺绝络，纵刺剖络，则难敛口也，宜侧针逆而取之。今有以三棱针弹而取之，未可为经典。夫络内空虚，针自易下，弹势割然深没，间有过伤之失。用针者，岂可不致虑焉？余效红毛刺络法，辄用铍针，百无一失。但欲刺际捷敏而次序端正，嘈然狼动，四坐杂沓，标本难相得，毒终不除也。

刺变

眠血脉之盛而刺之。血虚者，脱气；小而短者，少气。少气与脱气，微则瞀闷，剧则扑不得言，宜急令坐之。若扛就间室而将息弗复者，以水渼面渍足不可上踝，又将蛮制硇砂嗅之。硇砂，红毛名撒儿遏儿姥尻亚失。方别录。诸失血家，法皆同此。又刺有血难出者，痈肿而核起，强刺则烦悗，以气先行也。有初血迸出，亡几顿止者，为气并也。有苍苍然色脱者，为精气俱亡也，宜急停之，与煮茶一口。又有当血出之际，胸腹懊憹，嗢嗢欲吐者，将惛闷之兆也。急弛缚绵解见下项，可依法止血。唯痹者，精气俱有余，纵令血多出而亡害矣。然痹有虚有实，宜审详求之，勿敢轻取之。又有血出至一二升者，后必暴热惛闷而死，祸不旋踵，急与撒法，即浓煎汤，若可挽回。若血脉伏而不露者，以手紧擦，必在悬阳。若垂手频颤，一如鸟搏，乃紧缚则盛张牢韧，取其有结处而泻之。若误刺动脉上，血出不止，徽则血尽肉矞而死，亦不可济也，三黄泻心汤主之方见《金匮要略》。夫刺变无常态，学者宜触类长之。

刺禁

血络致针，必先察其形气，审其要害，能说其情，彼是相得，必应刺而刺之。苟心里有一点疑虑者，勿刺；虽形盛气怯者，勿刺；动脉与溜脉，勿刺；脉度急数者，勿刺；腰脊，勿刺；外有微热者，勿刺；气逆上冲者，勿刺；诸亡血虚家，勿刺；痛痹有水气者，勿刺；新醉新饱，新惊怒者，勿刺。形气复常，更审乃刺之。阴晦寒冷，勿刺；血不多出，诸病属于内者，勿刺。虽刺难及，诸贵豪家，纵使信己，勿容易出乎口，不啻侧目，恐反疏焉，况途人乎。刺络之难行，其如此哉。

夫针之与灸，其施诸人身，至于伤体肤，刺焫何择焉？然于其为用，各自不同。《经》曰：络满经虚，灸阴刺阳；经满络虚，刺阴灸阳。刺焫殊途，岂翅霄壤乎。然一概信灸而不信针者，独何也？得非以眼不常驯视之故耶？夫灸焫之失，害不顿发，针则得失即见，是以人不知灸之有害，却畏见血，不亦惑乎？当今之士，仅窥一斑于全豹，持肤浅术，临不测疾，以为眼中莫不可刺之人，不亦耳食者乎？贻祸无穷，岂不悯哉。故余谓：疾必不可刺也，亦不可无刺也。只能反复《素》《灵》，透参晚近，至纸烂革绝，始可与言针已矣。

刺尺中法寸口后至肘言尺

凡刺尺中，令患人凭胡床是为正法，但令端坐亦佳，眠尺中有血者，将缚绵紧札肘后寸所绵布长二尺四寸，阔一寸，可以缚札四肢，是名曰缚绵。下言缚绵者，皆效此。近海舶携来笃儿涅结赀笃者，可扎定四肢及颈项，亦便具也，图见于后，手仗满握杖而用力，络脉皆张。医以左手逆按其络，抵血结处乃加针。未遑举针，浊血辄迸出，豫备磁器接受之磁宜白磁，资辨血色，以量血数。令患家手里运转其杖，血便易出，数足欲停止，则解缚绵，放杖令力弛即止。因以拇指捺痏痕，合并针口，以压绵浸苦酒，以压定针处绵布方二寸，摺为四叠，酢浸，压定疿上，是名曰压绵。下皆效此。以缚绵更缠缚之，缓急适宜，戒手晬时即愈。西书曰：诃乌孚笃亚垤儿，主头面膊臑之疾；里孚儿亚垤儿，主肩背疼痛振踔，难屈伸。或云：欲多取血，须刺两脉会处。余按：红夷直视其法耳，只可就血而取之焉。

主病：血实于上，头疼如舂，微有间断，连日不瘥，微者目将矇，或齿牙疼痛，缘婴筋连肩，或血为痰并，膊臂痟痛，手重不举，痹而不伸，肩胛壅滞，内外疗之不瘥者，虽络脉不张，亦可取。壮年咳血吐血不止，上盛而口甘者，可取。头面生疮，远年不愈，瘤为顽结，外无寒热，发之不散，下之亡益者；卒病气急喘满，慉不知事，瘛疭振颤者；中河豚毒，慉昧不遑与药者；瘰疬挟瘿成形，未溃若溃者。皆可刺而后与剂。白屑疥癣同法。耳聋非上实不通，目盲不带痛不明，并勿刺。

刺手背法

西书手背之络，名斯禄赀哥亚垤儿前所谓与婴筋方行者也，刺法与尺中同。

主病：痫证【西书云：痫之为疾，由脾胃郁发及心、肺、肝、上焦病也】喜悲无常者，妇人妊娠恶阻者，并主之。

尺中刺际图

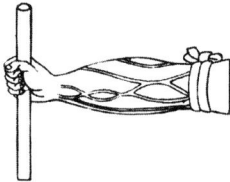

络脉刺痕图

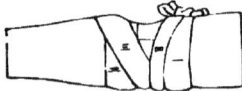

刺后绵缚图

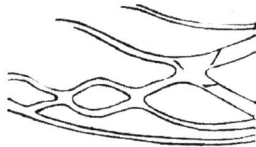

笃儿结赀笃图

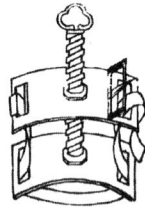

刺腘中法附脚上诸处

凡刺腘中，令患人平立，双手倚壁，双脚挺直，血脉易张，眠其有血者，将缚绵紧扎膝上寸所而刺之。概如刺尺法，但腨内踝上，令坐而舒脚乃取之。夫委中腨内踝上，大络所过，血易壅塞，有为叠积，是为血实，取之亡害。

跌上布络，勿容易刺之，血不出为肿。

主病：腰股引痛，足不轻举，或挛急难取步，或痘疹热毒甚者，至见点之间，除之腘中。妇人不月产难，胫时肿痛，或足心烦热者，或卒暴诸瘿及中暍，口禁不知人等疾，皆取诸络有血者。臁疮、梅毒，痼聚于一处，或顽癣痒痛，不可禁者，随处取之。妊妇勿刺脚，刺脚则堕胎。

| 脚部背面血络图 | 委中刺后绵缚图 | 侧面血络图 | 胫脚刺后绵缚图 |

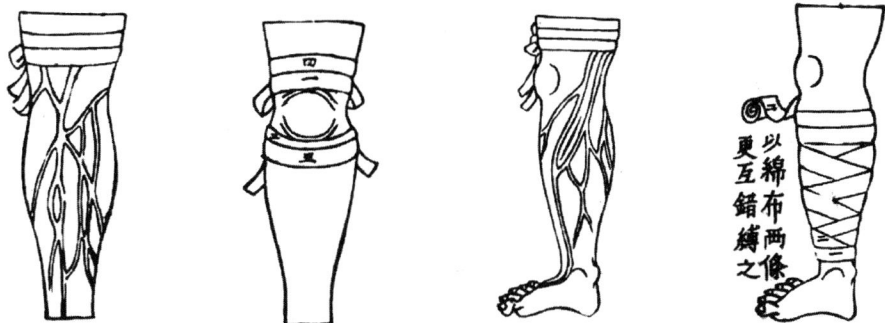

刺少商法

少商穴

在手大指端内侧，去爪甲韭叶许，白肉之际。将细线紧扎大指横纹处，以韭叶针弹而取之。此穴能泄郁热。

主病：缠喉风痹，单双乳蛾，诸治不得验者；颞额悬痛，惊痫卒倒，昏不识人者，并皆主之。

大敦穴

在足大趾端聚毛中，去爪甲韭叶许。刺法同前。

主病：癫疝睾大，疼痛发热者，雀眼睛后矇者，痔疮痛甚者，心腹卒痛汗出者，并主之。

刺额上法

西书额上血络，名谒捺亚天诃乌儿谟，见于正额。其支别者，分于项后，出于两角。其刺之，令患家将缚绵缠喉下，手自扎定，缓急适宜，令气息内，络脉即张。因轻轻点刺之，血止傍流，不奔进也。诸刺头面，法皆效此。若非大毒，不以缚绵亦可。

主病：头脑重痛，大热谵语，或气结郁闷，状如痫证，发作有时，情态不一者，取之于额之两岐；赤眼疼痛，两角重痛者，取之于两角；若偏痛者，取之于偏。

又循眼内眦之络，言阿鹤孚乌孤亚垤儿，亦可微刺之。然非血实络起者，勿刺。《经》云溜脉是也。

主病：眼赤焮痛，胬肉遮睛，羞明不仰视者，主之。又有烂睑，以抓针法，取之睑内。法见下项。

头面血络图   **刺后绵缚图**

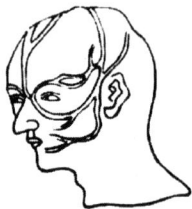 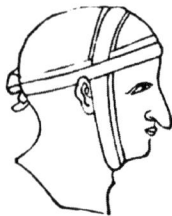

刺鼻中法

鼻中，于睛明下取之。其法：捏取杆秸，剪为寸半，令端尖将弹鼻中，血出如溅，预备磁器接受之。怯家勿令见血，恐颠。

主病：赤眼连额肿，痛不可禁，或及脑苦痛者主之。

刺舌下法

舌下左右挟柱之络，是言吉吉诃儿斯亚垤儿。有疾应刺之证，其络必盛。挤舌取之，针宜以铍针、韭叶针，轻轻微刺之。血若不止，口含严酢频漱。若掺龙骨、矾石等，亦佳。

主病：咽喉肿痛，及舌疮、木舌、重舌，肿胀满口等证，并主之。又言语不正者，取之舌柱。又卒死，虽九候已绝，天枢有动者，以三棱缝针，可刺舌心，间有苏者。

刺外肾法

外肾取血，将细线扎定茎根，纷纭之间，脉络勃如，见其偾兴而取之，一如刺舌法。

主病：疳毒为疮，肿痛难禁，及无故茎张大者主之。

抓针法

疥癣臁疮等浸淫，毒在皮腠者，乘其发痒，斜执铍针，轻轻抓疮上，纵横出血而傅膏药。若此数回，以瘥为度。《经》曰"痒者，阳也，浅刺之"，是之谓也。设令毒剧壅凑而坚者，深刺取之不成形而已。若已脓化，眠其能熟，凿而取之。

蝱针法

凡用蝱针，不热不哑，故先摩挲其处，极令熇熇热。将竹筒盛马蝱合之，俟其咬哑乃彻筒，候血满腹中，剪刀截尾，则血从其处涓涓滴出。毒尽将除，以盐点其口，委肃即脱。此法与针不相涉，然抵取血则一也。亦可施于难刺之地也。又有吸毒石_{蛮名斯兰溢斯闍印}，能与蝱针相似，但真物绝少，极难得耳。

角法

角毒取之，择铍针、韭叶针，刺破患处，取绵花若樟脑，着之硝子中而放火，急合刺上，火气吸血，其状玲珑，洞见于外，觑血止，按其傍，夺而脱之。又毒拥于皮里，不表见于外，隐匿为害者，初不用针，先角患处，则毒之所潜，必浮见于表，眂其所在而刺之，更角之则血易去，且无徒伤之失也。红夷是言傍笃乌姐。又有奢赍通捺亚儿独，其法于大椎上横刺贯马尾，傅贴枯药，出臭水治之。主目疾头痛，一切上逆疾。

主病：瘀血结聚，肌肤紫黯，动作不便者，随处取之。赤眼疼痛，羞明艰涩，肩胛壅重者，并取于项下两肩后，又可取诸疮疡。

效案

京师车屋街，有丹后屋某者，曾患肩膊连痛，手重不举，作事妨闷，数年也。适值于红夷东聘，就治于吉雄子。公刺诃乌孚笃亚垩儿，夺血二合余，所患顿除，不复发云。

加州阍门卒，年过强仕，宿患头疼，怏怏无虚日，剧则呕不下食，四肢厥逆，遂眼生翳膜，不得觇物于十步，阴晦殊甚，艰涩涉日，业已十年，靡医巫不已恕，银钱浪废，心已含灰，然为有妻孥，移疾更役于京邸，就治于余。台州之园，阅其血络，往往结为珠子。余曰：疾本属饮家，血瘀亦不尠。先攘其标而本次之。乃刺尺泽上，取血二合许，血未止，疾除大半。翌旦眂之，已除十八九，因服药二旬，所患总愈。《经》曰"先去血脉，而后调之"，是之谓也哉。

京极街，有美浓屋某者，其婢年向半百，二月始觉股脚隐隐微痛，嗣后稍甚，起坐不便，傭物而后行，因循至于五月，投治于余。眂之，孚乌笃诃乌孚笃之络叠重，从委中沿膝下。因去血一合许，试令起则能起，令行则能行，纵横一随意，不日而复故云。

所云丹后屋某之妻，宿患齿痛，及其发，呻呼动邻人。一日剧发作，请治。因刺诃乌孚笃亚垤儿，去血百有余钱，痛楚与血俱除。又有肩背壅滞如负重之患，亦随而瘳，是谓一举两得乎。

余频年病雁来疮，胫脚糜烂，已及阴股，痒痛无恒，先期而发，后期而瘥，终少无事，行步蹒跚，受平原啮者，不稀也。藉药治之力，虽毒暂避舍，厌然复还，巧能窘我，颇罢术计，未何之如。最后得抓针法，乘其发痒，针抓破疮处，去血许多，痒止痛发，则贴膏油。若是数回，内服解毒药。尤慎行步，浃辰全愈，不复假篮，举步履无恙云。三条乌街，有永乐屋某者，癣毒发腰，漫衍至脊中，亦以此法治之。

家婢二人，一时同病眼，胬肉四合，翳障漠漠不敢开，肿痛难禁，热泪交下，及夜诸证转甚。诊之脉证俱实，因内与凉膈加减方，外于项下，以角法取血再三，疼痛随除，翳障渐散，不日眼中无纤尘，如青天见白日，较之前日，眼光更明，二婢相寻而已。

浪华有医高岛氏者，泽孝井之故旧也，宿为饮家，往年感寒之后，卒致肘靠肩外疼痛，不能屈伸，举之不可过乳，反之不可及膂，侧则痛激，仰卧才就眠，百疗皆不利，更医三四，毫无效焉。适余与孝井游于浪华，请诊。就而眠之，血络怒张，肩背沿腕累累结如豆。是为血实，《经》云血实决之，不刺不瘳。遂刺诃乌孚笃亚垤儿分许，浊血与针齐飞迸。家人慑悚，旁言啧啧。孝井云：勿怖，疾之去也。顷血止则痛亦止，不俟时日，反侧无害，屈伸如意，数年痼疾，一朝而除。《经》云：病犹结乎，虽久犹可解也。诚哉，此言也。

御幸街五条坊门，有玉屋某者，一日暴发热，头疼如锥，两日夜乃热渐解，眼复肿痛，珠如注朱，羞明睒眣，避在暗处，不敢与人接语，语则痛剧，唯号呼耳。招介请治，就而诊之，六脉洪数，热皆凑眼，殆乎将盲，势非药治之所能及也。急作秸针，以弹鼻中，左右各一痏，血下如溅，朱膜随而消，犹云雾从风冉冉散，清卢渐明，头目爽然。少选之间，血复从上弦下，倏忽满目，皆赤不能开。因更弹之，内与礜黄散，以泄上郁。如是七八日，所苦卒除，但目眶少涩痛耳。因以膏油上之，摄养将息乃愈。

江州草津驿，农夫之女，岁十有九，病右膝尨然痪瘇，酸疼枯削，形如鹤膝，父母不忍见。医疗几倾产，终不效寸效，荏苒已二三年，艰苦转加。去年四月，遇红夷西归，途过其驿，因私肥人，请治于西医医名杨曷兰斯垤诃赍笃乌。医曰：行路仓卒，非谋治之所，可共京馆宿息，以诊差状。既到于京师，医详其病由，以为瘀血结聚之所致也。以译传之，不月果三秋未见滴血也。因设水一盆，令女架脚于其上，以机针刺内踝前中封旁即孚乌笃诃乌孚笃亚垤儿，去血一合许，以柽实煎汤，熨蒸膝以下，试令起而取步，疾已除半，内与药脂方别录，以鸦辣发亚煎汤下鸦辣发亚，译白大黄，此物能下蓄血，期明日而去。其夜，余据舌人小川某，与西医接语，言及其疾，语见余随笔中。翌夜，女复来，又去血合许，且与前药。乃嘱曰：服尽此药，厥疾必瘳，但宜慎摄养，恐异日变为劳瘵。尔后，杳不闻其愈否。

醍醐农夫之妻分娩①后，左脚疼重不能行。一日，余应他之招，诊疾其地。因请视之，状如草津驿之女，然较之良轻，毒未痼僻，唯太阴之络偾兴。因刺委中一痏，去血几二百钱而愈。妇旧有目疾，亦从而已。所谓一处达郁，百骸皆利，岂不信哉！

明和己丑之春，雄子介红夷聘于武中，先期五六日，暴憎寒壮热，身体疼痛，烦躁且昏，连进麻黄、青龙辈，苟无寸效，寒热依然，诸证转加。众医失所措，而骊驹临门，亲戚胥谋曰期期不可愆，将以人代之。公曰：斯役安不努力。乃刺尺中一痏，去血合许，寒热顿解，饮食知味，恙状良安。遂悛事云：余亲闻之于京客舍。《经》云：风病，巨针取之。是谓之乎。余徒山玄畅者，感寒汗出而热难解，以为邪在血脉，自取委中，去血亦愈。【和兰之俗，凡伤寒热甚者，刺络取血，其热乃解。若其自衄者，谓之天然刺络也。】【《景岳全书》曰：今西北人，凡病伤寒，热入血分而不解者，悉刺两手腘中出血，谓之打寒。盖寒随血去，亦即红汗之类也。此暗符自衄者愈之语，可见天下一理，万国同情矣。】

东山智恩精舍之侧，有中村某者，其儿三岁，夏五卒直视上窜，牙关紧闭，四肢疭逆，忙遽邀余。临其门，儿已逝矣，亲戚环而啼，医巫狼狈不知所措。余详诊之，见两脚有青紫筋，片片如断云，所谓落弓痧也【小儿落弓痧】，可放而已。心计既决，谓曰：无深忧，乃刺十痏许，各出紫血，内与丸药，轻吐涎沫。儿惕然而惊，遽然而啼，状若欲乳者。举家扬扬喜溢眉。于是更与赤豆五物冷汤，子母俱服，一旬而复故。

四条堀川上有一孀妇，岁四十强，气病发少阳，坚硬臀肿，形如蝦蟆，稀脓常沥，痛亦不甚，发则毒逆凑头，脑中溃乱，臭水如溅，困苦三年焉，请治于余。余令田子行，先刺诃乌孚笃亚垤儿，去血合许而灸焫之，膏油之，

---

① 分娩：原作"分婉"，据文义改。

内投解毒化痰药，既而疮口敛，结核消，毒不复上腾。一日，由大怒核复焮肿，乃施此法而愈。

陆奥木村恒德子慎父

门人长崎口口口口、长崎林鼎子亨父同校

刺络编终

跋

升平之世，民饫德泽，有余于文，耻学欧苏于医，贱惯李、朱，溯洄往昔，遵循旧训，古道之盛，今斯时为。

然吾获先生，尝叹刺络之丧，世或不知也。尚据《素》《灵》，旁考蛮法，论次研寻，作《刺络编》，兴疢疾于废余，跻人晖春之台。彼效颦之徒，不知刺有法度、证有当否，滥执针临疾，甚者有瞽者行之，何以辨形色，岂不叹乎？然使人人知刺有法、证有当而不能也。适先生此书成，余受而读之，法明说确，以范四方，使人鲜过，则不仁政之助乎哉！是所请先生以公于世也。

陆奥木恒德谨识
明和八年辛卯冬十二月
一条东洞院东江入丁皇都书林林伊兵卫

熙载录

日·垣本针源　治验

日·垣本茂登　辑

校注说明

《熙载录》一书为日本著名刺络家垣本针源的刺络疗法验案集，由其女垣本茂登甄选辑录而成，是江户中期刺络疗法的代表著作之一。全书记载了针源自1765～1772年8年间的70则刺络验案，治疗病证广泛，疗效确切。因本书系临床实录，病案记述全面细致，故具有较高的临床参考价值。

1. 作者与成书

《熙载录》扉叶题"垣本针源先生治验／梶川东冈先生校定"，正文首叶题"平安垣本针源先生治验／女茂登辑／尾张梶川树德长卿校"。书首安永七年戊戌（1778）梶川树德序中载："既而闻平安有垣本先生，善针也，学而试之，愈自信针之不可舍焉……先生止有一女，字曰茂登，学父之业而术不减父，父没而继，不坠家声，可谓女丈夫矣，其非凡手亦奇。去岁秋，茂登赍《熙载录》来，就余于鸣海而正焉，将以使海内遍知针之妙。且曰：此辑先大人之经验者，抑先大人之以针仁人，不知几千人。唯妾侍而傍观，唯妾侍而私录，所以多轶也。余嘉茂登之志，戮力上梓。"关于本书书名，安永七年（1778）学海平宽序中言："《书》云：有能奋庸熙帝之载。熙：兴也；载：事也。臣熙其君之载，忠也；子熙其父之载，孝也……（长卿）询书名于余。余曰：女子而继箕裘，其志胜丈夫，谓之熙父之载，亦可孝哉。因题之曰《熙载录》云。"本书凡例署名为"垣本氏女茂登"，其中载："妾已长，耳目治验，自傍记之，积为数卷，初阁之帐中。一日，书林请公之炙嗜，未能应之。意者大人既没，虽不知有意刊布否，然朽蠹岂复妾之志哉，以故不能固辞。"

综上可知，日本医者垣本针源善刺络疗病，治愈患者数以千计。其女茂登深得真传，随父临证时积累效案若干。梶川树德（长卿）曾在针源门下学习刺络法。针源去世后，茂登甄选亲身经历其父生前的刺络验案，辑录成册，于1777年秋请梶川树德协助刊刻发行。树德应允，并向好友学海平宽询求书名。平宽以《尚书·禹典》所记"有能奋庸熙帝之载"为据，认为茂登刊布针源生前治验，是女兴父业，"熙父之载"，故定书名为《熙载录》。即《熙载录》是日本著名刺络家垣本针源之女垣本茂登辑录编纂其父的刺络疗法验案集。

日本著名医家浅田宗伯《皇国名医传》卷上载垣本针源生平如下："垣本

针源，平安人，精刺络，著名明和中。常谓一针足以应万病。其言曰：凡欲为针治者，先要静一其心，毁誉利害，毫不挟诸怀，澹然并我四肢百骸而忘之，然后按腹切脉，察病所在，随证下针，故疾良已而未尝耗元气。唯针源得其妙，他人学之，莫能及也。针源所用针有三：小毫针，次大针，次韭叶针最大，以取瘀血。多瘀血者，先与家方'烟天散'服之，然后用针。诸废痼，众医所弃，皆能瘳之。治验见于其书，此略不载。女茂登继父业。针源有《熙载录》《砭道录》，皆茂登与门人所辑录。"①

由上可知，垣本针源为日本江户时代中期著名刺络家，平安（今京都）人。在日本，自山胁东洋折衷荷兰医学及《黄帝内经》而倡导刺络以来，刺络疗法盛行于世。明和年间，垣本针源临床施用独具个人特色的刺络疗法取得成效，凡诸痼疾，虽众医敛手，亦针到病除。著述有《熙载录》和《砭道录》，均为其女及门人所辑录。

2. 主要内容

《熙载录》全书辑录了垣本针源从明和二年乙酉（1765）至明和九年壬辰（1772）8 年间治愈的 70 则（72 人）刺络验案，所录医案大体上按患者初次就诊日期的先后排序。

验案记载的内容主要包括患者的一般情况、主诉（病证）、现病史、既往病史、病因病机、证候诊断、刺络针具及方法、刺络部位、出血量、治疗周期及其预后等信息。

验案中首先记述患者一般情况，主要包括患者身份、住所、职业、性别、年龄等信息。凡例载"举居处姓名，所繇为证也。至其人之所敤，隖其名者，则除焉，莫为疏漏"，故医案中多不直接记述患者姓名。

其次为主诉、现病史、既往史，病史条理清晰，症状描述较为详细，如："摄池田锻工仪左卫门女，年十三，幼若过汗邪潢汗，则曳足不前，烦懑而颠，倏忽而苏。每饭身不在高，不能饱，父母患其长无伉俪，以九月十八日而来。"其中，约 20 则医案记述垣本针源对患者病情的分析。分析病因病机，如："室街系屋半兵卫妻，腰足疼痛，为人所扶而起，颈痛不能顾……大人视之曰：病得之气血交错，而脉络失职。"病证诊断，如："衣巷伊豆藏平介，年四十五，客岁足肿痛，顷之腐……大人视之曰：是腐骨疽也。"

---

① 浅田宗伯. 皇国名医传［M］// 大塚敬节，矢数道明. 近世汉方医学书集成（99）. 东京：株式会社名著出版，1983：393.

再次，记述针源刺络用针、针刺方法、刺络部位、出血量及其预后，如："江今滨氏，年四十八，左膝盖痛，日月肿起……即以三棱针刺青脉、膝盖及膝，又以小针刺委中、承山。逾月愈，血出可二升。"

最后，本书 70 则医案均注明患者开始治疗的时间或治疗周期，如："车屋街系屋卯兵卫……以五月六日而来……至十一月十五日而已。"或如："江黑田人……以七月晦日至……历十有九日愈。"

本书末叶为京都外科器具师源安则对垣本针源刺络所用三种针具的描述，并附图示意古作针、新作针、经针、毫针共 4 种针具的形制。

综上，本书为针源刺络治病的临证实录，医案记载项目全面、规范统一，对症状表现、病史病机、证候诊断、刺络方法的记述多翔实而有据可考，为不可多得的一部刺络疗法临床治验集，对现今针灸临床应用刺络放血疗法仍具有一定的借鉴价值。

3. 特色与价值

《熙载录》为日本著名刺络家垣本针源在明和年间的刺络疗法验案集，共载其生前刺络验案 70 则，但根据垣本茂登凡例所载："取其治卓绝为规矩准绳于后学者，辑以授之，然万分之一，实不尽大人耳。若夫天行、疫热、霍乱、痢疾、瘵病、小儿惊痫、痘疹等卒病，姑置焉，以俟它日。"可知本书公开刊行的医案不过是针源治验中的一部分，尚有很多急病、疫病的验案未及收录。例如，浅田宗伯《杏林杂话》就收录了针源治疗瘵病的一则验案，原文为："垣本针源遇瘵病筋脉隐微不见者，先与荆芥金银花汤，俟筋脉悉见而刺之，术乃奇中……是皆他医之所不及，其以针源自命，非夸也。"[1]

本书的医案撰写规范完备，现根据全书记载的 70 则医案、72 位患者的诊治经过，从以下六方面解析垣本针源的刺络特色。

首先，其刺络适应人群广泛。本书所载病案中患者身份多样，年龄跨度大。患者主要包括兵卫、士人、大夫、田夫、贾人、僧人、尼姑、歌妓、家婢等，男女皆有，层次较广。约 4/5 的医案记载患者具体年龄，主要集中在 20 ～ 50 岁之间，最小为 13 岁，最年长者 74 岁。

其次，刺络适应证广，能愈疑难杂证。书中医案列述病证有噎塞、喘息、心痛、腹中有块、淋病、头痛、偏枯、瘤、疮疡、腰足疼痛、手足顽麻、阴

---

① 浅田宗伯. 杏林杂话 [M] // 陈存仁. 皇汉医学丛书（第二册）. 香港：世界书局，1936：88.

囊肿痛、周身痛、周身燥痒、杨梅疮、癫病、堕马伤、牡痔、腋臭、风疹、白膜遮眼、口肿、牙痛等多种疾病，涉及临床内、外、骨伤、五官等科。部分医案记述病证相对复杂，如："浓州太惠寺僧章曾，年四十二，初年二十病疝，周身痛，久之背七椎左右痛，烦潵，渴，顷之背腐，不能治。"又有约30位患者，为疾病久治不愈或失治误治后，多方求治不效，前来针源处求治者，如："二条公臣八矢善藏……前后医治以十数，更十有五年而不瘳。"病史最长者可达数十年，如："河原街一士，年四十九，病喘息，已向三十年。"上述患者经针源刺络治疗后，均取得良好的治愈效果。

第三，刺络最多选用三棱针，或多种针具并用。本书记载的针具有三棱针、大针、小针3种。凡例中载"针有三，小针如毫发，大针大于小针，三棱针最大，状若韭叶，以取瘀血"。针源所用针具中以三棱针最大，正如市川匡子人在"熙载录后叙"中所言："平安有针源子者，善用大针，活人如神。"书中针源为70位患者治疗时采用了三棱针，可见针源临证刺络时最常应用的是三棱针。

针源临证刺络时常将两种或三种针具配合使用。在所治疗的72位患者中，单独选用三棱针者32位，与大针合用者16位，与小针合用者21位，单独选用大针或小针者各1位，三种针具并用者1位，如："柳马场滩屋长兵卫妻，有块于小腹，推之不动，循之甚固，腰痛不能趋步……大人乃以大针刺脾俞至膀胱，以小针刺腹，以三棱针刺委中。"有17则医案记载的施针顺序标志为"即以……又以……"如"古河西方寺僧……即以三棱针刺少商、列缺、经渠、尺泽，又以大针深环刺疮。"

第四，刺络方法丰富多样，以针刺腧穴为主。刺络操作有深刺、浅刺、微刺、环刺、痛刺等，如"浅刺癞风取血""深刺背""环刺疮"等。此外，书中记载有针源刺络治疗上唇生血瘤之法，"大坂岛内丹后屋五兵卫……大人即以三棱针刺尺泽，环切其瘤三分，七日而剖之。逾月复故，血出五合，筐瘤而归"。

刺络部位主要有腧穴、病所、经络、血络4种。以腧穴处刺络最多，40余例医案为针刺腧穴，少数案例选穴达到10个以上，如："摄池田锻工仪左卫门女……大人乃以三棱针刺百会、前顶、后顶、神庭、人中，以小针刺水分、枢门、肺俞、心俞、肾俞、肝俞、大小肠俞、膀胱俞。"部分医案针刺腧穴之间位置，如："鞍马山大藏院僧……小针刺肩与督俞之间一寸，刺膈俞与脾俞之间二寸，刺肾俞三寸，刺腹上脘一寸，中二寸，下三寸。"其中，"中二寸，下三寸"即刺中脘二寸、下脘三寸。文中类似腧穴简称，如"大针痛刺大肠、关元、小肠俞穴。"30 余例医案中记载的刺络部位为患病部位，如"刺疮""刺瘤""刺其痒所""刺有恶血处""刺其痛所""刺其腐所一寸至二三寸"等等。针具多选择三棱针。针刺经络，如"刺肾经而适之""以小针刺肾、膀胱之经"。针刺血络，如"以三棱针浅刺其青筋"。部分刺络位置仅标注为"小针刺肩背及腕""小针刺腹""大针刺肩背""三棱针深刺背"，并未指明具体位置。此外，针源常用的刺络部位还有足五趾、手足趾头、腘中三经、背三俞二行等。针源行针刺络时，常在针刺腧穴的同时，又于患病部位放血，如："古河西方寺僧，年四十，其左手生疮……即以三棱针刺少商、列缺、经渠、尺泽，又以大针深环刺疮。"

本书记载的医案绝大多数单用刺络疗法，仅有 1 例合用灸法，"麸屋街近江屋善右卫门妻……大人视之曰：是痈也，可治。即刺其疮心而灸，又以大针环刺疮"；另有 1 例服用了烟天散，即："江黑田人……大人视之曰：是癫疾也。即先以三棱针刺其腐肉及委中、尺泽，为烟天散服之，每服二钱。"茂登凡例载："病多瘀血者，与烟天散而服之。烟天散，我家禁方也，自非入我门墙，不敢授之。此药唯逐瘀血而集于刺孔者耳，非常用之。"

第五，刺络出血量多少不等。本书 69 名患者医案之末记有刺络出血量，自"血不盈合"至"血出可一斗一升"，数量不等，较为分散。以出血 1 升者病案最多，为 12 例；其次，出血 3 升者 8 例，5 升和 2 合者各 5 例，4 升和 5 合者各 4 例，6 合者 3 例，7 升、8 合或不足 1 合者各 2 例，其余 1 斗 1 升、1 斗、9 升、8 升、9 合、7 合、4 合、1 合者各 1 例。部分病例刺络泻出物不止恶血，如"血出可一升，时出白物""出恶血及黄汁可三升""初出黄汗，后出血，都可五勺"。出血量比较多的案例多是针刺了委中、尺泽之类易泻血的腧穴，或是直接针刺患病部位，或是由于治疗周期较长之故；出血量较少的案例多是治疗周期短，或者针刺以普通腧穴为主的病例。

第六，治疗周期长短不一。本书 72 例患者均记载有治疗周期，自 7 天至 8 个月，时间长短不等，如"古河西方寺僧……凡七日愈，血出可三升""高台寺前松坂屋妓歌长……以二月十日而来……至十月五日而已"。其中，治疗时间不超过 1 个月者 13 例，1 个月左右者 18 例，两个月左右的 13 例，3 个月左右 10 例，约 4 个月的 8 例，5 个月以上者 10 例。

据书首 2 序所载，梶川树德曾师事提倡古医方的山胁东洋及吉益东洞，又向长崎翻译、荷兰流外科大家吉雄耕牛学习荷兰泻血法，后又跟师针源学习刺络。梶川树德序中评价东西方两种刺络法云："以余观之，先生之术，胜红毛人远矣。红毛人唯刺血络而已，如先生之以针疗万病，岂凡手所可企及哉！"学海平宽序中也载："大红毛之术，虽专执针而膏油药散有时用之，如针源翁之术则异于此，唯一针以疗万病，未尝用药。呜呼！针源之名不虚，可不谓奇之又奇也哉。"可见，针源刺络法不同于荷兰泻血法，荷兰泻血法以针刺血络为主；针源则极少选用青筋血络，刺络以针刺经穴为主，选穴依据中医传统理论，治疗病证广泛，具有鲜明的个人特色。

在日本江户时期，系统的针灸医案很少，江户前期矢野白成的《针治枢要》及本书是日本现存极为珍稀的针灸医案文献。本书所收验案既有病证、患者年龄、身份、阶层、患病时间的记载，又有取穴、刺法等内容，比《针治枢要》更趋完善。其它如浅田宗伯的《杏林杂话》中也收录有垣本针源的治验例，但均不如上述二书具体全面。

《熙载录》因是验案集，全书仅记载医案 70 则，并没有对垣本针源刺络理论的系统论述。但书中医案记载患者病情发展、症状表现、病因病机、施治方法、治疗周期、病程预后十分详细，其中蕴含着垣本针源独特的刺络思想，体现在刺络主治病证、选穴规律、操作规程、出血量的把握等方面。如刺络所取的部位，有经穴，亦有阿是穴或直刺中病所者，其中疮疡、瘤等外科病多用针直刺患处。又如，1996 年日本经络学会会长岛田隆司在"日本江户时代刺络家们的业绩"一文中写道："综合其验案，可将其刺络部位的选择标准及刺络特征归纳如下：a. 症状在上半身……以尺泽为中心，取少海、百会、前顶、后顶、睛明等。b. 症状在下半身……以委中（腘中）为中心，取承山、昆仑、大都、三阴交等。c. 疮、肿瘤等……直接刺瘤、疮或有血之处取血。d. 手足之疮、肿瘤、麻痹、外伤……行手足末端刺络疗法（取少商、隐白、指头）。e. 指明有出血者，基本上在各验案之末记载出血量。多者为癫病，患者膝部或手的小指无知觉，取其指头、委中、面肤、承泣、攒竹、发际等，计出血一斗一升；少者，对 14 岁女子的牡痔、秃头，从肛门或阴门取一合之血。平均为五升前后。f. 刺络法与大针、小针并用者亦多。与大针并用者 13 例，与小针并用者 20 例，三种针并用者 2 例。"[①]

综上所述，《熙载录》系垣本针源的临床实录，具有鲜明的个人特色，同时具有较高的临床实用价值。学者需仔细阅读，反复推敲其施治依据，或结

---

① 岛田隆司. 日本江户时代刺络家们的业绩 [J] // 钱超尘，高文铸，陈钦明，等. 中医药文献研究论丛 [M]. 北京：中医古籍出版社，1996：59-65.

合参考与作者同时代的其他针刺著作，从诸多个案的施治方法中总结其针刺的一般规律，并上升到理论的层次，才能在临证治疗时随机应变，游刃有余。

4. 版本情况

《熙载录》刊于天明二年壬寅（1782），此本今藏于日本东京大学附属图书馆、东北大学图书馆狩野文库、下乡文库等处。[①]

本次校注采用的底本，为东京大学附属图书馆所藏天明二年壬寅（1782）刻本。此本藏书号"V11：434"，不分卷1册。扉叶题字4行，即："垣本针源先生治验／梶川东冈先生校定／熙载录／平安　梅村丛桂堂发行"。书首2序，其一为"安永戊戌仲春／学海平宽撰"，其二为"皇和安永七年戊戌春二月／鸣海　梶川树德撰"。序后有"熙载录凡例"，为"垣本氏女茂登识"。正文之后系"熙载录后叙"，为"鹤鸣　市川匡子人撰"。全书末叶有源安则对针源刺络所用三种针具的描述，题署"京师二条通富小路住／外科道具师二代目　源安则"。正文处四周单边，乌丝栏，每半叶10行，行20字。版心白口，无鱼尾，版心刻"熙载录"书名及叶码。

总之，《熙载录》是日本女针医垣本茂登辑录其父——日本著名刺络医家垣本针源的刺络验案集，为江户中期刺络疗法的代表著作之一。书虽简短，但所载医案类目齐全、内容丰富、规范完备，其中蕴含着针源独特的刺络理论与丰富的刺络方法。本次校注出版该书，意在使更多学者了解日本江户时期的刺络疗法，为学习和研究刺络之术提供珍稀的刺络医案文献。读者可通过反复阅读本书，探得垣本针源的刺络体系，进而使这一行之有效的传统疗法得以传承推广，为部分疑难杂证的治疗提供新的思路。

韩素杰　肖永芝　管琳玉　王文娟

---

① 日本国书研究室.国书总目录（第二卷）[M].东京：岩波书店，1977：403.

目录

序 ①

《书》云：有能奋庸熙帝之载。熙，兴也；载，事也。臣熙其君之载，忠也；子熙其父之载，孝也。方今昇平所育，上自先王之道，下至诸子百家，莫不骎骎乎至复古之域矣。盛矣哉！乃出若垣本针源翁者，惟针砭之用，华枯苏鬼而名著海内矣。夫针石汤药，虽自古而在，未闻一针以疗万病也，可不谓奇也乎？

梶川长卿氏，余莫逆之友也，左则左，右则右，生平义气相许，燕会行游，未尝不相偕也。长卿氏亦好古，与余同病相怜，往年同游京师，莫不叩诸家之蕴。长卿氏闻东洋、东洞二先生各唱古方，则皆就而学之；既而闻针源翁善针术也，亦将就而学之。余尼之曰：子既受刺络之方于红毛译司吉雄子，升堂又入室矣。而今将游针源翁之门，虽志业之笃，余不取也。不听，遂游，余窃怪之。往窥针源翁之门墙，视其施治，余击节而叹曰：宜哉长卿氏之不用余言也。夫红毛之术虽专执针，而膏油药散有时用之。如针源翁之术则异于此，唯一针以疗万病，未尝用药。呜呼！针源之名不虚，可不谓奇之又奇也哉。长卿氏之不用余言也，宜。既而针源翁易箦，有女子茂登者，性敏，妙解刺法，能继箕裘。向来吾乡主长卿氏，多起病客，时出一册子，且泣曰：此先人治效之书，虽欲公之世，妾所不及也，请属之君。长卿氏悲茂登之志，校而上梓，不朽其师，询书名于余。余曰：女子而继箕裘，其志胜丈夫，谓之熙父之载，亦可孝哉。因题之曰《熙载录》云。此为序。

安永戊戌仲春
学海平宽撰

---

① 序：此题原无，据文例补。

熙载录序

　　疾医之道，古者有汗、吐、下及刺法，而后世失其传者尚矣。今也，文运之化及吾技，豪杰继踵而起，辟养荣益气之邪说，以汗下活人，疾医之道，于是复乎古。时越有一叟，传吐法，渐布海内，乃汗吐下粲然赅存，不亦愉快乎？虽然，余窃尝谓至病在血络之证，则非针不能起之，岂汗吐下之所能达哉？故不知刺法，则为古医法也不全。夫秦越人，医之圣者也，如起虢太子，岂非针之妙乎？为疾医者，针安可舍也。古先圣王之治，必由六典立。若舍一典，则其致裁成辅相之功也不全。汗、吐、下、刺，相资以成功，其犹典有六而不可舍其一邪？

　　既而闻平安有垣本先生，善针也，学而试之，愈自信针之不可舍焉。余复尝闻红毛人刺法。以余观之，先生之术，胜红毛人远矣。红毛人唯刺血络而已，如先生之以针疗万病，岂凡手所可企及哉！先生止有一女，字曰茂登，学父之业，而术不减父，父没而继，不坠家声，可谓女丈夫矣，其非凡手亦奇。去岁秋，茂登赍《熙载录》来，就余于鸣海而正焉，将以使海内遍知针之妙。且曰：此辑先大人之经验者，抑先大人之以针仁人，不知几千人。唯妾侍而傍观，唯妾侍而私录，所以多轶也。余嘉茂登之志，戮力上梓。海内疾医，庶几闻风而兴于针矣。

皇和安永七年戊戌春二月

鸣海梶川树德撰

熙载录凡例

家大人以针已诸病，有年矣。苟有病客至，则生死肉骨，奏效得验，不可胜数也。妾已长，耳目治验，自傍记之，积为数卷，初閟之帐中。一日，书林请公之灸嗜，未能应之。意者大人既没，虽不知有意刊布否，然朽蠹之岂复妾之志哉，以故不能固辞。取其治卓绝为规矩准绳于后学者，辑以授之，然万分之一，实不尽大人耳。若夫天行疫热、霍乱、痢疾、痧病、小儿惊痫、痘疹等卒病，姑置焉，以俟它日。

举居处姓名，所繇为证也。至其人之所歊，陨其名者，则除焉，莫为疏漏。

病多瘀血者，与烟天散而服之。烟天散，我家禁方也，自非入我门墙，不敢授之。此药唯逐瘀血而集于刺孔者耳，非常用之。

针有三，小针如毫发，大针大于小针，三棱针最大，状若韭叶，以取瘀血。

大人居恒谓：凡用针治病，未尝敢以耗气也。必以静心，不敢怀庆赏爵禄，不敢怀非誉巧拙，辄忘吾有四肢[①]形体也，然后加手焉。非惟按腹候背，寸口切脉，审察手足之血络而后刺之，则无有讹误。

垣本氏女茂登识

---

① 四肢：原作"四枝"，据文义改。

熙载录

平安垣本针源先生　治验

女茂登　辑

尾张梶川树德长卿　校

越中伊须留岐村野泽善兵卫，年三十又九，有偏枯之病。以明和乙酉三月二日而来。请治于大人。乃以小针刺天枢、水道、阴陵泉、三里、涌泉，以三棱针刺少海、尺泽、鱼际、委中。五旬有六日而愈，恶血出可三升。

车屋街系屋卯兵卫，年二十六，踺胶于尻，挛引不伸，屡延诸医而治之不瘳，以五月六日而来。大人乃以小针刺大肠、关元、小肠、中膂以泻气，少选间骨解足融，蹀步跐蹈，似不病者。于是乎，以三棱针刺腘中三经。至十一月十五日而已，血出可七升。

麸屋街升屋三郎兵卫，病牡痔，游温泉，浴而瘳。既而乌睛生晕，眩然畏日，以六月十二日而来。大人视之曰：是牡痔之瘀血未都除，上攻眼也。乃以三棱针刺腰眼、尾骨下，及睛明、承泣三分，上关。至八月廿一日而已，血出可二升。

岛原八文字屋姆，年四十五，病噎塞，饮食下嗌，辄出不留，居五日大渐，以明和丙戌三月七日而来。大人乃以小针刺脾俞、胃俞、肺俞、膈俞、上脘、水分，旬有余日而已。

京北妙心寺之麟祥院，年过四旬，颈里痒痛，不识其形，揗之不得，若有物存，嗋吃呻呼，昼则废食，夜则废寝，以三月二十四日而来。大人乃以三棱针痛刺其颈，芒及痒所，则拊髀而喜，否则刺而不已。至七月五日而已，血出可一升。

御旅街质屋善助男善六，年二十有三，足生疮，三年不消，以五月九日而来。大人曰：是所谓瘭疮也，病得之湿血。乃以三棱针刺疮。至十一月三日而已，出恶血及黄汁可三升。

乌丸街关东屋忠助，年七旬，右肩有瘤，大可四寸，以五月十四日而来。大人乃以三棱针刺瘤，以小针环刺经。血出可一升，时出白物，至七月十三日而已。

上长者街文库屋甚五郎，年三十，以六月二日而来。自言左足昆仑疼痛，起居步趋不如意，十有三年矣，众医不能攻之。大人视之曰：病得之恶血蓄积而不得泄，壅遏①脉络②。乃以三棱针刺腘中及承山。至九月十五日而已，血出可二升。

高濑街大和屋安兵卫，年五十五，腰生癣疥，更日滋蔓，痒不可忍，以七月七日而来。大人曰：是下焦湿毒入于皮肉间，外发为癣疥也。乃以三棱针刺其痒所，至十一月廿九日而已，血出可一斗。

阿州大夫中村子，年四十，病心痛，求良医于平安于浪华，七年矣，莫能治之。七月十九日，过余家而薪治于大人。大人曰：是肝积也。乃以小针刺膈俞、肝俞，以三棱针刺尺泽。至十一月十八日而已，血出可五升。

新街深江屋喜八，为儿时左耳痛肿，弱冠不瘳，以七月二十有五日而来。大人曰：是肾经风湿飘溢而上，使面疚也。乃以小针刺耳门、翳风，以三棱针刺有恶血处。至十一月二十有六日而已，血出可四升。

三条街布袋屋善右卫门，年三十七，左手疼痛，不胜秋毫，产业将破，自介之意，寝食两废，以七月二十五日而来。大人乃以小针刺自膏肓至指头，以三棱针浅刺其痛处。至十月十二日而已，血出可四升。

西洞院玉屋女，年二十有二，病头痛，且两手鲎黑，不堪春蚕之股，指撸则骨肉疼痛，以明和丁亥正月五日而来。大人曰：是恶血客于皮肉间，滞而不去。乃以小针刺肩背及腕，以三棱针刺其痛所。至三月二十有八日而已，血出可二升。

寺街卢山寺家僮锅田缝介，年二十又三，尝患小疮，既而鼻肿而丹，时痹，若蚊蛲嚅肤，以五月四日而来。大人曰：是小疮余毒入肺为朱查。乃以小针刺背三俞二行，以三棱针刺鼻。至四月四日而已，初出黄汗，后出血，都可五勺。

室街系屋彦十郎，年四十，足生疮，居久之，白膜遮眼，见黑而为白。延浪华目医而求治，不瘳。又就浓州岐阜医而医之，药无寸效，疮犹不消，以正月十有八日而来。大人视之曰：是湿热炽烈，外发为疮，毒气熏明也。乃以三棱针刺百会、前顶、后顶、睛明③及疮。至五月二十日而已，血出可六合。

---

① 壅遏：原作"拥遏"，据文义改。
② 脉络：原作"脉胳"，据文义改。下凡遇此误径改，不再出注。
③ 睛明：原作"清明"，据穴位名称改。

柳马场滩屋长兵卫妻，有块于小腹，推之不动，循之甚固，腰痛不能趋步，以正月十有七日而来。大人乃以大针刺脾俞至膀胱，以小针刺腹，以三棱针刺委中。至八月十有三日而已，血出可三升。

岛原桔梗屋妓长门，年十六，头疮糜烂，漫衍无际。妓几代年十九，亦病头疮，肩背痛甚。以二月十有九日而来。长门则以三棱针刺疮及尺泽。至四月四日而已，血出可二升。几代则以大针刺肩背，以三棱针刺疮及尺泽。至三月二十有七日而已，血出可二升。

台阁之奴，尝患湿毒而愈，既而疮再周身，以三月六日而来。大人乃以三棱针刺其黳黑所。至七月八日而已，血出可五升。

四条街某家婢，尻生疮，状若盘盂，足瑟缩而不达，以四月十七日而来。大人乃以三棱针浅刺疮。至八月二十日而已，血出可八合。

间街山形屋喜八，年二十一，以四月十有一日而来。自言日有淋病之患，瘳则阴囊肿，为其不痛，故不敢医。客岁无故滋肿且痛，以君之灵，幸得复故，何赐若之？大人曰：可矣。乃以三棱针浅刺其青筋。更三旬而已，血出可一升。

室街系屋半兵卫妻，腰足疼痛，为人所扶而起，颈痛不能顾，以四月二十有六日而来。大人视之曰：病得之气血交错，而脉络失职。乃以大针刺肾经而适之，以三棱刺金门、申脉。至六月二十有六日而已，血出可七合。

二条街一士，年过强仕，向病霉疮，愈则足昆仑臃肿，阴囊生疮，无日不胸痛，历众医手而无损于病，以五月十六日而来。大人乃以三棱针刺尺泽及承山、昆仑。四旬而已，血出可六合。

建仁寺街贾人，年二十七，尝病霉疮，加之足大臃肿，踵与腰属，痹痒不伸，以五月十九日而来。大人视之曰：病得之湿毒交错大小二经。乃以大针痛刺大肠、关元、小肠俞穴，以三棱针刺委中、指头。旬有余日而已，血出可五合。

古河西方寺僧，年四十，其左手生疮似小豆，寒热疼痛，以六月十六日至，疮大如栗。大人视之曰：是火疗也。即以三棱针刺少商、列缺、经渠、尺泽，又以大针深环刺疮。凡七日愈，血出可三升。

三条街蚊帐屋平兵卫，年三十，口肿，牙齿疼痛，加之痔痒痛不可忍，以七月二十二日至。大人视之曰：此病得之恶血滞中。即以三棱针刺痔，微刺委中，又以大针刺齿至齿龈。至十二月十九日而愈，血出可一升。

江黑田人，年三十，手足顽麻，顷之偏枯，须臾右足心穿，已向五年，众医不能治，以七月晦日至。大人视之曰：是癫疾也。即先以三棱针刺其腐肉及委中、尺泽，为烟天散服之，每服二钱。历十有九日愈，血出可七升。

一皂隶，年二十六，阴囊肿痛，已向七年，万方不治，以八月十六日至。大人即以手缓柔阴囊下，而绢约青络脉见，即以大针及三棱针刺之。九日复故，血出可五合。

阿波加岛大夫，年三十一，病积，已六年矣，足痹，足心痛，药灸不愈，以九月七日至。大人即以三棱针刺隐白、大都、三阴交、阴谷，又以大针刺肾俞、膀胱俞。二十有四日愈，血出一升有奇。

阿波藤通玄，年三十五。壬辰之年，尝病痛风，后身体偏麻，以九月十日至。大人乃以三棱针刺其足五趾、阴陵泉、委中。一月而愈，血出可二合。

浓州太惠寺僧章曾，年四十二，初年二十病疝，周身痛，久之背七椎左右痛，烦懑，渴，顷之背腐，不能治，以九月十六日至。大人即以三棱针刺其腐所一寸至二三寸。至十一月十六日而愈，血出二升余。

柳马场一贾人，年三十五，三月患下疳疮，阴腐而穿，头痛，以九月五日至。大人即以三棱针浅刺腐肉，又刺其足大趾。月余而愈，血出升余。

摄池田锻工仪左卫门女，年十三，幼若过汗邪潢汗，则曳足不前，烦懑而颠，倏忽而苏，每饭身不在高，不能饱，父母患其长无伉俪，以九月十八日而来。大人乃以三棱针刺百会、前顶、后顶、神庭、人中，以小针刺水分、枢门、肺俞、心俞、肾俞、肝俞、大小肠俞、膀胱俞。至十月二十有四日而已，血出可三升。

阿波大夫中尾子，年五十有九，弱冠时，身有创痍，未瘳，无故左足心痛，惧为痿躄，以十一月二日而来。大人乃以三棱针刺三阴交、公孙、太白、大都、然谷、太溪、复溜、太冲、行门、大敦、衡阳、金门。二旬余日而愈，血不盈合。

室街贾人有病杨梅疮者，医而消焉，久之病再发，疮生颜，上冲而热，面目焦朽，眉毛脱落，似病癞者，以明和戊子正月十有四日而来。大人乃以三棱针刺承泣、四白①、巨窌、地仓、阳白、上关、晴明、攒竹。至七月十日而已，血出可八升。

乌丸街关东屋九兵卫，年三十有五，以二月五日而来请曰：小人成童时，膝盖臭腐，于今未瘳，敢属之君。大人视之曰：是余骨疮也。乃以三棱针刺

---

① 四白：原作"向白"，据文义改。

腐肉及三里、夹溪，取血五升，时出朽骨，至七月十二日而已。

伏水贾人妻病癞，颜色变更，手足枯槁，指将堕者，十之二三，以四月晦日而来。大人乃以三棱针刺少商、鱼际、尺泽、委中、金门、小指。至十月四日而已，血出可五升。

淡州万岁村田夫，年二十有八，病癞，左膝及右手之小指如死，挡秘指摘，无所知觉，面目黧黑，时痹，如无骨者之动，以四月五日而来。大人乃以三棱针刺指头、委中、面肤、承泣、攒竹、发际。至七月二十有八日而已，血出可一斗一升。

高雄村市之丞，年五十有八，膝筋痛痒，瑟缩而不达，就蓐数月，以八月二日而来。大人乃以大针刺腕骨围，以三棱针刺有恶血所。至九月二旬有五日而已，血出可八合。

浪花堀江阿波屋小兵卫女，始乱跳，往于京，蹶投于地，伤其左足，以八月二十三日而来。大人乃以小针刺三行、期门、章通，以三棱针刺跗阳[①]、指头。至十一月二十日而已，血出不盈合。

二条公臣八矢善藏，年四十有二，尝堕马，伤左肩，前后医治以十数，更十有五年而不瘳，以九月十七日而来。大人乃以三棱针刺其伤所。至十一月五日而已，血出可九合。

浓伊飞村泰岩，年六十有一，自目至颈大臃肿，鼻室口闭，粱粱不入，赖粥而生，以九月二十有六日而来。大人乃以三棱针刺其高处，初芒入可三分，日日益之，至可三寸。三月而已，血出可二升。

麸屋街近江屋善右卫门妻，年五十，背七九之间生肿不痛，唯寒热笃，以十一月至。大人视之曰：是痈也，可治。即刺其疮心而灸，又以大针环刺疮。三旬愈，血出可二合。

高台寺前松坂屋妓歌长，年二十有三，颈生疮，医治数年不消。乃闻伏水有良医，往寓其家，岁余愈益臃肿，以二月十日而来。大人乃以大针刺肩背、人迎而环其胫及环刺疮围。至十月五日而已。

加州有司市岛小善，年十有六，癞风生其面，以十月三日而来。大人乃以三棱针浅刺癞风取血。至十二月七日而已。

二条街某家婢，年十又四，病牡痔，且阴烂而穴，头秃，以十一月十有二日而来。大人乃以三棱针刺肛门及阴门。旬有七日而已，血出可一合。

---

① 跗阳：原作"附阳"，据文义改。

衣巷并河氏女，年二十四，病积烦懑，身颤振，头痛，四月余，体倦形赢，已在床枕，居顷之偏枯，众医不能治，以明和己丑二月九日至。大人即以三棱针刺三里、食指、神庭、前顶，以小针刺腹天枢、关元、石门、滑肉门。逾月愈，血出可二升。

丰彦山清净院僧，年四十余，少病痘疮，其余毒尚存，蹶上头重，眼生晕，股如不属身，众医不能治，以三月十日至。大人即以三棱针刺其面及尺泽、委中、脊二行、手足趾头及枯肤。至八月廿八日而已，血出可二升，遂使其侍医田道中学大人针术而归。

三条街杉浦三郎兵卫家僮理兵卫，右腰痛牵足，不可俯仰，以三月十一日至。大人视之曰：是筋瑟缩，欲舒不得，是以痛。即以大针刺肾俞、腰眼、膀胱、风市、承山，又以三棱针刺委中、曲泉、行间。月余愈，血出可二合。

江草津驿万屋清七女，为婢于京，腋下臭气，逆于人鼻。家人恶闻之，掩鼻不敢近之，主父将逐之。女患之，以五月九日而来，嘘欷服臆，流涕长潜，悲不能自止。大人曰：勿忧，汝疾可除。令能拭其汗，试墨腋下，有一小穴，溜而不滓。大人曰：可矣。乃以三棱针刺其不滓所及尺泽。至十一月十七日而已，出血及黄汁可五升。

大坂岛内丹后屋五兵卫，年六十七，上唇生血瘤，大如栗，日月垂下，于是七年，塞咽，饮食不入，以五月十四日至。大人即以三棱针刺尺泽，环切其瘤三分，七日而剖之。逾月复故，血出五合，筐瘤而归。

鞍马山大藏院僧，年五十二，病牡痔。一医治之，复以二月发，痛不可忍。即浴药汤，阴囊肿破，水出，四肢不能自用，以五月十五日至。大人视之曰：是恶血客中也。即以三棱针刺足趾头、委中，又以小针刺肩与督俞之间一寸，刺膈俞与脾俞之间二寸，刺肾俞三寸，刺腹上脘一寸，中二寸，下三寸。至七月十三日而愈，血出四升余。

伏水道龟屋利兵卫，年二十九，三月与诸少年戏，左手脱矣，众医不能治，以六月二十一日至。大人即以三棱针刺其指头、腕骨，以小针刺曲池[①]与腕骨之间。逾月愈，血出四合。

阿波池田大夫，尝行役于江户，周身痛，如痛风。一医治之愈，而委中、涌泉之间筋瑟缩，万方不已，以七月二十七日至。大人以三棱针刺隐白、太白、承山、委中，以小针刺肾、膀胱之经。至十月二十五日而已，血出一升有奇。

---

① 曲池："池"字处原漫漶，据文义补出。

尾州月仙和尚，年三十，幼病头痛，万方不治。其亲谓唯佛力可救，卒为僧，犹未也，以明和庚寅二月二十四日至。大人即以三棱针刺五处、曲差、后发际、百会、脑后、风府、风门[1]。出入十日，病已，血出可五合。

西堀河卯兵卫，年二十一，足生臁疮十年，需治于四方，不已，以二月十五日至。大人即以三棱针刺委中，又浅刺疮。五旬愈，血出可四升。

丰月桂寺僧任惠，年四十一，初年右背枯七寸所，手甲痛，顷之肩与腕骨之间痛，而细红丝筋见，众医不能治，以三月十八日至。大人即以三棱针深刺背，又以大针刺关冲与肩井之间。月余愈，血出可三升。

姊巷竹屋藤八，年四十一，剑挺而刺左手，创治而痹痛，众医不能治，以四月五日至。大人即以三棱针刺其指头及痹痛所，以大针刺腕骨、列缺。七日愈，血出可二合。

蛸药师巷寿仙尼，左外踝肿痛，顷之痛及肩，又至头，不可忍，药灸不治，以四月二十八日至。大人即以三棱针刺百会与风门之间，又以小针刺膏肓、附分。旬有三日愈，血出一升有奇。

室街荒木氏婢，年二十七，往己丑之春，中指忽痛，烦燥，寝食两废，以五月十一日至。大人即纽约指，去甲三分，而以三棱针刺。二旬愈，血出可三升。

衣巷伊豆藏平介，年四十五，客岁足肿痛，顷之腐，以六月十八日至。大人视之曰：是腐骨疽也。即以三棱针刺腐肉及黑所，又以小针刺肿所。至七月十九日而愈，血出二升余。

绫巷绵屋与三兵卫妻，年三十，颔下生疮，大如柿，腐入中者寸余，黄水时出，众医不能治，以七月十六日至。大人曰：是气肿也。即以三棱针刺腐肉，又以小针环刺疮。至十月四日而愈，血出可二升。

江今滨氏，年四十八，左膝盖痛，日月肿起，及期左右皆痛，起居不可，以七月二十日至。大人视之曰：是霍漆风[2]也。即以三棱针刺青脉、膝盖及膝，又以小针刺委中、承山。逾月愈，血出可二升。

浓州法云寺僧，年四十一，耳中生疮，一医治之可，而后三年，复生于肩，顷之生于头，于顶于脊，其疮大三四寸，疮中肉如鲑子，如石榴子，尾浓之医不能治，以七月十七日至。大人即以三棱针刺疮及关冲、液门、翳风、天髎。至九月二十三日而愈，血出一升有奇。

---

① 风门：原作"大门"，据文义改。

② 霍漆风：原文如此，疑当作"鹤膝风"。

　　江一士，年四十一，曾病下疳疮，愈而向二十年，身体生疮，如痘疮。一医治之，而后偏枯，以明和辛卯正月二十一日至，其形如疠。大人视之曰：是疮毒未去。即以三棱针刺委中、尺泽、手足趾头，又以大针刺跗阳、筋承、委阳、关元、胃俞、合谷、手三里、五里。至三月十六日而愈，血出可九升。

　　阿波佐山氏女，病疮，发如风疹，夜及凉雨日则痒，眩晕，眼生晕，众医不能治，如是者几七年矣，以二月十一日至。大人乃以三棱针刺曲鬓、上关、和窌、晴明、承泣、手足指间。出入二十余日，病已，血出二升有奇。

　　岩上街妙连尼，年六十二，偏头痛，废寝与食，已而口胸痛，顷之身体尽痛，众医不能治，以三月二十一日至。大人即以三棱针刺手商阳及曲泽、脑后，又以小针刺手三里下廉、上廉、风门、肺俞、肝俞。逾月愈，血出可三升。

　　三条街柊屋善兵卫男新四郎，年二十有三，阴茎痛，不得前溲，及期阴囊胀破，黄水出，傍坚如石，以三月十六日至。大人即以三棱针去胀破所三分而刺焉，又以大针刺其傍坚处。至四月二十五日而愈，恶血出六合。

　　加茂人清兵卫，年七十四，初脐及耳下痒，后十余年，周身燥痒，皮肤鏊黑，形容枯槁，药饵不治，以八月十八日至。大人即以三棱针刺风池、风府、风门、手足趾间、风市、三里，间又微刺癣上。月余，血出可二合而已。

　　键屋街津国屋女，年三十八，右齿内床痛，口耳之间肿，口不可开，经水不顺，众医不能治，以五月十八日至。大人即以小针刺肾俞、膀胱俞及耳下，又以三棱针刺委中、三里、指头。三旬余，血出一升有奇而愈。

　　河原街一士，年四十九，病喘息，已向三十年。其妻亦患头痛积瘕，不得大溲，时狂，忽起行走，浴川逾屋，謉言妄语，已向数十年，众医不能治。俱以明和壬辰五月五日至。大人即以三棱针刺士尺泽、乳际、列缺，以小针刺督俞、膈俞、胆俞、鸠尾、上脘①、滑肉门。凡四月，血出一升有奇而愈。又以三棱针刺其妻人中、素窌、神庭、上星、囟会、前顶、百会、脑后、风府、哑门、脚曲泉，上三阴交、大都，以大针刺督脉、脊大椎、陶道、身柱、神堂、至阳、筋缩、命门、归来②、腰俞、尾骨之左右。一月病已，血出一升有奇。

熙载录终

---

① 上脘：原作"上浣"，据穴位名称改。

② 归来：原作"归关"，据穴位名称改。

熙载录后叙

欲知世运之消息，莫若察之人事，不藉蓍龟，不质鬼神，较然著明。余尝窃慨叹于刺针之事久矣，但可为识者道，难为俗士道。《语》曰：有文事者，必有武备。又称：君子之行，曰强有力，曰智仁勇。夫勇武，君子之所以勉德而固本者也，岂可废乎？唯是太平日久，则丈夫皮薄肤柔，筋弛骨弱，血气态度拟于女子，而题之曰"上流男子"，翕然爱之，暖暖姝姝，如韦如脂，风俗行竄，迷而不复，亦必然之势也。君子无勇，何以勉德？政无武备，何以固本，可不戒乎？病万变，医亦多方。药所不及，针以达之，水以灌之，火以熏之，非多方乎。盖古之刺法，兼用大针、小针。《素问》有"刺肤见血"语，亦足征也。近世独用小针而大针隐。小针之于人，如蚊虻噆肤，焉能去病哉。以故医不敢执针，而旨者承乏，资以糊口而已，世运之消息系焉，是余所以慨叹也。

平安有针源子者，善用大针，活人如神，事在《熙载录》中。然针源子之徒，犹寥寥焉。针源子没，而大针将复隐，能勿憾乎？世俗所谓上流男子，恶大针如蜂虿，刺肤见血，怵惕自悼，而在位君子，及富农大贾，多上流男子，故疝瘕动，则唯小针是赖，蚊虻噆而泻邪气耳。血犹水也，与夫汗溲涕唾何以择，何上流男子忌血之甚，恶在乎其尚勇武。夫刺针之事，技之小者也，然有说，诚使针源子之徒继踵而至，比肩而立，是勇武不废，而大针显世也。是天地之元气盛，而国家之命祚长也。不亦善乎？呜呼！刺针之事，技之小者也，乃其所系也大矣，岂唯去病而已哉。

鹤鸣　市川匡子人撰

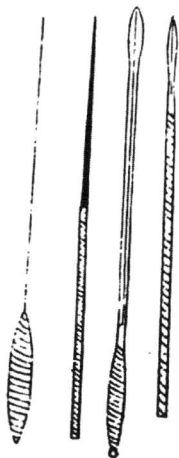

古作形
新作形
經針
毫針

京师二条通富小路住
外科道具师二代目源安则

名家灸选三编

初编　日·和气惟亨　撰

二编　日·平井庸信　撰

三编　日·平井庸信　撰

校注说明

《名家灸选三编》（总书名），包括和气惟亨编著的《名家灸选》（初编）、平井庸信续编的《续名家灸选》（又名《名家灸选二编》）与《名家灸选三编》（子书名）三种书，是日本江户后期灸疗专著的代表之作。三书广收中、日两国医籍记载的特效灸法，以及日本古传、俗传或名家所传的各种灸法治验，总计收载行之有效的灸法400余条，其中近一半是流传于日本本土的灸疗治验，具有较高的临床参考价值。

1. 作者与成书

《名家灸选》正文首叶题"朝议郎通事舍人越后守和气惟亨著/门人平安涩谷贞光/和州三村道光校"。书首日本文化二年（1805）平井庸信序中载："在昔，本邦针灸之传大备。然贵权豪富，或恶热，或恐疼，惟安甘药补汤，是以针灸之法寝以陵迟。今世艮山后藤氏盛唱灸法，人稍知其验，而尚古传奇输，试验妙穴，家秘户藏，不得广济博施。南皋先生勤搀古传，普采诸家并祖传之秘法，既已自试之，撰奇验适实者，著《名家灸选》，希庸信补正焉。"和气惟亨在《名家灸选》总论中言："吾本邦古昔和、丹两家，各承家伎（技），世守旧职。于其医籍，则有《医心方》《大同类聚方》《顿医方》《金兰方》等大备。然至于今，散逸不可得者多矣。惟亨家世守其职，仅有存其禁书若干，亦足见其余绪耳。窃阅其书，有据经络取孔穴者，或有以寸量不拘经输者，皆莫非救民之妙术。而古传泯然，适有在草医间者，然各私淑其说，秘其点法，而奏其效者亦不鲜，其术简易而切治病者也。于是不拘新故，不选雅俗，勉取其有效验者，聊辑录之为小册子，示之子弟而已。"书后文化二年（1805）小泉立策跋中载："我南皋先生，袭和气之流，其得古经逸书不少，加之其学之博，资源《素》《灵》，扬波长沙，又屡涉晋唐而濡足宋元矣。是以汾涵未易测，其绪论亦津津乎有味矣。近日少闲，著《名家灸选》。其为书也，原采和、丹金椟之秘藏，旁及诸家试验，乃征诸古，验诸今，瞭然有效。"

可知，《名家灸选》为和气惟亨于日本文化二年（1805）编著。当时的灸法因受疼痛、热烫等困扰而备受排斥，运用逐渐减少。虽有后藤艮山等倡导灸法，但很多行之有效的灸法仍秘而不传，不得广济博施。于是和气惟亨辑录载于中日古医籍中的名灸，以及名家所秘、世人未知的经验灸法尤其是特效灸法，广收日本和气、丹波两大家族古传的灸法及民间俗传灸疗治验撰成此书，欲以传扬灸治之术。

和气惟亨（1760～1826），日本京都人，原名山田元伦（后改名玄助），又称浅井惟亨，名惟亨（一为惟良），字子元（一为子显），号南圃、南皋，嗣古方医家龟井南溟（1743～1814）之后，为日本名医世家和气氏家族的后人。文化二年（1805），编纂《名家灸选》一书。其他著作有《名家方选》（1781）、《霉疮约言》（1800）、《霉疮秘录标记》（1808）、《养生录》（1817）等。

《续名家灸选》，又名《名家灸选二编》，正文首叶题"丹波平井主善庸信撰 / 石原子固房贞校"。书首 3 序，文化三年（1806）马杉主一序中载："平井子谨氏，窃有戒惧之心，于是索前哲之隐，补其师之阙，以编书一卷，名曰《续名家灸选》。"书首总论载："吾南皋先生，采撅本邦古遗法，选名家灸法。予又仿辈，辑录其逸漏者，以续貂尾，示之子弟辈矣。"

《名家灸选三编》，正文首叶题"丹州医王岭麓平井主善庸信选 / 门人足助一庵美文校"。书首 2 序，日本文化十年（1813）和气惟亨序中载："丹州平子谨善此举，博蒐恳索，而遂作《续编》，得济其美焉。尔来得良掇奇者甚多，遂亦作《三编》。"书首另一序亦载："《名家灸选三编》者何？初编所遗，二编所隐，皆无不详且尽之也。"

可知，《名家灸选》二编、三编均为平井庸信所著。平井庸信，生卒年不详，丹州（今属日本京都府、兵库县）人，名庸信，字子瑾，通称主善。平井庸信最初从美浓（今属岐阜县）的河田岐山学习脉学，后尊和气惟亨为师，为完成惟亨集成名灸的夙愿，继《名家灸选》之后，拾初编所遗、二编所隐，先后于文化四年（1807）、文化十年（1813）完成续作二部，即《续名家灸选》《名家灸选三编》。

2. 主要内容

本次收录的《名家灸选三编》由和气惟亨《名家灸选》（初编）、平井庸信《续名家灸选》《名家灸选三编》三部分构成。据《续名家灸选》总论中载："凡例从初编，故不赘于此。"可知，平井庸信编著二编、三编时，沿袭了和气惟亨《名家灸选》（初编）的体例。因此，尽管《名家灸选》初、续、三编著者不同，但编撰体例相近。

《名家灸选》（初编），书首由序言、总论、凡例构成，正文将疾病分为上部病、中部病、下部病、缓治病、急需病、疮疡病、妇人病、小儿病、杂证计 9 类，末附录敷灸法，书后 1 跋。在疾病类下再分具体病门，如中部病分腹痛、积聚癥瘕、疝气 3 门；病门下记述具体疾病灸法。如腹痛门下记载"治久腹痛及喘急法""治阴寒腹痛法""治阴寒冷极，手足冰冷，肾囊缩入，牙关紧急欲死法" 3 条灸法治验。在记载灸法治验时，依次述其治疗病证、治验出处、施灸腧穴或部位、取穴或定位方法、艾灸壮数、灸法操作、治疗效果、作者按语、灸图等多项内容。如上部病牙齿门载："○治牙齿疼痛甚者法《苏沈良方》随左右患处，肩尖近后骨缝中，小举臂取之，当骨解陷中。灸五壮。予亲见灸数人皆愈，灸毕项大痛，良久乃定，永不发。△肩头穴灸牙疼法，随左右所患，肩尖微近后骨缝中，小举臂取之，当骨解陷中。灸五壮。灸毕项大痛，良久乃定。予亲病齿痛，百方治不验，用此瘥。"并附灸图 1 幅。其中"○""△"代表意义如下，"凡新更端者，皆用○也；别发经验愚按者，皆用△也"。其书小字注中引用了 1803年由日本原昌克所编《经穴汇解》一书中的部分内容，如"《经穴汇解》云：心痛，冷气上，灸龙颔百壮，在鸠尾头上行一寸半，不可刺。"

《续名家灸选》（二编）乃继《名家灸选》之后编著而成，如本书之首和气惟亨序中载："予深憾其传之不广焉，是以客岁遍采广索，选名家灸法，以公于世。丹州平子谨，深善其举，今又辑其散逸，拾其遗漏，以作续编。"本书正文前由序言、总论构成，正文延续《名家灸选》的疾病分类法，亦由上部病、中部病、下部病、缓治病、急需病、妇人科、小儿科、疮疡病、杂证 9 类构成，编写体例同《名家灸选》，书末附录雷火神针等灸法。

《名家灸选三编》，同样沿用《名家灸选》的编撰方式，正文前有序言、总论，正文仍将所治病证分为上部病、中部病、下部病、缓治病、急需病、疮疡病、妇人病、小儿病、杂集共 9 类，编写特点同初、续两编，书后 1 跋。《名家灸选三编》的总论较有特点，引录了后藤椿庵所著《艾灸通说》的相关内容，云："椿庵后藤氏所著《艾灸通说》……颇解世医之卤莽。然其中不免有矫左枉反右枉者。间尝探故纸中得一小册，题曰《医事大要》，亦后藤氏之所著也。选述温泉、艾灼、肉食、药治之大要，而其艾灼，采摘通说十条为一篇。今引括其全文而不能无疑者，拆以鄙言，换之总论。"主要引述了后藤椿庵在施灸禁忌、艾灸壮数、定穴法、探椎骨法与背部取穴法、据灸后反应判断预后、灸泡应针刺破黑水、灸疮宜自发自愈、艾炷大小等方面的见解。

《名家灸选》全三编，均分为 9 类记载灸法主治病证。三书记载的病证大致如下：上部病（眼目、鼻、牙齿、咽喉、头痛眩晕、咳嗽喘哮、哕逆、膈噎、吞酸翻胃、臂痛等），中部病（心腹痛、心腹胀满痞气、积聚癥瘕、腰痛、疝气等），下部病（遗尿、下痢、便毒、五痔下血脱肛、脚气、淋疾、阴病、遗精、转胞小便闭、大便失禁、大便闭、偏坠气等），缓治病（中风、劳瘵、注夏病、癫痫狂、痰饮、瘰疬、水肿并鼓胀、肿满、黄疸、虚劳骨蒸等），急需病（伤寒、血证、救急、卒厥青筋中恶、霍乱、卒中风、中寒、疟疾、中恶卒死卒中病等），妇人病（经闭血块、带下病、崩漏、产科、乳痈、经行不调、求嗣等），小儿病（急慢惊风、疳病、小儿杂证等），疮疡病，杂证。书中收录大量治疗上述疾病行之有效的灸法，是一部中日两国名家灸法的治验集。

3. 特色与价值

在《名家灸选》三部书中，辑录大量载于中日两国古医书中的有效灸法，以及为诸名家所秘、世人未知的经验灸法，并收集了大量流传于日本本土的独特灸法，堪称江户后期灸疗专著的代表之作。下文将从独具特色的灸法理论和灸法治验来源两方面来分析此书。

第一，从灸法理论来分析。

《名家灸选》三部书中记载的灸法理论特色有以下几方面。

多取奇俞（输、腧），且专尚经验，常常选载灸治有特效经验者，若寻常灸穴主治，古今灸焫书所载者，则省略不录，仅择其奇验明征者载之。如《名家灸选》例言载："此集取奇输经验以载之，若夫寻常灸穴主治，古今灸焫书所载也，故尽省之。""此集专尚经验，故有奇验明征者，虽非奇输，间有载之者也。"

重视经络腧穴定位，注重疗效。所载灸法均以临床疗效为依据，"须取其有效验者，自征治病而已"；取穴也多为奇俞，但仍强调不可废经络之说而独重腧穴。和气惟亨《名家灸选》借助稻稗定穴；平井庸信所著二编、三编，多借助腊绳定穴，如续编总论载："若此编所辑最多，绳子度量之法，依体之拳缩，其差何惟毫厘乎哉，殊要令平正。"

附灸法取穴图，《名家灸选》例言载："凡灸法有用寸量无穴名者，及孔穴所在，难以辞谕者，各作小图，便考索孔穴；的实明白者，不俟图而已。"初编有34条、二编见40条、三编在32条灸法治验之后附有取穴图。

对于灸法的禁忌，和气惟亨在《名家灸选》总论中提出：《内经》未尝论，但勿刺大劳、大怒、大饥、大醉之言，灸法亦宜忌也。其他风雨雷震、日月薄蚀及人身多热恶寒、多忙劳力，前后三日，勿犯房欲之类，是宜避忌而已，然亦是等灸平稳缓证之禁法也。若临仓卒急证，则无一禁忌，必勿论时日。若夫天明气朗、起居饮食如故，则灸之万全矣。"

主张阴血枯燥之人不可灸之"。和气惟亨在《名家灸选》总论中指出："大凡病人脉状见浮滑洪大诸数，烦躁口渴，咽痛面赤，火盛阴虚内热，霉疮、疥癣、金疮，及大病瘥后未全复，新产、亡血等之类，皆阴血枯燥之人，误灸之则使火毒内攻，灾害并至，慎不可灸也。"平井庸信在此基础上指出平日可艾灸部分腧穴养生，"本邦之俗称养生，灸寒暑之交，或时时灸背俞及足三里……须量其宜，时时灸之，散寒邪，除阴毒，开郁破滞，助气回阳，以防其未然，则治未病之一端也"。

灸之多少，无固定壮数，亦不拘泥于书中所载壮数，唯以取效为适。"能灸者，随疾病之浅深多少增减，唯效是适可也。""凡壮数多寡，须因丁壮羸弱消息之，不可胶柱守株。灸久病者，或一二腊，或至一二月。若厌壮数多者，初灸之，起自八九壮，日增二三壮，渐至三四十壮又复初，此法尤良矣。"

有关特殊灸法，据《名家灸选》凡例所载："凡灸穴有用统名者，如八曜梅花是也。其他皆言治某病，从传说也。"书中记载疮疡八处灸法、九曜灸、五条灸法、日本四花穴灸法等，部分为日本本土特色灸法，出自《灸焫盐土传》等书。

重视施灸发疮，并根据灸疮来判断病情。如续编总论载："《资生》曰：凡着艾，得疮发，所患即瘥；若不发，其病不愈。盖灸之四边红晕，灸痂苍蜡光泽，如好痘痂，二三日少发疮者，是内无甚病，为佳兆矣。若老灰色，无红晕者，必不发疮，或发水泡，随干枯，皆内有痼滞之候；或每灸大发疮，经久不愈者，是湿热内蓄之候，皆宜预药饵，以防未病矣。"

临证灸腹背穴时，常灸足三里五七壮以引火下行。平井庸信《续名家灸选》例言中记载："《明堂》曰：凡灸，先灸上，后灸下。凡先阳后阴，是灸法，当然之理也。古法灸四花患门者，灸足三里泻火。予扩此法，凡灸腹背诸穴者，皆灸足三里五七壮，以使引火气于下，不上冲，是试验之良法也。"

《名家灸选》全三编均将疾病分为9类，即按身体部位分为上部病、中部病、下部病，按病势缓急分为缓治病、急需病，按医学专科分为妇人病、疮疡病、小儿病，并附杂证。这种分类法与中国宋金元明医书中记载的疾病分类方法不同，具有独自的特色，突破了当时沿自李、朱医学的疾病分类法。如和气惟亨"名家灸选例言"中载："凡疾病分类，古今不一，此册专尚简易，欲以便搜索也，故今新立九类纲之，百般疾病目之。"

书中载有数条针刺、方药治法内容。如续编的"卒厥青筋中恶"载："△卒厥青筋腹痛，烦闷不省人事，或肩强引胸痛欲死者是也。兼刺肩井、曲池、尺泽三穴，出血妙。尤甚者，以快刀轻割肩背出血，不然则卒死不起。"三编之"疮疡病"载："○治疗肿法《百一方》，以针刺四畔，用石榴皮末着疮上，调面围四畔灸之，痛为度。调末傅上急裹，经宿连根自出。"又载："○治瘰疬，用益气养荣汤，其病皆消。惟一二个不消者，用癞蝦蟆一个，剥取皮，盖瘰疬上，用艾灸皮上七壮，立消。"说明和气惟亨、平井庸信临证治病时，在施灸之外也会配合针刺、方药等其他治疗方法。

书中的多数经验灸法均载有"亲试效""亲见灸效"之说。如初编杂证类"灸狐魅法试效"条下载："△《神应经》《类经图翼》鬼哭穴，治一切邪祟，妙妙。"又如妇人类下产科门"治产后阴下脱法试效"条下载："△或以此灸法救妇人淋漓疼痛甚者，三壮而验，妙不可言。"由此可知，该书所载灸治经验多为作者临证亲验确实有效者，故具有较高的临床实用价值。

三部书中所载灸法治验逐步补充修订完善。如二编中载："○治中风口眼㖞斜不正者法《本事方》：于耳垂下，麦粒大，灸三壮，左引右灸，右引左灸。△此穴乃治牙齿痛，又治口㖞，其理一矣。初编已引《医学入门》云灸耳垂珠者，又是此穴，则恐人讹认，故亦载之。"三编中载："○治风齿疼痛法《千金》：以线量手中指至掌后横纹，折为四分，量横纹后当臂中，灸三壮愈，灸之当随左右。即掌后肘中内廉，此法已出初编，今改正出焉。""○治久漏疮法《准绳》：灸足内踝上一寸六壮。如在上者，灸肩井、鸠尾。△所载续编附子饼灸法，殊妙。""○治忧思郁结，心腹诸病，痞积烦痛者法。试验。即崔氏四花穴，除骨上二穴，惟灸两旁二穴，与初编所载梅花五灸并用，殊验。""○治赤白带下妙灸。古传……此法与初编治带下腰痛之法有少异，而此穴极效。"

第二，从灸法治验来源分析。

在《名家灸选》三部书中，绝大多数灸治经验后均注明了出处，或标注古医籍名，或标注某人传，或标注"试效""俗传""古传"等。和气惟亨"名家灸选例言"中载："奇输或因古，或采今，是以唐宋以下方论，至本邦古籍、古医传，尽取其当有效验者以载之，故或录书名，或记所传。如先师传来，及愚按经验孔穴，则注以试效。称其古传者，多出和、丹两家也，盖明其所原而已。"

《名家灸选》（初编）记载灸法治验133条，其中仅有2条治验未标明出处。在其余131条治验中，有62条后标注医书名称（多为书籍简称），40条

标注 "试效"，12 条标注 "古传"，6 条标注 "俗传"，11 条标注某人传。标注出的医书共有 21 种，以《五蕴抄》出现次数最多，为 12 次，《救急易方》9次，《回春》6 次，《得效方》5 次，《医心方》4 次，《救急方》《苏沈良方》《医纲本纪》《医学纲目》4 书各 3 次，《救急良方》《入门》2 书各 2 次，《本事方》《赤水》《丹溪心法》《纲目》《千金方》《千金翼方》《医鉴》《易老方》《准绳》《资生》10 书各 1 次。11 条标注某人传，分别为俗人传、一老医传、纪州儿玉氏传、江州太医传、家传（2 次）、备中太医传、江州民家传、江州一医累代传、信州异人传、筑州太医传。

《续名家灸选》（续编、二编）记载灸法治验 124 条，正如本书目次后所载 "通计百二十四法"。此外，本书附录中记载雷火神针、温脐种子方、灸疗疮法等治验 5 条。在本编 124 条灸法治验中，有 10 条未标明具体文献出处。其余 114 条治验中，有 57 条标注医书名称，8 条标注 "试效"，10 条标注 "古传"，9 条标注 "俗传"，30 条标注某人传。标注出的医书共有 17 种，以《灸焫盐土传》出现次数最多，为 10 次，《明堂灸经》《千金》2 书各 6 次，《金鉴》《千金翼》《医纲本纪》3 书各 5 次，《类经图翼》《圣功方》2 书各 4 次，《梅花无尽藏》《圣效方》（《圣效》）各 2 次，《本事方》《古今医统》《和汉三才图绘》《类经》《外台》《血气形志篇》《肘后方》7 书各 1 次，《千金》及《翼方》1 次。在标注传人的 30 条灸法治验中，德本 8 条，味冈三伯 4 条，一医家传（一医传）3 条，香月牛山、见宜堂（古林见宜）、石原氏传各 2 条，田中知新、冈本一抱子、道三、中山三柳、中条流传、独立禅师传、家秘法各 1 条。其中，《灸焫盐土传》为三宅意安所撰灸法专著，成书于 1758 年，书中将历代灸法总括为 67 条，包括日本四花灸法、五花灸法、五别灸法、鬼哭灸法、九曜灸法、五条灸法、八华灸法、后藤五极灸法等日本民间的灸法，极大地丰富了灸法的内容。

《名家灸选三编》记载灸法治验 141 条，其中仅 5 条治验未标明出处。在其余 139 条治验中，86 条后标注医书名称，13 条标注 "试效"（包括《千金》试效、《类经图翼》试效各 1 条），3 条标注 "试验"，20 条标注古传（"古传"12条、"眼科古传" 3 条、"竹田家古传" 5 条），17 条标注某人传。所标注出的医书共有 17 种，以《千金方》（《千金》）出现次数最多，为 33 条，《寿世保元》（《寿世》）13 条，《外台》9 条，《类经》8 条，《千金翼方》（《千金翼》）5条，《肘后方》《准绳》2 书各 4 条，《金鉴》《柳柳州纂救方》《本草纲目》《斗门方》《一本堂》《哑科秘传》《百一方》7 书各 1 条。在某些治验之下，同时标明出自2～4种文献，涉及《医学入门》及《类经》1条，《准绳》与《圣惠》1条，《外台》《古今录验方》《肘后》《千金》1条。如："疗热结小便不通利法。《外台》《古今录验方》《肘后》《千金》同。"在标注传人的17条灸法治验中，标记一医家传或医家传者5条（1条为一医家传，出自龚氏），德本、俗传、近藤氏传各2条，北尾春圃、井上传、师传、石原氏传、园部井上氏传、张氏各1条。

综上所述，《名家灸选三编》（初、二、三）三书引用的中国医书主要有《肘后方》《古今录验方》《备急千金要方》《千金翼方》《外台秘要》《太平圣惠方》《苏沈良方》《普济本事方》《针灸资生经》《明堂灸经》《世医得效方》《医学纲目》《救急易方》《丹溪心法》《古今医统》《赤水玄珠》《医学入门》《古今医鉴》《本草纲目》《万病回春》《证治准绳》《寿世保元》《类经》《类经图翼》《医宗金鉴》《救急方》《救急良方》等近40种。参考日本医书包括《医纲本纪》《医心方》《梅花无尽藏》《圣功方》《针灸五蕴抄》《和汉三才图绘》《一本堂灸选》《灸炳盐土传》等约10种。所出人名主要有纪州儿玉氏、德本（多贺）、味冈三伯、香月牛山、田中知新、冈本一抱子、道三、石原氏、中山三柳、中条流、独立禅师、北尾春圃、桧山驿近藤氏、园部井上氏、张氏等15位。可见，《名家灸选三编》集中日两国灸法治验于一体，涵纳了大量具有日本本土特色的灸法治验。

总之，《名家灸选三编》具有自身独特的灸法理论特色，集录中日古医籍中的效验灸法和名家秘而不传的灸法、民间特效灸法以及作者试效灸法治验400余条，其中约半数是流传于日本本土的独特灸法，具有较高的临床实用价值，值得今人深入发掘和学习借鉴。

4. 版本情况

《名家灸选》全三编最初是分别刊行的:《名家灸选》（初编），刊于日本文化二年（1805);《续名家灸选》，刊于日本文化四年（1807);《名家灸选三编》，刊于日本文化十年（1813。诸本现藏于日本国立国会图书馆（初、二编）、京都大学图书馆富士川文库、东京大学图书馆鹗轩文库（初编）、东北大学图书馆狩野文库（一册）、广岛大学图书馆、广岛市立浅野图书馆小田文库（初编）、岩濑文库（初、二编）、市立刈谷图书馆（三编）、丰桥市立图书馆（二编）、神宫文库等处。天保七年（1836），日本汇集三本刊为《名家灸选大成》行世，此本现藏于大阪府立图书馆石崎文库、无穷会神习文库等处。① 近年来，由于著名灸师深谷伊三郎著《名家灸选释义》解说本书并强调其价值，故流传甚广。中国中医科学院图书馆藏本为 1978 年日本盛文堂据自文化十年（1813）观宜堂藏本的覆刻本。

本次校注《名家灸选》（初编）所用底本，为日本京都大学医学图书馆富士川文库所藏文化十年癸酉（1813）刻本。此本藏书号为"富士川本／メ/3"，不分卷 1 册。书皮题"名家灸选"，书脊题"名家灸选 完"，无扉叶。书首依次为序、总论、例言、目次，其中"名家灸选序"为"文化龙集乙丑端午日丹阴处士平井庸信"撰；"名家灸选例言"为"越后守和气惟亨"撰。四周单边，无界格栏线。版心白口，无鱼尾，自上而下依次刻"名家灸选"书名、叶码、"观宜堂藏"。正文处每半叶 7 行，行 15 字，注双行。书后有"名家灸选跋"，为"文化二岁次乙丑秋八月／门人尾张小泉立策"撰。跋后有"聚宝阁藏版医书之部"书目，计有包括《名家灸选》《续名家灸选》在内的医书 13 种。书末有"观宜堂藏板／文化十年癸酉十一月／京师书林西村吉兵卫"的牌记。

本次校注《续名家灸选》采用的底本，为京都大学医学图书馆富士川文库所藏文化四年丁卯（1807）序刊本。此本藏书号为"富士川本／メ/4"，不分卷 1 册，四眼装帧。书皮及书脊均题"名家灸选二编"，无扉叶。书首 3 序：依次为"续名家灸选序"，"文化三年丙寅冬十一月／丹波园部文学平安马杉主一"撰；"续名家灸选序"，为"文化岁在丁卯四月／抱印堂主人"撰；"续名家灸选叙"，为"文化四年丁卯五月／典药寮医员／朝议郎大藏大录和气惟亨志"。序后是平井庸信所撰"总论／题言"以及"续名家灸选目次"。四周单边，无界格栏线。版心自上而下依次刻"名家灸选续"书名、叶码、"观宜堂藏"。正文处每半叶 7 行，行 15 字，注双行。书末无跋。末叶大尾题"续灸选终"。

本次校注《名家灸选三编》所用底本，为京都大学医学图书馆富士川文库所藏文化十年癸酉（1813）刻本。此本藏书号为"富士川本／メ/5"，不分卷 1 册，四眼装帧。书皮题"名家灸选三编"，书脊题"名家灸选三编 完"，无扉叶。书首 2 序，分别为"名家灸选三编叙"，"文化十年秋七月／长门守和气惟亨"撰；佚名氏"序"，撰于"文化十年癸酉中秋"。序后为平井庸信撰写的"总论"。"总论"后为"名家灸选三编目次"。四周单边，无界格栏

---

① 日本国书研究室 . 国书总目录（第七卷）[M]．东京：岩波书店，1977：658.

线。版心白口，无鱼尾，自上而下依次刻"名家灸三编"书名、叶码、"观宜堂藏"。正文处每半叶 7 行，行 15 字，注双行。书后 1 跋，为"文化岁次癸酉夏五月／门人丹州松本光美"撰。

总之，《名家灸选三编》辑录中日古医书中所载行之有效的灸法，以及流传于日本本土的独特灸法，且形成了自身独特的灸治理论，具有较高的临床实用价值，值得今人学习借鉴。本次校注出版该书，一方面可为研究日本灸法提供珍贵的文献资料，使更多的读者可以接触到日本特色灸法；另一方面，也可为治疗部分疾病提供一些简便有效的治疗方法，希望医者能学习借鉴本书记载的 400 余条灸法治验，将它们应用于灸治临床，以扩大灸法的适应证范围。

韩素杰　肖永芝　管琳玉　王文娟

目录

名家灸选（初编）

和气惟亨　撰

名家灸选序

夫医斡旋造化，燮理阴阳，以赞天地之化育也。盖人之有生，惟天是命，而所以不得尽其命者，疾病职之由。圣人体天地好生之心，阐明斯道，设立斯职，使人得保终乎天年也，岂其医小道乎哉。其治病之法，则以导引、行气、膏摩、灸熨、刺焫、饮药之数者，而毒药攻其中，针、艾治其外。此三者，乃其大者已。《内经》之所载，服饵仅一二，而灸者三四，针刺十居其七。盖上古之人，起居有常，寒暑知避，精神内守，虽有贼风虚邪，无能深入。是以惟治其外，病随已；自兹而降，风化愈薄，适情任欲，病多生于内，六淫亦易中也，故方剂盛行，而针灸名存实亡。然三者，各有其用。针之所不宜，灸之所宜；灸之所不宜，药之所宜。岂可偏废乎！非针艾宜于古而不宜于今，抑不善用而不用也。在昔，本邦针灸之传大备。然贵权豪富，或恶热，或恐疼，惟安甘药补汤，是以针灸之法，寝以陵迟。

今世艮山后藤氏盛唱灸法，人稍知其验，而尚古传奇输，试验妙穴，家秘户藏，不得广济博施。南皋先生勤摭古传，普采诸家并祖传之秘法，既已自试之，撰奇验适实者，著《名家灸选》，希庸信补正焉。呜乎！先生善用三法，而其针刺补泻、迎夺随济之法，全存于心手。若非其人，则不可传也。灸法，惟在因证取穴，不失毫毛，尚易为传。盖此举也，特传其易传而已矣。余深喜古传再明于今，秘法博传于世，而助气回阳之功，大补于生化。因忘固陋，漫题数言，以为之叙云。

于时文化龙集乙丑端午日
丹阴处士平井庸信谨识

总论

按:《内经》《甲乙》以来,说针灸输穴之书,何啻数十家而已哉。然专据经络荣俞之说,或拘骨度分寸之论,不能征治疾病者夥矣。吾本邦古昔和、丹两家,各承家伎,世守旧职。于其医籍,则有《医心方》《大同类聚方》《顿医方》《金兰方》等大备。然至于今,散逸不可得者多矣。惟亨家世守其职,仅有存其禁书若干,亦足见其余绪耳。窃阅其书,有据经络取孔穴者,或有以寸量不拘经输者,皆莫非救民之妙术,而古传泯然,适有在草医间者,然各私淑其说,秘其点法,而奏其效者亦不鲜,其术简易而切治病者也。于是不拘新故,不选雅俗,勉取其有效验者,聊辑录之为小册子,示之子弟而已。

或问:如子之言,则经络之说不可据乎?予云:经络府输、阴阳会通者,习医之大本,曷可废乎!且征病位、病候者,经络是据,无稽之狡儿,或废不由,固未足与议治法耳。夫经络也者,人身之基础,犹土地之有山河径路也;孔穴也者,治病府会也,犹郡县之有都会厅舍也。须取其有效验者,自征治病而已。

或问:《甲乙》《明堂》《资生》皆曰:灸何箇壮?大略不过七八壮。《千金》及《翼方》间或曰二三百壮或千壮,何壮数之多寡大异乎?将随何法?予云:沉疴痼疾之成也,非一朝一夕之渐也,灸之不至多,则何解沉寒于骨髓?何碎癖块于腹里?何破积毒于脏腑?何生阳气于经隧?能灸者,随疾病之浅深多少增减,唯效是适可也。

或问:灸法之书,大率皆说时日禁忌与人神所在,尽可据乎?予云:《内经》未尝论,但勿刺大劳、大怒、大饥、大醉之言,灸法亦宜忌也。其他风雨雷震、日月薄蚀及人身多热恶寒、多忙劳力,前后三日,勿犯房欲之类,是宜避忌而已,然亦是等灸平稳缓证之禁法也。若临仓卒急证,则无一禁忌,必勿论时日。若夫天明气朗、起居饮食如故,则灸之万全矣。

论曰:微数之脉,慎不可灸,因火为邪,为烦逆。诚乎斯言矣。大凡病人脉状见浮滑洪大诸数,烦躁口渴,咽痛面赤,火盛阴虚内热,霉疮、疥癣、金疮,及大病瘥后未全复,新产、亡血等之类,皆阴血枯燥之人,误灸之则使火毒内攻,灾害并至,慎不可灸也。

名家灸选例言

凡疾病分类，古今不一，此册专尚简易，欲以便搜索也，故今新立九类纲之，百般疾病目之。

此集取奇输经验以载之，若夫寻常灸穴主治，古今灸烩书所载也，故尽省之。

奇输或因古，或采今，是以唐宋以下方论，至本邦古籍、古医传，尽取其当有效验者以载之，故或录书名，或记所传。如先师传来，及愚按经验孔穴，则注以试效。称其古传者，多出和、丹两家也，盖明其所原而已。

凡灸穴有用统名者，如八曜梅花是也。其他皆言治某病，从传说也。

此集专尚经验，故有奇验明征者，虽非奇输，间有载之者也。

凡灸法有用寸量无穴名者，及孔穴所在，难以辞谕者，各作小图，便考索孔穴；的实明白者，不俟图而已。

凡灸壮多寡，宜量疾浅深而多少增减，然古传有壮数者，从其旧规载之。

凡新更端者，皆用〇也；别发经验愚按者，皆用△也。

越后守和气惟亨志

名家灸选

朝议郎通事舍人越后守和气惟亨　著
门人平安涩谷贞光、和州三村道光　校

上部病

眼目<small>手大指第二节前尖上，屈指当骨节中，灸二七壮，主治内障久痛。中节上，屈指当骨尖陷中。</small>

○治因气逆赤眼，或昏暗不明者法。<small>试效</small>

风门<small>百壮</small>　三里<small>十壮</small>

每日报之。

素头上有疮气、逆气者，此法至妙。

○治虚眼无光者法。<small>俗传</small>

肝俞<small>五十壮</small>　肾输<small>三十壮</small>

上灸毕，而后灸三里十壮，能降逆气，逐日报之。

○治小儿雀目灸法。<small>试效</small>

合谷一穴，灸之十壮。

【△头旋目眩及偏头痛不可忍，牵眼眈眈不远视者，立灸发际，两眼小眦上发际平眉上三寸。】

鼻

○治鼻中时时流臭黄水甚者，脑亦痛者<small>俗名控脑砂</small>，或鼻出臭气者法。《准绳》

囟会一穴<small>在鼻心直上，入发际二寸，可容豆是穴</small>；通天二穴<small>在囟会上两傍各一寸</small>，左臭灸左，右臭灸右，左右俱臭俱灸。灸七壮，皆于鼻中去鼻积一块，如朽骨臭不可言，全愈。

牙齿

○治牙齿疼痛甚者法。《苏沈良方》

随左右患处，肩尖近后骨缝中，小举臂取之，当骨解陷中。灸五壮。予亲见灸数人皆愈，灸毕项大痛，良久乃定，永不发。

【△肩头穴灸牙疼法，随左右所患，肩尖微近后骨缝中，小举臂取之，当骨解陷中。灸五壮。灸毕项大痛，良久乃定。予亲病齿痛，百方治不验，用此瘥。】

灸图

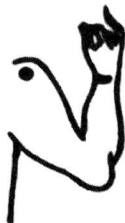

○治牙齿血出不止，或咽喉肿痛，或龈肿痛法。《五蕴抄》

以稗从大椎至肩髃后骨断之，又分折中分大椎，以尽处点灸之，各一七壮。

灸图

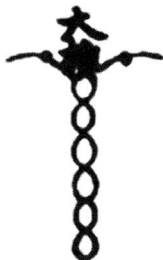

○治齿痛名灸。《得效方》

以绳量手中指至掌后横纹，折为四分，去三分。将一分于横纹后臂中灸三壮，随左右灸之。

△横纹后臂者，言手背横纹至臂之地也。

○治龋齿法。见宜堂试效

手大指爪甲际灸之一壮，随痛左右灸之。

○治一切齿痛妙灸。试效

大椎上横纹正中一穴，灸之妙。

△仰头则当横纹见也。

○治牙齿疼痛奇输。俗人传

灸两手中指背第一节前陷中，七壮即愈。

灸图

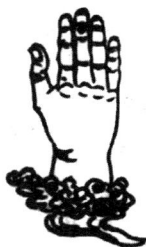

咽喉

○治痰火喉风咽肿及颔热痛者法。《五蕴抄》

先取五指寸，合为一绳毕，直大椎下尽处假点。又取合口寸直假点，肿在左点左，在右点右，灸之十一壮，三日灸之而愈。

【又云：噫哕，膈中气闭塞，灸腋下聚毛下附肋宛宛中，五十壮。】

哕逆

【主吐，灸掌后横纹后五指，男左女右，七壮即瘥，已用得效。丁肿灸法虽多，然此一法甚验。】

○治哕逆法。《苏沈良方》

凡伤寒及久痔得哕逆，皆为恶候，投药皆不效者，灸之必愈。予遂令灸之至肌，哕逆已。其法：乳下一指许，正与乳相直骨间中，妇人即屈乳头度之，乳头齐处是穴。艾炷如小豆许，灸之三壮，男灸左，女灸右，只一处，至肌即瘥；若不瘥，则多不救。以上全文原作"咳逆"，今改作"哕"。

△此即乳根穴也。尝治有哕癖者，一施永愈。

○治哕逆法。《回春》

灸气海，三五壮即验。

○治大病中发，吃不止者法。

灸中脘、膻中、期门三处，即效。

喘急咳嗽

【△聚泉，舌上当舌中，吐出舌中直有缝陷中，是穴。治哮喘咳嗽及久咳不愈，若灸则不过七壮。灸法：用生姜薄片搭于舌上穴中，然后灸之。如热咳，用雄黄末少许，和于艾炷中，然后灸之；如冷嗽，用款冬花为末，和艾炷中灸之。】

○治痰喘甚者法。试效

先以绳子从腋下前纹至乳中断之，还而中断。又直前纹直里下，以尽处点之，各二穴。

灸图

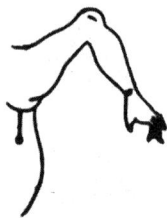

○治痰喘气急时发者法。《五蕴抄》

先令患人均并两足，以蜡绳周绕四边，还中折，直结喉垂下两背，合两头尽处假点。从其点各开一寸半，又从右边点下三寸，一点。凡三穴。三寸用口横寸也，寸半中折也。

灸图

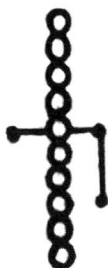

○治痰饮喘急发则不得卧者法。一老医传

七俞_{左右二穴，各开寸半}　九俞_{左右开寸半，二穴；骨上一穴，合三穴}　十一椎节下间一穴

上六穴，逐月灸之，壮数尤多为佳，拔病根。

灸图

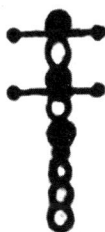

○治肺胀喘而不得横卧者法。《赤水》

左不得卧者，灸右足三阴交；右不得卧者，灸左足三阴交则立愈。

○治平素有喘癖者法。纪州儿玉氏传

以绳子从䐃中横纹至足大趾端取寸法，以其寸直结喉垂下脊骨尽处假点，以同身寸右开一寸，一穴也。

△按喘未发时，又喘将发时，灸之三十壮而极验。

灸图

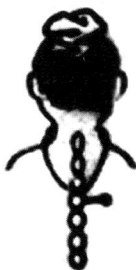

○治气喘上逆欲死者法。《救急易方》

膻中五壮　天突三壮

△凡此二穴，救急喘无不效者。予经验已及六七人。又《资生》云：伤寒咳甚，灸天突即瘥。

○喘急妙灸。古传

先以绳子直大椎，以其两端至两乳上断之，以其绳子端，取患人口横寸断去之，直其余寸，于结喉垂下脊骨，点其尽处骨际一穴，男左女右。

○治咳嗽上气多冷痰者法。试效

灸肺俞五十壮，又灸两乳下黑白肉际各百壮。

【△主治哮吼，郁中穴，耳前两边名郁中。】

膈噎　翻胃

○治膈噎神法。江州太医传

大椎节下间至七椎节下间，每节七八壮，吸气归于脐下为效，灸之七日，而又七椎至十四椎节下间，各灸七日。

○治痰膈名灸。《五蕴抄》

使患人合两足，以绳绕四边，取其绳直结喉垂下背，合绳头尽处脊骨一点，灸之十五壮而效。

○治噎不纳谷食法。试效

七椎与十椎骨际，当食时灸之即纳。又三里穴，灸之妙。

○灸翻胃法。《回春》

灸肩井三炷，立验。

○八曜灸法。试效。治五膈反胃甚妙。

大椎节下假点，以同身寸一寸，四边八穴，如图点之。

灸图

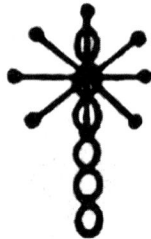

【通关穴，中脘傍各伍分，主五噎，针入八分，左捻能进饮食，右捻能和脾胃。此穴一针有四效：凡

下针后良久，觉脾磨食，觉针动，为一效；次针破病根，腹中作声，为二效；次觉流入膀胱，为三效；又次觉气流行腰后骨空间，为四效。】

中部病

【《经穴汇解》云：心痛，冷气上，灸龙颔百壮，在鸠尾头上行一寸半，不可刺。

又曰：心痛暴绞，急绝欲死，灸神府百壮，在鸠尾正心。】

腹痛

○治久腹痛及喘急法。古传

使患人蹈齐两足，以绳子绕两足赤白肉际一回半而中折，绳子当结喉垂下脊骨，合两头尽处点记。以中指同身寸一寸，从本点左右各开一寸假点，而从假点上一寸点之，又从假点下一寸点之。都五穴，灸三十壮许，而或有痛甚下利者，勿怪，腹中腐坏去也。

【又云：眼反口噤，腹中切痛，灸阴囊下第一横理十四壮。又灸卒死亦良。

心痛恶气，上腹急痛，灸通谷五十壮，在乳下二寸。】

灸图

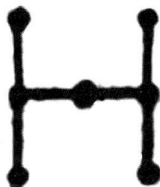

○治阴寒腹痛法。古传

灸少泽穴小指外侧上纹尖三壮，男左女右。

○治阴寒冷极，手足冰冷，肾囊缩入，牙关紧急欲死法。《回春》

用大艾炷灸脐中，其脐上下左右各开八分，四方用小艾炷灸五壮。

【又云：气冲，在气海傍各一寸半，针入二寸半，灸五十壮。主治腹痛肠鸣，或者妇人血弱气喘。】

积聚癥瘕

○瘕聚七穴。家传

凡积聚癥疝，妇人经闭，带下，久不受胎之类，皆主之。

先使患人正立，以竹杖直脐中，以绳子纽之，直之脊骨点之。又以同身寸一寸点上下左右，又从左右点各开一寸二点，凡七穴。

灸图

中点直脐

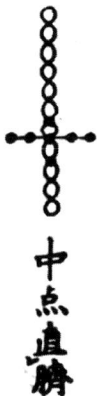

△大凡癥疝痃癖，其因不一，宜随其所着处各定其治法，素无一定之法。如此法，则在小腹脐傍腰部者，宜主之。

○梅花五灸法。家传

凡积聚气滞，腹内挛急，或阴发痫证，殆类劳瘵之证，频灸之，无不效。

取从大椎至尾骶骨之寸中断之，再直大椎垂下尽处脊骨上点之。又取其寸中断之，初寸量已，成四切也，乃取其一分三折之，去其二，用其一，从脊骨一点各上下左右点之，频灸频验。

灸图

大椎

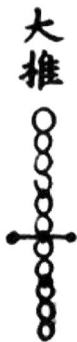

【专治痞块，拾叁椎下各开叁寸半，多灸左边。】

○治痞块灸法。《医学纲目》

以稗量患人足大趾，齐至足后跟中住，将其稗从尾骶骨尖量至尽处脊际，各开一韭叶许，在左灸右，在右灸左，七壮，神效。

△尝治痃癖在少腹者，用此法数百壮而遂愈。今按：壮数多多益佳。

○又法。《入门》

于足第二趾岐叉处灸五七壮，左患灸右，右患灸左。灸后一晚夕，觉腹中响动是验也。

【△关元俞在十七椎[①]下两傍各寸半，主风劳腰痛，泄痢虚胀，小便难，妇人瘕聚诸疾。】

疝气

○治小肠疝气痛法。《救急易方》

用绳子一条，度量患人口两角为一则摺断，如此三则摺断三角△字样，一角安脐中心，两角在脐之下，两角尖尽处是穴。患左灸右，患右灸左，两边俱患，两穴皆灸，各三七壮，极验。

灸图

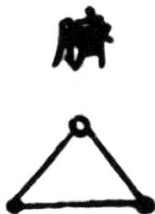

○治小腹急痛不可忍及小肠气，外肾偏坠诸气痛法。《医纲本纪》

灸足大趾次趾下中节横纹当中五壮，男左女右，极妙，两足灸愈妙。

○治疝气名灸。俗传

脐下一寸假点，其两傍各开一寸，二穴频灸。

灸图

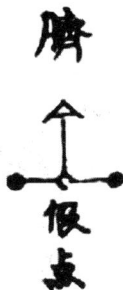

---

① 十七椎：原作"十质推"，据《针灸大成》卷六改。

【《经穴汇解》云：消渴小便数，灸两手小指头及足两小趾头。①】

<h1 style="text-align:center">下部病</h1>

淋疾

【子宫中极两傍各开叁寸，治妇淋。②】

○治五淋灸法。古传

○治淋痛甚者，立验。缓证经日徐效。

取从口两吻至鼻下人字样寸，又取合口寸，从尾骶上脊骨点；又取人字样寸中折，当前点，两傍尽处点之。合三穴灸，各一七壮，极验。

灸图

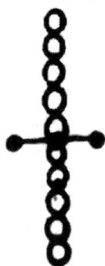

○治淋疾疼痛甚者法。试效

先以绳子取从三里至解溪之寸，中折之，尽处点之，左右合二穴。

△治妇人淋沥疼痛，甚者亦妙。病甚者灸之，有不觉热者，壮数多多益佳。

○又法。备中太医传

从大敦穴至大趾本节取寸中折之，正中一点。灸七壮，极验。

灸图

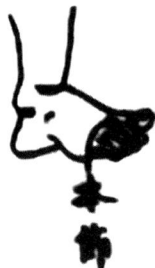

---

①《经穴汇解》云……足两小趾头：此段文字原在"目录"之末，据其内容移于此。

② 妇淋：原作"妇麻"，据文义改。

○治诸淋灸法。俗传

凡淋疾，不问虚实皆灸之，即效。

从承山穴以绳子绕之，直其外侧阳明经傍胫骨容指处点之。灸数百壮，益妙。凡淋家灸之，不觉甚热也。

灸图

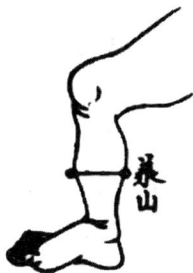

阴病

○治阴痒水出不能瘥者灸法。《医心方》

灸脊穷骨即龟尾穴，随年壮，或七壮。

○疗卒阴卵肿疼痛不可忍者法。同上

灸足大拇趾头去爪甲如韭叶，随年壮灸之，右核肿灸右，左核肿灸左，两核俱肿俱灸之，一宿而愈。

△当是大敦穴。

○治偏坠阴卵肿大方。同上，引《小品方》。

灸玉泉百壮在关元下一寸。

又云：灸肩井并关元百壮。

遗精

○治梦遗泄精法。试效

十四椎去脊骨二寸半第三行，灸之二十一壮。

△遗精之证，因寒疝者颇多，近灸痞聚七穴及腰眼合九穴，数百壮而瘥。

遗尿

○治遗尿法。试效

灸十一椎、十四椎、腰眼穴，逐日五七壮，一七日而瘥。

○治睡中遗尿法。《救急易方》

灸足大敦，每日三壮。

○遗尿秘灸。江州民家传

十九椎左骨际_{男女同法}一穴，大炷艾四五十壮而验。

△此法甚妙，然不堪热者，逐日六七壮许灸之，亦佳。

○治小儿遗尿法。_{试效}

直脐椎骨一穴、肾俞二穴，每夜临卧灸之十五壮许，凡三十日而验。

下利

○治久下利法。《救急良方》

灸脐中七壮，又灸脐下一寸，三七壮。

○治老人小儿滑泄久不止者法。_{试效}

灸百会，日七壮。

○治滑泄，大渴引饮，水入则泄法。《易老方》

灸大椎三五壮则愈。

○治赤白利，久不禁者法。_{俗传}

以烧盐填脐中，灸至二百壮，多多益佳。

痔漏脱肛

○治五痔奇输。_{古传}

以稗取掌中四指一扶横寸，直之龟尾上脊骨尽处点之。又取合口横寸中折之，直之脊骨前点，两傍开点之。凡三穴，脊中十五壮，左右各十七壮。

灸图

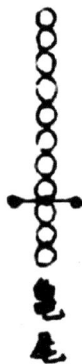

○治痔妙法。《得效方》

令患人正立，量脊与脐平处椎上，灸七壮。或年深者，更于颏骨两傍各一寸灸七壮，除根。

○治痔痛法。《回春》

灸百会三五壮而忽验。

○治痔成漏法。《丹溪心法》

以附子末津唾，和作饼子，如钱大，安漏上。以艾灸令微热，干则易新饼再灸，明日又灸，直至肉平为效。

○治肛门湿痒及沉痔妙灸。古传

十八俞左右各开二寸，灸之三十壮而验。

○治五痔脱肛名灸。古传

取从患人臂尖至掌后腕骨寸，直尾骶骨上处假点之。又以同身寸一寸假点，左右各开一寸点之。

灸图

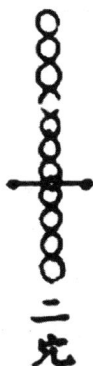

○治脱肛肛门翻出者法。《五蕴抄》

取两乳间寸法四折，舍三取一，直龟尾上点之，一穴灸十五壮。

○治疣痔突出者法。试效

从掌后横纹至中指头取寸，上于之尾骶骨上假点，左右各一寸用同身寸。又从假点上一寸点，男左女右骨际，合三穴。

灸图

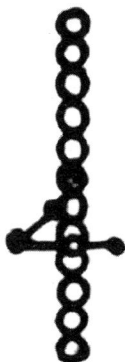

【《经穴汇解》云：又小肠泄痢脓血，灸魂舍百壮，穴在挟脐两边相去各一寸。①】

缓治病

中风

○治中风口眼㖞斜法。《医学纲目》

㖞向右者，灸左㖞陷中；㖞向左者，灸右㖞陷中。各二十七壮，立愈。

○中风七穴。《资生》，预防试效。

凡觉手足或麻或痛，皆当灸之。

百会　曲鬓　肩髃　曲池　风市　三里　绝骨

上逐月灸之，则预防中风也。

○治中风初起，口眼㖞斜，左瘫右痪者法。《入门》

急掐人中，拔顶发，灸耳垂珠粟米大，三五壮。

劳瘵

○治劳瘵灸法。江州一医累代传之，普治数百人云云。

脏腑虚损，身体羸瘦，骨蒸劳瘵，虚咳盗汗者主之。

先以秤量男左女右手五指长，又加之量无名指、中指横纹合两寸法，直结喉垂下于肩两傍，合直椎骨男左脊际、女右脊际，一穴灸之，日三十壮。凡灸，月朔至三日始之，灸七日。逐月如此，宜兼用《局方》乐令建中汤。

灸图

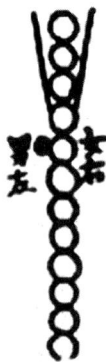

△此法尝救初证，得效最多；至已成，无能及也。

○治虚劳咳嗽及阴发病证法。俗传

先使患人正立，以竹杖平脐中，以绳却直之脊椎假点，以同身寸一寸点，

---

① 《经穴汇解》云……相去各一寸：此段文字原在"目录"之末，据其内容移于此。

假点两傍各三寸_{是二穴}。又假点上一寸直脊椎_{是一穴}。又从其点上一寸假点，两傍各三寸点之_{是二穴}。都五穴，每穴二十壮，合百壮，逐日灸之，以愈为度。

灸图

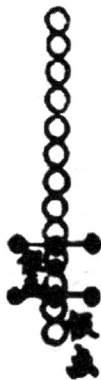

○治劳瘵秘灸。_{试效}

从大椎至二十一节之第二行，随患人势力从上灸之，从十一至十五六之顷，必粪中当下虫则愈。若虫不下，其病不愈。此法逐日渐次当灸之，至妙。

癫狂

【狂走刺人，或欲自死，骂詈不息，称鬼神语，灸背甲中间三壮。】

○治癫狂不择言语、不论尊卑法。《医纲本纪》

灸唇里中尖肉弦上一炷，如小麦大。又用铜刀割断，更佳。

【治卒癫，灸两乳头三壮。】

○治癫痫灸法。_{俗传}

取从大椎至长强寸中断，却直大椎下尽处假点。又将中断绳三折，去一分，取二分中折，直假点，上下左右点之。如点四花法，各五十壮。

灸图

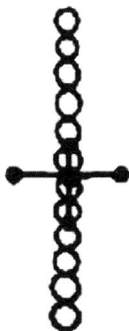

○治狂乱灸法。_{试效}

先使患人正坐，身柱、长强二穴点之。又以稭取二穴之际中断之，尽处点之。又以中断之寸三隅之，以其一隅直其正中之点，而又点上二隅。合五穴。初点月一穴，各百壮灸之。当次月发狂愈甚者，为佳兆。逐月灸之，百发百中，至妙。

灸图

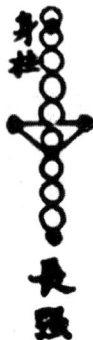

△此法先君试效，已及六七人，故秘帐中有年。予顷扩之，救阴阳两痫甚多，故今为同志公之。

○治失心风，惊悸癫狂，气逆秘灸。_{古传}

灸足后跟赤白肉际左右，各五十壮，即验。

【△治督脉卒癫，灸三十壮，穴在直鼻中上入发际。】

瘰疬并气肿

○治瘰疬妙灸。_{古传}

合谷、肩髃、曲池、手三里，四处左右八穴，各灸十五壮，日二报。

△此法行气道之良法，故瘰疬气肿轻者，灸之效。其他肩背手臂不便者，亦佳。

○治瘰疬妙灸。《救急易方》

以手仰置肩上，微举肘取之，肘骨尖上是穴。随患处左即灸左，右即灸右，艾炷如小样箸头大。再灸如前，不过三次，永无恙。

【一切瘰疬，灸患人背两边腋下后纹上，随年壮。又曰：一切瘰疬，灸两胯里患病处宛宛中，日一壮，七日止。】

○又法。_{同上}

以蒜片贴着瘰疬上，灸七壮一易蒜，多灸取效。

○散瘰疬气肿及梅核气灸法。_{试效}

脊椎第七、第十椎下骨际，频灸，男灸左，女灸右。

灸图

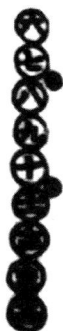

【又云：瘰疬之发于项后耳之间，累累如贯珠者是也。法当灸金门二壮，掌后三寸半是穴。又：灸剑巨二七壮，在掌后三寸。】

水肿并鼓胀

○灸水肿病法。_{《医心方》所引《小品方》}

灸膈俞_{在第七椎下两旁各一寸半}百壮，三报。

灸脾俞_{在十一椎下两旁一寸半}百壮。

灸意舍_{在直脐孔中央是}百壮。

上五穴，逐日灸之。

○灸鼓胀法。_{古传}

肝俞　脾俞　水分　三焦俞　天枢

上九穴，日灸百壮。

【主治水通身肿，灸两手大指缝头七壮。】

急需病

伤寒

○救伤寒阴毒危极，药饵无效法。_{《本事方》}

速灸脐中三百壮。又灸气海、关元二三百壮，以手足温暖为效。

○救伤寒结胸灸法。_{《纲目》}

巴豆_{十枚，去皮研细}　黄连末，_{一钱}

上以津唾和成饼，填脐中，以艾灸其上。腹中有声，其病去矣。不拘壮数，去病为度。灸了，温汤浸手帕拭之，恐生疮。

疟

○截疟灸法。《苏沈良方》

凡久疟服药讫，乃灸气海百壮。又灸中脘三十壮而即瘥。

○截疟法。试效

督脉入后发际二分，灸之三壮乃截。

○截法。试效

当发时灸章门三五壮，而后与截药。或有肝积者，灸大敦妙。

○又法。《救急良方》

灸大椎上一穴七壮。又灸合谷七壮，即截。

○秘传截疟妙灸。试效

临疟将发之以前，静意精察脊椎，则有疟气从下上者，以手按椎骨，则忽有觉凛然而寒处，点其椎骨，频灸之则即截。此法极妙。

【《经穴汇解》云：治疟如神。令病人跣足，于平正处并脚立。用绳一条，自脚肢周匝截断。却于项前盘过背上，两绳尽处脊骨中是穴。先点记，待将发，急以艾灸之三七壮，其寒热自止。此法曾遇至人传授，妙不可言，名曰背篮穴也。】

血证

○治下血无度法。《回春》

灸直脐脊骨一穴五七壮，不再发。

○治衄血不止，名脑衄者法。试效

灸上星五十壮。

○灸虚劳吐血唾血法。《得效方》

灸中脘三百壮，灸肺俞随年壮。

霍乱

○治霍乱小便不通法。《五蕴抄》

中脘　三阴交

灸各二百壮。

○治霍乱不省人事厥逆欲死者法。同上

灸神阙数十壮。

△《救急方》云：霍乱病势甚剧，手足厥冷，渐至危笃，则填盐于脐中，灸之一二十壮。又脐下气海穴灸之。若转筋甚难屈伸者，灸外踝上七壮。《千金》云：霍乱已死，有暖气者，灸承筋七壮，能活死人。

○治霍乱转筋者法。《救急易方》

足外踝骨尖，灸之七壮。若内筋转，则灸内踝骨尖也。

○治霍乱诸方不验者法。同上

灸大椎即效。

救急

○救卒死而口张反折者法。《救急方》

灸两手足大趾爪甲后，各十四壮。

○救卒死四肢不收失便者法。同上

灸心下一寸，脐上三寸，脐下四寸，各一百壮。

○救魇寐卒死法。同上

急于人中穴、两脚大拇趾去爪甲韭叶许，各灸三五壮。

【《经穴汇解》云：治自缢死，灸四肢大节陷、大指本纹，名曰地神，灸七壮。①】

疮疡病

○疮疡八处灸法。《医纲本纪》所载与《五蕴抄》有少异同，今从《五蕴抄》。

凡疮疡、疮疖、无名恶疮，各处定寸法灸之，无不效。

《神应经》云：成化九年癸巳孟冬，日本国岛山②殿所使副官人、信州隐士良心言：我国二百年前有两名医，一为和介氏，一为丹波氏。此二医，专治痈疽、疔疖、瘰疬，定八处灸法，甚有神效。凡此八处灸法，痛则灸至不痛，不痛则灸至痛。或五百壮，或七八百壮，大炷多灸，尤妙。痈疽初发而灸，则不溃而自愈；已溃而灸，则生肌止痛，亦无再发。疮疡生头面者，以稈耳尖上周回绕之，以定寸法。

同从肩至手指头生者，以稈从肩髃至中指头爪甲端定寸法。

同发中身者，随两乳周回，以定寸法。

同从阴股至足趾头生者，合两足，从左拇趾至右拇趾端周回定寸法。

上左右八处之灸法，以各处之寸法，令患人掬手，断拾一握还中折，直结喉垂下背，合绳末尽处假点，挟脊椎各开半寸二点也。灸之，从五十壮至百壮验，三报。

---

① 《经穴汇解》云……灸七壮：此段文字原在"总论"之末，据其内容移于此。

② 岛山：原作"鼻山"，据明·陈会《神应经》改。

灸图

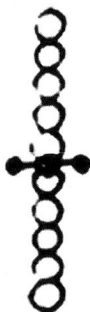

上各处二穴四部，合八穴也。

△盖和、丹两家所传者，简易而备，适于治病，其理不可晓，往往如此之类甚多，可谓能得其要者也。而此法诸家所载，虽有少异同，余随此法，试效颇多。

〇治每岁发无名疮疡者灸法。试效

膀胱俞，常常不断灸之。

〇治雁来疮灸法。《五蕴抄》

从足内踝至曲泉定寸中折，从曲泉垂下处一点骨际，灸之七壮，妙效。

〇治雁来疮连年发不瘥者甚妙法。信州异人传

预服解毒药剂，灸阳陵泉、阴陵泉二穴，妙妙。

△余尝有此患，逢异人受此法，乃灸之全愈，又无后患。

〇治疥疮妙灸法。

凡疥疮久不愈者，灸之痒止，疮痂自落，奏奇效。试效

先以绳子取口横寸，直腕后横纹至掌中尽处灸之，左右各七壮，日灸之。

灸图

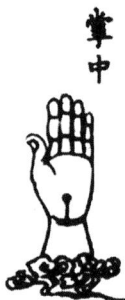

○治一切痈疔法。古传

叉手，大指岐间中指头中处灸之。

灸图

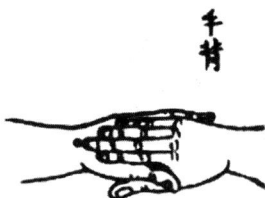

△此法亦治唇燥裂，口吻疮，及一切头面疮，奇验。

【痈肿，灸两足大拇趾岐^①中，立瘥。】

○九曜灸

治诸疮在头面手臂者法。古传

先以绳子量患人，直眉毛头周围。以其绳直男左女右掌中央，横径切去之。又直手中指爪甲横寸切去之，以其余寸中折之，直患人结喉，垂下脊椎骨点之。又别以绳子贴环口赤白肉际取寸，如此取之，三折之，切去一分，亦二分中折，直脊中点。又点其两端，其上下左右四隅斜点之，合为九曜，各灸七壮。

灸图

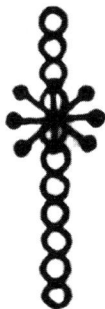

若疮在腹背胁者，以绳子量直乳头身体周围，如前法，去掌中及爪甲横寸，取余寸，直结喉垂下脊中。又取环口寸如前，九穴点之。

若疮在足胫者，令患人正立，齐左右足，取两足轮周围，又如前法，除

———————————

① 岐：原作"奇"，据文义改。

去手掌及爪甲寸，取余寸点之九穴。

△此法与前疮疡八处之法点法颇相似，孔穴稍多，效验颇仿佛。要之，其源出于和、丹两家，存一家秘术而已。

○治骨槽风法。试效

灸足后跟赤白肉际名女室穴，左右各五十壮，一月而验。

△尝救颔腮穿孔，脓血淋漓者验。

杂证

○治白瘕妙灸。试效

灸手太阳养老穴三壮，一灸则经十日许即愈。外茵陈黑霜和麻油涂之。

○治鹅掌风癣法。《五蕴抄》

灸间使七壮，妙妙。

妇人病①

崩漏带下

○治妇人赤白带下，虚咳劳瘦，下焦虚冷，久不受孕法。试效

取患人口横寸三折之，三隅之，直其一隅于脐，脐下左右两隅垂下处点之，各灸五十壮，屡报。

灸图

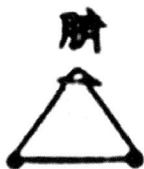

○治妇人瘀血血块，赤白带下，腰脚冷痹逆气者法。试效

妇人着带处下椎骨二节之际，少见有间者点之，灸二十一壮。盖其间骨人人不同，有上者，有下者，当按之灸也。

○治带下崩漏，经水不调，腰中冷，无妊者法。筑州太医传

先以绳子取左右十指爪甲寸，伸其寸三折之，断去其一分，用其二分。使患人踞坐席上，以其二分寸，从长强上直脊骨假点。又折其二分寸，直其折处，于假点左右开尽处二穴。又前假点左骨际一穴，合三穴，各二十一壮。

---

① 病：原无，据文例补。

灸图

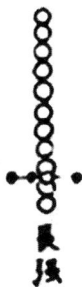

△按世上多有男左女右之法，此法妇人用左。妙术存，口传也。

○治妇人崩漏带下，腰脚疼痛挛急，男子疝积，腹皮挛急法。《五蕴抄》

取四指一扶寸，直之长强上脊骨尽处假点。又用中指同身寸一寸，直假点，男左女右一寸开一穴。灸之，日二三十壮。

灸图

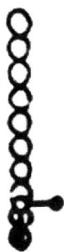

○治赤白带下妙灸。《五蕴抄》

先使患人骑竹马上，长强三寸，脊骨一点，左右各一寸五分，开二穴。又下一寸，同三点，都六穴。

灸图

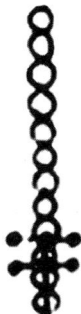

○治带下腰痛及脱肛奇俞。试效

以秤取从右中指头至掌后横纹寸，直之龟尾上脊骨尽处点之。又从其点，以同身寸一寸上处点之，合二穴。而二穴之左右各开一寸，合六穴。灸各七壮。

灸图

○治妇人带下腰痛甚，小便虚滞法。试效

脊十九椎开三寸即胞肓穴，灸五十壮。

【《千金翼》曰：少腹坚大如盘盂，胸腹中胀满，饮食不消，妇人癥聚瘦瘠，灸内踝后宛宛中，随年壮。】

产科

○治分娩横生出手法。《医纲本纪》

左足小趾尖，灸三壮立产，炷如小麦大。

《得效方》云：横生逆产，诸药不效，急于产母右脚小趾尖头上灸三壮，即产，名至阴穴。

△适得和华一辙治法，虽未试，应效之。一奇法也。

○治产后阴下脱法。试效

灸脐下横纹二七壮。

△或以此灸法救妇人淋漓疼痛甚者，三壮而验，妙不可言。

【△妇人逆产足出，针足太阴入三分，足入乃出针。穴在内踝后白肉际陷骨宛宛中。

△妇人产难，不能分娩，灸独阴。独阴者，即至阴穴。至阴，即当是足小趾也。皆主治小肠疝气，心腹痛，干呕吐，女人经血不调，死胎，胞衣不下。】

求嗣

○治妇人无子，或产后久不再孕法。《医鉴》

先取稗心一条，长同身寸四寸者。使妇人仰卧，舒手足。以所量稗心自脐心直垂下尽头处，以墨点记。后以此稗心平摺，横安前点处，两头尽处是穴。按之自有动脉应手，各灸三七壮，神验。

【△通理穴，足小趾上二寸，主妇人崩中及经血过多，针入二分，灸二七壮。】

○妇人求嗣法。《医学纲目》

灸子宫在中极傍各开三寸，三七壮。

○治妇人妊子不成，数堕胎者法。《得效方》

灸胞门在关元左边二寸　子户在关元右边二寸

各五十壮，屡报之。

【△石关穴，在心下二寸，两傍各五寸。灸五十壮，主产后两胁痛不可忍。】

小儿病①

○治五疳法。试效

从大椎至十五椎，男左女右骨际，灸之三五十壮，逐日灸之。

△因疳失眼者，或惊风及诸虫将成虚劳者，灸之尤妙。

○治疳眼目盲法。试效

取从大椎直分发至鸠尾寸断，舍口横寸许，还直结喉垂下脊骨假点，两傍相去一寸半，二穴，灸之三十壮，三报。

○灸急慢惊风危极不可救法。试效

先直两乳头黑肉上，男左女右，灸三壮。

○灸癖法。《回春》

小儿背脊中，从尾骶骨将手揣摩脊骨两傍，有血筋发动处两穴。每一穴，用铜钱三文压上穴上，以艾炷安孔中，各灸七壮。此是癖之根贯血之所也。

【小儿惊痫，脊强反张，灸大椎。

小儿癖，灸两乳下一寸，各三壮。

手大拇指去爪甲角如韭叶，两指并起，用帛缚之，当两指岐缝中是穴。又二穴，在足大趾取穴，亦如在手者，治五疳等证，当正发时，灸之大效。】

【《经穴汇解》云：又小儿痢下赤白，脱肛，每厕肚疼不可忍者，灸十二椎下节间一壮。②】

---

① 病：原无，据文例补。

②《经穴汇解》云……灸十二椎下节间一壮：此段文字原在"目录"之末，据其内容移于此。

杂证

○治失音暴哑法。《救急易方》

灸脐下四寸，阴毛际横骨陷中，一七壮，并男左女右，手足中指头尽处，各灸三壮，最验。

○灸狐魅法。试效

十一椎两傍相去各一寸，二穴灸之，十五壮。传云：此处强推之，则当有聚气是征也。

○又法。《得效方》

两手大指合缚，灸合间三七壮，当狐鸣即瘥。

△《神应经》《类经图翼》鬼哭穴，治一切邪祟，妙妙。同此法。

○灸狂犬毒法。试效

凡狂犬咬人，当先铍针去恶血，仍灸疮中十壮，逐日灸之，至百日乃止。

△按：《资生》《千金》《铜人》皆于咬牙迹上灸之，其他蛇蝎、蜈蚣、蜂虿被蛰，即于伤处灸之，引出毒气尤妙。

○治腋下狐臭灸法。试效

先以刺刀除去腋下毛，使患人举手擦粉锡，而须臾则有一窍有汁气出处。此臭气之所发也，于其窍灸之，左右各十五壮，虽重，三报则愈。

附录敷灸

凡隔药灸法，与药熨烫馒药之法相近，而奏效亦同，要之徒取一时之快而已，未能根治病原，然亦救急之一术而已。举予所试效之法示之。

○隔蒜灸法。_{试效}

凡痛疽、发背、诸疮疖、疔疮、便毒，不论痛不痛、溃未溃，痛者灸至不痛，不痛者灸至痛，有益无损，疮疡家通治之良术也。

以蒜捣泥，以厚纸铺放，艾火灸之，热透至不胜，则以铺纸引之，换易疮上，或有用蒜瓣者，然未及蒜泥为胜也。

△《千金》云：一切瘰疬在头上，及触处但有肉结，疑似作瘘及痈疖者，以独蒜截两头，留心大，作艾炷，称蒜大小，贴疬子上，勿令破肉，但取热而已，七壮一易蒜。

○豉饼灸法。《千金方》

治发背及痈肿已溃未溃，用香豉三升，少与水和，热捣成强泥，依肿作饼子，厚三分已上。有孔，勿覆孔上。布豉饼，以艾列其上灸之，使温温而热，令破肉。如热痛，即急易之，患当减，快得安稳，一日二度灸之。有疮孔者，孔中得汁出即瘥。

△按：邦俗称味噌灸，用之多疗霍乱腹痛，及小儿虫腹痛者多矣，与上法颇同。

○隔附子灸法。《千金翼方》

治脑瘘、诸疖、诸痈肿牢坚，削附子，令如棋子厚，正着肿上，以少唾湿附子，艾灸其上，令热彻附子。若干则辄唾湿之，常令附子热彻，入肿中则妙。

○隔石蒜灸法。_{试效}

凡结毒疼痛甚者，头脑痛如破者，或项肿结核牢坚，水肿厥疝，腰臂肿痛者，石蒜根，以姜擦研泥，铺厚纸上，于各处频灸之，则甚奏殊效，不可举数也。

○隔黑糖灸法

骨槽风已溃未溃，项痛瘘疮，疼痛甚者之类，以黑砂糖铺厚纸上，直患上灸之，则疼痛忽止，数日而效。

○隔旧畓茄灸法。_{试效}

治瘰疬经年，坚牢不溃者，先以葎草茎叶水煎，频洗患处，后以旧畓茄铺患处，灸其上则妙妙。

○隔炒盐灸法。《救急易方》

治霍乱腹痛，或久泄泻，及疝气腹中急挛，填炒盐于脐中，频多灸，以愈为度。

○隔药豉灸法。试效

治瘰疬气肿及痔疾、一切瘘疮之妙法也。

三年豉一钱　胡椒三分　青苔一分　鲸鱼三分

上随疮肿大小，厚一分许，如钱大，置肿上灸之，渐觉暖则换，敷灸，日五百壮或千壮。疮口难愈，则从傍灸，渐及疮上益灸。

【《经穴①汇解》云：百会四花，以百会穴为中，四边各开二寸半，治头风目眩，狂乱风痛，亦所不可废者。】

四花患门一名六花图

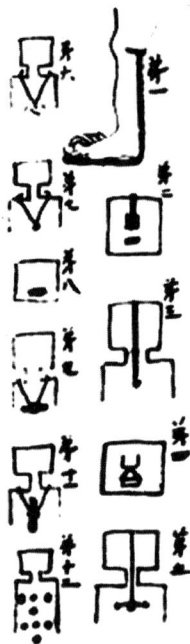

名家灸选终

---

① 经穴：原作"经血"，据文义改。

名家灸选跋

老子曰：上善若水。信哉！夫水，善利万物，不自为功。虽然，水吾见蹈而死者矣。溺人者，非水之性也。盖医之为仁术，亦犹水乎。今之业医者，各受家技，自以为足，出以无稽之臆说，而投剂治病，非不或中，然其起废者几希。意有所至，仁有所遗，可不慎哉！盖闻吾本邦医流，厥初大汝、少彦二神垂恩，赖以成其术，存于和气、丹波两家，其长浪余波淡滟，迨今无绝。

我南皋先生，袭和气之流，其得古经逸书不少，加之其学之博，资源《素》《灵》，扬波长沙，又屡涉晋唐而濡足宋元矣。是以汾涵未易测，其绪论亦津津乎有味矣。近日少闲，著《名家灸选》。其为书也，原采和、丹金椟之秘藏，旁及诸家试验，乃征诸古，验诸今，瞭然有效，所谓善言古者，必征今者欤。凡灸焫家之要领简易，未尝为过之者。先生亦不自隐而公之于世，以浸养万物，而其泽流，亦将濯濯海内矣。济世之功，岂不补哉。

文化二岁次乙丑秋八月
门人尾张小泉立策谨撰

观宜堂藏板
文化十年癸酉十一月
京师书林西村吉兵卫

653

续名家灸选（二编）

平井庸信　撰

续名家灸选序

夫七年之病，求三年之艾者，不足以灼其病。何则？病久而攻病者，未久也。世之欲灼病者，不知所以灼病之道，而且用不足以灼病者，是使人徒忍不可忍之热耳。乃若其甚者，则妄灼无病之肌肤，曰：我能灼未然之病。岂知肌肤焦烂，血肉枯涸，强者至弱，弱者至不可救药也耶。

平井子谨氏，窃有戒惧之心，于是索前哲之隐，补其师之阙，以编书一卷，名曰《续名家灸选》，将以使世之灼病者，知七年之病，无求三年之艾，与其所以灼病之道焉。其于起予之才，寿世之泽，亦岂鲜鲜乎哉。及其上梓，丐序于主一，因弁其端以数语云。

文化三年丙寅冬十一月
丹波园部文学平安马杉主一撰

续名家灸选序

丹州平井庸信，今之良医，而信吾祖业者也。顷著《续名家灸选》，丏叙于予。呜呼！此举也，灸法大备，实医国之仁，救民之术，孰不嘉尚耶。因书简端以还之云。

文化岁在丁卯四月
锦小路修理大夫丹波赖理卿抱印堂主人识

续名家灸选叙

古自有《枢》《素》以来，针、灸、药三法鼎立，所以救民之夭殇，札瘥之法大备，无以尚焉。惟夫针、药二者，神圣工巧，全备详尽，唯其所取。故曰：医者，意也。如灸焫一途，又颇有要矣。有良工察其病机，定其点法，星火顷刻，则起废、愈痼、肉瘠、苏毙者，不可举数也。而吾本邦古医之所传，及远境草莽之俗所秘，反得其要者间有之。予深憾其传之不广焉，是以客岁遍采广索，选名家灸法，以公于世。丹州平子谨，深善其举，今又辑其散逸，拾其遗漏，以作续编，观子谨修术，于针于药，莫不精密，其于灸法，亦如是之需，可谓具医家之鼎趾者也，于是乎言。

文化四年丁卯五月

典药寮医员朝议郎大藏大录和气惟亨志

总论

题言

往余学脉术于浓阳岐山河田先生，而诊得世多有因火为邪者，遂惩羹吹齑，绝不用灸焫。一日，窃谓孙真人有言：若针而不灸，灸而不针，皆非良医也；针灸而不药，药而不针灸，尤非良医也。夫治病之法，有导引、行气、膏摩、针刺、灸焫、饮药之数者，能并用之，而可谓良而已。于是幡然覃思于针艾，有年矣。而针刺之道，补泻迎夺随济之法，实为难矣。世虽无明师，人岂乏良材？若夫性质安静，心思审谛，刻意于坟典，则能得窥其精蕴乎。然人各有能，明目者，可使视色；聪耳者，可使听音。其可使行针艾，其可使导引行气，其可使按积抑痹者，各得其能，方乃可行耳。若彼许学士，见热入血室，已成结胸，当刺期门者，曰予不能针，请善针者。针之要之，惟在能知其治法矣，然则焉责备于一人乎。灸焫也者，因证按穴，心思详谛则得之。执匕者，人人可兼行之。其十二经、十五络、三百六十五俞，及其切要之孔穴，诸针灸之书可屈指。吾南皋先生，采摭本邦古遗法，选名家灸法，予又仿颦，辑录其逸漏者，以续貂尾，示之子弟辈矣。

《千金方》云：凡点灸法，皆须平直四体，无使倾倒，灸时孔穴不正，无益事，徒破好肉耳。若此编所辑，最多绳子度量之法，依体之拳缩，其差何惟毫厘乎哉，殊要令平正。或谓予曰：孔穴也者，其大法而已，经络府俞，皮肤之外，何得详审乎？惟灸骨隙，则不中法度，又能奏效矣。譬如乡邻遗火，谁夫可以不惊骚乎？曰阿是穴者，适足治少病，其他古法，取五穴用一穴，而必端取三经，用一经而可正，何其可失毫毛乎？若子言，则何啻误孔穴乎哉？又必灸不可灸者，是盲医瞎灸，古所谓徒冤。炷务大也，令予前吹齑者，是而已。

本邦之俗称养生，灸寒暑之交，或时时灸背俞及足三里。盖生质壮健，阳气充实，无病之人，灸之乃所谓壁里添柱，诛伐无过者也。然以脉术、腹诊征之，则虽平素不病之时，男子则寒疝积聚，女子则带下癥瘕，或心虚痰郁等证，有宿疾者，滔滔是也。《经》曰：陷下者灸之。又曰：阴阳虚者，火当之。以上诸证，皆因心气虚耗，阳气陷下，血气郁滞，寒湿留着而得之。须量其宜，时时灸之，散寒邪，除阴毒，开郁破滞，助气回阳，以防其未然，则治未病之一端也。奉生者，岂其忽之乎？

《明堂》曰：凡灸，先灸上，后灸下。凡先阳后阴，是灸法当然之理也。古法灸四花患门者，灸足三里泻火。予扩此法，凡灸腹背诸穴者，皆灸足三里五七壮，以使引火气于下，不上冲，是试验之良法也。

凡壮数多寡，须因丁壮羸弱消息之，不可胶柱守株。灸久病者，或一二腊，或至一二月。若厌壮数多者，初灸之，起自八九壮，日增二三壮，渐至三四十壮又复初，此法尤良矣。

凡治沉寒痼冷，虚劳骨蒸，淹病滞疾者，灸之或一二腊，或一二月而见效矣。古灸法，或隔日二三报，或数报之，而未有一二月灸之者。若一切久病，则非二三报之所能治也。《本事方》曰：七年之病，求三年之艾，久而后知耳。许学士不取陈艾之义，谓无其速效。

《资生》曰：凡着艾，得疮发，所患即瘥；若不发，其病不愈。盖灸之四边红晕，灸痂苍蜡光泽，如好痘痂，二三日少发疮者，是内无甚病，为佳兆矣。若老灰色，无红晕者，必不发疮，或发水泡，随干枯，皆内有痼滞之候；或每灸大发疮，经久不愈者，是湿热内蓄之候。皆宜预药饵，以防未病矣。

凡例从《初编》，故不赘于此。

平井庸信志

续名家灸选

平井主善庸信撰
丹波　石原子固房贞校

上部病

眼目

○治卒生翳，目赤涩痛法。试效

灸耳中珠子内侧三五壮，在左灸左，在右灸右。

△珠子，耳前起肉，俗曰小耳是也，穴近于手太阳听宫穴。

图

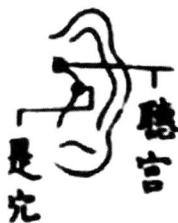

○又法。《千金》

灸手大指节横纹三壮，在左灸右，在右灸左良。

△《明堂灸经》治小儿雀目，夜不见物，灸手大指甲后一寸内节横纹头白肉际，各一壮，即此穴。

○治倒睫拳毛法。《灸焫盐土传》

患在右眼者，右手搭左手肘前，其食指当肘尖，如将握之状，则小指本节处是穴，乃心包经所过之处。

图

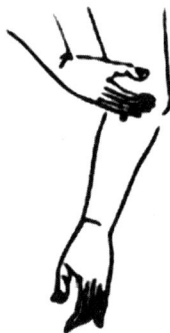

鼻

〇治衄血不止法。《类经图翼》

灸项后发际两筋间宛中穴，三壮。盖血自此入脑，注鼻中，故灸此立止。

△俗治衄血，拔项发者，盖引气于此故也。

牙齿

〇治齿龈肿痛法。德本

项后入发际二寸，左右开各二寸骨空，按之则痛是穴。灸二十壮。

〇治齿蠹朽痛，目翳视物不明，鼻中流血不止等证。试效

灸合谷三五壮。

〇治牙齿痛法。《古今医统》

耳垂下尽骨上穴，灸三壮，痛即止。

图

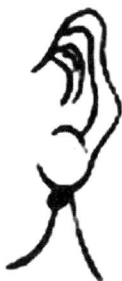

〇治牙齿出血不止，或咽喉肿痛，或齿龈肿痛者法。田中知新

先肩髃后骨点记，次以蜡绳度自大椎至肩端点，中折之处点记，左右四穴，灸七壮效。

图

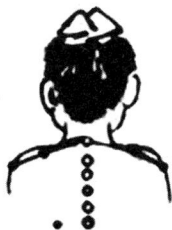

△盖此法合《上编》所载《苏沈良方》《五蕴抄》，治齿痛之二法者也。

咽喉

〇治喉痹奇穴。味冈三伯

男左女右，中指本节内横纹中，灸三壮。

图

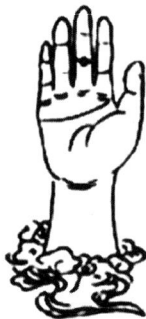

〇治口中一切诸痛法。俗传

大椎上、小椎间一寸内，灸三处。若无小椎，则灸大椎下。

头痛眩晕

〇治每过饮苦头痛者。俗传

灸囟会穴。

〇治头疼法。冈本一抱子

均并两足，以蜡绳周回于赤白肉际截断。复以前绳量合口下唇赤白肉际，齐两吻截去之。却以绳子放结喉上，向后垂下背脊中，绳头尽处点记非穴。取前所截，去度下唇之寸，中折之，如⌐样，上端直脊中假点，下端以墨点记。左右各二穴，灸二三壮。

图

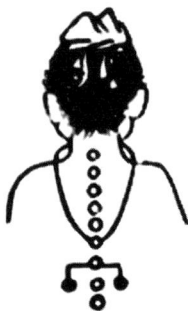

○治厥逆气急眩晕法。道三

将患人手当足内踝上，右足将左手，左足将右手，其小指当内踝正中，食指中节当处，以墨点记即内踝四指一扶上也，近三阴交。更以蜡绳起自墨上，周回足胫，以其绳子为四折，折摺之处点记是穴。合前点凡四穴，一时灸二七壮。

图

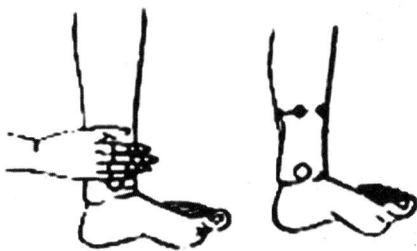

○治诸眩运上气法。石原氏传

足外踝骨直下，如韭叶陷中灸之。

图

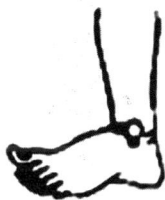

咳嗽喘哮

○平素好病咳者，请俗所谓养生灸者，则点肺俞，在第二椎节下两旁开各一寸半。《圣功方》

○治喘急法。古传

男左女右，以蜡绳齐肩端贴肉下内廉，齐中指头截断，却中折之，放结喉上，向后双垂于背脊中，绳头尽处点记非穴。次度合口两角横寸中折之，放前假点上，左右两端点记，是穴也。再亦以合口之寸，度上于前假点墨记非穴。又放合口中折之寸于再次假点，左右两端点记，是穴也。以上四穴，灸各三十壮。

图

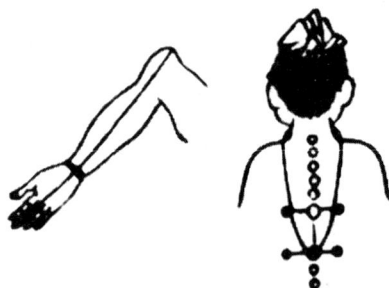

○治哮吼喘急，时时起发者法。《灸焫盐土传》

先均并两足，以蜡绳周绕赤白肉际截断，以中折之处正放结喉上，其绳头下垂脊间，以墨点记此非灸穴，左右开各一寸半。病甚者，亦灸假点上，各三十壮。

图

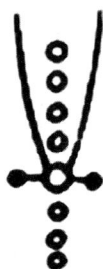

○又法。试效

取两足周绕之寸，如前法。又将其绳子量掌中横寸截断。以余绳中折之处正按结喉上，向后双垂脊中，却取度手掌所截去之短绳为△样，上角直脊中点下之，两角点记。以上三穴。

图

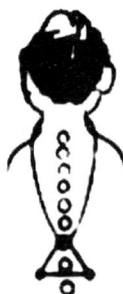

○又法。《灸焫盐土传》

先取绳子，量患人两吻赤白肉隙截断，以为三隅△样。上隅直五椎节下，下两隅墨记之二穴。次取别绳，度两乳间再摺之，当结喉向后至大椎骨，合两绳下垂脊中，绳头尽处假点。又将同身寸左右开各一寸二穴。次均并两足，以绳子周匝赤白肉际，将中折之处正按结喉上，向后垂下脊中绳头尽处，点记一穴。以上五穴，灸各三十壮。

图

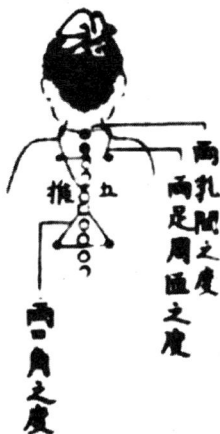

○又法。同上

先以蜡绳量自大椎至尾骶骨，中折之处假点。再以绳子度虎口大指本节前横纹，至大指头中折之，直脊中假点，左右两头点记。灸各三十壮。

图   **度大指之图**

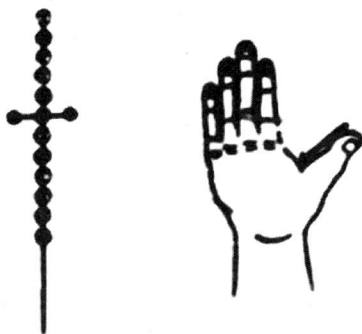

○治哮法。《医纲本纪》

以绳子套颈上，向前双垂绳头，至鸠尾尖截断。却放结喉，向后垂下，脊中绳头尽处一穴。灸七壮妙。

○又法。俗传

以绳子量两乳间，却当乳直垂下，绳头尽处是穴，左右各二穴。

吞酸翻胃

○治吞酸刺心法。《金鉴》

灸泉生足三五壮，穴在足中趾两节正中。

○治反胃吐食法。《外台》

灸内踝下，稍斜向前一指，三壮。

○治翻胃奇穴。《金鉴》

上穴在两乳下一寸，下穴在内踝下，用手三指稍斜向前排之，即是穴。

○治膈噎法。《灸焫盐土传》

先令患人正坐，三四椎间，挟骨左右各一穴；八椎、九椎间，挟骨左右各二穴。灸三五十壮。

图

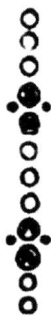

中部病

心腹痛

○治心痛法。《圣效方》

取蜡绳挂颈大杼骨，向前双垂，至于乳头截断，却翻绳正放结喉，向后垂下脊中，绳头尽处点记是穴。灸至百壮，痛无再发。

图

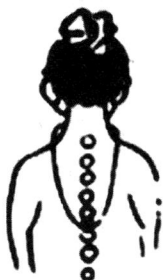

〇治卒心痛不可忍，吐冷酸水法。《医纲本记》

灸足大趾次趾内纹中各一壮，炷如小麦大，立愈。

〇治胃脘痛法。同上

灸两乳下一寸，三十壮。

积聚癥瘕

〇五灸别法。古传

男妇一切痞积，或妇人赤白带下，经闭诸疾等证，悉主之。

先将蜡绳挂颈，向前双垂，头与脐齐，双头一齐截断。却翻绳正放结喉向后，其绳头下垂脊中之处点记。次将同身寸法二寸中折，其中摺处，直脊中点上下尽处，假以墨点记。又中摺处横放上下假点。上左右两头点记，凡五穴。一时下火，二五十壮。

图

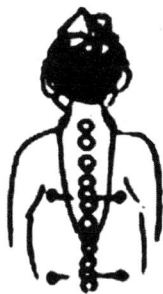

〇五条灸法。古传

主治妇人血块无孕，或积聚疼痛，男子疝瘕日久，及下血不止等证，如神。

先将蜡绳度男左女右手背腕后横纹中，至中指头。令患人正坐，取前绳于均尾骶骨上，脊骨绳头尽处点记非穴。

第二次，将绳子横度掌中，当横纹中摺之，横放骨上假点，两头尽处点记非穴。

第三次，以同身寸法三寸摺之，作三隅如△样。下边中央以墨记之△，如此以墨记处，安两旁假点。上三隅点记是穴。男灸左旁三穴，女灸右三穴，百壮至三百壮为妙。若虚弱人，二三日灸三百壮。点时及灸时，俱要合坐，合两足心，两膝下以物支之，不令动摇。

△一法，以笔管代绳子，如骑竹马灸法者，亦可矣。

图

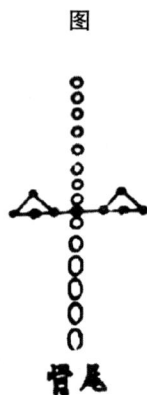

尾骨

○治脐下结块如伏杯者法。德本

间使　太溪　三阴交

灸各三壮。

○治腹中气块法。《医纲本纪》

块头上一穴，灸二七壮；块中一穴，灸三七壮；块尾一穴，灸七壮。

△长桑君治积块癥瘕，块上首尾三处，先针讫，灸之立愈。德本长田氏曰：按积块坚痛应手之处，用大艾灸之妙。

腰痛

○治一切腰痛法。试效

十九椎骨上一穴，左右开各二寸即膀胱俞，灸二七壮。

△或兼灸十四椎两旁相去一寸五分，与脐平，即肾俞，及十六椎两旁相去一寸五分，得奇效。其肾俞穴，原得于《本事方》，试验。

疝气

○治一切疝气法。见宜堂

以绳子量，自掌后横纹至中指头，却齐尾骶骨尖贴肉直上，脊骨绳头尽处假点。又量手中指爪甲，横幅放之，假点右骨际一穴，亦度右骨旁斜向上一穴，灸各七壮。

图

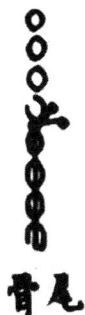

尾骨

○治疝气腰痛法。《圣效》

灸八窌妙。

下部病

遗尿

○治遗溺法。古传

令患人正立，尻臀下、阴股上横纹头是穴，乃在承扶穴之外侧。

图

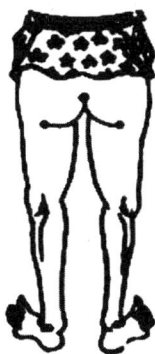

○又法。德本

灸中极，屡报。又灸气海、大敦。

○又法。俗传

百会　脐下一寸阴交　尾骶骨两傍挟骨二穴　尾骶骨尖一穴　足大拇趾爪甲角二穴

以上七穴，一时灸十余壮，如神。

〇治小儿尿床法。一医传

先将蜡绳量同身寸法九寸，三折之如△字样，一角直龟尾骨上二角点记是穴。又足大拇趾外侧爪甲角左右二穴。以上四穴，灸二七壮。

图

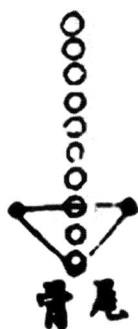

〇治妇人遗尿不知时出法。《千金翼》

灸横骨当阴门七壮。

下痢

〇治小肠泄痢脓血法。《千金》

灸魂舍百壮，小儿减之，穴在夹脐两边相去一寸。

此奇俞，疫痢流行之时，预灸之，免传染，或夏秋湿热之令大行，则宜灸之，除泄痢。

〇治痢疾法。味冈三伯

十六椎两旁夹骨灸之，男骨上陷中左旁一穴，节下陷中右旁一穴。灸各十五壮。女子左右反之。

图

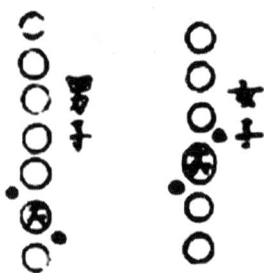

○治休息痢法。_{德本}

灸气海、天枢二处。

便毒

○治便毒路岐法。_{一医家传}

先将绳子度量虎口赤白肉际，却以其绳子度自中指头，至第一横纹截断，以其余寸当龟尾骨上，脊骨绳头尽处假点。又以所截断中指之度，横按假点上，左右头点记是穴。右患灸右，左患灸左，艾炷约以一钱分十五壮灸之。

五痔下血脱肛

○治痢病脱肛，五痔下血法。_{德本}

灸十二椎节下间一穴。

○治洞泄寒中脱肛者法。《类经》

灸水分穴百壮，内服温补药自愈。

○治五痔便血失屎法。《千金》及《翼方》

姜片，焦枯则代之，灸至三十壮，灸后以药敷之。

敷药方

炉甘石_{煅，小便浸轧}　牡蛎_煅

上二味，等分细末擦之。

△凡痔疾，肿大势甚者，亦用此法。黄水即出，自消散矣。若有两三个者，过三五日，照依前法，逐一灸之，神效。

脚气

○治脚气灸法。_{一医家传}

灸手食指背第一节、第二节之中央五壮。痛甚者，灸之即效。患左足者灸右，患右足者灸左。

灸回气百壮，在脊穷骨上，赤白肉下。

○治痔漏下血法。_{中山三柳}

先以绳子量上唇赤白肉际，齐两吻截断，却令患人坐竹杠上，如骑竹马法。将前绳子着竹，贴脊骨直上，头尽处点记_{非穴}。又将前绳子中摺之，中摺之处直假点左右头，灸各三十壮。

△此法与丹波时长公秘法治妇人赤白带下者同矣，点法少有详略耳。

○治痔作漏者法。《圣功方》

单用生姜切薄片，放痔漏处，用艾炷于姜上灸之，觉微热则止，勿令大热，其姜片从漏大小，艾炷亦要满姜上。

图

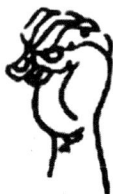

○治寒湿脚疮法。_{试效}

取足跗上二寸许，足腕正中陷处是穴。灸七壮，神效。此穴当即解溪矣。

○治脚气转筋法。_{试效}

灸承山妙矣。

○脚气八处法。《千金》

凡觉脚弱痿软麻痹者，宜灸之。

风市　伏兔　膝两眼_{膝头骨下两傍陷者左右}　犊鼻　三里　上廉_{四处}　下廉_{以上五}穴，阳明胃经　绝骨_{少阳胆经}

△上八处九穴之法，世上遍用多异说，此法为正，故举之。

缓治病

中风

○治中风麻痹法。_{古传}

将蜡绳量患人腋下横纹头，至手中指头截断，左右二条。将其一条度合口齐两吻断去，将其所余绳中摺之，放结喉上，向后双垂脊中，两头尽处假点之，以其齐而吻度直假点上，左右头点记，是二穴。次取一长条，亦放结喉上，向后垂下脊中，绳头一齐处点记_{非穴}。又以合口齐两吻度横放假点上，左右点记。以上四穴，一时灸三十壮。

图

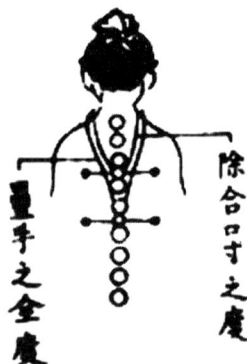

〇治中风口眼㖞斜不正者法。《本事方》

于耳垂下麦粒大，灸三壮，左引右灸，右引左灸。

△此穴乃治牙齿痛，又治口㖞，其理一矣。《初编》已引《医学入门》云灸耳垂珠者，又是此穴，则恐人讹认，故亦载之。

△罗天益曰：中风服药，只可扶持。要取全效，艾火为良，盖不惟逐风邪，宣通血脉，其于回阳益气之功，真有莫能尽述者。

劳瘵

〇治男、妇五劳七伤，气血虚损，骨蒸潮热，咳嗽痰喘，五心烦热，四肢困倦羸弱等证，并皆主之法。原导道古传

令患人正坐，按脊椎自十一椎至十四椎，男子十一椎、十四椎节下，挟骨左旁点记。又十二椎、十三椎节下，夹骨右旁点记。以上四穴，女子左右反之，号日本四花穴。

图

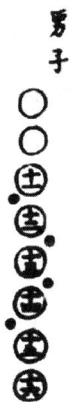

〇八华灸法。

治同前，兼积聚、块痞、疼痛等证主之。先度其乳间中折，以绳子度两乳间，若妇人两乳垂下者，度手中指头至掌后横纹，代乳间之度。更以他草度去半已，即以两隅相柱也。又以别绳度两乳间中折之，去其半，并前绳为三隅△如此。乃举以度其背，令其一隅居上，齐背大椎，两隅在下，当其下隅者，肺之俞也，左右两隅中间脊骨上假点记。又下一度，则上角当其假点也。以下仿之。复下一度，心之俞。复下一度，左角肝之俞也，右角脾之俞也。复下一度，肾之俞也。是谓五脏之俞，灸刺之度也云云。

△此法五脏别俞法，出《血气形志篇》，而二宅贞厚意安著《灸焫盐土传》，未刊行载之。曰：家君发明此法，以代四华患门等灸法，屡奏奇效云。

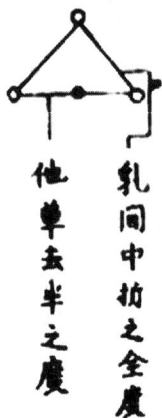

三隅之图

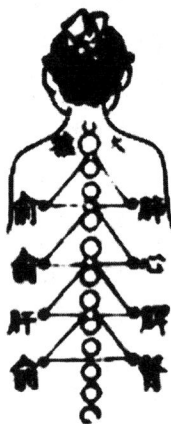

图

○治虚劳传尸医药无效法。《圣功方》

先将蜡绳量自大指内第一横纹，至指头，余指准之。先度五指，又加同身一寸讫，照此再加一摺，却放结喉上，向后双垂，脊中两头尽处，脊骨间点记一穴。灸三十壮，宜兼灸四花患门、膏肓、腰眼等。

△此法与《梅花无尽藏》所载者，少有异同。又与上编所载江州老医所传之治劳灸法，亦大同少异矣，盖彼是一源也。

注夏病

○治注夏病，头眩眼花，腿酸脚软，五心烦热，口苦口干，无力好眠，食少，胸膈不利法。德本

膏肓　肺俞　患门

癫痫狂

○治大人癫痫、小儿惊痫法。《千金》

灸背第二椎上及下穷骨尖二处，乃以绳度量，上下中折，复量至脊骨上点记之，共三处毕，复断此绳。取其半者前绳至于此已为四折，而用其一也为三折，而参合如△字，以上角对中央一穴，其下二角正夹脊两边，同灸之，凡五处也。各百壮。

图

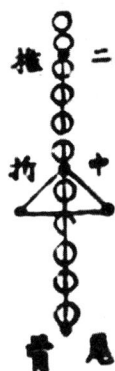

○治癫痫惊风瘈疭法。俗传

以蜡绳量自大椎至龟尾骨中折之，复量至脊骨上正中处点记。又将同身寸上下左右各一寸点记。以上五穴，灸百壮，屡试屡验。

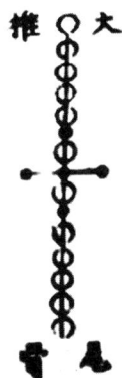

○治癫痫法。味冈三伯

用同身寸，脐下五分一穴，脐左旁一寸一穴，又脐下五分左旁一寸一穴，凡三穴。男、妇共灸左旁也。

图

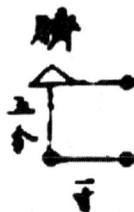

○又法。《灸焫盐土传》

先令患人正坐，直背脊，用蜡绳量，自大椎至龟尾骨中断之，自大椎下垂脊中一点初点穴。次以中断之绳再中断作四折，以其一直大椎垂下一点。次以四折之绳子，直初点垂下，尽处一穴。次以四折之一又中断之，以其半当初点左右尽处点记。以上五穴，或并大椎、尾骶骨共七穴，灸之亦得矣。灸各十五壮，或二十壮，从病轻重酌量之。已灸后十余日，欲试病已愈、未愈者，蒟蒻细末糊丸，梧子大，服三五丸。病未愈，必再发，又灸依前法；病愈后，禁房事，凡一年所而永愈矣。

○治呆痴法。《医纲本纪》

神门　少商　涌泉　心俞

痰饮

○治痰饮法。香月牛山

七椎两旁脊骨际，灸之七壮，妙矣。

图

瘰疬

○治瘰疬法。《金鉴》

灸肘尖穴，兼灸风池穴，尤效。

○又法。见疮疡

肿满

○治水肿胀满法。俗传

灸脐四旁各相去二寸二分，用同身寸法。

图

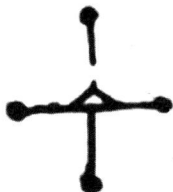

○治肿满奇俞。《金鉴》

上穴即两手大指缝鬼哭穴也，不用缚；下穴在两足第二趾趾尖向后一寸五分，即是也。

△《千金》云：灸足第二趾上一寸，随年壮。

○治水肿胀满尿不通者法。《梅花无尽藏》

灸脐中一二十壮，水气出于灸痕。

黄疸

○治黄疸法。《灸焫盐土传》

用蜡绳与男左女右足第一趾头比齐，令其顺脚心至后跟踏定，齐赤白肉际截断。着尾骶骨，贴肉直上脊骨，绳头尽处以墨假记之。次屈手食指，量中指内廉外面为一寸，再摺为二寸，放假点上，左右各一寸。灸五十壮。发灸疮，脓水出而病愈。若灸疮未发，再灸之，更灸肺俞。四十以上者灸之，百发百中。

图

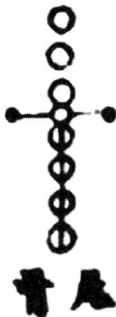

急需病

卒厥青筋中恶

○治中尸诸注法。《千金翼》

其状皆腹胀痛急不得息，气上冲心胸两胁，或踝踊起，或引腰脊者主之。
灸乳后三寸，男左女右，可灸二七壮。若不止，多其壮数愈。

△此法治中恶尸疰、客忤邪祟等证效。

○治卒厥青筋法。《梅花无尽藏》

穴在腋下，患人之手一扶下肋骨间。灸三壮，男左女右。

△此法当即前《千金翼》乳后三寸之穴少后。又《千金方》治飞尸诸注，以绳量病人两乳间中屈之，乃从乳头向外量，使当肋罅，于绳头尽处是穴云云，正与此相同，盖德本氏变其点法耳。

△卒厥青筋腹痛，烦闷不省人事，或肩强引胸痛欲死者是也。兼刺肩井、曲池、尺泽三穴，出血妙。尤甚者，以快刀轻割肩背出血，不然则卒死不起。

图

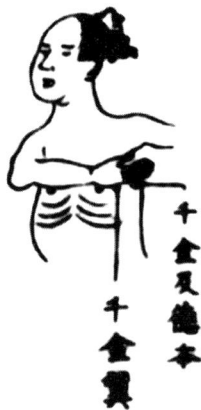

○又法。阿是要穴

用蜡绳量取病人两耳上周回之寸，中折之，当结喉向后垂下脊中，绳头尽处假点记之。次用同心寸，左右开各一寸。灸三七壮，奇验。

霍乱

○治霍乱转筋法。《肘后方》

令病者合面卧，伸两手着身，以绳横牵两肘尖，当脊间绳下两旁相去各一寸半所。灸百壮，无不瘥者。

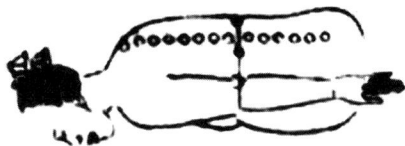

○治霍乱吐泻不止法。试效

灸中脘、天枢二穴、气海四穴，立愈。

卒中风

○治卒中风口噤不开奇俞。《千金翼》

灸机关二穴，五壮即愈。僻者，逐左右灸之，穴在耳下八分近前。

○治卒中风法。试效

灸神厥最妙。

中寒

○治中寒无热，吐泻腹痛，厥冷如过肘者法。德本

灸阴交、气海，引衣以身温之。

○治阴寒腹痛欲死法。《类经图翼》

人有房事之后，或起居犯寒，以致脐腹痛，极频危者，急用大附子为末，唾和作饼，如大钱厚，置脐上，以大艾炷灸之。如仓卒难得大附，只用生姜，或葱白头切片代之亦可。若药饼焦热，或以津唾和之，或另换之，直待灸至汗出体温为止。或更于气海、丹田、关元各灸二七壮，使阳气内通，逼寒外出，手足温暖，脉息起发，则阴消而阳复矣。

疟疾

○治疟疾法。《灸焫盐土传》

脊中齐于脐骨上一穴用竹杖法，又取鼻横寸，夹脊骨左右二穴。以上三穴，灸三壮。

○截疟灸法

先量患人两乳间中折之，直乳头垂下绳头尽处一穴，男左女右，灸七壮。

○又法。《灸焫盐土传》

均并患人两足，起自大拇趾头，周回赤白肉际截断，却放结喉垂下脊中，双头尽处是穴。壮数从疟发数。

○截疟奇俞。家秘法

发日清晨，灸胆俞近脊骨二十壮、隐白七壮，奇效。

○又法。《和汉三才图绘》

名家灸选三编

681

手大指中节内侧横纹头，灸一壮。足大趾亦效。

△此穴即鬼当。

妇人科

经闭血块

○治经闭作块者法。_{德本}

灸关元三十壮。

○治妇人血块并男子疝气法。_{古传}

先以蜡绳当结喉，从颈项周回之，截断，如此者二条。其一条中折用半，其一条三折用一。令患人安坐竹杖上，如骑竹马法，取前两折用半之绳子着竹杖上，贴肉上脊中绳头点记_{非穴}。即横按其绳子于假点上，左右两头点记是穴也。其三折用一之绳子，点法亦如前。以上四穴，灸八十壮至百壮，奇奇妙妙。

图

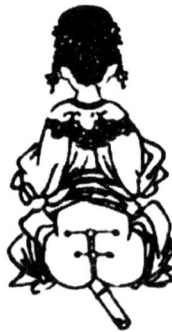

赤白带下崩漏

○治妇人赤白带下法。《圣功方》

胞肓俞_{十九椎开三寸}　肾俞_{十四椎左右开一寸五分}　腰俞_{十二节下两穴}

上五穴，不问虚实，灸五十壮至百壮。

○治妇人赤白带下法。

先将绳子量患人两口角赤白肉际截断，却用竹杠一条，令病人脱去下衣，正身骑定，使两人前后扛起，令病者脚不着地，仍令二人扶之，勿使伛偻动摇。将前所量竹杠坐处尾骶骨下着杠，贴脊骨直上绳头尽处假点_{非穴}。又量口吻绳子中折，放假点左右，点记二穴。灸三七壮。

○又法。_{香月牛山}

脊十一椎左右二穴，灸二七壮即愈。

〇治妇人漏下赤白，月水不利法。《千金》

灸交仪穴，在内踝上五寸。又灸漏阴穴三十壮，穴在内踝下五分微动脉上。

产科

〇妇人易产灸法。中条流传

将绳子量右手中指，齐中节外廉作一寸，再加二摺，当龟尾贴脊骨直上绳头尽处假点。又取前线，更为两折，断去其半而用半，以其中摺处直假点左右各点记。灸十一壮。此穴临产月预灸之，则免产难之患。

〇妇人欲绝产灸法。《类经图翼》

脐下二寸三分，灸三壮或七七壮，即终身绝孕。

乳痈

〇治乳痈妒乳奇俞。《千金翼》

以绳横度口，以度从乳上行，灸度头二七壮。

小儿科

急慢惊风

〇治惊风法。古传

风门　肾俞

各灸十四壮，甚妙。

〇治小儿急慢惊风法。见宜堂

先量从大椎至龟尾骨中断之，再当大椎贴脊骨垂下头尽处点记。又以别绳当前点处缠腰腹周围之，截断。却将其绳放结喉上，向后垂下脊中点记非穴，左右挟背骨点记是穴，要与前所点脊中穴三隅，凡三穴。

图

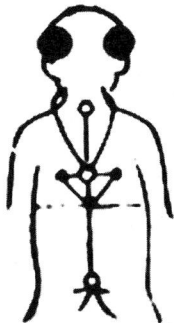

疳病

○治小儿羸瘦,饮食少进,不生肌肉法。《明堂灸经》

灸胃俞二穴,在十二椎下两旁各开一寸半陷中。

○治疳眼法。

灸合谷二穴,各三壮。

小儿杂证

○治小儿囟门不合法。《明堂灸经》

灸脐下、脐上各五分,二穴,灸三壮。灸疮未愈,囟门先合,最效。

○治小儿彻夜屡啼者法。同上

灸中指甲后一分中冲,二壮。

○小儿阴囊肿大灸法。独立禅师传

右肿者,灸右足腘中内廉横纹头;左肿者,灸左足;左右肿者,左右共灸。各三壮。

○治小儿禀胎疝卵偏肿者法。《明堂灸经》

灸囊下十字缝中三壮,春灸夏效,冬灸春效。

○治小儿阴肿法。同上

灸内昆仑二穴,各三壮,在内踝后五分筋骨陷中。

○治小儿睡中惊掣法。同上

灸足大趾、次趾之端,去甲如韭叶,各一壮。

○治小儿疳痢脱肛,体瘦渴饮,形容憔悴,诸医不效者法。

灸尾骨上三寸陷中,三壮。

○治小儿秋后冷利不止者法。

灸脐下二寸、三寸间动脉中。

○治小儿三五岁不语者,心气不足,舌本无力难转者法。

灸心俞穴三壮,在五椎下两旁各一寸半陷中。

△《千金方》灸足两踝各三壮。

○治小儿喉中鸣咽,乳不利者法。

灸璇玑一穴,三壮,在天突下一寸陷中。

○治小儿口有疮蚀龈臭秽冲人法。

灸劳宫二穴,各一壮,在手心中。

○治小儿三五岁,两眼每至春秋忽生白翳,遮瞳子,疼痛不可忍法。

灸九椎上一壮。

疮疡病

○治瘰疬痈疽恶疮法。古传

先令患人正坐，将蜡绳量肩髃，至中指头截断。再以其绳子量口两角，从赤白肉际断去之，当结喉向后垂下，绳头尽处，脊骨上假点记之。又取所量口两角之短绳，横直脊骨假点，左右两头假点。更将别绳同身寸二寸，竖直左右假点。上下头处，此穴也，共四穴。灸各三五十壮。

△一切疮疡通用之法也，代用疮疡八处九曜灸法，妙矣。

图

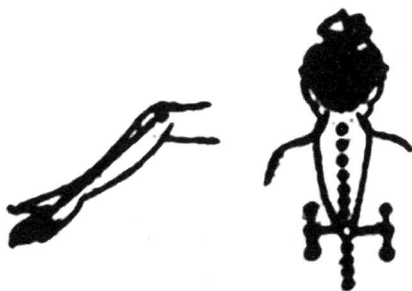

○治痈疽恶疮法。俗传

疮疡在左者，用左手；在右者，用右手。以其手掌推按板面，以蜡绳自五指头至掌后周回赤白肉际截断，却放结喉，向项后双垂脊中，绳头尽处假点。从疮左右假点旁脊骨际，一穴。灸之二三十壮，为妙矣。

图

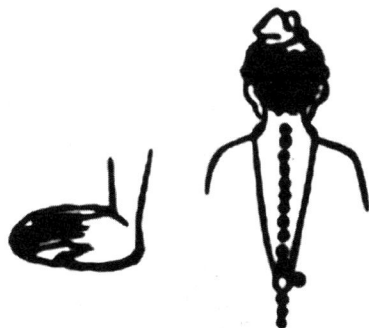

○又法。《灸焫盐土传》

先将绳子量患人虎口赤白肉际，三折之，用其绳直手心包经大陵穴，从手背直上行臂中。绳子第一摺处，一穴；第二摺处，一穴；其第三折，则横向外廉如矩样，绳头尽处一穴。以上三穴。

图

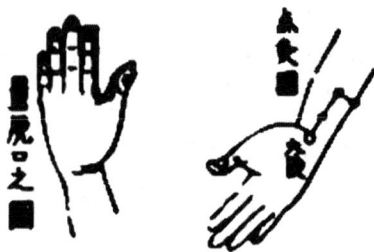

○治疗疮法。《千金》

灸掌后横纹后五指许，男左女右，七壮即验。

○又法。古传

生面上口角，则灸合谷；生手上，则灸曲池；生背上，则灸肩井。

○又法。德本

发头面及手者，从所发刺取血。次灸列缺上三寸陷中，三五壮妙也。

图

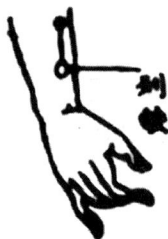

○治瘰疬法。石原氏传

患在食指头，则灸食指第三节内侧横纹头赤白肉际一穴，虎口横纹头赤白肉际一穴，以上二穴。患在中指头，则灸中指第三节内侧横纹头一穴，食指、中指间本节前赤白肉际一穴，以上二穴。余指效之。

图

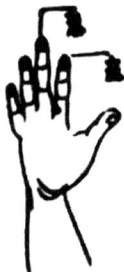

○治大人、小儿头面疮法。俗传

手无名指、小指两间外廉本节间，灸三壮，七日而愈。有两指间有青筋者，除青筋而灸之。

○治肠痈法。《千金翼》

屈两肘尖头骨，灸各百壮，则下脓血者愈。

○治毒疮久不收口者法。《类经图翼》

凡患痈毒溃后久不收口，脓水不臭，亦无歹肉者，此因消散大过，以致血气虚寒，不荣肌肉。治失其宜，便为终身之患。须内服十全大补等药，外用大附子，以温水泡透，切作二三分厚片，置漏孔上，以艾灸之。或以附子为末，用唾和作饼灸之。亦可隔二三日再灸之，不三五次，自然肌肉长满而宿患平矣。

杂证

○治打扑阴囊而绝气者法。德本

其阴囊必见青筋从其根。唐茴香细末，用唾和敷之，灸其上三五壮，灸关元七壮。

○治狐臭及妇人阴门燥臭法。味冈三伯

患人足拇趾与次趾岐骨间赤白肉际一穴，每月二日早朝灸之，三十壮，病大半愈，而后灸手小指内侧爪甲角左右，各三壮。

○治癫风及赘疣诸痣奇穴。《金鉴》

左右手中指节宛宛中，俗名拳尖是也。

○治癣疮法。俗传

将蜡绳男左女右足赤白肉际周回之，截断，三折之，用其一着跟下，贴肉上腨肉，绳头尽处左右灸，各九壮。

附录

○雷火神针。《外科正宗》

治风寒湿毒袭于经络为患，漫肿无头，皮色不变，筋骨疼痛，起坐艰难，不得安卧者，用之针之。

蕲艾三钱　丁香五分　麝香二分

药与蕲艾操和。先将夹纸作筒，如指粗大，用艾药叠实收用。临用以萧山①纸七层平放患上，将针点着，一头对患，向纸捺实，待不痛，方起针。病甚者，再复一次。七日后，火疮大发，自收功效矣。

○一方

五月五日取东引桃枝，去皮，两头削如鸡子尖样，长一二寸许。针时以针向灯上点着，随用纸三五层，或布亦可，贴盖患处，将热针按于纸上，随念咒三遍。病深者，再燃，再刺之，立愈。

○咒曰：天火、地火、三昧真火，针天天开，针地地裂，针鬼鬼灭，针人人得长生，百病消除，万病消灭。吾奉太上老君急急如律令。

○又《景岳全书》有雷火针新方，用药数品。又诸方书所载各不同，当参考。

○予惟用熟艾、丁香，亦能奏效。凡风寒湿毒及霉疮结毒之气，留滞经络而为痛者，试验颇多矣。

○温脐种子方。《入门》

五灵脂　白芷　青盐各二钱　麝香一分

为末。另用荞麦粉②，水和成条，圈于脐上，以前药实于脐中，寻常只用炒盐，又治霍乱欲死，及小便不通。如虚冷甚者，加硫黄，入麝香为引。用艾灸之，妇人尤宜。但觉脐中温暖即止，过数日再灸，太过则生热也。

△按此方阴虚遗精白浊、阳事不举、精神倦怠、痰火等证，妇人赤白带下、子宫冷极无子，无所不疗。盖方书称熏脐或练脐者，皆药品多种不便用，惟此方简而良矣。

○发背痈疽初起未破灸法。《寿世保元》

用鸡卵半截盖疮上，四围用面饼敷住，上用艾灸卵壳尖上，以病人觉痒成泡为度，臭汁出即愈。

---

① 萧山：原作"肖山"据文义改。

② 荞麦粉：原作"荞麦粉"，据文义改。

〇灸疗疮法。同上

用大蒜烂捣成膏，涂疗四围留疮顶。以艾炷灸之，以爆为度，如不爆难愈，宜多灸百余壮，无不愈者。又灸痘疗、蛇蝎、蜈蚣、犬吠、瘰疬，皆效。

〇治破伤风及风犬咬伤，此方最易而效。同上

用胡桃壳半个，填稠人粪满，仍用槐白皮衬扣伤处，用艾灸之。若遍身汗出，其人大困则愈。远年者，将伤处如前灸之，亦愈。

△庸信受此方，异人先以热小便洗伤处，而后行灸法，壳焦则代之。灸至百壮，尚存口诀。

续灸选终

名家灸选三编

平井庸信　撰

名家灸选三编叙

夫淘砂得金者再三，不淘则碎金遗漏而流矣；入山求材者再三，不入则不能得良材也。曩日，予辑名家之灸法，仅一小册子，虽探得诸家之秘笈、俗传之奇输，特九牛之一毛耳。

丹州平子谨善此举，博蒐恳索而遂作《续编》，得济其美焉。尔来得良掇奇者甚多，遂亦作《三编》，固由子谨殚素勤而不已之诚意所致也。是犹淘砂入山者得金与材乎？予深感其勤而不已之诚意，因又为序。

文化十年秋七月
长门寺和气惟亨志

序

　　《名家灸选》三编者何？初编所遗，二编所隐，皆莫不掘且见之也。编之者谁？丹三舟枝。术医而尝学于京，巍巍然一高手也。斯校者、斯跋者谁？其两川生也。凡世之灸病者受读焉，则此编之芒其大矣哉！而弁言以塞其请者谁？前石川钓者而今千岁山樵也。其年月时者何？文化十年癸酉中秋也。

总论

椿庵后藤氏所著《艾灸通说》，辨制法精粗、艾炷小大、灸数多少、灸法异同、脊骨长短、点位狭阔、灸疮要发、艾火非燥、不拘时日、火无良毒之十条，颇解世医之卤莽。然其中不免有矫左枉反右枉者。间尝探故纸中，得一小册，题曰《医事大要》，亦后藤氏之所著也。选述温泉、艾灼、肉食、药治之大要，而其艾灼，采摘通说十条为一篇。今引括其全文而不能无疑者，拆以鄙言，换之总论。

《医事大要》曰：吾门灸于灸，药于药 "灸于" "药于" 下添 "可" 字，意义易通，下同，岂一于灸乎。若灸于药，药于灸 按：灸于药者，灸不可灸者也；药于灸者，不灸可灸者也，辞简难通晓，则轻者必重，重者必危，危者必死矣，可不畏乎。

按：灸炳之过也，如火燎原野，不可扑灭，其过非轻。论云：微数之脉，慎不可灸。因火为邪，则为烦逆。凡脉诸浮诸数，或细或芤，或洪大滑实而有冲逆直遂之象，而其证有诸发热、烦渴、咽痛、阴虚戴阳、新汗后、新产后及金疮、疮疥者，皆忌艾灼，宜合色脉，参证候，审忌宜，勿令误矣。

故可灸者，背腹及左右手足，当其可者取之。取之之要，以指头陷没彻底处为是，乃灼之。用真艾陈久者，日日月月，渐致年岁，其数自十至百，自百至千，自千至万，而痼疾沉疴，非一二万之可速治，或十万，或二三十万，直以病已为度，何以数之少多乎？

按：扁鹊灸法及《小品》诸方，腹背宜灸五百壮、千壮；四肢则去风邪，不宜多灸，七壮至七七壮止；夫手足皮薄，宜炷小数少；腹背肉厚，宜炷大壮多。皆当以意推测而行之。大率腹宜针，背宜灸，亦宜知之。凡小病少灸，沉痼多灸，当以人之盛衰、老少、肥瘦为则，不可胶柱守株，其生熟之法，详于《千金方》灸例。若夫沉疴久痼，虽宜灸者，二报、三报，不得其效。即俗谚所谓蜂螫牛角，何痛之有？多灸至数万壮，收万全之效者，实艮山氏之遗惠也，然坐之勿割鸡用牛刀。

而务以艾火活壮之气，直解表里留滞之气，则血液通融，癥瘕奔窜，胃元随输，诸证随退焉，是不大愉快乎？而今之庸医，谓以艾轧耗血精者，何足语养生之术哉。吾门不取口吻、指节、乳间寸法，何者？人形如其面，唯恐破其好肉也。凡点法，须要正直而摸索算之，直穴立见。

按：其唯人形如其面，故古圣度以指尺 即中指同身寸为制服之法，长短广狭适宜，以柯伐柯，其则不远。然深虑人之有长短肥瘦，各因其所立骨度法，而尚有骨之大小，太过不及，宜从其则斟量，方得其当矣。凡横寸无折法之处，都是用中指节口吻之度，岂得不依寸法乎。况腹部之诸穴，强摸索之，焉得直穴矣。《灸选》所纂之诸法，多用指尺口吻寸。大概四指一扶者，当中指节三寸；掌中横寸者，当三寸半；掌后横纹至中指头者，当九寸。古法腕至中指本节，长四寸；本节至其末，长四寸半者，是手背之骨度也。又横口寸者，当三寸也，是为有人瘦而指长、人肥指短者设法也。然口亦有大小，宜斟量。要之皆试验之良法，惟墨记当骨上者，宜椎处骨际。若夫经络俞府，融会贯通，则寸法属指月之指哉，然吾未闻其人矣。

又妇女坐易倾，其点时，放直两脚。又脊骨二十一节，大椎三节，至尾骶共二十四节，是乃《素问》举大纲耳。每观项骨下脊骶二十三椎，或二十八九椎者，或则必以二十一而不可限也。

按：项骨三脊椎二十一，古圣之法言也，岂欺人乎？然尚有项骨短而不可数者，或二者，或一者，项骨已有异同，则背椎亦得无异同乎？然今世兰学家解剖筋骨内景者，或曰脊椎二十五，或曰自大椎至八髎骨二十五，何其相径庭乎？不可以为法。今以瘦人征之，率皆二十一节。若或过之者，禀受之变也，当以权处之。男子肥坚，妇人骨小而肥胖者，椎骨不可数。乃古法三尺之骨度，上下、短中长之折法，亦不得止之一举也。宜先定七椎、十四椎，而后循次商量之，则庶乎其不差矣。

取之则除肉偏，与肩尖平齐处，以手按之，使其四顾俯仰，则附头而转者为项骨，其不转者为脊骨，是第一椎也。下以算之，诸椎循次可得矣。盖背部诸穴，并俯而取之，则脊骨隆凸椎穴以明也。不但脊中，而脊际亦粲然易寻。又背骨有左右低昂者，或中节有上下曲畅者，或腹底癥癖贴伏不出，则有为脊骨中节患者，此辄点位不正，是乃真穴。观者谓之不正，而记墨不可改焉，究竟人身必有天然之穴而已。又春东坐、秋西坐、男灸女、女灸男之类，吾门皆不用。又灸后若有寒热头疼、腹痛紧满等一二证，则皆谓为灸之过，吓然骇人，众口铄金。殊不知其癥瘕畏动，实属瞑眩也，何不悟乎？

按：以诊脉征之，多有因火为邪者，往予所以惩羹吹齑也。为医者，当详察火邪与瞑眩，而勿害人天年矣。凡灸后有寒热耳鸣、眩晕头疼、唇口干燥口苦、痞满不食等证，而其脉浮滑缓洪，有阳气通畅之象者，艾火活壮之效，为瞑眩也，为可喜矣，宜停止一二日而复多灸焉。若其脉沉紧、细数、实长、结代，有火气炎逆之象者，属火邪，必不可再灸，急宜以药解之。

又灸迹起泡者，俗呼胗肤孤列，当以针刺破出黑水。若不然，则虽灸其上，不行火气，犹水中投火，何益之有？又灸疮者，瘀血浊液，遂成脓汁，浮溃荡尽，则生肌敛口也。夫人内伤诸虚，日就羸瘦者，虽频灸之，热痛难忍，其灸外亦不显血色，三五日间，黑盖干硬而脱，则无可奈之何。若灸火彻内，开郁通滞，元气得资，再以润枯漆液灸治，随见一红晕，则当以酿疮脓、贴纸花而愈也。然强发疮、强愈疮者，则载在方册，吾门皆所不取，唯求其自发自愈也耳。凡作艾炷，以鼠屎、麦粒为则也，而小大存乎其人矣。此邦捻成艾炷，两头相尖，似鼠屎者，俗呼捻艾。灸时每一壮以竹筯摘取之，用唾粘着点墨上，则炷心破，相压易松胀，其苦热亦难堪也。是以今作艾炷，先取艾肉，微微焙纸卷，压压转转，至细长如火叉状为度。用时头斜剪，一头平直，去纸入器，毛茨不起，俗呼切艾。其灼之得便，烧痕亦不展大，令人易忍燃痛。又今治积聚沉痼，乃炷小而壮数多，苦热易堪者，为胜于炷大而壮数少，苦热难堪者。又吾门行灸，不选时日，亦不忌日时，必必勿拘泥。

平井庸信识

名家灸选三编

丹州医王岭麓平井主善庸信　选

门人足助一庵美文　校

上部病

眼目

〇治内障虚眼及中寒多泪，一切眼翳，或不能远视者法。眼科古传

先将蜡绳挂颈大杼骨，向前双垂，到两乳头截断。却翻绳放结喉，向后垂下脊中，绳尽处假以墨点记非是穴。次以同身寸三寸中折之，横放假点上，两头尽处点记，凡二穴。

图

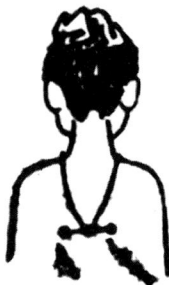

〇治烂弦法。同上

灸肩井二穴七壮，数报之。

〇治虚眼黄内障法。同上

百会一穴，每日灸一壮。

〇治卒生翳涩痛，俗称目疮者，并治齿痛法。试验

灸手阳辅骨上七壮，左患灸左，右患灸右。

图

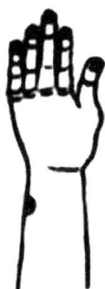

○治风眼翳膜疼痛法。_{古传}

穴在中指本节前骨尖上，握拳取之，患左灸右，患右灸左，炷如小麦。

△《千金方》曰：患右目，灸右手，左手亦如之。

○治眼睛法。《千金方》

灸大椎下数节，第十脊中安灸二百壮，惟多为佳，至验。

○疗倒睫拳毛法。_{古传}

将小竹片一头住节，一头割剖作两片，钳眼下胞毕，竹片一头，以丝扎定，灸钳起肉上。

图

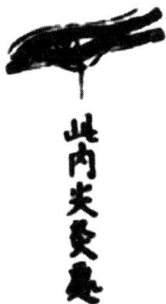

鼻

○治衄秘法。《寿世保元》

急用线一条，缠足小趾，左孔取左，右孔取右，俱出则俱听取，于趾头上灸三壮，如绿豆大。若衄多时不止者，屈手大指，就骨节尖上灸，各三壮，左取右，右取左，俱衄则俱取。

○治衄时痒痒，便灸足大趾节横理三毛中，十壮，剧者百壮。衄不止，灸之，并治阴卵肿。又灸风府一穴四壮。_{试效}

牙齿

○治牙齿痛百药不效法。

用艾炷如麦大，灸两耳，当门尖上三壮，立已。

○又法。_{试效}

灸足次趾中趾岐叉处赤白肉际，三五壮，患左灸右，患右灸左。

○疗龋齿作孔痛甚者法。_{试效}

着艾炷于龋齿孔中灸之，痛剧者，着大炷不觉甚热。

○治风齿疼痛法。《千金》

699

以线量手中指至掌后横纹，折为四分，量横纹后当臂中，灸三壮愈，灸之当随左右。即掌后肘中内廉，此法已出《初编》，今改正出焉。

咽喉

○治喉痹妙灸。竹田家古传

灸耳门二穴，穴在耳前起肉尖上。

○又法。一医家传

后发际陷中，灸三五壮，有起死之妙。

上气头痛

○主上气方。《肘后方》

灸从大椎数，下行第五节下、第六节上空间，即灸一处随年壮。秘方

△《千金》曰：此即神道穴，并主咳嗽。

○治头痛脑痛，头如肿者法。古传

以蜡绳周回头，直眉之所截断，却以绳放结喉，向后垂下脊中，绳头尽处假点记非穴。以同身寸二寸，横放假点上两头，点记二穴。

量头周之图　　　　　　图

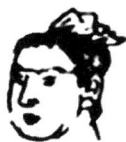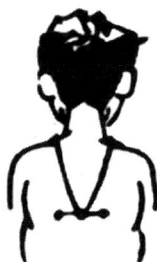

○治头痛连齿，时发时止，连年不愈，谓之厥头痛。古传

曲鬓二穴，在耳上，将耳卷前正尖小可。灸五七壮，左痛灸左，右痛灸右。

图

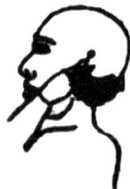

○治风眩法。《千金》

以绳横度口至两边，既得口度之寸数，便以其绳一头更度鼻，尽其两孔间，得鼻度之寸数，中屈之，取半，合于口之全度，中屈之。先觅头上回发灸之，以度度四边左右前后，当绳端而灸，前以面为正，并依年壮多少，一年凡百灸，皆须灸疮瘥，又灸壮数如前。若连灸火气引上，其数处回发者，则灸疑近当鼻也。若回发近额者，亦宜灸。若指面为瘢，则阙其面处。

横口全度，量鼻孔尽两边之度，中折得半，还中折之，用半。

图

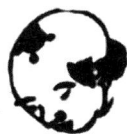

咳嗽

○治远年咳嗽不愈法。《千金》、试效。

以蒲当乳头周匝围身，令前后正平，当背骨解中灸十壮。又以绳横度口中折绳，从脊灸绳两头，各八十壮，三报，三日毕。

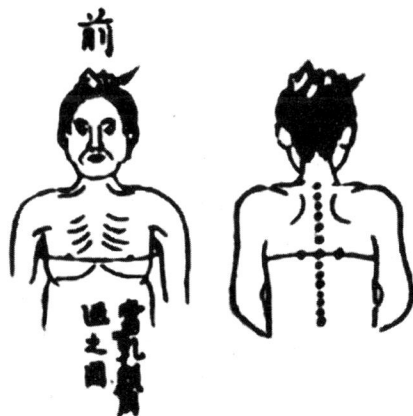

○治痰嗽年年，寒暄发，将作吼喘，药治无效者法。园部井上氏传

脊骨五六椎中间开各一寸，灸三十壮。

图

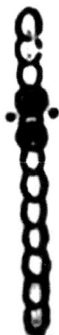

噎哕翻胃

○治噎哕膈中气闭法。《千金》

灸腋下聚毛下，附胁宛宛中，五十壮。

○治翻胃膈噎神效法。_{试效}

膏肓灸时手扎两膊上，不可放下，灸至百壮为佳。

膻中在膺部中行两乳中间陷中，仰卧取之，灸七壮。

三里灸七壮。

臂痛

○治臂痛法。_{试效}

肩髃　曲池　手三里

△《类经图翼》云：人肩冷臂痛者，每遇风寒，肩上多冷，或日以热手抚摩，夜须多被拥盖，庶可支持。此阳气不足，气血衰少而然。若不预为之治，恐中风不随等证，由此而成也。须灸肩髃二穴，方免此患。盖肩髃系两手之安否，环跳系两足之安否，此不可不灸。轻者七壮，风寒盛者，十四壮为率_{云云}。

中部病

心腹胀满痞气积聚

○治胸满心腹积聚痞痛法。《千金》

灸肝俞百壮，三报。

○治胪胀胁满灸法。_{同上}

灸膈俞百壮，三报。

○治腹中气胀引背痛，食饮多，身羸瘦，名曰食晦。

先取脾俞，后取季胁。同上

△按：季胁即京门穴。

○治心腹诸病，坚满，烦痛，忧思，结气，寒冷，霍乱，心痛，吐下，食不消，肠鸣泄利法。同上

灸太仓百壮。太仓穴，一名胃募，在心下四寸，乃胃脘下一寸。

○结气囊裹，针药所不及，灸胃募。胃，《类经图翼》作"肓"者，非。下同。胃募二穴，从乳头部度至脐中，屈去半，从乳下行度头是穴。

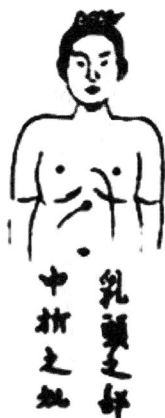

○治腹中有积，及大便闭结，心腹诸痛，或肠鸣泄泻法。《寿世》

以巴豆肉捣为饼，填脐中，灸三壮，可至百壮，以效为度。

○治痞积妙法。古传

以双线系开元钱一个，悬于颈上适中处所，钱胸前直垂而下，孔对脐为率。却将项上之线悬于喉上，向背后垂下，至钱孔对脐而止，用墨点孔之中。再钱之两边点处，各灸一火，至十余壮。更服他药，痞积即消，其效更速。

图

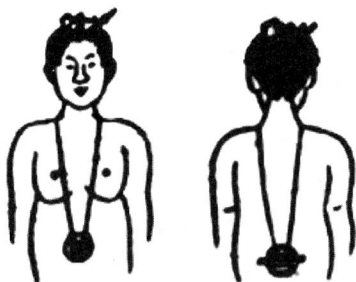

○治忧思郁结，心腹诸病，痞积烦痛者法。_{试验}

即崔氏四花穴，除骨上二穴，惟灸两旁二穴，与《初编》所载梅花五灸并用，殊验。

○治积聚痞块法。《张氏》

灸脊中命门穴两旁各四指许是穴，痞在左灸右，在右灸左。

图

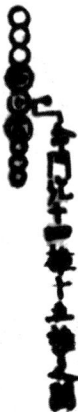

○一法。《医学入门》及《类经》

凡治痞者，须治痞根，无不获效。其法：于十三椎下，当脊中点墨为记，墨之两旁各开三寸半，以指揣摸，自有动处，即点穴灸之。大约穴与脐平，多灸左边，或左右俱灸，此痞根也。或患左灸右，患右灸左，亦效。

△先令病人正坐屈背，则京门上、季胁旁肋下宛宛自然露俞，而以指按之，空松透彻也，是真穴。《艾灸通说》

○疗癖瘕闪癖法。《外台》《崔氏》

令患人平坐，取麻线一条，绕项向前，垂线头至鸠尾，横截断，即回线向后，当脊取线穷头，即点记。乃别横度口吻，吻外截却，即取度吻线中摺，于脊骨点处中心上下分之，各点小两头。通前合灸三处，其所灸处，日别灸七壮以上，十壮以下，满十日即停。看患人食稍得味，即取线还度口吻，于脊中点处横分灸之，其数一准前法。仍看脊节穴，去线一、二分，亦可就节穴下火。如相去远者，不须就节穴。若患人未损，可停二十日外，还依前灸之，仍灸季肋头二百壮。其灸季肋，早晚灸其脊上，同时下火。

△此法凡如四花灸法，而通初记墨上及上下合三穴，左右二穴前后进退

之法为异耳。

○灸痃气法。<small>同上</small>

从乳下即数至第三肋下，共乳上下相当，稍似近肉接腰骨外取穴孔，即是灸处。两相俱灸，初下火，各灸三壮，明日四壮，每日加一壮，至七壮还从三壮起，至三十日即罢。

上两种灸法，若点时，拳脚点，即拳脚灸。若点时舒脚，还舒脚灸。

○治瘕癖法。<small>《千金翼方》</small>

患左灸左，患右灸右，第一屈肋头近第二肋下，即是灸处。第二肋头近第三肋下，向肉翅前，亦是灸处。初日灸三壮，次日五壮，后七壮，周而复始，至十壮。惟忌大蒜，余不忌。

△此即与京门、章门两穴稍相近。

○腹胀肠鸣，气上冲胸，不能久立，腹中痛濯濯，冬日重感于寒则泄，当脐而痛，肠胃间游气切痛，食不化，不嗜食，身肿，挟脐急，天枢主之。<small>《千金方》，历试。</small>

腰痛

○疗积年腰痛法。<small>《外台》《必效方》。</small>

取一杖，令病人端腰立杖，以杖头当脐中分，以墨点讫，回杖于背，取墨点处当脊。量两口吻，折中，分灸两头，随年壮妙。

△按：《千金方》疗腰痛不能俯仰者，法惟灸竹上头处，随年壮。予常合二法灸三处，殊妙。即《初编》所载痃聚七穴中之三穴也。

疝气

○治卒疝暴痛法。<small>竹家古传，本载《外台》《集验方》。</small>

灸足大敦，男左女右，三壮立已。

○治疝气木肾偏坠法。<small>《类经》</small>

在阴茎根两旁各开三寸是穴，灸二七壮。

○又法。<small>同上</small>

于关元两旁相去三寸青脉上，灸七壮即愈。

○治疝气睾丸肿痛法。<small>竹田家古传</small>

随睾丸偏坠左右，左痛者，灸左踝骨下，三壮妙效。

○治寸白虫法。<small>同上</small>

随寸白左右，灸乳颈头，百壮妙也。

下部病

淋疾

○治五淋法。《千金翼》

灸大敦三十壮。《千金方》曰：又治小便失禁。

○又法。俗传试效

屈足膝，腘内廉横纹头，灸随年壮，男左女右。

图

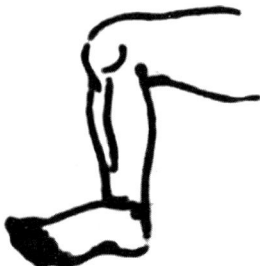

○治五淋不得小便法。《千金》

灸悬泉十四壮，穴在内踝前一寸斜行小脉上，是中封之别名。

○治石淋、脐下三十六种病即带下诸证也不得小便法。同上

灸关元三十壮。

转胞小便闭

○治腰痛小便不利苦胞转法。《千金》

灸玉泉七壮。穴在关元下一寸，大人从心下度取八寸，是玉泉穴，小儿斟酌以取之。

又灸第十五椎，五十壮。

又灸脐下一寸，又治大小便闭。

又灸脐下四寸，各随年壮。

○疗热结小便不通利法。《外台》《古今录验方》《肘后》《千金》同。

取盐填脐中，大作艾炷，灸令热为度，良。亦治痢疾赤白，里急后重者。

遗尿失禁

○治尿床法。《千金》

垂两手两髀上，尽指头上有陷处，灸七壮。又灸脐下横纹七壮。

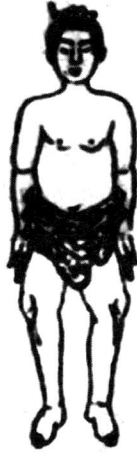

△此即风市穴。

○又法。俗传

灸足跟后赤白肉际，随年壮。

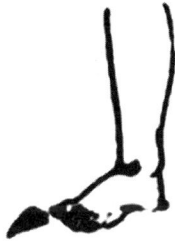

○治失禁尿不自觉知法。《千金翼》

灸阴陵泉，随年壮。

泄利大便失禁

○治腹中雷鸣相逐痢下法。《千金》

灸承满五十壮。穴在挟巨阙相去五寸，巨阙在心下一寸。灸之者，挟巨阙两边各二寸半。

○治膀胱三焦津液下大小肠中，寒热，赤白泄痢，及腰痛，小便不利，妇人带下法。《千金》

灸小肠俞五十壮。

○治老人、小儿大便失禁法。同上

灸两脚大趾去甲一寸，三壮。

大便闭

○治大便闭久不通者法。德本

灸关元、痞根。

偏坠气

○治偏坠气痛法。《寿世》

萆麻子，一岁一粒，去皮研烂，贴头顶囟上。却令患人仰卧，将两脚掌相对，以带子绑住二中趾，于两趾合缝处，艾如麦粒大，灸七壮，即时上去，神效。

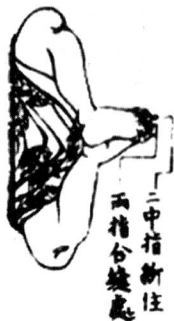

○治癞卵偏大灸法。《千金翼》

灸泉阴百壮，三报之。穴在横骨旁三寸。

诸痔下血脱肛

○治痔疾法。古传

以绳量中指本节，至爪甲际之度，当龟尾骨上，于脊中绳头尽处，灸百壮。凡治一切痔疾血痔，立效。

○灸肠风诸痔法。《金鉴》

穴在脊中四椎下旁各开一寸。年深者灸之，最效。

○灸痔法。《外台》《崔氏》

令患人平坐解衣，以绳当脊大椎骨中，向下量至尾株骨尖头讫。再折绳，更从尾株尖头向上量，当绳头正下即点之。高骁州灸至一百壮后瘥，后三年复发，又灸之便断。兼疗腰痛。

○治下血不止秘法。《寿世》

命门一穴，用篾一条，自地至脐心截断。令患人平正取之，即向后自地比至脊尽处是穴。又须按其突处酸疼方可灸，不痛则不灸也。灸可七壮，永断根不发。又治肠风脏毒便血，久不止者，或年深者，更于椎上两旁各一寸灸七壮，无不除根。

△《类经》云：至于吐血衄血，一切血病，百治不效者，经灸永不再发。

○治便血色白，脉濡弱，手足冷，饮食少思，强食即呕，宜灸之，其效如神。《类经》

中脘、气海二穴。

○治大便下血诸治不效者法。同上

于脊中第二十椎下，随年壮灸之。

脚气

○治脚气入腹，或左胁有块冲心腹痞绝法。《柳柳州纂救方》

用附子末，津调作饼，贴涌泉穴，饼上多艾灸，泄引下势。

<h3 style="text-align:center">缓治病</h3>

中风

○治中风，足麻痹痿弱，不觉痛痒者法。古传

风市后廉二寸，又上行二寸之处一穴，三里外廉二寸之处一穴。

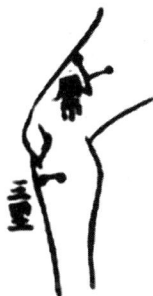

○治风痱不能语，手足不遂法。古传，出《千金方》。

度病者手小指内岐间，至指端为度，以置脐上，直望心下，以丹注度上端毕。又以作两度，续所注上，合其下，开其上，取其度，横置其开上，令三合，其状如倒①作某字形。男度左手，女度右手，嫌不分了，故上丹注三处，同时起火灸之，各一百壮愈。

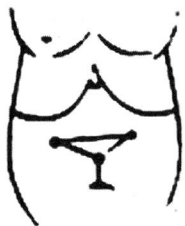

---

① 倒：原作"到"，据《备急千金要方》卷八改。

○治中风要穴。试验

风中血脉，口眼㖞斜。凡㖞向右者，为左边脉中风而缓也，宜灸左边。左亦效之。

听会二穴，在耳前陷中，张口有动脉应手。

颊车二穴，在耳下二韭叶许陷者宛宛中，开口得之。

地仓二穴，在横口吻傍四方外，近下有脉微动者是也。

○治风中腑，手足不遂等证，在左则灸右，在右则灸左。

百会一穴，在顶中央。

肩髃二穴，在肩端两骨间陷者宛宛中，举臂取之。

曲池二穴，肘外，屈肘纹头陷中是也。

风市二穴。

三里二穴。

绝骨二穴，在足外踝上三寸动脉中。

○治风中脏，气塞涎上，不语昏危者，下火立效。

百会　风池二穴，在颞颥后发际陷中　大椎　肩井　曲池　间使二穴，在掌后三寸两筋间　足三里

以上七穴，凡觉心中愦乱，神思不怡，或手足麻痹，此将中脏之候，不问是风与气，可速灸。

○治中风口㖞法。《本草纲目》

以苇筒长五寸，一头刺入耳门，四面以面密封不透风，一头以艾灸之七壮。患右灸左，患左灸右。

虚劳骨蒸

○治骨蒸劳瘵法。医家传

先以蜡绳度男左女右足大拇趾端比齐，令其顺脚心至后跟踏定，却引绳向后，从足跟、足肚贴肉直上，比至膝弯曲腘中大横纹截断。次令病者平身正坐，解发分顶中，露头缝，取所比蜡绳，一头齐鼻端按定，引绳向上，循头缝项背，贴肉垂下，至绳头尽处，以墨点记是穴。次别以一绳比量，男左女右，从五指本节至指端，先以绳头从大指比，次第至小指，每指以墨记绳讫，当绳头于脊中初点墨上垂下，即当蜡绳每指墨记之处，假以墨点脊中非是穴。次以同身寸，亦当脊中最下假点，垂下尽处点记是穴。次当每五指假点各开五分，第一指男灸左旁，第二指灸右旁，以下三穴准之，女则反之。都七穴点记毕，当以所比之蜡绳投弃川流。又灸之，则当有虫下，亦须投去川

流云。

图

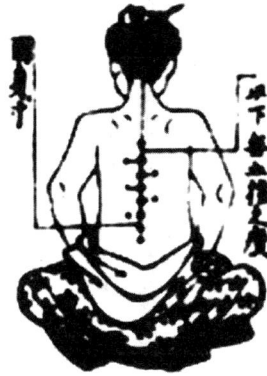

○又法，名新四花穴。^{同上}

先当七椎、九椎节下间点记。次当二穴中间，左右二穴点记。要两旁开，与上下二穴方正。

图

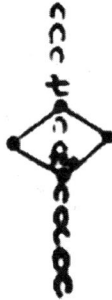

○又法。^{竹田家古传}

十一俞　章门　五俞　十四俞　四华穴

上同时下火。

○治虚劳法。^{桧山驿近藤氏传}

以蜡绳比量掌后横纹至中指头，却向手背至爪甲际截断。以一头齐龟尾骨，贴肉上脊中点记。次以曲尺一寸一分，左右开二穴。又斜向上，左右二穴。都五穴，其间各要一寸一分。凡男妇老少，皆以曲尺一寸一分为率。灸之男十七壮，女十六壮，以十二日为一期。虚劳有咳者，灸之无验。

图

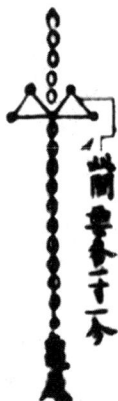

○治虚损注夏羸瘦法。《类经》

取手掌中大指根稍前肉鱼间，近内侧大纹半指许外，手阳明合谷相对处，按之极酸者是穴。此同长强，各灸七壮，甚妙。

图

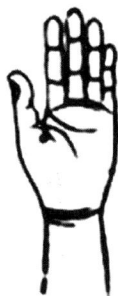

○取劳虫法。同上

灸于三椎骨上一穴，并膏肓二穴，各灸七壮。然后以饮食调理方，下取虫等药。

○治五脏热及身体热，脉弦急者法。《千金》

灸第十四椎与脐相当，五十壮，老少增损之。若虚寒者，至百壮，横三间寸灸。

图

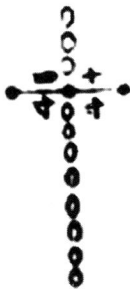

黄疸

○治黄疸法。一医家传，出于龚氏。

病人脊骨自上数至下第十三椎下两旁，各量一寸，灸三七壮效。

癫狂

○治癫狂法。试效，出乎《类经图翼》。

灸鬼哭穴。

○治癫痫诸风法。《斗门方》

于阴囊下谷道正门当中间，随岁数灸之。

急需病

中恶卒死卒中病

○疗中恶短气欲绝法。《肘后方》引华佗

灸两足大拇趾甲后聚毛中，各灸二七壮即愈。

○疗卒死法。《外台》文仲

灸鼻下人中三壮，又灸脐中百壮，客忤死者，中恶之类也。喜于道间门外得之，令人心腹绞痛胀满，气冲心胸，不即疗，亦杀人法。《肘后方》

以绳横其人口，以度脐四面各一处，灸三壮，令火俱起。

○治卒中恶风、心烦闷毒欲死秘穴，立效。同上

速灸脐下四寸，并小便阴毛际骨陷中。

○治人被人打死或踢死法。《寿世保元》

急灸百会穴。

霍乱

○疗霍乱神秘起死法。古传

以物横度病人口中屈之，从心鸠尾度以下，灸度下头五壮，横度左右，

复灸五壮。此三处，并当先灸中央毕，更横左右也。又灸背上，以物围，令正当心厌，又夹背左右灸七壮，是腹背各灸三处。

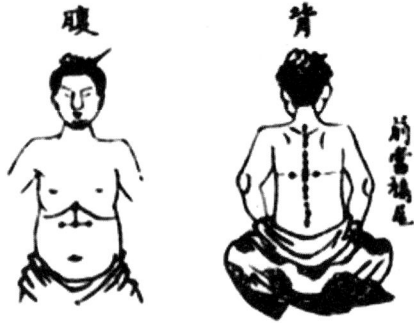

○治霍乱已死有暖气者，灸承筋七壮。

取绳量围，足从趾至跟匝捻取，等折一半以度，令一头至跟踏地处，引延上至度头即是穴，起死人。

中寒

○治中寒身无热，吐泻腹痛，厥冷如过肘者。<small>德本</small>

灸阴交、气海<small>脐下一寸</small>。

○治中寒阴证神法，但手足温暖，脉至，知人事，无汗。要有汗即生，不暖不醒者死。<small>《寿世》</small>

气海　丹田<small>脐下二寸</small>　关元<small>脐下三寸</small>

艾灸二七壮。

○治真阴证，四肢厥冷，腹痛如锥，胀急，服大附、姜、桂如水。此中焦寒冷之甚，宜急灸脐上一穴，脐下一穴，左右两穴，每七壮即效。<small>《寿世》</small>

○治阴毒腹痛脉欲绝者法。<small>《寿世》</small>

先以男左女右手足中趾头尽处，各灸三壮。又灸气海、关元穴，各七壮，极效。<small>同上</small>

○治厥逆法。<small>《类经》</small>

以绳围男左女右臂腕为则，将绳从大椎向下，度至脊中，绳头尽处是穴，灸二十壮。

疟疾

○疗疟病医不能救者法。<small>《千金翼》</small>

以绳量病人脚围，绕足跟及五趾一匝讫，截断绳。取所量得绳置项上，着反向背上，当绳头中脊骨上，灸三十壮则定。候看复恶寒，急灸三十壮则定。比至过一炊久候，虽饥勿与食尽日。此神验，男左足，女右足。

图

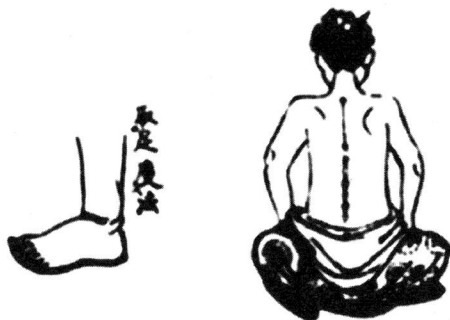

○治疟法。《千金》

以足踏地，以线围足一匝，中折，从大椎向百会，灸线头三七壮，炷如小豆状。取足度之，法如前法。

图

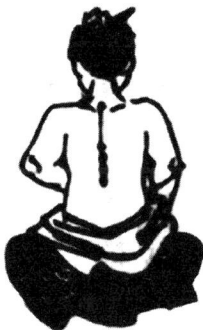

○治凡一切疟无问远近法。同上

正仰卧，以线量两乳间，中屈，从乳向下灸度头，随年壮，男左女右。

图

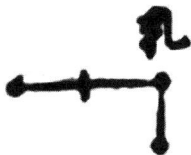

○又法。《一本堂》

自九椎至十六椎及章门，彻腹皆灸。

〇又法。北尾春圃

九椎、十一椎、十四椎、章门、噫嘻六椎两旁开各三寸，两旁各灸五十壮。

〇灸久疟不愈，黄瘦无力者法。试效

灸脾俞，七壮即止。盖疟由寒湿、饮食伤脾而然，故此穴甚效。

妇人病[①]

经行不调及带下病

〇治带下腰冷及经行不调法。试效

取手中指第一横纹，至指头之寸，均龟尾上脊骨度头点记。又以前度左右开二穴，都三穴。

〇治赤白带下妙灸。古传

先将度取同身寸五寸，将患人乘竹马取度，从竹杠上贴肉上脊中点记度头。又左右开一寸五分，又下前点一寸一穴，又左右开二穴，都六穴。灸十四壮，体虚者减半之。

△此法与《初编》治带下腰痛之法有少异，而此穴极效。

图

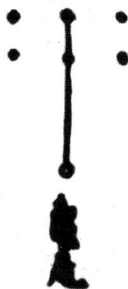

〇治漏下赤白，四肢酸削法。《千金》

灸漏阴三十壮，穴在内踝下五分微动脉上。

〇治月经不断法。同上

灸内踝下赤白肉际青脉上，随年壮。

求嗣

〇灸妇人无子，及经生子，久不再孕，及怀孕不成法。《寿世保元》

以女人右手中指节纹一寸，反指向上量之。用草一条，量四寸。舒足仰

---

① 病：原无，据前后文例补。

卧，所量草自脐心直垂下，至草尽处，以笔点定，此不是穴。却以原草平摺，以摺处横安前点处，其草两头是穴，按之有动脉，各灸三壮。如筋极大，神验。

○灸妇人绝子不生，及子脏闭塞不受精，少腹疼法。试效

关元　胞门 关元旁二寸　气门 同旁三寸

各灸五十壮，素《千金方》中三法相合也。

△《千金翼》云：子脏闭塞不受精，妊娠不成，若堕胎腹痛，时见赤，灸胞门五十壮，关元左边二寸是也。右边名子户。

○一法。《寿世保元》

灸神阙穴，先以净干盐填脐中，灸七壮后去盐，换川椒二十一粒，上以姜片盖定，又灸十四壮。灸毕即用膏贴之，艾炷须如指大，长五六分许。

乳病

○治妇人乳急痛，手不得近，成妒乳。《千金》

急灸手鱼际，灸二十七壮，断痈脉也。不复恶手近，乳汁自出。

○治乳核、乳岩未溃者法。试效

灸足三里，初七壮，续每日灸三壮。

○治妒乳、乳核、乳痈、乳岩一切乳病法。石原氏传

先假点记膏肓穴，斜向内下一寸余，指头陷没，极酸疼者是穴。左患者灸左，右患者灸右。

图

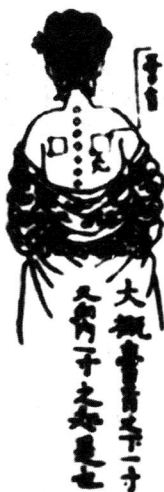

阴病

○治妇人胞下垂，注阴下脱法。《千金》

挟玉泉三寸，随年壮，三报。

○治妇人阴冷肿痛法。同

灸归来三十壮，挟玉泉五寸是其穴，三报。

小儿病

疳病

○治小儿疳证下利及虫积法。古传

将绳度手食指本节，至爪甲中间讫。坐竹杠上，以度从竹杠上脊中，度尽头处，假以墨点记。却以前度横放假点上，两旁尽头处是穴，凡二穴。

○治小儿疳瘦脱肛，体瘦渴饮，形容瘦悴，诸方不瘥者法。《准绳》

取尾翠骨上三寸骨陷中，灸三壮。

○治疳瘦下利者法。古传

第二肋头假以墨点记，当记墨上，以绳周匝腹背，点记于脊中，非是穴。却以中指同身寸中折之，折处直假点，两头尽处点记是穴，灸五十壮。

图

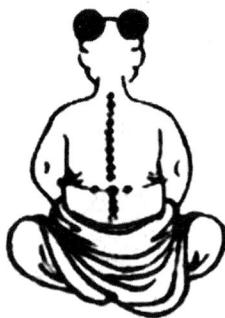

惊痫

○治小儿暴痫者，身躯正直如死人，及腹中雷鸣法。《千金》

太仓即心下四寸

脐中上下两傍各一寸，凡六处。

○又法。同上

以绳绕颈下，至脐中竭，便转绳向背，顺脊下行尽绳头，灸两傍各一寸五分。

○治目反上视，眸子动法。同上

灸囟中。取之法：横度口，尽两吻际。又横度鼻下，亦尽两边折去鼻度半，都合口为度。从额上发际上行度之，度头一处，正在囟上未合骨中，随手动者是。此最要处也。

○治小儿惊风，每月发作，将成癫痫者法。井上传

灸两足照海五壮，每日灸之效，即古灸阴跷者是穴在内踝下。

杂证

○治小儿喘胀，俗谓之马脾风，又谓之喉风者法。《准绳》

以草茎量病儿手中指里近掌纹，至中指尖截断。如此二茎，自乳上微斜，直立两茎，于梢尽头横一茎，两头尽处点穴，灸三壮。此法多曾见愈。

图

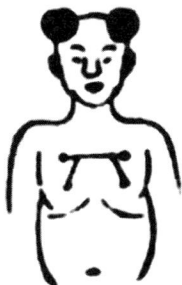

○治小儿吼气法。《寿世保元》

无名指头，灸之良愈。

○治小儿解颅囟陷法。《千金》

灸脐上下半寸及鸠尾骨端。

○治小儿气癞法。同上

灸足厥阴大敦，左灸右，右灸左，各一壮。

○治小儿疳湿疮法。同上

灸十五椎挟骨两傍七壮，未愈加七壮。

○治龟背法。《准绳》《圣惠》灸法

第三椎下肺俞，五椎下心俞，七椎下膈俞，灸两傍一寸半，以小儿中指节为一寸，艾炷如小麦大，三五壮即止。法累用，十中有一二得效。

○治脐风撮口，在母腹中气逆所致，或产时不慎受寒而然。《类经》

以小艾炷膈蒜灸脐中，俟口中觉艾气，亦得生者。

○又法。同上

凡脐风若成，必有青筋一道，自下上行，至腹而生两岔，即灸青筋之头，三壮截住。若见两岔，即灸两处筋头，灸三壮，十治五六。不则上行，必攻心而死矣。

○治小儿通睛法。《哑科秘传》

灸章门。

○治小儿遗尿法。《千金》

灸脐下一寸半，随年壮。又灸大敦三壮，又治尿血。

○治小儿尿血法。同上

灸第七椎两傍各五寸，随年壮。

疮疡病

○治一切疮毒，大痛或不痛，或麻木。如痛者灸至不痛，不痛者灸至痛，其毒随火而散。盖火以畅达，援引郁毒，此从治之法也，有回生之功。凡无名肿毒初发，着艾疮肿头，灸之数壮，良愈。试效

○治瘰疬法。《外台》

捣生商陆根，捻作饼子，如钱大，厚三分，安漏上，以艾灸上饼，干易之，灸三四斤艾，瘥。

○治瘰疬，肩尖、肘尖二穴，即肩髃、肘髎之穴也。《准绳》

此穴治瘰疬之秘法，盖瘰疬属肝胆二经，故患在耳前、后项、腋之间。男子多因恚怒，亏损肝经之血，阴火内作，或不慎起居，耗损肾水，不能生肝血。妇女多因恚怒伤肝，火动血燥，或郁结伤脾，火动血耗，或患于胸孔间，亦属前经。此证若因恚怒伤肝，气血壅遏而不愈者，宜灸此穴，疏通经络。若因久郁怒，元气亏损而不愈，当推其所属而调补化源。如取其穴，当以指甲揩两肘、两肩四所患处，觉酸麻方是其穴。

图

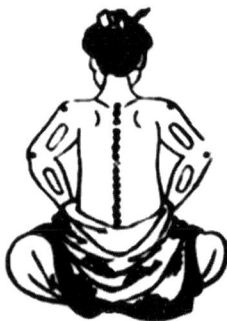

○治瘰疬，用益气养荣汤，其病皆消。惟一二个不消者，用癞虾蟆一个，剥取皮，盖瘰疬上，用艾灸皮上七壮，立消。

○又法。《外台》

七月七日，日未出时，取麻花，五月五日，取艾等分合捣，作炷用，灸疮上百壮。

○治疔肿法。《百一方》

以针刺四畔，用石榴皮末着疮上，调面围四畔，灸之痛为度。调末傅上急裹，经宿连根自出。

○治诸漏疮法。《外台》

灸周痹四畔，瘥。

○治久漏疮法。《准绳》

灸足内踝上一寸六壮。如在上者，灸肩井、鸠尾。

△所载《续编》附子饼灸法，殊妙。

○治瘿瘤法。一医传

野葡萄叶阴干，捣如艾灸之。

○又法。俗传

火麻叶阴干，捣如艾灸上。

△凡治瘤，轻者，以上灸法俱效；深者，先行灸法，次贴腐药。

○治脑项后疽，一名天疽，俗曰对口。《寿世》

男左女右，脚中趾下俯面第三纹正中，用好蕲艾灸七壮。

○治举体痒痛如虫啮，痒而搔之，皮便脱落作疮法。《千金》

灸曲池二穴，小儿随年壮，发即灸之，神良。

○治赤白汗斑神法。《寿世》

或针刺之，出血未已，宜灸夹白穴。先于两乳头上涂墨，令两手直伸夹之，染墨处是穴。

杂集

○治表虚人喜感冒风邪者法。近藤氏传

四椎、五椎下，两傍近骨，各二穴。

图

○治喜恐雷电者法。师传

十椎节下，男左女右骨际，灸之二七壮。

○疗去疣目法。《外台》《集验方》

作艾炷，着疣目上灸之，三壮即除。

灸选三编终

跋

　　夫藕皮散血，起自庖人；牵牛遂水，近出野老。如阿是灸法，奇输妙穴，亦是草野所试，而或已见于书篇，或尚秘诸家。先生博蒐普求，续南皋先生之绪，有灸法之选，复书肆频恳三编之选，而先生不果。予尝见出奇得妙，有不载初、续二编者，因请曰：先生何不公之乎？将吝之乎？曰：岂敢吝之乎？医方之传也，尝之己而后施于人，施于人有验而后为以可传矣。顷采精良者，有三编之选。呜呼！《灸选》之续出也，奇输试验，散见方书者，则省搜阅，禁秘诸家者，得博施。予不堪，欣然为之跋云。

文化岁次癸酉夏五月
门人丹州松本光美拜

针灸说约

日·石坂宗哲 撰

校注说明

《针灸说约》由日本江户时代后期侍医石坂宗哲授课时口述，经其弟子土桥甫辅、川俣文哲笔录成书，反映了针灸流派石坂流针术的主要技艺和特色。此书以中国经典医籍《黄帝内经》为主要依据，旁取西洋兰法之说，拔粹中西精确之法，附以宗哲本人对医学经典的理解体悟和个人多年的临证经验，对针灸进行日本式、实用性的阐释。全书内容简洁明了，实用性强，为石坂流的代表著作之一，具有较高的临床参考价值。

1. 作者与成书

《针灸说约》书首题"石坂竿斋先生著/男道常宗贞/门人甲斐斋藤宗甫同校"。书前文化辛未年（1811）石坂宗哲自序中称："奉台命教谕甲州，乞治者踵门，生徒满堂，一时所口说，土桥甫辅、川俣文哲笔受成斯书，以代面命口授之劳，为童蒙之初训。""近者门人从甲州来者，恳求上木，将以省传写之劳，曰寒乡乏书，以是当拱璧。予笑曰：梨枣有神当诉冤。又憾其多遗漏，则于卷后书独得之见一二条以赠之。后君子或因之可悟其深。"文化壬申年（1812）杉本良（仲温）序中载"针科侍医石坂宗哲著《针灸说约》"。书后田中信行跋中载："如斯书，先生平素所口说，而门人所笔授也。今兹壬申之春，信行与斋藤宗甫缮写功竣，将上梓，请之先生。先生不许……私命梓人刻将就，以强先生。先生笑曰：遂事不可谏，余岂以毁誉为心者哉。于是，公然遗之同志云。"

由上可知，日本针科侍医石坂宗哲在授课时讲述的内容，经土桥甫辅、川俣文哲笔录成书，在弟子之间广泛传抄。为省传写之劳，门人田中信行、斋藤宗甫欲刊刻发行。石坂宗哲先是不许，后经增补数条按语方同意付梓，由其子道常宗贞、门人斋藤宗甫缮写校对，定书名为《针灸说约》以刊行。

石坂宗哲（1770～1841），生于甲府（今日本山梨县首府），本姓藤原，名永教，又名文和，字延玉、宗哲，号竿斋，又称大岳，书斋号"定理医学书屋"。宗哲为侍医法眼，仕于幕府十代将军德川家治、十一代将军德川家齐。宗哲祖先石坂志米一为日本"针圣"杉山和一的门人，经其父石坂宗铁传至宗哲。宽政八年（1796），宗哲27岁时受命赴甲府勤番。宽政九年（1797），幕府在甲府创设医学馆时，石坂宗哲成为医学馆教谕，《针灸说约》曾被用作甲府医学馆的讲义。宽政十二年（1801），石坂宗哲回到江户，其后一直在江户行医。文政八年（1825），石坂宗哲与当时在长崎出岛的德国医师施福多开始书信往来。文政年间（1818～1829），施福多在江户参府时，曾向石坂宗哲学习针术，后将石坂流针术传至欧洲。石坂宗哲的著作主要有：《针灸说约》《针灸知要》《针灸治要》《针灸古义》《骨经》《内景备览》《医源》《灸古义》《灸法略说》《石坂流针治十二条提要》《扁鹊传解》《古诊脉说》《补注十四经》《七七天癸至之说》等。石坂宗哲在日本针灸解剖学、针灸治疗学、经络经穴学等方面均作出了重要贡献。以他为代表，形成了日本著名的针灸流派——石坂流。石坂流医家主要以针为业，其学说本于《黄帝内经》，采用其中确有良效的部分，旁参兰方（荷兰医学），融会贯通，注重针灸的临床实用性。宗哲所著《骨经》《内景备览》是石坂流针灸解剖学说的代表之作。宗哲认为，汉方的内景与兰医的解剖具有共通之处，试图调和汉兰解剖学，并将其引入针灸之中，实为日本针灸解剖学的开端。他著述《针灸说约》《针灸治要》等书解析刺针方法，对《灵枢》中的五刺法有独到的见解和创新。石坂宗哲的传人是其养子石坂宗圭，有代表著作《针灸茗话》传世。

2. 主要内容

《针灸说约》全书不分卷，根据本书具体内容可以分为以下十个部分：骨度、十四经脉腧穴、补泻迎随、刺法、热病五十九穴与热病气穴、要穴、灸狂痫法与灸脚气要穴、《伤寒》《金匮》所载针灸内容、精神论、《外台》言灸不言针之由。

第一部分，骨度，出自《灵枢·骨度》，系统介绍人体各部骨骼标准分寸，记载了头之大骨围、胸围、腰围、结喉以下至缺盆中、神阙以下至横骨、横骨上廉以下至内辅上廉、内辅上廉至下廉、内辅下廉至内踝、内踝至地、膝腘以下至跗属、跗属以下至地、角以下至柱骨、腋以下至季胁等 33 种骨度分寸法，并述及中指同身寸法。

第二部分，十四经脉穴位，记述十二经脉及任督二脉共计 356 穴，是此书的主体内容，约占全书篇幅的 80%。这部分依次记述手太阴肺经 11 穴，手阳明大肠经 20 穴，足阳明胃经 46 穴，足太阴脾经 21 穴，手少阴心经 9 穴，手太阳小肠经 19 穴，足太阳膀胱经 63 穴，足少阴肾经 27 穴，手厥阴心包经 9 穴，手少阳三焦经 23 穴，足少阳胆经 43 穴，足厥阴肝经 13 穴，任脉 24 穴，督脉 28 穴。每条经脉下首列该经总穴数及穴位名称，如手少阴心经穴："凡九穴，左右合十八穴。极泉、青灵、少海、灵道、通里、阴郄、神门、少府、少冲。"然后具体记述腧穴的文献出处、定位、针法、灸法、主治、针灸禁忌等内容，部分腧穴附有作者按语，如足阳明胃经冲阳穴："冲阳《素问》，在内庭上骨上动脉，即跌阳脉。按：平人有此脉不动者。针五分，灸三壮。治霍乱呕吐，偏风不随，腹满不嗜食，寒热足缓，履不收。"

第三部分，补泻随迎，源出于《灵枢·九针十二原》。因"《灵枢》经文论补泻之义，坦然明白。后世论补泻者，不解读古经"，故石坂宗哲根据《灵枢》经文，论述针灸补泻手法，补用微针，泻用锋针。同时，以中药补泻类比："参、附者，药中之能补者也，不过以气味之峻烈，努张其精血而得其爽快，针之补者亦尔。大黄、朴硝者，药中之能泻者也，不过以气味之苦寒，涤除其硬结而得其冰解，针之泻者亦尔。"

第四部分，刺法，源出于《灵枢》，主要记述了《灵枢》中的针刺贵守神、气至有效、针刺因人而异、针刺之要在于调阴阳、治病先刺其病所从生者、针刺必察形气等针刺要诀，以及半刺、豹文刺、关刺、合谷刺、输刺等五种针刺方法。这部分强调针刺时需知虚实、明逆顺、审本末、察寒热、辨体质、调阴阳、察形气。作者认为："此数条，实针刺之妙处也，非学术通神者，不能知此醍醐味也。""《难经》七十八难、七十九难论补泻迎随针刺之法，今不从，故不赘于此，以待具眼之人出世。"

第五部分，针灸要穴，节录《灵枢·热病》五十九刺与《素问·刺热》热病气穴，记述治疗热病的针灸要穴。五十九刺，首先记述《灵枢·热病》所载 59 个泻热要穴，然后载"《素问·刺热篇》云：病甚者，为五十九刺"。再引王冰注，列出《素问》与《灵枢》不同的 59 个泻热腧穴。热病气穴，则指"三椎下间，主胸中热；四椎下间，主膈中热；五椎下间，主肝热；六椎下间，主脾热；七椎下间，主肾热"。

第六部分，要穴，依次记述四灵刺、三台刺、二仪刺、四柱刺、五柱刺、星文刺、日月刺、手要穴、足要穴、头要穴、三侧、三肩、头五行、腰穴、夹脊穴等重要针刺腧穴，例如："五柱刺：风府一穴，风池二穴，天牖二穴。""三侧：章门、五枢、维道。三肩：肩髃、肩窌、肩贞。""夹脊穴：从大椎至十七椎，去脊中左右各半寸。"

第七部分，灸狂痫法与灸脚气要穴，分别记述艾灸治疗狂痫与脚气的着艾腧穴、施灸壮数及具体的施术方法。

第八部分，引述《伤寒论》《金匮要略》所载针灸内容，以针刺期门穴者居多。其中，列举《伤寒论》所载针灸内容 11 条，如"妇人中风，发热恶寒，经水适来，得之七八日，热除而脉迟身凉，胸胁下满，如结胸状。此为热入血室也,当刺期门"。《金匮要略》收载针灸内容6条,如"救卒死而四肢不收失便者,灸心下一寸,脐上三寸,脐下四寸,各一百壮"。

第九部分,精神论,参考《灵枢·本神》论述人体之精与神,提出个人观点:"其具于己,而作己不知之用者,精是也;具于己,而供己之机用者,神是也。故曰:神主外,精主内。欲行者,神也;不欲行者,精也。"

第十部分,为石坂宗哲对唐代王焘《外台秘要》取灸法不取针刺问题的思考,言:"焘亦识脉络不明,乃针刺不可行,故言灸而不言针。"

纵观《针灸说约》全书,宗哲首先论述人体体表骨度分寸法以方便定穴,其次记述十四经脉腧穴定位、针灸法及主治病证,再次记载针刺补泻方法、针刺操作要领、热病要穴、针灸要穴、狂痫与脚气灸法,最后载录《伤寒论》《金匮要略》二书记载的针灸内容、精神论等。全书内容丰富,重点突出,为石坂宗哲对《黄帝内经》针灸内容的发微及临证经验的总结,具有较高的临床参考价值。

3. 特色与价值

《针灸说约》是石坂宗哲的代表著作之一,反映了石坂流的针治特色。全书记述简约,切合实用,内容多取自《灵枢》《素问》《针灸甲乙经》,同时参阅《伤寒论》《金匮要略》《脉经》《备急千金要方》等数十种医学著作,并附以个人按语。正如书前杉本良序中所言:"宗哲生针科之家,伤其如此,发愤读书,盖二十年于兹矣。就古今针灸书,择其的确可法者,去其迂回无用者,间附以独得之见,著作此编,将以醒世之愦愦,谓之针科中俊杰可也。"

本书的骨度、补泻迎随、刺法、热病五十九刺、热病气穴等内容,源于《黄帝内经》,精神论参阅《灵枢》,十四经脉腧穴约三分之一出自《黄帝内经》,可知作者十分重视中医经典,其针灸理论遵奉《黄帝内经》。书中的要穴、灸狂痫法、灸脚气要穴等,则是作者临证经验的总结。

十四经脉腧穴是本书的重点内容,共记载356个腧穴。但足阳明胃经、足厥阴肝经两条经脉,在其题下标出的腧穴数,与正文所列总穴数略有出入,如足阳明胃经穴,题下标明"凡四十五穴,左右合九十穴"。正文实为46穴,多出"膝眼四穴"一个穴名。足厥阴肝经穴,题下标明"凡十四穴,左右合二十八穴。大敦、行间、太冲、中封、蠡沟、中都、膝关、曲泉、阴包、五里、阴廉、章门、期门"。虽仅列出13穴,遗漏急脉穴,但在阴廉穴下附有急脉穴的内容。

上述356个腧穴,均标有文献出处,其中以《针灸甲乙经》210穴为最多,

《灵枢》72穴次之，《素问》49穴又次之，其余为《脉经》11穴、《备急千金要方》5穴、《素问》王冰注2穴（阳关、灵台）、《难经》2穴（膻中、玉堂）、《经脉》2穴（膀胱俞、横骨）、《明堂灸经》1穴（青灵）、《伤寒论》1穴（期门）、《千金翼方》1穴（下极）。

本书扉叶题："每穴下记穴名出处、每穴主治，多据《铜人经》；取穴之法，概征滑氏。"但书中列述腧穴具体定位、针灸法、主治病证时，引用文献以《备急千金要方》《铜人腧穴针灸图经》《素问》《灵枢》《针灸甲乙经》为多，又有《百证赋》《普济本事方》《标幽赋》《居家必用》《千金翼方》《医学入门》《伤寒论》《神应经》《太平圣惠方》《寿世保元》《天星秘诀》《外台秘要》《席弘赋》《医学纲目》《玉龙赋》《针灸资生经》等。以曲池穴为例，云："在肘外辅骨屈肘曲骨之中，以手拱胸取之，一名鬼臣。针七分，灸三壮，一云百壮。治胸中烦满，瘰疬，喉痹，肘中痛，偏风，半身不遂，妇人经水不通。《千金》云：治恶气，诸隐疹，灸随年壮。《本事方》灸至二百壮。"

在针灸禁忌方面，本书作者提出："诸禁针灸之穴，今多不从。夫人有病，从头至踵，针灸无不可施之处也；如其无病，从头至踵，无可针灸之处也。但一身动脉应手之穴，概禁针灸。非法则在于己者，慎勿针；非脉动陷下者，慎勿灸也。""如小动脉，按绝其脉而针之；如大动脉，古人虽有针灸法，宜禁绝。"在一定程度上减少了腧穴的针灸禁忌，如伏兔穴："按：此穴，《千金》脚气八处之一，诸书禁灸，恐误，今不从也。"但书中也明确指出：人迎、乳中、气冲等穴禁针灸，囟会小儿八岁以前禁针，渊腋禁灸，梁门孕妇禁灸，足三里小儿禁灸。

书中附有按语50余处，为作者临床验证和经验体会的总结。如骨度部分有按语三处，分别为"季胁下至髀枢，长六寸……按：此言六寸，恐有误。盖章门，季胁下；居髎，章门下八寸三分；环跳，居髎下一寸，合得九寸三分。挨居髎、环跳穴者，宜用中指同身寸。同身寸法，手中指第二节、第三节内横纹，度两头相去为一寸""肩至肘，长一尺七寸……按：此言一尺七寸，恐有误。今用中指同身寸""背骨以下至尾骶，长三尺。按：脊吕三尺，诸注家纷如聚讼，概数米数发之类，而无用之谈耳。今挨脊吕之穴不用纵寸者，以其无用而害于实也"。此外，《灵枢》载"项发以下至背骨长二寸半"，而此书作"项发以下至背骨……三寸"，现今骨度表亦标明大椎穴至后发际为三寸。可知，石坂宗哲遵从经典而又不泥于经典，十分重视临证实践。又如十四经腧穴有作者按语40余处，多是作者的临证经验总结、针灸注意事项，或是对古书提出的质疑。

综上，此书汇聚石坂宗哲二十年针灸之心得，简而明，约而要。正如田中信行跋中所言："斯书简而明，约而悉，实针科之准的矣。"石坂宗哲以《黄帝内经》为主，旁采西洋荷兰之说，交以己见，一方面丰富发展了《黄帝内经》中半刺、豹文刺、关刺、合谷刺、输刺等刺法，同时又在针灸解剖学上具有独得之见。石坂流针术的特色是刺针力求简便易行，对于《灵枢》中的五刺法有一定创新，对透导刺、夹脊穴的应用等也有独到的阐发。

4. 版本情况

《针灸说约》刊于文化九年（1812），此本现藏于日本九州大学图书馆、京都大学图书馆富士川文库、庆应义塾大学图书馆富士川文库、东京大学图书馆、东北大学图书馆狩野文库、宫城县立图书馆小西文库、船桥市立图书馆、乾乾斋文库、砺川堂文库、彰考馆等处。①

本次校注采用的底本，为日本京都大学图书馆富士川文库所藏文化九年壬申（1812）刻本。此本藏书号"富士川本/シ/513"，不分卷1册。函套及封皮均题写"针灸说约"书名及藏书号。扉叶署"文化壬申年新镌/针灸说约/……"书首二序，分别为文化壬申年（1812）侍医法眼杉本良仲温序、文化辛未年（1811）东都侍医针科笄斋石坂宗哲自序。正文首叶题"石坂笄斋先生著/男道常宗贞/门人甲斐斋藤宗甫同校"。正文处四周单边，乌丝栏，每半叶9行，行18字。版心刻"针灸说约"书名及叶码，上单黑鱼尾。书末三跋，分别为月亭老人跋、文化壬申丰后沟部益有山跋及文化壬申门人江左里正田中信行跋。全书末叶有"文化九年壬申七月/……"的刊刻牌记。

总之，石坂宗哲是日本著名针灸流派——石坂流的代表人物，其著作《针灸说约》反映了石坂流针术的主要技艺和特色，对刺针之术进行了日本式、实用性的阐发。所记载的刺针手法术式，力求简便易行，是一部非常适于临床运用的针灸医籍，也是研究日本临床针灸的珍贵资料。今校注出版此书，希望能为国内读者研究日本针灸古医籍文献、探讨中日针灸医学与西方医学的交流提供独具特色的文献，同时也为拓展中医临床提供切于实用的资料来源。

韩素杰　肖永芝　王文娟

---

① 日本国书研究室 . 国书总目录（第四卷）[M] . 东京：岩波书店，1977：645.

目录

针灸说约序

当今医家有二弊，而寻常时医不与焉。攻究医经，该览群籍，自以为能事毕矣。及其临病者也，识见不定，胆力不壮，向所贮于腹笥者，旁午杂糅，其灵台乃为之累，其伎俩却劣时医。俚谚曰：学医不如时医。是之谓也。夫医者方技也，思虑精则得之，粗则失之。扁鹊、仓公未尝读万卷书，而其名乃高于当世者，何居？岂非以其思虑之精且密得之乎？而昧者乃欲以躁心浮气得之，是一弊也。师心创说，为一家言，依托古方，以炫其名，其所长特在攻下一途耳。至其末学，挟其师著作一二卷，抗颜称医，蔑视前修，草菅人命，是二弊也。识与胆兼有，自粗入精，收博为约，能读古人书而不受古人欺者，其庶几乎。

针科侍医石坂宗哲，著《针灸说约》，盖有睹于斯矣。古今针灸书，何啻五车，然其简而明，约而要者，无有而已。世所谓针医者，拘泥纸上之谈，则不能出一知半解；自许为一家言，则不能知前人苦心，其弊犹大方脉然。宗哲生针科之家，伤其如此，发愤读书，盖二十年于兹矣。就古今针灸书，择其的确可法者，去其迂回无用者，间附以独得之见，著作此编，将以醒世之愦愦，谓之针科中隽杰可也。及刻成，乞序于余。余既嘉宗哲斯举绝于长俦，又为交谊之厚，不能辞其请也。宗哲名文和，一字廷玉，自号竽斋。

时文化壬申六月既望
侍医法眼杉本良仲温志

针灸说约序

《经》曰：节之交三百六十五会，神气之所游行出入也，非皮肉筋骨也。又曰：气穴三百六十五，孔穴有名古矣。其名义可解，亦不可解。予尝谓区区于孔穴，细论分寸者，泥矣。曰：人身一经络犹老丝瓜，而不取者亦非也。盖经络失传，针法不讲久矣，岂古人无识耶？抑古《经》之不讲也？《难经》为灾于前，儒流为祸于后，而湮晦殆尽，人能知溯流寻源，不知从源及流也。夫经脉由内出，络脉由外入，古《经》详论之。若斯《经》传彼，彼复传斯者，全后人之虚设也。至以孔穴附十二经者，予视以为儿戏也。

曩宽政丙辰冬，奉台命教谕甲州，乞治者踵门，生徒满堂。一时所口说，土桥甫辅、川俣文哲笔受成斯书，以代面命口授之劳，为童蒙之初训。以今视之，非投丙火，则将覆腐酱。近者，门人从甲州来者，恳求上木，将以省传写之劳，曰寒乡乏书，以是当拱璧。予笑曰：梨枣有神当诉冤。又憾其多遗漏，则于卷后，书独得之见一二条以赠之。后君子，或因之可悟其深。若夫孔穴附经者，知其所以为儿戏，供挨穴之用，作楷作梯，使某某易辨，不无小补云尔。

文化辛未冬十一月
东都侍医针科笁斋石坂宗哲撰

针灸说约

石坂笋斋先生　著

男道常宗贞、门人甲斐斋藤宗甫　仝校

骨度《灵枢》

头之大骨围，二尺六寸_{前齐眉骨，后齐枕骨}。胸围，四尺五寸_{平乳头上周匝}。腰围，四尺二寸_{平脐周匝}。发所覆者，颅至项，一尺二寸_{前发为额颅，后发为项。前发际不明者，取眉心上行三寸；后发际不明者，取大椎上行三寸}。结喉以下至缺盆中，长四寸_{至天突穴取}。缺盆以下至髑骬，长九寸_{髑骬，一名鸠尾骨。人或无髑骬，至岐骨间，为八寸，别加一寸}。髑骬以下至神阙，长八寸。神阙以下至横骨，长六寸半_{至曲骨穴取}。横骨横长六寸半。横骨上廉以下至内辅上廉，长一尺八寸。内辅上廉，至下廉，三寸半_{辅骨上下隅}。内辅下廉，至内踝，长一尺三寸_{踝骨中央}。内踝至地，长三寸_{发以下至此，七尺五寸，为仰人纵度}。膝腘以下至跗属，长一尺六寸_{足后外侧近踝者，曰跗属}。跗属以下至地，长三寸。

角以下至柱骨，长一尺_{以下言侧人之纵度也。角者，耳上高骨也。柱骨，一名伏骨，肩骨之上、颈项之根也。角以下，至肩中俞取之}。行腋中不见者，长四寸。腋以下至季胁，长一尺二寸_{腋中横纹至季胁之端}。季胁下至髀枢，长六寸_{髀枢者，环跳穴}。

按：此言六寸，恐有误。盖章门，季胁下；居窌，章门下八寸三分；环跳，居窌下一寸，合得九寸三分。挨居窌、环跳穴者，宜用中指同身寸。同身寸法，手中指第二节、第三节内横纹，度两头相去为一寸。

髀枢以下至膝中，长一尺九寸_{腘中横纹外尖}。膝以下至外踝，长一尺六寸。外踝下至京骨，长三寸。京骨下至地，一寸。

耳前当耳门，广一尺三寸。

两颧相去七寸。

两乳之间，九寸半_{从乳头上至乳头上}。

足掌长一尺二寸，广四寸半。

肩至肘，长一尺七寸_{肩端至肘中}。

按：此言一尺七寸，恐有误。今用中指同身寸，肘至腕，一尺二寸半。

腕至中指本节，四寸。本节至末，四寸半。

项发以下，至背骨_{大椎穴}三寸。

背骨以下至尾骶，长三尺。

按：脊吕三尺，诸注家纷如聚讼，概数米数发之类，而无用之谈耳。今挨脊吕之穴，不用纵寸者，以其无用而害于实也。

十四经脉之穴 [①]

手太阴肺经穴

凡十一穴，左右合二十二穴。

中府、云门、天府、侠白、尺泽、孔最、列缺、经渠、太渊、鱼际、少商。

中府《脉经》

在云门下一寸，去任脉六寸。针三分，灸五壮。治喉痹，胸中烦满，肩痛不得举。

云门《素问》

在巨骨下璇玑傍六寸。针灸同前，治喉痹胸满。《千金》云：灸五十壮。主治伤寒热不已，咳逆短气。

天府《素问》

在腋下三寸，臑内廉，动脉应手。针四分，灸三壮。治鼻衄不止。按：诸禁针灸之穴，今多不从。夫人有病，从头至踵，针灸无不可施之处也。如其无病，从头至踵，无可针灸之处也。但一身动脉应手之穴，概禁针灸。非法则在于己者，慎勿针；非脉动陷下者，慎勿灸也。手术不得于己，灸法不熟于心，而误人误道者，世何夥矣。又按：《经》曰《灵枢》：凡刺动脉上者，按绝其脉而刺之。刺热者，如以手探汤；刺寒清者，如人之不欲行也。是不易之心法也。

侠白《甲乙》

在肘上五寸，动脉应手。针三分，灸五壮。治心痛烦满。

尺泽《素问》

在肘中约纹上动脉中。针灸同前。治吐血喘急，五般肘痛，四肢暴肿，行泻血法于此穴之分者，慎勿刺动脉上，致血出不止。

孔最《甲乙》

在腕上七寸陷中，刺灸同前。治臂厥痛，热病汗不出。

[①] 十四经脉之穴：此标题原作"针灸说约"，据文例改。

列缺《灵枢》

在侧腕上一寸半，以手交叉，当食指末，筋骨罅中。《千金翼》云：阳脉逆反，大于寸口三倍，人或有之，针二分，灸三壮。治偏风口歪，半身不遂，掌中热，牙痛。

经渠《灵枢》

在寸口之脉中。针三分，灸三壮。治心痛呕吐，咳嗽上气，数欠，热病汗不出，小儿暴喘。

太渊《素问》

在掌后陷中。按：经渠、太渊二穴，共在寸口脉中也。于寸口按一侧指，近腕为太渊，近关为经渠。针二分，灸三壮。治同前。《神应经》云：牙疼，手腕无力疼痛，可灸七壮。

鱼际《灵枢》

在大指第二节后，针灸同前。治目眩，烦心，少气，寒栗，喉咽干燥，呕血唾血，肘挛，支满心痹。若有血络者，泻其血，血变而止。

少商《灵枢》

在大指内侧，去爪甲角如韭叶一分许。针一分，灸三壮。治腹胀肠满，雀目，小儿乳蛾，喉痹，水粒不下。以三棱针，微出血立愈。《天星秘诀》云：专治指痛挛急。按：灸狐祟，二七壮。

手阳明大肠经穴

凡二十穴，左右合四十穴。

商阳、二间、三间、合谷、阳溪、偏历、温溜、下廉、上廉、三里、曲池、肘窌、五里、臂臑、肩髃、巨骨、天鼎、扶突、禾窌、迎香。

商阳《灵枢》

在盐指内侧，去爪甲角如韭叶。针一分，灸三壮。治胸中气满，耳鸣耳聋，齿痛目盲。

二间《灵枢》

在盐指内侧本节前陷中。针三分，灸三壮。治喉痹，衄血，齿痛，口眼斜歪，饮食不通。

三间《灵枢》

在盐指内侧本节后陷中。针三分，灸三壮。治下齿龋痛，嗜卧，肠鸣洞泄，身热气喘，口干目急。

合谷《灵枢》

在大指盐指岐骨间，动脉应手一名虎口，一名合骨，针三分，灸三壮。治偏正头痛，喉痹，痿臂，喑不能言，中风偏枯。

阳溪《灵枢》

在腕中上侧两筋间陷中。针三分，灸三壮。治狂言喜笑见鬼，惊掣，肘臂不举，中风，半身不遂。

偏历《灵枢》

在腕后三寸。针三分，灸三壮。治痃疟寒热，鼻衄，癫疾多言，齿痛。《标幽赋》云：利小便，治水蛊。

温溜《甲乙》

在腕后六寸肉郄。针五分，灸三壮。治狂言见鬼，口㖞，肠鸣，臂痛不举，肩背强急，口舌肿痛，中风半身不遂，不出七日，灸此穴七七壮至数百壮，有奇效。

下廉《甲乙》

在曲池下四寸，分肉间外斜，针灸治同前。

上廉《甲乙》

在曲池下三寸。针灸治并同前。

三里《甲乙》

在曲池下二寸，兑肉端，针灸同前，或灸至数百壮。治手臂肘挛，不得屈伸，齿痛，颊颔肿，瘰疬，中风半身不遂。

曲池《灵枢》

在肘外辅骨屈肘曲骨之中，以手拱胸取之，一名鬼臣。针七分，灸三壮，一云百壮。治胸中烦满，瘰疬，喉痹，肘中痛，偏风半身不遂，妇人经水不通。《千金》云：治恶气，诸隐疹，灸随年壮。《本事方》灸至二百壮。

肘窌《甲乙》

在肘大骨外廉陷中，与天井相并，相去一寸四分。针三分，灸三壮。治肘节风痹，麻木嗜卧。

五里《灵枢》

在肘上三寸，向里大筋中央。针五分，灸三壮。治肘节风痹，痛风，臂痛挛急。

臂臑《甲乙》

在肘上七寸腘肉端。针三分，灸三壮，一云至百壮。治中风，臂不可举，颈项拘急。《千金》云：治瘿气，灸随年壮。按：臑音脑，《圣惠方》作臂脑。又云：肩髃下一夫，两筋间用四指一夫法。

肩髃《甲乙》

在肩端骨罅，举臂有空。针八分，灸三壮至七七壮，以瘥为度。治中风偏风，伤寒热不已，臂痛无力，筋骨酸痛，牙痛不可忍。按：此穴妙治偏风不遂，不出一七日，灸此穴及肩窌、肩贞三穴，左灸左，右灸右，至数百壮。无肩端肉脱之患，数试数效。

巨骨《甲乙》

在肩端上行叉骨间。针一寸半，灸三壮。治下齿痛，肩臂不得屈伸而痛，惊痫吐血，胸中瘀血。

天鼎《甲乙》

在侧颈直缺盆穴扶突后一寸。针三分，灸三壮。治暴喑气哽，喉痹嗌肿不得食。

扶突《灵枢》

在曲颊下一寸。《甲乙》云：人迎后一寸半，仰面取之。针三分，灸三壮。治咳嗽多唾，喉中如水鸡。

禾窌《甲乙》

在直鼻孔下，挟水沟旁五分。针三分。治尸厥，口禁不开。

迎香《甲乙》

在禾窌上一寸，鼻孔旁五分。针三分。治鼻不闻香臭，偏风口㖞。《玉龙赋》云：能消眼热之红，微泻其血。按：《甲乙经》禾窌、迎香、巨窌三穴，阙灸法。

足阳明胃经穴

凡四十五穴，左右合九十穴。

承泣、四白、巨窌、地仓、大迎、颊车、下关、头维、人迎、水突、气舍、缺盆、气户、库房、屋翳、膺窗、乳中、乳根、不容、承满、梁门、关门、太乙、滑肉门、天枢、外陵、大巨、水道、归来、气冲、髀关、伏兔、阴市、梁丘、犊鼻、三里、上巨虚、条口、下巨虚、丰隆、解溪、冲阳、陷谷、内庭、厉兑。

承泣《甲乙》

在目下七分，上直瞳子。针一分，灸三壮。治赤眼热痛。

四白《甲乙》

在目下一寸。针三分。治头痛目眩，眼生白翳。又治目瞤动不息，可灸七壮。

巨窌《甲乙》

在挟鼻孔傍八分。针三分。《铜人经》曰：灸七壮，治齿痛。

地仓《甲乙》

在挟口吻傍四分，动脉应手。针三分，灸七壮。治偏风口眼歪斜，水浆漏落。

大迎《甲乙》

在曲颔前一寸三分，骨罅陷中动脉。针三分，灸三壮。治寒热颈痛，唇吻瞤动不止，舌强不能言，目痛不得闭。《灵枢》曰：下齿龋者，取大迎。

颊车《甲乙》

在耳下曲颊端陷中。针四分，灸七七壮。治牙关不开，颈强不得回顾，牙齿疼痛。

下关《灵枢》

在客主人下，骨下陷中，合口有空，开口则闭。针灸同前。治耳鸣，口㖞，龋痛。《铜人经》云：牙龈肿痛，以三棱针出血。

头维《甲乙》

在额角发际，本神傍一寸半，神庭傍四寸半。针三分，灸三壮。治头疼如破，目痛如脱。

人迎《素问》

一名五会《甲乙》。在结喉傍一寸半，大动脉。禁针灸。按：针尸厥，以三棱针。

水突《甲乙》

在直人迎下、气舍上二穴之中。针三分，灸三壮。治短气喘息，不得卧。

气舍《甲乙》

在直人迎下骨尖上有缺陷，针灸至下膺窗，并同前。治瘤瘿喉痹，咳逆上气，肩肿项强。

缺盆《素问》

在肩下横骨陷中。针三分，灸三壮。治喘息息贲，胸满瘰疬，缺盆中痛。

气户《甲乙》

在巨骨下挟俞府傍二寸，去中行四寸。至下乳根皆同。治胸肋痛，支满喘急。

库房《甲乙》

在气户下一寸六分。治呼吸不利，胸痛。

屋翳《甲乙》

在库房下一寸六分。治唾脓血，胸肋痛。

膺窗《甲乙》

在屋翳下一寸六分。治乳痈寒热，胸肋痛。

乳中《甲乙》

即乳头上，禁针灸。

乳根《甲乙》

在乳下一寸六分。治胸腹满痛，霍乱转筋。针三分，灸三壮。一云《寿世保元》《居家必用》：女人即屈乳头度之，乳头齐处是穴。

不容《甲乙》

在幽门傍一寸半，对巨阙，去中行二寸。至下气冲皆同。针一寸，灸五壮。治腹满痃癖，腹鸣疝瘕，呕吐，胸背相引痛，心下悸，黄疸膈噎，胃脘痛。按：此穴缓膈膜之拘急。针一寸五分，留二十呼吸，微摇动左手，令针活动，针后觉胸腹快阔。先诊脉如得数脉，针后再诊却迟。先诊脉如得沉脉，针后再诊却浮。余数试数验。

承满《甲乙》

在不容下一寸。针灸同前。治腹胀，食饮不下，黄疸，腹中雷鸣，切痛下利。或灸至五十壮。《千金》

梁门《甲乙》

在承满下一寸。针灸同前，孕妇禁灸。治癥癖，胸肋痛，积聚，腹中有动及块，大肠滑泄。

关门《甲乙》

在梁门下一寸。针灸治同前。

太乙《甲乙》

在关门下一寸。针灸治同前。或云治绕脐切痛。

滑肉门《甲乙》

在太乙下一寸天枢上二寸半。针灸治同前。

天枢《脉经》

在平脐肓俞傍一寸五分。针一寸，灸五壮。《铜人经》云百壮。《千金》

云：孕妇不可灸。治脚气上冲，霍乱呕吐，下痢不止，绕脐绞痛，大便难，腹如盘，癀疝，五淋，小便不利，妇人月事不调，癥癖，吐血，狂言，子宫久冷无子。按：从不容至此穴，皆治腹痛诸证也。腹痛有三种：有针刺二三分而治者，有六七分而治者，有寸余而治者。病浅针深，则益痛楚；病深针浅，则邪益王。针科宜察深浅，慎无逆治也。

外陵《甲乙》

在天枢下一寸。针一寸，灸五壮。下同。治癀疝，小腹满。

大巨《甲乙》

在天枢下二寸。治惊悸不眠，小便不利。按：外陵、大巨四穴，主治男子无嗣。若男子少腹筋挛不缓[1]，每苦疝瘕，则交接之时，精不能射子宫也。求嗣人，每于此四穴或针或灸，乃久而觉少腹之宽解，以登熙熙之台，则凤雏龙卵，岂难得耶。

水道《甲乙》

在大巨下二寸。针一寸半，灸五壮。治大小便闭，疝气偏坠，妇人腹胀，子宫诸疾。

归来《甲乙》

在水道下二寸。针一寸，灸五壮。治奔豚九疝，阴丸上缩，入腹引痛，妇人血闭积冷。

气冲《素问》

在归来下、鼠溪上一寸大动脉。禁针灸。按：凡动脉上，多禁针灸。如小动脉，按绝其脉而针之；如大动脉，古人虽有针灸法，宜禁绝。

髀关《甲乙》

在膝上伏兔后一尺二寸。针六分，灸三壮。治腹痛鼓胀，癥瘕寒疝，中风半身不遂。

伏兔《甲乙》

在膝上七寸，起肉如伏兔。针五分，禁灸。按：此穴，《千金》脚气八处之一，诸书禁灸，恐误，今不从也。治寒疝风劳，气逆，膝冷，脚气，行步不正，腹满胸痛，中风半身不遂，或云狂邪鬼语。灸数百壮。

阴市《甲乙》

在膝上三寸，拜而取之。针五分，灸七壮。治寒疝，小腹痛，胀满，腰

---

[1] 缓：此下原衍一"丰"字，据文义删。

已下寒痹，水肿大腹。

梁丘《甲乙》

在膝上二寸两筋间。针三分，灸三壮。治脚膝痛。髀关至此穴，疗半身不随之要穴也。

犊鼻《灵枢》

在膝髌下胻骨上陷中。针三分，灸七七壮。治膝中痛不仁，难跪起，膝髌痛肿。针此穴及膝眼者，先熨而后刺之熨方。

桂枝一钱　干姜一钱　山椒一钱　乌头一钱

上四味，以水四合，煎取二合。先熨而针之，针后再熨。

膝眼四穴《千金》

在膝盖下胻骨上，大筋两傍。治脚气水肿，脚膝沉重，起坐行步不正。针一寸，灸七七壮。

三里《素问》

在膝眼下三寸，去胻骨外廉一寸，两细筋间。针一寸，灸七七壮。小儿禁灸。秦承祖曰：诸病皆治。或曰：疗五劳七伤。按：足部病皆疗。此穴又能下逆气。《外台》曰：人年三十已上，若不灸此穴，气上冲目，使眼无光。盖以其能下气也。

上巨虚《灵枢》

在三里下三寸。针一寸，灸七七壮。治脏气不足，偏风脚气，肠中切痛。

条口《甲乙》

在上巨虚下二寸。针一寸，灸三壮。治湿痹，足下热，足缓不收，不能久立。

下巨虚《灵枢》

在上巨虚下三寸。针一寸，灸七七壮。治脚膝肿痛不收，胃中热，妇人乳癌。

丰隆《灵枢》

在外踝上八寸。针一寸，灸七壮。治癫疾，霍乱，瘈疭，腹中切痛。《席弘赋》云：专治妇人心痛。

解溪《灵枢》

在足腕上系草鞋带处，冲阳后一寸半，动脉中。针五分，灸三壮。治足肿，痛风，目眩，善去目翳，风疟①，头痛。

冲阳《素问》

在内庭上骨上动脉，即跗阳脉。按：平人有此脉不动者。针五分，灸三壮。治霍乱呕吐，偏风不随，腹满不嗜食，寒热足缓，履不收。

陷谷《灵枢》

在大指次指间本节后，去内庭二寸。治疟寒热，肠鸣腹痛，足跗上血肿者。针之出血。

内庭《灵枢》

在次指三指间。针三分，灸三壮。治脚膝不收，寒痹不仁，转筋脚气，疟寒热，狐祟。按：《入门》云：足瘊根，即此穴也。疗大人、小儿诸疾。灸至数百壮。俗云伞灸是也。

厉兑《素问》

在次指外去爪甲角如韭叶。针一分，灸一壮。治尸厥，寒痹不仁。

足太阴脾经穴

凡二十一穴，左右合四十二穴。

隐白、大都、太白、公孙、商丘、三阴交、漏谷、地机、阴陵泉、血海、箕门、冲门、府舍、腹结、大横、腹哀、食窦、天溪、胸乡、周荣、大包。

隐白《素问》

在足大指端内侧，去爪甲角如韭叶。针三分，灸三壮。治腹胀呕吐，足寒痹不仁，妇人月事过时不止。按：世俗遇精神昏瞀，不省人事者，或灸此穴及涌泉穴，炷如斗大。不知何故也，必死之病乎，以薪烧之，不可期回生也；未死之病乎，虽不灸而别有生路也。若夫婴童精神未王，因一时发热痫瘈，尚能致昏瞀，间灸之过多而诸证既治。患灸疮数十日，发痫瘈不救之证者，予数视之，不可不慎也。

大都《灵枢》

在大指本节后《医学纲目》"后"字作"前"。针三分，灸三壮。治热病汗不出，手足逆冷，腹满善呕。

太白《灵枢》

在腕骨下《释骨》云：大指本节后宛宛者，曰腕骨；其在内侧如核者，曰核骨。针三分，灸三壮。治股膝髀酸痛，转筋骨痛。

---

① 疟：原作"虐"，据文义改。下凡遇此误径改，不再出注。

公孙《灵枢》

在本节后一寸核骨下。针灸同上。治足跗不仁，心痛，胃脘痛，下血脱肛。

商丘《灵枢》

在内踝下微前陷中，前有中封，后有照海，此穴居中。针灸同上。治足跗肿痛，小儿脚弱。

三阴交《甲乙》

在内踝上三寸。针灸同上。治妇人诸疾，偏坠木肾。妊娠不可刺，且能落死胎。古人有此事耶，予不敢信也。

漏谷《甲乙》

在踝上六寸。针灸同上。治膝痹疭癖，心腹满，失精，湿痹不能久立。

地机《甲乙》

在膝下五寸。针灸同上。治水肿不食，小便不利。

阴陵泉《素问》

在内辅骨下。针一寸，灸七七壮。治气淋腰痛，霍乱，疝瘕，善下逆气。《太乙歌》云：肠中切痛阴陵调。

血海《甲乙》

在膝髌上内廉白肉际二寸中。针五分，灸五壮。治漏下恶血，月事不调，腹痛带下，小便遗失。

箕门《甲乙》

在血海上六寸两筋间，直五里下。针五分，灸三壮。治淋遗溺，鼠溪肿痛，小便不通。按：专治转筋，痛不可忍。针一寸，久留之。

冲门《甲乙》

在大横下五寸横骨端，去中行三寸余。针五分，灸五壮。治淫泺阴疝中寒，积聚，难乳子，痫，奔豚气，上冲心不得息。

府舍《甲乙》

在腹结下三寸，冲门上七分。针八分，灸五壮。治厥气，霍乱，大便难，腹满积聚，癀疝。

腹结《甲乙》

在大横下一寸三分。针灸同前。治泻利心痛，脚气入腹，癥瘕，绕脐绞痛。

大横《甲乙》

平脐稍高，或曰腹哀下三寸。针灸同前。治洞泄，大风，逆气，多寒，善悲，九疝，大便秘鞕。

腹哀《甲乙》

在中脘傍四寸，大横上三寸。针灸同前。治寒中食不化，癥瘕腹痛。

食窦《甲乙》

在天溪下一寸六分。针入一分，灸三壮。治胸痛满，咳逆。

天溪《甲乙》

在胸乡下一寸六分。针灸同前。治胸胁痛，咳逆，妇人乳肿。

胸乡《甲乙》

在周荣下一寸六分。针灸治同前。一云治转筋。

周荣《甲乙》

在中府下一寸六分。针灸治同前。

大包《灵枢》

在渊腋下三寸，九肋间，从周荣斜下行，出章门上三寸。针灸同前。治腹有大气，胸胁痛，腹满转筋。

手少阴心经穴

凡九穴，左右合十八穴。

极泉、青灵、少海、灵道、通里、阴郄、神门、少府、少冲。

极泉《甲乙》

在腋下近胸筋间动脉陷中。针三分，灸七壮。治胸胁痛，专疗狐臭。以三棱针微泻其血。

青灵《明堂灸经》

在肘上三寸。针三分，灸三壮。治肩臑肘臂不仁。

少海《甲乙》

在肘大骨内廉，去肘端五分。针三分，灸三壮。治同前。《千金》云：主腋下瘰疬[①]。一云治肘臂隐痛。

灵道《甲乙》

在掌后一寸半。针三分，灸三壮。治肘挛，心痛，干呕，暴喑。

---

① 瘰疬：原作"累历"，据文义改。

通里《灵枢》

在腕后一寸。针三分，灸三壮。治面热，喉痹，肘臂痛。

阴郄《甲乙》

在掌后五分动脉。针灸治同前。

神门《素问》

在掌后锐骨端动脉。针灸治同前。按：人或寸口脉微而神门之脉隆起者，非病脉也。如妇人妊与不妊，此脉常动。

少府《甲乙》

在小指本节后直劳宫。针二分，灸三壮。治臂酸肘挛，阴挺阴痒，中风手臂不举。

少冲《甲乙》

在小指内侧，去爪甲一分。针一分，灸三壮。治心火炎上，眼赤，呕吐，微泻其血。

手太阳小肠经穴

凡一十九，左右合三十八穴。

少泽、前谷、后溪、腕骨、阳谷、养老、支正、小海、肩贞、臑俞、天宗、秉风、曲垣、肩外、肩中俞、天窗、天容、颧髎、听宫。

少泽《灵枢》

在小指外侧，去爪甲一分。针一分，灸三壮。治目翳微出血。手足五指头穴，并治中风半身不随。左取左，右取右，不缪刺。一齐取之，不单取。

前谷同上

在小指外侧本节前陷中。针灸同前。与后溪同治指痛耳鸣，小儿鼻塞不利。

后溪同上

在本节后。针灸治同前。或云：治胸满癫痫，五指尽痛。

腕骨同上

在手外侧腕骨前。针二分，灸三壮。治腕痛不仁，肘臂不得屈伸，狂惕，偏枯。

阳谷同上

在外侧腕中锐骨下。针灸治同前。灸耳鸣七壮。

养老《甲乙》

在踝骨上一空。针灸同前。治肩臂酸痛。

支正《灵枢》

在腕后五寸。针五分，灸三壮。治肘挛不仁，五劳目眩。

小海同上

在肘大骨外。按：《经筋篇》云：手太阳之筋，起于小指之上，结于腕上，循臂内廉，结于肘内锐骨之后，弹之应小指之上，入结于腋下。针灸同前。治手臂不仁，肘腋肿痛。

肩贞《素问》

在肩曲胛下，两骨解间，肩髃后。针七分，灸三壮至七七壮。治肘臂疼痛不得举，风痹，缺盆中痛。

臑俞《甲乙》

在肩窌后，大骨下。针八分，灸三壮。治肩如拔，臑似折。按：臑俞、天宗、秉风、曲垣、肩外、肩中六穴，专治中风半身不随，肩臂不举者。俗称寿命痛者，亦治。

天宗《甲乙》

在秉风后大骨下陷中。针一寸，灸三壮。

秉风《甲乙》

在天窌外，肩上小髃骨后。针五分，灸五壮。

曲垣《甲乙》

在肩中央曲胛陷中。针一寸，以至骨为度。灸三壮。

肩外俞《甲乙》

在肩胛上廉，去脊三寸，与大椎平。针六分，灸三壮。治肩胛痛，周痹挛急诸疾。

肩中俞《甲乙》

在肩胛内廉，去大椎旁二寸。针五分，灸十壮。治咳嗽唾血，目暗。

天窗《素问》

在颈大筋前曲颊下，扶突后动脉。针三分，灸三壮。治颊肿，喉中痛，齿噤，耳聋，肩痛引项。《千金》云：狂邪鬼语，灸九壮。

天容《灵枢》

在耳下曲颊后。针一寸，灸三壮。治瘿气，呕吐，嗌痛，颔肿。

颧窌《甲乙》

在面鸠骨下廉，锐骨端。针三分。治上齿龋痛，頄瘈目黄。

听宫《甲乙》

在耳中珠子上。针三分，灸三壮。治耳内蝉鸣，耳聋。

足太阳膀胱经穴

凡六十三穴，左右合百二十六穴。

睛明、攒竹、曲差、五处、承光、通天、络却、玉枕、天柱、大杼、风门、肺腧、厥阴腧、心腧、膈腧、肝腧、胆腧、脾腧、胃腧、三焦腧、肾腧、大肠腧、小肠腧、膀胱腧、中膂内腧、白环腧、上窌、次窌、中窌、下窌、附分、魄户、膏肓、神堂、噫嘻、膈关、魂门、阳纲、意舍、胃仓、肓门、志室、胞肓、秩边、会阳、承扶、殷门、浮郄、委阳、委中、合阳、承筋、承山、飞阳、跗阳、昆仑、仆参、申脉、金门、京骨、束骨、通谷、至阴。

睛明《甲乙》

在目内眦外一分。针三分。治目疾。

攒竹《甲乙》

一名眉本出《素问》，在眉头陷中。针三分，不可久留。宜以细三棱针刺之，宣泄热气，三度刺，目大明。

曲差《甲乙》

在神庭旁一寸半。针二分，灸三五壮。治头痛鼻塞。按：以曲差、天柱二穴为前后发际。

五处《甲乙》

在入发一寸，上星旁一寸半。针三分，灸三壮。治目不明，头风，瘈疭。

承光《甲乙》

在五处后二寸。针三分，灸三壮。此穴《铜人》禁灸。今不从。《素问·刺热论》王冰注云：可灸三壮。治同前。

通天《甲乙》

在承光后一寸半。针三分，灸三壮。治伤寒，头目疼痛，衄血。

络却《甲乙》

在玉枕上一寸半。针三分，灸三壮。治头旋耳鸣。

玉枕《甲乙》

在络却后，挟脑户傍一寸三分，枕骨上陷中。按《释骨》曰：颠之后横骨起者，曰头横骨，曰枕骨；其两傍尤起者，曰玉枕骨。此穴在此骨罅中。针三分，灸三壮。治目似脱，项似拔，头旋脑痛，妇人血晕。

天柱 _{《素问》}

在项后大筋外发际，去中行一寸三分。针五分，灸三壮。治伤寒汗不出，目瞑头痛，肩项强急。《灵枢·口问篇》曰：泣出，刺天柱。《素问·刺热论》曰：热病始于头首者，刺项、太阳而汗出止。

大杼 _{《素问》}

在项后第一椎下，挟脊两傍各一寸半。_{下至膀胱俞，皆同。}刺三分，灸七七壮。治伤寒汗不出，筋挛痹疾。《水热穴论》曰：大杼、膺俞、缺盆、背俞，此八者，以泻胸中之热也。_{膺俞者，中府穴；背俞，风门穴也。}

风门 _{《甲乙》}

二椎下两傍。针五分，灸五壮。治伤寒寒热往来，上气短息，咳逆，胸背彻痛。或曰：灸二百壮至三百壮。

肺俞 _{《素问》}

三椎下两傍。针三分，灸三壮_{一曰百壮}。治喘息咳嗽，吐血，骨蒸虚劳，肩背引胸痛。

厥阴俞 _{《千金》}

四椎下两傍。针三分，灸七七壮。治逆气呕吐，心痛留结，胸中烦闷。

心俞 _{《素问》}

五椎下两傍。针三分，灸百壮。治发狂，癫痫，呕吐，食不下，心胸闷乱。

膈俞 _{《灵枢》}

七椎下两傍。针三分，灸三壮至百壮。治胸胁苦满，寒热往来，腹胀满，胃脘痛，膈气，寒痰。

肝俞 _{《素问》}

九椎下两傍。针三分，灸三壮至百壮。治咳引两胁，不得转侧，胸脊相引而痛，狂癫疾，目眩目花，唾血短气，胸腹胀满。

胆俞 _{《脉经》}

十椎下两旁。刺五分，灸三壮至百壮。治心腹胀满痛，口苦舌干，胸胁痛，头痛振寒，汗不出。

脾俞 _{《素问》}

十一椎下两傍。针三分，灸三壮。治腹引胸背痛，黄疸，四肢沉重，痃癖积聚，痎疟寒热。

胃俞 《脉经》

十二椎下两傍。针三分，灸三壮。治腹胀，不嗜食，胃中寒，肠鸣腹痛，小儿吐乳。

三焦俞 《甲乙》

十三椎下两旁。针三分，灸三壮。治骨蒸劳热，腋汗，肠鸣，食不化，腹痛泄泻，目眩头痛，腰脊强急，妇人癥聚瘦瘠。胃俞、脾俞、三焦俞，下至膀胱俞，皆灸至百壮。

肾俞 《素问》

十四椎下两旁。针三分，灸三壮。治腰痛，心腹瞋胀，两胸满，引少腹急痛，小便浊，五劳七伤，虚惫，洞泄，食不化，身肿如水。

大肠俞 《脉经》

十六椎下两傍。一云十五椎下是也。针三分，灸三壮。治脊强腰痛，肠癖，大小便不利，五痔疼痛，妇人带下。

小肠俞 《脉经》

在十七椎下两傍。治小便赤涩淋沥，少腹疼痛，脚肿，短气，不嗜食，大便脓血出，五痔疼痛，妇人带下。针三分，留六呼，可灸三壮。

膀胱俞 《经脉》

十九椎下两旁。针三分，灸三壮。治风劳，腰脊痛，遗溺，膝脚无力，女子癥痕。

中膂内俞 《甲乙》

在二十椎下，挟脊起肉，去中行一寸。针八分，灸三壮。治腰痛，脚挛急，少腹痛，妇人腰部之病，子宫虚冷不妊。

白环俞 《甲乙》

在二十一椎下，挟脊起肉，去中行一寸。针五分，灸三壮。治二便闭，或虚热白浊，中风手足不仁，肛痛不可忍。

上髎 《素问》

在髎骨第一空，挟脊两旁。针三分，灸七壮。按：八髎穴，专治腰痛，妇人月经不调，小儿遗尿，痫瘓。《骨空论》曰：刺八髎与痛上，在腰尻分间。

次髎 《素问》

在第二空陷中，比上髎稍狭。针灸治同前。

中髎《素问》

在第三空陷中，比次髎又稍狭。针灸治同前。

下髎同上

在第四空陷中，比中髎稍狭。针灸治同前。《入门》云：针入二寸。按：髎骨上之穴，针入六七分，浅则病不除。治疝气，小腹急结，绞痛不可忍，腰脊痛，不得转摇，大便下血，腹胀下痢，腰以下不仁，妇人绝子孙。灸亦佳，灸至数百壮。尝试一妪，灸八髎穴治劳咳者，法与灸崔氏四花穴者同。

附分《甲乙》

在二椎下，相去脊中各三寸，背部第三行。下至胞肓，皆同。针三分，灸五壮。治肩背拘急，颈痛不得回顾，风劳，臂肘不仁。

魄户《甲乙》

三椎下两傍。针五分，灸五壮。治咳逆上气，肺痿，呕白沫。

膏肓《千金》

四椎下两旁。主治无所不疗。灸至五百壮。按：此穴疗肩背痛，肘臂拘挛，胸痹等证。针入五分，灸三七壮。先修于此穴，取法甚严，灸法甚多，验之于今，其效未必然也。岂穴法不得其真邪？二竖别有所藏耶？

神堂《甲乙》

五椎下两傍。针三分，灸五壮。治胸胁引背痛。

譩譆《素问》

《骨空论》曰：大风汗出，灸此穴。在背下挟脊旁三寸所。压之令病者呼"譩譆，譩譆"应手。针六分，灸二七壮。治胸胁引背痛，目眩，温疟暴脉急，引心胸喘逆。【《骨空论》：胗络季胁，引少腹痛，刺譩譆。】

膈关《甲乙》

七椎下两旁。针五分，灸五壮。治呕哕，食饮不下，胸中噎闷。

魂门《甲乙》

九椎下两旁。针五分，灸五壮。治食饮不下，黄疸脾约。

阳纲《甲乙》

十椎下两旁。针五分，灸三壮。治腹中雷鸣，切痛下利，身热目黄。

意舍《甲乙》

十一椎下两傍。针五分，灸三壮至百壮。治同前。

胃仓《甲乙》

十二椎下两旁。针五分，灸三壮至五十壮。治腹内虚胀，水肿，背恶寒，脊痛不得俯仰。

肓门《甲乙》

十三椎下两傍。针五分，灸三十壮。治痃癖，心下痞闷，小儿癖疾，妇人乳痛。按：《入门》痞根在十三椎两旁三寸半，与此穴相隔仅五分。余门不点痞根，点此穴。主治全同。

志室《甲乙》

十四椎下两傍。针五分，灸三壮。治腰脊强痛，腹中坚急，小便不利。

胞肓《甲乙》

十九椎下，一云十七椎下两旁是也。针灸同前。治腰痛，小便癃闭涩痛。

秩边《甲乙》

在二十一椎下两旁各一寸半。针五分，灸三壮。治五痔腰痛，腰如带五千钱。

会阳《甲乙》

在尻骨两傍五分。针八分，灸五壮。治便血久痔，阳气虚乏，泻利不止，阴汗湿。

承扶《甲乙》

在尻臀下阴、股上横纹中。针七分，灸三壮。治股阴酸痛如解，久痔，尻脽肿，大小便不利，妇人月经作痛。

殷门《甲乙》

在承扶下六寸，腘上两筋间。针灸同前。治股腿疼痛。

浮郄《甲乙》

在委阳上一寸，展膝得之。针五分，灸三壮。治五淋，小便数，霍乱转筋。

委阳《素问》

在腘中外廉两筋间，承扶下一尺六寸。针七分，灸三壮。治中风半身不遂，痿厥不仁，小便淋沥。

委中《素问》

在腘中央约纹中动脉。针五分不至脉所，灸三壮。治大风眉落，热病转筋，风痹。行泻血法，分解结络，能去腰腿之痼疾。

合阳《甲乙》

在委中下二寸。针六分，灸五壮。治腰脊强，引腹痛，阴股内如汤沃，或如虫行皮中状，膝箭酸重，寒疝，女子崩中。

承筋《甲乙》

在腨肠中央陷中，努脚取之。针三分，灸三壮至七七壮。治转筋之要穴。

承山《灵枢》

在兑腨肠下分肉间陷中。针七分，灸五壮。治脚气膝下肿，霍乱转筋，脚重，战栗，不能立，行步不正。

飞阳《素问》

在外踝上七寸骨后。针一寸，灸五壮。治脚气寒痹，胫腨酸疼，足趾不得屈伸，目眩逆气。

跗阳《甲乙》

在外踝上三寸。针五分，灸三壮。治风湿一身疼痛，痿厥，足不仁。按：此穴与风市、三里，疗腹痛手不可近者，解其拘急，下其逆气。

昆仑《灵枢》

在外踝后跟骨上陷中。针灸同前。治脚如结，踝如裂，足跟肿，不得履地，霍乱转筋，小儿发痫，瘈疭。

仆参《甲乙》

在跟骨下陷中。针三分，灸七壮。治癫痫，狂言见鬼，脚弱转筋，跟骨痛。

申脉《甲乙》

在外踝下白肉际。针三分，灸三壮。治足腨酸痛，不能久坐立，逆气，头痛目眩。

金门《甲乙》

在外踝少后下一寸。针一分，灸三壮。治霍乱转筋，癫痫，尸厥，小儿发痫，张口摇头，身反折。

京骨《灵枢》

在足外侧大骨下赤白肉际。针五分，灸七壮。治足脚疼痛，寒热善惊，筋挛，髀胫不举，鼽衄血不止，疟疾，目眩。

束骨同上

在小指外侧本节后。针三分，灸三壮。治腰如折，腨如结，耳聋，目内眦赤烂，足小趾麻木不仁。

通谷同上

在本节前陷中。针三分，灸三壮。治结积留饮，癖囊胸满，饮食不消。

至阴《素问》

在足小趾外侧，去爪甲一分。针一分，灸三壮。治足下热，妇人横产，手先出。

足少阴肾经穴

凡二十七穴，_{左右合五十四穴。}

涌泉、然谷、太溪、大钟、照海、水泉、复溜、交信、筑宾、阴谷、横骨、大赫、气穴、四满、中注、肓俞、商曲、石关、阴都、通谷、幽门、步廊、神封、灵墟、神藏、彧中①、俞府。

涌泉《素问》

在足心陷中，屈足卷趾取之。针五分，灸三壮。治尸厥，奔豚，急喉痹，热厥，五趾尽痛，不得践地。按：此穴，足心神气所注灌，非巧手勿刺，非急证勿灸。灸炷如麦大，不欲甚大也。

然谷《灵枢》

在足内踝前起骨下。针灸治同前。一云：治小儿脐风口噤。

太溪《素问》

在内踝后跟骨上动脉。针三分，灸三壮。治烦心不眠，脚气冲心，心痛如锥刺，手足厥冷。

大钟《灵枢》

在太溪下跟骨上一大横纹中，大筋间。针二分，灸三壮。治少气不足，胸胀喘息，咽中气硬②，食噎不下，咳唾血。

照海《甲乙》

在内踝下。针三分，灸七壮。治大风偏枯，四肢懈惰，女子月经不调。

水泉《甲乙》

在太溪下一寸。针四分，灸五壮。治同前。

复溜《灵枢》

在内踝上二寸，与交信相并，止隔一筋_{此穴在后，交信在前}。针三分，灸五壮。灸血淋五十壮。治腹胀如鼓，四肢肿，小便不利。

交信《甲乙》

在内踝上二寸，复溜穴前。针灸治同前。

---

① 彧中：原作"彧中"，据针灸穴名改。

② 气硬：原文如此，疑当作"哽"，存疑待考。

筑宾《甲乙》

在内踝上六寸腨分中。针三分，灸五壮。治足腨痛，小儿胎毒，痛痫瘛，吐舌弄舌。

阴谷《灵枢》

在膝内辅骨下大筋间，按之应手痛。针四分，灸三壮。治男子如蛊，女子如娠，腹胀，妇人漏血，男子癔疝。

横骨《经脉》

在大赫下一寸，肓俞下五寸，去中行五分。至幽门皆同。针一寸，灸三壮。治腹胀小便难。

大赫《甲乙》

在气穴下一寸。针一寸，灸五壮。治男子阴器结缩，虚劳失精，女子带下。

气穴《甲乙》

在四满下一寸。针灸同前。治奔气引腰脊痛，月事不调。

四满《甲乙》

在中注下一寸。针灸同前。治脐下有块，肠癖切痛，大腹石水，女子恶血疗痛。

中注《甲乙》

在肓俞下一寸。针灸同前。治大便难，少腹冷痛疝瘕。

肓俞《甲乙》

在平脐。针灸同前。治烦心心痛，黄疸，肠癖，嗜卧。按：肓俞、中注、四满、气穴诸穴，与外陵、大巨同，主治男子无嗣。

商曲《甲乙》

在石关下一寸。针一寸，灸五壮。治口热舌干，肠中切痛。

石关《甲乙》

在阴都下一寸。针灸同前。治上冲，腹中疗痛不可忍。

阴都《甲乙》

在通谷下一寸。针灸同前。治黄疸，食不化，心下烦满，气逆。

通谷《甲乙》

在幽门下一寸。针灸同前。治口㖞暴喑，隔结呕吐。

幽门《甲乙》

夹巨阙五分。针灸同前。治心下烦闷，胸胁苦满，健忘，吐涎沫，呕吐，食不下，胸腹引痛，除中。

步廊《甲乙》

在神封下一寸六分，挟中庭穴相去二寸。_{至俞府皆同。}针二分，灸三壮。治胸胁满，咳逆不得息，呕吐不食，喘急，肋膜牵背脊痛。

神封《甲乙》

在灵墟下一寸六分。针灸治同前。下同。

灵墟《甲乙》

在神藏下一寸六分。

神藏《甲乙》

在彧中下一寸六分。

彧中《甲乙》

在俞府下一寸六分。

俞府《甲乙》

在巨骨下，挟璇玑旁二寸。

手厥阴心包经穴

凡九穴，_{左右合十八穴。}

天池、天泉、曲泽、郄门、间使、内关、大陵、劳宫、中冲。

天池《灵枢》

在乳后一寸，腋下三寸。针三分，灸三壮。治胸中有声，喉中鸣。

天泉《甲乙》

在腋下二寸，举臂取之。针六分，灸三壮。治心病胸胁支满，膺背胛引肘痛。

曲泽《灵枢》

在肘内廉横纹头。针三分，灸三壮。治风胗，臂肘、手腕动摇。

郄门《甲乙》

在掌后去腕五寸。针三分，灸五壮。治肘腕痛，神气不正。

间使《灵枢》

在掌后三寸两筋间。针五分，灸三壮。治狂癫疾，胸中澹澹动，喜笑不止，咽中如鲠。

内关《灵枢》

在掌后二寸，与外关对。针五分，灸三壮。治中风肘臂不随，心烦失神。

大陵《灵枢》

在掌骨中央后横纹中两筋间。针三分，灸三壮。治热病汗不出，舌本痛，狂言见鬼。

劳宫同上

在掌中央，屈中指、无名指两指头中间。针二分，灸三壮。治中风，悲笑不止，口中腥气，手痹，掌中热厥，历节风，痛不可忍。

中冲同上

在中指内侧，去爪甲一分。针一分，灸三壮。治指痛，掌中热痛。

手少阳三焦经穴

凡二十三穴，左右合四十六穴。

关冲、液门、中渚、阳池、外关、支沟、会宗、三阳络、四渎、天井、清冷渊、消泺、臑会、肩髎、天髎、天牖、翳风、瘈脉、颅息、角孙、耳门、禾髎、丝竹空。

关冲《灵枢》

在无名指外侧，去爪甲一分。针一分，灸三壮。治喉痹，指痛。

液门同上

在无名指本节前。针二分，灸三壮。治中风不随，目眩头痛，齿龋痛。

中渚同上

在本节后，握拳取之。针二分，灸三壮。治五指不便，耳聋目翳，肘臂痛。

阳池同上

在手表腕中央陷中。针二分，灸三壮。治腕疼无力，肩臂不举。

外关《甲乙》

在腕后二寸两筋间。针三分，灸三壮。治肘臂痛，中风不随。

支沟《灵枢》

在腕后三寸，小指直筋骨间。针三分，灸二七壮。治热病汗不出，胸引肘臑痛。

会宗《甲乙》

在支沟外傍一寸。针三分，灸三壮。治同前。

三阳络《甲乙》

在支沟上一寸。针五分，灸三壮。治中风肘臂不举，数试数效。按：此穴诸书禁针，未必然。

四渎《甲乙》

在肘前五寸外廉。针六分，灸三壮。治肘臂酸痛。

天井《灵枢》

在肘外大骨尖后一寸。针三分，灸三壮。治肘痛，惊悸瘈疭。

清冷渊《甲乙》

在肘上二寸。针三分，灸三壮。治臑肘酸疼。

消泺《甲乙》

在肩下臑外间分肉中。针六分，灸三壮。治项引肩臑痛，风痹不仁。

臑会《甲乙》

在肩前廉去肩头三寸。针七分，灸七壮。治肘臂不仁，项瘿气瘤。

肩髎《甲乙》

在肩端臑上，举臂取之。针七分，灸三壮。治肩重不举，中风不随。

天髎《甲乙》

在肩缺盆中上毖骨之际陷中。针五分，灸三壮。针此穴者，欲浅而疾。若中缺盆骨下大脉，令人卒倒，不省人事。治胸中烦闷，卒死不知人。

天牖《灵枢》

在颈大筋外，缺盆上，天窗后，天柱前，完骨下，发际上。针一寸，灸三壮。治头风面肿，项强不得回顾，齿龋痛。

翳风《甲乙》

在耳后尖角骨陷中，按之引耳中痛。针三分，灸七壮。治耳聋，口眼㖞斜，落架风，口噤不开，颊肿，牙车急痛。

瘈脉《甲乙》

在耳后鸡足青脉中。针二分，灸三壮。刺出血如赤小豆。治头风耳鸣，小儿惊痫瘈疭，呕吐，目不明。

颅息《甲乙》

在耳后上青脉中。针一分，灸三壮。治身热头痛，风痓直强，小儿发痫，呕吐涎沫。

角孙《甲乙》

在耳郭中间上，开口有空。针三分，灸三壮。治目疾，齿龈肿痛。

耳门《甲乙》

在耳前起肉，当耳缺中。针五分，或至一寸，灸三壮。治耳鸣耳聋，聤耳，有浓汁，齿龋痛。

和窈《千金》

在耳前锐发下横动脉。针三分，灸三壮。治颌颊肿，牙车引急，头痛耳鸣。非工手勿针。

丝竹空《甲乙》

在眉后陷中。针三分，灸法阙。治目眩头痛，风痫，目戴上，不识人，目赤，视物䀮䀮。微泻其血。《百证赋》云：兼耳门，治牙疼于顷刻。按：眉骨痛，针眉头、眉中、眉后，微泻其血立愈。

足少阳胆经穴

凡四十三穴，_{左右合八十六穴。}

瞳子窈、听会、客主人、颔厌、悬颅、悬厘、曲鬓、率谷、天冲、浮白、窍阴、完骨、本神、阳白、头临泣、目窗、正营、承灵、脑空、风池、肩井、渊腋、辄筋、日月、京门、带脉、五枢、维道、居窈、环跳、中渎、阳关、阳陵泉、阳交、外丘、光明、阳辅、悬钟、丘墟、足临泣、地五会、侠溪、窍阴

瞳子窈《甲乙》

在目外眦五分。针三分，灸三壮。治头痛目痒，目赤痛。

听会《甲乙》

在耳前陷中，开口有空。针七分，灸二七壮。治耳聋耳鸣，牙车脱臼。

客主人《素问》

在耳前起骨上廉，开口有空。针三分，灸三壮。治口眼㖞斜，口噤，牙车不开，瘛疭，唇吻强急，耳中鸣，耳聋目眩。

颔厌《甲乙》

在曲角下颞颥上廉。针七分，灸三壮。治头风目眩，偏正头痛。

悬颅《甲乙》

在曲角下颞颥中。针三分，灸三壮。治热病烦满，汗不出，头痛引目外眦，齿痛不可忍。按：《灵枢》曰：脉之有挟鼻入于面者，名曰悬颅。属口，对入系目本。又曰：脉之入頄偏齿者，名曰角孙，其穴在鼻与頄间。方病之时，其脉盛_{云云}。角孙、悬颅二穴，与《甲乙》大异。呜呼！上古医法，有真伪之二派，而其真者不传，才存片言半句于《素》《灵》《伤寒》《金匮》，割裂之余耶。

悬厘《甲乙》

在曲角下颞颥下廉。针三分，灸三壮。治热病头痛，烦心干呕，目眦

赤痛。

曲鬓《甲乙》

在耳上发际曲隅陷中，鼓颔有空。针三分，灸七壮。治脑痛，厥头痛，颊颔肿痛。

率谷《甲乙》

在耳上入发际一寸五分。针三分，灸三壮。治膈胃寒痰，伤酒风发，脑两角弦痛，不能饮食，呕吐不止。

天冲《甲乙》

在耳后入发际二寸，耳上如前三分。针三分，灸三壮。治头痛癫疾，风痉。

浮白《素问》

在耳后入发际一寸。针五分，灸七壮。治寒热胸满，颈项肿痛。

窍阴《甲乙》

在完骨上枕骨下，摇动有空，按之痛。针三分，灸七壮。治脑痛目眩，头目疼痛。

完骨《素问》

在耳后入发际四分。针五分，灸七壮。治偏风口㖞，颈项痛，癫疾头痛，烦心，喉痹，颊肿。

本神《甲乙》

在曲差旁一寸五分，入发际四分，神庭旁三寸。针三分，灸七壮。治头痛目眩。

阳白《甲乙》

在眉上一寸直目瞳子。针二分，灸三壮。治头目痛。

临泣《甲乙》

在目直上入发际五分陷中，去中行二寸。针三分，灸五壮。治热病面如沫朱，头痛如破，汗不出，目眩，鼻塞，耳聋。按：膀胱之曲差、五处、承光、通天四穴，督之神庭、上星、囟会、前顶、百会，与此穴及目窗、正营、承灵、脑空等，刺热病之要穴也。

目窗《甲乙》

在临泣后一寸。针灸治同前。《资生经》曰：三度刺目，大明。

正营《甲乙》

在目窗后一寸。针灸治同前。

承灵《甲乙》

在正营后一寸五分。针灸治同前。

脑空《甲乙》

在承灵后一寸五分，挟玉枕骨下陷中。针灸治同前。一曰：针五分，得气即泻，微出血，治脑风头痛不可忍。

风池《素问》

在脑空后发际陷中。针七分，灸七壮。治洒淅恶寒，寒热，汗不出，目眩头痛，颈项强痛，不得回顾，耳塞目不明。按：《伤寒论》曰：太阳病，初服桂枝汤，反烦不解者，先刺风池、风府，却与桂枝汤则愈云云。以三棱针泻二穴之血，以泄其亢热，数试数效。

肩井《甲乙》

在肩上陷中，缺盆上大骨前一寸半，以三指按之，中指头上此穴。针五分，灸七壮。治脚气上攻，虚劳，瘰疬，颈项肿，不得回顾。一云：治血晕，手足厥逆。按：此穴，非剧证则不可针。误中宗脉，令人昏冒。若脚气上冲心，喉痹，水粒不下，妇人血晕等，争效于瞬息者，非刺此穴，不能救其倾覆也。《千金》云：凡产难，针一寸；上气咳逆，灸二百壮。

渊腋《甲乙》

在腋下三寸，举臂取之。针三分，禁灸。按：此穴与辄筋同禁灸。如灸疮不愈，变作马刀疡瘘内溃者，死不治。治寒热，马刀疡疮，胸胁痛。

辄筋《甲乙》

在渊腋前一寸。针灸治同前。

日月《甲乙》

在期门下一寸半。针七分，灸五壮。治胸腹热闷，言语不正，太息善悲。

京门《脉经》

在章门后一寸八分，微上肋骨端。针六分，灸三壮至百壮。治胸胁支满，肠鸣，食不化，呕吐，不得卧，身黄少气，腰背引痛。

带脉《素问》

在京门下一寸八分陷中。针六分，灸五壮。治腰背痛引腹，行步不正，肠鸣洞泄，水道不利，妇人少腹坚痛，月经不调。

五枢《甲乙》

在带脉下三寸。针一寸，灸五壮。治寒疝，少腹痛，睾丸上入腹，腰痛不可忍。

维道《甲乙》

在章门下五寸三分。针八分，灸三壮。治腰痛寒疝，髀外痛痹不仁，水肿。

居窌《甲乙》

在章门下八寸三分，监骨上陷中。针灸治同前。

环跳《甲乙》

在髀枢中。针一寸，灸五壮。治脚气水肿，偏风不遂，湿痹，腰胯酸疼，遍身风疹。

中渎《甲乙》

《本事方》云：风市即中渎也。在髀骨外，膝上五寸筋间。针五分，灸五壮至百壮。治寒气客于分肉间，痛攻上下，筋痹不仁，脚气，足胫肿痛，小便不利者。

阳关《甲乙》

在阳陵泉上三寸，犊鼻外陷中。针三分，灸三壮。治膝痛不可屈伸，风痹，股膝冷痛。

阳陵泉《灵枢》

在膝下一寸外廉，尖骨下筋骨间。针六分，灸七壮。治偏风，脚气，筋挛。宜久留针。

阳交《甲乙》

在外踝上七寸。针六分，灸三壮。治足胫肿痛，寒厥，足不仁。

外丘《甲乙》

在外踝上六寸骨陷中。针灸治同前。

光明《灵枢》

在外踝上五寸。针六分，灸五壮。治热病汗不出，卒狂啮颊，淫泺，胫胻痛。

阳辅《灵枢》

在外踝上四寸，辅骨前，绝骨端，如前三分。针五分，灸三壮。治筋挛，诸节尽痛，风痹不仁，膝脚酸痛，腰溶①，肤肿，痿痹，马刀，厥逆。

悬钟《甲乙》

一名绝骨。在外踝上三寸骨尖前。针六分，灸五壮。治心腹满，胃热不

---

① 腰溶：原文如此，《针灸资生经》第五作"腰溶溶如坐水中"。

食，脚气，足不仁。

丘墟 《灵枢》

在外踝下如前陷中，去临泣三寸。针五分，灸三壮。治痿厥，坐不能起，髀枢中痛，转筋卒疝。

临泣 《灵枢》

在足小趾次趾本节后陷中，去侠溪一寸半。针二分，灸三壮。治痎疟目眩，月经不利，颈漏马刀，足下热。

地五会 《甲乙》

在足小趾次趾本节后。针二分，灸三壮。治足肤不泽，足五趾不用。

侠溪 《素问》

在小趾次趾本节前陷中。针三分，灸三壮。治寒热，汗不出，耳聋，足趾不仁。

窍阴 《素问》

在小趾次趾端，去爪甲一分。针一分，灸三壮。治足跗肿痛，耳聋，转筋，膝不能举。

足厥阴肝经穴

凡十四穴，_{左右合二十八穴。}

大敦、行间、太冲、中封、蠡沟、中都、膝关、曲泉、阴包、五里、阴廉、章门、期门。

大敦 《灵枢》

在足大趾外侧，去爪甲及聚毛中。针三分，灸三壮。治卒疝心痛，汗出，阴上入腹，阴偏大，腹脐中痛，尸厥，状如死。又灸小儿失尿，一壮。

行间 《灵枢》

在大趾次趾间。针灸同前。治四肢逆冷，寒疝，少腹肿。

太冲 《素问》

在大趾本节后，行间上二寸。针灸同前。治淫泺胻酸，足五趾不用，小儿卒疝。

中封 《灵枢》

在内踝前一寸。针四分，灸三壮。治足逆冷，身体不仁，痎疟，溲白便难，五淋寒疝。《千金》治鼓胀，灸二百壮。

蠡沟 《灵枢》

在内踝上五寸。针二分，灸三壮。治小便癃闭，脐下如石，妇人月经不调。

中都《甲乙》

在内踝上七寸，胻骨中。针二分，灸五壮。治肠癖㿉疝，产后恶露不绝。

膝关《甲乙》

在犊鼻下二寸傍。针四分，灸五壮。治寒湿走注，白虎历节风。

曲泉《灵枢》

在膝内横纹头，曲膝得之。针六分，灸三壮。治泄痢脓血，发狂，衄血，女子血瘕，按之如汤沃，股内少腹肿，丈夫㿉疝，阴股痛，风劳，失精，阴肿，胻痛。

阴包《甲乙》

在膝上四寸，股内廉两筋间。针六分，灸三壮。治腰尻引股内少腹痛。

五里《甲乙》

在气冲下三寸，阴股中动脉。针六分，灸五壮。治风劳嗜卧，肠中满，热闭不得溺。

阴廉《甲乙》

在羊矢下斜里三分，去气冲二寸。针八分，灸三壮。治妇人不妊。按：《入门》云：羊矢二穴，在气冲外一寸。又附，《素问·气府论》曰：厥阴毛中，急脉各一。王冰注云：阴上两傍，相去二寸半。按之隐指坚然，甚按则痛引上下，此厥阴之大络，即睪之系也。可灸不可针。治疝瘕，小腹痛。

章门《脉经》

在季肋端。按：季肋长短，人人各异也。《甲乙》《铜人》诸书，直脐取此穴。马玄台、高武乃云：下脘傍九寸，侧卧，屈上足，伸下足，举臂取之，则曰直脐者是也；正坐，肘尖尽处而取之，则曰下脘傍者是也。如病人及小儿，挨穴不能如法。今以季肋端三五分中为准，坐点坐灸，卧点卧灸。针六分，灸三壮至百壮。治胸胁支满，肠鸣，食不化，呕吐，不得卧，厥逆脊强，四肢懈惰，身黄少气，洞泄，狐疝，小儿痫瘈，吐乳。《千金》灸尿血，百壮有效。

期门《伤寒论》

在不容傍一寸半，乳下二肋端。针四分，灸五壮。《本事方》云：妇人伤寒，过经不解，当针期门，使经不传。又治胸中烦热，奔豚上下，霍乱泄利，腹坚硬，喘不得卧，胁下积气，产后余疾，饮食不下，胸胁支满，心中切痛。

任脉穴

凡二十有四穴。

会阴、曲骨、中极、关元、石门、气海、阴交、神阙、水分、下脘、建里、中脘、上脘、巨阙、鸠尾、中庭、膻中、玉堂、紫宫、华盖、璇玑、天突、廉泉、承浆。

会阴《甲乙》

在两阴间。疗卒死者，针一寸，灸三壮。又溺死者，急令人倒驮出水而刺此穴，尿屎出则活。又灸妇人阴痛不可忍欲绝者，二七壮。

曲骨《甲乙》

在中极下一寸毛际陷中。针二分，灸七七壮。治少腹胀满，小便不通，产后恶露不下，带下赤白。

中极《甲乙》

在脐下四寸。针八分，灸三壮。《甲乙》云：针二寸，灸百壮至三百壮。治五淋，小便闭。按：此穴兼外陵、大巨，主治男子无嗣，妇人断绪。《铜人》云：四度针即有子。又云：治因产恶露不止，月事不调，血结成块，尿血转胞，少腹疝瘕。

关元《素问》

在脐下三寸。针灸治同前。按：《铜人》云：中极，治妇人断绪。《千金》云：关元，妇人刺之则无子。中极、关元相去仅一寸。一主治断绪，一刺之无子，殆可疑。尝有一商贾，家贫，岁产一子，五六年间，荐举五六儿。人虽嘉螽斯之振振，夫妻患薪炊之不给，来请绝嗣之法。妇亦颇健，因试刺关元穴二寸或三寸，灸石门穴二七壮，针灸七日而止矣。其妇亦妊，来喐针刺之不验。乃待至五月，亦刺关元、合谷、三阴交三穴，七日而止矣。其妊自若，至期产一男子，产亦易。予于是乎始识古人之善诞。

石门《甲乙》

一名丹田，一名命门。在脐下二寸。针灸治同前。

气海《脉经》

在脐下一寸五分。针八分，灸五壮。治脏气虚惫，真气不足，阳脱冷气，伤寒，舌卷卵缩，尿涩，羸瘦，妇人带下，小儿遗尿诸疾。一曰：一切气疾，久不瘥者，灸之有效。

阴交《甲乙》

在脐下一寸。针八分，灸五壮。治寒疝，引小腹痛，阴汗，鼓胀，妇人阴痒，产后恶露不止。

脐《素问》

一名神阙《外台》，在脐中。针五分。治卒中风，小便闭，霍乱，食伤，一切急证。灸五壮至百壮。治暴泄，赤白痢，五淋脱肛，中寒中暑，妇人下冷不孕，小儿乳糜利。一云：以净盐一撮满脐中，上加厚姜片盖定矣，灸百壮。以川椒代盐，亦佳也。

水分《甲乙》

在脐上一寸。针八分，灸七壮至百壮。治腹坚如鼓，水肿肠鸣，绕脐疗痛，冲胸不得息。按：此穴水病禁针，世人多识之。微针刺之，无害也。所谓水尽即死者，以箭针刺之，以泻一身之水，因水尽有即死者，误耶。今验之泻水三四次，有痊愈者，有不愈者。世有善泻水术者，善救一时之苦闷，譬诸城守粮尽，救兵不到，居守不如出战，同是可死也。又按：《灵枢》曰：徒㽷㽷，《甲乙》作水，张志聪《集注》曰徒者众也，先取环谷下三寸环谷，一名环跳，以铍针针之，已刺而箭之，以尽其㽷，㽷来缓则烦悗，来急则安静，间日一刺之，㽷尽则止云云。泻水之法，今于脐上下及髀外刺之，不必水分、环谷也。

下脘《甲乙》

在建里下一寸。针八分，灸五壮。治腹胀腹痛诸证，小儿胎毒痛。

建里《甲乙》

在中脘下一寸。针八分，灸五壮。治腹胀痛之诸证，呕逆不欲食。

中脘《甲乙》

在上脘下一寸。针八分，灸七壮。治腹部诸病。

上脘《脉经》

一名上纪。针灸治同前。《素问》曰：背与心相控而痛，所治天突与十椎及上纪。上纪者，胃脘也；下纪，关元也云云。

巨阙《脉经》

在鸠尾下一寸。针八分，灸五壮。治九种心疼，蛔痛，痰饮吐利，哕逆不止，卒忤尸厥。

鸠尾《灵枢》

在臆前蔽骨下五分。无蔽骨者，从岐骨际下行一寸半。针八分，灸五壮。治心腹卒痛欲死，喉痹喘急，小儿脐风撮口。

中庭《甲乙》

在膻中下一寸六分。针二分，灸五壮。治胸痛胸痹。

膻中《难经》

在玉堂下一寸六分。针灸治同前。

玉堂《难经》

在紫宫下一寸六分。针灸治同前。

紫宫《甲乙》

在华盖下一寸六分。针灸治同前。

华盖《甲乙》

在璇玑下一寸。针灸治同前。

璇玑《甲乙》

在天突下一寸。针灸治同前。

天突《素问》

在颈结喉下二寸宛宛中，低头取之。针五分，灸三壮。治心痛引背，喉痹，食不下，暴喑喘息。

廉泉《灵枢》

在颔下、结喉上中央。针三分，灸三壮。治喘息吐沫，舌纵难言，或舌根急缩。一名舌本。

承浆《甲乙》

在颐前下唇棱下陷中。针二分，灸三壮。治偏风口歪。

督脉穴

凡二十八穴。

长强、腰俞、阳关、命门、悬枢、脊中、筋缩、至阳、灵台、神道、身柱、陶道、大椎俞、哑门、风府、脑户、强间、后顶、百会、前顶、囟会、上星、神庭、素窌、水沟、兑端、龈交。补下极、接脊、十椎三穴。

长强《灵枢》

在脊骶端。针三分，灸三壮至百壮。治脊强便难，五痔五淋，疳蚀洞泄，小儿囟陷脱肛，惊痫。

腰俞《素问》

在二十一椎下宛宛中。针五分，灸五壮。治腰痛，妇人经闭。

阳关《素问》王冰注

在十六椎下。针五分，灸三壮。治疝瘕腰痛。

下极《千金翼》

在十五椎下。针三分，灸三壮。治一切腹疾腰痛。

命门《甲乙》

在十四椎下。针灸同前。治肾虚腰痛泄精，耳鸣头痛，骨蒸，妇人带下。

悬枢《甲乙》

在十三椎下。针灸同前。治脊强，腹中留积，水谷不化。

接脊《圣惠方》

在十二椎下。针灸同前。治大人、小儿下利赤白，脱肛，肚痛。

脊中《甲乙》

在十一椎下。针灸同前。治风痫癫疾，积聚下利。

十椎《素问》

一名中枢。在十椎下。今附。针三分，灸三壮。治胸胁痛，不得息，不得卧，上气短气。

筋缩《甲乙》

在九椎下。针灸同前。治风痫上视。

至阳《甲乙》

在七椎下。针灸同前。治胸腹引背脊痛。

灵台《素问》王冰注

在六椎下。针灸同前。治气喘风冷。

神道《甲乙》

在五椎下。针灸同前。治胸背痛，惊悸，牙车紧急。

身柱《甲乙》

在三椎下。针灸同前。治头项、颈背、肩胛之痛，癫痫瘈疭，身热妄言，小儿痫证。

陶道《甲乙》

在大椎下。针灸治同前。能下逆气。

大椎《素问》

在第一椎上，与肩平也。针灸同前。治骨蒸劳热，呕吐，颈项强急，衄血不止。按：项椎七大椎上之七节也，脊椎十二从大椎下至第十二椎，腰椎五从十三椎至十七椎，从项椎至十七椎，二十四椎下接窃骨，假椎五从肉上数至二十二椎者。其节下及两傍各五分之地，皆可针可灸。乃后汉华佗夹脊穴也。本邦艺州广岛之医星野良悦，并制身干仪，工妙逼真，远携来东都，献医学。既罹丙寅火，岂造物者有所吝，而不欲使良悦之名与骨不朽耶？遗憾不少也。治骨蒸劳热，诸般郁证，诸胸腹、头颈、项背之病，失心癫痫，久年积聚，妇人子宫之病，小儿痫瘈疳癣，及肩背偏倾，脊椎尪曲者，数试数效。

哑门《甲乙》

在项后入发际五分。针三分，灸三壮。治诸阳热亢，衄血，脊强，中风，暴死。

风府《素问》

在项入发际一寸。按：《素问》曰：刺风府在上椎云云。此穴在项第一椎接脑骨之际。《千金》曰：一名鬼枕。针三分，灸三壮。治头痛失喑，颈项急，不得回顾，目眩鼻衄，喉咽痛，狂走，目妄视。按《素问》曰：风从外入，令人振寒汗出，头痛身重，恶风。治有风府，调其阴阳。不足则补之，有余则泻之。《伤寒论》曰：初服桂枝汤，反烦不解者，先刺风池、风府，却与桂枝汤则愈云云。

脑户《素问》

在枕骨上强间后一寸五分。针二分，灸三壮。治暴喑不能言，目睛痛不可忍，头肿，脑痛如破。

强间《甲乙》

在后顶后一寸五分。针灸同前。治头痛脑旋，目运吐沫。

后顶《甲乙》

在百会后一寸五分。针灸同前。治额颅上痛，恶风目眩。

百会一名泥丸，一名三阳。

在前顶后一寸五分，顶中央。针三分，灸三壮。治心烦惊悸，健忘，咳疟，头痛，头风，耳聋，鼻塞，小儿脱肛，风痫，角弓反张。按：扁鹊起虢、秦鸣鹤疗头风，千古之美谈也。一针之微，得效于瞬息者，非手得心识之妙，安得至此域耶？

前顶《甲乙》

在囟会后一寸半。针二分，灸三壮。《铜人经》云：灸七七壮。治头风目眩，面肿诸证。

囟会《甲乙》

在上星后一寸。针二分，灸二七壮。小儿八岁以前禁针。治目眩面肿，鼻塞不闻香臭，头风生白屑，多睡，小儿惊痫。

上星《甲乙》

在直鼻上入发际一寸。针灸治同前。以细三棱针出血，以泻诸阳热气。

神庭《甲乙》

在直鼻上入发际五分。针二分，灸三壮。治癫疾风痫，角弓上视，鼻渊目眩。

素窌《甲乙》

在鼻柱上端。阙针灸治。按酒酢风，用三棱针出血。

水沟《甲乙》

一名人中，在鼻柱下人中。针三分，灸三壮。治癫痫，水气，瘟疫，口眼㖞僻。

兑端《千金》

在唇上端。针二分，灸三壮。治癫痫吐沫，口疮臭秽不可近。

龈交《甲乙》

在唇内上齿缝中。针三分，灸三壮。治小儿脐风撮口。

补泻随迎《灵枢·九针十二原》

按：《灵枢》经文论补泻之义，坦然明白。后世论补泻者，不解读古经，即善读者，不知求诸术，徒于言语文辞之间，欲得其奥义。古谚曰：以书驭马者，不知马之情。宜矣哉，予慨焉于斯久矣。今因据经文，别补泻如下。

补曰随之。随之，意若忘之。若行若按，若蚊虻止，如留如还，去如弦绝。按而引针，是谓内温，血不得散，气不得出。令左属右，其气故止。外门已闭，中气乃实。持针之道，坚者为宝，正指直刺，无针左右，神属无去，知病存亡。

泻曰必持内之，放而出之。排阳得针，邪气得泄，必无留血，急取诛之。神有秋毫，属意病者，审视血络，刺之不殆。血络在腧横居，视之独澄，切之独坚。

补者以微针，营其逆顺出入之会也。故曰：追而济之，恶得无实。

泻者以锋针去血络《灵枢·血络论》曰：血络者，盛而坚，横以赤，上下无常处。小者如针，大者如筋，刺而泻之，万全也。故曰：无失数矣，失数而反作诸害，详于刺络古义，结络之血也。结络者，络之结而血者，所谓青筋也。故曰：迎而夺之，恶得无虚。

又按：顿虚补而可治，渐虚补而不可治。参、附者，药中之能补者也，不过以气味之峻烈，努张其精血而得其爽快，针之补者亦尔。针刺于病处者，以努精神血液也。邪之所聚，正气虚矣。针以重邪，则正气努而应之，候其正气之至而去针，正王而邪虚。《经》曰：虚则实之。若正邪相战之疾，误于病处施，努张精神术，则邪益剧病益甚，谓之实实。《经》曰：莫实实，病益甚矣。针科若逢病起急卒，头痛如破，腹痛如刺者，及腹满如盘者，慎守予之一言。

大黄、朴硝者，药中之能泻者也，不过以气味之苦寒，涤除其硬结而得其冰解，针之泻者亦尔。行泻法，于正邪共实之病者，审视结络与血结泻之。伤寒汗不出者，泻风池、风府。热入血室者，泻期门。是不待察血络而泻其亢气也。若脚气、腰痛、水肿、鼓胀、胀满、癫痫、痛风、风湿、温病、痉病、心痛、巅痛、吐血、衄血、中风、疠风、痫瘈、瘰疬、头疮、头痛、喉痹、呕吐、霍乱、黄疸、喘急、疟疾、发斑、疝瘕、肠癖、小便癃闭、耳目口鼻之病、妇人经闭、崩漏、血晕、带下、小儿痘麻、慢急惊风、痈疽、疔疮、下疳、臁疮、中毒等，肌表见血络、结络者，急取诛之，无留血。若以上诸病，正邪既衰者，虽有血络、结络之可泻，莫行泻血法，是谓虚虚。针科宜察虚中有实，实中有虚，而后善行补泻之法。千般疢难，无所遁情也。如阴阳形气共不足者，不可取以针，调以甘药。

刺法 《灵枢》

持针之道，欲端以正，安以静，先察上下左右气之剧易，而知虚实，而行疾徐。刺之气不至，无问其数；刺之而气至，去之勿复针。刺之要，气至而有效，效之信，若风之吹云，明乎若见苍天。刺实者，如以手探汤；刺虚者，如人之不欲行也。

凡刺胸腹者，必避五脏。中心者，一日死；中脾者，五日死；中肾者，七日死；中肺者，三日死；中肝者，五日死；中胆者，一日半死。中膈膜者，为伤中。刺跗上中大脉，血不止，死。刺面中溜脉，不幸为盲。刺脑户，入脑立死。刺舌下中脉，血出不止为喑。刺足下布络，血不出为肿。刺郄中大脉委中、尺泽之脉，令人扑，脱色。刺气冲，血不出为肿。刺脊间中髓为伛。刺乳上中乳房为肿。刺缺盆中内陷，气泄，令喘咳。刺手鱼腹内陷，为肿。刺阴股大脉，血出不止，死。刺客主人内陷，为漏为聋。刺膝膑出液，为跛。刺臂脉出血多，立死。刺肘中内陷，气归之，为不屈伸。刺阴股下三寸内陷，令人遗溺。刺腋下胁间内陷，令人咳。刺少腹中膀胱，令人少腹满。刺匡上目匡上内陷，为漏为盲。刺关节液出，不得屈伸。凡此诸禁，非不可刺之穴也。得法乃顺，失法乃逆，顺乃得效，逆乃有害。无刺熇熇之热，无刺浑浑之脉，无刺漉漉之汗。脉乱者，勿刺。诸脉小者，阴阳形气俱不足，勿取以针。病浅针深，内伤良肉，皮肤为痈。病深针浅，病气不泻，反为恼。疟脉缓大虚，宜用药，不宜针。刺涩脉者，必中其脉而久留之，先按而循之，已发针，疾按其痏，无令其血出，以和其脉。脉之所居，深不见者，刺之微内针而久留之，以致其穴脉气。脉浅者，勿刺，按绝其脉乃刺之；脉实者，深刺之，以泄其气。脉虚者，浅刺之，使精气无得出，以导其脉，独出其邪气。脉满络虚，灸络泻脉；络满脉虚，灸脉泻络。虚则实之，满则泻之，宛陈则除之，邪胜则虚之。刺虚者，须其实；刺实者，须其虚。经气已至，慎守勿失，深浅在志，远近若一，如临深渊，手如握虎，神无营于众物。

观其冥冥，见其乌乌，静意治神。乃察血气荣卫之不形于外者，必先诊三部九候三部九候诊脉之法，详《诊脉古义》，尽调不败而救之。故曰：上工救其萌芽，粗工守形，上工守神。神乎神，客在门。未睹其疾，恶知其原。刺之微，在速迟。粗守关，上守机。机之动，不离其空，空中之机，清净而微。其来不可逢，其往不可追。知机之道者，不可挂以发；不知机之道，叩之不发也。知其往来，要与之期，粗之暗乎？妙哉，工独有之。往者为逆，来者为顺。明知逆顺，正行无问。自粗工守形，至正行无问。数字之间，正邪之会，经络荣卫之行，针刺奥义，说得无有阙遗也。若有尝得此甘露味者，入灵兰之室，视金匮之秘，亦不难也。

必知形气之所在，左右上下，阴阳表里，血气多少，行之逆顺，出入之会。诛伐有过，知于解结，审于调气，明于经隧，左右肢脉，尽知其会。寒与热争，能合而调之；虚与实邻，知决而通之。左右不调，犯之行之。明逆顺乃知可治。审于本末，察其寒热，得邪所在，万刺不殆。法于往古，验于来今，观于窈冥，通于无穷。粗之所不见，良工之所贵。

夫王公、大人，血食之君，身体柔脆，肌肉软弱，血气慓悍滑利，其刺之徐疾、浅深、多少，可得闻乎？曰：膏粱菽藿之味，何可同也？气滑即针出疾，气涩则针出迟，气悍则针小而入浅，气涩针大而入深，深则欲留，浅则欲疾。以之观之，刺布衣者，深以留之；刺王工者，浅以疾之。此皆因气慓悍滑利也。其少长肥瘦，以心撩之，命曰法天之常。

血实宜决之，气虚宜导引之。病变化，浮沉深浅，不可胜穷，各在其所。病间者浅刺之，甚者深刺之，间者小之少针也，甚者众之，随变而调气。盛则泻之，虚则实之，热则疾之，寒则留之，陷下灸之，不盛不虚，以经常也取之。

刺胸腹者，必以布憿著之，乃从单布上刺，刺之不愈，复刺。刺之必肃刺，肿者摇针，刺经者勿摇，此刺之道也。

疾之居奏理也，汤熨之所及也；在血脉也，针石之所及也；其在肠胃，酒醪之所及也；其在骨髓，虽司命，无奈之何《史记·扁鹊传》。今夫人之有疾也，譬犹刺也，犹污也，犹结也，犹闭也。刺虽久，犹可拔也；污虽久，犹可雪；结虽久，犹可解也；闭虽久，犹可决。或言：久疾之不可取者，未得其术也。转筋者，立而取之，可令遂已；痿厥者，张而刺之，可令立快也。

用针之要，在于知调阴与阳。调阴与阳，经气乃光。合形与气，使神内藏。故上工平气，中工乱脉，下工绝气危生。

病九日，三刺而已；病一月者，十刺而已。多少远近，以此衰之。久痹不去身者，视其血络，尽出其血。

寒痹之为病也，留而不去，时痛而皮不仁。黄帝曰：刺寒痹内热，奈何？伯高曰：刺布衣者，以火焠之；刺大人者王侯大人，以药熨之。

凡刺有五：一曰半刺，半刺者，浅内而疾发针，无针伤肉，如拔毛状，以取皮气；二曰豹纹刺，豹纹刺者，左右前后针之，中脉为故，以取经络之血者；三曰关刺，关刺者，直刺左右尽筋上，以取筋痹，慎无出血；四曰合谷刺，合谷刺者，左右鸡足，针于分肉之间，以取肌痹；五曰输刺，输刺者，直入直出，深内之至骨，以取骨痹。

病生于头者，头重；生于手者，臂重；生于足者，足重。治病者，先刺其病所从生者也。

病痛者，阴属血也。痛而以手按之不得者，阴也病深，深刺之；病痒者，阳也，浅刺之。病先起阴者，先治其阴；病先起阳者，先治其阳。

久病邪气入深者，刺之深内而久留之，间日而复刺之。

凡刺之法，必察其形气。病人形肉未脱，少气而脉又躁。刺之，散气可收，聚气可布也。深居静处，占神往来。闭户闭目也，以下刺法妙处处塞牖塞耳也，魂魄不散。魂者神也，魄者精也，精神魂魄之说，详于后，专意一神，毋闻人声，以收其精，令志在针。《素问》曰：听其乌乌，视其冥冥，欲专一也。浅而留之，微而浮之，以移其神，气至乃休。

《难经》七十八难、七十九难论补泻迎随针刺之法，今不从，故不赘于此，以待具眼之人出世。

按：此数条，实针刺之妙处也，非学术通神者，不能知此醍醐味也。呜嘑！《内经》《伤寒》《金匮》之书，古神医之遗教存矣。然而数千年之久，既经数百人手，割裂殆尽矣。不逢具眼，昆山玉与瓦砾何异。

五十九刺《灵枢·热病篇》①

两手外、内侧各三内侧：少商，大指；商阳，食指；少冲，小指。外侧：中冲，中指；关冲，无名指；少泽，小指，凡十二痏。五指间各一，凡八痏。足亦如是，合十六痏乃手足五邪穴。头入发际一寸，傍各三五处、承光、通天，凡六痏。更入发三寸边，各五临泣、目窗、正营、承灵、脑空，凡十痏。耳前后各一听宫、完骨，凡四痏。口下者一承浆，一痏。项中一风府，巅上一百会，囟会一，发际一前神庭，后哑门，廉泉一，风

---

① 灵枢热病篇：此5字原在"五十九刺"之前，且为大字，今据前后文例移至此并将其改为小字。

池一，天柱二痏。

合五十九穴，泻热要穴也。

《素问·刺热篇》云：病甚者，为五十九刺。

王冰注曰：头上五行，行五，以越诸阳之热逆也。大杼、中府、缺盆、风门，此八者，以泻胸中之热也。气冲、三里、巨虚上下廉，此八者，以泻胃中之热也。云门、肩髃、委中、腰俞，此八者，以泻四肢之热。五脏俞傍五，此十者，以泻五脏之热也。又曰：头上五行，上星、囟会、前顶、百会、后顶，中行也；五处、承光、通天、络却、玉枕，二行也；临泣、目窗、正营、承灵、脑空，三行也。合二十五穴合五十九穴，与《灵枢》不同。

热病气穴 《刺热篇》

三椎下间，主胸中热；四椎下间，主膈中热；五椎下间，主肝热；六椎下间，主脾热；七椎下间，主肾热。

要穴

四灵刺

刺脐上下左右各一寸半，四穴。

三台刺

中脘一穴。

中脘两傍相去各寸半，二穴。

二仪刺

上二仪，不容二穴。

下二仪，太乙二穴。

四柱刺

肓门二穴，带脉二穴。

五柱刺

风府一穴，风池二穴，天牖二穴。

星纹刺

天窌二穴，肩外俞二穴，天宗二穴，大椎一穴，臑俞二穴，肩井二穴。

日月刺

两当阳二穴。

手要穴

三臑：五里、消砾、臂臑。

三肘：少海、曲池、尺泽。

五臂：三里、温溜、支正、外内关。

三腕：阳溪、阳谷、大陵。

三掌：鱼际、合谷、劳宫。

五指间各一。

足要穴

三股：风市、伏兔、血海。

三关：梁丘、阴阳陵泉。

五胫：三里、绝骨、承山、飞阳、三阴交。

三踝：解溪、内外昆仑。

三足：然骨、太冲、申脉。

五趾间各一。

三侧：章门、五枢、维道；

三肩：肩髃、肩窌、肩贞。

头五行

刺头上五行，行五穴。

腰穴：居窌，髋骨两傍各三穴；窌骨空左右各五。

夹脊穴左右各十七穴，合三十四穴。可针可灸。《后汉书·华佗传》。

从大椎至十七椎，去脊中左右各半寸。

灸狂病法

百会十二壮　肺俞五十壮　心俞五十壮　胆俞五十壮　脾俞五十壮　三焦俞五十壮
幽门三十壮　气海五十壮　申脉十二壮　隐白十二壮

上灸一七日，炷如大麦。病缓者，过二旬，又灸一七日，三阅月而止，得效为度。病甚者，隔一二日，又灸一七日，又隔一二日，复灸一七日，三七日而止。灸后病势稍缓者，已之征也。病缓者，其已亦缓也；病甚者，其已亦急也。屡试屡效。

灸脚气要穴

三里　绝骨　阳陵泉　风市　昆仑　上廉　下廉　条口　太冲　膝眼
曲泉　阴陵泉　中都在阴陵泉、三阴交二穴中间，一名太阴　复溜　委中　承筋　承山
涌泉　三阴交

脚气发左右表里，随状灸之。左灸左，右灸右，表灸表，里灸里。以

三七壮为度，日灸。

《伤寒论》

少阴脉不至，肾气微，少精血，奔气促迫，上入胸膈，宗气反聚，血结心下，阳气退下，热归阴股，与阴相动，令身不仁，此为尸厥，当刺期门、巨阙。

太阳病，初服桂枝汤，反烦不解，先刺风池、风府，却与桂枝汤则愈。

太阳病头痛，至七日已上自愈者，以行其经尽故也。若欲作再经者，针足阳明，使经不传则愈。

伤寒腹满谵语，寸口脉浮而紧，此肝乘脾也，名曰纵，刺期门。

伤寒发热，啬啬恶寒，大渴欲饮水，其腹必满，自汗出，小便利，其病欲解，此肝乘肺也，名曰横，刺期门。

太阳与少阳并病，头项强痛，或眩冒，时如结胸，心下痞鞕者，当刺大椎第一间、肺俞、肝俞。慎不可发汗，发汗则谵语脉弦。五六日谵语不止，当刺期门。

妇人中风，发热恶寒，经水适来，得之七八日，热除而脉迟身凉，胸胁下满，如结胸状，此为热入血室也，当刺期门。

太阳少阳并病，心下鞕，颈项强而眩者，当刺大椎、肺俞。慎勿下之。

阳明病，下血谵语者，此为热入血室。但头汗出者，刺期门，随其实泻之，濈然汗出则愈。

少阴病，吐利，手足不逆冷，反发热者，不死。脉不至者，灸少阴七壮。

少阴病，下利便脓血者，可刺。

《金匮》

千般疢难，不越三条。一者，经络受邪，入脏腑，为内所因也；二者，四肢九窍，血脉相搏，壅塞不通，为外皮肤所中也；三者，房室、金刃、虫兽所伤。以此详之，病由都尽。若人能养慎，不令邪风干忤经络，适中经络，未流传脏腑，即医治之。四肢才觉重滞，即导引吐纳、针灸、膏摩，勿令九窍闭塞。禽兽灾伤房室，勿令精神竭乏。服食节其冷热，不遗形体有衰，病则无由入其腠理。

疟脉自弦，弦数者多热，弦迟者多寒。弦小紧者，可下之；弦迟者，可温之；弦紧者，可发汗针灸也。

妇人伤胎怀身，腹满，不得小便，从腰以下，重如有水气状。怀身七月，太阴当养不养，此心气实，当刺泻劳宫及关元，小便微利则愈。

妇人中风，发热恶寒，经水适来，得之七八日，热除脉迟，身凉和，胸胁满，如结胸状，谵语者，此为热入血室也，当刺期门，随其实而取之。

阳明病，下血谵语者，此为热入血室，但头汗出，当刺期门，随其实而泻之，濈然汗出者愈。

救卒死而四肢不收，失便者，灸心下一寸，脐上三寸，脐下四寸，各一百壮。

精神论

精者，阴也，魄也；神者，阳也，魂也。精神合而生心意、志、思、智、虑，精神离而失心意、志、思、智、虑。盖精神虽生于脑髓，然资养与饮食之精糜，血液之润泽也。分而言之：其具于己，而作己不知之用者，精是也；具于己，而供己之机用者，神是也。故曰：神主外，精主内。欲行者，神也；不欲行者，精也。精神合则志意定也。登高而呼，弃衣而走者，神之孤也。独闭户牖而居者，精之孤也。以精神离则志意散也。是说虽简，扩而充之，可以穷精神、魂魄、阴阳之理也。

《外台秘要》取灸法不取针刺 [1]

或问曰：唐王焘撰《外台秘要》，取灸法不取针刺，有说耶？曰：有晋以后，得脉络之面目者，焘一人耳。其言曰：五脏六腑精灵之气，顺脉而出，附经而入，终而复始，如环无端。脉由内出，络由外入，脉络荣卫，说详《诊脉古义》。若越其数者，则伤脉而损经，变为异病也。可谓知言也。今焘遂穷斯理，大有可见者，焘亦识脉络不明，乃针刺不可行，故言灸而不言针。余不服唐宋以后言针刺者，而服焘不言针刺。

针灸说约终

---

① 《外台秘要》取灸法不取针刺：此题原无，据文例补。

廷玉之笔此编也，常怀栏纸若干枚，上自朝仕，下走市间，得分阴则下之，此其用心入针刺之分间而致之耶？吾知此稿亦十余年矣。今兹壬申长夏夏至尽日，完编功竣，不予因喜而赘于笑尾，且投陶阴而还之云。

月亭老人
东里处士源千之书

姬路侯赠竽斋联曰：万卷之书讲一针，一针之微医万病。有是哉，理固有然者。庄周有言曰：有真君存焉。所谓真君，自然之理也。假如人之百骸、九窍、六脏，其遭疾而施治焉，亦能会其理而不违天，必可治而莫不可治。即一针之微，亦研精极力，以穷其妙处。自非讲之万卷书而探其蕴奥，不眩惑乎万卷书而见其天理，则安得如庖丁之解牛哉。庸医族庖也，针之纤，即刀之薄也。所向不必批大郤而导大窾，往往触辄戾更刀刃。殆哉，不是之思而鲁莽灭裂，苟且下手，职之不修也。居其位而职不修焉，君子羞之。

竽斋，侍医也。及观其所著，知其治之依天理，又知其职之修也。跋既有大人之言，又奚赘有感乎联字，因妄发其意云。

文化壬申夏
丰后沟部益有山谨识

宋·王维一著《铜人经》三卷，繁而不详。元滑伯仁著《十四经发挥》，孔穴之分寸，摘英不遗，其见卓矣。然若说脉络传注，则迂而泥，盖好博而不约，其弊也无识；好约而不博，其蔽也寡闻。世医陷无识寡闻之域者，往往有焉。如斯书，先生平素所口说，而门人所笔授也。

今兹壬申之春，信行与斋藤宗甫缮写功竣，将上梓，请之先生。先生不许。因退与宗甫谋曰：斯书简而明，约而悉，实针科之准的矣，不啻吾辈为帐中论衡也。达之穷乡遐陬，则取路也不失其正矣。使学者无陷无识寡闻之域，纵得罪于先生，不亦仁民之一术乎。私命梓人刻将就，以强先生。先生笑曰：遂事不可谏，余岂以毁誉为心者哉。于是，公然遗之同志云。

文化壬申复五月
门人江左里正田中信行谨识

困学穴法

日·石塚汶上　撰

校注说明

《困学穴法》，日本江户时代末期石塚汶上所撰经穴学著作，刊于天保六年（1835）。本书主要参考中国元代滑伯仁《十四经发挥》和明代张介宾《类经图翼》讨论骨度经脉、取穴定位等问题；其次记载四花穴、俗间通用灸穴与日本经验灸穴等灸法内容。此书是为方便临床施灸取穴而撰，具有一定的理论参考及临床实用价值。

1. 作者与成书

《困学穴法》书首载日本天保六年乙未（1835）小川及庵题语，言："经穴之难记忆，量法之惑参酌，临证之际，动辄穷焉。吾友石塚汶上著一书，审其名号，辨其分寸，纲举目张，瞭然明白，附以针灸图说焉。"正文的"困学穴法"及"困学奇俞"篇首皆题署"东都　石塚汶上尹著"。足证本书作者为石塚汶上。据扉叶所题"天保乙未春上梓／困学／穴法／汶上矮屋藏"，知本书系日本天保六年乙未（1835）由汶上矮屋刻板刊行。

石塚汶上，日本江户时代末期医家，字尹，号不玉斋，生平事迹不详，除《困学穴法》外，还著有《护痘锦囊须知》《护痘锦囊拔萃》二书，天保五年（1834）序刊。

"困学穴法凡例"载："此书专主滑伯仁《十四经》，资以张介宾《类经图翼》者，盖在于临证施治，急遽之际，犹有所根据而不苟为卤莽耳。予每诊病，剂法独于穴处数穷焉，以素非其颛门而属粗漏也，常以为憾焉。因取经穴之书遍阅之，考核挨穴之捷径抄录之，以备急索……于是删烦穴，补不足，命曰《困学穴法》。所谓困而学之者也，固非示大方家，姑且与我辈粗工同之而已，幸勿尤其疑寡……因图其异同，并又图俗间通用之诸穴，及本邦经验之诸俞穴，名曰《困学奇俞》，附载卷端。"

石塚汶上认为，医者若参阅中国元代滑伯仁《十四经发挥》与明代张介宾《类经图翼》二书，可保临证针灸急遽之际犹有根据，不致卤莽行事。于是，在上二书的基础上，遍读经穴文献，抄录其中的取穴捷径，以备临证急索之用，完成"困学穴法"部分，取义"困而学之"；又将俗间通用灸穴、日本经验灸穴等，配合取穴定位或取穴方法之图，合为一编，取名"困穴奇俞"，附于书后，合为《困学穴法》一书。

2. 主要内容

《困学穴法》是一部经穴学著作，全书内容主要分为"总论""困学穴法"与"困学奇俞"三大部分。书首有序及凡例，凡例共 8 条，介绍了此书的编写原因、主要内容及编撰体例。

第一部分，"总论"。

包含目次、周身骨部名目摘解、折法名目、手足六经及任督二脉十四道目次及穴歌、仰人骨度部位图及伏人骨度部位图、经穴全图中复重者并始终、图中经穴式共 7 项内容。

原书凡例后为"困学穴法目次"，以经穴的日语发音首字为次，按假名五十韵顺序排列，将腧穴分为 10 部门若干小类，如凡例载："又目次中以假名五十韵立部门，以备检讨焉。穴名有不谙其处者，则宜就其门，认首一字发声，系其假名一音者，在第几叶以检之。"此"目次"在本次整理时删除。

"周身骨部名目摘解"，解释了囟、额颅、𩠐、颞颥、目锐眦、人中、咽、喉、天柱骨、肩解等 42 个骨部部位名称。如"目锐眦：目外角也""尻：开高切，尾骶骨也，亦名穷骨"。然后列"折法名目"一题，继续阐释颃、项、大杼骨、颐、完骨、耳门、结喉、缺盆、腋、季胁等 20 个骨度部位名称。其中，季胁、𩩲骬、𦙾等与上文重复。"大椎至尾骶二十一节"之下有一处作者按语，云："按：尾骶不在二十一之内，大椎上有小椎三，是曰项之三椎，其下为二十一椎，加尾骶为二十五节。盖尾骶骨微长，男子下平，女子下尖为异。"

"折法名目"，列出用折法测量骨度尺寸时的一些标志性人体部位名称及具体所在。如："颐：颔中为颐，颔腮也。完骨，耳后发际高骨也。"

"手足六经及任督二脉十四道目次及穴歌"，目次中列出十四条经脉及其穴位数。即："一、手太阴肺经，十一穴；二、手阳明大肠经，二十穴；三、足阳明胃经，四十五穴；四、足太阴脾经，二十一穴；五、手少阴心经，九穴；六、手太阳小肠经，十九穴；七、足太阳膀胱经，六十三穴；八、足少阴肾经，二十七穴；九、手厥阴心包经，九穴；十、手少阳三焦经，二十三穴；十一、足少阳胆经，四十三穴；十二、足厥阴肝经，十三穴；十三、督脉，二十七穴；十四、任脉，二十四穴。"穴歌，主要由本经腧穴名称组成，依次为手太阴肺经穴歌（一）、手阳明大肠经穴歌（二）、足阳明胃经穴歌（三）、足太阴脾经穴歌（四）、手少阴心经穴歌（五）、手太阳小肠经穴歌（六）、足太阳膀胱经穴歌（七）、足少阴肾经穴歌（八）、手厥阴心包经穴歌

（九）、手少阳三焦经穴歌（十）、足少阳胆经穴歌（十一）、足厥阴肝经穴歌（十二）、督脉经穴歌（十三）、任脉经穴歌（十四）。每条经脉名称之后标出的数字具有特定的意义，在第二部分"困学穴法"正文中成为该条经脉的代码。如"困学穴法"正文的"太冲+二"，即代表太冲穴归属于作者在"总论"中列出的第十二条经脉——足厥阴肝经。穴歌部分会在某些腧穴旁用简略的旁注标明其大概位置，如"下廉【前】""隐白【前足】""极泉【臂内腋下】"等。

仰人骨度部位图及伏人骨度部位图，展示了人体正面及背面的主要骨度部位。

"经穴全图中复重者并始终"，论述了十二条正经的起止穴，手足六阳经尚包括经脉循行的"重出""前接""后接"。如："足太阳膀胱经后始至阴，至通天重出，前接承光，终睛明。"

"图中经穴式"，分前面颈、胸腹、手阴、足阴、后头项、脊大椎、手阳、足阳八幅图，展示了十四条经脉的循行路线及腧穴位置。在图中的经脉循行线上，以白圈○标识手六经（手阴阳）腧穴，用黑圈●标记足六经（足阴阳）腧穴；在人体正中线上，以白圈○标示督脉腧穴，用黑圈●标明任脉腧穴。

第二部分，"困学穴法"。

此为正文的主体内容，分头部、面部、颈项部、肩膊部、侧腋部、侧胁部、胸部、腹部、背部、手部、足部等11部分，记载了十二经脉及任督二脉的经穴共计354穴。分部介绍腧穴时，首先分"直""横"两方面列述本部折法，并在具体折法前列出序号，如背部折法为"直：一大椎至尾骶二十一椎，通三尺；二上七节各一寸四分一厘，共九寸八分七厘；三中七节各一寸六分一厘，共一尺一寸二分七厘，第十四节与脐平；四下七节各一寸二分六厘，共八寸八分二厘，总共二尺九寸九分六厘。横：五用中指同身寸法"。其次，在每个部分，又分行或分经脉逐一记载每个腧穴，如颈项部分为7行，分别为头颈中行（任脉）、头颈二行（胃经）、头颈三行（大肠经）、头颈四行（小肠经）、头颈五行（胆经）、头颈六行（三焦经）、头颈七行（督脉）。记载腧穴信息主要包括腧穴名称、归属经脉、定位及其所采用的折法。如"临泣+一：在目上直入发际五分陷中。折法一"，即代表临泣穴，属足少阳胆经，按头部折法一"前发际至后发际 一尺二寸"定位。最后，每部、或每行、或每条经脉后均有一个小结。如侧胁部，"上六穴，侧胁。十二，足厥阴肝经；十一，足少阳胆经"；面部面三行，"上五穴，面三行。十一，足少阳胆经；三，足阳明胃经"；手部手厥阴心包经，"上八穴。九，手厥阴心包经臂内"。

具体到每个分部，所记载的腧穴情况如下。头部 36 穴：头中行 10 穴（督脉 10 穴），头二行 7 穴（膀胱经 7 穴），头三行 6 穴（胆经 6 穴），侧头 13 穴（胆经 9 穴、三焦经 4 穴）。面部 27 穴：正面中行 5 穴（督脉 4 穴、任脉 1 穴），面二行 5 穴（膀胱经 2 穴、胃经 1 穴、大肠经 2 穴），面三行 5 穴（胆经 1 穴、胃经 4 穴），面四行 4 穴（胆经 2 穴、三焦经 1 穴、小肠经 1 穴），侧面 8 穴（胃经 3 穴、胆经 2 穴、三焦经 2 穴、小肠经 1 穴）。颈项部 9 穴：头颈中行 1 穴（任脉 1 穴），头颈二行 3 穴（胃经 3 穴），头颈三行 2 穴（大肠经 2 穴），头颈四行（小肠经 2 穴），头颈六行（三焦经 1 穴）。肩髆部 14 穴：肩髆（胃经 1 穴、大肠经 2 穴、小肠经 7 穴、胆经 1 穴、三焦经 3 穴）。侧腋部 4 穴：侧腋（胆经 2 穴、心包经 1 穴、脾经 1 穴）。侧胁部 6 穴：侧胁（肝经 1 穴、胆经 5 穴）。胸部 25 穴：胸中行 7 穴（任脉 7 穴），胸二行 6 穴（肾经 6 穴），胸三行 6 穴（胃经 6 穴），胸四行 6 穴（肺经 2 穴、脾经 4 穴）。腹部 45 穴：腹中行 15 穴（任脉 15 穴），腹二行 11 穴（肾经 11 穴），腹三行 12 穴（胃经 12 穴），腹四行 7 穴（肝经 1 穴、胆经 1 穴、脾经 5 穴）。背部 49 穴：背中行 13 穴（督脉 13 穴），背二行 22 穴（膀胱经 22 穴），背三行 14 穴（膀胱经 14 穴）。手部 60 穴：手太阴肺经 9 穴，手厥阴心包经 8 穴，手少阴心经 9 穴，手阳明大肠经 14 穴，手少阳三焦经 12 穴，手太阳小肠经 8 穴。足部 79 穴：足厥阴肝经 11 穴，足太阴脾经 11 穴，足少阴肾经 10 穴，足阳明胃经 15 穴，足少阳胆经 14 穴，足太阳膀胱经 18 穴。以上总计 354 穴。

在上述十四经腧穴后，列 "补遗" 一节，记载中枢、急脉、绝骨、丹田、泥丸宫、三阳五会、肉郄、跗阳 8 个腧穴。其中，中枢属督脉，急脉属肝经，上 2 穴据《类经图翼》补；余 6 穴则为腧穴别名，绝骨即悬钟，泥丸宫、三阳五会指百会，肉郄即承扶，跗阳即冲阳，丹田则有关元、石门两种说法。

第三部分，即 "困学奇俞"。

这部分内容又分为三大板块：其一，主要记载四花穴、俗间通用灸穴及日本经验灸穴，大体包括：端身正坐前图、端身正坐后图、端身正立图、端身踞床图 4 图。其二，同身寸法、四花患门、脚气八处穴以及一些常用有效的灸法，包括在风市、犊鼻、膝眼、三里、上廉、下廉、绝骨、气海、天枢、中脘、鸠尾、脊背五穴、大椎、身柱、章门、京门、肺俞、膏肓俞、痞根、五脏俞、夹脊穴、肩髃、肩井、妇人膻中等穴位的灸法以及开胛骨一法、五处灸等。其三，转载香川修庵一门的《一本堂灸点图说》，首出定一椎法；其后载录用肩井、肩髃、风门、附分、魄户、膏肓、二行、三行、脊际、彻腹、腰眼等穴单独施灸之法，以及合用彻腹、痞根、京门、章门4穴，合用鸠尾、巨阙、上脘、中脘、建里、下脘、水分7穴，配合不容、承满、梁门、关门、太乙、滑肉门、天枢7穴，合用曲池、膝眼、风市、悬钟、三阴交4穴，合用涌泉、隐白、神阙3穴等的多穴联合点穴施灸之法；末附犬伤灸法，脊际全图以及气海、关元、中极、曲骨、骑竹马、寒疝腰痛穴（腰眼、八髎）、环跳、五虎、拳尖、合谷、手髓孔、足髓孔、小儿斜差、肓募、灸狂痫法等内容。最后为溏门和法八穴与△字样灸。在"困穴奇俞"部分，先后配图66幅，每穴皆有图示以说明具体的施灸部位。

"困穴奇俞"的内容多引自前人著述，如四花患门引自唐代王焘《外台秘要》，脚气八处穴源出于唐代孙思邈《备急千金要方》，脊背五穴引自孙思邈《千金翼方》，《一本堂灸点图说》即日本香川流创始人香川修庵（太冲）所著《灸点图解》，同时参考《素问》《灵枢》《肘后备急方》《备急千金要方》《千金翼方》《外台秘要》《苏沈良方》《针灸资生经》《类经图翼》《医学入门》《外科正宗》《针灸聚英》《太冲云篇》等著作及日本俗说。书末的溏门和法八穴，摘自明代陈会《神应经》；△字样灸，源于明代高武《针灸聚英》。

综上所述，《困学穴法》一书主要包括"总论""困学穴法"和"困学奇俞"三部分内容。"总论"部分首先列述60余个周身骨部名目摘解、手足六经及任督二脉十四道穴歌及图示；"困学穴法"分头、面、颈项、肩膊、侧腋、侧胁、胸、腹、背、手、足等11个部分列述354个腧穴，载述腧穴时，首先分直、横两方面记述本部折法，在腧穴定位后标明应用折法；"困学奇俞"部分，内容多引自前人，主要记载四花穴、俗间通用诸穴及日本经验用穴的施灸方法。

3. 特色与价值

《困学穴法》是一部较有特色的经穴学著作，至今仍有较高的临床参考价值。纵观全书，可以从编写体例与理论方法两个方面考察本书的特色及价值。

在编写体例方面：本书编写的初衷在于临证施治，以备急索，不致卤莽，故"总论"部分首列周身骨部名目摘解、十四经脉目次与穴歌等内容，以便读者查考。尤其是十四经脉目次与穴歌部分，依十二经流注次序，由手太阴肺经起，至足厥阴肝经止，再加督脉、任脉，依次编码为一至十四。其后，在"困学穴法"中提到某穴归某经时，直接以此序号代表对应的经脉。"困学穴法"按身体部位分部取穴，每部之首皆先列本部折法（即用折纸的方式测量骨度尺寸），除足部外其余10部皆有直、横两种折法，并依次排序。记载具体腧穴时，内容包括穴名、归经、定位、折法、取穴法等，其中腧穴折法以每部的相应序号标识。全书附图 85 幅，图文并茂，有助于临床检用。如"困学穴法"正文前的"图中经穴式"，分前面颈、胸腹、后头项、脊大椎、手阴、手阳、足阴、足阳等 8 幅图，清晰直观地展示了十四条经脉的体表循行路线及腧穴位置；又如"困学奇俞"部分载图 66 幅，提示常用灸穴的取穴姿势、腧穴定位及取穴方法等。

在理论方法方面：日本江户时代（1603～1867），随着中国元代滑寿《十四经发挥》和明代张介宾《类经图翼》的传入，滑寿、张介宾的十四经理论迅速成为日本经络经穴学说的主流，并渗透到当时众多的针灸专著中。多数医家都会或多或少地仿照两书的体例，以十四经为纲归纳经穴，在经穴所属的经脉、取穴部位、适应证、禁忌证等方面，也大多忠实地遵循《十四经发挥》或《类经图翼》。

《困学穴法》刊于日本天保六年（1835），处在江户时代末期，其腧穴学说主要源于《十四经发挥》《类经图翼》；在灸法方面，亦多源自明代高武的《针灸聚英》、张介宾的《类经图翼》等医书。如本书"困学穴法凡例"云："此书专主滑伯仁《十四经》，资以张介宾《类经图翼》。"《十四经发挥》《类经图翼》两书均载十四经穴歌，《十四经发挥》记载腧穴 354 个，"困学穴法"各部折法源自《类经图翼·骨度》，各部腧穴参考《类经图翼·诸部经穴次序》，图中经穴式参考《类经图翼》所载前面颈穴总图、胸腹总图、后头项穴总图、背部总图、侧头肩项总图、侧胁肋总图、阴手总图、阳手总图、阴足总图、阳足总图。

考察全书可以发现，此书明确标示出引用的中国医学文献，除《十四经发挥》《类经图翼》外尚有十余种，分别为战国秦汉时期的《素问》（部分文献仅标有篇名，如《气府论》《水热穴论》《缪刺论》《刺腰论》）、《灵枢》，魏晋隋唐时期的《针灸甲乙经》《肘后备急方》《备急千金要方》《千金翼方》《外台秘要》，宋金元时期的《苏沈良方》《针灸资生经》，明代的《神应经》《医学入门》《外科正宗》《针灸聚英》，以及日本民间的俗说，即所谓"皇朝俗说"。本书还转录了香川修庵（太冲）《一本堂灸点图说》等日本医书。

在江户时代，日本医者摘抄《十四经发挥》《类经图翼》书中的内容，运用书中的方法、理论来编撰针灸著作，并在日本形成了经络经穴学说的主流。但由上述引书可见，本书不仅融会贯通明代针灸医籍，其经穴学及灸法理论渊源还可上溯至《黄帝内经》，同时还引用了历代重要医籍中的针灸文献，从而形成了以中国针灸学为基础，同时具有日本本国特色的经穴学体系。故本书"困学穴法"所记载的经脉流注与腧穴的穴名、定位、归经、取穴方法等，以及"困学奇俞"所载部分灸穴，与中国针灸学相关内容并无明显差异。但是，日本医家对中国的针灸学并非原样照搬，而是在继承的基础上有所创新与发展，在一定程度上体现出日本的本国特色。如"困学奇俞"中引用香川修庵《灸点图说》记载的彻腹等特殊穴，不见于香川流著书外的其他前人著作，具有日本本土特色。又如本书对《外台秘要》《苏沈良方》《类经图翼》《针灸资生经》《针灸聚英》等中国医书所记载的"四花患门"进行整理、辑录、比较，并且附有图示，得出自己的结论，有助于读者学习利用。

总之，本书是石塚汶上在参考《十四经发挥》《类经图翼》二书的基础上，广收中国经穴著作，摘录其中简便实用的取穴方法编撰而成的一部经穴学著作。全书编排条理，方便医者临证急索；内容虽多源于中国医书，但也体现出日本本国在经穴、灸疗方面的某些特色。

4. 版本情况

《困学穴法》刊于日本天保六年乙未（1835），此本在日本国立国会图书馆、九州大学图书馆、京都大学图书馆、庆应义塾大学图书馆、早稻田大学图书馆、市立刘谷图书馆、船桥市图书馆、乾乾斋文库等处有藏。[①]

本次校注所用底本，为日本早稻田大学图书馆所藏天保六年乙未（1835）刊本。此本原为信夫恕轩旧藏，藏书号"ヤ09 00704"。不分卷1册，为横型插图本。书皮题"困学穴法 全"，扉叶刻"天保乙未春上梓／困学／穴法／汶上矮屋藏"。书首有天保六年乙未小川及庵序。序后为"困学穴法凡例"，凡例之末钤有"纪念印章／早稻田大学图书馆"方印一枚，印中空白处墨书"信夫恕轩翁／纪念／大正三年四月／信夫淳平氏／寄赠"。凡例之后有"困学穴法目次"及"困学穴法"正文，其后为"困穴奇俞目次"与"困穴奇俞"正文。四周单边，无界格栏线。版心小黑口，上单黑鱼尾，鱼尾上刻"困学穴法"或"困穴奇俞"，鱼尾下刻各部标题及叶码。正文处每半叶16行，行13字。书末无跋。

总之，《困学穴法》为日本江户时代末期的经穴学著作，书中内容多本自《十四经发挥》《类经图翼》。全书大量汲取了中国针灸医学的精华，同时又渗透着日本的本国特色，对研究中日针灸医学交流及日本经穴学说都有一定的

---

① 日本国书研究室.国书总目录（第三卷）[M].东京：岩波书店，1977：597.

参考价值。作者采取分部记载腧穴、折法定位腧穴的方法，方便医者牢记腧穴定位；所记载的日本灸法治验也可供中医临床借鉴，有助于开拓中国医者的临证诊疗思路，丰富针灸疗法。

韩素杰　肖永芝　杜凤娟　王文娟

目录

经穴之难记忆，量法之惑参酌，临证之际，动辄穷焉。吾友石塚汶上著一书，审其名号，辨其分寸，纲举目张，瞭然明白，附以针灸图说焉。临证之际，皆足以为指南矣。是宜速传云。

天保六年乙未
小川及庵题

困学穴法凡例

此书专主滑伯仁《十四经》，资以张介宾《类经图翼》者，盖在于临证施治，急遽之际，犹有所根据而不苟为卤莽耳。予每诊病，剂法独于穴处数穷焉，以素非其颛门而属粗漏也，常以为憾焉。因取经穴之书遍阅之，考核挨穴之捷径抄录之，以备急索。会有友人请之者，于是删烦穴，补不足，命曰《困学穴法》。所谓困而学之者也，固非示大方家，姑且与我辈粗工同之而已，幸勿尤其疑寡。

此编头胸腹背手足，中行、二行、三行，各分部位者，设要得头之穴处，则须就头部中行、二行等搜索之也。若就经络要得之，则自有穴歌在焉。又目次中以假名五十韵立部门，以备检讨焉。穴名有不谙其处者，则宜就其门，认首一字发声，系其假名一音者，在第几叶以检之。

折法如自某至某，曰几尺几寸者，固非曲尺也。所谓腹部，自岐骨至脐心八寸者，以纸度其间八折之，则每折为一寸也。编中折法，他皆效之。

背部二行、三行诸穴，虽指脊椎曰在第几椎下几寸，而非适在其脊椎之下也。二行者，去椎之中心蟹行左右二寸也。三行者，三寸半也。故背部首注二行下，曰去中行二寸，三行则曰去中行三寸半。

《十四经》所载折法，出于《灵枢·骨度篇》。然有不明者则考诸本，终以《图翼》补之者，其上冒"又"字以别之。

《十四经》所出穴法，有不稳贴者及迂远者，则考诸《图翼》穴名，左旁底加小圈以别之。

折法头胸腹背及手足尺度各异，故例揭于各部首，且各部中地位有异同，是以皆记第号以示之。如头部曰自颅至项，一尺八寸；自发际至颐，一尺是也。穴名下亦记折法第号，或曰一，或曰二，宜照合以取法。

病家有请四花患门者，谕之曰：不如背俞、肝胆及脊际也，则其说或有不行也，因不得已与之。然四花有二法：挟脊骨上下二对者有之，脊骨上中行二穴，挟脊左右二穴者有之。与知上下二对者，以中行左右则疑之，不啻疑之，乃以与者为不知穴处也；与知中行左右者，以上下二对亦若此也。因

图其异同，并又图俗间通用之诸穴，及本邦经验之诸俞穴，名曰《困学奇
俞》，附载卷端。

信夫恕轩翁记念
大正三年四月
信夫淳平氏寄赠

总论 [1]

周身骨部名目摘解

囟

音信，脑盖骨也，婴儿脑骨未合，软而跳动之处，谓之囟门。

额颅

囟前为发际，发际前为额颅。

頄

音求，颧颊间骨。

颞颥

颞，柔涉切；颥，音如。耳前动处，盖即俗所云两太阳也。一曰鬓骨。

目锐眦

目外角也。

人中

唇之上，鼻之下也。

咽

所以通饮食，居喉之后。

喉

所以通呼吸，居咽之前。

天柱骨

肩骨上际，颈骨之根也。

肩解

膂上两角为肩解。

巨骨

膺上横骨。

肩胛

胛，音甲，肩解下成片骨也，亦名肩膊。

膺

音英，胸前为膺。一曰：胸面骨高处为膺。

---

[1] 总论：此标题原无，据文例补。

季胁

胁下小肋。

胠

区，去二音，腋之下，胁之上也。

鸠尾

蔽心骨也，鸠尾又穴名，在臆前蔽骨下五分。岐骨下如小指头突出骨，曰蔽骨。又无蔽骨者，岐骨际下行一寸。

鬒骬

音结于，即蔽骨同。

蔽骨

详鸠尾。

膂

吕，同脊骨，曰吕，象形也。又曰：夹脊而旁肉也。

腰髁

髁，若瓦切，中原雅音，作去声，即腰骻骨。自十六椎而下挟脊附着之处也。

髃骨

髃音鱼，端也，肩端之骨。

尻

开高切，尾骶骨也，亦名穷骨。

穷骨

肘

手臂中节也。一曰：自曲池以上为肘。

臂

肘之上下，皆名为臂。曰：自曲池以下为臂。

腕

臂掌之交也。

兑骨

手外踝也。

鱼际

在手腕之前，其肥肉隆起处。形如鱼者，统谓之鱼。寸之前，鱼之后，曰鱼际穴。

大指次指

谓大指之次指，即无名指也，足同。

髀

比，婢二音，股也。一曰股骨。

髀关

伏兔上交纹处，曰髀关。

髀枢

捷骨之下，髀之上，曰髀枢，当环跳穴。环跳穴，侧卧，伸下足，屈上足取之。

股

大腿也。

伏兔

髀前膝上起肉处，曰伏兔。

腘

音国，膝后曲处曰腘。

辅骨

膝下内外侧大骨也。

腨

音篆，一名腓肠，下腿肚也。

腓肠

腓，音肥，足肚也。

骭骨

骭，音杭，又形敬切，足胫骨。

核骨

核，亥陌切，又胡骨。亥，不二切，一作核骨，足大趾本节后内侧圆骨也。

绝骨

外踝上尖骨，曰绝骨。

三毛

足大趾爪甲后，为三毛；毛后横纹，为聚毛。

折法名目

颅

详额颅。

项

头颈后曰项。

大杼骨

项第一椎，大椎同。

颐

颔中为颐。颔，腮也。

完骨

耳后发际高骨也。

耳门

耳前起肉，当耳缺中。

结喉

任脉前颈高骨。

缺盆

膺上横骨，曰巨骨；巨骨陷中，曰缺盆。

腋

胁之上际。

季胁

胁下小肋。

腰

与脐平直以下。

髃骭

见上。

岐骨

任中胸下如岐骨也。

横骨

毛际下骨，曰曲骨。

曲骨

在横骨上际陷中，动脉应手。

尾骶

尻骨也。又曰穷骨，俗云龟尾。

大椎至尾骶二十一节

按：尾骶不在二十一之内。大椎上有小椎三，是曰项之三椎，其下为二十一椎，加尾骶为二十五节。盖尾骶骨微长，男子下平、女子下尖为异。

腘

腿弯也，膝在前，腘在后。

京骨

在足小趾后，外踝斜前，如果核骨，曰京骨。

跗属

跗，足面也。跗属，凡两踝前后，胫掌之所交之处，皆为跗之属也。

手足六经及任督二脉十四道目次及穴歌[①]

一、手太阴肺经，十一穴。

二、手阳明大肠经，二十穴。

三、足阳明胃经，四十五穴。

四、足太阴脾经，二十一穴。

五、手少阴心经，九穴。

六、手太阳小肠经，十九穴。

七、足太阳膀胱经，六十三穴。

八、足少阴肾经，二十七穴。

九、手厥阴心包经，九穴。

十、手少阳三焦经，二十三穴。

十一、足少阴胆经，四十三穴。

十二、足厥阴肝经，十三穴。

十三、督脉，二十七穴。

十四、任脉，二十四穴。

手太阴肺经穴歌（一）[②] *前者仰图，后者俯图。*

十一穴。

---

① 目次及穴歌：此五字原无，据文例补。

② 穴歌（一）：原无，据文例补。下文督脉经穴歌、任脉经穴歌亦据文例分别补"十三""十四"序号。

手太阴肺十一穴，中府云门天府列，

侠白尺泽孔最存，列缺经渠太渊涉，

鱼际少商如韭叶。

手阳明大肠经穴歌（二）

手阳明穴起商阳【后手食指】，二间三间合谷藏，

阳溪偏历历温溜，下廉【前】上廉三里长，

曲池肘髎迎五里，臂臑肩髃巨骨当，

天鼎扶突禾髎接，终以迎香二十六。

足阳明胃经穴歌（三）

四十五穴足阳明【前面】，承泣四白巨髎经，

地仓大迎颊车峙，下关头维【头茎】人迎对，

水突气舍连缺盆，气户库房屋翳屯，

膺窗乳中延乳根，不容承满梁门起，

关门太乙滑肉门，天枢外陵大巨存，

水道归来气冲次，髀关伏兔【后足】走阴市，

梁丘犊鼻足三里，上巨虚连条口位，

下巨虚与及丰隆，解溪冲阳陷谷中，

内庭厉兑经穴终。

足太阴脾经穴歌（四）

二十一穴太阴脾，隐白【前足】大都大白随，

公孙商丘三阴交，漏谷地机阴陵坳，

血海箕门冲门开，府舍腹结大横排，

腹哀食窦连天溪，胸乡周荣大包随。

手少阴心经穴歌（五）

心经九穴手少阴，极泉【臂内腋下】青灵少海深，

灵道通里阴郄邃，神门少府少冲寻。

手太阳小肠经穴歌（六）

手太阳穴一十九，少泽【后手小指】前谷后溪遇，

腕骨阳谷可养老，支正小海肩贞走，

臑俞天宗及秉风，曲垣肩外复肩中，

天窗【后头茎】天容上颧髎，却入耳中循听宫。

足太阳膀胱经穴歌（七）

足太阳穴六十三，睛明【面】攒竹曲差参，

五处承光上通天，络却玉枕天柱崭，

大杼风门引肺俞，厥阴心俞膈俞注，

肝俞胆俞脾俞全，胃腧三焦肾腧中，

大肠小肠膀胱腧，中膂白环两腧输，

自从大杼至白环，相去脊中三寸间【背二行下】。

上髎次中复下髎，会阳【足】承扶殷门亚，

浮却委阳委中罅，髃内挟脊附分当【背二行上】，

太阳行背第三行，魄户膏肓与神堂，

譩譆膈关魂门旁，阳纲①意舍仍胃仓，

肓门志室胞之肓，二十椎下秩边藏，

合腘以下合阳【足】是，承筋承山居其次，

飞阳跗阳泊昆仑，仆参申脉连金门，

京骨束骨交通谷，小指外侧至阴续。

足少阴肾经穴歌（八）

足少阴二十七穴【前】，涌泉【足心】然谷太溪溢，

大钟照海通水泉，复溜交信筑宾连，

阴谷横骨大赫赫，气穴四满中注立，

肓俞商曲石关蹲，阴都通谷幽门僻，

步廊神封灵墟位，神藏彧中俞府既。

手厥阴心包经穴歌（九）

九穴心包手厥阴【前】，天池【侧肢】天泉曲泽深，

郄门间使内关对，大陵劳宫中冲备。

手少阳三焦经穴歌（十）

二十三穴手少阳【后】，关冲【无名指外侧】腋门中渚旁，

阳池外关支沟会，会宗三阳四渎配，

天井合去清冷渊，消泺臑会肩髎偏，

天髎天牖全翳风，瘛脉颅息角孙【前】通，

耳门禾髎丝竹空。

---

① 阳纲：原作"阳冈"，据文义改。

足少阳胆经穴歌（十一）

少阳足经瞳子髎【面】，四十三穴行迢迢，

听会客主颔厌集，悬颅悬厘曲鬓翘【后】，

率谷天冲浮白次，窍阴完骨本神【前】企，

阳白临泣开目窗【后】，正营承灵及脑空，

风池肩井【前】渊腋【侧腋】长，辄筋日月京门当，

带脉五枢维道续，居髎环跳【后髀】下中渎，

阳关阳陵复阳交，外丘光明阳辅高，悬钟丘墟足临泣，地五侠溪窍阴毕。

足厥阴肝经穴歌（十二）

足厥阴经十三穴，起大敦【前足大趾端】兮行间接，

太冲中封注蠡沟，中都膝关曲泉收，

阴包走五里阴廉，章门才过期门启。

督脉经穴歌（十三）自背中行之下起

督脉阳纲背中行，二十七穴始长强，

腰俞阳关命门当，悬枢脊中走筋缩，

至阳灵台神道长，身柱陶道大椎俞，

哑门风府连脑户，强间后顶百会前，

前顶【前】囟会上星圆，神庭素髎水沟里，

兑端龈交斯已矣。

任脉经穴歌（十四）自腹中行之下起

任脉属阴分三八，起于会阴上曲骨，

中极关元到石门，气海阴交神阙立，

水分下脘循建里，中脘上脘巨阙起，

鸠尾中庭膻中慕，正堂紫宫树华盖，

璇玑天突廉泉清，上颐还以承浆承。

仰人骨度部位图

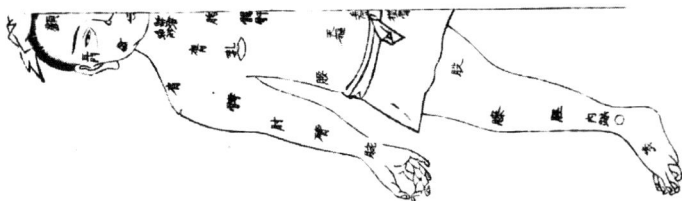

伏人骨度部位图

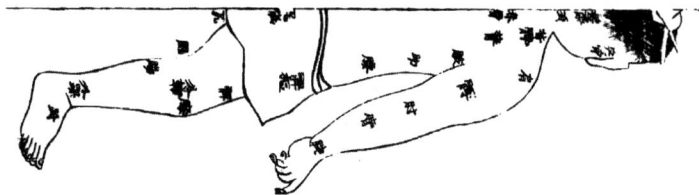

经穴全图中复重者并始终

手少阳三焦经后始关冲，至角孙重出，前接耳门，终丝竹空。

手阳明大肠经后始商阳，至肩髃重出，前接巨骨，终迎香。

手太阳小肠经^①后始少泽，至天容重出，前接颧髎，终听宫。

足太阳膀胱经后始至阴，至通天重出，前接承光，终睛明。

足少阳胆经后始窍阴，至居窌重出，前接维道，至肩井再重出，后接风池，至正营再重出，前接目窗，至本神三重出，复接完骨，至率谷三重出，前接曲鬓，终瞳子髎。

足阳明胃经后始内庭，至伏兔重出，前接髀关，至大迎岐，终承泣与头维。

手太阴肺经前始少商，终中府。

手少阴心经前始少冲，终极泉。

手厥阴心包经前始中冲，终天池。

足太阴脾经前始隐白，终大包。

足少阴肾经前始涌泉，终俞府。

足厥阴肝经前始大敦，终期门。

图中经穴式

以着色辨六经者，自在手足端。

○白圈者，系手阴阳。

●黑圈者，系足阴阳。

任督者，非此例也。

○白圈者，系督脉。

●黑圈者，系任脉。

---

① 小肠经：原作"脾经"，据医理改。

此图原出《图翼》，今省半身者，以幅员狭小也。身体手足虽仍旧，各各分裂。若接续弥缝，则具成半身，全体可见。

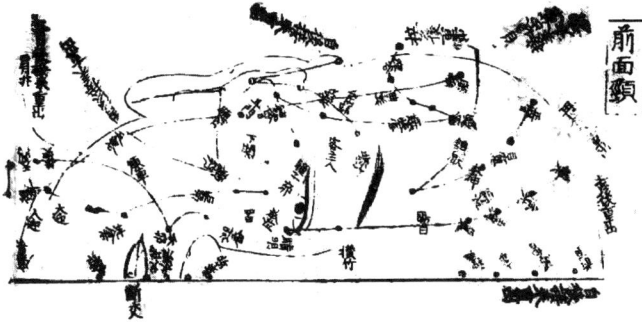

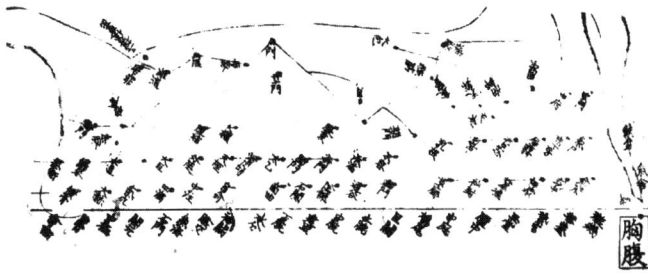

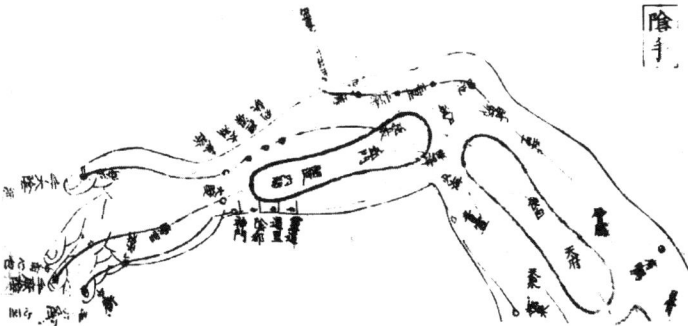

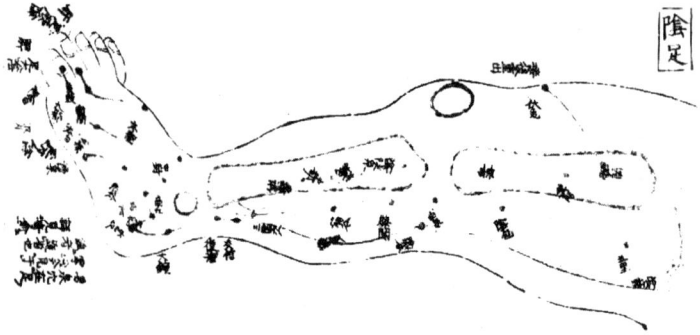

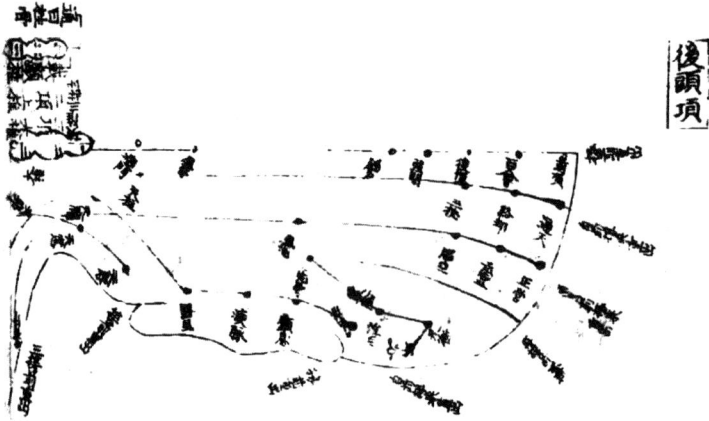

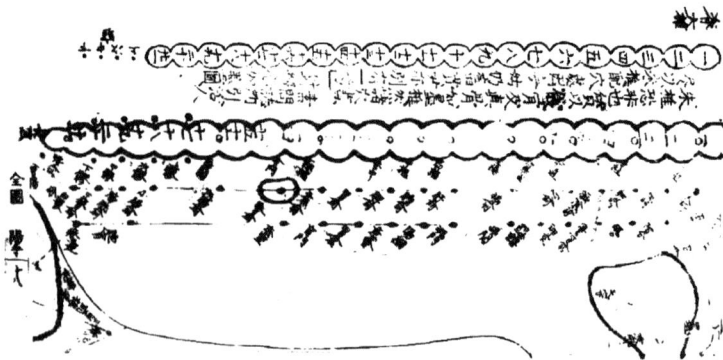

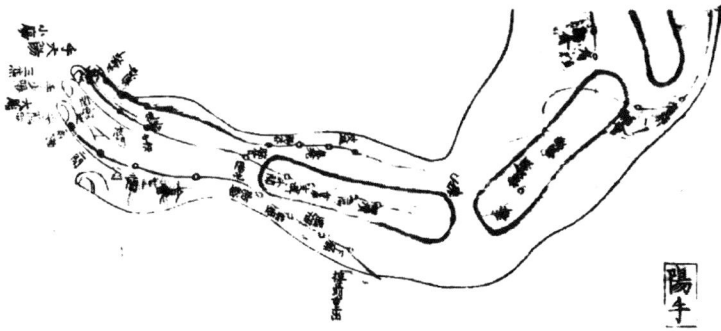

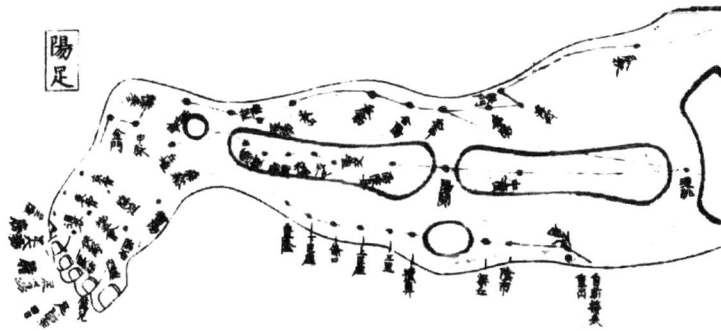

困学穴法

东都　石塚汶上尹著

头部

折法

直
- 一、前发际至后发际，一尺二寸。
  又发际不明者，眉心至大杼骨，一尺八寸。
- 二、项发际至大椎，三寸半。

横
- 三、头大骨围，二尺六寸。
  又眼内角至外角，一寸。
- 四、耳后完骨相去，九寸。

头中行

神庭十三

直鼻上入发际五分。折法一。

上星十三

在神庭后入发际一寸陷中容豆。

囟会十三

在上星后一寸陷中。

前顶十三

在囟会后一寸五分陷中。

百会十三

在前顶后一寸五分，顶中央旋毛中，直两耳尖，可容豆。百会，一名三阳五会。

后顶十三

在百会后一寸五分，枕骨上。

强间十三

在后顶后一寸五分。

脑户十三

在枕骨上强间后一寸五分。折法一。

风府十三

在项上入发际一寸。折法一。

哑门十三

在风府后入发际五分。折法一。

上十穴，头中行。十三，督脉。

头二行

曲差七

在神庭傍一寸五分，入发际。神庭直鼻上入发际五分。折法旁三直一。

五处七

在曲差后五分挟上星在上傍一寸五分。折法曲一上三。

承光七

在五处后一寸五分。折法一。

通天七

在承光后一寸五分。

络却七

在通天后一寸五分。

玉枕七

在络却后一寸五分。

天柱七

在颈大筋外廉，挟项发际陷中。《图翼》颈作项。

上七穴，头二行。七，足太阳膀胱经。

头三行

临泣十一

在目上直入发际五分陷中。折法一。

目窗十一

在临泣后一寸。

正营十一

在目窗后一寸。

承灵十一

在正营后一寸五分。

脑空十一

在承灵后一寸五分，挟玉枕骨下陷中。

风池十一

在颞颥后发际陷中。颞颥，脑空一名，又俗言米嚼也。

上六穴，头三行。十一，足少阳胆经。

侧头

颔厌十一

在耳前曲角颞颥上廉。颞颥见上。

悬颅十一

在耳前曲角上颞颥中。

悬厘十一

在耳前曲角上，颞颥下廉。

以上三穴说纷纷，今取之法：用绳子一条，上头当头维在侧面五页，随发际引下，至曲发前锐曲角处截断毕，三折之。第一折处颔厌，第二折处悬颅，绳子下头锐发曲角处即悬厘。

曲鬓十一

在耳上发际曲隅陷中，鼓颔有孔。

率谷十一

在耳上入发际一寸半陷中，嚼牙取之。折法二。

天冲十一

在耳后入发际二寸耳上。如前三分。折法一。

浮白十一

在耳后入发际一寸。折法一。

窍阴十一

在完骨上，枕骨下，摇动有空。

完骨十一

在耳后入发际四分。折法一。

角孙十

在耳郭中间，上发际下，开口有空。

颅息十

在耳后青脉中。

瘈脉十

在耳本后鸡足青脉中。

翳风十

在耳后尖角陷中，按之引耳中痛。

上十三穴，侧头。十一，足少阳胆经；十，手少阳三焦经。

面部

折法

直 ⌈ 一、发际至颐，一尺。

　　　发际不明者，详头部。

六横 ⌈ 二、两耳门间，一尺三寸。

　　└ 三、两颧相去，七寸。

正面中行

素髎十三

在鼻柱上端。

水沟十三

在鼻柱下人中。

兑端十三

在唇上端。

龈交十三

在唇内上齿龈缝中。

承浆十四

在唇下陷中。

上五穴，正面中行。十三，督脉；十四，任脉。

面二行

攒竹七

在眉头陷中。

睛明七

在目内眦。

迎香二

在禾髎上一寸，鼻孔傍五分。折法禾一鼻三。

禾髎二

在鼻孔下挟水沟傍五分。折法三。

巨髎三

在鼻孔傍八分，直瞳子。折法三。

上五穴，面二行。七，足太阳膀胱经；二，手阳明大肠经；三，足阳明胃经。

面三行

阳白十一

在眉上一寸，直瞳子。折法一。

承泣三

在目下七分，直瞳子。折法一。

四白三

在目下一寸，直瞳子。折法一。

地仓三

在挟口吻傍四分。折法三。

大迎三

在曲颔前一寸三分，骨陷中动脉。折法三。

上五穴，面三行。十一，足少阳胆经；三，足阳明胃经。

面四行

本神十一

在曲差见首页头二行傍一寸五分，入发际四分。

瞳子髎十一

在目外眦五分。折法二。

丝竹空十

在眉后陷中。

颧髎六

在面頄骨下廉锐骨端陷中。

上面四行。十一，足少阳胆经；十，手少阳三焦经；六，手太阳小肠经。

侧面

头维三

在额角发际本神见上傍一寸五分，神庭见头第一傍四寸五分。

客主人十一

在耳前起骨上廉，开口有空，动脉宛宛中。

听会十一

在耳前陷中，客主人下一寸，动脉宛宛中，张口得之。客主人，一名上关。折法一。

和髎十

在耳前锐发下横动脉。

耳门十

在耳前起肉，当耳缺中。

听宫六

在耳中，珠子大，如赤小豆。

下关三

在客主人_{见上四穴前}下耳前动脉下廉，合口有空，开口则闭。

颊车三

在耳下曲颊端陷中。

上八穴，侧面。三，足阳明胃经；十一，足少阳胆经；十，手少阳三焦经；六，手太阳小肠经。

颈项部

头茎之侧曰颈，后为项，又脑后曰项。

折法

直 ┌ 一、结喉至缺盆，四寸。
　 └ 二、角_{耳上侧旁曰角}至柱骨_{肩胛上际颈根曰柱骨}，一尺。

横 ┌ 　无寸度，盖用同身寸法欤。
　 └ 三、同身寸法见十四页背部。

头茎中行

廉泉十四

在颔下结喉上舌本，仰而取之。

上一穴，头茎中行。十四，任脉。

头茎二行

人迎三

在颈大脉动应手，挟结喉傍一寸五分。折法三。

水突三

在颈大筋前，直人迎下，气舍上。

气舍三

在颈直人迎下，挟天突_{见九页胸中行}陷中。

上三穴，头茎二行。三，足阳明胃经。

头茎三行

扶突二

在颈,当曲颊下一寸。《甲乙经》曰:在人迎后一寸五分。仰而取之。折法曲一人三。

天鼎二

在颔中缺盆上,直扶突后一寸。《甲乙经》曰:直扶突、气舍后一寸五分。《气府论》注:在扶突后半寸。折法扶一气三。

上二穴,头茎三行。二,手阳明大肠经。

头茎四行

天窗六

在颈大筋前,曲颊下,扶突后,动脉应手陷中。

天容六

在耳下曲颊后。

上二穴,头茎四行。六,手太阳小肠经。

头茎六行

五行,足少阳胆经无穴;七行,乃督脉。

天牖十

在颈大筋外,缺盆上,天窗后,天柱前,完骨下,发际上。天窗后,《资生经》作天容后。完骨,在耳后入发际四分。天柱,肩胛上际会处,为天柱骨。折法头部一。

上一穴,头茎六行。十,手少阳三焦经。

肩髆部

折法

直 {
一、结喉至缺盆,四寸。
二、后发际至大椎,三寸半。
}

横 {
三、两乳相去,九寸半,又八寸。
四、胸围,四尺五寸。
同身寸,见十四页背部。
}

肩髆

缺盆三

在肩下横骨陷中。

巨骨二

在肩端上行两叉骨间陷中。

肩髃二

在肩端两骨间陷者宛宛中，举臂有空。

肩中俞六

在肩胛内廉，去脊大椎傍二寸陷中。折法四。

肩外俞六

在肩胛上廉，去脊三寸陷中，与大杼平。同上。

曲垣六

在肩中央曲胛陷中，按之应手痛。

秉风六

在天髎见下五穴后外肩上小髃骨，举臂有空。

天宗六

在秉风后大骨下陷中。

臑俞六

在挟肩髎见下三穴后后大骨下，胛上廉陷中。

肩贞六

在肩曲胛下两骨解间，肩髃见上七穴前后陷中。

肩井十一

在肩上陷中，缺盆上，大骨前一寸半，以三指按取之，当中指下陷中者是。折法四。

天髎十

在肩缺盆中，上毖骨之际陷中。《气府论》王注毖作伏，即肩井见上后而大骨是也。

肩髎十

在肩端臑上陷中，斜举臂取之。

臑会十

在肩前廉，去肩头三寸宛宛中。折法同身寸，在十四丁[①]。

上十四穴，肩髆。三，足阳明胃经；二，手阳明大肠经；六，手太阳小肠经；十一，足少阳胆经；十，手少阳三焦经。

---

① 十四丁：即十四叶，"丁"为日语之词。

侧腋部

折法

直 一、腋至季胁，一尺二寸。

横 ⎡ 二、乳间相去，九寸半，又八寸。

⎣ 腰围与脐平直围之，四尺二寸。

侧腋

渊腋十一

在腋下三寸宛宛中，举臂取之。折法一。

辄筋七

在腋下三寸，腹前行一寸，着胁陷中。折法腋一腹二。

天池九

在腋下三寸，乳后一寸，着胁直腋撅肋间。撅，揭衣貌，肋骨垂下如揭衣。《气府论》王注曰：在乳后同身寸之二寸。折法腋一乳二。同身寸，详十四页。

大包四

在渊液见上三穴前下三寸。

上四穴，侧腋。十一，足少阳胆经；九，手厥阴心包经；四，足太阴脾经。

侧胁部

折法

直 一、腋至季胁，一尺二寸。

⎡ 二、季胁至髀枢，六寸。

横 ⎣ 腰围与脐平直围之，四尺二寸。

侧胁

章门十二①

在大横见腹四行外直脐季肋端，侧卧，屈上足，伸下足，举臂取之。

京门十一

在监骨上，腰中挟背，季肋下②。一云详附载。

---

① 十二："十"字原脱，据文义补。按章门穴在第十二条经脉，即足厥阴肝经。

② 下：原作"本"，据《针灸甲乙经》卷三改。

带脉十一

在季肋下一寸八分陷中。折法二。

五枢十一

在带脉下三寸。

维道十一

在章门见上四穴前下五寸三分。折法二。

居髎十一

在章门见上六穴前下八寸三分，监骨上陷中。折法二。

上六穴，侧胁。十二，足厥阴肝经；十一，足少阳胆经。

胸部

《图翼》曰：胸腰横直寸法，并当用同身寸法。

折法

直 ⎧ 一、结喉至缺盆，四寸。

　　⎨ 二、缺盆至髑骬，九寸。

　　⎩ 　又缺盆至岐骨，八寸四分。

横 ⎧ 三、乳间相去，九寸半，又八寸。

　　⎨ 四、胸围，四尺二寸。

胸中行

天突十四

在颈结喉下一寸宛宛中。《图翼》一作三。折法一。

璇玑十四

在天突下一寸陷中。折法一。

华盖十四

在璇玑下二寸《资生经》作一寸，是。

紫宫十四

在华盖下一寸六分。

玉堂十四

在紫宫下一寸六分。

膻中十四

在玉堂下一寸六分，两乳间。

中庭十四

在膻中下一寸六分。

上七穴，胸中行。十四，任脉。

胸二行

去中行二寸，折法四。以下六穴，并仰取之。

俞府八

在巨骨见肩膊七页下璇玑见上胸中行傍二寸陷中。折法四。

彧中八

在俞府下一寸六分陷中。

神藏八

在彧中下一寸六分陷中。

灵墟八

在神藏下一寸六分陷中。

神封八

在灵墟下一寸六分陷中。

步廊八

在神封下一寸六分陷中。

上六穴，胸二行。八，足少阴肾经。

胸三行

去中行四寸，折法四。

气户三

在巨骨骨名也，非穴名下，俞府见上六穴前傍二寸陷中。折法四。

库房三

在气户下一寸六分陷中，仰而取之。气户，俞府傍二寸。折法下二傍三。

屋翳三

在库房下一寸六分陷中，仰而取之。

膺窗三

在屋翳下一寸六分陷中。

乳中三

穴当乳是也。

乳根三

在乳下一寸六分陷中，仰而取之。折法二。

上六穴，胸三行。三，足阳明胃经。

胸四行

去中行六寸。

云门一

在巨骨见肩膊七丁下，挟气户见上六穴前傍二寸陷中，动脉应手，举臂取之。折法四。

中府一

在云门下一寸，乳上三肋间，动脉应手陷中。折法二。

周荣四

在中府下一寸六分陷中，仰而取之。折法二。

胸乡四

在周荣下一寸六分陷中，仰而取之。

天溪四

在胸乡下一寸六分，仰而取之。

食窦四

在天溪下一寸六分，举臂取之。

上六穴，胸四行。一，手太阴肺经；四，足太阴脾经。

腹部

《图翼》曰：胸腹横直寸法，并当用同身寸法。

折法

直 ⎧ 一、髑骭至脐，八寸髑骭如指尖骨，在岐骨下为五分。
   又髑骭上岐骨至脐心，八寸。
  二、脐至横骨，六寸半。
   又脐心至毛际曲骨，五寸。

横 ⎧ 三、乳间相去，九寸半，又八寸。
  四、横骨横长，六寸半。
   腰围与脐平直围之，四尺二寸。

腹中行

鸠尾十四

在臆前蔽骨下五分也。人无蔽骨者，从岐骨际下行一寸。折法一。

巨阙十四

在鸠尾下一寸。

上脘十四

在巨阙下一寸五分，去蔽骨三寸，脐上五寸。

中脘十四

在上脘下一寸，脐上四寸，居岐骨与脐之中。

建里十四

在中脘下一寸，脐上三寸。

下脘十四

在建里下一寸，脐上二寸。

水分十四

在下脘下一寸，脐上一寸。

神阙十四

当脐中。

阴交十四

在脐下一寸。折法二。

气海十四

在脐下一寸五分。同上。

石门十四

在脐下二寸。同上。

关元十四

在脐下三寸。同上。

中极十四

在脐下四寸。同上。

曲骨十四

在横骨上，中极下一寸毛际陷中动脉。

会阴十四

一名屏翳，在两阴间。

上十五穴，腹中行。十四，任脉。

腹二行

去中行五分，折法三。

幽门八

挟巨阙傍见腹中行五分。折法三。

通谷八

在幽门下一寸。折法一。

阴都八

在通谷下一寸。

石关八

在阴都下一寸。

商曲八

在石关下一寸。

肓俞八

在商曲下一寸当作二寸，去脐傍五分。

中注八

在肓俞下一寸。折法二。

四满八

在中注下一寸。

气穴八

在四满下一寸。

大赫八

在气穴下一寸。

横骨八

在大赫下一寸，肓俞见上六穴前下五寸。《千金》云：在阴上横骨中，宛曲如却月中央是也。

上十一穴，腹二行。八，足少阴肾经。

腹三行

去中行二寸，折法三。

不容三

在第四肋端，幽门见腹二行前页傍一寸五分，对巨阙、幽门，中行巨阙五分。折法四。

承满三

在不容下一寸，对上脘。折法一。

梁门三

在承满下一寸，对中脘。

关门三

在梁门下一寸，对建里。

太乙三

在关门下一寸，对下脘。

滑肉门三

在太乙下一寸，天枢上一寸，对水分。

天枢三

在挟脐二寸。折法三。

外陵三

在天枢下一寸，对阴交。折法二。

大巨三

在天枢下二寸，对石门。同上。

水道三

在大巨下三寸。同上。

归来三

在水道下二寸。同上。

气冲三

一名气街，在归来下，鼠鼷阴股毛际有磊磊小骨，如小鼠，曰鼠鼷上一寸脉动处也。同上。

上十二穴，腹三行。三，足阳明胃经。

腹四行

去中行三寸半，折法三。

期门十二

直两乳第二肋端，肝之募也。

日月十一

在期门下五分。折法一。

腹哀四

在日月下一寸五分。

大横四

在腹哀下三寸五分，直脐傍。不拘尺寸，以直脐傍可为据。

腹结四

在大横下一寸三分。折法二。

府舍四

在腹结下三寸。同上。

冲门四

上去大横_{见上}五寸，在府舍下横骨两端约纹中动脉。同上。

上七穴，腹四行。十二，足厥阴肝经；十，足少阳胆经；四，足太阴脾经。

背部

折法

直
- 一、大椎至尾骶_{二十一椎}，通三尺。
- 二、上七节各一寸四分一厘，共九寸八分七厘。
- 三、中七节各一寸六分一厘，共一尺一寸二分七厘，第十四节与脐平。
- 四、下七节各一寸二分六厘，共八寸八分二厘，总共二尺九寸九分六厘，不足四厘者，有零不尽也。

横
- 五、用中指同身寸法。

　　同身寸：以男左女右手大指、中指圆曲交接如环。取中指中节横纹两头尽处，比为一寸。凡手足尺寸及背部横寸无折法之处，乃用此法，他不必混用。

背中行

大椎十三

在第一椎上陷中，曰平肩。

陶道十三

在大椎节下间陷中，俯而取之。

身柱十三

在第三椎节下间。同上。

神道十三

在第五椎节下间。同上。

灵台十三

在第六椎节下间。同上。

至阳十三

在第七椎节下间。同上。

筋缩十三

在第九椎节下间。同上。

脊中十三

在第十一椎节下间。同上。

悬枢十三

在第十三椎节下间。同上。

命门十三

在第十四椎节下间。同上。一云与脐平，用线牵而取之。

阳关十三

在第十六椎节下间。同上。

腰俞十三

在第二十一椎节下间。

长强十三

在脊骶端。

上十三穴，背中行。

背二行

去中行二寸，折法五。

大杼七

在项后第一椎下陷中，正坐而取之。

风门七

在第二椎下。同上。

肺俞七

在第三椎下。又以手搭肩，左取右，右取左，当中指末处是也，正坐取之。

厥阴俞七

在第四椎下。同上。

心俞七

在第五椎下。同上。

膈俞七

在第七椎下。同上。

肝俞七

在第九椎下。同上。

胆俞七

在第十椎下。同上。

脾俞七

在第十一椎下。同上。

胃俞七

在第十二椎下。同上。

三焦俞七

在第十三椎下。同上。

肾俞七

在第十四椎下，与脐平。同上。

大肠俞七

在第十六椎下，伏而取之。

小肠俞七

在第十八椎下。同上。

膀胱俞七

在第十九椎下。同上。

中膂内俞七

在第二十椎下，挟脊胛起肉间。同上。

白环俞七

在第二十一椎下。同上。

上髎七

在第一空腰髁下一寸，挟脊陷中。以下四穴，详附载八髎。

次髎七

在第二空挟脊陷中。

中髎七

在第三空挟脊陷中。

下髎七

在第四空挟脊陷中。

会阳七

在阴尾尻骨两旁。

上二十一穴，背二行。七，足太阳膀胱经。

背三行

去中行三寸半，折法五。

附分七

在第二椎下，附项内廉，正坐而取之。

魄户七

在第三椎下。同上。

膏肓俞七

在第四椎下，近五椎上。取穴时，令人正坐，曲脊，伸两手，以臂着膝前令正直，手大指与膝头齐，以物支肘，毋令臂动摇。

神堂七

在第五椎下，正坐而取之。

谚语七

在肩膊内廉，挟第六椎下。同上。

膈关七

在第七椎下，正坐开肩取之。

魂门七

在第九椎下，正坐而取之。

阳纲七

在第十椎下，正坐取之。

意舍七

在第十一椎下，正坐取之。

胃仓七

在第十二椎下。同上。

肓门七

在第十三椎下叉肋间，前与鸠尾相直。同上。

志室七

在第十四椎下陷中。同上。

胞肓七

在第十九椎下陷中，伏而取之。

秩边七

在第二十椎下陷中。同上。《图翼》"十"下有"一"字。

上十四穴，背三行。七，足太阳膀胱经。

手部

折法

直
- 一、肩至肘，一尺七寸。
- 二、肘至腕，一尺二寸半。
- 三、腕至中指本节，四寸。
- 四、中指本节至末节，四寸半。

横
- 五、凡手足尺寸横寸无折法处。
  用同身寸法_{法见十四页背部。}

- 如韭叶，犹言去一分。
- 白肉，指侧肉属里者。
- 赤肉，指侧肉属表者。

手太阴肺经

行臂内，起手大指端。

少商一

在大指端内侧，去爪甲如韭叶，白肉内宛宛中。

鱼际一

在大指本节后内侧，散脉中。

太渊一

在掌后陷中。

经渠一

在寸口陷中。

列缺一

去腕侧上一寸五分，以手交叉，食指末筋骨罅中络穴也。折法二。

孔最一

在腕上七寸陷中。折法二。

尺泽一

在肘中约纹上动脉中。

侠白一

在天府下去肘五寸动脉中。折法一。

天府一

在腋下三寸臑内廉动脉中。折法一。

上九穴。一,手太阴肺经臂内。

手厥阴心包经

行臂内,起手中指端。

中冲九

在手中指端,去爪甲如韭叶陷中。

劳宫九

在掌中央,屈无名指取之。《资生经》云:屈中指。以今观之,莫若屈中指、无名指,两者之间取之为允。

大陵九

在掌后骨下横纹中,两筋间陷中。

内关九

在掌后去腕二寸两筋间,与外关相对。折法二。

间使九

在掌后三寸两筋间陷中。折法二。

郄门九

在掌后去腕五寸。折法二。

曲泽九

在肘内廉横纹陷中,筋内侧动脉。屈肘得之。

天泉九

在曲腋下,去肩臂二寸。举臂得之。折法一。

上八穴。九,手厥阴心包经臂内。

手少阴心经

行臂内,起手小指内侧端。

少冲五

在手小指内廉端,去爪甲如韭叶。

少府五

在手小指本节后陷中,直营宫。见上八穴前。

神门五

在掌后锐骨端陷中。

阴郄五

在掌后脉中,去腕五分。折法二。

通里五

在腕后一寸陷中。折法二。

灵道五

在掌后一寸五分，一曰一寸。折法二。

少海五

在肘内廉节后陷者中，动脉应手。《十四经》与小肠经少海误同法，今据《甲乙经》。

青灵五

在肘上三寸，举臂取之。折法一。

极泉五

在臂内腋下筋间，动脉入胸。

上九穴。五，手少阴心经臂内。

手阳明大肠经

行臂外，起手食指端。

商阳二

在手食指内侧，去爪甲角如韭叶。

二间二

在手食指本节前内侧陷中。

三间二

在手食指本节后内侧陷中。

合谷二

在手大指次指岐骨间陷中。

阳溪二

在腕中上侧两筋间陷中。

偏历二

在腕后三寸。折法二。

温溜二

在腕后，小士五寸，大士六寸。大士，大人也；小士，小儿也。折法二。

下廉二

在曲池下四寸，辅骨下，去上廉一寸，辅锐肉，其分外斜。折法二。

上廉二

在三里下一寸，曲池见下下三寸，其分独抵阳明之会外斜。折法二。

三里二

在曲池下二寸，按之肉起。折法二。

曲池二

在肘外辅骨，屈臂曲骨之中，以手拱胸取之。

肘髎二

在肘大骨外廉陷中。

五里二

在肘上三寸，行向里大脉中央。折法一。

臂臑二

在肘上七寸。折法一。

上十四穴。二，手阳明大肠经臂外。

手少阳三焦经

行臂外，起手无名指端。

关冲十

在手无名指端，去爪甲如韭叶。

液门十

在手小指次指间陷中。

中渚十

在手无名指本节后间陷中。

阳池十

在手表腕上陷中。

外关十

在腕后二寸两骨^①间陷中。折法二。

支沟十

在腕后三寸两骨间陷中。折法二。

会宗十

在腕后三寸空中。一云空中一寸。折法二。

三阳络十

在臂上大交脉，支沟_{见上}上一寸。折法二。

---

① 骨：原作"筋"，据《针灸资生经》第一改。

四渎+

在肘前五寸外廉陷中。折法二。

天井+

在肘外大骨尖后上一寸，两筋间陷中，屈肘得之。甄权云：曲肘后一寸。又手按膝头取之。折法二。

清凉渊+

在肘上二寸，伸肘举臂取之。折法一。

消泺+

在肩下臂外间，腋斜肘分下行。

上手少阳三焦经臂外。

手太阳小肠经

行臂外，起手小指外侧端。

少泽六

在手小指外侧端，去爪甲角一分陷中。折法四。

前谷六

在手小指外侧本节前陷中。

后溪六

在手小指外侧本节后陷中。

腕骨六

在手外侧腕前起骨下陷中。

阳谷六

在手外侧腕中锐骨下陷中。

养老六

在手外踝骨上一空，腕后一寸陷中。折法二。

支正六

在腕后五寸。

小海六

在肘内大骨外，去肘端五分陷中。折法二。

上八穴。六，手太阳小肠经臂外。

足部

折法

一、横骨上廉下至内辅上廉，一尺八寸。

二、内辅上廉至下廉，三寸半。

三、内辅下廉至内踝，一尺三寸。

四、内踝至地，三寸。

五、髀枢至膝中，一尺九寸。

六、膝至外踝，一尺六寸。

七、外踝至京骨，三寸。

八、京骨至地，一寸。

九、膝䐃至跗属，一尺二寸。

十、跗属至地，三寸。

十一、足长，一尺二寸；广，四寸半。

十二、手足折量，用同身寸法。同身寸见十四页骨部。

如韭叶
白肉   解见十八页手部。
赤肉

足厥阴肝经

行足股内，起足大趾端。

大敦十二

在足大趾端去爪甲如韭叶及三毛中爪甲后曰三毛。

行间十二

在足大趾间动脉应手。

太冲十二

在足大趾本节后二寸，或云一寸半动脉陷中。折法十一。

中封十二

在足内踝前一寸陷中，仰足取之。折法十一。

蠡沟十二

在内踝上五寸。折法三。

中都十二

在内踝上七寸骱骨中。折法三。

膝关十二

在犊鼻见下廿五页下二寸傍陷中。折法十二。

曲泉十二

在膝内辅骨下，大筋上，小筋下陷中。屈膝得之，在膝横纹头是。

阴包十二

在膝上四寸股内廉两筋间。折法二。

五里十二

在气冲见腹三行十三丁下三寸，阴股中动脉。折法一。

阴廉十二

在羊矢下斜里三分直上，去气冲见十三页腹三行二寸动脉陷中。羊矢，阴傍股内约纹缝中皮肉间，有核如羊矢。折法一。

上十一穴。十二，足厥阴肝经足股内。

足太阴脾经

行足股内，起足大趾内侧端。

隐白四

在足大趾内侧端，去爪甲角如韭叶。

大都四

在足大趾本节后陷中。

太白四

在足内侧核骨下陷中，赤白肉际。

公孙四

在足大趾本节后一寸。折法十一。

商丘四

在足内踝下微前陷中。

三阴交四

在内踝上三寸，骨下陷中。折法三。

漏谷四

在内踝上六寸，骨下陷中。折法三。

地机四

在膝下五寸。折法三。

阴陵泉四

在膝下内侧辅骨下陷中，伸足取之。

血海四

在膝膑上二寸内廉白肉际见折法末陷中。

箕门四

在鱼腹上越两筋间，阴股内动脉中。

上十一穴。四，足太阴脾经足股内。

足少阴肾经

行足股内，起足心。

涌泉八

在足心陷中，屈足卷趾宛宛中。

然谷八

在足内踝前大骨下陷中。

太溪八

在足内踝后跟骨上动脉陷中。

大钟八

在足跟后冲中大骨上两筋间。《水热穴论》注曰：在足内踝后冲中。

照海八

在足内踝下一寸陷中。折法四。

水泉八

在太溪见上下一寸内踝下。折法四。

复溜八

在足内踝后上二寸动脉陷中。折法三。

交信八

在足内踝上二寸，少阴前，太阴后少阴、太阴，见凡例末图。折法三。

筑宾八

在足内踝上腨分中。

阴谷八

在膝内辅骨后大筋下，小筋上，按之应手，屈膝乃得之。

上十穴。八，足少阴肾经足股内。

足阳明胃经

行足股外，起足三趾端。

厉兑三

在足大趾次趾端，去爪甲如韭叶。

内庭三

在足大趾次趾外间陷中。

陷谷三

在足大趾次趾间本节后陷中。

冲阳三

在足跗上五寸骨间动脉，去陷谷三寸。折法十一。

解溪三

在冲阳后一寸五分，腕上陷中，系鞋带处。折法十一。

丰隆三

在外踝上八寸，骱外廉陷中。折法六。

巨虚下廉三

在上廉下三寸，举足取之。折法六。

条口三

在三里下五寸，下廉上一寸。同上。折法六。

巨虚上廉三

在三里下三寸。同上。

三里三

在膝眼下三寸，骱骨外大筋内宛宛中。极重按之，则跗上动脉止矣。同上。折法六。

犊鼻三

在膝膑下骱骨上，骨解大筋中。

梁丘三

在膝上二寸两筋间。折法五。

阴市三

在膝上三寸，伏兔下陷中，拜而取之。折法五。

伏兔三

在膝上六寸起肉，正跪坐而取之。一云膝盖上七寸。折法五。

髀关三

在膝上伏兔后交文中交分。一作交分。

上十五穴。三，足阳明胃经足股外。

足少阳胆经

行足股外，起足四趾端。

窍阴十一

在足小趾次趾端，去爪甲如韭叶。

侠溪十一

在足小趾次趾岐骨间本节前陷中。

地五会十一

在足小趾次趾本节后陷中，去侠溪一寸。折法十一。

临泣十一

在足小趾次趾本节后间陷中，去侠溪一寸半。折法十一。

丘墟十一

在足外踝下，如前去临泣三寸。折法十一。

悬钟十一

在足外踝上三寸动脉中。折法六。

阳辅十一

在足外踝上四寸，辅骨前，绝骨_{见二十八丁}端，如前三分，去丘墟七寸。折法六。

光明十一

在足外踝上五寸。折法六。

外丘十一

在足外踝上七寸。折法六。

阳交十一

在足外踝上七寸，斜属三阳分肉之间。折法六。

阳陵泉十一

在膝下一寸外廉陷中。折法六。

阳关十一

在阳陵泉上三寸，犊鼻_{见上十六穴}前外陷中。折法六。

中渎十一

在髀骨外膝上五寸分肉间陷中。折法五。

环跳十一

在髀枢中，侧卧，伸下足，屈上足取之。

上十三穴。十一，足少阳胆经足股外。

足太阳膀胱经

行足股后，起足小趾外侧端。

至阴七

在足小趾外侧，去爪甲角如韭叶。

通谷七

在足小趾外侧本节前陷中。

束骨七

在足小趾外侧本节后陷中赤白肉际。

京骨七

在足小趾外侧本节后，大骨下赤白肉际陷中，可按而得。

金门七

在足外踝下。

申脉七

在足外踝下陷中，容爪甲白肉际。

仆参七

在跟骨下陷中，拱足取之。

昆仑七

在外踝后跟骨上陷中。

跗阳七

在外踝上三寸。折法六。

飞阳七

在外踝上七寸。折法六。

承山七

在兑腨肠下分肉际。

承筋七

在腨肠中央陷中。

合阳七

在膝约纹中央下三寸。折法九。

委中七

在腘中央约纹中动脉。

委阳七

在承扶见下下六寸，屈伸取之。足太阳之后，出于腘中外廉两筋间。折法五。

浮郄七

在委阳上一寸，展膝得之。折法五。

殷门七

在承扶下六寸。承扶，原作肉郄，肉郄、承扶一名。折法五。

承扶七

在尻臀下，股阴上纹中。

上十八穴。足太阳膀胱经足股后。

十四经终

补遗

中枢十三

在第十椎节下间，俯而取之。

此穴，诸书皆失之，惟《气府论》督脉下王氏注中有此穴。又考之《气穴论》曰"背与心相控而痛，所治天突与十椎"者，其穴即此。

急脉

足厥阴穴，挟气冲见腹三行中三页傍五分，去中行二寸半。折法二。

上二穴，《类经图翼》。

绝骨

即悬钟也。《十四经》外踝以上为绝骨，见脚气八处。

丹田

关元，又石门，一名二说。《资生》

泥丸宫

百会一名。《本事》

三阳五会

百会一名。《本经》

肉郄

承扶一名。《本经》

跗阳

冲阳穴也，仲景跌阳乃是也。

困学奇俞

东都石塚汶上尹　著

凡点灸穴时，须正身平坐，两手支颊，慎勿倾倒。

端身正坐前图

端身正坐后图

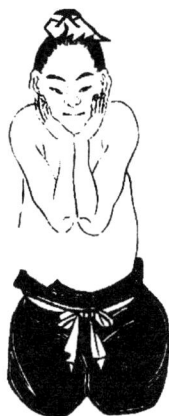

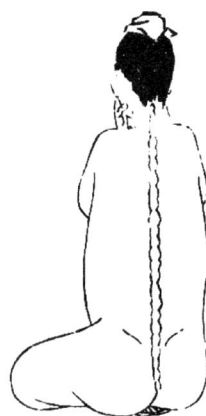

端身正立图

端身蹻床图

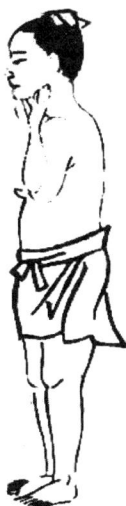

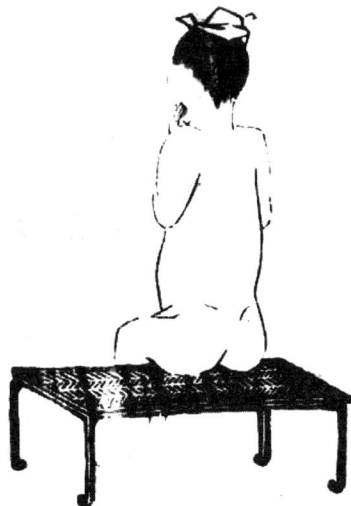

同身寸法

以男左女右手，大指、中指圆曲交接如环。取中指中节横纹两头尽处，比为一寸。又《入门》同身寸似是，见末十一页。

凡手足尺寸及背部横寸无折法之处，乃用此法，他不必混用。

按：取中指中节里内横纹，则为甚狭隘，当以外表横纹尽处为度。特如肥人指短者为最佳。

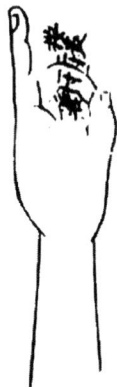

四花患门 《苏沈良方》图

治五劳七伤，气血虚损，骨蒸潮热，咳嗽痰喘，五心烦热，四肢困倦羸瘦等证。

患门第一

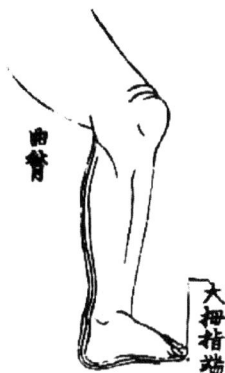

以绳子自大拇指端，当脚根向后，至曲脊大横纹，名委中，截断。

患门第二

以前绳自鼻端量，向上循头缝至脑后，名哑门。

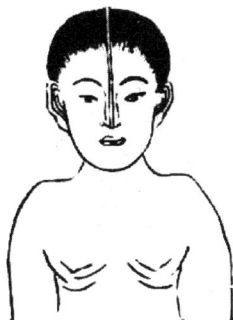

患门第三

以前哑门绳子，循脊骨引绳头向下，至绳尽处，当脊骨以假点。

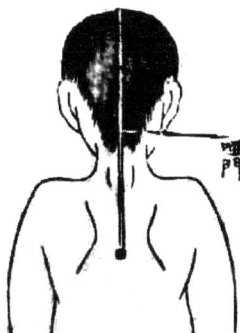

患门第四

以别绳子，令患人合口，口上钩起绳子中心至鼻柱下，便齐两吻截断。

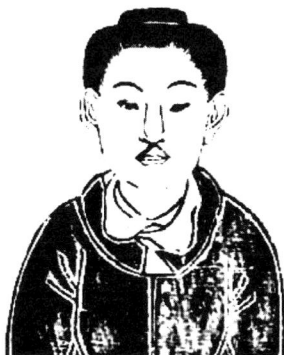

患门第五

将量口吻绳子展直，于前来脊骨上假点处横量两头，以点记二穴，是患门也。

上一次患门二穴。

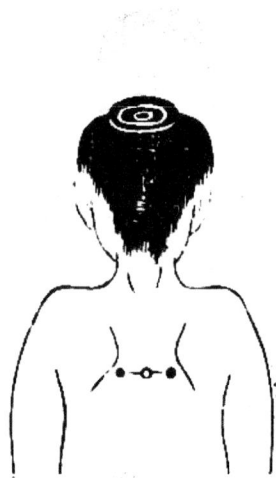

二次四花左右二穴

四花第一

取一绳绕项前双垂，与鸠尾齐，截断。鸠尾者，胸前岐骨下一寸。详腹中行。

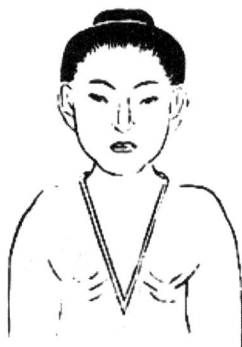

四花第二

摺前绳子墨中心，当结喉翻前绳头向项后，以绳两头夹项双垂，循脊骨向下，至绳头尽处假点。

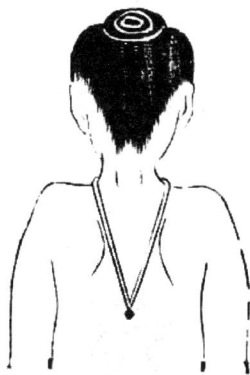

四花第三

以别绳子，令人合口横量，齐两吻截断。

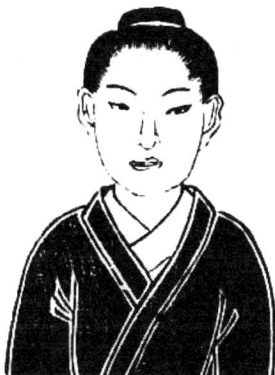

四花第四

用量口吻绳子，于脊骨假点上，横量两头以点记，是四花左右之二穴也。

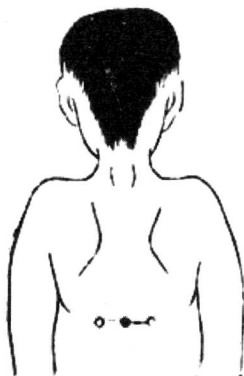

847

以上四穴患门二穴、四花二穴同时灸之，初七壮、二七、三七，积至百壮为妙。灸疮将瘥，或灸疮将发时，又依后法灸二穴。

三次四花上下二穴

以第二次量口吻绳子，于第二次假点上，直上下竖量，绳尽头以点记二穴，是四花上下二穴也。

《外台》云各灸百壮。

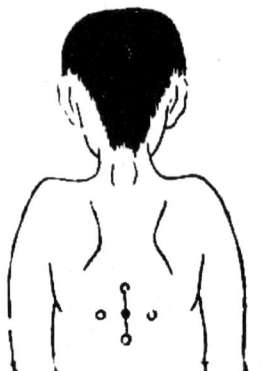

四花患门全图

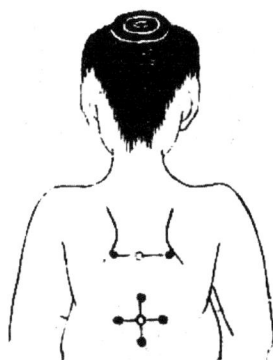

以上四花患门，《苏沈良方》《类经图翼》与《外台秘要》同，《资生经》《针灸聚英》与《外台秘要》异。

四花异同

假点法与上四花法同。

正点如口吻阔截纸，四方当中剪小孔，假点上平小孔，纸当中安，分灸，纸四隅是四花，上下二对，四穴也。此与《外台》四花上下左右异。

患门异同《资生经》无患门名，有灸劳法，稍同患门。

假点法与上患门同，但大拇指端作中指尖。

正点取口吻阔，墨中心平假点上，点记其两头。

四花患门仿《资生经》全图

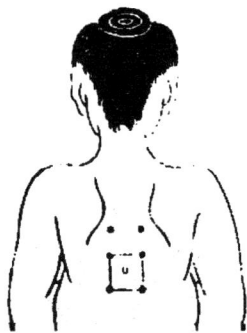

《聚英》云：此穴法果合太阳背二行，心俞、胆俞、四花者，为粗工告也。

《图翼》云：患门近心俞，四花左右近肝俞。稽之穴法，则太阳二行肝俞、心俞者，得正脉乃可得效。《聚英》亦云。

脚气八处穴 治脚气诸证

定一夫法

一夫者，覆手并舒四指端，对度四指上中节横过，为一夫。夫，有三指为一夫者。此脚弱灸，以四指为一夫。

横覆四指一夫图所谓四伏指　　　　**三指一夫图所谓三伏指**

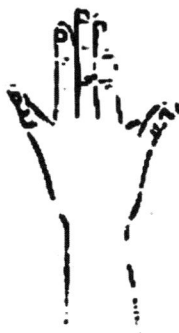

第一

风市

灸壮，轻者不可减百壮，重者乃至五六百壮。上下七穴，共勿令顿灸，三日报之佳。

令病人起，正身平立，垂两臂直下，舒十指掩着两髀，便点中指头髀大筋上是。

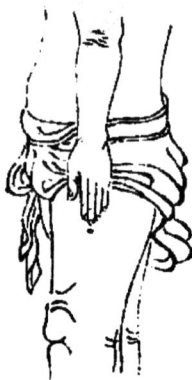

第二

伏兔

灸百壮，亦可五十壮。

令病人累夫_{足跗也}端坐，以病人一夫_{四伏指}掩横膝上，夫下旁_{即小指之旁侧}与曲膝头齐，当夫上旁侧_{即人指之旁侧}中央是。

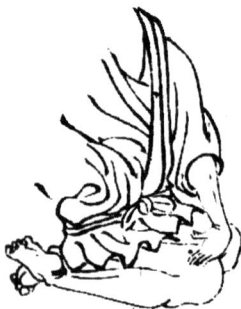

第三

犊鼻

灸五十壮至百壮。

在膝头盖骨上际外骨边平处，以手按之，得骨解处是。

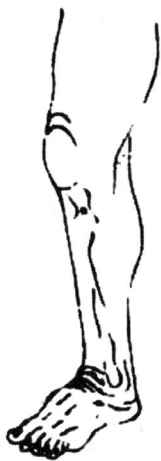

第四

膝眼

原文无灸壮数。

在膝头骨下两旁陷者宛宛中。

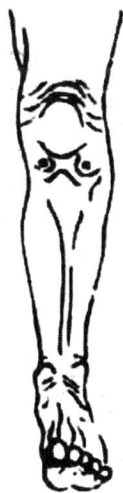

第五

三里

百壮。

在膝头骨下一夫，附胫骨外是。

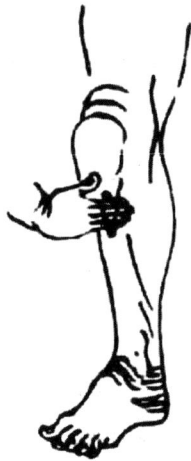

第六

上廉

百壮。

在三里下一夫，亦附胫骨外是。

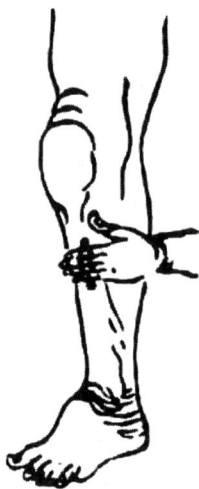

第七

下廉

百壮。

在上廉下一夫，一云附胫骨外是。

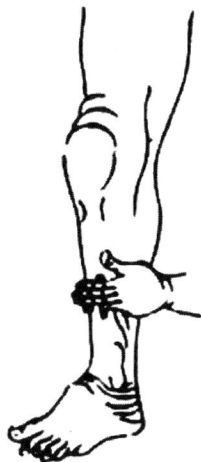

第八

绝骨

在脚外踝上一夫，亦云四寸是。

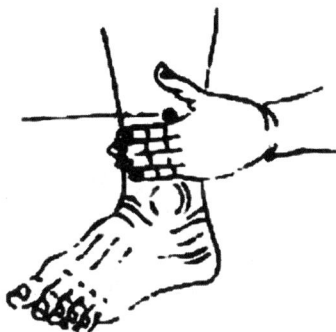

上《千金方》脚气八处灸穴。

效用灸法 [1]

气海_{孕妇不可针灸}

主心气不足，妇人带下，小儿遗尿。

在脐下一寸半。

折法腹二。

---

① 效用灸法：此标题原无，据文例补。

天枢《千金》云：魂魄之舍，不可针，孕妇不可灸。

主腹痛诸证。在脐旁二寸。

折法同。

中脘

治腹部诸疾。

在脐上四寸，居岐骨上脐之中。

折法腹一。

鸠尾

治心腹卒痛。

在臆前蔽骨下五分也。人无蔽骨者，从岐骨间下行一寸。

折法腹一。

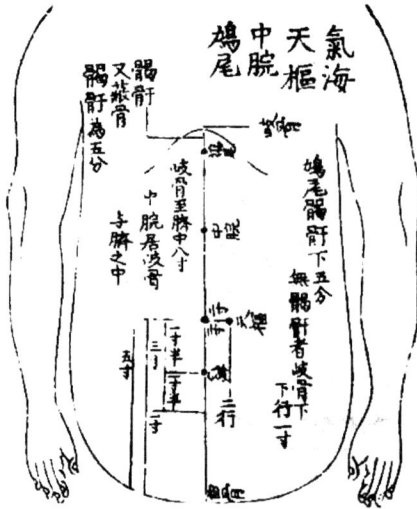

脊背五穴

治大人癫疾，小儿惊痫。

《千金翼》云：灸背二椎上及下穷骨尖二处，乃以绳度量上下中折，复量脊骨上点记之，共三处毕，复断此绳。取其半者为三折，而参合如△字。以上角对中央一穴；其下二角，正夹脊两边。同灸之，凡五处，各百壮。

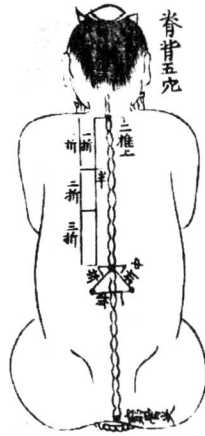

大椎

治百病，小儿急慢惊风。

在第一椎上陷者中，一曰平肩。

身柱

治虚损，五劳七伤及咳嗽。

在第三椎节下间，俯而取之。

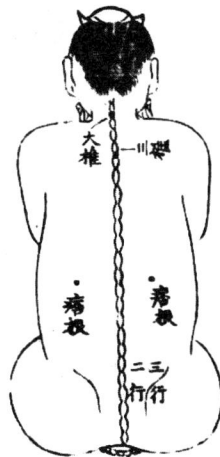

章门

主积聚疝气，腰脊冷痛，大人、小儿一切病。

在大横_{腹四行去中行三寸半}，与脐平外直脐云云。一云肘尖尽处是穴。

折法_{腰围四尺二寸}。

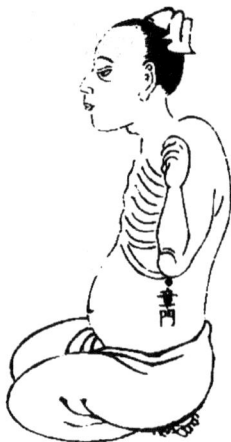

京门

治下利洞泄，水道不利，少腹急痛，肩背腰髀引痛，不得俯仰久立。

在监骨上腰中夹脊季肋本。一云：在脐上五分旁九寸半季肋本夹脊。侧卧，屈上足，伸下足，举臂取之。

折法同上。

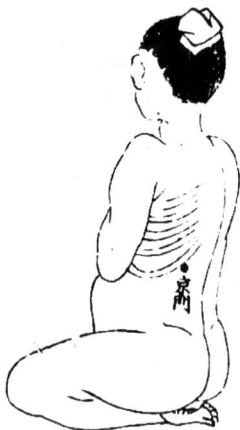

肺俞

治五劳骨蒸，肺痿咳嗽，腰脊强痛。

在第三椎下去中行二寸。又以手搭肩，左取右，右取左，当中指末处是穴。正坐取之。《千金》曰：肺俞对乳，引绳度之。

折法同上。

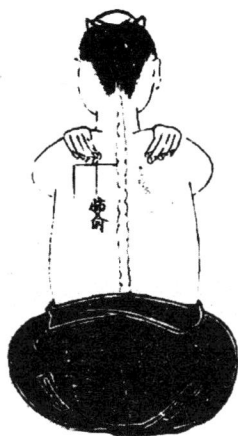

膏肓俞 ①

治五劳骨蒸，背脊痛，一切诸病。

在第四椎下，近五椎上，去中行三寸半。取穴时云云详正编十七页，盖《千金翼》法。又以右手搭左肩上，中指稍所不及是其穴。

折法同上。

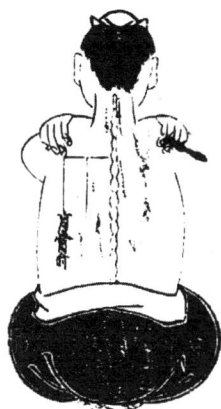 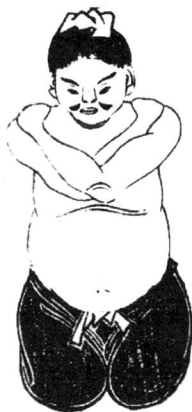

左右各别取之：取左，以右手搭左肩，左手押右之肘，则左胛骨自开离；取右亦然。盖肺俞、膏肓俞，共使胛骨开。

---

① 膏肓俞：原作"肓膏俞"，据文义乙转，下凡遇此误径改，不再出注。

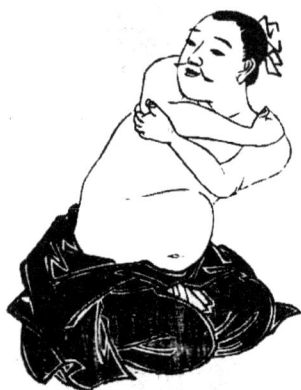

此图属五之附分，见者撰之。

开胛骨一法

《入门》云：令患人就床平坐，曲膝齐胸，以两手围其足膝，使胛骨开离。

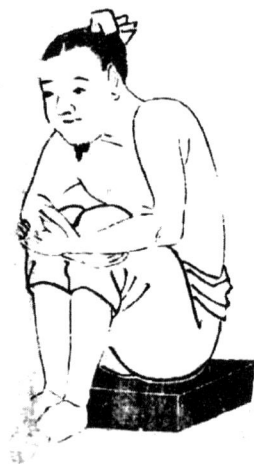

五处灸

治腰间诸病。

用稻稈一条，以男左女右手，自腕约纹至中指端，齐肉尽处截断为则。因使患人脱去衣裳，正身平坐，从床上坐处尾骶骨下着绳，比起脊节直上，至绳尽处点之。再以稈两折，以稈中心当点处，并横以点两头尽处。又以稈两折，作人字样，以双脚当中央点处，与在傍点处，而又点绳中人字头。右傍亦如此，即五处穴。

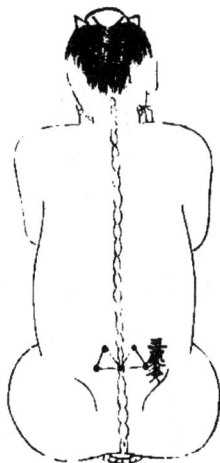

痞根

治积聚痞块。

十三椎下，当脊中假点，开各三寸半，以指揣摸，自有动处，大约与脐平。

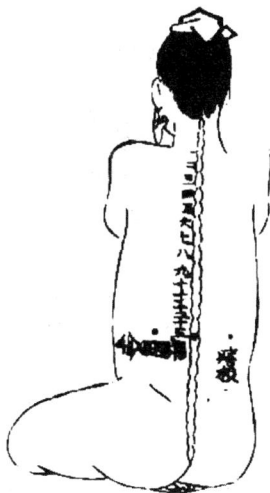

五脏俞

治五脏病。《素问·血气形志篇》

先度其两乳间四分去一，等三折为三隅，以上隅齐脊大椎则下正平，而两隅端当肺之俞也。又以上隅齐脊三椎下两端，心之俞也，谓之下一度也；复下一度，左角肝之俞也，右角脾之俞也；复下一度，肾俞也。此文经注宗索。

度乳图

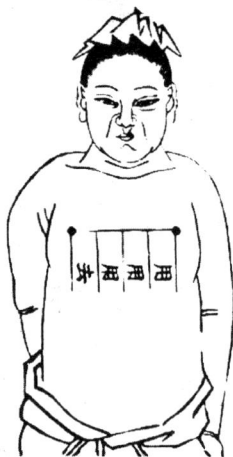

用舍得三隅

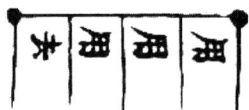

五脏俞全图

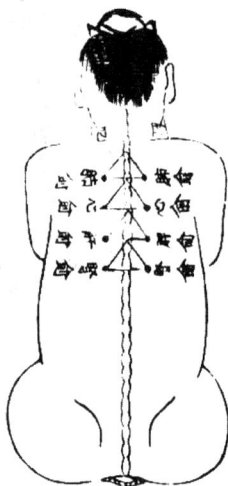

夹脊穴

《肘后》云：此华陀法。

《千金翼》云：治霍乱转筋，令病者合面卧，伸两手着身，以绳横牵两肘尖，当脊间绳下两旁相去者一寸半所。灸百壮，无不瘥者。

折法_{同身寸}。

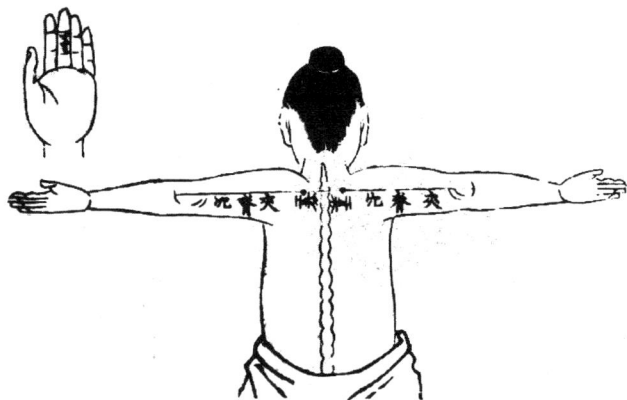

同身寸《入门》

以男左女右手中指第二节内度，以稗心比两头横纹尖为一寸取之。

肩髃

偏风，又肩臂筋骨酸痛及长命痛，灸自七壮至七七壮。

在髆骨头肩端上两骨罅陷中，举臂取之有空。

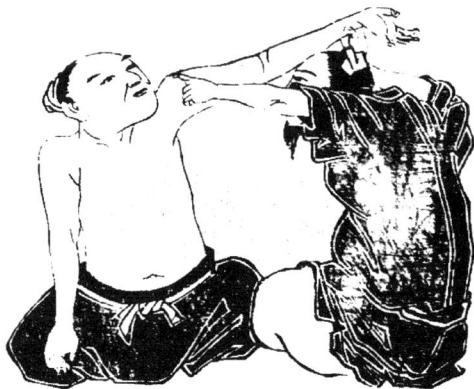

肩井

治卒忤暴绝，灸百壮。

在肩上陷中，缺盆上，大骨前一寸半。以三指按取之，当中指下陷中者是。

折法。

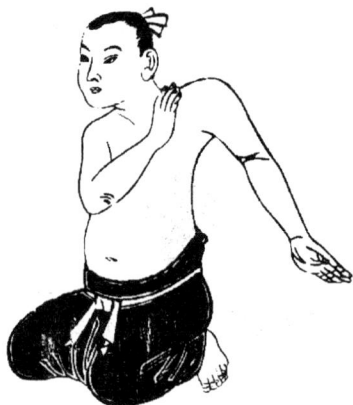

妇人膻中

治上气短气，乳汁少。

在横两乳间陷中。乳房多垂难分者，以自缺盆至脐一尺七寸为折法，自缺盆量在六寸八分。

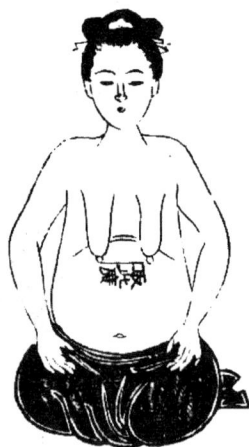

一本堂灸点图说_{香川太冲灸点图说}

凡点灸穴时，令患人端身正坐，以两手支两颊，不可有少偏倚斜歪体。
又云：吾门点时，令病人踞床，直两脚，前身如曲尺，则腰脊正而不倾，亦
良法也。勿惮烦致误焉。

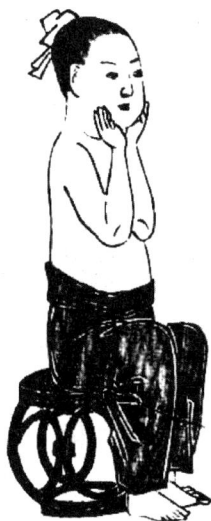

定一椎法_{古人称之曰大椎}

使人平身端坐，两手支颊，俯仰顾眄，以手按与肩齐处者，脊骨不动者
即是也。古人多凸骨下端为俞穴，独张介宾于凸处取之，盖以椎骨接续在凸处也。此乃正中骨罅之处，
督脉之经穴也。且征之以鱼骨，可谓苦心焉。或诽以鱼骨比人骨，太冲披之详，今惮烦随省。

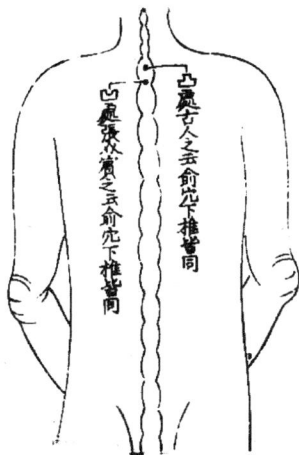

夫吾门定椎骨者，不过点背部诸俞穴，欲以其椎之凸凹为之标准耳。吾门固不贵灸骨上。若夫四花竖点及身柱等，不知何谓也。毕竟椎骨之说，非所强辨焉。

先师平常教门弟子云：若肥肉盈满之人，骨节难寻，点之法：先自一椎骨至尾骶骨，一面下视，定上下之中为十一椎。自是以上有十椎，自是以下有十椎，总二十一椎也。定之后点灸穴，是为要法。又曰：腋下约纹尽处，曳来当脊正中是处，即是六椎，亦要法也。

尹按：自一椎至尾骶，为二十一椎者，非也。尾骶二十一椎，外既形微长，当自尾骶上至一椎中折，为十一椎。

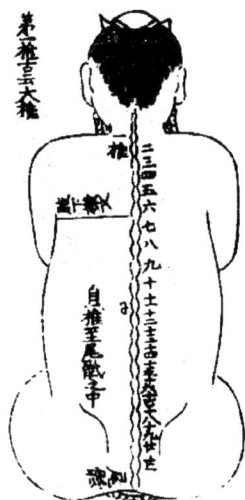

凡点背部，先以手按腹里块物凝气之所有之处，直就后背所，齐对之二行、三行，以指头摸索之，认肋骨之分际，指头陷没之所，为真穴也。

盖二行之阔狭，医书之说有二焉：狭之者，皇甫士安、滑寿也；阔之者，刘瑾、张介宾也。虽然，其穴皆在脊肉上，比之吾门所用之二行，则犹似阔。按：高武《针灸聚英》云：四花穴，合太阳行背二行膈俞、胆俞也云云。顾四花穴相去脊中，量患人合口吻之大而点之，其穴在于脊内，才应容三伏指三伏指之法，见奇俞之首处，而高武以之为二行膈、胆二俞，则与吾门所用二行相合焉。

肩井

在肩上陷中缺盆上，大骨前，以三指按之，当中指下陷中者是。治头项

强痛，不得回顾。<small>图见上</small>

肩髃

在肩端两骨间，举臂取之。治肩背痹痛，臂不举。<small>图见上</small>

风门

在二椎两旁<small>二行</small>。

治眩晕头痛，齿牙疼痛，目中赤痛，障翳。

附分

在二椎下横胛上内廉<small>三行</small>。

魄户

三椎下横三行。

膏肓

在四椎下，横近五椎三行。

三穴治背痛不能引顾，胸痛，目翳，耳鸣，嘈杂，喘哮。<small>图见前</small>

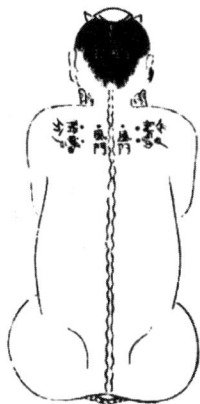

二行

在相去脊正中凸处心左右各八分许<small>太冲云篇中称寸分者，皆以曲尺量之</small>，其才应容三伏指处，大抵七八至十五六为度。

三行

在膂肉外侧，当脊骨凹处之正横，盖点二行俞则用凸处，点三行俞则凹所者，随筋骨斜势也。

脊际

大抵点自七八至九十脊中凹骨之直傍，其降应容一伏指，图见后。吾门所常用，故无别主治。凡自一微患至危笃之证，量病者耐否灼艾增减，日日不懈，则温温煦煦之势发达健运，而营养滋润通身，元气愈益，诸患愈损。又资撰用药汤，随证进退之耳。是吾门所以灼艾为治疗第一义也。

彻腹

在背三行十四椎之间，相去脊中左右各三寸许_{曲尺}，渊渊陷陷，按之能彻腹之处也。使人为咳，则肉动应容指头。是乃吾门称，非古名，较之于痞根、京门，其功胜于彼焉。

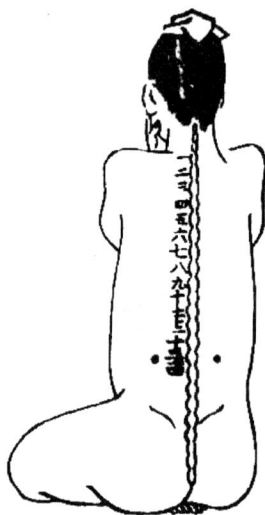

彻腹，十四椎旁云大概。

彻腹 痞根_{图十页} **京门**_{图七页} **章门**_{图七页}

四穴治胁下急痞，风癫，狂痫，惊悸，肠鸣，小儿遗尿，男子梦遗泄精，妇人经闭血块。

腰眼

在十七椎两横。点之法：使人解衣正立，见之腰间有微陷如眼，以指按之，觉如竹节者是。

治腰痛，遗尿，脱肛，痔疾，久淋，老人疲癃，女子腰冷，月闭无子。_{图见三页}

鸠尾 巨阙 上脘 中脘 建里 下脘 水分

点之法：在腹部中行，自岐骨至神阙，正定为八，每一有俞穴。

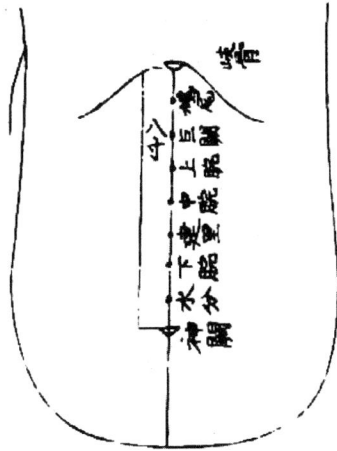

不容　承满　梁门　关门　太乙　滑肉门　天枢

在三行。点之法：乳与中行之间，定为三截。去乳方一截，而直自肋骨之下端，至神阙正横天枢，定六截。每一截有俞穴。

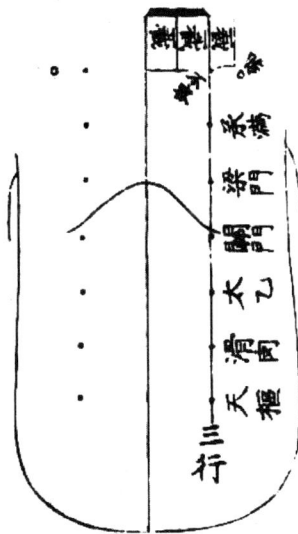

谨按：以上腹部诸俞穴，特举其大概耳。顾腹中固无骨节，唯有筋膜以连络肠胃，则似无处而不俞穴焉。夫人身皮里经脉，谁见谁传之乎，皆想象之论也。故知以寸法点腹部者，为最乖理矣。

若癥瘕疝痞，气妨结滞，伤食胃泄，寒冷绞痛，溺道水痞，一切腹中诸患，以手按之，便快快成痛处，直灸为佳。《灵枢》曰以痛为俞，有旨哉。

十五穴治癥瘕疝痞，气妨郁塞，伤食吐泻，宿食不消，翻胃吐食，嘈杂噫气，吞酸吐水，饮食迟化，吃物频伤，呕逆不食，腹痛胀满，久泄胃泄，休息痢疾，感寒绞痛，女子腰冷，血结气聚，溺道涩痛[①]。

曲池

在肘外辅骨。点之法：屈肘曲骨之中，以手拱胸，曲骨之中横之端是。

治手臂不仁，取物不举，难屈伸者。

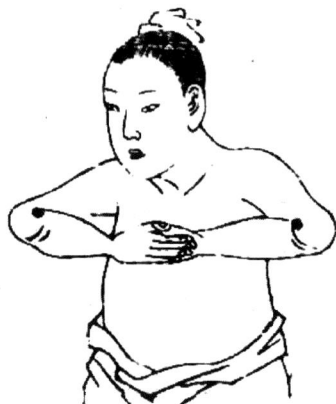

膝眼

在膝头骨下两傍陷处。

风市 图见四页

悬钟

在外踝直上两筋之际。点之法：以手按索踝上细骨，指头自觉骨处是。图全图可见

三阴交

在内踝直上除踝三伏指之上筋与骨之间。图全图可见

四穴治膝髁酸痛，软弱麻刺，肌肉顽厚，不知痛痒，起坐艰难。

涌泉

在足心陷中。

---

① 涩痛：原作"涩通"，据文义改。

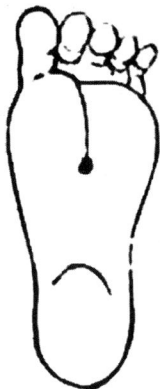

隐白

在足内侧端，去爪甲角如韭叶。

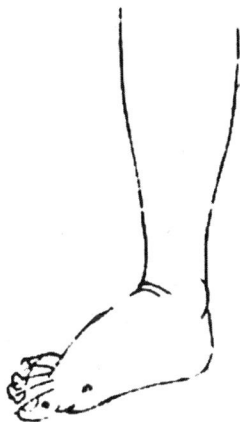

神阙

在脐中央。

三穴治癫痫，急痄，昏愦不省，万般急证不苏者。

附犬伤

《素问·骨空论》曰：犬所啮之处，灸三壮。是治犬伤之真诀也。惜哉！灸数之不多，多多益佳，何限三壮乎。

蝮蛇伤、毒鼠伤、诸虫毒、诸刺伤、治例同上。

脊际全图示半身

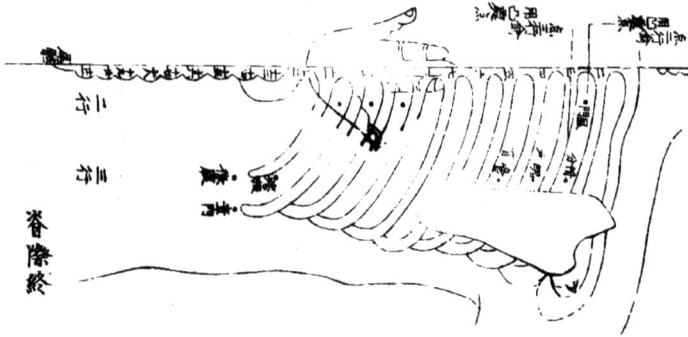

气海　关元　中极　曲骨

在腹中行。点之法：自神阙至曲骨为五，气海在一半，关元在三，中极在四，曲骨在阴毛际。

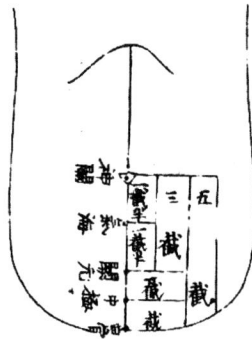

气海

治脏气虚惫，真气不足，阳脱冷气，妇人带下，小儿遗尿。

关元 孕妇不可针，针之则落胎。

治积冷，诸虚百损，妇人带下，经水不通或不妊，宜灸。

中极

治寒上冲心，失精无子，妇人下元虚冷，血崩白浊。

曲骨

《千金》云：水肿胀，灸百壮。

骑竹马

治痈疽恶疮发背，妇人乳痈。用薄篾一条，以男左女右手臂腕中，自尺泽穴横纹起，比至中指端，齐肉尽处截断为则。却用竹杠一条，令病者脱去

上衣，正身骑定，使两人前后扛起，令病人脚不着地，仍令二人扶之，勿使
伛偻。却将前所量篾，从竹杠坐处尾骶骨下着杠起，贴脊直上，至篾尽处点
记之，此假点也。更用他篾，取同身寸二寸摺半，放中心于假点上，于篾尽
处点记之。一本作各开二寸。灸五七壮。盖此二穴，乃心脉所过之处，凡痈疽，心
火留滞之毒，灸此则心火流通而毒散矣。《外科正宗》

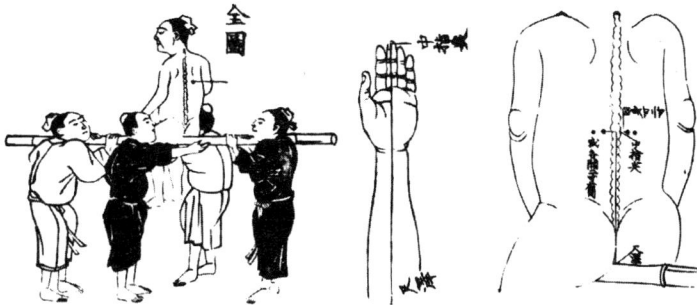

寒疝腰痛穴（腰眼、八髎）

腰眼

治寒疝，又劳瘵已深之难治。令病者脱去下衣，举手向上，略转后些，
则腰间两旁，自有微陷可见，是名鬼眼穴，即俗人所谓腰眼也。《千金方》曰腰目。
正身直立，用墨点记，然后上床，合面而卧，用小艾炷灸七壮。

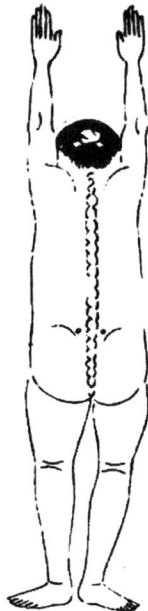

八髎

治男子腰痛，妇人月经不通，小儿遗尿痫瘛。

上髎

在腰踝骨下一寸，夹脊两旁第一空陷中。四髎共属背二行。《缪刺论》注曰：腰下夹尻，有空骨各四，盖即此四髎穴也。《刺腰论》注曰：上髎当髁骨下陷中，余三髎少斜下，按之陷中是也。腰踝骨，即十六椎下腰脊两旁起骨之夹脊者。

次髎

在脊旁第二空陷中，比上髎稍狭。

中髎

在脊旁三空陷中，比次髎稍狭。

下髎

在脊旁四空陷中，比中髎稍狭。

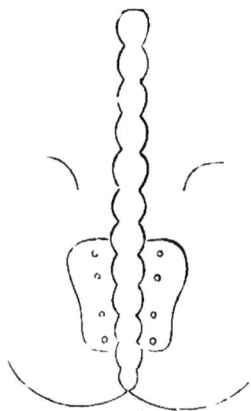

环跳

治脚气水肿，偏身不遂，湿痹不仁，腰胯酸痛。在髀枢中，侧卧，伸下足，屈上足取之。

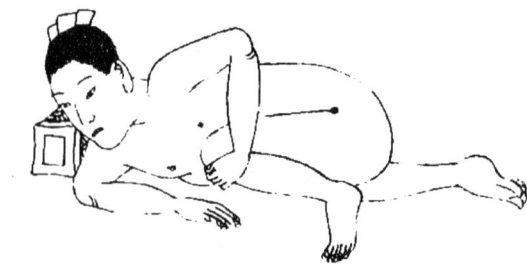

五虎
治手指拘挛。在手食指、无名指背间本节前骨尖上，屈指得之。
拳尖
治风眼翳膜疼痛。在中指本节前骨尖上，握拳取之。

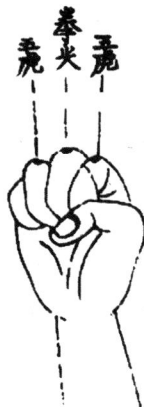

合谷
治偏正头痛，能下死胎。入三分，急补之，灸二壮。在大指次指岐骨间陷中。

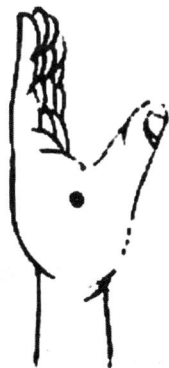

手髓孔
在腕后尖骨头宛宛中，手足共治痿退风，半身不随。

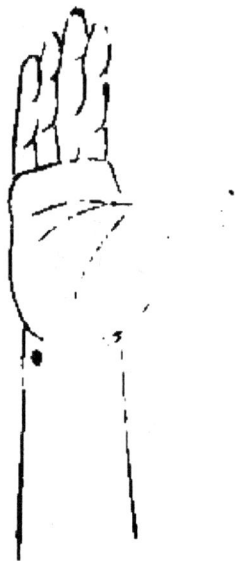

脚髓孔

在足外踝后一寸。

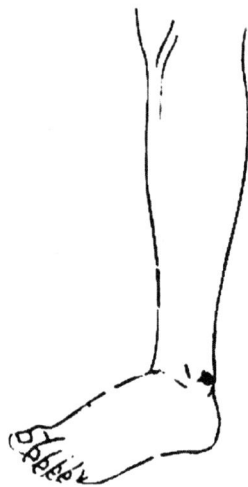

小儿斜差本邦二三岁小儿常用灸穴

在背二行覆手并伏中指、人指、无名指三指，以中指之心伏脊心，则人指、无名指左右之外侧，乃二行也九椎下一穴，男儿左，女儿右。又背二行十一椎下，男儿右，女儿左。

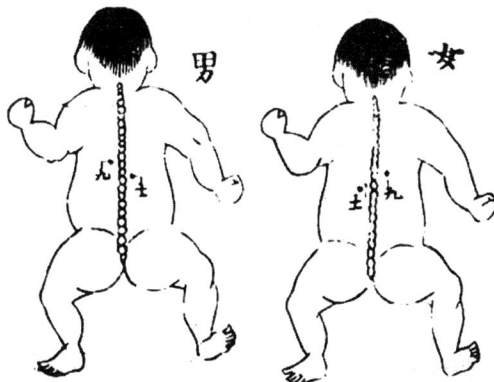

按：上二穴，不如全灸左右二对四穴，盖为小儿不堪火痛软。

肓募

主治结气囊里，针药所不及者。皇朝俗说治脐风撮口。《千金》云：以乳头斜度，至脐中乃屈去其半，从乳下量至尽处是穴。

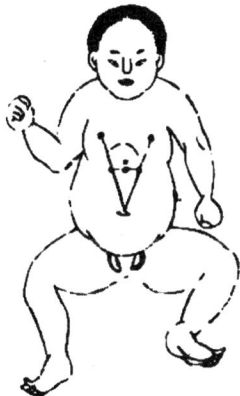

灸狂痫法

百会十二壮　　肺俞五十壮　　心俞五十壮　　胆俞五十壮

脾俞五十壮　　三焦俞五十壮　　幽门三十壮　　气海五十壮

申脉十二壮　　隐白十二壮

上灸一七日，炷如大麦。病缓者，过二旬，又灸一七日，三阅月而止，得效为度。病甚者，隔一二日，又灸一七日，又隔一二日，复灸一七日、三七日而止。灸后病热稍缓者，已之征也。病缓者，其已亦缓也；病甚者，其已亦急也。屡试屡效。

困学奇俞毕

潢门和法八穴 《神应经》

成化九年癸巳孟冬，日本国畠山[①]殿所使、副信州隐士良心言：我国二百年前有两名医，一为和介氏，一为丹波氏。此二医，专治痈疽、疔疖、瘰疬等，定八处灸法，甚有神效。

头部二穴

诸疮发于头部，则耳尖上平周回面前、面后，用禾秆量之裁断。

回面后图

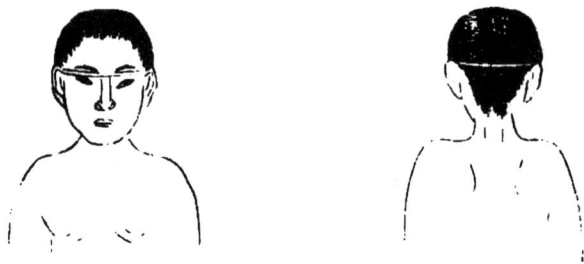

二折前秆，以中心当结喉下，至项后双垂之，假点于其尽处。脊中骨上开一寸，以别秆，令患人手握其端，裁断之，为之一寸。只是此法取寸量也。

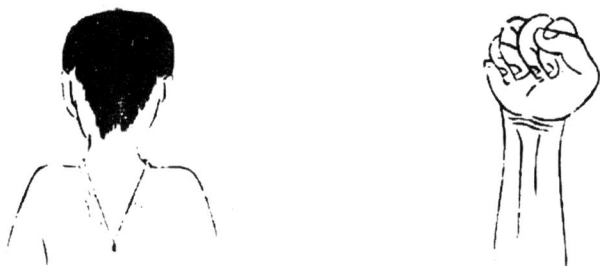

下六穴，云如头部法者，皆仿以三图。

手部二穴

疮发于手部，则自肩上高骨端即肩髃穴，至第三指头爪甲端裁断禾秆，点脊上如头部法。

---

① 畠山：《神应经》作"岛山"。

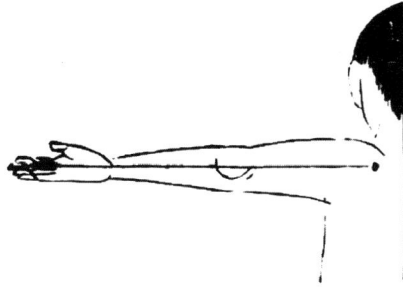

腹背部二穴

大椎至尾骶为背部，天突穴至阴毛际为腹部，两腋亦属腹背部。

疮发于腹背，则乳上周回胸背，裁断禾稗，点脊上，如头部法。

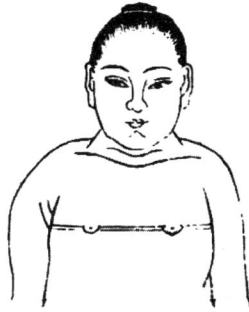

足部二穴

疮发于足部，则并立两足令相着，以稗周回其外侧裁断，点脊上如头部法。

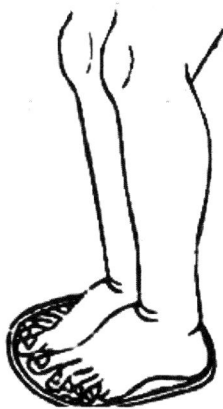

上灸八处，痛则灸到不痛，不痛则灸到痛。或五百壮，或七八百壮。大

炷多灸，尤妙。痈疽始发而灸，则不溃而自愈；已溃而灸，则生肌止痛，亦无再发。

△**字样灸**《针灸聚英》

疝气偏坠。

以小绳量患人口两角为一寸，成三角如△样，以一角安脐心，两角在脐下，两傍尽处是穴。

患左灸右，患右灸左，二七壮立愈，二穴俱灸亦可。

假令口阔一寸，则三角通计三寸也。

量口两角图　　　　　　　　　　　　　　△字样点图

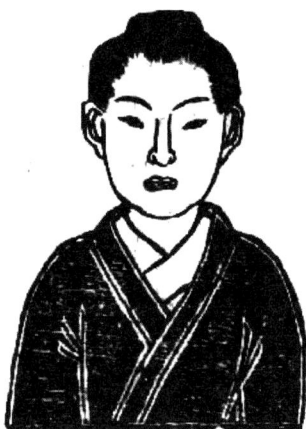
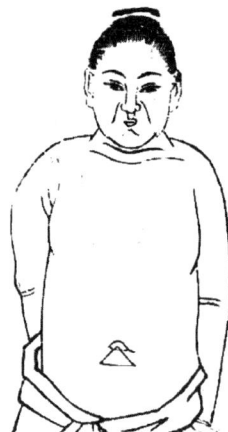

针论

（附日庸俞穴录）

日·葛西清　撰

校注说明

　　《针论》为日本江户末期针医葛西清所撰，刊于文久二年（1862）。葛西清在书中据《伤寒论》阐论针灸之道，指出针灸之要在于知疾病所在，"针之为用在于解结救急"。本书所附"日用俞穴录"记载葛西清家族的针灸验穴68个，其腧穴定位多用体表标志法或伏指定位法，并不局限于《黄帝内经》所论经络、分数（分寸）。葛西清这种以《伤寒论》指导针灸临床，临证取穴以疾病病位为主的学术思想，对现今的针灸临床实践仍有一定借鉴意义。

1. 作者与成书

　　《针论》卷首题署"讚藩省斋葛西清希夷著"。书首3叙，默庵埜宁国叙中载："葛希夷《针论》新成，问叙于余……其意盖本于《伤寒论》，是古人所未尝发也。"藤川忠猷叙中言："友人葛西希夷，据《伤寒论》推明先刺之义以立言，题曰《针论》。"谷本璋序云："葛西省斋，世以针术显其术，一以《伤寒论》为贸的，唯求要，是医因有《针论》之著。"书中"针论"之末载："余家自曾祖考益庵先生，世以针为业，而其术唯《伤寒论》焉依，比之世之说经络、言分数者，大有径庭。书以谂受业者。"书末三井笃伯跋中载："针灸名家者，世不乏其人，所著之书殆乎可挂屋，要皆《素》《灵》一流而已耳。葛西省斋氏之论则异于是，盖本诸《伤寒论》，曰先刺，曰当灸之。此二语也，扩而充之，则针灸之道至矣尽矣。"

　　综合分析以上信息可知，葛西清，字希夷，号省斋，讚藩（今属日本香川县）人，出身针灸世家，针术高超。世上针灸医家一般以《素问》《灵枢》为据，而葛西清家族却独辟溪径，师宗《伤寒论》阐发针灸之道，编著《针论》一书以论说其理。

2. 主要内容

　　《针论》不分卷，仅有1册。首为"针论"，次附"日庸俞穴录"。

　　在本书"针论"部分，葛西清主要阐明针道之要概见于《伤寒论》，"针之为用在于解结救急""行针之要在于知疾病之所存"，指出针灸可以助力于汤药治病。如以方药治病，投以骏烈之剂，因药力与病势相争，或使病情加剧，此时若于疾病之所针之按之，则可疏导药力，解除反烦之患，因而有助于方药之功；或患者病情危笃之际，汤药不能下咽，艾灸不能回神，若能察得病势机微，是时行针，直至病灶，则可减缓病势，然后再施以汤药、艾灸。

"日庸俞穴录"载"余家曾祖考以来，所屡试屡验俞穴垂一百矣。今手抄其与《素》《灵》所称述大抵相同而易知易施者数十"，即言葛西清家族自其曾祖父以来积累了近一百个验穴，这部分记载的是其中与《素问》《灵枢》记述大致相同，又易于知晓施术的数十个经验用穴。依次为头面部6穴、肩髆部3穴、背中行2穴、背二行9穴、背三行4穴、胸腹中行9穴、腹二行5穴、腹三行6穴、侧胁2穴、手臂9穴、足脚10穴，共计65个腧穴。主要记载腧穴定位、主治病证及针灸之法，部分附腧穴别名、针灸宜忌等内容，如："长强，在脊骶之端，一名龟尾。脱肛、痔漏，灸之效。""关元，在脐下三伏指。积冷遗溺，月经不调，或小便闭者，针灸并效。孕妇不可针灸，要妊者宜灸。"其中在64个腧穴后标明"针灸并效""针灸并效，而灸效居多""灸之效""刺之出血即效"等字样，如："上二穴（颞颥、丝竹空），头痛眩晕，眼目赤痛者，刺之出血即效。"

纵观全书，葛西清始终强调自家针灸之术本于《伤寒论》，"日庸俞穴录"所载65穴为葛西氏家族世代针灸临床经验之汇总，列述腧穴定位时不拘于经络、分数，充分反映出本书的特色所在。

3. 特色与价值

《针论》一书虽然篇幅短小，但其理论方法独具特色。葛西氏家族的针灸以《伤寒论》为依据，通过细致地辨别证候、审察病势，判断出疾病之所在，然后施以针灸，并不局限于《素问》《灵枢》所载经络、分数。这种思想贯穿于本书始终。如在"针论"开篇即言："针道之传尚矣，其要概见于《伤寒论》。""故古之行针也，不说经络，不言分数，唯辨证候，详病势，论得疾病之所存，随而刺之，以助其治方而已矣，则《伤寒论》实其根据也。"所附"日庸俞穴录"亦言："余用针灸也，一以《伤寒论》为根据。"可惜，本书中葛西清并未具体论述《伤寒论》"辨证侯，详病势，论得疾病之所存"之法，大概由于"至其论得疾病之所在，则非入门同道者，不可与言也"。

"日庸俞穴录"收载的65个腧穴，为葛西清甄选家族常用验穴，既与《素问》《灵枢》记载相似，又便于取穴和施术。但汇列上述腧穴时，并未将腧穴归属于《素问》《灵枢》所载经络，而是按照身体部位划分，大体可分为头面部、肩髆部、背部（背中行、背二行、背三行）、胸腹部（胸腹中行、腹二行、腹三行）、胁部（侧胁）、手臂部和足脚部7大类。经初步统计，躯干部位有37穴，头面四肢仅28穴。取穴多用体表标志法（又可分为体表固定标志取穴法与体表活动标志取穴法）、简便取穴法或伏指定位法，不采用骨度分寸法，腧穴均不标明具体分寸数。体表固定标志取穴法，如"百会，在顶之中央旋毛中""尺泽，在肘中约纹上"；体表活动标志取穴法，如"肩髃，在膊头肩端两骨际陷中，举臂有空"；简便取穴法，如"风市，正立垂两手着腿，当第三指之端"；伏指定位法，广泛应用于躯体四肢腧穴，如"三阴交，在内踝之上三伏指筋骨之间"。葛西清特别指出："凡言几伏指者，当以病者之指为准。然指有肥瘦，身有长短，不可必一定也，是示其大概耳，要在认骨空分肉宛宛中矣。"可知，此书记载腧穴定位不用经络、分数，而以身体体表标志为主，辅以伏指定位法。这与葛西清所倡导的治病重在辨别疾病病位，针灸之要在于据《伤寒论》知病所在等观点紧密相关。正如他在"日庸俞穴录"开篇所言："余用针灸也，一以《伤寒论》为根据，论得疾病之所在，乃求骨空分肉而施之。"

葛西清强调取穴"不必拘拘乎《素》《灵》所称述之经络分数者"，但记述腧穴时又特意注明"其与《素》《灵》所称述大抵相同"。以躯干部腧穴为例：背部腧穴，背中行为后背正中线脊柱处，背二行为背中行旁开三伏指，背三行为背中行旁开五伏指。如"风门，在二椎之两旁，其间可容三伏指""魄户，在三椎之两旁，其间可容五伏指"。胸腹部腧穴，胸腹中行为前正中线脐处，巨阙、上脘、中脘、下脘分别于脐上五、四、三、二伏指，气海、关元分别在脐下二、三伏指，腹二行为腹中行旁开三伏指，腹三行为腹中行旁开五伏指。如"巨阙，在脐上五伏指"。"幽门，在巨阙之两旁，其间可容三伏指""不容，幽门之两旁，对中行巨阙，其间可容五伏指"。可知，尽管葛西清取穴不用经络、分寸标示，但仍将它们与经络循行线、骨度分寸定位法相互参考。如上述背中行即督脉循行所过，背二行、背三行与足太阳膀胱经在后背的两条循行线大致相当；胸腹中行为任脉循行所过，腹二行、腹三行大致相当于足少阴肾经、足阳明胃经腹部循行线；又如本书记载阴都在中脘之两旁三伏指，梁门在阴都之两旁、中脘旁五伏指；若参照骨度分寸定位法，则阴都为前中线旁开2寸，梁门为前中线旁开4寸。此外，为便于学习，此书所载腧穴名称仍为通用穴名，并未另拟穴名。

本书对腧穴主治病证的描述比较简单，如肺俞，"咳嗽目眩，短气哮喘者主之"；或数个腧穴主治相同病证，如"上五穴（五里、曲池、手三里、温溜、偏历），手臂沉重疼痛难屈伸者，针灸并效"，且多数腧穴列述的是其局部治疗作用。以胸腹部腧穴为例，巨阙、上脘、中脘、下脘4穴，"治心下痞硬、寒饮吐逆、或脚气冲心者"；幽门、通谷、阴都、商曲4穴，"治心胸下痞硬、寒饮吐逆、或腹痛、或脚气冲心者";不容、承满、梁门、太乙4穴,"治胸胁下痞鞭、腹痛胀满者"。由于葛西清倡导于疾病之所在取穴,故其记载腧穴主治病证时多集中于腧穴的局部治疗作用,远端特异性的治疗作用则相对较少。

葛西清常在腧穴主治病证后标明"针灸并效""针灸并效,而灸效居多""灸之效""刺之出血即效"等字样。如百会、翳风、风池、风府、肩髃、巨骨、肩井、胃俞、痞根、腰眼、鸠尾、巨阙、上脘、中脘、下脘、气海、关元、气穴、幽门、通谷、阴都、商曲、大巨、不容、承满、梁门、太乙、京门、章门、五里、曲池、三里、温溜、偏历、阳池、合谷、神门、环跳、风市等39穴后标明"针灸并效",风门、肺俞、膈俞、肝俞、魄户、膏肓、天枢、膝眼、三里、下廉、悬钟、三阴交等12穴后标明"针灸并效,而灸效居多",身柱、长强、肾俞、膀胱俞、中膂内俞、天突、神阙、申脉、涌泉等9穴后标明"灸之效",颞颥、丝竹空、尺泽、委中等4穴后标明"刺之出血即效",脾俞1穴后无标注。不过,由于本书行文简略,故很少记载各腧穴具体的刺灸方法。如百会、巨骨、肩井、风门、肺俞、膈俞、肝俞、魄户、膏肓、委中等腧穴,只提到"针不可深刺,刺有口诀",却没有记载具体口诀。又如,"鸠尾,在臆前蔽骨之直下。诸急证昏愦者,针灸并效,施有口诀"。因此,读者在阅读本书时当与其他针灸腧穴著作相互参考融会后运用。

综上,本书是一部独具特色的针灸专书,葛西清以《伤寒论》为依据阐论针灸之道,推崇古代针术,不拘于经络、分数,强调要辨析证候,辨明病势,确定病位,然后采取适当的刺灸方法施治。

4. 版本情况

《针论》刊于日本文久二年壬戌(1862),现藏于京都大学图书馆富士川文库,本次校注所用底本即为此刻本。此本藏书号"富士川本 シ 645",不分卷1册,四眼装帧。书皮题"针论 附日庸俞穴录",书脊题"针论 一册"。扉叶刻文字3行,分别为"文久壬戌新镌 / 针论 附日庸俞穴录 / 尚古堂藏板"。书首3叙,分别为文久二年壬戌夏五月默庵埜宁国叙、文久二年壬戌孟夏三溪藤川忠猷叙、云斋谷本璋叙。书末1跋,为松堂三井笃伯所撰。四周双边,乌丝栏。正文每半叶9行,行20字,版心白口,上单黑鱼尾,未刻书名、卷次,仅有叶码。

《针论》虽为小册子针书但特色鲜明,独树一帜。作者以《伤寒论》为本,重视临床实践,是一部具有较高临床实用价值的针灸佳作。今将此书校注出版，希望更多医者能够深入发掘《伤寒论》的辨证论治思想，将其应用于针灸学术研究与临床实践，为针灸学理论与临床研究提供新的思路和方法，从而进一步丰富并完善针灸学的理论体系，提高针灸临床疗效。

韩素杰　肖永芝　杜凤娟　王文娟

目录

针论叙

　　葛希夷《针论》新成，问叙于余。谢不敏，不可，乃受而卒业。其意盖本于《伤寒论》，是古人所未尝发也。嗟乎，新奇如是，非希夷不能焉！今读此编，则千古针法皆废矣。仲尼曰：后世可畏也。余于此举亦云。

文久二年壬戌夏五月

默庵埜宁国题

针论叙

友人葛西希夷，据《伤寒论》推明先刺之义以立言，题曰《针论》。有客谓予曰：《伤寒论》特举轻证而不及其重证，于针法为一端，恐不足据焉。今乃主张而敷衍之，要亦一家私言耳。予曰：不然。凡言约而旨远者，圣言也；举一而反三者，圣教也。《伤寒论》之言至简，而其义则有余矣。固宜推轻及重，自浅徂深，而针法之要，尽于此矣者，《伤寒论》之书所以为圣经也。夫立言之道，譬如构屋，苟取之目巧而不依绳墨，则丹雘虽焕乎，亦虞度之屋。即今希夷所论，要皆自绳墨中来，岂得谓之一家私言乎？客嘿嘿而去。予以告希夷。希夷笑曰：请以此为叙。

文久二年壬戌孟夏
三溪藤川忠猷撰
富家高干书

　　不知其要者，流散罔穷。《素》《灵》二书虽贵乎，多缺漏，多补增。至寻其旨，则河汉无际，其要不可得而求矣。葛西省斋，世以针术显其术，一以《伤寒论》为贸的，唯求要，是医因有《针论》之著。余读而归之，夫刺针不求之于《素》《灵》者，乃亦深于《素》《灵》之旨者耶。

云斋谷本璋撰
甘尔宫延年书

针论

讚藩省斋葛西清希夷　著

　　针道之传尚矣，其要概见于《伤寒论》。《伤寒论》，医书之最古而经者也。盖其笔之于书，虽在周世乎，其道则原于上古神圣之所传，而凡疾医之道，无不备矣。近世行针者，以《伤寒论》为汤液之书，舍焉而不讲，余不知其何心也。盖针之为用，在于解结救急矣。故古之行针也，不说经络，不言分数，唯辨证候，详病势，论得疾病之所存，随而刺之，以助其治方而已矣，则《伤寒论》实其根据也。而《伤寒论》之书其言简奥，不以三隅反之，未能会其意。其意既会矣，引伸触长，一可以十，十可以百，而千而万，无所不可，而其用岂有穷焉哉。故非熟读《伤寒论》者，未可与言针也。且夫行针之要，在于知疾病之所存，以应其变，而其事多端，更仆未可终也。今姑概其一二而言之：病结表若里，见颈项强急，或胸腹中卒痛等证。当此之时，医欲直解其结，以骏烈之剂投之，则其病或至加剧。是无他焉，药力与病势相斗之所使然也。如论中所谓"太阳病，初服桂枝汤，反烦不解者"是也。虽然，苟以平易之剂投之，则不惟不能解其结，又从而紧之，然则如之何而可？曰：针解其结，以导药力而已矣。将投之骏剂也，必先详其疾病之所在而按之针之，以缓其结，以折其势，令药力不窒碍，则自无反烦之患，而其成功亦可庶几也。针之所以解结救急而助治方者，不其然乎。若其剧之极，则势直迫心胸，直视失溲，手足厥冷，脉阴阳俱停，良药投焉而不下于咽，艾火施焉而不彻于神，其危笃至末如之何？于是乎行针者，能察病势之机微，一刺中窾，以覆其巢窟，则病势之折，犹之河决下流而东注也。夫然后得良药下于咽，而艾火彻于神焉，乃始可与言针已矣。

　　余家自曾祖考益庵先生，世以针为业，而其术唯《伤寒论》焉依，比之世之说经络、言分数者，大有径庭。书以谂受业者。

日庸俞穴录

余用针灸也，一以《伤寒论》为根据，论得疾病之所在，乃求骨空分肉而施之，不必拘拘乎《素》《灵》所称述之经络、分数者。如前所论，而余家曾祖考以来，所屡试屡验俞穴，垂一百矣。今手抄其与《素》《灵》所称述大抵相同，而易知易施者数十。姑假旧名表之，并附质验，以便训蒙也。苟能用之中肯綮，则沉疴痼疾，可以起焉，又何扰扰之为。至其论得疾病之所在，则非入门同道者，不可与言也。

头面六穴

百会

在顶之中央旋毛中。诸急证，手足厥冷，或衄血不止者，针灸并效，但针不可深刺，刺有口诀。

颔厌

在两鬓动脉。

丝竹空

在眉后陷中。

上二穴，头痛眩晕，眼目赤痛者，刺之出血即效。

翳风

在耳之直下陷中，按之引耳中痛。口噤或齿牙疼痛者，针灸并效。

风池

在耳后发际两旁陷中。

风府

在项之中央少入发际陷中。

上二穴，头项强痛者，针灸并效。

肩膊三穴

肩髃

在膊头肩端两骨际陷中，举臂有空。肩臂酸痛者，针灸并效。

巨骨

在肩端少上行大叉骨陷中。

肩井

在肩上高肉之正中，遥对两乳。

上二穴，项背强痛，不可回顾者，针灸并效，但针不可深刺，刺有口诀。

背中行二穴

身柱

在三椎之下。小儿惊悸或发痉者，灸之效。

长强

在脊骶之端，一名龟尾。脱肛、痔漏，灸之效。

背二行九穴

风门

在二椎之两旁，其间可容三伏指，以下同。凡言几伏指者，当以病者之指为准。然指有肥瘦，身有长短，不可必一定也，是示其大概耳，要在认骨空分肉宛宛中矣。头痛眩晕，齿牙疼痛，眼目赤痛，项背强，或喘者，针灸并效，而灸效居多。但针不可深刺，刺有口诀。下三穴，并仿[①]此。

肺俞

在三椎之两旁。咳嗽目眩，短气哮喘者，主之。

膈俞

在七椎之两旁。

肝俞

在九椎之两旁。

上二穴，胸胁痞满，脊背强痛，或噎者，主之。

脾俞

在十一椎之两旁。

胃俞

在十二椎之两旁。寒饮吐逆腹痛，或痎疟寒热下利者，针灸并效。

肾俞

在十四椎之两旁，乃与脐平。腰痛或失精者，灸之效。

膀胱俞

在十九椎之两旁。

中膂内俞

在二十椎之两旁。

上二穴，遗溺带下，脱肛痔漏，灸之效。

---

① 仿：原作"放"，据文义改。

背三行四穴

魄户

在三椎之两旁，其间可容五伏指。以下同之。

膏肓

在四椎之下两旁，近五椎。

上二穴，背痛胸痛，目瞖耳鸣，哮喘者，针灸并效，而灸效居多。但针不可深刺，刺有口诀。

痞根

在十三椎之两旁。胸胁支满痞结者，针灸并效。

腰眼

在十七椎之两旁，脱衣正立，则腰间有微陷。腰痛痔疾久淋者，针灸并效。

胸腹中行九穴

天突

在结喉之下巨骨之凹中。喘急者，灸之效。

鸠尾

在臆前蔽骨之直下。诸急证昏愦者，针灸并效，施有口诀。

巨阙

在脐上五伏指。

上脘

在脐上四伏指。

中脘

在脐上三伏指，乃脐与岐骨之正中。

下脘

在脐上二伏指。

上四穴，心下痞鞕，寒饮吐逆，或脚气冲心者，针灸并效。

神阙

当脐中。诸急证不苏者，灸之效。

气海

在脐下二伏指。小腹不仁，遗精或绞痛者，针灸并效。

关元

在脐下三伏指。积冷遗溺，月经不调，或小便闭者，针灸并效。孕妇不可针灸，要妊者宜灸。

腹二行五穴

幽门

在巨阙之两旁，其间可容三伏指。以下同。

通谷

在上脘之两旁。

阴都

在中脘之两旁。

商曲

在下脘之两旁。

上四穴，心胸下痞鞕，寒饮吐逆，或腹痛，或脚气冲心者，针灸并效。

气穴

在关元之两旁，主治同关元。

腹三行六穴

不容

在第四季肋之端，幽门之两旁，对中行巨阙，其间可容五伏指。以下同。

承满

在通谷之两旁，对上脘。

梁门

在阴都之两旁，对中脘。

太乙

在商曲之两旁，对下脘。

上四穴，胸胁下痞鞕，腹痛胀满者，针灸并效。

天枢

在神阙之两旁。久积冷气，绕脐切痛，自下利者，针灸并效，而灸效居多。

大巨

在气海之两旁，主治同气海。

侧胁二穴

京门

在第一季肋之端，俗称后章门。

章门

在第二季肋之端。

上二穴，肋下鞕痛，久泻不止，或惊狂者，针灸并效。

手臂九穴

尺泽

在肘中约纹上。项背强直，口噤不能语者，刺之出血即效。不可深刺。

五里

在肘之外，辅骨之上三伏指筋骨之间。

曲池

在肘之外辅骨屈肘曲骨中，以手拱胸取之。

三里

在曲池之下二伏指，按之肉起。

温溜

在腕后五伏指两筋之间陷中，乃阳池与曲池之正中。

偏历

在腕后三伏指，以手交叉，当中指之端。

上五穴，手臂沉重疼痛，难屈伸者，针灸并效。

阳池

在表腕陷中。

合谷

在大指与次指岐骨间陷中。

神门

在掌后锐骨端陷中。

上三穴，手指拘急痹痛者，针灸并效。

足脚十穴

环跳

在髀枢之中，侧卧伸下足，屈上足取之。

风市

正立垂两手着腿，当第三指之端。

上二穴，腰腿酸痛麻顽者，针灸并效。

委中

在腘之中央约纹中动脉上。腰腿疼痛，不可忍者，刺之出血即效。不可深刺，刺有口诀。

膝眼

在膝头骨下两旁陷处。

三里

在膝眼之下三伏指，骱骨之外，大筋之内宛宛中。

下廉

在跗上五伏指，骱骨之外，大筋之内，仰跗有空。

悬钟

在外踝之上三伏指动脉中。一名绝骨。

三阴交

在内踝之上三伏指筋骨之间。

上五穴，足胫麻木酸痛，起坐艰难者，针灸并效，而灸效居多。

申脉

在外踝之直下陷，可容爪甲。

涌泉

在足心陷中，屈趾取之。

上二穴，逆气上冲，昏愦不苏，或衄血不止者，灸之效。

日庸俞穴录终

跋

　　针灸名家者，世不乏其人。所著之书，殆乎可拄屋，要皆《素》《灵》一派而已耳。葛西省斋氏之论则异于是，盖本诸《伤寒论》，曰先刺，曰当灸之。此二语也，扩而充之，则针灸之道至矣尽矣。抑自非通晓《伤寒论》者，未易与明也。呜呼！我邦针灸家，首唱古医方者，其唯省斋氏乎？此编一出，足以洗拭世医之耳目，其功诚伟矣。是为跋。

松堂三井笃伯敬撰
原政宽书

百法针术

日·杉山和一 撰

缪召予 编译

张俊义 校订

校注说明

《百法针术》，又名《杉山真传百法针术》，是专门介绍管针运用的针灸专著，主要记述日本著名针灸流派——杉山流的 112 种管针操作手法，对研究日本管针的针法术式具有较高的参考价值。

1. 作者与成书

《百法针术》书首有校订者张俊义撰于 1932 年的"叙"，其言："《百法针术》者，为日本管针鼻祖杉山和一翁所手编。凡管针之奥技、十八管术，与八八重术等针术皆具焉。其法甚秘，不肯轻易公开，擅其术者，仅其门人数辈，号曰杉山嫡派……昔时授徒，仅凭口传。门人笔之于书，视为枕秘，故其书不易轻得。日本延命山针灸学院讲师牛岛氏藏有真本，本社转展而求得之，遂译问世，以饷同志。"正文首叶题"日本延命山针灸专门学院牛岛铁弥藏本，中国东方针灸学社撰译员缪召予编译，中国东方针灸学社社长张俊义校订"。

可知，《百法针术》主要记述由日本管针鼻祖杉山和一口述，其门人记录、保存、整理的杉山流管针术式，原书用日文写成。民国时期，中国东方针灸学社辗转从日本延命山针灸学院讲师牛岛铁弥处获得此书日文本，经该社撰译员缪召予编译、社长张俊义校订后，于 1932 年以铅印本形式出版发行。

杉山和一（1610 ～ 1694），初名养庆，伊势（今属日本三重县）人。自幼失明，18 岁时至江户，拜在日本最早的盲人针医山濑琢一门下，学习中医经典及捻针术。不过，由于杉山和一为目盲之人，对于捻针的学习困难较大，经多年学习仍未掌握捻针要领，遂被逐出师门。之后，和一另辟蹊径，发奋钻研，最终创制管针，发明了管针术。

天和二年（1682），杉山和一创办"针治讲习所"，主要教授盲人学习管针术，所用教材为《杉山流三部书》，即《选针三要集》《医学节用集》《疗治大概集》。贞享二年（1685），杉山和一治愈德川纲吉将军之病，声望日高，巩固了管针术的地位，同年升任为御医奥医师。元禄五年（1692），杉山和一任关东总录检校，统辖全国盲人。杉山和一作为日本著名针灸流派——杉山流的鼻祖以及管针术的创始者，享有极高声誉，被誉为"针圣""针道之神"，曾于大正十年（1921）被追赠为正五位。大正十五年（1926），人们设立杉山神社以纪念其功绩。

杉山和一著有《瞽官纪谈》和《杉山流三部书》。其中，后者所含三部书的内容多引自中国古典医籍，论述实用的针治疗法、补泻迎随、井荣俞经合、虚实、缪针、针灸要穴、先天之事、后天之事等，受张介宾《类经图翼》的影响较大。有关杉山和一管针术的内容，则主要保存在其传人所著《杉山真传流》《杉山真传流针治手术详义》《百法针术》《杉山真传流按摩舞手》等书中。

缪召予，江苏无锡人，为中国东方针灸学社撰译员，具体生平不详，除编译《百法针术》外，尚与张俊义合作译述《高等针灸学讲义》一套五种，包括《针治学灸治学》《经穴学孔穴学》《生理学病理学》《诊断学消毒学》《解剖学》等，先后由东方针灸书局、上海东方书局等出版社出版。

张俊义，字世镳，四明（今浙江宁波）人，近代著名针灸医家、教育家，主张针灸学术应兼采中外，提倡科学研究针刺。上世纪30年代，张俊义在宁波创办中国东方针灸学社，并开办函授班，自编《温灸学讲义》《温灸学讲义补编》《针灸医学大纲》等，曾组织翻译、校订杉山和一的著作《百法针术》作为参考读物，使本书得以引入中国。

2. 主要内容

《百法针术》主要记述了日本管针鼻祖杉山和一所传112种管针手技。全书之首有针术手技之记号、杉山真传针法。其中，针术手技之记号附毫针图1幅，标出毫针的针柄、龙头、针体、穗、穗先、针尖部位，并附图示意刺入左右捻、叩打、雀啄、右捻、左捻、管叩打6种手技。

书首张俊义叙中载："本书凡百有十二术，始述针之术式，终则教以口传，并揭其术式之容易者，特设解释以说明之。其理奥，其辞明。"全书收载了112种杉山流的刺针术式，依次为雀啄术、随针术、散针术、发散针术、细指针术、管屋漏术、气行针术、三调针术、三法针术、圆针术、温针术、晓针术、内调针术、气柏针术、阳运针术、归反针术、龙头针术、热指针术、前光针术、后光针术、善加针术、两针术、天运针术、天隆针术、地舛针术、谷提针术、气当针术、阳愫针术、寻气针术、开气针术、勇贺针术、两光针术、享龙针术、远通针术、仁了针术、连漏针术、早泻针术、远龙针术、风发针术、骨明针术、后乐针术、散秘针术、夜寒针术、天地交针术一、天地交针术二、天地交针术三、玉立针术、八露针术、八王针术、八隶针术、八藩针术、八雌雄针术、八上针术、八风针、八云针、龙头针、拨指针、椎指管、细指管一、细指管二、气柏管、里调管、扣管、晓指管、远觉管、通谷管、交延管、随肉管、横针管、巧指管、八柴针一、八柴针二、后八云针、槐推针、勇针、箭血针、云井针、傀儡针、浅深针一、浅深针二、糠针、欧摧针、行啄针、黑云针、八方波针、八重雾针、去邪针一、去邪针二、去邪针三、去邪针四、去邪针五、去邪针六、去邪针七、去邪针八、经东针、盛炎针一、盛炎针二、后雌孳针、气偯针、气偸针、环促针、四方天针、四方人针、四方地针、起龙针、起虎针、荣卫环通针、静面泻针、第一吐针、第二下针、静面补针—大补、静面补针二小补。

上述112种针术详细描述了杉山真传流刺针术式的操作方法。正如本书正文第一段所言："刺入之手技有百余种，故称《百法针术》。本书就百余种手术中，始述针之术式，终则教以口传，并揭其术式之容易者，特设解释以说明之。其主治病名，依和汉名或一般医家习用者为准。"例如，书中"（二九）寻气针术：押手平圆，浮水重缓，行初专，先刺入三分之一，左捻二回，少止，右捻二回，进入三分之二，仍如前行之，至部分时，少止，仍如前，然后行第二之雀啄，然后拔去，行口传"。此外，部分刺针术式列有别名，如散针术又名乱针，细指针术又名诱导指，晓针术又名内屋漏，气当针术又名气术等。

3. 特色与价值

在江户时代以前，日本一直在模仿中国的针灸学。江户时代前期，杉山和一创制并集管针之大成，使日本针灸具有了自己的特色。据本书张俊义叙载："日本针术专家擅刺针者众矣，然擅针术而尚欲明其管针术者，非求之杉山氏之书不可，是故日本针师有恒言：不知百法手技，不足以称针师。盖实际使用，确以管针术为适当云。"可见，杉山和一的管针术实用性强，在日本应用非常广泛。

《百法针术》书首"杉山真传针法"载"初专""次专"术式："一、初专：初专者，入弹之，终去管，右手之拇指与食指持龙头，将针左右旋捻，刺入中，略略上下移动之法也。二、次专：次专者，刺入之后，以右手之拇指与食指持龙头，穗在押手之际，如押如撮，轻拔之刺法也。上初专及次专二法，不离诸术之内，故在手术一课中，特加其名。"正文中有82种针术"行初专"，16种针术"行次专"，11种针术兼行初专、次专，如"（七〇）巧指管：押手平圆，浮水轻缓，刺入宜敷部分，暂止，行左二右一之旋捻，计五回，暂止，悬管，细指，少少止，行次专，再止，行初专，暂止，静速拔去，按之"。

在书中列述的112种管针手技中，以第一种"雀啄术"的阐论最为详尽，分为术式、解释、口传、口传解释和主治五项，对"雀啄术"进行了全面而详尽的阐述。其曰："押手平圆，从浮水所。雀啄者，针之上下细动，恰如雀之啄饵之手技也。在刺入中、刺入后或拨出之际行之。"将其细分为"上下均等""上多下少""下多上少""身持""针身摩""针柄摩"和"柄指摩"七种，其后对该法加以解释，列出"口传""口传解释"，点明主治。"口传解释"载："口传即口授，秘法今公开。耳提复面命，充分相论难。秘法不公开，恐误于将来。"检索全文可以发现，其下百余种手技中，涉及雀啄术的有40种之多，可见雀啄术是杉山流针法中的基本技法，临床应用较为普遍，提示我们今天研究管针针法时，应特别注意雀啄术的应用。可见，初专、次专、雀啄三术为贯穿本书所载百余种针术的基本刺法。

正文除"雀啄术"中有"口传"外，全书其他30种手法提到"行口传"，如"（八一）糠针：押手平圆，浮水重迟，犹止，重迟，五回，去管，行初专。再悬管，重数三回，速拨去，不按迹，行口传"。

杉山真传流管针术的内容主要保存在杉山和一传人所著的《杉山真传流》《杉山真传流针治手术详义》《百法针术》等书中。在《杉山真传流》一书中，总结了"十八术""二十五术""八八重术""十四管术""二十一术""起龙手术之法""起虎手术之法""荣卫环通手术之法"等杉山真传流的刺针术式。《杉山真传流针治手术详义》一书主要记载了96种管针手术法及主治病证。

考察《百法针术》《杉山真传流》，两书有如下异同。

在《百法针术》所载112种针法中，有103种针术（其中天地交针术一、天地交针术二、天地交针术三等，同一种针术列成两个以上标题）与《杉山真传流》所载刺法术式有相似之处。

雀啄术、随针术、散针术、细指针术、管屋漏术、气行针术、三调针术、三法针术、圆针术、温针术、晓针术、内调针术、气柏针术、龙头针术、热指针术、四方天针、四方人针、四方地针，即《杉山真传流》"十八术"。

两针术、天运针术、天隆针术、地舛针术、谷提针术、气当针术、阳慷针术、寻气针术、开气针术、勇贺针术、两光针术、享龙针术、远通针术、仁了针术、连漏针术、早泻针术、远龙针术、风发针术、骨明针术、后乐针术、散秘针术、夜寒针术、天地交针术、玉立针术，即《杉山真传流》"二十五术"。

八露针术、八王针术、八隶针术、八藩针术、八雌雄针术、八上针术、八风针、八云针，即《杉山真传流》"八八重术"。

龙头针、拨指针、椎指管、细指管、气柏管、里调管、扣管、晓指管、远觉管、通谷管、交延管、随肉管、横针管、巧指管，即《杉山真传流》"十四管术"；

八柴针、后八云针、槐推针、勇针、筋血针、云井针、儑儽针、浅深针、糠针、敃摧针、行啄针、黑云针、八方波针、八重雾针、去邪针、经东针、盛炎针、后雌孳针、气俾针、气儵针、环偍针，即《杉山真传流》"二十一术"。

前光针术、后光针术、起龙针、起虎针、荣卫环通针，即《杉山真传流》前光之法、后光之法、起龙手术之法、起虎手术之法、荣卫环通手术之法。

上述内容在两书中的记载，行文虽有不同而实质大同小异，可以相互参考印证。如《百法针术》载："（三三）亨龙针术：押手平圆，浮水重缓，刺入宜敷部分，行缓雀啄，一二息间止。悬管，行啄，退十之八九度之中点，行数数雀啄，亦二三息间止。又悬管如上行之，又二三息间止，静拔立，按迹。"《杉山真传流》中载："亨龙手术之法：刺入针一寸五分，而后为雀啄，留一二息，入管，当皮肤啄之，十八九度。又取其管，为雀啄。又如元入管啄之。欲去其针时，至人部。如此施之，引其针也。"

此外，《百法针术》还载有归反针术、发散针术、阳运针术、善加针术、静面泻针、第一吐针、第二下针、静面补针一大补、静面补针二小补等 9 种针术，未见载于《杉山真传流》之中。

杉山流针法的另一特色是押手方法多样，如《杉山真传流》中曾提到"十四通押手"，本书百余种手技中，绝大多数为押手平圆，还有少数其他押手方式，如押手相反、押手指外、押手三本舍针、押手筒立、押手昙立、押手三枚、押手归反、押手气柏等。

考察《百法针术》《杉山真传流针治手术详义》，两书有如下异同。

在《百法针术》所载 112 种针术中，有 29 种（其中有如浅深针一、浅深针二等同一种针术列成两个或两个以上标题）与《杉山真传流针治手术详义》所载针术名称相同，即雀啄术、随针术、乱针术（为散针术的别名）、发散针术、细指针术、气行针术、三调针术、三法针术、圆针术、晓针术（一名内屋漏）、内调针术、龙头针术、前光针术、后光针术、散秘针术、夜寒针术、龙头针、勇针、浅深针、去邪针、盛炎针；有 11 种与《杉山真传流针治手术详义》的针术名称相似，即管屋漏术、仁了针术、八云针、后八云针、黑云针、细指管一、细指管二、四方天针、四方人针、四方地针、荣卫环通针等。

对比两书同名和相似名称的针术，发现从具体操作手法上来看，两部书中的记载主要有以下几种情况。

其一，两书同名针术的操作手法大同小异，但《百法针术》的记载较为详尽，而《杉山真传流针治手术详义》的记载则相对简单。如本书中的雀啄针内容详尽，具体分为七种手法，而在《杉山真传流针治手术详义》中该针术只记一种手术，曰："直刺下针，浅深随宜，刺入针之部分，如雀啄食连属，凡用百息。"又如本书第四二的散秘针术详细说明操作手法，曰："押手指外，浮水轻数，刺入宜敷部分，少止，上拔至中央，行左二右二之旋捻五回，拔上至皮肤点，替押手，再刺入，行迟雀啄。又拔上至皮肤点，押手向右，如前行之，再押手，如前行之。其次押手向左，如前行之，全押手平圆，如前行之。又拔上，少刺入，行左二右二之旋捻五回，少止，略拔上，又刺入。此时押手少重，静速拔去，以三指按闭针穴。"而在《杉山真传流针治手术详义》中仅用一句话加以概括，即"手术：直针刺入，退针至皮部，至皮部而疾出针"。

其二，两书同名针术操作手法差异较大，甚至完全不同。如《百法针术》中的第三散针术有具体的操作手法，即"押手平圆，浮水轻缓，稍稍刺入。押手之拇指，静重，略止；食指复静重，仍略止。如斯拇、食指相互行之，约三次，再行三次左二右二之旋捻，而在刺入达宜敷部分时，押手一体重押，暂止，复静；其次，稍行缓之雀啄，少止，静拔去之，即在其迹纵横按之"。而在《杉山真传流针治手术详义》中，乱之针则记为"手术：如何刺针？或进或退，或前捻或后捻，或快或慢，不定其针，即乱捻之法。所谓乱之形，部分随宜"。又如，本书第四的发散针术具体操作方法为"押手平圆，浮水轻缓，略刺入，押手之拇指静重，略止，食指复静重，如斯拇、食指相互行之，约三次。在此时间，先行次专，其次初专数次，至刺入达宜敷部分时，押手一体重押，暂止，复静，次行雀啄。此时随疾病而行迟、缓、数之差别手技，静而拔去之，按其迹使入念"。而《杉山真传流针治手术详义》中的发散之针的手术则为记为"手术：疾刺针，速出针"。

其三，《百法针术》的一种针术有两种或两种以上操作手法，而《杉山真传流针治手术详义》中则为一名对应一种针刺手术。如本书中的浅深针术、盛炎针术各有两种，去邪针术有八种，《杉山真传流针治手术详义》中以上三种针术则皆为一种操作手法。

其四，《百法针术》中的一种针术，有时在《杉山真传流针治手术详义》被拆为两种。如本书的"荣卫环通针"，《杉山真传流针治手术详义》中则记为"荣环通""卫环通"。从内容上看，本书的"荣卫环通针"没有提及荣分和卫分，而在《杉山真传流针治手术详义》中则明确指出"入针至荣部""捻至卫分"。

此外，《百法针术》只有"（一）雀啄术七法"和"（八七）去邪针一"提到主治病证，其余仅记其操作手法。而在《杉山真传流针治手术详义》中则分为"手术"与"主治"两项，间有作者按语。

综上所述，《百法针术》与《杉山真传流》《杉山真传流针治手术详义》皆由杉山和一的传人整理而成，三书之间互有异同。医者学习研究时，可以将三书相互参考、比较，以期进一步丰富和完善杉山流管针法的内容。

4. 版本情况

《百法针术》原本用日文写就，为日本延命山针灸学院讲师牛岛铁弥所藏，民国时期由中国东方针灸学社引进翻译后以铅印本形式出版。今中国国家图书馆、中国中医科学院图书馆、天津市医学科学技术信息研究所、长春中医药大学图书馆、上海中医药大学图书馆、镇江市图书馆、成都中医药大学图书馆等处有藏。[①]

本次校注所用底本，为中国国家图书馆所藏铅印本。此本藏书号"21628"，不分卷1册。书首有"民国二十一年三月十日四明张世镰俊义序"。正文之前有"针术手技之记号"（附图1幅）和"杉山真传针法"。四周单边，无界格栏线。版心白口，上单黑鱼尾，鱼尾上方刻"杉山真传百法针术"书名，鱼尾下方为叶码。每半叶11行，行25字。书末无跋。

江户时代杉山和一发明的管针术是日本三大针术之一，至今在该国针灸临床的应用还十分普遍。日本管针进针快、痛苦少、刺激较轻的特点，值得我们学习借鉴。今重新校注出版此书，希望与《杉山真传流》《杉山真传流针治手术详义》等书一起，将日本著名针灸流派——杉山流和杉山真传流的著作相对集中起来，为国内学者和医者研究、运用独具特色的日本管针法提供较为全面的文献资料。

韩素杰　肖永芝　杜凤娟　王文娟

---

① 薛清录.中国中医古籍总目［M］.上海：上海辞书出版社，2007：164.

目录

叙

百法针术者，为日本管针鼻祖杉山和一翁所手编。凡管针之奥技、十八管术，与八八重术等针术皆具焉。其法甚秘，不肯轻易公开，擅其术者，仅其门人数辈，号曰"杉山嫡派"。

日本针术专家，擅刺针术者众矣。然擅刺针术而尚欲明其管针术者，非求之杉山氏之书不可。是故日本针师有恒言：不习百法手技，不足以称针师。盖实际使用，确以管针术为适当云。

杉山氏墓木久拱矣。昔时授徒，仅凭口传。门人笔之于书，视为枕秘，故其书不易轻得。日本延命山针灸学院讲师牛岛氏藏有真本，本社转展而求得之，遂译问世，以饷同志。虽卷帙无多，而其价值之贵重，可想见矣。

本书凡百有十二术，始述针之术式，终则教以口传，并揭其术式之容易者，特设解释以说明之。其理奥，其辞明。读者得此一编，研求揣摩，不懈不倦，则管针之术，会心不远；用以应世，足破我国针术之新纪录焉。

民国二十一年三月十日

四明张世镳俊义序

▲针术手技之记号

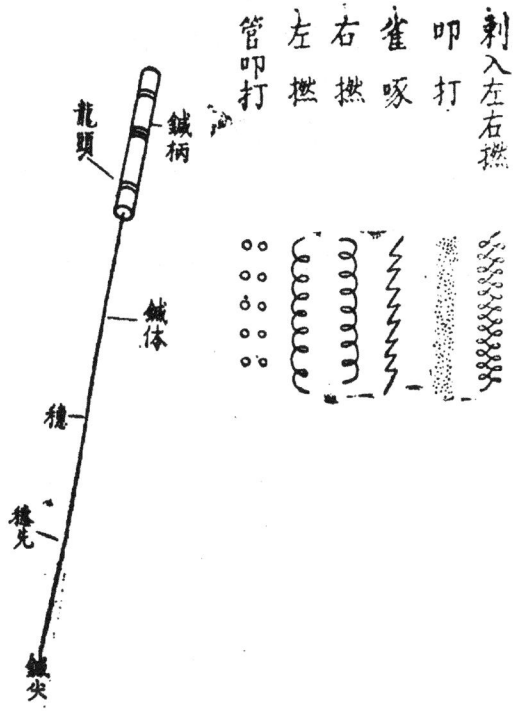

刺入左右撚

叩打

雀啄

右撚

左撚

管叩打

鍼柄

龍頭

鍼体

穂

穂先

鍼尖

杉山真传针法

一、初专

初专者，入弹之，终去管，右手之拇指与食指持龙头，将针左右旋捻，刺入中，略略上下移动[1]之法也。

二、次专

次专者，刺入之后，以右手之拇指与食指持龙头，穗在押手之际，如押如撮，轻拔之刺法也。

上初专及次专二法，不离诸术之内，故在手术一课中，特加其名。

---

[1] 移动：原作"异动"，据文义改。

百法针术

日本延命山针灸专门学院牛岛铁弥　藏本

中国东方针灸学社撰译员缪召予　编译

中国东方针灸学社社长张俊义　校订

刺入之手技有百余种，故称《百法针术》。本书就百余种手术中，始述针之术式，终则教以口传，并揭其术式之容易者，特设解释以说明之。其主治病名，依和汉名或一般医家习用者为准。

（一）雀啄术七法
术式

押手平圆，从浮水所。雀啄者，针之上下细动，恰如雀之啄饵之手技也。在刺入中、刺入后或拔出之际行之，此法可分为下列七种。

（1）上下均等雀啄适宜

此法上下均等，行五次反覆之雀啄。

（2）上多下少雀啄迟

此法针达于部分时，上行较多，下降较少，五次反覆行之。

（3）下多上少雀啄缓

此法针达于部分时，下降较多，上行较少，五次反覆行之。

（4）身持雀啄数

此法不持针柄而持针身，行通常之雀啄，五次反覆行之。

以上四手技，有迟、缓、数之三法。

（5）针身摩雀啄

此法以管摩擦针身，五次反覆行之。

（6）针柄摩雀啄

此法以拇指之爪端，摩擦针柄，七次反覆行之。

（7）柄指摩雀啄

此法以拇指摩擦针柄，七次反覆行之。

解释

此法以针刺入于部分而止，放置二三息，待其气离，而为雀啄。雀啄者，恰如雀之啄饵，押手与右手，续续以针上下进退细动，如小鸟食饵时，其嘴连续不断的嗤咕嗤咕，再放二三息间，仍如前行之。

口传

针刺入部分，暂捻以离气，后用其右手，押患者皮肤，大指摘龙头，细动如雀啄，三四呼吸间，如斯复如斯，目的既已达，然后去其针。

口传解释

口传即口授，秘法今公开。耳提复面命，充分相论难。秘法不公开，恐误于将来。

主治

因刺激[1]之缓、急、强、弱，应用于制止兴奋之目的。如应用于急、慢二性食道疾患之胃肠病，子宫疾患，月经不顺，种种疼痛，并便秘尿闭，以及其他疾病，可奏奇效。

（二）随针术

押手平圆，浮水轻缓，押手之大指与食指，重押其经之上方。呼时刺入，待其吸时，聊在其宜敷部分，行左二右二之旋捻。旋捻三次，复少止，待其吸时，将针拔上，呼时至皮肤。无初专，拔去后，速纵横按之。

（三）散针术一名乱针

押手平圆，浮水轻缓，稍稍刺入。押手之拇指，静重，略止；食指复静重，仍略止。如斯拇、食指相互行之，约三次，再行三次左二右二之旋捻，而在刺入达宜敷部分时，押手一体重押，暂止，复静；其次，稍行缓之雀啄，少止，静拔去之，即在其迹纵横按之。

（四）发散针术

押手平圆，浮水轻缓，略刺入，押手之拇指静重，略止，食指复静重，如斯拇、食指相互行之，约三次。在此时间，先行次专[2]，其次初专数次，至刺入达宜敷部分时，押手一体重押，暂止，复静，次行雀啄。此时随疾病而行迟、缓、数之差别手技，静而拔去之，按其迹使入念。

（五）细指针术一名诱导指

押手平圆或昂立，浮水轻缓或重数，不去管，行轻缓二十八度，如斯三四次，再行轻数五六十度，速速拔去，不按其迹。然若患者诉以疼痛，宜以押手按之。

---

① 刺激：原作"刺戟"，据文义改。

② 次专：原作"次等"，据前文有"次专"手法改。

（六）管屋漏术

押手平圆，浮水重缓，先刺入三分之一，悬管，重迟十八度。次刺入三分之二，如前行之。然后刺入宜敷部分点，仍如前行之，退亦如前。三次至皮肤，行初专，速去。

（七）气行针术_{此法有四段之区别}

押手平圆，浮水轻缓，其一略刺入，行第七雀啄，略止，行第五雀啄。次行第六雀啄，少止，行初专，静拔去之。

其二，刺入宜敷部分点，右手之中指立于押手相结之际，曲食指，以弹龙头之端，如此五次，略止，再如前三次，暂止，行初专，静拔去之。

其三，刺入部分中央点，右手持龙头，静开押手，以大指扣弹龙头，如此五六次，略止，再如前三次，暂止，行初专，静拔去之。

其四，刺入部分中央点，略止，右手之中指，横当于大指与针。以食指之端，置于龙头之上，轻轻雀啄。如此五次，少止，再如前三次，然后刺入部分点，押手静重，且仍如前，以食指之端，押龙头之上，然后行初专，静拔去而轻按其迹。

（八）三调针术

押手平圆，浮水轻缓，先刺入三分之一，押手静重，行口传，暂止，复静，行初专。再刺入三分之二，仍如前行之，少止，刺入宜敷部分点，静行次专，押手仍如前，略止，行初专，重押手，静拔上，闭针穴，使人念。

（九）三法针术

押手平圆，浮水轻缓，行初专，刺入宜敷部分点，即拔上皮肤点，此时押手之拇指静重，针头从食指之方向斜斜刺入，又退皮肤点。此时拇指回复，食指重，针从拇指之方向斜斜刺入，再退皮肤，回复押手，行初专，静拔去，行各口传，按迹入念。

（一〇）圆针术

押手平圆，浮水重缓，行初专，刺入时，从押手食指之方圆巡至宜敷部分，呼吸四五息间止，退亦如前，且行口传。

其二初专点如前法，从押手之拇指前进，即从拇指之本节方向圆巡刺入宜敷部分点，略止，如前押手，复静拔去之，闭其针穴。

（一一）温针术

押手平圆，浮水轻缓或轻迟，行初专，刺入宜敷部分点时，先静重押手之拇指，暂止复静。更以食指同前行之，押手巡左如前，行口传后，静拔去之，以食指重按其迹。

（一二）晓针术 一名内屋漏

押手平圆，浮水重迟，先刺入三分之一，迟迟行雀啄三次。次刺入三分之一，仍如前行之，然后刺入宜敷部分点，行亦如前，退出时，亦如前行之，三次而至皮肤，行初专，速拔去按之。

（一三）内调针术

押手平圆，缓水轻缓或轻迟，先刺入三分之一，以押手食指之爪甲及指端之际，轻轻打管三回，再以拇指、食指之端，随呼吸而押其管，此又可谓内部动摇之觉知，行口传。

其次刺入三分之二，行之如前，再刺入宜敷部分点，亦如上行之。退出时，亦如前行之，三回而达皮肤，行初专，静拔去之，按迹纵横圆散。

（一四）气柏针术

押手平圆，浮水轻缓，行初专，刺入宜敷部分点，略止，动摇押手，行口传。

其次以管入押手之内，行呼吸押，其前方如细指啄，再重动摇押手，静拔去之，至皮肤，行初专，按迹入念。

（一五）阳运针术

押手相反，浮水重缓或重迟，刺入宜敷部分，行左二右二之三回旋捻，行口传。

其次食指重重相复，更以中指重重相复，旋捻如前，此时押手一体俱重，复静，少止，如前三回，复静拔去之，按迹纵横。

（一六）归反针术

押手平圆，浮水轻数或轻缓，刺入宜敷部分，少止，以右手向左波动，左五右一旋捻五回，行口传。

其次以押手替打针，暂止，静速拔去，闭针穴。

（一七）龙头针术

押手平圆，浮水重缓，行初专，刺入宜敷部分点，略止，少少拔上，开押手而保持之，以食指之端，轻轻弹龙头，行口传。

次复押手，略刺入，再拔上如前，再刺入如前，复拔上，行第七雀啄，速拔去，按迹。

（一八）热指针术

押手为三本舍针，以指端揉掌，宜敷而押之，复重揉押动摇。然后细弹押手，且押手平圆，浮水重缓，行初专，刺入宜敷部分点，略止，少少拔上，行左二右二之旋捻三回，更行口传。再刺入如前，拔上旋捻如前。再刺入，再拔上如前。更刺入，略止，静拔去之，以食指纵横按其迹。

又以四指按之亦佳，其押手与前同，然专以掌按之，浮水重缓或轻数，去管，初专数回，略刺入，再初专数回，速拔去，纵横按其迹，行口传。

（一九）前光针术

先以左手纵横按之，次以右手重押如前，此时押手平圆，浮水重缓，行初专，刺入宜敷部分点，略止，少少拔上，押手静开而仍保持，行右三左二之旋捻。旋捻三回，行口传，少止，复押手，再刺入部分点，少止，拔上至前之部点，少止，旋捻如前。仍如前刺入，少止，速拔去，轻按之，尤应行初专、雀啄等口传。

（二〇）后光针术

先以左手纵横按之，次押手平圆，浮水重缓，刺入宜敷部分点，暂止，少少拔上，押手次第加重，行左二右三之旋捻，计三回，行口传。次放开押手，复静。次刺入部分点，少止，又拔至前之部分点，再如前行之，计行三回，旋捻既终，刺入，少少止，静拔去之，以食指纵横按之，不能以三指按焉。

（二一）善加针术

先施针于押处，且按之，押手平圆，浮水轻缓，行初专，直刺入。先以拇指重押皮肤点，拔上，复静，仍如前刺入。又以食指重押皮肤点，拔上，复押手，再刺入。如斯三回后，行缓缓之雀啄。少止，拔去，而后速按之，使闭针穴。

（二二）两针术

先以左手握如丸形，在穴所之边，或揉或押。又以四指之端，如押如摩。又按之，而备平圆之押手，浮水重缓，随所施以轻数，行初专，刺入宜敷部分。正押拇指，延食指，并其余三指，共行静重，仍复原状。如斯三回，而复食指，行初专，少止，行次专，再止，为迟迟之雀啄，静拔去之而重按其迹。

（二三）天运针术

先以左手在所欲施针之宜敷经穴上下左右按之，或押之，而备平圆之押手，浮水重缓，真直刺入，少止，拔上至皮肤点，静重押手，暂止，复静。再刺入，行初专，少少止，行数回缓缓之雀啄，复静拔去之而重按其迹。

（二四）天隆针术

押手平圆，浮水轻缓，行初专，直刺入，上拔至皮肤点，以押手之拇指，重押其经之上方，静刺入至部分，行右二左一之旋捻，旋捻三回或五回，少止，拔上至皮肤点，此时押手一体俱重，再刺入，少止，静拔去之，能按其迹。

（二五）地舛针术

押手平圆，浮水轻缓，先直刺入，上拔至皮肤点，行初专。又刺入至部分，取右手细细动摇押手，少止，退至皮肤点，行初专。如此三回，静拔去之，按押其迹，且行口传。

（二六）谷提针术

押手平圆，浮水重缓，行初专，刺入中，再初专。次刺入部分点，仍如前行之。其后以右手之中指，立于押手之际，以食指弹之，如大指之打法，计四五回止。如此三回，略止，行缓缓之雀啄，少止，静拔去之。若患者诉以疼痛时，押手之爪际可静重。且复行初专，然后拔去，然后能以食指按之。

（二七）气当针术—名气术

押手平圆，抓际向上部，浮水轻缓，直针刺入，一度退至皮肤点，重食指，静刺入，少止，行缓缓之雀啄。又退至皮肤点，重拇指，如右刺入，静拔去之，按其迹，行口传。

（二八）阳愫针术

押手平圆，浮水轻缓，先刺入三分之一，呼吸二三息间，止行，左捻二回，少止，再捻二回。次如前刺入二三分，至刺入部分，行左二右二之旋捻，如此五六回，退至皮肤点。此时问患者响否，若应响者，则再度如前刺入，速行拔去，在其迹纵横按之。

（二九）寻气针术

押手平圆，浮水重缓，行初专，先刺入三分之一，左捻二回，少止，右捻二回，进入三分之二，仍如前行之，至部分时，少止，仍如前，然后行第二之雀啄，然后拔去，行口传。

（三〇）开气针术

押手平圆，浮水重迟或缓，静圆针，略刺入。如刺入部分时，在押手之抓际静轻波动，少少退。又圆针，再度刺入，波动如前，行初专，拔去时，行口传。

（三一）勇贺针术

押手平圆，浮水轻缓，以右手食指押置管上。次以细指去管，少止，以抓际轻轻波动，再少少进管，以细指横龙头，打刺入部分，再波动。次退管，仍如前行之，再度刺入，少止，静去针，而后按押之。

（三二）两光针术

先以右手之三指横按或立按，先以三指之端按骨间。次按骨上，行自觉、他觉之口传。押手平圆，浮水轻缓，略刺入，悬针管，行细啄，去管，略进，以管抓押手内拇指之方，如此三回，行左二右二之旋捻，旋捻三回，少止，退至皮肤点，再度刺入，以管从押手食指之方，轻押拇指之方宜敷点，止，退，行口传。

（三三）享龙针术

押手平圆，浮水重缓，刺入宜敷部分，行缓雀啄，一二息间止。悬管，行啄，退十之八九度之中点，行数数雀啄，亦二三息间止。又悬管如上行之，又二三息间止，静拔立，按迹。

（三四）远通针术

押手平圆，浮水轻数，第二之押手相反，先刺入一针部分，静押手，取其上穴刺入，静押手，取其左右，以手持针之龙头，行内捻三回，外捻一回，少止，再如前行之，三回为度，且押手平圆或平掌，拔去，在迹行口传。

（三五）仁了针术

押手平圆，浮水轻缓，行初专，呼时刺入待其吸时至宜敷部分，内二回，外二回，少止。如此五六回，待其呼时拔，至吸全拔，可按其迹。

（三六）连漏针术

押手平圆，浮水轻缓，直针刺入至部分，悬管，摩之。去其管，行迟雀啄，少退，再如前行之，静拔去，按迹入念。

（三七）早泻针术

押手平圆，浮水重迟，押手略重，直或斜少进，速去，不按迹。

（三八）远龙针术

押手平圆或相反，浮水轻数，先刺入一针，再以押手取其下穴刺入之，更取其下穴刺入之，其上一针，行缓雀啄，静拔去之；中一针，行数回初专，静拔去之；下一针，行次专，静拔去之。均按迹。

（三九）风发针术

押手平圆，浮水重迟，吸时刺入，呼时行初专。又遇吸则进，呼则退，如此三四回，速去，在其迹行口传。

（四〇）骨明针术

押手平圆，浮水重缓，直针刺入至部分，先行重押手，又复元。以右大指食指置押手之抓际，为波动之轻押，行微力吸，四五息间止。再如前行之，更为初专，拔去之，速按其迹。

（四一）后乐针术

押手平圆，浮水轻缓，行初专，进止中央点，呼吸四五息间止。次行次专，刺入宜敷部分点，呼吸四五息间止，略退，行次专。再刺入，略止，退至中央，行初专，至全皮肤，行初专四五回，速去，按迹入念。

（四二）散秘针术

押手指外，浮水轻数，刺入宜敷部分，少止，上拔至中央，行左二右二之旋捻五回，拔上至皮肤点，替押手，再刺入，行迟雀啄。又拔上至皮肤点，押手向右，如前行之，再押手，如前行之。

其次押手向左，如前行之，全押手平圆，如前行之。又拔上，少刺入，行左二右二之旋捻五回，少止，略拔上，又刺入。此时押手少重，静速拔去，以三指按闭针穴。

（四三）夜寒针术

押手平圆，浮水重迟，行初专，略刺入，行初专，速拔去，以针管当针穴吹之，静重其管。如斯连续三四回，行迟雀啄数回，不按迹。

（四四）天地交针术一

押手平圆，浮水重缓，静刺入，静拔上，如此三四回，再刺入，行左二右二之旋捻，计三回至五回，押手略重，行初专，速拔去，按迹。

（四五）天地交针术二

押手平圆，浮水重缓，刺入部分，少止，静拔上，再刺入。如此三回，行初专数回，拔去，行口传。此法专行于腰腹之部。

（四六）天地交针术三

押手指外，浮水轻数，刺入部分时，取押手之食指，轻轻在龙头上摩擦五六回，回复押手，行左二右一之旋捻，计五回而拔上，行初专，然后全拔去，行口传。此法行于足。

（四七）玉立针术

押手平圆，浮水轻缓，押手窄立，押手之食指与龙头平，圆巡，押手静重，复元，如此三回。次行初专，静拔去，速闭针穴。

（四八）八露针术

押手平圆，浮水轻缓，刺入部分宜敷点时，以右手中指立于押手之际，以食指向拇指之方叩打龙头，计五回，少止，如上三回。次行缓雀啄，少止，悬针管，摩龙头，计十回，少止，再如上行三回。次以管立于押手之中指与食指之本节间，以右手之中指与拇指持龙头，食指之端置管上，如轻呼吸之押五回。次如初行雀啄，悬针管，管当皮肤之上，轻摩八回，少止，如上行之三回，少止。以右手之食指置管上，如细指之啄，去其管，斯时押手略重，行初专，静拔去，能纵横闭针穴，且圆且押，后静按之。

（四九）八王针术

押手平圆，浮水轻缓，刺入宜敷部分点，以针管保皮肤，以右手之食指置管上，如细指之啄十八回，少止，仍如前行之，计三回。次行缓雀啄，略进押手之拇指，以拇指之端前附管细啄，再啄押手之内。次复押手前情状，行缓雀啄，再用针管如前啄。次行缓雀啄，少止，静拔去，行最初专，能押迹以按之。

（五〇）八隶针术

押手平圆，浮水轻缓，刺入部分点时，押手静重，如此三回，少止，行左二右一之旋捻，计三回。次押手合口，以前方之管静押，且行细啄，押手内食指之际如前，重捻亦如前。次以管在拇指之前静押，啄亦如前，而押手内拇指之际，亦如前押手之重，捻亦如前，以管啄时，押手合口，及入内，啄如前，押手重亦如前。次行初专，静速拔去，闭针穴，能以押手押按之。

（五一）八藩针术

押手指外，浮水轻数，先向上部刺入宜敷部分点，略止，上拔至中央，行初专五六回。次拔上至皮肤点，不押手，向下方部分点刺入，行缓雀啄。又拔上至皮肤点，再向左之部分点刺入，拔上至中央，行初专四五回。及拔上至皮肤点，又以针向右方部分点刺入，行缓雀啄，少止，拔上至中央，行初专，再拔至皮肤，仍行初专，然后拔去，一一按迹。

（五二）八雌雄针术

押手平圆，浮水轻缓，刺入宜敷部分点时，行初专五六回。然后以管摩龙头之内外，内方五六回，外亦如之，及内外各达三回，略止，行左二右一之旋捻，计三回。再以管如前之先从外方摩擦，捻亦如前，少止，行第二之迟雀啄，吸时拔上，呼时行左二右一之旋捻，再遇吸略拔上，呼时旋捻。如斯续续行之，至于全拔去，速闭针之迹，能纵横按押，或纵横按之。

（五三）八上针术

押手平圆，浮水轻数，刺入宜敷部分点，静取左右之手，且以他针备其下穴，平圆轻数，刺入宜敷部分点，即以押手取管啄之，行口传。又持左右二针之龙头，行右三左一之旋捻，计三回，略止，从上针拔去，一一按迹。

（五四）八风针

押手平圆，浮水轻缓，刺入宜敷部分点，行初专数回，上拔至皮肤点，以管纵横摩于食指之爪甲，更摩拇指，行三回，少止，行左二右一之旋捻，计三回。次以管押食指之爪甲，静回复，再押拇指，如此三回。次在前之部点刺入，押手少重，且复行左二右一之旋捻，计三回。再重押手，且复初专二三回，拔上至皮肤点，行初专，迨全拔去，速闭针穴，纵横按押以止之。

（五五）八云针

押手指外，浮水轻数，先向上部宜敷部分点刺入，少止，行缓雀啄，拔上至皮肤点。次向下方宜敷部分点刺入，以管在押手之折际打五六回，计三次。再拔上至皮肤点，向右方宜敷部分点刺入，管打如前，少止，行初专，次第拔去，以食指而按押之。

（五六）龙头针

押手平圆，浮水轻缓，刺入宜敷部分点，以他针在押手合口，以立管从内部龙头穗点，摩触本针之龙头，约八九回，少止，三回，即取本针之龙头，从内外摩擦三次。次以管打内外三回，少止，于内方添刺针，从外方摩擦如前。次取是管以押手之内外如押呼吸，每一所三回，再行三回。然后押手一体俱重，五息间止，行初专，静拔去，押迹，且能按闭针穴。

（五七）拔指针

押手平圆，浮水轻缓，略刺入，悬管，如细指之啄，略止。如斯三回，去管，行左二右一旋捻，计三回，略进，仍悬管，啄如前，捻亦如前。再刺入至部分，悬管啄捻又如前。次以管在押手之内细啄，呼吸二三息间止，行初专，静拔去，其迹以食指揉按如波动。

（五八）椎指管[①]

押手平圆，浮水轻缓，略刺入，针悬管，而以食指置管上，轻啄之，少止再行，计三回，去管，刺入三分之二，又如前行之，然后刺入部分点，少止。以管在押手拇指第二节之外，应呼吸押之，后在其内押之三回，少止，

---

① 椎指管：《杉山真传流》作"推指管"。

押手如前押之，内亦同，少少拔上，悬管。又如前啄，再略拔上，押如前，再略拔上，押如前，更略拔上，悬管，啄如前，后加重押手，静速拔去，能押按闭针穴。

（五九）细指管一

押手平圆，浮水轻缓，行初专，略刺入，悬管，以右食指置管上，轻啄之，再略刺入，亦悬管，少止，取他管立打管上，计六回而止。如此三回，再略刺入，悬管，啄如前。次刺入部分点，悬管，以他管立打如前。至于拔去时，略退管，与刺入时同其手法。迫拔至皮肤，行初专，然后全拔，能按迹。

（六〇）细指管二

押手平圆，浮水轻缓，刺入宜敷部分点时，押手一体俱重，复静，如此三回，行左二右一之旋捻，计三回。次以管在押手内细啄，又啄押手之前方，此时押手少重，行初专，静拔去而纵按之。

（六一）气柏管

押手平圆，浮水轻缓，刺入宜敷部分点时，押手一体俱重，复静，如此三回。次以管在拇指二节之外静押，复静，如此五回，再押于拇指之内，法亦如前。再押手合口之前方，法亦同，略止，悬针管，如细指之啄。次一体俱重，行初专，静拔去，纵横按之。

（六二）里调管

押手平圆，浮水轻缓，刺入三分之二，以管从食指二节之外、拇指一节之际细啄。如此五回，再刺入部分点，略止。以管从押手之内，食指处圆圆如前啄，少止，略拔上，悬针管，行轻数之细指五十回，略拔上，如前行之。次拔上至皮肤点，行初专，然后全去，纵横按迹。

（六三）扣管

押手三本舍针，一针备于食指、中指之端间，浮水轻缓，行初专，略刺入。又以右手取一针，纳管，备于中指、无名指之端间，行如前。再取一针备于小指、无名指之间，行亦如前。次持管从小指方起，打三针之龙头，自右而左五回，自左而右一回。如此五回，后加重押手，复静。如此三回，后从食指方起，速拔去，一一按之。

（六四）晓指管

押手平圆，浮水重迟，先行初专，刺入三分之一时，行第四之迟雀啄。然后悬管重缓五回，再刺入三分之二，如前行之。后刺入宜敷部分点，押手加重，悬管，摩龙头三十回，回复押手。其管当于皮肤，各各重缓十五回，略止，而后略拔上，行雀啄，拔去之，一一按迹。

（六五）远觉管

押手筒立，浮水轻迟，持龙头在押手之际入，以管摩押手之爪甲，计十回。次以穗部达龙头之程摩之。次以管啄拇指之端，计十回。次以右手之大指、食指，与押手食指，连针共撮，振动押手上下，啄如前，然后静拔去之，押按其迹。

（六六）通谷管

押手平圆，浮水轻缓，行初专，先刺入三分之一，以管从针之前后摩之，计五回。再刺入三分之一，以右手持龙头，开押手，右手尽震。次复押手，刺入宜敷部分，悬管于龙头摩之，计三十回，去管，右手持龙头，开押手以相震。次复押手，少重，暂止，静拔去之，以大指、食指按其迹。

（六七）交延管

押手平圆，浮水重缓，刺入宜敷部分时，针悬管，当皮肤啄之，计三十回，去管暂止，行左二右一之旋捻，计五回略止，行次专，再行再度之，管啄如前，暂止，拔去之，重按其迹。

（六八）随肉管

押手平圆，浮水轻数，刺入宜敷部分时，押手替立，持龙头，缠针，如啄数回，押手复平圆，行数回初专，静拔去之，重按其迹。

（六九）横针管

押手平圆，浮水轻迟，刺入部分中央点时，针悬管，开押手，震之。再复押手，刺入宜敷部分。再悬管，摩龙头三十回。次行次专，暂止，静拔去，一按之。

（七〇）巧指管

押手平圆，浮水轻缓，刺入宜敷部分，暂止，行左二右一之旋捻，计五回暂止。悬管，细指，少少止，行次专，再止，行初专，暂止，静速拔去，按之。

（七一）八柴针一

押手平圆，浮水轻缓，行初专，直刺入，略止，上拔至皮肤点，开押手之拇指重押，行第六之雀啄三回。回复押手，刺入前之部点，再上拔至皮肤点，开押手之食指重押，雀啄如前。回复押手，再刺入，五息间止，行初专数回，少止，全拔去，轻按其迹。

（七二）八柴针二

押手指外，浮水轻数，刺入部分点时，以右手持龙头，去押手，先以食指立针之傍，针成横度，轻置于拇指，取右手持管，从拇指之旁，前后啄之，计押五回。然后押手复平圆，行初专数回，静速拔去，闭针穴。

（七三）后八云针

押手昙立，浮水轻缓，先重食指，刺入部分宜敷点，略止，上拔至皮肤点。此时押手平圆，再刺入部分，再拔上至皮肤点。次重拇指，再刺入部分点，少止，略拔上，轻行初专十五回，行口传。如斯三回，拔去时，以拇指押当针穴，且能按之。

（七四）槐推针

押手昙立，浮水轻缓，刺入宜敷部分点，略拔上，行轻之初专十五回。再刺入宜敷部分点，仍如前行之。如斯六回，行初专，静拔去，以食指纵横按之。

（七五）勇针

押手指外，浮水轻数，先刺入上部，行数回初专，退至皮肤。此时押手平圆，直刺入，行迟雀啄，退至皮肤点。又指外刺入下部，行初专，退至皮肤。此时押手平圆，直刺入，再行迟雀啄，静拔去之，纵横按其迹。

（七六）筋血针

押手平圆，浮水重缓，或轻数，略刺入，以针悬管，摩龙头，计十回少止，如斯五回，再刺入，如前行之，至全部分，仍如前，呼吸五息间止。此时押手静重，三息间止，复静。如斯三回，其后略拔上，管如前行之，再少拔上，行左二右一之旋捻，计三回。再于刺入部分行初专，拔去，以拇指按针孔。

（七七）云井针

先以掌适当按之，押手平圆，浮水轻缓，行初专。刺入三分之一时，悬管于针，当皮肤摩之，计十五回，行口传。再刺入至三分之二，如前行之。次刺至部分点，仍如前行之。又行次专，少至，略拔上，如前行之。再略拔上，行左二右一之旋捻，计三回。再刺入，略止，上拔至中央点，捻如前，然后静拔去之，闭宜敷针穴。

（七八）傴偻针

押手平圆，浮水轻缓，去管，开食指，重拇指相复。次开拇指，重食指相复，替押手，斜斜刺入，至宜敷部分。以右手持龙头，再打替温押手，持管啄押手之旁，此时行口传。亦复平圆，行轻轻之初专，静拔去之，以食指闭针穴入念。

（七九）浅深针一

先以掌轻押三回，重押三回。押手平圆，浮水轻缓。去管，静重押手，复元，刺入部分，同重，略止，拔上，如前行之，再略拔上，行如前。次拔上至皮肤，再刺入，行如前，计三次。行初专，速拔去，以拇指按之，且押之。

（八〇）浅深针二

押手平圆，浮水轻缓，刺入宜敷部分点，行轻初专，计九回。拔上至皮肤，如前行之，再刺入。如斯六回，少止，速拔去，亦按迹。

（八一）糠针

押手平圆，浮水重迟，犹止，重迟，五回。去管，行初专，再悬管，重数三回，速拔去，不按迹，行口传。

（八二）敁攧针

押手平圆，浮水轻迟，行初专，押手略重，刺入三分之一时，回复押手，行初专。再刺入三分之二，再行初专，亦如前。至全部分时，行左二右一之旋捻，计五回。略拔上，行第七雀啄，再略拔上，行第五雀啄。复刺入部分点，行次专，然后拔去，按其宜敷之迹。

（八三）行啄针

押手平圆，浮水轻缓，直刺入至部分，行初专五回。口传。略拔上，同前缓行之，再略拔上，同前迟行之，又五回。又刺入部分，行初专，行缓雀啄十回，速拔去，一按迹。

（八四）黑云针

押手平圆，浮水轻缓，刺入三分之一时，悬管，当皮肤啄之，计三十回。再刺入三分之二，行次专，再刺入部分点，悬管，捻于押手之上，如摩龙头，略止，拔上三分之一，捻如前，再略拔上，仍如前。次刺入部分点，行初专数回，再少拔上，如前行之，而至于全拔去，以拇指押之。

（八五）八方波针

押手指外，浮水轻数，刺入宜敷部分点时，行初专数回，略拔上，行缓雀啄，再刺入。此时押手变为本福，以管如啄抓之，计八回。然后押手变为昙立，静拔去之，按迹入念。

（八六）八重雾针

押手平圆，浮水轻缓或轻数，刺入宜敷部分时，略止，行左二右一之旋捻，计三回。次以管在食指、拇指之爪外，如啄行之，计三回。再在押手之内，如前行之，计三回，再捻如前。次行缓雀啄，略止，行次专。此时加重押手，拔去之，纵横按其迹。

（八七）去邪针一

押手平圆，浮水轻缓，刺入部分点时，押手之食指特正，拇指轻轻正开，备管，合于呼吸，啄针际，此时行口传。次啄食指之内，又啄食指之外，更啄食指之前端。次回复拇指，悬针管，暂啄，然后拔去，以掌重按之。此法应用于头上表部之疼痛，且治浮肿。

（八八）去邪针二

押手平圆，浮水轻数，略刺入，以管轻啄食指之爪外，略过。再从指端二三分之间细啄，计二三回，然后如前再啄拇指之爪外。此时押手外，行口传，初专，速拔去，轻按之。

（八九）去邪针三

押手平圆或昙立，浮水轻缓，略刺入，少止。以管从食指之外引至拇指之外点，又曳至食指之外。如斯三回，再从拇指引至食指如前，其后以管在押手之内轻啄。又啄外部，又少止，行初专，静拔去之，轻按其迹。

（九〇）去邪针四

押手平圆或昙立，浮水重缓，略刺入，悬管，重数，细指，以管啄于食指之内外，并拇指之内外。再悬管，随呼吸以食指押管上，复静，如斯五回。若在颈部，行轻轻之初专，速以拇指押之如前。若在背部，在拔去前，重押手，行细微之波动。

（九一）去邪针五

押手平圆，浮水重缓，刺入宜敷部分时，在押手合口之前略隔离，以管细啄。又在押手拇指本节之际，如前啄之。更在拇指二节之外，如前啄之。复在食指二节之外啄之。如斯三回，次行初专，少止，行初专。次悬管，当皮肤细指轻数五十回。次行初专，静拔去之，按其宜敷点。

（九二）去邪针六

在其宜敷部分摩擦，押手平圆，浮水重缓，刺入宜敷部分时，以管在押手合口之前方细啄，再啄其内。次弹押手拇指之二节，弹食指之三节，悬管于针，以右食指置管上，轻啄之。次行初专，且波动。次行初专，少止，行缓雀啄，而后速拔去，按迹入念。

（九三）去邪针七

押手平圆，浮水轻数，少少刺入，悬管于针，当皮肤押管上，随其呼吸押十回，其管略拔上，捻摩龙头。再当皮肤，以食指置管上，轻啄十四五回至三十回。再如前摩之，行初专四五回，少重押手，拔去之，能按其迹。

（九四）去邪针八

以左手之掌静重按之，且复轻按之，又以四指之端按之。次行广压，押手平圆，浮水轻缓，刺入宜敷部分，行初专五回，少少拔上，悬管于针，细指轻数。又行初专，少少拔上，如前行之。次行缓雀啄，静拔上，以重食指，以拇指押之如摩。

（九五）经东针

押手本福，浮水轻缓，刺入部分点，押手静重，旋即复元。如斯三回，拔上至皮肤，替东押手，幽潜波动，刺入宜敷部分点，犹波动，少止。再拔上至皮肤，行初专，略刺入，行第五之雀啄，计三回。再刺入宜敷部分点，行初专，少少拔上，行第三雀啄。再刺入部分点，少止，静拔去之，能按其迹。

（九六）盛炎针一

押手平圆，浮水轻缓，刺入宜敷部分点，押手静重，复元后，行左二右一之旋捻三回。次行缓雀啄，此时押手之拇指静重，回复后，又静重押手之食指。如此三回，再行旋捻与缓雀啄如前，手押亦重，少止复静，行初专，拔去后，纵横按其迹。

（九七）盛炎针二

押手三枚，浮水轻迟，先刺下方，以右手转持他针，向押手之右穴，在本针处斜斜刺入。再以他针向押手之左穴，在本针处斜斜刺入。譬如本针下于上脘，则第二针刺于右之腹哀，第三针刺于左之腹哀，而去第二针，而左之梁门前，如前斜斜刺入。又去第三针，而右之梁门如前斜斜刺入，随处均在本针之方，向前斜进，然后本针静拔去时，行初专，然后渐次而至去第四针、第五针。其内部宜动摇，使其觉知，见其平上，静拔去之，以掌按迹入念。

（九八）后雌孳针

押手平圆，浮水重迟，刺入宜敷部分点，行左二右一之旋捻三回，行缓或数雀啄，少止，押手细动摇，计三回，再行旋捻雀啄如前。次以管在食指拇指之爪外，及合际，及手之内食指、拇指二节之岸细啄。又行旋捻雀啄如前，略止，静拔去之，轻按其迹。

（九九）气俾针

押手平圆，浮水轻缓，去管，押手略重，呼吸四五息间止，静刺入于部分，男行右，女行左之旋捻三回，少止，再行三回，再止，待吸时拔上，呼时进，如此三回，少止，静重押手，呼吸二三息间止。仍回复，少止，静重押手，拔去之，能以三指按其迹。

（一〇〇）气翛针

押手平圆，浮水轻缓或重缓，行初专，刺入宜敷部分点，少止，行初专，行迟雀啄一回，缓二回。次押手静落回复，取管以摩食指及拇指之爪甲三回。又取管打食指、拇指之爪甲及结合际，再取管细啄押手之内三回，仍如前行之。次行次专，少止，行初专，时押手略重，静拔上至皮肤，行初专，然后全去，按迹入念。

（一〇一）环促针

押手平圆，浮水轻缓，刺入部分点，略止，拔上至中央点。以右食指细啄押手拇指二节之上，行左二右一之旋捻二回。次以中指与食指置押手食指三节之上，以中指细啄。次中指、食指一体重啄，复元，行左二右一之捻三回，略止。以押手幽潜波动，略止，行初专，静拔去，重按其迹。

（一〇二）四方天针

押手指外，浮水轻数，先向左上方斜斜刺入，暂止，行初专数回，退至皮肤点，再向右上刺入，如前行之。譬如刺针于中脘之穴，先向左之不容，第二同向左之承满，第三向右之不容，第四同向右之承满，惟前项第二、第四，又可向幽门方行之，行口传，拔去后，按迹入念。

（一〇三）四方人针

押手指外，浮水轻数，刺中脘穴，先向左之梁门穴斜斜刺入，至宜敷部分，暂止，静行次专，退至皮肤。再向左之太乙穴刺入，暂止，行次专。再退至皮肤，针头右向，如前行之，当拔出时，按之入念。

（一〇四）四方地针

押手指外，浮水轻数，刺中脘穴，先向左之天枢穴斜斜刺入，暂止，行第三之缓雀啄，退至皮肤。再向大横穴刺入，如前行之。第三再向右之天枢穴，第四再向右之大横穴，如前行之，当拔去时，以押手静按之。

（一〇五）起龙针

押手平圆，浮水轻缓，刺入宜敷部分，行第三之缓雀啄。次以管摩龙头，细打之，少止，拔上至皮肤，此时押手指外，针头改向上方刺入，如前行之。拔上至皮肤，再向下方刺入，如前行之。拔上至皮肤，复押手平圆，直刺入，悬管于针，细指如啄，计十八回少止，去管。再以管摩龙头之内外，细打如前，少止，行缓雀啄，少止，静拔去，重按之。

（一〇六）起虎针

押手平圆，浮水轻缓，略刺入，行第五之雀啄，少止，行第七之雀啄。次行第六之雀啄，至刺入全部分，以管摩针之前后。又细打龙头，少止，拔上至皮肤，针头向上方，刺入宜敷部分时，以管摩龙头且打之。再退至皮肤，直刺入，行第二之气行。次行缓雀啄，次以管纳于食指本节之间，以右手之中指与拇指持龙头，食指之端置管上，随呼吸押之，然后去管，退至皮肤点。针头向下方刺入，行轻初专，向左二回，以管摩之，且打之如前，少止，次第拔去，且纵横按押之。

（一〇七）荣卫环通针

先以爪或指端啄患者之皮肤如押，而备平圆之押手，浮水轻缓或轻数，刺入宜敷部分，少止，行初专数回。次行第七雀啄，又行第一雀啄数回，再行第六、第三雀啄数回，更行第一雀啄数回，少止，行第二雀啄，次第拔去，取押手在后之针穴，如押按之。

（一〇八）静面泻针

押手平圆，浮水轻缓，刺入宜敷部分点，行初专，摩龙头上八回。次行初专，摩如前，再行初专，如此三回。次押手一体俱重，暂止，行次专，回复押手，少止，重押拇指，一二息间止，回复拇指押手。次重押食指，少止，又回复，行初专，静拔上至皮肤，行初专，行第二之雀啄，拔去后，纵横按其迹。此法行于中脘、不容、腹哀、章门、肺俞诸穴。

（一〇九）第一吐针

押手平圆，浮水轻缓，刺入宜敷部分，行初专二三回，少少拔上，向左三捻二回。又刺入前之部分点，行数雀啄，再拔上，如前捻之，再刺入，如前行之，静拔去之，轻按其迹。

（一一〇）第二下针

押手平圆，浮水轻缓，刺入宜敷部分，行初专五回，拔上及皮肤点，再刺入，行左二右一或三之旋捻二回，押手波动，少止，拔上至皮肤，再刺入，行气之动摇。如患者已感知，速拔去；若患者未感知时，则如前较重行之。

（一一一）静面补针一，大补。

押手归反，浮水轻迟，刺入宜敷部分时，呼吸五息间止，行左二右一，又左一右二之静捻。次重无名指之方，静行次专，回复押手。重拇指之方，如前捻之，暂止，回复押手，静拔去之，以中指静押，后纵按之。

（一一二）静面补针二，小补。

押手气柏，浮水轻缓或轻迟，如随针刺入，至宜敷部分，暂止，男子行左三右一之捻旋三回，女子反之。此时悬管当皮肤，随呼吸押之五回，再暂止，待其呼，至吸拔去，以拇指静押其迹，以中指食指按之入念。

针灸秘开

日·玉森贞助　撰

杨医亚　编译

校注说明

《针灸秘开》是日本近代针灸权威玉森贞助编撰的针灸学专著。原书用日文撰成，成书于昭和十年（1935）年；1948年，此书由北平国医砥柱月刊社社长杨医亚编译并在中国出版。书中汇集玉森贞助四十余年的针灸治病经验，是其所创针灸流派玉森天心派的代表之作，至今仍有较高的临床实用价值。

1. 作者与成书

《针灸秘开》书首有1948年杨医亚"译者前言"一则，其言："《针灸秘开》一书，系近代日本针灸权威玉森贞助所著。玉森氏本人对于针灸的造诣颇深，且其刺针的方法，风格多异其他诸家，故尝自创一派，名曰'玉森天心派'。平生著述凡三种：一为《针灸经穴医典》，一为《针灸经穴图》，又一种即为本书。本书为其晚年后出之著述，内容虽然较为寥少，不自成一体系，但其所述，率多治疗经验之谈，而不以形式泥之，所以在治疗参考的观点上论之，确自有其相当之价值。爰走笔译之，藉供临床治疗时参考之用。"

书首"本书内容提要"载："本书叙述各种难治病证之针灸疗法，详述手术、位置，及治疗上所需之过程、预后等。原书为日本玉森氏授徒秘本，至晚年始公开问世。书中选用要穴，多系经验之谈，切合实用。"杨医亚在"译者前言"中提到本书为玉森贞助晚年之作，所述多为其治疗经验之谈。书中的多处记载也印证了这一说法。如本书第一篇绪言载："本书为著者根据四十余年来之经验，对于针灸治疗上最困难之病证，以极明瞭恳切之旨，将以秘传而公开之。"书末亦称："上为著者四十有余年来之研钻所体会而得之奥义，故称之为'玉森天心派'，并谨此公开之。"关于编撰本书的目的，第三篇"针术"一节中载："著者师事恩师、针术大家坚田幸之进先生而受其术。今爰将其师传之术式，并其练习方法公开之，以传诸后世，亦聊尽吾人之职责而已。"

本书作者玉森贞助为日本近现代针灸权威之一，生平事迹不详，曾师事针医坚田幸之进，学习其针灸术式及练习方法。据本书正文第一篇脚气条所载（引文见后），玉森贞助曾于1908～1909年间在吴市（今属日本广岛县）免费治疗数以百计的脚气病患者，受到当地媒体的关注和表彰。玉森贞助在针灸方面造诣颇深，自创玉森天心派，晚年汇聚个人四十余年针灸临证经验，编著《针灸秘开》一书，将其针灸之术公开，成为玉森天心派的代表著作。

贞助另有《针灸经穴医典》《针灸经穴图》两种著作问世。

本书编译者杨医亚（1914～2002），为中国近现代著名中医医家、教育家，河南温县人。1938年毕业于华北国医学院，同年创办国医砥柱社并自任社长。曾任华北国医学院副院长，创办《医界春秋》杂志。1949年以后，历任河北医学院科研处处长、河北中医学院中医基础理论教研室主任、中华全国中医学会（现中华中医药学会）河北分会副会长。杨医亚长期从事中医教学和研究工作，对针灸、伤寒及方剂学研究颇深，著述有《杨医亚针灸学》《综合治疗学》《新编伤寒论》《简明中医学》等50余种。除《针灸秘开》外，杨医亚尚编译有《针灸治疗学纲要》等日本针灸著作。

2. 主要内容

《针灸秘开》全书分为3篇，如第一篇绪言所载："第一篇为难病治疗篇，首论经穴实地取穴之必要，第二篇记载玉森天心派使用之经穴，第三篇为玉森天心派之针术。今依次记载之。"

本书第一篇名为"难病治疗篇"，收录急性胃加答儿、胃痉挛、慢性肠加答儿、慢性腹膜炎、盲肠炎、慢性上颚窦炎、肺结核、喘息、脑神经衰弱、三叉神经痛、皮肤神经痛、上膊神经痛、坐骨神经痛、腓骨神经麻痹、急性多发性关节偻麻质斯、畸形性关节炎、急性多发性肌炎、乳房神经痛、面疔、痈、脚气共计21种难治病证（所出多数为日本当时使用的西医病名），记述了每种病证的临床表现、发病原因、针疗方法、灸疗方法。其中，针疗方法、灸疗方法两部分主要包括选用腧穴、操作方法及疾病预后，如盲肠炎的针疗："用气海、关元、天枢、外陵等各穴，刺针八分_{不可于盲肠部刺针}；其次，于脾俞、三焦俞、肾俞各七分之刺针，此法亦可奏有伟效。但如此之治疗，必须有五日乃至一周间继续刺针之必要。"部分经验用穴附腧穴定位，如喘息的灸疗："本证应于肺俞及膏肓俞各灸十五壮，喘息穴_{喘息穴者，位于膈俞之外上方，开二三分处之陷中。对喘息患者压按之，则觉有快感之穴位。喘息患者专用之，余因假名为"喘息穴"云}，施灸二十壮乃至二十五壮。继续二星期，奏效颇确实。"

此篇多为经验之谈，是作者四十余年临证治疗难治病证的经验总结，作者玉森贞助以明暸恳切之语将其私秘之经验公之于众。如脚气病条载："玉森式之脚气针疗法者，为著者长期苦心研究之结果所发现之疗法。著者在吴市住时，曾由明治四十一年三月，迄于四十二年二月之一年间，开始为脚气病之免费施术，日日由各方而来之患者，殆以数百计，并经吴日日新闻社及其有志者主催，曾赠予著者以感谢状并银杯。"

第二篇为"玉森天心派使用十四经经穴"，玉森贞助言十四经"总数凡六百五十七穴有对六○六穴，无对五十一穴""然而于古来之治疗上，将如此多数之经穴而全部利用之者，殆属极稀矣。以余四十余年之实验，现今使用之经穴，其数仅三百五十五穴有对三百二十六穴，无对二十九穴，兹将其解剖的位置及其取穴法揭示如下"，依次记述肺经 5 穴、大肠经 10 穴、胃经 27 穴、脾经 12 穴、心经 6 穴、小肠经 14 穴、膀胱经 30 穴、肾经 13 穴、心包经 4 穴、三焦经 11 穴、胆经 25 穴、肝经 4 穴、督脉 14 穴、任脉 15 穴，每穴简述其解剖位置与具体定位。如"地仓，在口轮匝肌部，口角之外侧四分""神门，掌后横纹，豆骨之后端凹陷中，动脉应手"。

此篇值得注意的两点是：足太阴脾经后标注"二十六穴有对"，实际仅记述了 12 对 24 穴，并非 26 穴；足少阳胆经后标注"五十二穴有对"，实则记述 25 对 50 穴，而非 52 穴。出现上述情况的原因，是由于书中府舍、阳白 2 穴的位置记述有误。其中，言："府舍，在耻骨地平枝之上部，大横下方一寸三分。"考之针灸定位，耻骨地平枝之上部确为府舍穴，然"大横下方一寸三分"则当为腹结穴，书中漏写腹结穴之名，而将该穴的定位混入府舍穴中。又云："阳白，在额骨部，入前发际五分，阳白之直上方。"此处有明显错误。"额骨部，入前发际五分，阳白之直上方"，应为头临泣穴，而阳白穴的定位当为前额部，瞳孔直上，眉上一寸。原书的这些错误，在本次整理时已经纠正并加注予以说明。

第三篇为"玉森天心派之针术"，又可细分为四个方面：针术、"术"与"手技"之区别、刺针法、术者之体得。"针术者，所谓用针之术也。凡针灸家，均必体会其术，而为最重要之基础，且系针家之难事，固不待言"，记载日本针灸医的师承谱系及练针法。作者以树木之"干""枝"作比喻，指出"术"与"手技"之区别，"即术者，其干也；手技者，其枝也。枝无生干之理，而干足以生枝，由其枝而生叶开花焉"。刺针法，介绍了玉森天心派所用的五种针法：捻针法、管针法、打针法、皮肤针法和散针法。最后为术者之体得，玉森贞助将本派"术"之所可体会而得者，区分为初传、中传、皆传三传：初学三年以上，具有技术之练习可认出时，授予初传之卷；受初传之卷后，更积二年以上之练习可认出时，授予中传之卷；得中传之卷，复更具三年以上之技术之体得者，授予皆传之卷。

纵观全书，第一篇系玉森贞助的 21 则疑难病针灸治验，第二篇为玉森天心派常用的 351 个经穴，第三篇是玉森天心派的针术，三篇内容均为玉森贞助积累了四十余年的针灸临证经验。

3. 特色与价值

《针灸秘开》行文较为简练，多为直接明了地叙述经验方法，便于读者临证参考应用。通过考察书中内容，可将其特色与价值归纳为以下几点。

临证治病，针灸并行。本书第一篇载录"针灸治疗上最困难之病证"21种，每种疾病之下首先简短概括该病的病因、症状、体征等基本情况；然后是具体的针疗、灸疗操作，包括取穴、刺法、灸法、临证加减等内容。在所载 21 种疾病中，急性多发性肌炎、脚气为针刺适应证，单列针疗方法；乳房神经痛、面疔为灸疗适应证，单列灸疗方法。其他疾病多既有针疗，又有灸疗，并视疾病具体情况，或先记针疗再记灸疗，如急性胃加答儿先以针疗止疼痛，再以灸疗止四肢厥冷；或先记灸疗再记针疗，如盲肠炎为灸之适应证，亦可采用针疗。如此编排上述 21 种疑难病证的针灸辨证论治，可使读者一目了然，便于临床选择应用。

汇列诸穴，便于检用。本书第二篇为玉森天心派常用经穴 355 穴，其中对穴 326 穴，单穴 29 穴。此篇以十四经为纲，汇列各经常用之穴，每穴之下仅记解剖部位及取穴法。本书除记录临床常用经穴外，还有玉森贞助本人的经验要穴，如"疔俞"，乃玉森贞助自定穴名，在本书第一篇第 19 种病证"面疔"、第 20 种"痈"中详细记载了该穴的定位及施灸方法。玉森贞助单灸"疔俞"一穴，主要用于治疗疔疮、痈等恶性肿物，疗效显著。本书常用经穴及经外奇穴的选用，皆出自玉森贞助四十余年的临证实践，堪称其临证经验用穴，值得今人学习借鉴。

创立学派，影响深远。上世纪 30 年代，在复兴汉方医学思潮的影响之下，日本针灸逐渐复苏，出现了泽田派、玉森天心派、柳谷灵素派等学术流派。玉森贞助自创玉森天心派，重视针法练习，指出"此种练习期约三年，而得针之基础大要"。凡针刺技术之充实，手技应用之得心应手，皆以此为基础。玉森天心派常用针法有五种，即捻针法、管针法、打针法、皮肤针法、散针法。其中前三法为日本常用的三大针术，玉森贞助继承前人经验，并注重针刺与呼吸的配合；皮肤针法不用针管，且刺激较轻，主要应用于小儿；散针法与打针法操作类似，其区别在于是否叩打针柄头部。此外，受到当时日本医界以西医为主的影响，玉森贞助也注意吸收现代西方医学知识，如在本书第一篇多数使用西医病名，在第二篇列述腧穴定位时常用西医骨骼肌、骨骼等解剖术语名称定位。

玉森天心派的针刺法对后世影响较大。在日本，玉森天心派作为近现代针灸流派之一，因其既有对前代针法的总结和发展，本身又独具特色，临床应用较为广泛，至今在针灸界仍占有一席之地。《针灸秘开》为玉森天心派的重要代表著作，成书不久即引起中国医家的关注。1948 年，杨医亚将本书引入中国并译为汉文出版，以供临床诊疗参考。其后，本书在中国屡经再版，且在文化部出版事业管理局版本图书馆编撰《全国总书目（1956）》、甘州医学院图书馆主编《甘肃地区医药卫生图书联合目录（上册）》、程宝书《简明针灸辞典》、邱茂良《中国针灸荟萃》、裘沛然主编《中国医籍大辞典》、薛清录主编《中国中医古籍总目》等书目、辞典中多有著录。前述"疗俞"穴，国内也多有应用，如南景祯、陈潜《奇穴临床应用》一书中即详细记载了"疗俞"的解剖定位、取穴法、刺灸法及临床应用。[①]

4. 版本情况

《针灸秘开》原为玉森贞助用日文撰成，1948 年由杨医亚首次译成中文出版，其后又曾有多次再版，现有 1948 年北平国医砥柱月刊社铅印本、1953 及 1955 年上海千顷堂书局铅印本、1956 及 1957 年上海卫生出版社铅印本、1958 年上海科学技术出版社铅印本、1958 及 1960 年科技卫生出版社铅印本等多种版本。《中国中医古籍总目》著录了其中两个版本的收藏机构，即：1948 年北平国医砥柱月刊社铅印本，现藏于中国中医科学院图书馆、吉林省图书馆、广东省立中山图书馆、广州中医药大学图书馆等处；上海千顷堂书局铅印本，今上海中医药大学图书馆有藏。[②] 其他版本多藏于私人之手。

本次校注所用底本，为笔者所藏 1953 年上海千顷堂书局铅印本。此本系据 1948 年北平国医砥柱月刊社铅印本重排。封面书"针灸秘开 / 杨医亚译 / 上海千顷堂书局出版"。书首有"本书内容提要"和杨医亚撰于"一九四八年十月一日"的"译者前言"。正文前有"针灸秘开目次"，书末无跋。全书无廓框，无界格栏线。无版心、鱼尾。书末版权叶刻"针灸秘开（全一册）/ 著者玉森贞助 / 译者杨医亚 / 出版者千顷堂书局 / 上海汉口路二九六号……/1948 年 10 月北京出版 /1953 年 11 月上海重排一版……"等信息。

综上所述，日本近现代针灸流派玉森天心派，集前代针灸医学之大成，

---

① 南景祯，陈潜.奇穴临床应用［M］.黑龙江：黑龙江科学技术出版社，1999：157-158.

② 薛清录.中国中医古籍总目［M］.上海：上海辞书出版社，2007：167.

具有鲜明的特色。该流派的创始人玉森贞助积四十余年针灸临证之经验，折衷汉和东西医学，撰成《针灸秘开》一书，成为玉森天心派的代表之作，具有较高的临床实用价值，值得针灸医生学习借鉴。今重新校注出版此书，以期引起国内针灸医生的重视，从而发掘和研究日本颇具特色的针灸之术，以为我针灸临床参考利用。

韩素杰　肖永芝　杜凤娟　王文娟

目录

本书内容提要①

　　本书叙述各种难治病证之针灸疗法，详述手术、位置，及治疗上所需之过程、预后等。原书为日本玉森氏授徒秘本，至晚年始公开问世。书中选用要穴，多系经验之谈，切合实用。

---

① 本书内容提要：此提要为原书底本所有，今原样保留。

译者前言

　　《针灸秘开》一书，系近代日本针灸权威玉森贞助所著。玉森氏本人对于针灸的造诣颇深，且其刺针的方法，风格多异于其他诸家，故尝自创一派，名曰"玉森天心派"。平生著述凡三种：一为《针灸经穴医典》，一为《针灸经穴图》，又一种即为本书。本书为其晚年后出之著述，内容虽然较为寥少，不自成一体系，但其所述，率多治疗经验之谈，而不以形式泥之，所以在治疗参考的观点上论之，确自有其相当之价值。爰走笔译之，藉供临床治疗时参考之用。

医亚　志

一九四八年十月一日

针灸秘开

玉森贞助　著

杨医亚　译

第一篇　难病治疗篇
绪言

本书为著者根据四十余年来之经验，对于针灸治疗上最困难之病证，以极明暸恳切之旨，将以秘传而公开之。第一篇为难病治疗篇，首论经穴实地取穴之必要，第二篇记载玉森天心派使用之经穴，第三篇为玉森天心派之针术。今依次记载之。

关于经穴之实地取穴

古来经穴之取穴，皆以同身寸、同指寸等之寸法，仅足示其大略之标准。如徒然拘守于寸法，而赖以取穴时，其谬误亦必甚矣。

经穴位置之所在，与肌肉、神经、血管等，皆有重要之关系。故必依一定之法则，施诸万人，皆得无误而后可。此则倘非有良书与良师指授，悉心钻研，俾得体会其要旨，不能得其正确性。

著者有鉴于此，故自昭和四年（公元一九二九）拙著《针灸经穴医典》第四版发刊之际，尝将此至难之经穴，指示以容易取穴之说明。故插入人体之分部取穴诸图，凡三十三枚之照片于该书（译者按：是等照片图，曾经我国东方针灸书局翻印，但已改易名称），而示以经穴之正确位置。又昭和九年（公元一九三四）八月，该书第八版刊行之际，更欲使取穴容易计，特发行全身经穴图，附录于该书。

一、急性胃加答儿

本病多由于暴饮、暴食等之摄取食物不注意所罹致。就中特以未熟之果实及腐败食物之摄取，原因最多。

〔针疗〕　先于上脘穴刺针一寸三分以催吐_{上脘及巨阙，皆古来称之为吐针穴者，因伤食而使吐之场合，可直刺之，以行雀啄术而催吐}；其次，则刺间使二分，足三里一寸，三阴交四分。各刺针迄，则痛可大减。而后再于上脘、中脘、下脘、梁门、天枢各穴，针八分乃至一寸；并刺太白五分，商丘①三分。各刺针终了，疼痛忽止。

〔灸疗〕 疼痛止后，四肢厥冷时，可于中脘、天枢、气海、关元之各穴，灸十五壮，则厥冷止而迅速全治。

二、胃痉挛

本病俄而剧痛发作，或最初胃部之压重，或恶心、头痛等前驱症发作，并由上腹部弥散背部，发生难以名状之剧痛感觉。

〔针疗〕 于中脘、天枢、梁门各穴，针八分。聚上际，针一寸聚上际者，指积块之上际而言，针尖向稍下方斜刺。凡刺积块者，须避积块而刺之。重证者，除用上穴以外，并加刺章门八分，脾俞五分，足三里一寸，阳陵泉七分，则痉挛可稍止。

〔灸疗〕 于中脘、梁门各十壮乃至十五壮之施灸时，则痉挛停止；次灸膈俞、肝俞、脾俞等穴，各约十五壮之施灸。继续二周间而得全治，殆稀有再发者。

三、慢性肠加答儿

本病腹部有一种不快感，且自觉有压重或轻微之疼痛。下痢与便秘呈交代性之发作，排便后尚有残留之感，每每频度之入厕。

〔灸疗〕 本病为灸之适应证。可用下脘、天枢、关元、气海、大横、府舍、足三里各穴，灸十壮乃至十五壮时，奏效确实。

〔针疗〕 脾俞五分，大肠俞一寸，天枢八分，四满六分，气海一寸，大横八分，关元一寸，腹结八分，足三里一寸。对以上诸穴刺针时，亦可奏伟效。

四、慢性腹膜炎

慢性腹膜炎者，屡屡由急性证渐次变为慢性证，然亦有最初即呈为慢性之经过者不少。此可分为渗出性及愈着性之二种，又更有结核性腹膜炎之区别。

（一）渗出性腹膜炎者，其主征为渐次于腹腔内潴留液体，腹部膨大，恰如腹水之症状，多伴有热病证候，且发疼痛。

〔针疗〕 本证最为针之适应证。可刺针于中脘、梁门、水分、天枢、石门、关元、大横、带脉、维道、水道、腹结、章门各穴，针七分乃至一寸可

---

① 商丘：原作"商邱"，据文义改。下凡遇此径改，不再出注。

与以轻微之刺激。如是治疗继续三四日，则发生水泻下痢。下痢者，可加以大肠俞、小肠俞各一寸之刺针；不下痢者，则无加刺之必要。大抵有下痢者可治，不下痢者难治。

（二）愈着性腹膜炎者，屡屡无任何证候之发作，或呈现不定之证候。其疼痛若呈鼓胀之状，时发剧烈疼痛，每与胆石疝痛、胃溃疡等证相误。

〔针疗〕 本证刺针于中脘、梁门、天枢、大横、气海、石门、关元、章门等穴各八分，府舍针七分，膈俞、肝俞均五分，三焦俞五分，大肠俞一寸，小肠俞一寸，亦可奏卓效云。

（三）对于渗出性、愈着性之不能区别者，除用以上之针疗外，可再用灸治。

〔灸疗〕 肺俞、膏肓、膈俞、肝俞、三焦俞、大肠俞、章门等穴，每穴各灸约十五壮。继续施灸约二月顷，最有效力。

（四）结核性腹膜炎者，系因结核菌之侵入为主因。其症状为腹部膨满，腹壁多少有紧硬现象，并可处处触知结节等征候。

〔疗法〕 本证在针灸方面，尚未能发现确实之全治疗法，实为遗憾之处。

译者按：关于本证之腹部刺针手技方面，因易诱发种种不良之贻后证，而每足引起病灶之扩大，故以不试为宜。

五、盲肠炎

突然于右肠骨窝发生激痛，仅皮肤与衣服接触，即感疼痛，并伴有恶寒发热，以及局部生成肿疡状之硬结。

〔灸疗〕 本证为灸之适应证。可先于气海穴作十五壮之灸，再于肾俞、大肠俞各穴，约灸二十五壮乃至三十壮皆应取之于右方经穴。经施灸后，疼痛急止。其后再用上列诸穴，各约十五壮之施灸。继续一星期，而奏于全治。

〔针疗〕 用气海、关元、天枢、外陵等各穴，刺针八分不可于盲肠部刺针；其次，于脾俞、三焦俞、肾俞各七分之刺针，此法亦可奏有伟效。但如此之治疗，必须有五日乃至一周间继续刺针之必要。

六、慢性上颌窦炎蓄脓证

本病稀有呈任何全身症状者，主要症状为鼻汁增加，特以早晨起床时为甚，或鼻汁每每向鼻咽喉内多量流出。其他并有鼻内之恶臭，或嗅觉之减退，乃至无嗅觉及头痛等证。

〔灸疗〕 本病证系灸之适应证。可灸头临泣二十五壮，囟会十五壮，膈俞十壮。继续施灸一周乃至五周间，而后全治。若在五日至一周不见著效时，可加灸目窗十五壮，最有效。

〔针疗〕 于前头部、颞颥部、后头部等伴以钝痛时，可选择阳白、印堂位于两眉头之中间、头维、悬颅、本神、神庭、百会、前顶、率谷、强间、风府、哑门等穴，施以散针、打针或皮肤针。此外，若肩胛部伴有疼痛时，可刺风池八分，肩井五分，天髎六分，肺俞三分，膏肓三分。刺针后，则可发生快感。对于灸疗，可藉此补助，当更有效。

七、肺结核

颜面苍白，夜间盗汗，晚刻有摄氏三七度乃至三七度五六分之轻热，特以劳动后步行之际为然。或有轻短之干性咳嗽，亦易感疲劳。

〔灸疗〕 本证亦属灸之适应证。可对肩井、风门、肺俞、膏肓、膈俞、肝俞、脾俞等穴，各灸七壮乃至十五壮。继续二个月之施灸，则奏效确实。

〔针疗〕 于颈部、肩胛部伴有疼痛时，可对风池、天柱穴各六分之刺针，并刺曲垣、肩外俞各四分。若伴有胃肠障碍之场合，可于命门五分，上脘、中脘、梁门、天枢、关元各穴皆八分，孔最五分，太渊二分之刺针，则心身如拭之爽快，而可助其迅速之就痊也。

八、喘息

本病为发作呼吸困难，乃因毛细气管枝之一过性痉挛，特以夜间之发作，有不安之恐怖感，主为呼气性呼吸困难增恶，发作时之听诊上，随处皆呈笛声、啄唸音等之听得。

〔灸疗〕 本证应于肺俞及膏肓俞各灸十五壮，喘息穴喘息穴者，位于膈俞之外上方，开二三分处之陷中。对喘息患者压按之，则觉有快感之穴位。喘息患者专用之，余因假名为"喘息穴"云，施灸二十壮乃至二十五壮。继续二星期，奏效颇确实。

〔针疗〕 呼吸困难增恶之场合，则可刺中府八分，天突、鸠尾、上脘、巨阙、梁门各穴皆一寸，不容六分，章门八分。针后呼吸困难，即可减少。

于肩胛部发生疼痛时，可于肩井、天髎、肩中俞、曲垣等穴，行二三分之散针术，亦最有效。

小儿喘息之灸疗：用喘息穴二穴。三岁以下者，灸约三壮乃至五壮；三岁以上，五岁以下者，可五壮乃至七壮；五岁以上者，可五壮乃至十壮之施灸。皆应继续五日至一周间而全愈。

九、脑神经衰弱

本病虽有先天的及后天的二种，但其诱因则为共同的。其主因为精神上之过劳，特以永续之不快的感情冲动时，例如家庭不和，诉讼事件，由于负有责任繁剧之一定职业等而发生，其证候为头痛、眩晕、健忘、不眠、精神过敏、易于愤怒、精神疲劳、自信力之缺乏等。

〔针灸〕 于前头部、颞颥部等发生钝痛时，可于前顶、百会、囟会、头临泣、阳白、头维、本神、率谷等各穴行打针法。参照本书后第三篇。

于后头部发生疼痛之场合，可于后顶、风府、哑门、玉枕等穴，行散针参本书后第三篇或打针；其次，则于少海针三分，通里针三分，风池八分，肩井五分，天髎六分，曲垣五分，肺俞三分，膏肓三分针之最有效。

其他于食欲不进之际，可于中脘、梁门、下脘各穴，针八分乃至一寸；足三里针一寸。如此继续一二星期间，即可全治。

注意：又在肩背诸部之经穴，悉禁深刺。如于肩井、天髎、膏肓、谚谵等穴深刺时，则发生呼吸困难，甚则昏倒之事，颇不乏例云，故不得不注意及之。

〔灸疗〕 取百会、天柱、肩井、风池、身柱、肺俞、膏肓、光明、足三里，各十壮乃至十五壮。轻者一周，重者二至三周间之继续施灸时，亦可全治。

又头之中央有钝痛时，时时发生眩晕，或于步行时，头之中心则有轻浮于上之感时，则除用上述之灸穴外，更加囟会、前顶、浮白各穴，约七壮之施灸。如觉有强度之肩凝者，可加天髎、曲垣各十壮之施灸。

一〇、三叉神经痛颜面神经痛

本病由流行性感冒、龋齿、上颚窦炎、眼疾患、动脉硬化等而来。多于颜面之一侧发现，有激甚之疼痛。时于发作之际，流泪、流涎，颜面之疼痛部潮红，或发生红肿。

〔灸疗〕 本证并无固定之经穴。可在其发生疼痛之部位，选择二三处或四五处之疼痛点，皆以极小之灸小米粒大者各五壮之施灸。如疼痛之部位移行时，则灸穴亦应移动，并不限于一定之位置。其中特以由于动脉硬化等证而来者，则可并用足三里及膝眼位于膝盖下两旁陷中，立膝取之之四穴，各加灸十壮。

依上法之继续治疗，则最迅速二周，最迟三至五周，即可全愈。

注意：但在颜面部之施灸，每恐有贻留针痕之弊，故必于颜面部限于极小之灸艾；壮数方面亦至多五壮，使于施灸中止后，殆不能认出其痕迹为止，故绝无恐惧之必要。

〔针疗〕 本病非针术之适应证，且每有因刺针而更发生刺痛者，不能不注意之。然而亦偶有于初起时，仅用二三四之皮肤针或散针等之治疗而得全治者。

一一、皮肤神经痛

本病原因，依其疼痛位置及状态等而有种种。概多见于神经质人，特以妇人为多。

本病多发于胸腹部、肩胛部、背脊部、臀部、下腿等为大部分，而于上肢、指、趾等小部分发生者极少。

其疼痛殆如于火伤时之激痛不堪状，或呈缓慢之钝痛。动作时，辄以触及衣物而有不快之感，其移动性及其在胸部或侧背部而发者，每多被误认为肋膜炎或肋间神经痛，故不能不注意之。

〔灸疗〕 本病证属灸之适应证。其治疗与其他病证相异，并无固定之经穴。应于其疼痛之位置，并其周围部位之经穴为主。即可选出在疼痛点外之七八分，乃至一寸位之灸穴数穴，此可用极小之灸小米粒大者，施以约五壮之灸。倘其后疼痛之位置有所移行时，其灸穴亦应有所移动。如此之继续施灸，最速二三日，最迟二周乃至三周间，而后全治。

〔针疗〕 可在其疼痛之场合，施以殆无感觉程度之皮肤针或散针时，不少有意外之迅速奏效者。如以强刺激之刺针，或深刺而与以快感之刺激时，多反能由其固有之痛疼而更激烈，故不能不注意及之。

一二、上膊神经痛

呈发作性或持续性之发生。初于肩胛部、肩膊关节部、上膊内侧上部等，发生裂截性之疼痛发作，遂多陷于举肢不能之困难。

〔针疗〕 轻证者，以极泉五分，天宗五分，腰俞六分，巨骨八分，肩髎六分，肩贞五分，臂臑六分，消烁四分，曲池八分，手三里五分，合谷四分等，诸穴予以轻度刺激之刺针。五日乃至一周间之继续，即可奏效。治疗上应注意者，即强刺激之刺针，每多有反增加其疼痛，而令其病态恶化之例，故应注意用弱刺激术。

〔灸疗〕 本病为灸之适应证。可用天宗、臑俞、极泉、肩髎、臂臑、消沥、曲池、手三里、云门各穴，皆作七壮乃至十壮之继续施灸，则轻者一星期，重者二三星期间，即可全治。

但肩膊关节长期固着，筋肉消瘦，不能举肢者，其治疗当别用口传，而文字难以记载也。

一三、坐骨神经痛

为最多之病证，女子远较男子为多，特以中年男子为尤多，且于老人屡屡发生，在小儿则极稀。原因虽有种种，但多以感冒、被湿润衣之当风、臀部之打扑，长期之前屈位工作等，为发生之原因。又本病多发于一侧，稀有两腿同发者。

〔灸疗〕 疼痛之由臀部迄于膝部者，可用三行络穴^{本穴位于荐肠关节之上外侧}、臀中穴^{本穴在臀部之中央}、承扶、殷门、环跳、中渎、次髎等各穴，均约七壮乃至十壮。施灸至五日乃至一周间，而可奏效。

若疼痛部位为由臀部，经腓骨小头，以迄于外踝之上部及后侧等处者，殊多难治之证。除用以上诸穴外，另增阳陵泉、阳交、跗阳、合阳、承山、昆仑诸穴，各灸七壮乃至十壮。施灸期间三至五周，亦可奏有伟效。

〔针疗〕 疼痛部位由臀部至膝部者，可用次髎、三行络、臀中各一寸，承扶、殷门各七分，中渎五分之刺针。继续一周乃至十日间，可以全治。

若疼痛在下腿，由腓骨小头部至外踝之后上部等发生疼痛时，则多属难证。刺针之际，必要注意。如用强度之刺针时，反多招致剧痛。故如斯之场合，则不如舍刺针而施行灸疗。

一四、腓骨神经麻痹

于坐骨神经所支配之肌肉，特以腓骨神经下所支配之肌肉呈变性反应，而发生萎缩性麻痹时，则其症状为足部内翻，如马足之下垂，且有特具之步行。

〔灸疗〕 用阳陵泉、阳交、光明、悬钟、昆仑、丘墟、太溪、窍阴等各穴。以小灸^{普通灸，即小而坚实之艾柱}施灸七壮。轻证继续二周间，重证继续三至五周间，则有显著之效果。

〔针疗〕 阳陵泉针六分，阳交五分，光明七分，悬钟二分，丘墟三分，太冲五分之刺针，并窍阴一分，行散针术。无论何穴，皆应以强刺激之刺针，如此继续五至七周，乃可奏效。

以上为针灸共同适应证之一种，其中复有各种难证之慢性病，则豫后每多不良。

一五、急性多发性关节偻麻质斯

为原因不明之传染病之一种。其初呈不定性之发热，其在轻证病人，仅轻度发热，乃或无热。初期有恶寒或战栗，多数之关节部分皆同时或顺次侵犯，并伴有疼痛。本病最为针之适应证，其疗法如下。

〔针疗〕 其侵犯肩胛关节者，可用肩髃六分，肩贞七分，肩髎六分，巨骨八分之刺针。

其侵犯肘关节者，用曲池八分，手三里六分，肘俞三分_{肘俞穴位于肘关节后面，}当嘴突起与桡骨小头间之凹陷中，为治疗肘关节病最重要而不可缺之俞穴。余常用之而见其伟效，故名为"肘俞"。

侵犯于腕关节者，可用中泉四分_{中泉穴位于腕关节部，阳池与阳溪穴之中间陷中，}阳池、阳溪、大陵各三分，阳谷二分。

侵犯于膝关节者，可针曲泉四分，膝眼一寸，膝上二穴_{膝上二穴在膝盖骨之上}两旁陷中，伸足取之，针七分。

侵犯于足跗关节者，解溪五分，昆仑四分，照海三分，商丘四分，丘墟五分。

凡有浮肿或疼痛之关节，可一一刺针如前述。

侵犯于指、趾关节者，可在本节之前后陷中，并中节及末节之两侧角，施以散针或皮肤针，最佳。

又稀有侵犯大腿关节者，此时可针环跳一寸，臀中一寸，其他关节之周围，一寸乃至一寸七八分之深刺。

以上各法，皆继续治疗二三日，即可轻快；轻者一周，重者二周乃至三周间，始可全治。

若已失治疗之时，指、趾或其他之关节，呈现有畸形时，则不易于治愈。

〔灸疗〕用针治后，再以风门、肺俞、膏肓、魂门、丰隆，各灸十壮乃至十五壮。施灸二星期之继续，以除病根而防再发。

一六、畸形性关节炎

由于感冒、湿润、外伤等而来，或由续发性传染病、歇斯的里、慢性脊髓疾患等而发生。最多见于四十岁以上之女子。

多数场合为徐徐发现本病，稀有呈急性者。特以于指、趾之关节发生疼痛者，多渐次形成骨样硬固之畸形膨隆，致令关节之运动困难，终至遗留关节强直不动而已。

本病之药物疗法，虽多预后不良，但于针灸疗法，则苟能于罹病后迅速治疗者，则痊愈亦迅速。若治疗于既已形成畸形后之强直不动时，则已无治愈之希望矣。

〔针疗〕于发病时，趾、指疼痛而发生畸形之时，则可于其畸形关节之两侧角，用五六号针，施以散针术，使微出黑色之血液。此微出血者，反足为治疗上之补助，以达迅速之痊愈。其他如侵于长肘、腕、膝、跗等关节时，其疗法则多同于急性多发性关节炎之侵犯此诸部时之治疗。如此治疗，最速继续一至二周间；最迟五六周间，亦即全治。

〔灸疗〕 于指、趾关节有疼痛，或发生硬固之膨隆畸形时，可在其指、趾关节之两侧，作米粒大之小灸三至五壮，亦可奏效。

其侵犯于足跗关节、膝关节、腕关节者，可用膝眼、膝上二穴，曲泉、曲池、肘俞、手三里、阳溪、阳谷、中泉等，其各患部附近之经穴选用之，以各穴七至十壮之施灸，奏效同前。

一七、急性多发性肌炎

本病有中等度之弛张性发热，除有消化器症状外，并于多数之肌肉，发生疼痛性肿胀炎性肿胀。肌肉最初硬固坚张，后则弛缓而机能丧失，稀有侵犯皮肤而伴有皮肤肌炎者。于重证则发生强度之胃肠障碍，眼睑伴有浮肿，侵犯知觉神经，而于神经干发生激烈之疼痛及压痛，并电气变性反应。

本病为针之适应证，而非灸之适应证。

〔针疗〕 先针中脘、梁门、下脘、天枢、肓俞、石门、关元、水道等穴，各针八分乃至一寸；其次，在疼痛性肿胀之肌肉，选择其附近之经穴，作适宜之刺针，则疼痛即可减少。若是刺针二三日，则疼痛全止，至肿胀证减少。如此循次经过，约及旬日而全治。倘本病治疗在一星期之刺针，尚未觉轻快者，则其全治，必须费相当[①]之时日。

或有时本病兼犯及呼吸肌及咽下肌时，虽一般对此不免陷于死亡，但在于如此危急时期，亦即为针术家之所最得意者。其术即针廉泉一寸，向舌根刺入，留针一呼吸取出，再刺俞府五分，水突三分时，则呼吸及咽下之障碍除去，乃可忽然免除苦闷，其预后多良好。

一八、乳房神经痛

多发于中年女子，其原因则来自神经衰弱、歇斯的里、授乳等而来者。其症状则为乳房之感觉过敏，呈潮红肿胀，时多不堪其痛苦。在疼痛发作中，每有分泌乳汁并发生呕吐者，此时则疼痛之剧烈更为加甚。

上述难证之一，虽非针之适应证，于药物疗法，亦难冀其预后良好；但采用灸疗法，却为其最适应证，其疗法如下。

〔灸疗〕 以风门、督俞本穴位于第六胸椎之下，左右各去一寸五分、肓门等穴，以十壮乃至十五壮之施灸，则疼痛立止，但一二日内，仍不免时时发生轻度疼痛。

---

① 相当：原作"相常"，据文义改。

故必于其后，每日反复继续施灸，即可就痊；更须继续施灸约及旬日，以达全治之目的。

一九、面疔

疔者，不限生于颜面，乃身体任何部位皆可发生之恶性肿物。然疔之在颜面以外而^①生者，殆稀有危险；而生于颜面者，则殊多恶性，即面疔是也。

本病之在于鼻腔下之人中或口角颐、唇沟等而生者，最带有危险性，应掌握时机，而施以早期适当之治疗。此外，本病之因外科手术，而致令二三日乃至旬日以失命者，为数亦颇多云。

〔灸疗〕 本病最为灸之适应证，但不应错过时机。仅灸疔俞一穴_{疔俞穴在灵道穴之后二寸五分，向内侧行约三分。压迫时，则无名指与小指觉有响且疼痛之处，为疔痈等恶肿物专用之穴，故余假名之曰"疔俞"云。}又：疔俞穴应取患侧，位神门穴后方四寸，向内侧行三分之骨上，施灸五十壮，即可令疼痛挫止，而有轻快之感。翌朝见之，已无甚大之肿物，而仅呈小浮肿状之痕迹。此治疗虽极简单，但其伟效，实足意外^②惊人。此后须再施灸二至三日间，方可中止。

但若肿物之并生于左右二侧及中央者，则取穴时亦应并取左右二穴。

二○、痈

专生于肩胛部、脊背部、腹部等处，为大形之恶肿物，在皮肤则一局部上所现之急性炎症，年龄在五十岁前后者，较六七十岁之老年为多。依通例，虽可由外科手术而全治，然在老年患者，则每多伴有相当危险，故宜取法痕灸疗，以免于患者由施行手术而致不测，且其治效亦颇迅速而有效也。

〔灸疗〕 可先如疔之治疗，先对疔俞一穴施灸_{应取患侧之经穴，如肿物左右皆有者，可兼取两手之疔俞穴，}凡五十壮。

其次，则涂以红酱在痈之上面，约一分厚，在涂面之上，置以艾_{厚约三分}而灸之。每日二回反复施行，约二日施灸之后，则在痈之周围悉呈赤紫色，可再施之。

〔针灸〕 即在该部用五六号之针，使用散针法_{见后第三篇}，则自然之黑色血液流出，可用净绵将其拭去，更在痈上另一面，仍涂以红酱，用艾灸之，与前同。

如斯之反复操作三日，则中央多呈黑色之脓盖状。可在每次施灸之前，

---

① 以外而：原作"以而外"，据文义乙转。

② 意外：原作"外意"，据文义乙转。

先将脓盖稍稍轻动之，约及五日，将脓盖轻轻提上，则可见有脓根，其形如蜡状，可引而伸之。如斯日日拔上，则最速五日，最迟一周间，而脓盖与痈之开展，凡达一寸以上时，则可更强引其脓盖，使脓根于脓盖之附着处拔出，而于其拔出痕迹之空窍上，仍同痈上面之覆布以红酱，继续一日一回之施灸，凡三日间，则空窍丧失，而其痕迹亦小。此时停止施灸，贴附"吸出膏"。若其痕迹之小者，可一周间，大者约二三周间，即可吸出。

其痕迹愈小，证愈易快愈。但疗俞之施灸，由第一日起，可灸三日即止。

译者按：本法操作较繁，且病程未克减缩，反需虑及细菌及毒物侵入伤口之危险，故以勿试用本法为宜。

二一、脚气

关于脚气之原因，其说颇多，本节但分论其各型之病证及治法。

玉森式之脚气针疗法者，为著者长期苦心研究之结果所发现之疗法。著者在吴市住时，曾由明治四十一年三月，迄于四十二年二月之一年间，开始为脚气病之免费施术，日日由各方而来之患者，殆以数百计，并经吴日日新闻社及其有志者主催，曾赠予著者以感谢状并银杯。

（一）水肿性脚气者，最初在下腿浮肿，其后则渐次蔓延全身。

〔针疗〕 先针中脘、梁门、天枢、关元、水道、大赫、中枢各穴，刺入八分乃至一寸。同时更约加十处于腹部全面，施以皮肤针或散针，并刺下腿内侧之箕门七分，血海三分，阴陵泉五分，筑宾五分，三阴交六分之刺针。且在全部之同侧，施以多数之皮肤针，而复令其伏卧，在下肢后侧之殷门五分，浮郄四分，委中五分，合阳七分，承山七分等穴刺针。此外，更于背部之膈俞针六分，肝俞六分，脾俞七分，肾俞一寸时，则当日即呈利尿作用，且多使便秘变为软便，随之而浮肿亦渐次减少。如此继续治疗，最速三至五日，迟至一周乃至旬日间，则可全治。

（二）麻痹性脚气者，最初在下肢趾头及内侧发生麻痹，并渐次移行于下腹部及上腹指头。此外，亦可侵及口唇。

〔针疗〕 先针中脘、梁门、天枢、外陵、关元等穴，各针七分至一寸，并加施以腹部之皮肤针。其次，更于下腿之内侧刺针，其治法与前述水肿性脚气相同。

其于上肢指头麻痹者，则可在指头外侧；其并于下肢趾头麻痹者，可在趾头内侧。以上二者，统于爪甲相去一分之处，施以皮肤针。

其于口唇等之麻痹者，可择其赤白肉际之数处，施以皮肤针。如此治疗继续，最速一周，最迟二三周间而全治。

（三）痿缩性脚气者，其证肌肉削瘦，皮肤粗糙，失去光泽，而致上下肢发生运动障碍。甚者虽可致手足之运动自由丧失，但其陷于心窝苦闷、呼吸困难等之不稳状态而呈现危险者，则甚少。

〔治疗〕 轻证者，与麻痹性脚气施以同样之治疗，则几可全治。若长期四肢强直，手足失去自由之患者，则其治疗因必需别用口传，难得体会，亦难详细记载，实属遗憾。

此外，无论水肿性、麻痹性、痿缩性等之任一型，倘有心窝苦闷、呼吸困难之发生，且脉搏频数细小，呈难以触知之状态者，则大约必死也。

第二篇　玉森天心派使用十四经经穴
绪言

夫十四经者，由手太阴肺，迄足厥阴肝之十二经，并外加督脉、任脉二经所构成者。十二经有对，而走于全身之左右；任、督之二经无对，走行于躯干之前后正中。如此配列之经穴，其总数凡六百五十七穴_{有对六〇六穴，无对五十一穴}，以如斯多数之经穴，恰如以无限之药物，用以驱逐无限之病魔。

然而于古来之治疗上，将如此多数之经穴而全部利用之者，殆属极稀矣。以余四十余年之实验，现今使用之经穴，其数仅三百五十五穴_{有对三百二十六穴，无对二十九穴}。兹将其解剖的位置及其取穴法揭示如下，以供读者诸君之参考。关于在"难病治疗篇"中使用之一部分阿是穴，其位置所在，已见于前述。

一、手太阴肺经_{十六穴有对}

〔中府〕　位于前胸壁之外上端，大胸肌部，第一肋骨之下，相当云门下一寸。

〔侠白〕　在上膊骨之内侧，肘窝尺泽穴之上行五寸，动脉应手。

〔尺泽〕　在肘窝横纹之中央，动脉搏动部。

〔孔最〕　膊桡骨肌之内侧，长屈拇肌部，由尺泽向鱼际处开三寸。

〔太渊〕　在桡腕关节部，舟状骨结节之上部，拇指侧横纹头，动脉应手。

二^①、手阳明大肠经_{二十六穴有对}

〔商阳〕　在食指之外侧，去瓜甲角一分。

〔合谷〕　在第一二掌骨之接际部，微前陷中，动脉应手。

〔阳溪〕　在第一掌骨之后部，伸张拇指时，所现之凹窝中，动脉应手。

〔温溜〕　膊桡骨肌与长外桡骨肌之间，在腕后五寸，曲池与阳溪之中央。

〔三里〕　在桡骨小头之下部，腕后八寸，曲池之前二寸。

〔曲池〕　在上膊骨外上髁与桡骨小头之关节部内侧，相当于肘窝之横纹头。屈臂取之。

〔臂臑〕　在上膊内侧，三角肌之停止部，肩髃下三寸，曲池上七寸。

〔肩髃〕　在肩峰突起与上膊骨大结节及锁骨之关节部，举肩时有空处。

〔巨骨〕　在肩胛棘与锁骨外端之间陷中，云门之上外侧陷中。

〔迎香〕　在鼻翼下掣肌部，鼻孔之旁五分。

---

① 二：原作"三"，据前后文例改。

三、足阳明胃经_{五十四穴有对}

〔地仓〕 在口轮匝肌部，口角之外侧四分。

〔大迎〕 下颚隅之前一寸三分，动脉应手处。

〔颊车〕 在下颚骨鸟啄突起之后上部，开口有空。

〔下关〕 颧骨弓之下部陷中。

〔头维〕 在额骨与顶骨之缝合部，入额角发际四分，客主人穴之直上方。

〔水突〕 在胸锁乳头肌前缘，人迎之直下，在气舍与人迎之中间。

〔气户〕 在锁骨之直下，去正中线左右各四寸。

〔库房〕 在第一肋间，同上。

〔屋翳〕 在第二肋间，同上。

〔膺窗〕 在第三肋间，同上。

〔不容〕 在第八肋软骨附着部之下部，天枢之上方六寸，巨阙之两侧各二寸。

〔承满〕 天枢之上方五寸，去正中线二寸，相当上脘之旁各二寸。

〔梁门〕 天枢之上方四寸，去正中线二寸。

〔太乙〕 天枢之上方二寸，去正中线二寸。

〔天枢〕 位脐之左右两旁二寸，内部有小肠。

〔外陵〕 天枢下一寸，去正中线二寸。

〔水道〕 天枢下四寸，去正中线二寸。

〔归来〕 天枢下六寸，水道之外下方。

〔髀关〕 膝盖骨外缘之上方一尺二寸，伏兔上六寸。

〔伏兔〕 膝盖骨外缘之上方六寸，如伏兔状之起肉中央。正坐取之。

〔阴市〕 膝盖骨外缘之上方三寸。

〔三里〕 膝眼之下三寸，在胫骨外缘。立膝取之。

〔上巨虚〕 三里之下三寸。立膝取之。

〔丰隆〕 外踝之上八寸，胫骨与腓骨之间，下巨虚之后方五分。

〔解溪〕 胫骨与跗骨之关节间，十字韧带中，太冲之上部。

〔冲阳〕 在第二三跖骨之接际部，微前陷中。

〔厉兑〕 右第二趾之外侧，去爪甲角一分。

四、足太阴脾经_{二十六穴有对}

〔隐白〕 爪趾之内侧，去拇甲角一分。

〔太白〕 在第一跖骨内侧后端之下际。

〔商丘〕 在前胫骨肌与长伸拇肌之间，内踝之前下方一寸处陷中。

〔三阴交〕 内踝之上三寸，在胫骨后缘。

〔阴陵泉〕 下腿之内侧，胫骨头之下部陷中。伸足取之。

〔血海〕 在大腿之前内侧下部，膝盖骨内缘之上方二寸。

〔箕门〕 膝盖骨内缘之上方八寸，动脉应手。

〔府舍〕 在耻骨地平枝之上部。

〔腹结①〕 在②大横下方一寸三分③。

〔大横〕 在内外斜腹肌部，去脐左右各四寸，平脐稍高取之。

〔腹哀〕 在内外斜腹肌部，中脘之旁各四寸。

〔食窦〕 在第五六肋骨之间，天溪之下。举臂取之。

〔天溪〕 在第四五肋骨中间，胸乡下方。仰胸取之。

五、手少阴心经十二穴有对

〔极泉〕 大胸肌之外侧与腋窝线之交叉点，由腋窝横纹头约入胸三分，动脉应手。

〔少海〕 由上膊骨内上踝之尖端，向肘窝曲泽穴行五分处，动脉应手。

〔灵道〕 在掌后神门之上方一寸五分。

〔通里〕 在掌后豆骨之后部，神门上方一寸。

〔神门〕 掌后横纹，豆骨之后端凹陷中，动脉应手。

〔少冲〕 去小指外侧爪甲约一分。

六、手太阳小肠经二十八穴有对

〔少泽〕 去小指内爪甲角约侧一分。

〔后溪〕 在小指内侧，第一节之后方。

〔腕骨〕 在手之内侧，第五掌骨与钩状骨之间。

〔阳谷〕 在手之内侧，腕骨与尺骨茎状突起之中间。

〔养老〕 尺骨茎状突起之直上陷中。

〔支正〕 在尺骨后内侧之中央，腕后五寸。

〔肩贞〕 在肩峰突起与上膊骨之关节部，肩髎之后方。

〔臑俞〕 肩贞与秉风之中间，肩胛棘之下际。

---

① 腹结：此穴名原脱，据文义补。

② 在：原无，据文义补。

③ 大横下方一寸三分：此为腹结穴的定位文字，原混入前文府舍穴中，今据文义移至此。

〔天宗〕 臑俞之后下方，肩胛棘下窝之中央起肉处。

〔曲垣〕 秉风之上部，肩胛棘起始部之直上。

〔肩外俞〕 在第二肋骨后端之上缘，陶道旁三寸。

〔肩中俞〕 在第一胸椎棘状突起之两侧，大椎之旁各二寸。

〔天容〕 在颊车之后下部，下颚隅之直后方五分。

〔听宫〕 耳前小瓣下角，面之中央。

七、足太阳膀胱经六十六有对

〔玉枕〕 络却之后一寸五分，入项发际三寸，去中正线左右各一寸三分。

〔天柱〕 在后颈部，僧帽肌之外线，发际处。

〔风门〕 第二胸椎之下，去脊柱左右各一寸五分。

〔肺俞〕 第三胸椎之下，同前。

〔膈俞〕 第七胸椎之下，同前。

〔肝俞〕 第九胸椎之下，同前。

〔脾俞〕 第十一胸椎之下，同前。

〔胃俞〕 第十二胸椎之下，同前。

〔三焦俞〕 第一腰椎之下，同前。

〔肾俞〕 第二腰椎之下，同前。

〔大肠俞〕 第四腰椎之下，同前。

〔小肠俞〕 第一荐骨之下，同前。

〔膀胱俞〕 第二荐骨之下，同前。

〔次髎〕 第二后荐骨孔部。

〔中髎〕 第三后荐骨孔部。

〔会阳〕 长强之微上，去两傍各五分。

〔承扶〕 臀部之下缘，横纹之中央。

〔殷门〕 承扶之下六寸。

〔委中〕 在膝腘窝之中央，动脉应手。

〔膏肓〕 第四胸椎之下，去脊柱三寸，近五椎取之可也。

〔谚谖〕 在第六胸椎之下，去脊柱各三寸。

〔魂门〕 第九胸椎之下，同前。

〔肓门〕 第一腰椎之下，同前。

〔合阳〕 在腓肠肌部，曲膝腘窝之委中，向下三寸。

〔承山〕 在腓肠肌两翼，下垂部之中央微上陷中。

〔跗阳〕 在外踝之上后部，昆仑上二寸。

〔昆仑〕 在跟腱之前外部，内踝之后，跟骨之上陷中。

〔金门〕 骰骨与跟骨之间，外踝之前下部，湾形陷中。

〔京门〕 第五跖骨之后外侧，膨大部之下部。

〔至阴〕 去小趾外侧爪甲角一分处。

八、足少阴肾经 二十六穴有对

〔涌泉〕 在足掌部，卷屈五趾时所现之凹陷中。

〔然谷〕 在内踝之前下，舟状骨下际。

〔太溪〕 在跟腱之前内侧，内踝之后下方，跟骨上，动脉应手处。

〔照海〕 在内踝直下方，压之有空处。

〔筑宾〕 在腓肠肌之下垂与比目鱼肌之环界，复溜之直上方。

〔横骨〕 耻骨之上部，肓俞之下四寸，中极之左右各四分。

〔大赫〕 在耻骨之上部，肓俞之下四寸，中极之左右各五分。

〔气穴〕 肓俞之下方三寸，关元之左右各五分。

〔四满〕 在肓俞之下二寸，石门之左右各五分。

〔肓俞〕 在脐之左右各五分。

〔幽门〕 在上腹部，肓俞之上六寸，巨阙之左右各五分。

〔神封〕 第四肋骨之下，去正中线之左右各二寸。

〔俞府〕 锁骨与第一肋软骨附着部之间，去正中线之左右各二寸。

九、手厥阴心胞经 八穴有对

〔曲泽〕 肘窝横纹，尺泽与少海之中间。

〔间使〕 在前膊前面，桡骨与尺骨之中间，腕后三寸。

〔大陵〕 在前膊前面，腕关节部横纹之中央。

〔劳宫〕 在手掌部，屈中指，当指头尽处。

一〇、手少阳三焦经 二十二穴有对

〔关冲〕 在无名指内侧，去爪甲角一分。

〔中渚〕 在小指与无名指中间，第一节后。握掌取之。

〔阳池〕 在尺骨与起骨之关节部，第四掌骨上端凹陷中。

〔消泺〕 上膊之后面，三角肌停止部之下方。

〔肩髎〕 在肩峰突起与上膊骨之关节部，肩髃与肩贞之中间。

〔天髎〕 肩胛棘与锁骨之中间陷中，曲垣向前行一寸。

〔天牖〕 在天柱与天容之中间，乳嘴突起之后下方。

〔角孙〕 在颞颥骨部,当耳角部之陷中,开口有空。

〔耳门〕 耳前小瓣之中央缺陷中。

〔和髎〕 耳门之前上方,锐发之后,动脉应手处。

〔丝竹空〕 眉弓之外端,入眉毛处约一分,动脉陷中。

一一、足少阳胆经五十二穴有对

〔瞳子髎〕 去外眦五分,动脉陷中。

〔听会〕 耳前小瓣之前下部,开口有孔处。

〔悬颅〕 在额骨与顶骨之缝合处,额厌与悬厘之中央,米嚼之正中。

〔率谷〕 在顶骨下端,耳上发际之上一寸五分,前行三分。

〔浮白〕 在乳头突起根之后际,天冲之下一寸。

〔完骨〕 耳后乳头突起之直下陷中。

〔本神〕 在额骨部,丝竹空之直上,入发际四分处。

〔阳白〕 在前额部,瞳孔直上,眉上一寸。①

〔临泣②〕 在额骨部,入前发际五分,阳白之直上方。

〔目窗〕 在额骨部,临泣之后一寸,入发际一寸五分。

〔风池〕 在枕骨之下部,胸空之直下凹陷中。

〔肩井〕 锁骨之上,缺盆之直上凹陷中。

〔京门〕 第十二肋软骨尖端部,屈上足,伸下足。举臂取之。

〔带脉〕 第十二肋软骨前端下部,章门穴之直下一寸。

〔五枢〕 在肠骨前上棘之前上部,章门之下方四寸。

〔维道〕 章门之下四寸五分,当五枢直下五分。

〔居髎〕 在肠骨截痕之前部,维道向内下方斜行三寸。

〔环跳〕 在大腿关节外侧,横纹头处。侧伏,屈上腿取之。

〔中渎〕 在大腿之外侧,由膝腘横纹头向环跳上方五寸,当大腿外侧部。

〔阳陵泉〕 在腓骨小头之微前下部。

〔阳交〕 在腓骨部,阳陵泉之下方三寸。

〔光明〕 在长总趾伸肌与长腓骨肌之间,阳陵泉之下方五寸,外踝之上一尺一寸。

〔阳辅〕 外踝之上四寸,前行三分。

---

① 在前额部瞳孔直上眉上一寸:此12字原脱,据阳白穴定位补。

② 临泣:此穴名原无,据文义补。

〔**悬钟**〕 外髁之上三寸，阳辅之后下，动脉应手处。

〔**丘墟**〕 在胫腓关节之下端与跗骨关节部，由外髁之直下，前行一寸陷中。

〔**窍阴**〕 第四趾之外侧，去爪甲角一分。

一二、足厥阴肝经八穴有对

〔**大敦**〕 姆趾之外侧，去瓜甲角一分。

〔**太冲**〕 第一二跖骨之接际部，微前陷中。

〔**曲泉**〕 在膝部内缘之中央部，膝腘窝之横纹头。屈膝取之。

〔**章门**〕 在第十一肋骨前端部。侧伏，伸下足，屈上足取之。

一三、督脉经十四穴无对

〔**长强**〕 在尾间骨尖端与肛门之中央。

〔**腰俞**〕 在第四五荐骨之愈着部。

〔**命门**〕 第二腰椎之下。

〔**脊中**〕 在第十一胸椎之下。

〔**神道**〕 在第五胸椎之下。

〔**身柱**〕 在第三胸椎之下。

〔**大椎**〕 在第一胸椎之上。

〔**哑门**〕 风府之下方五分，入后发际五分陷中。

〔**风府**〕 在后头结节之直下陷中。

〔**强间**〕 在百会穴后方三寸。

〔**百会**〕 入前发际五寸，头之中央。

〔**前顶**〕 入前发际三寸五分，百会之前一寸五分。

〔**囟会**〕 入前发际二寸。

〔**神庭**〕 入前发际五分。

一四、任脉经十五穴无对

〔**曲骨**〕 脐下五寸，_{耻骨软骨接合部之上际。}

〔**中极**〕 脐下四寸。

〔**关元**〕 脐下①三寸。

〔**石门**〕 脐下二寸。

〔**气海**〕 脐下一寸五分。

---

① 下：原作"上"，据文义改。按关元穴当在脐下三寸。

〔**阴交**〕 脐下一寸。

〔**水分**〕 脐上一寸。

〔**下脘**〕 脐上二寸。

〔**中脘**〕 脐上四寸。

〔**上脘**〕 脐上五寸。

〔**巨阙**〕 脐上六寸，鸠尾之下方一寸。

〔**鸠尾**〕 在胸骨剑状突起之下方五分。不能触及剑状突起者，已可由胸骨剑身之下端，向下取一寸。

〔**天突**〕 喉头之下三寸陷中。

〔**廉泉**〕 喉头之上一寸陷中，压之应舌根。

〔**承浆**〕 下唇之下，颐唇沟之中央陷中。

第三篇　玉森天心派之针术
一、针术

针术者，所谓用针之术也。凡针灸家均必体会其术，而为最重要之基础，且系针家之难事，固不待言。

先哲入江赖明，学术于圆由道保，其子良明受父术，而传于山濑琢一[①]。又杉山和一[②]氏师承山濑琢一，更授术于入江丰明。

是以大抵针术家之享天下令名者，莫不皆因师传，而咸受教于高手斯道之达人者也。自德川初世至中世顷，斯道之高手甚多，为针术之全盛时代。渐及后世，而其术亦遂限于秘传，术者既皆秘其术，而致授受非易，是以其术之所以如今日之废颓者，殆未始不受其重要影响焉。

著者师事恩师、针术大家坚田幸之进先生而受其术。今爱将其师传之术式，并其练习方法公开之，以传诸后世，亦聊尽吾人之职责而已。若依其方式，极易了解，其式如太极拳之第一式金刚捣囤术。

于每日食前二时最好于朝食前，可盘膝正坐，以左足在下，右足叠于其上，稍开两膝，正坐瞑目，向脐下丹田用力，使全副精神统一，约十分钟。其后仍正坐开眼，仍保持丹田之力，以技手即右手把持稽古针，用押手即左手在小麦橐之束上，随呼气而刺针，随吸气[③]而拔针。如此方法之操作，反复练习约二十分钟。

译者按：此练针法，可阅"运针不痛心法"内所述各节，自能详细明了也。

此种练习期约三年，而得针之基础大要。"术"技术亦大体充实，而其后"手技"，亦得由此而生焉。

二、"术"与"手技"之区别

"术"技术与"手技"之区别，可譬之以树木。即术者，其干也；手技者，其枝也。枝无生干之理，而干足以生枝，由其枝而生叶开花焉。然其无干之根元者，亦必无枝、无叶、无花，亦即杉山真传所称之多数手技，亦无非由

---

① 山濑琢一：原作"出濑琢一"，据文义改。按：山濑琢一是日本江户时代最早的盲人针医，为日本"针圣"杉山和一之师。

② 杉山和一：原作"彬山和一"，据文义改。按：杉山和一为日本江户时代著名针医、杉山派针术的鼻祖，发明了管针术，被尊为"日本针圣"。

③ 吸气：原作"吸血"，据文义改。

其所谓根元之干，然后生枝，由枝生叶开花所得之结果耳。

先哲有言曰："针者，轻刺而重拔，凡百手技，皆在其中。"所谓轻刺重拔者，亦即术者之体会所得也。其体会所得之运用，凡百手技，皆得而自由自在之施行已。

上列一二章，乃针术家之"术"的最重要事，并"术"与"手技"之区别，必应分明者。

三、刺针法

于刺针之法，古来所用之技，其数颇多，但于本派，仅用下述之五种。

（一）捻针法：先将押手_{左手}置于刺针之部，将针尖部挟于其押手之拇指与次指间，仅露一分位之针尖，在其两指头间出现。同时向皮肤刺入_{俗曰"皮切"}，而后于右手之拇指与次指间，直挟其针柄，用丹田之力，随呼气轻捻而下，随吸气徐徐拔针之法。

（二）管针法：先将针置入针管，持其管之一端_{针尖部}，以押手之拇指与次指间挟之。轻压刺针之部，则在其管上可现出针柄之头，并以技手之次指头轻弹之，使针入于皮肤_{皮切}，而后拔出其管。再以技手之拇指、次指间，正直的挟住针柄，用丹田之力，随呼气轻捻而下，随吸气而徐徐拔针之法。

（三）打针法：本法多行于例如额部、颞颥部、后头部、肋间等处之疼痛部位。可行打针之法，可将针置入较针短一二分之针管中，使针尖部当于疼痛之位置，则在针管上可现出一二分针柄之头，可用技手之次指头弹入。其次，于其弹针之针管上，恰如打鼓状，以同指头在每一处作五六鼓乃至七八鼓之"嘭、嘭"的打针之法。

（四）皮肤针法：最多用于小儿之针法，故又称小儿针法。本法不用针管，可在技手之拇指与次指间，正直之挟以针身，在其两指头之上，现有一分位之针尖，与皮肤以轻微刺激之法。

（五）散针法：本法多行之于例如偏头痛、前额痛，或肋间神经痛等。在其疼痛之部位，行以散针之法。即用较短于针一分之针管，如寸六之针，可置入寸五之管，并置于患处部，则在管上现有一分之针柄，此时可用技手之次指头，轻弹针柄之头，而作一分深之刺针法。

但此法与打针法异，即本法并不对针柄之头作数回之扣打，而仅系一回之弹入的刺针之法，且本法刺针之位置，亦可远较打针为多云。

四、术者之体得

本派"术"之所可体会而得者，可区别为如下之三传。

〔**初传**〕 为初学三年以上，具有技术之练习可认出时，予以初传之卷。

〔**中传**〕 受初传之卷后，更积二年以上之练习可认出时，授予中传之卷。

〔**皆传**〕 得中传之卷，复更具三年以上之技术之体得者，乃予以皆传之卷。

上为著者四十有余年来之研钻，所体会而得之奥义，故称之为"玉森天心派"，并谨此公开之。

全书终